국제의료관광
코디네이터
한권으로 끝내기 필기

시대에듀

Always with you

사람의 인연은 길에서 우연하게 만나거나 함께 살아가는 것만을 의미하지는 않습니다.
책을 펴내는 출판사와 그 책을 읽는 독자의 만남도 소중한 인연입니다.
시대에듀는 항상 독자의 마음을 헤아리기 위해 노력하고 있습니다.
늘 독자와 함께하겠습니다.

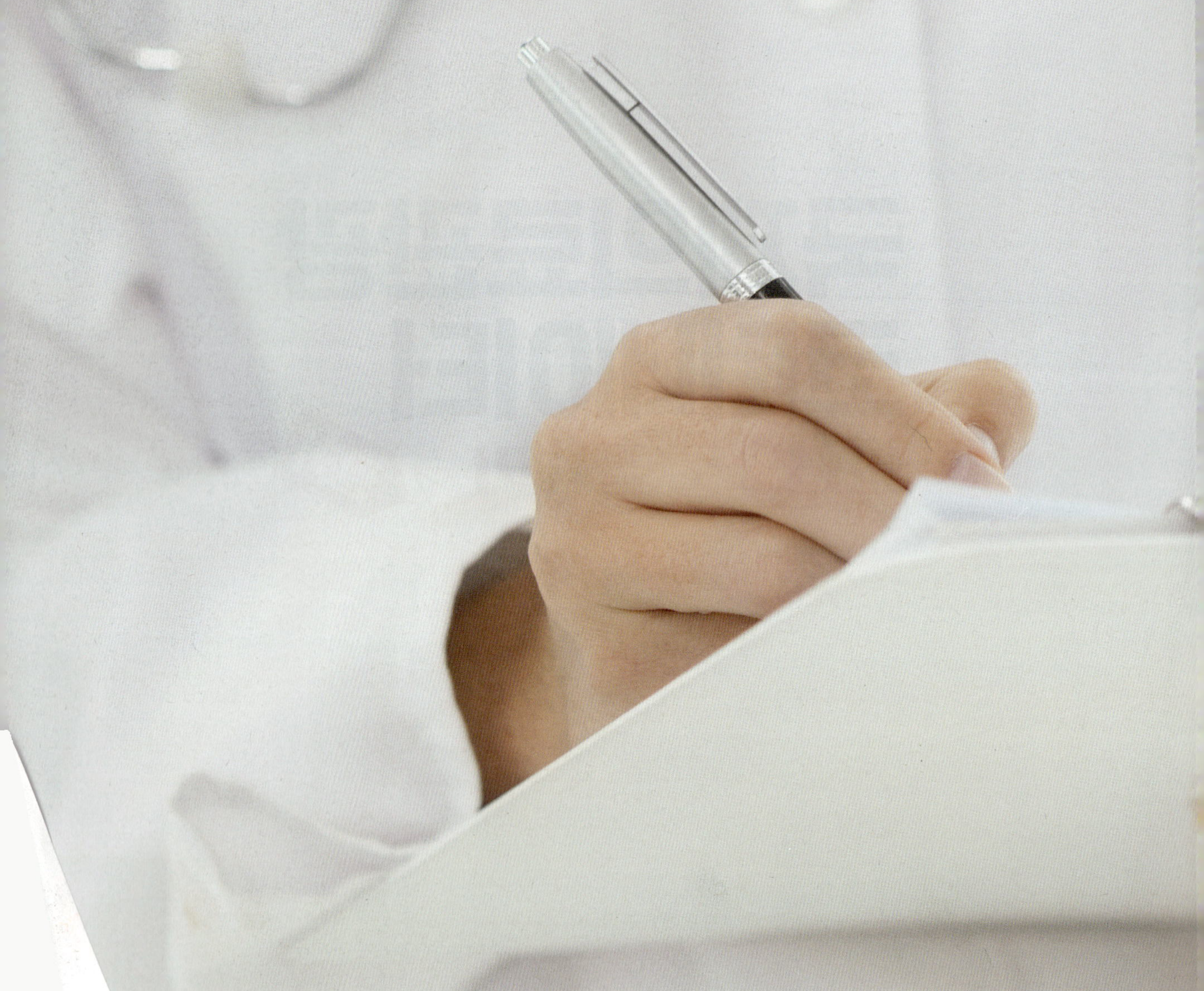

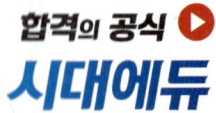

자격증 • 공무원 • 금융/보험 • 면허증 • 언어/외국어 • 검정고시/독학사 • 기업체/취업
이 시대의 모든 합격! 시대에듀에서 합격하세요!
www.youtube.com ➡ 시대에듀 ➡ 구독

PREFACE

머리말

정부에서 신성장동력산업으로 의료관광(글로벌 헬스케어)을 선정하고, 전 세계 보완대체 의료시장의 규모가 급속히 성장함에 따라 우리나라 의료관광산업은 한층 더 탄력을 받게 되었습니다.

이에 따라 의료관광산업의 활성화를 위한 정부의 의지에 부응하고, 의료관광 현장에서 국제의료관광코디네이터의 역할과 위상을 제고하고자 2010년 창립된 '국제의료관광코디네이터협회'에서는 그동안 다양한 연구활동과 포럼, 학술대회를 진행해 오면서 우리나라 의료관광코디네이터의 대표기관으로써의 역할에 소홀함 없는 단체로 성장해 오고 있습니다.

그리고 '국제의료관광코디네이터협회'에서는 의료관광관련 국내 최고의 전문교수진과 실무 책임자들로 구성된 교재개발위원회를 구성하여 국제의료관광코디네이터 국가기술자격시험의 검정과목을 기준으로 종합본을 출간하고 있습니다.

의료관광코디네이터의 직무특성상 복잡하고 방대한 이론과 현장 중심의 전문성을 요구하기 때문에 이 분야를 처음 접하는 입문자들에게는 어렵게 느껴지는 과목일 수 있지만, 입문자들도 본서를 통해 쉽게 학습할 수 있도록 이론을 최대한 단순하게 설명하고, 중요 부분은 사례를 통해 이론을 문제에 적용하는 과정 속에서 시험과목별 기본원리와 개념을 자연스럽게 습득하도록 집필하였습니다.

또한, 지나치게 이론적이거나 실무에서 접하기 어려운 부분 등의 지엽적 내용들은 과감히 삭제하여 현행 시험의 기출문제와 난이도에 맞는 범위 내에서 짧은 시간 안에 소기의 성과를 달성할 수 있도록 눈높이 집필에 역점을 두었습니다.

이 책으로 국제의료관광코디네이터 자격시험을 준비하시는 모든 분들께서 합격의 영광을 얻으시길 진심으로 기원하며, 본교재가 완성되기까지 집필해 주신 '국제의료관광코디네이터협회' 교수님들께 진심으로 감사를 전합니다.

앞으로도 '국제의료관광코디네이터협회'는 대한민국 의료관광산업의 발전에 일조할 수 있는 우수하고 핵심 역량을 갖춘 의료관광코디네이터 양성을 지원하는 대표단체로 성장할 수 있도록 경주할 것입니다.

편저자 올림

시험안내 INFORMATION

🔹 개요 및 수행직무

개요
의료관광(Medical Tourism)을 종합적으로 정의하면 해외여행과 의료서비스 선택의 자유화로 인해 건강요양, 치료 등의 의료혜택을 체험하기 위한 목적으로 세계 일부지역을 방문하면서 환자치료에 필요한 휴식과 기분전환이 될 수 있는 그 지역주변의 관광, 레저, 문화 등을 동시에 체험하는 관광활동

수행직무
국제화되는 의료시장에서 외국인환자를 유치하고 관리하기 위한 구체적인 진료서비스지원, 관광지원, 국내외 의료기관의 국가 간 진출을 지원할 수 있는 의료관광 마케팅, 의료관광 상담, 리스크 관리 및 행정업무 등을 담당함으로써 우리나라의 글로벌헬스케어산업의 발전 및 대외 경쟁력을 향상시키는 직무

🔹 시험일정

회별	필기시험			실기시험		
	원서접수 (휴일 제외)	시험시행	합격(예정)자 발표	원서접수 (휴일 제외)	시험시행	합격자 발표
제2회	4월 중	5월 중	6월 중	6월 중	7~8월 중	9월 중

🔹 시험안내

구분	필기시험	실기시험
시험과목	• 보건의료관광행정 • 보건의료서비스 지원관리 • 보건의료관광 마케팅 • 관광서비스 지원관리 • 의학용어 및 질환의 이해	보건의료관광 실무
시험시간	2시간 30분	
시험방법	• 객관식 4지 택일 • 총 100문항(과목당 20문항)	필답형
합격결정기준	100점 만점으로 하여 과목당 40점 이상, 전과목 평균 60점 이상	100점 만점으로 하여 60점 이상

연도별 시험 합격률

연 도	필 기			실 기		
	응시자	합격자	합격률	응시자	합격자	합격률
2024년	185명	134명	72.4%	132명	68명	51.5%
2023년	124명	103명	83.1%	120명	74명	61.7%
2022년	237명	187명	78.9%	171명	102명	59.6%
2021년	251명	201명	80.1%	214명	161명	75.2%
2020년	207명	169명	81.6%	217명	162명	74.7%

응시자격

공인어학성적 기준요건을 충족하고, 다음의 어느 하나에 해당하는 사람

① 보건의료 또는 관광분야의 학과로서 고용노동부장관이 정하는 학과의 대학 졸업자 또는 졸업예정자
② 2년제 전문대학 관련학과 졸업자 등으로서 졸업 후 보건의료 또는 관광분야에서 2년 이상 실무에 종사한 사람
③ 3년제 전문대학 관련학과 졸업자 등으로서 졸업 후 보건의료 또는 관광분야에서 1년 이상 실무에 종사한 사람
④ 보건의료 또는 관광분야에서 4년 이상 실무에 종사한 사람
⑤ 관련자격증(의사, 간호사, 보건교육사, 관광통역안내사, 컨벤션기획사1·2급)을 취득한 사람

※ 공인어학성적기준요건은 국제의료관광코디네이터협회 홈페이지(www.imca.kr/niabbs5/)에서 확인하실 수 있습니다.

❖ 자격시험에 대한 정보는 시행처 사정에 따라 변경될 수 있으므로 수험생분들은 반드시 응시하려는 해당 회차의 시험공고를 확인하시기 바랍니다.

시험안내 INFORMATION

시험과목별 출제기준

구분	내용
보건의료관광행정	❶ 의료관광의 이해 ❷ 원무관리 ❸ 리스크 관리 ❹ 의료관광법규
보건의료서비스 지원관리	❶ 의료의 이해 ❷ 병원서비스 관리 ❸ 의료서비스의 이해 ❹ 의료 의사소통
보건의료관광 마케팅	❶ 마케팅의 이해 ❷ 상품 개발하기(의료, 관광) ❸ 가격 및 유통관리 ❹ 통합적 커뮤니케이션 ❺ 고객관계 관리(CRM)
관광서비스 지원관리	❶ 관광과 산업의 이해 ❷ 항공서비스의 이해 ❸ 지상업무 수배 서비스의 이해 ❹ 관광자원 및 이벤트의 이해
의학용어 및 질환의 이해	❶ 기본구조 및 신체구조　　❿ 외피계통 ❷ 심혈관 및 조혈계통　　⓫ 감각계통 ❸ 호흡계통　　⓬ 내분비계통 ❹ 소화계통　　⓭ 면역계통 ❺ 비뇨계통　　⓮ 정신건강의학 ❻ 여성생식계통　　⓯ 영상의학 ❼ 남성생식계통　　⓰ 종양학 ❽ 신경계통　　⓱ 약리학 ❾ 근골격계통

❖ 보다 자세한 출제기준은 시행처 홈페이지를 참고하시기 바랍니다.

합격 D-30 PLAN

- 〈국제의료관광코디네이터 필기 한권으로 끝내기〉를 한 달 동안 전부 볼 수 있도록 학습일정을 정리하였습니다.
- 합격 D-30 Plan을 항상 머릿속에 심어두세요. 핵심이론에 대한 흐름만 기억해도 체계가 자연스레 정리될 것입니다.
- 개인별 학습시간과 학습수준에 따라 차이가 있을 수도 있으니, 합격 D-30 Plan을 바탕으로 나만의 계획을 만들어 보는 것도 추천합니다.

D-30	D-29	D-28	D-27	D-26
제1과목 보건의료관광행정		제1과목 핵심문제 풀고 오답노트 정리	제2과목 보건의료서비스 지원관리	

D-25	D-24	D-23	D-22	D-21
제2과목 핵심문제 풀고 오답노트 정리	제3과목 보건의료관광 마케팅		제3과목 핵심문제 풀고 오답노트 정리	제4과목 관광서비스 지원관리

D-20	D-19	D-18	D-17	D-16
제4과목 관광서비스 지원관리	제4과목 핵심문제 풀고 오답노트 정리		제5과목 의학용어 및 질환의 이해	

D-15	D-14	D-13	D-12	D-11
제5과목 의학용어 및 질환의 이해			제5과목 핵심문제 풀고 오답노트 정리	

D-10	D-9	D-8	D-7	D-6
제1~2회 기출유형문제 풀고 오답노트 정리	제3~4회 기출유형문제 풀고 오답노트 정리	제5~6회 기출유형문제 풀고 오답노트 정리	제7~8회 기출유형문제 풀고 오답노트 정리	제9회 기출유형문제 풀고 오답노트 정리

D-5	D-4	D-3	D-2	D-1
제1과목 전체 복습 DAY	제2과목 전체 복습 DAY	제3과목 전체 복습 DAY	제4과목 전체 복습 DAY	제5과목 전체 복습 DAY

이 책의 구성과 특징 STRUCTURE

01 나침반

과목별로 첫머리에 나침반을 제시하여 본격적인 학습에 들어가기 전에 각 과목의 개요와 학습 포인트를 확인할 수 있습니다. 그리고 반드시 알아야 할 핵심이론을 요약·정리하여 이론을 학습할 때 어느 부분에 중점을 두어야 할지 한눈에 파악할 수 있도록 하였습니다.

02 핵심이론&알아두기

각 과목의 기출문제와 출제기준을 분석하여 중요이론을 파트와 챕터로 나누어 일목요연하게 구성하였습니다. 또한 '알아두기'에는 심화내용 및 문제 풀이에 도움이 되는 내용을 담아 학습의 깊이를 더하였습니다.

03 핵심문제

이론을 공부한 후 바로 문제를 풀 수 있도록 과목별 핵심문제를 수록하여 학습의 효율을 높였습니다. 출제경향에 맞추어 시험에 출제될 가능성이 높은 문제를 수록하여, 본인의 실력을 점검할 수 있습니다.

04 기출유형문제

총 9회분의 기출유형문제를 수록하여, 난이도 및 문제유형이 어떤 식으로 출제되는지 파악할 수 있습니다. 또한 문제 하단에 상세하고 이해하기 쉬운 해설을 수록하여 해답지를 따로 찾는 번거로움을 피할 수 있도록 구성하였습니다.

합격수기 REVIEW

합격 선배가 알려주는
국제의료관광코디네이터 필기시험 합격전략

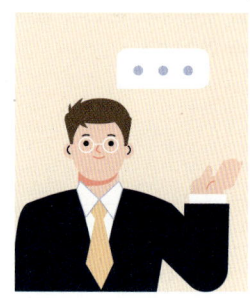

안녕하세요? 시대에듀 독자 여러분

공부를 시작할 때만 해도 '내가 합격할 수 있을까' 하는 막막한 마음뿐이었는데 이렇게 합격수기를 적게 되어 영광입니다. 부족한 제가 이 자격증을 취득할 수 있었던 데에는 이 책의 도움이 컸기 때문에 감사의 의미로 수기를 씁니다. 시험을 준비하면서 제가 느꼈던 바를 작성하였으니 읽어보시고 도움이 되셨으면 합니다.

나만의 오답노트 만들기!

책을 구매한 후 '적어도 세 번은 봐야지'하는 마음으로 공부를 시작했고, 1회독 때는 이론과 문제를 가볍게 눈으로 훑어보면서 기존에 어설프게나마 알고 있던 이론을 확실하게 정리하고 생소한 이론을 살펴보려고 했습니다. 2회독에 들어가면서 본격적인 암기에 들어갔는데, 이때부터 오답노트를 만들기 시작했습니다. 이론을 공부한 후 과목별 핵심문제와 부록에 있는 기출문제를 풀고 틀렸거나 헷갈리는 내용을 노트 한 권에 정리해서 자투리 시간에도 손에서 놓지 않았습니다. 3회독부터는 책과 오답노트를 병행했습니다. 이렇게 제 나름대로의 방식으로 오답노트를 만들기 위해 이론을 압축하여 정리하고 손으로 직접 써서 더 빠르게 암기할 수 있었다고 생각합니다.

기출문제로 문제유형 및 출제경향 파악하기!

기출문제를 통해 문제유형과 출제경향을 파악하는 것은 꼭 필요한 과정입니다. 책에 수록된 기출문제만 풀어보아도 어떤 유형이 출제되는지에 대한 감을 잡을 수 있을 것입니다. 이론을 공부할 때 문제가 어떤 식으로 출제될지 문제유형을 예상할 수 있고, 그에 맞추어 공부를 하게 되면 좀 더 효율적으로 공부할 수 있습니다. 예를 들어 과년도 기출문제를 살펴보면 반복해서 출제되는 내용이 눈에 들어오게 됩니다. 이런 부분은 표시해 두고 정확히 암기하면 실제 시험장에서 문제 푸는 시간을 줄일 수 있습니다. 또한 문제를 풀다보면 머릿속에서 정리되지 못한 부분이 어디인지 확실하게 알 수 있어 이론공부만 할 때는 몰랐던 자신의 약점을 보완할 수 있습니다.

과목별 학습전략 세우기!

전체 과목에서 각각 60점을 받을 것인지, 자신 없는 과목은 과락만 면하고 나머지 과목에서 고득점을 할 것인지 결정하고 공부 시간과 방법을 달리하는 것이 중요합니다. 또한 과목마다 특성이 다르기 때문에 내가 어떤 과목을 잘하는지, 시간이 많이 드는 과목이 무엇인지도 잘 파악해야 합니다.

저 같은 경우에는 의료계 종사자가 아니라서 다른 과목보다 생소한 제5과목인 의료용어 및 질환의 이해에 상대적으로 많은 시간을 투자하였습니다. 2차 실기시험의 출제기준에 포함되지 않지만 실무에서 알아두어야 할 부분이기도 하고 과락이 나올까 걱정되더군요. 그래서 시험에 빈출되는 접두사, 접미사, 어근 위주로 정리하였고 파생되는 의학용어를 함께 외우니 무작정 외우는 것보다 쉽게 단어를 암기할 수 있었습니다. 꾸준히 외우고 약간의 운도 따라주니 기대보다 좋은 점수를 받을 수 있었습니다.

시험시간 확인하기!

1차 필기시험은 객관식 4지선다형으로 과목당 20문항씩 총 100문항을 150분 안에 풀어야 합니다. 100문항에 150분이라고 해서 느슨하게 생각하시면 안 됩니다. 쉬운 문제는 금방 넘어가지만 지문이 길거나 어렵고 헷갈리는 문제도 있고, OMR 카드에 마킹도 해야 하니 실제로 주어진 시간은 더 짧습니다. 1번에 어려운 문제가 있다고 해서 1번에서 5분을 허비하면 쉽게 풀 수 있는 마지막 문제들을 놓칠 수 있습니다. 문제 푸는 속도도 느려지니 집중력도 떨어집니다. 그래서 아는 문제를 최대한 많이 맞히는 것을 목표로 ① 어려운 문제는 빠르게 넘기면서 문제를 끝까지 다 풀고 ② 확실한 답부터 우선 마킹하고 ③ 다시 시험지로 돌아가 건너뛴 문제들을 다시 풀었습니다. 확실히 시간을 재고 문제를 많이 풀어봐야 실전에 도움이 되는 것 같습니다.

시험 당일에는 새로운 책을 보는 것보다 기존에 공부했던 책과 오답노트를 다시 한 번 넘겨보며, 스스로 공부하는 동안 체크했던 중요 표시 및 틀렸던 문제를 재확인하는 것이 좋습니다. 신분증, 수험표, 필기구 등 시험 볼 때 필요한 준비물을 가져가는 것도 잊지 마세요.

국제의료관광코디네이터 자격증을 준비하시는 분들 모두 좋은 결과가 있기 바랍니다. 제 합격수기를 참고하시어 공부하시면 반드시 좋은 결과가 있을 거라고 확신합니다. 시험은 자기 자신과의 싸움이라는 것을 잊지 않으신다면 합격은 반드시 따라올 것이라 믿습니다. 감사합니다.

합격자 김○○

이 책의 차례 CONTENTS

제1과목 보건의료관광행정   003
제1과목 핵심문제   089

제2과목 보건의료서비스 지원관리   141
제2과목 핵심문제   232

제3과목 보건의료관광 마케팅   277
제3과목 핵심문제   332

제4과목 관광서비스 지원관리   383
제4과목 핵심문제   428

제5과목 의학용어 및 질환의 이해   471
제5과목 핵심문제   581

부록 기출유형문제
제1회 기출유형문제   623
제2회 기출유형문제   659
제3회 기출유형문제   692
제4회 기출유형문제   725
제5회 기출유형문제   757
제6회 기출유형문제   790
제7회 기출유형문제   824
제8회 기출유형문제   858
제9회 기출유형문제   892

합격의 공식 시대에듀 | www.sdedu.co.kr

제1과목
보건의료 관광행정

제1과목	나침반
PART 01	의료관광의 이해
PART 02	원무관리
PART 03	리스크 관리
PART 04	의료관광법규
제1과목	핵심문제

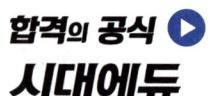 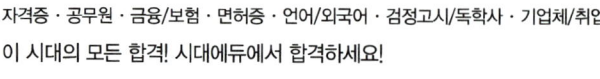 

제1과목 보건의료관광행정

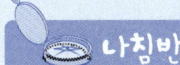

과목 개요

제1과목 '보건의료관광행정'에서는 의료분야와 관광분야가 융합된 새로운 형태인 의료관광의 개념을 이해하고, 특성 및 현황 등 의료관광의 전반적인 내용에 대하여 개괄적으로 학습하게 된다. 그리고 병원행정에서의 원무관리, 환자관리, 의료보험 및 의료정보관리에 관한 내용을 살펴보게 되며, 치료 중에 발생할 수 있는 리스크를 예방하고 관리하는 방법과 외국인환자 유치에 관한 의료관광법규에 대해 학습한다.

학습 포인트

- Part 1에서는 의료관광에 대한 전반적인 이해를 바탕으로 역사와 현황에 대하여 알아두어야 한다. 특히 각국의 의료관광 특징을 정확히 비교하여 알아두도록 하자.
- Part 2 원무관리와 Part 3 리스크 관리에서는 세부적인 이론보다는 기본적인 개념과 절차를 알고 있는지 묻는 문제가 자주 출제되고 있다. 따라서 이론의 큰 그림을 그릴 수 있어야 한다.
- Part 4 법규 부분은 법에 익숙하지 않은 경우 내용 자체를 이해하는 것이 어려울 수 있다. 단편적인 암기보다는 출제될 가능성이 높은 포인트를 찾아 이해를 바탕으로 정리하며 학습해야 한다.

기출 KEY POINT

- 의료관광에이전시의 업무
- 한방의료 관광자원
- 각국의 의료관광(인도)
- 의료관광 이해관계자
- 의료관광시스템모델(MTSM)
- 서비스무역일반협정
- 원무관리 발전배경
- 입원 시 우선순위 대상자
- 의사의 주의의무(결과회피의무)
- 진료비 지불보증서(GOP)
- 발생주의
- 건강보험 가입대상자
- 리스크의 개념 및 특징
- 리스크 상황의 방치 결과
- 리스크 관리 과정
- 진료비 청구 절차
- 의료법상 의료인
- 외국인환자의 유치실적 보고
- 외국인환자 유치대상자
- 의료기관 시설규격(중환자실 병상 수)

의료관광의 정의 및 역사
- 정의 : 의료소비자나 가족이 의료서비스를 받기 위해 국경을 넘어 이동하는 것
- 역사
  - 최초 사례 : 그리스 순례자들의 Epidauria 여행
  - 과거(후진국 부유층 → 선진국), 현재(선진국 → 후진국)

국제협정과 의료관광
서비스무역일반협정(GATS) : 의료서비스와 생산품의 무역에 관한 가장 포괄적 국제규정

의료관광의 유형 및 특성

질병의료관광	• 생명의 보존과 직결되는 응급상황에서 자국에서 시술하지 못하는 경우 타국에서 수술을 받고, 치료 전후로 관광지 방문 • 독일, 요르단
전통의료관광	• 방문국 고유의 전통의학을 통한 치료와 관광 • 인도(아유르베다), 한국(한방치료), 태국
미용의료관광	• 성형수술이나 미용, 마사지, 온천, 스파, 피부마사지를 위한 의료관광 • 멕시코, 아르헨티나, 말레이시아
휴양의료관광	• 휴양지에 적합한 자연환경과 건강을 위한 의료서비스 인프라가 갖춰진 곳을 방문하는 의료관광 • 대부분의 국가

의료관광코디네이터의 역할
- 진료서비스 관리 : 예약·비자·진료·검사·보험·진료비·진단서·만족도 관련 업무
- 관광지원 : 호텔, 식당과 협약체결, 호텔예약, 관광상품 소개, 공항 에스코트
- 리스크 관리 : 리스크 예방, 의료사고 및 불만관리
- 마케팅 : 마케팅 기획, 상품개발, 광고, 외부기관과의 교류
- 행정 : 외국인환자 유치 의료기관 등록, 출입국관리소와 협력관계 구축, 외국병원과 협력관계 구축, 외국인환자 통계자료 관리, 자원봉사자 관리업무
- 통 역

의료관광의 이해관계자
- 의료관광객(환자 또는 동반자)과 현지주민
- 의료관광업계 : 의료기관, 여행사, 에이전시 등
- 정부 : 보건복지부(한국보건산업진흥원), 문화체육관광부(한국관광공사), 산업통상자원부, 법무부, 국무총리 등

의료관광의 국내외 환경
- 전 세계적 의료관광 열풍 : 태국, 싱가포르, 인도, 중남미, 독일, 이스라엘
- 한국 : 고부가가치의 21세기 신성장 동력산업으로 의료관광산업을 선정하여 강력지원
- 주변국의 경쟁력 강화 : 일본, 대만, 필리핀

의료관광의 현황 및 문제점
- 과도한 경쟁으로 인한 시장교란
- 관련 정부·업체·기관 간의 갈등 심화
- 불법 또는 비양심적 에이전트의 행태
- 입국비자 및 각종 규제 법안
- 경쟁 국가의 공격적 마케팅
- 훈련되고 전문화된 전문인력 부족

원무관리의 개념
- 광의의 개념 : 병원 내의 모든 기능을 정보처리, 정보전달을 통해 결합
- 협의의 개념(통상적 개념) : 진료를 위한 환자들의 수속 절차상의 문제와 그에 따른 진료비관리 및 진료지원업무

원무관리의 필요성
사회보장제도의 확대, 병원의 대형화, 의료기술의 발전, 병원 경영의 효율화, 고객욕구의 증대, 첨단의료정보체계 구축, 경쟁력 강화

외래관리/예약관리
- 외래업무
  - 초·재진 예약 접수 및 변경
  - 수납 및 환불 : 비용처리, 영수증 계산서 발급 등
  - 수급자격관리, 수탁검사관리
- 예약관리
  - 전화예약, 방문예약, 인터넷예약
  - 예약변경 : 예약일 2~3일 전까지 예약 변경
  - 예약통보 : 메시지 통보, 직접 통화 등

입·퇴원관리
- 입 원
  - 입원치료 결정 후 입원약정서 작성, 선택진료신청서 작성, 병실배정, 병상관리
  - 입원수속 시 확인사항 : 보험 수급자격, 비급여대상의 상병확인, 상급병실 사용신청서, 연대지불보증
- 퇴 원
  - 상병의 치유, 외래통원진료로의 전환, 타 의료기관으로의 전원, 사망 시에 진료담당의사가 결정
  - 퇴원절차 : 퇴원결정 후 퇴원안내문 출력 → 병동(퇴원약, 각종 처방마감) → 진료비 심사 → 원무 수납 → 퇴원

진료비관리
- 고액진료비 발생 전 채권확보 : 체납 또는 미수금 발생 대비
- 중간진료비 계산 : 1주일 간격으로 발급하되 조정 가능
- 진료비 체납환자 관리 : 청구서 2회 이상 발급했으나 미납부 시에 전화·면담·서면·가정방문을 통한 독촉
- 채권확보를 위한 법적 절차 : 가압류, 지급명령, 본안소송, 강제집행

의료보험에 대한 이해
- 정의 : 예상할 수 없는 질병·부상 또는 사망 등에 대비해 납부한 소정의 보험료를 필요시 제공하는 사회보장제도
- 역사 : 1883년 프러시아 사회보험으로 처음 실시, 한국은 1963년 12월 의료보험법의 제정이 시초
- 구성 : 보험자(국민건강보험공단), 보험료, 급여, 비급여

보험청구업무
- 건강보험심사평가원(심평원)의 진료비 심사 : 요양기관에서 진료비의 일부를 심평원에 청구, 심평원은 진료내용의 심사 후 비용의 지급 또는 삭감, 조정
- 진료비심사 결과분석 및 이의신청 : 국민건강보험법 제7장 제76조를 근거로 이의신청 가능, 처분일로부터 90일 이내에 문서를 통해 심평원에 이의신청

국제의료보험 청구사례 및 실무
- 국내주재 외국인보험 : 상해 위험 담보, 질병 치료실비 보험, 특별비용 담보 특별약관
- 국제의료보험 청구 : 환자관련 상호정보 교환 → 보험사의 지불보증에 대한 사전승인 → 치료관련 방법 및 종류에 대한 승인 → 지불보증서를 보험회사가 의료기관에 전달

의료정보관리의 이해
- 의료정보시스템 : 병원조직 구성원의 의사결정에 필요한 정보처리와 정보제공에 관련된 모든 인력과 기술, 제도 등을 포함한 종합시스템
  - 도입 : 1976년 12월 의료보험법 전면 개정 이후
  - 발전 : 1989년 전국민 의료보험실시 이후 대폭 증가
- 병원정보화시스템

처방전달시스템(OCS)	환자에 대한 진단 및 처방 전달을 모두 전산으로 처리하여 병원의 업무 효율성 극대화
의료영상저장전송시스템 (PACS)	기존에 필름을 사용한 진단과 판독을 컴퓨터와 네트워크를 통하여 업무처리에 도움을 제공
전자의무기록(EMR)	전 병원의 업무의 자동화 및 영상장비 및 전송시스템과의 자동연계

병원통계관리
- 병원통계학 : 병원 경영과 관련된 인사, 재무, 회계, 재고 정보 자료와 환자의 병력 및 개인정보 등의 자료를 수집·정리·요약
- 종류 : 외래진료과별 통계, 과별 재입원 통계, 입원 통계, 사망환자 통계, 응급실 통계 등

리스크의 정의
- 정의 : 우연한 사고발생의 불확실성이나 가능성, 경제적 관점에서는 손실이나 바람직하지 않은 사건의 발생에 관한 불확실성
- 의료분야의 리스크 : 다양성과 복잡성↑, 리스크 증가

리스크 관리의 개념
- 정의 : 위기상황 발생 시에 적절하고 효율적인 대처로 바람직하지 못한 결과와 피해를 최소화시키기 위한 조치
- 국제의료 리스크 관리 필요성 : 입국부터 사후까지 세심한 관리, 분쟁요소 사전예방, 국내 신뢰도 및 국가 경쟁력 확보

리스크 관리 정책수립
리스크 관리 단계 : 리스크 확인 및 분석(위험발견, 원인분석) → 대안 분석(리스크 통제, 자금조달) → 리스크 관리 방안 선정 → 관리방안의 실행 → 관리방안 모니터링(활동의 재평가)

리스크 관리 시스템 구축
부서별 시스템

의 사	의료공급체계확립(환자진료시스템-OCS)
간호사	환자관리체계 확립(환자관리 체크리스트)
진료지원	진료지원체계 확립(신속한 검진과 피드백)
행정실	행정지원체계 확립(원무, 행정, 보험심사 등 팀별 책임범위와 역할분장)

의료사고·의료분쟁·의료과오
- 의료사고 : 의료행위가 개시되어 종료하기까지의 과정에서 예기하지 아니한 결과가 발생한 경우로 가치중립적인 개념
- 의료분쟁 : 의료사고를 주원인으로 한 환자 측과 의료인 간의 다툼 또는 의사의 진료로 인한 의료사고와 의료관계자 행위로 인한 의료사고를 출발점으로 한 의료진과 환자 측의 다툼
- 의료과오 : 의료인이 의료행위를 수행함에 있어서 당시의 의학지식 또는 의료기술의 원칙에 준하는 업무상 필요로 하는 주의의무를 게을리하여 환자에게 적절치 못한 결과를 초래한 것

유치행위를 할 수 없는 국내 거주 외국인의 범위(의료법 시행규칙 제19조의2)
법 제27조 제3항 제2호에 따라 외국인환자를 유치할 수 있는 대상에서 제외되는 국내에 거주하는 외국인은 국민건강보험법 제93조에 따른 가입자나 피부양자가 아닌 국내에 거주하는 외국인으로서 다음 어느 하나에 해당하는 외국인을 말한다.
- 출입국관리법 제31조에 따라 외국인등록을 한 사람[출입국관리법 시행령 제12조 및 별표 1에 따른 기타(G-1)의 체류자격을 가진 사람은 제외한다]
- 재외동포의 출입국과 법적지위에 관한 법률 제6조에 따라 국내거소신고를 한 외국국적동포

PART 01 의료관광의 이해

CHAPTER 01 의료관광의 개념

1 의료관광의 정의 및 역사

(1) 의료관광의 정의

① 의료관광의 개념
- ㉠ 의료관광(Medical Tourism)은 의료서비스를 받는 환자와 그 동반자가 국경을 넘어 이동하여 의료서비스와 병행하여 관광하는 것을 의미한다.
- ㉡ 의료관광이란 의료서비스와 해양·레저·문화 활동 등의 관광활동이 결합된 새로운 관광 형태이다. 선진국과 비교하여 비용이 저렴하면서 선진국 수준의 의료서비스와 휴양시설을 갖춘 아시아 지역에서 활발히 이루어지고 있다.

② 우리나라의 의료관광 : 한국은 2009년 5월 1일 의료법 개정을 계기로 21세기 국가의 신성장 동력으로 의료관광 분야를 활성화하기로 하였으며, 이를 위하여 정부 관련부서와 병원, 기업 및 학교 등을 비롯한 연관된 여러 기관이 협력하고 있다.

> **■☞ 알아두기**
>
> **의료관광객**
> 국제연합 세계관광기구인 UNWTO의 국제권고안 2008(International Recommendations for Tourism Statistics 2008)에서는 의료관광객을 '의료라는 특정목적을 위해 거주지역의 국경 외부에 있는 목적지로 1년 미만을 여행하는 여행객'으로 정의하고 있다.

(2) 의료관광의 역사

① 의료관광의 시초 : 의료관광서비스로 기록된 첫 사례는 수천 년 전 그리스 순례자들이 Epidauria라는 Saronic Gulf에 있는 작은 영토를 여행한 것에서부터 찾아볼 수 있다. 이 영토는 Asklepios라는 신을 치료하는 성역이었다.

② 의료관광산업의 국제적 발전 : 과거에는 후진국의 부유층 사람들이 선진국의 우수한 의료기술의 혜택을 받기 위해 선진국을 찾았지만, 최근에는 선진국 사람들이 저렴한 비용으로 첨단의료서비스를 받기 위해 후진국으로 생각했던 나라로 의료관광을 떠나고 있다.

2 의료관광의 발전배경 및 목적

(1) 의료관광의 발전배경

① 국가 간 이동성 증대 : 소득수준의 향상, 여가활동의 증가 등의 이유로 국가 간 여행이 보편화되었고, 교통여건이 개선되어 도시 간의 이동속도가 빨라지고 편리성이 증가하였다.

② 의료서비스의 차이 : 국가 간 의료서비스 비용과 대기시간의 차이가 발생하면서 의료관광이 발전하게 되었다.

③ 정보통신매체의 발달 : 정보통신매체의 발달로 국가 간의 의료비용과 서비스 비교가 가능해지면서 소비자들의 능동적인 의료서비스 선택이 가능해졌다.

④ 의료서비스의 인증제도 확산 : 미국에서 최초로 의료서비스에 대한 표준화가 도입된 이래로 인증제도가 전 세계로 확산되었다.

⑤ 의료관광 네트워크 구축 : 의료인력과 의료기관들의 국제적 네트워크가 활발히 구축되고 있다.

⑥ 의료관광 전문회사의 등장 : 의사, 간호사, 전문컨설팅 그룹들이 의료관광 컨설팅 회사나 유치업체를 설립하여 의료관광 정보를 제공하고 치료를 주선하고 있다.

⑦ 휴양 및 여가 선호 : 건강증진을 위한 활동이 주축을 이루는 웰니스 관광이 의료관광의 하나의 형태가 되었다.

*출처 : 한국관광공사, 「2013 한국의료관광총람(전략편)」

> **알아두기**
>
> **아시아지역의 의료관광 활성화 배경**
> - 우수한 의료 인프라 예 태국의 범룽랏, 인도의 아폴로, 싱가포르의 파크웨이
> - 저렴한 진료비용
> - 짧은 진료대기시간
> - IT 및 인터넷 시스템의 발달
> - 국제인증시스템 예 JCI 및 ISQua
> - 의료비자 발급, 세제지원을 비롯한 각종 우대정책
> - 의료와 관광이 결합된 독특한 프로그램

(2) 의료관광의 목적

① 의료비(Cost) : 미국이나 일본은 자국의 의료비가 매우 높기 때문에 의료관광을 나서고 있다.

② 진료대기시간 : 영국, 캐나다 등은 건강보험체제가 잘 갖추어져 있으나, 수술을 받기 위해서는 장기간의 대기시간을 요구하기 때문에 의료관광을 선택하는 경우가 많다.

③ 의료서비스의 질(Quality) : 중국이나 러시아 등은 대부분 시설이 열악하고 의료서비스의 질이 떨어져 있기 때문에, 의료서비스의 질적 향상을 위해 해외로 의료관광을 떠나는 경우가 증가하고 있다.

3 국제협정과 의료관광

(1) 해외의 의료관광 정의

① 세계관광협의회의 정의 : 1973년 '한 국가 내의 자연자원을 이용한 건강시설을 제공하는 관광'을 시작으로, '건강관리 서비스 및 시설과 일반적인 관광시설이 결합된 것을 홍보함으로써 관광지를 관광시설과 목적지로 유치하기 위한 의도적인 시도'로 의료관광을 정의하였다.

② Eric의 정의 : 1996년 '의료관광이란 자신의 건강상태를 개선시킬 목적으로 집을 떠나는 레저 활동'으로 정의하였다.

③ Goodrich & Goodrich의 정의 : 1987년 '건강증진 및 치료를 목적으로 하는 사람들에게 관광활동과 함께 우수한 의료서비스를 제공하는 것'으로 정의하였다.

④ Carrera & Bridges의 정의 : 2006년 '의학적 개입을 통해 건강을 강화하거나 회복하려고 자신의 일상적인 진료권 밖으로 이동하는 행위'라고 정의하였다.

(2) 국내의 의료관광 정의

한국관광공사	의료서비스와 휴양 콘텐츠, 레저, 문화 활동 등의 관광활동이 결합된 새로운 관광형태
한국보건산업진흥원	보건분야에서 관광자원으로 활용 가능한 부분을 발굴, 개발하고 관광을 상품화하여 서비스 또는 제품을 제공하는 사업으로, 우수한 보건서비스와 관광이 결합된 보건관광프로그램을 개발하여 재외 한국인을 포함하여 외국인에게 제공함으로써 관련 산업분야의 발전을 꾀하고 아울러 외국인 유치를 통한 외화 획득 중 국가경제에 이바지하고자 하는 사업

(3) 서비스무역 일반협정(General Agreement on Trade in Service)

General Agreement on Trade in Service(GATS)는 전 세계 120개 국가 간의 교섭에 기초하며 우루과이라운드에서 WTO에 의해 채택되었다. GATS의 4가지 모드는 다음과 같다.

① Mode 1 - 국경 간 공급(Cross-border Supply)
  ㉠ 한 회원국의 영토에서 그 밖의 회원국의 영토로 서비스 공급
  ㉡ 서비스는 영토를 넘어 이동하지만 공급자와 수요자는 머물러 있는 형태
  ㉢ 정보기술이 발달하면서 국제시장이 지역성을 가지게 됨

② Mode 2 - 해외소비(Consumption Abroad)
  ㉠ 한 회원국의 영토 내에서 그 밖의 회원국의 서비스 소비자에게 서비스 공급
  ㉡ 소비자들은 국가 간에 이동을 하고 공급자는 원래 있던 곳에 머물러 있는 형태
  ㉢ 저렴한 비용의 의료서비스와 더 좋은 진단서비스를 위해 모국을 떠나는 행위
  ㉣ 의료관광의 목적과 서비스유형에 따른 분류

구 분	내 용
Rest Seeker	휴양을 겸한 의료서비스를 원하는 계층
Essential Seeker	자국에서 얻을 수 없는 의료서비스 때문에 불가피하게 해외로 가는 계층
Affordable Healthcare Seeker	고액의 비용 때문에 해외 의료서비스를 원하는 계층
Quality Healthcare Seeker	자국 의료서비스의 낙후로 국제적으로 인증된 해외병원을 찾는 계층
Premium Healthcare Seeker	고급 의료서비스를 원하여 의료관광을 원하는 계층

③ Mode 3 – 상업적 주재(Commercial Presence)
  ㉠ 한 회원국의 서비스 공급자가 그 밖의 회원국의 영토 내에서의 상업적 주재를 통해 서비스 공급
  ㉡ 의료서비스 공급자들이 국외지역에 지역 거점시설을 설립하여 국제환자들을 유치하고 국외지역을 관할하는 형태
④ Mode 4 – 자연인 이동(Movement of Natural Persons)
  ㉠ 한 회원국의 서비스 공급자가 그 밖의 회원국 영토 내로 이동하여 서비스 공급
  ㉡ 공급자인 의료전문가들이 직접 수요국을 방문하여 서비스를 제공하는 형태

4 의료관광의 유형 및 특성

(1) 의료관광객의 행위에 따른 분류

① 정진수(2009)의 유형 분류
  ㉠ 선택치료형과 수술치료형

유 형		육성분야	경쟁요소	국가별 대표사례
선택 치료형	미용성형수술형	미용 및 성형 기본적 수술	• 가격경쟁력 • 관광 및 휴양 연계	동남아 국가(태국 등)
	웰빙형	온천, 스파 및 테라피, 휴양프로그램, 한방	• 질병 방지 및 억제효과 • 전통 문화의 상품화	• 일본 : 온천요법, 국제건강센터 • 중국 : 동인당, 북경대학 침술 • 태국 : 전통 타이치료법
수술 치료형	수술치료형	중증 난치병 치료	• 최고 의료수준 • 해외 네트워크 • 의료세미나	• 미국 : MD 앤더슨 • 싱가포르 : 래플즈 병원 • 태국 : 범룽랏 병원
	장기재활형	요양 및 재활프로그램 센터		

  ㉡ 관광 중심과 의료 중심 : '관광' 중심과 '의료' 중심으로 의료관광을 구분하기도 했는데, '의료' 중심은 수술치료형 의료관광, '관광' 중심은 선택치료형 의료관광과 관련된다.

관광 중심	치료 + 관광	간단한 미용치료(Medical Skin Care 등) + 관광
	비즈니스 + 치료	Service Business Trip + 치료
	환자동행가족	치료받는 가족구성원(현지관광도 겸함)
의료 중심	순수치료 목적	특정 병원이나 의사를 찾아서 입국
	순수치료 응급환자	다른 치료목적으로 입국했으나 응급치료를 받는 사람(건강검진 + 수술)

② 정기택(2005)의 유형 분류

질병의료관광	개 념	심장수술, 장기이식, 공수이식과 같이 생명의 보존과 직결되는 응급한 상황에서 자국에서 시술되지 못하는 경우 타국에서 수술받는 유형
	주요 요소	법적허가, 진료를 받을 수 있는 인프라
	대표국가	독일, 요르단
전통의료관광	개 념	만성질환, 알레르기 등을 치료하고 건강을 유지하기 위해 관광지 고유의 전통의학을 체험하고 온천과 스파를 즐기는 형태의 의료관광
	대표국가	인도의 아유르베다, 한국의 한방치료

미용의료관광	개념	성형수술이나 미용, 마사지, 온천, 스파를 위한 의료관광 유형으로 여성들이 선호
	주요 요소	뛰어난 의료기술, 가격경쟁력
	대표국가	멕시코, 아르헨티나, 태국, 말레이시아, 남아프리카
휴양의료관광	개념	휴양지에 적합한 자연환경과 건강을 위한 의료서비스 인프라가 갖추어진 곳을 방문
	주요 요소	• 경제적, 시간적 여유를 가진 관광객 확보 • 휴양지 내의 건강과 의료, 휴양에 필요한 시설
	대표국가	대부분의 국가

③ Smith와 Puczko의 건강관광

　㉠ 개인의 마음과 신체의 안녕을 유지·강화하고 회복하기 위해 거주지역을 벗어나 여행하는 행위를 말한다.

　㉡ 의료관광과 웰니스 관광을 포함하는 광의의 개념이다.

　　• 의료관광 : 수술이나 치료 등을 포함하는 의료서비스를 받기 위하여 국경을 넘어 이동하는 행위이다.

　　• 웰니스 관광 : 건강한 사람이 자신의 안녕 상태를 유지하기 위해 이동하는 행위로 요가, 뷰티관련 치료, 운동 등을 의미한다.

> **알아두기**
>
> **의료관광상품의 종류**
> • **질병의료관광** : 심장수술, 암 치료 등
> • **휴양의료관광** : 휴양과 의료를 함께 서비스받기 위한 관광
> • **미용의료관광** : 성형수술, 미용 등
> • **전통의료관광** : 한국의 한방치료, 인도의 아유르베다 등

(2) 의료관광객의 거주지역 특성에 따른 분류

① **인접국가** : 의료관광 목적지와 가까이에 있어 방문할 기회가 상대적으로 많고 이동시간이 짧아 가벼운 치료나 쇼핑, 휴양 등의 목적으로 쉽게 선택할 수 있는 경우이다.

② **의료후진국** : 해당 국가의 낙후된 의료수준으로 만족할만한 혹은 안정적인 치료를 보장받지 못해 해외 의료서비스를 받으려는 경우이다. 러시아, 몽골, 베트남, 인도네시아 등이 대표적이다.

③ **의료선진국** : 서비스 비용이 고가이거나 건강보험 혜택 등의 이유로 자국에서 충분한 의료서비스를 받지 못해 해외 의료기관을 선택하는 경우이다. 대표적으로 미국은 매년 5~70만 명이 해외 진료를 받고 있다.

*출처 : 한국관광공사, 「2013 한국의료관광총람(입문편)」

5 의료관광코디네이터의 역할 및 자질

(1) 의료관광코디네이터란?
① 국내 병원을 방문하는 외국인환자에게 유능한 의료진을 연결시켜주고 환자와 동반가족들의 국내 체류·관광을 지원하는 전문직종이다.
② 의료관광객이 양질의 의료서비스를 제공받고 의료서비스 제공자가 효과적으로 고객을 케어할 수 있도록 의료지식과 통번역 능력을 바탕으로 의료관광 유치업무의 핵심을 담당하고 있다.
③ 일반적으로 의료관광코디네이터는 의료관광객의 입국에서 출국, 사후관리까지 필요한 모든 서비스를 원스톱으로 지원하게 되며 의료진과 의료관광객과의 중개자이자 의사소통창구로 활동한다.

(2) 의료관광코디네이터의 역할
① 진료서비스 관리업무
  ㉠ 예약업무 : 예약 통보(예약확인서 작성 및 발송), 준비사항 통보(검사나 치료일정 및 준비사항 리스트 작성 및 발송), 예약 확인, 예약변경 관리
  ㉡ 비자업무 : 비자발급관련 지원(의료목적 입증서류 작성 및 발송)
  ㉢ 진료관련 업무 : 외국인환자 맞이하기, 진료과정 및 내용소개(진료동의서 작성 지원 등), 진료 시 통역, 진료 후 안내(처방전 제공, 외국어 안내문 작성 및 제공, 다음 예약 입력), 입·퇴원 업무 지원
  ㉣ 검사관련 업무 : 검사일정 점검, 검사 안내, 검사결과지 외국어 번역, 검사결과지 작성 및 관리, 검사결과지 발송
  ㉤ 보험업무 : 보험회사 관리, 예약자에 대한 보험확인, 보험관련 내규작성, 보험서류 관리
  ㉥ 진료비 관련 업무 : 진료비 설명, 영문 영수증 작성 및 전달, 진료비 후불자 지불보증 확인, 진료비 미수관리(미수금에 대한 환자추적, 보험회사에 독촉, 미수금 현황자료 관리)
  ㉦ 진단서 관리업무
  ㉧ 환자만족도 관리업무 : 환자만족도 설문조사(설문지 제작, 설문조사, 조사자료 분석, 보고서 작성), 만족도 향상 맞춤서비스

② 관광 지원업무

호텔, 식당과 협약체결	할인율 결정, 공동 프로모션 협의
호텔 예약	환자 요청 시 호텔을 예약
관광상품 소개	관광상품이나 주요 관광지를 소개
공항 에스코트 서비스	공항 영접부터 환송까지 서비스

③ 통역업무 : 외국인환자가 의료기관을 방문하여 떠날 때까지 통역 서비스를 한다.
④ 리스크 관리
  ㉠ 리스크 예방 : 리스크 관리 프로그램 개발, 리스크 사례 분석
  ㉡ 의료사고 불만관리
    • 일차적으로 환자와 상담(환자의 불만경청, 문제의 성격과 원인파악, 해결방안 강구)
    • 국제진료센터, 고객만족팀 등 관련부서에 연락

⑤ 마케팅 업무
  ㉠ 마케팅 기획
  ㉡ 상품개발 : 해당부서와 협력하여 상품개발, 국내외 의료관광상품 시장조사
  ㉢ 광고업무
    • 병원 안내물 제작 및 의료관광상품 브로슈어 제작
    • 홈페이지 기획 및 운영(다국어 홈페이지)
    • 해외환자유치 설명회 참석(발표자료 준비, 참석, 발표)
    • 국내 의료관광 행사(엑스포, 컨퍼런스) 준비
    • 홍보대사 위촉
  ㉣ 외부기관 교류
    • 의료관광업체(의료관광 에이전시, 여행사 등)와 협약체결 및 관련 업무
    • 언론매체 접촉 업무
⑥ 행정업무
  ㉠ 외국인환자 유치의료기관 등록
  ㉡ 출입국관리소와 협력관계 구축
  ㉢ 외국병원과 협력관계 구축 : MOU 체결, 상호교류
  ㉣ 외국인환자 통계자료 관리
  ㉤ 자원봉사자 관리업무 : 자원봉사자 모집, 업무 분담, 스케줄 관리

(3) 의료관광코디네이터의 자질

의료관광코디네이터가 되기 위해서는 의료 및 관광분야에 대한 전문적 지식을 바탕으로 영어, 중국어, 러시아 등의 어학적 실력은 물론, 세련된 매너와 문화적 공감대 형성 능력이 필수이다. 그리고 의료사고 발생 시 환자와의 최접점에서 모든 처리를 해야 하는 위험성까지 관리가 가능해야 한다.

① 언 어
  ㉠ 외국어 대화(Speaking) 능력 : 외국인환자와 자연스럽게 대화할 수 있어야 하며, 외국인의 언어와 비언어적 표현 방식을 잘 이해하고 있어야 한다.
  ㉡ 외국어 작문(Writing) 능력 : 외국기관과 서신 교환을 위해서는 외국어로 된 비즈니스 서류를 작성하는 능력을 갖추어야 한다.
  ㉢ 외국어 읽기(Reading) 능력 : 외국어로 된 문서를 정확하게 해석할 수 있어야 한다. 잘못된 해석은 의료사고나 재정적 손실로 이어질 수도 있다.

② 전문용어 이해 능력
  ㉠ 의학용어(Medical Terminology) : 외국인환자에게 질병에 대한 설명을 하기 위해서는 의학용어를 정확하게 알고 있어야 한다.
  ㉡ 질병코드(ICD-10) : 서류에 질병코드명을 쓰는 경우를 대비하여 주요 질병코드명을 이해해야 한다. 전 세계적으로 ICD-9-CM이나 ICD-10 등의 질병코드가 쓰이고 있다.
  ㉢ 처치코드(CPT-4 Procedure Code) : 미국에서는 처치 항목별로 CPT-4 코드를 사용한다.

③ 서비스 마인드
  ㉠ 고객을 돕고 싶다.
  ㉡ 상황을 반전시키는 것에서 기쁨을 얻는다.
  ㉢ 고객에게 절제된 반응을 보일 수 있다.
  ㉣ 나의 에너지는 넘쳐난다.
  ㉤ 나는 항상 예측 못한 상황에 준비되어 있다.
  ㉥ 나는 진실하게 고객을 대하고 싶다.
④ 커뮤니케이션 스킬
  ㉠ 서비스 대화법 : 고객에게 감동의 서비스를 제공하기 위해서는 책임 있는 듣기(Responsible Listening)와 책임 있는 말하기(Responsible Speaking)가 중요하다. 외국인환자에게는 공감(Empathy)하는, 즉 상대방의 입장에서 생각하는 자세가 중요하다.
  ㉡ 세일즈 대화법 : 외국인환자에게 의료관광상품을 제대로 소개하고, 동기부여를 해서 추가적인 상품 구매를 유도할 수 있어야 한다.
  ㉢ 리스크 관리 대화법 : 외국인환자는 문화가 다르기에, 작은 일에도 오해를 할 수 있다. 따라서 불만이나 의료사고 접수 시 즉각적으로 고객의 불만내용과 원인을 파악하여 이를 시정하고, 서비스 회복을 이끌어낼 수 있어야 한다.
⑤ 문화적 역량(Cultural Competence)
  ㉠ 문화에 대한 지식 : 각 나라별로 질병에 대한 인식, 의료기관이나 의료인에 대한 믿음, 음식, 증상 표현 방식 등에 차이가 있다. 외국인환자에 대한 진료나 기타 서비스가 만족스럽게 제공되기 위해서는 이들의 문화에 대한 이해가 중요하다.
  ㉡ 문화 적응력 : 타문화를 이해하고, 타문화 사람을 만나는 것에 자신감이 있고, 실제 상황에서 상호 접촉을 실행에 옮기는 능력이 있어야 한다.
⑥ 마케팅 지식과 능력
⑦ 관광경영 지식과 능력

CHAPTER 02 의료관광의 구조

1 의료관광의 메커니즘

(1) 의료관광의 과정

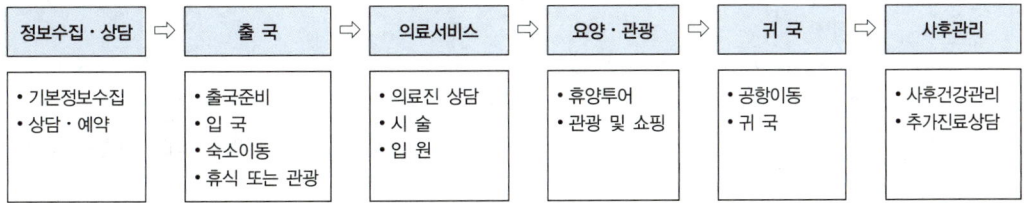

① 정보수집·상담
　㉠ 정보수집 : 해외 의료관광 계획을 가지고 있는 의료관광객은 가장 먼저 의료서비스의 인프라에 대한 정보를 수집하며, 의료서비스뿐만 아니라 해당국가의 위치, 기후, 환율 등의 정보를 함께 수집한다.
　㉡ 상담 : 기본정보의 수집이 끝나고 난 후에는 전문 에이전시나 여행사 또는 전문의료기관을 통하여 상담을 한다.

> **📢 알아두기**
>
> **의료관광객의 상담**
> 의료관광객과의 상담을 위해서 우선적으로 의료관광객의 '개인정보, 진료기록, 각종 검사물'과 같은 정보를 확보해야 한다. 의료관광객의 정보수집이 끝난 후에는 국내 의료기관에 진료계획과 진료비 산정을 의뢰해야 하며, 이를 바탕으로 치료기간, 치료 전 검사, 예상 진료, 치료비용 등이 반영된 진료계획안을 작성한다.

② 출 국
　㉠ 의료관광비자
　　• 의료관광 일정이 확정되면 여권을 준비하고 비자협정에 따라 체류기간이나 진료성향에 따른 의료관광비자를 신청하고 발급받는다.
　　• 신청대상 : 국내 의료기관에서 진료 또는 요양할 목적으로 입국하고자 하는 '외국인환자', 그 외국인환자의 간병 등을 위해 동반입국이 필요한 배우자 등 '동반가족 및 간병인'
　　• 2009년 5월 이후부터 출입국관리법 시행규칙을 개정하여 의료관광비자를 발급하고 있다. 새로 도입된 비자는 아래와 같다.
　　　- 치료 및 여행기간이 90일 이하 단기인 경우(C-3-3, 체류기간 90일) : 성형, 미용치료
　　　- 치료 및 여행기간이 91일 이상 장기인 경우(G-1-10, 체류기간 1년) : 장기치료, 재활

> **📢 알아두기**
>
> **의료관광비자를 위한 준비서류**
> **필수서류**
> • 사증발급 신청서
> • 여권 및 신분증
> • 의료기관에서 발급한 의료목적 입증서류 : 현지 진료확인서 및 진단자료, 의사소견서, 예약확인서 또는 의료기관 입금확인서, 입국목적 사실확인서, 향후 치료비추정서
> • 사업자 등록증 : 의료기관 및 유치업체 사업자등록증
> • 치료 및 체류비용 조달능력을 입증할 수 있는 서류 : 통장사본, 소득증명서 번역본 등
>
> **선택서류**
> • 초청장 : 초청사유서, 유치기관 초청장, 체류일정표
> • 동반자 서류 : 환자 본인과의 가족관계 증명서류
>
> 　　　　　　　　　　　　　　　　　　*출처 : 한국관광공사, 「2013 한국의료관광총람(입문편)」

ⓒ 숙박예약과 공항영접
　　　• 의료관광객의 체류기간을 고려하여 항공권과 숙박예약을 한다.
　　　• 공항영접 : 입국 후에 곧바로 입원을 해야 하는 경우가 아니면 지정된 숙소로 이동을 한다. 에이전시와 사전 협의가 되어 있는 경우에는 숙소까지 안내인이 안내하게 되며, 개인적으로 인터내셔널 택시나 리무진 버스를 이용할 수 있다.
　③ **의료서비스** : 의료기관에서 의료진과의 상담 후 시술을 하는 단계까지 의료관광코디네이터는 의료관광객의 모든 예약일정 및 병원업무를 지원하게 된다.
　　ⓐ 접수 : 환자 확인을 위한 예약확인서, 현지의사 진단서, 비자종류와 체류기간, 보험 가입 여부와 가입증명서, 해당 보험사의 지급보증 여부, 퇴원 시 병원으로부터 발급받아야 하는 보험청구 서식, 병원이용 서약서에 대한 고지 및 서약(보호자 동의 포함), 사전에 약속된 보증금 납부 및 영수증 발급을 반드시 확인하여 접수한다.
　　ⓑ 진료 및 입원 : 진료, 검사, 입원의 절차는 한국 환자와 같은 프로세스로 진행된다. 단, 검사, 수술 및 각종 주의사항에 대하여 사전 고지를 충분히 하였는지 확인하고 충분한 설명과 함께 동의서를 모두 받아야 한다.
　④ **요양·관광** : 시술이 끝난 의료관광객은 건강의 호전을 위하여 휴양, 관광, 쇼핑 등을 즐긴다.
　⑤ **체류기간연장 신청**

신청자	의료관광객 본인 및 대리인은 체류기간 연장을 신청할 수 있다.
신청장소	해당지역의 '출입국관리사무소 또는 출장소'에서 업무를 담당하며, '전자민원 신청 또는 방문예약'을 통해 처리가 가능하다.
구비서류	여권, 체류기간연장 신청서, 체류기간연장 소명자료(주치의의 소견서, 진단서), 국내 체류기간 동안의 행적에 관한 서류(국내 체류 중에 지출한 치료비용, 숙박비용을 확인하여 의료관광 목적인 경우에 한하여 연장 및 체류자격 변경을 허용)

　⑥ **귀국·사후관리** : 의료관광객이 자국으로 돌아간 후에도 지속적으로 건강관리와 추가적인 진료에 대한 상담이 필요하다.

(2) 의료관광의 메커니즘

의료관광에 직접적으로 영향을 미치는 대표적인 요인들을 살펴보면 다음과 같다.
　① **의료비** : 자국의 높은 의료비는 해외에서 의료서비스를 받게 되는 가장 큰 요인 중의 하나이다. 일반적으로 의료비가 비싼 국가의 환자들이 상대적으로 비용이 저렴한 국가로 이동을 한다.
　② **대기시간** : 영국이나 캐나다와 같이 의료서비스 대기시간이 긴 경우에도 의료관광을 이용한다. 반면 싱가포르, 태국과 같은 국가는 신속한 진료예약과 프로세스로 외국인에게 빠른 서비스를 제공하는 국가이다.
　③ **의료수준** : 자국의 의료수준이 낮은 경우에는 선진국의 수준 높은 의료서비스를 받기 위해 이동한다.
　④ **의료서비스** : 자국에서 이용 가능한 의료서비스가 타국과 비교하여 적거나 이용이 불가능할 때 서비스가 가능한 타국으로 이동하게 된다.

(3) 의료관광시스템모델(Medical Tourism System Model, MTSM)
의료관광산업은 '의료관광객, 의료관광객발생지, 의료관광목적지, 의료관광서비스'의 4가지 요소로 이루어져 있다.

2 의료관광의 이해관계자

구 분	내 용
의료관광객	의료관광의 수요자
의료관광업계	의료기관(의료인), 여행사, 의료관광에이전시, 의료관광코디네이터 등
정 부	보건복지부(한국보건산업진흥원), 문화체육관광부(한국관광공사), 산업통상자원부, 법무부, 국무총리 등
의료관광국의 주민	의료관광의 효과로 인한 이해관계자

> **알아두기**
>
> **의료관광 이해관계자의 의료관광 목적**
> - 고객 : 금전(비용), 의료수준
> - 병원 : 경영개선(국내의료기관의 경쟁심화, 의료업계 시장의 포화), 경쟁력강화
> - 에이전트 : 수익창출
> - 관광업 관련 : 기존 관광업 형태의 변화

3 의료관광의 효과

(1) 긍정적 효과
① 연관산업의 창조 및 발전
  ㉠ 의료관광은 의료와 관광이 융복합(Convergence)된 고부가가치 산업이다. 융복합이란 융합 시에 기존 각각의 합보다 더 큰 시너지를 창출해내는 것을 의미한다.
  ㉡ 의료관광은 의료와 관광관련 산업에 동시에 영향을 미치므로 취업·고용 등에 미치는 유발계수가 타산업에 비해 높아서 신규고용인력의 확대와 같은 효과를 유발한다.
  ㉢ 의료와 관련된 핵심산업으로는 '의료 및 보건서비스, 미용관련 산업'이 있으며, 관광과 관련된 산업으로는 '식음료, 쇼핑, 오락, 숙박' 등이 있다.
  ㉣ 의료관광객 2명을 유치할 경우에 중형 자동차 1대를 수출하는 효과가 있을 만큼 의료관광은 고부가가치 산업에 해당한다.
② 국가 이미지 제고와 국익창출(외화수입) : 의료기관에서 제공하는 국내의 높은 의료수준을 세계에 알릴 수 있으며, 외화수입의 증가로 국가재정에 도움을 준다.
③ 국내 의료기관의 경쟁력을 국제 수준으로 강화(보건산업의 발달) : 의료관광객을 유인하기 위한 노력이 지속되면서 의료기관의 인프라가 개선되고, 의료기술이 발달하게 되며, 의료인력의 질 역시 향상된다.

④ 낙수효과 : 의료관광객을 통해 의료기관이 얻는 수입의 일부가 자국민을 위한 의료서비스 제공에 보조되면서, 자국민이 질 좋은 서비스를 저렴한 비용으로 이용할 수 있게 된다.

(2) 부정적 효과
① **목적지 국가 국민의 서비스이용 형평성 문제** : 의료관광이 발달하면 높은 수익을 창출하는 외국인환자에게 의료기관이 집중하게 되면서, 자국민들의 민간의료기관에 대한 접근성이 떨어질 수 있다.
② **진료비 상승** : 의료관광이 활성화되면 진료비가 상승하여 목적지 국가의 국민 역시 높은 진료비를 부담하게 된다.
③ **의료의 상업화** : 의료관광객을 유인하여 높은 수익을 얻는 것을 목적으로 하다보면 목적지 국가 내의 의료가 상업화될 수 있다. 이러한 의료의 상업화는 불법적인 범죄행위 초래 등의 문제를 야기한다.

CHAPTER 03 의료관광 현황

1 의료관광의 국내외 환경

(1) 의료관광의 환경요소
① 의료관광산업의 활성화를 위한 요소
  ㉠ 경쟁적인 가격
  - 낮은 의료비 : 의료서비스 특징상 어떠한 나라도 독점적으로 외국인환자를 끌어들일 수는 없으므로, 가격경쟁에서 상대적으로 의료비가 저렴한 국가들이 유리하다.
  - 통화의 변동 : 일반적으로 통화 가치가 낮은 국가가 낮은 환율로 저렴한 의료서비스를 제공할 수 있다.
  ㉡ 인적 자원 : 기계로 대체할 수 없는 의료서비스 분야에서 인적 자원은 절대적으로 필요한 요소이다.
  ㉢ 연구개발 투자 : 의료관광은 고도의 기술을 요하는 수술과 진단분야에서의 경쟁 우위를 필요로 하므로 연구개발의 투자가 이루어져야 한다.
  ㉣ 사회기반시설 : 사회기반시설(도로, 철도, 수로, 항로, 그리고 다른 형태의 이동수단, 커뮤니케이션 수단, 수도 공급, 금융 기관, 공공전력, 공중보건과 교육 서비스 시설)이 개발되어야 한다.
  ㉤ 선진화된 정치, 법률제도 : 외국인환자들은 그들의 권리 보호를 위해 법과 질서가 보장된 환경에서 의료서비스를 받고 싶어 한다.
  ㉥ 시장경제 : 자본주의 경제는 시장의 가격결정과 자원배분을 중요하게 여기기 때문에 시장경제라고도 불린다. 의료관광서비스 산업이 발전하기 위해서는 자본주의 시장경제가 발달해야 한다.
  ㉦ 고도기술의 의학과 전통치료법의 통합 : 서구의학뿐만 아니라 전통적인 대체의학, 즉 웰빙요법(보조요법)들이 인기를 끌게 되었다.
  ㉧ 관광자원 : 의료관광객과 동반자들이 즐길 수 있는 관광자원이 필요하다.

② 방해요소
　㉠ 국제적 규칙·규정(International Regulations) : 서비스무역 일반협정인 GATS는 2가지 근본적인 규정을 가지고 있다.

비차별	서명국들은 다른 국가에서 온 서비스 제공자들에 대한 차별을 없애야 한다.
투명성	서명국들은 법적으로나 규칙적으로 교역에 영향을 줄 수 있는 교역 부분의 활동을 모두 공개해야 한다.

　㉡ 국제표준과 인증/자격(Accreditation/Credentialing) : 의료서비스 교역에서 가장 근본적인 3가지 장애물은 '표준, 인증, 의료산업 내의 규제'이다. 이 3가지 장애물을 극복하기 위해 저개발 국가의 의료기관들은 국제표준과 라이선스(라이센스), 인증을 확보하고 있다.
　　• 국제표준 : 의료관광 관련기관 및 단체는 최소한의 국제표준을 맞추어야 한다. 이는 기본적으로 서비스의 질, 안전, 일관성 등이 확보되었다는 것을 고객에게 알리는 것이다.
　　• 인증 : 환자들은 측정가능한 양질의 서비스를 보장받기 원하므로 병원들은 국제적으로 병원의 안전성과 실력을 인증받고자 한다. 미국에서 최초 도입된 이래 캐나다, 호주, 영국, 뉴질랜드 등 전 세계로 확산 중이다. 인증제도는 환자 중심의 서비스와 표준화된 서비스에 대한 신뢰를 심어줄 수 있어 서비스 균질화가 어려운 의료관광시장에서 환영받고 있다. 국내에서도 대학병원과 전문병원을 중심으로 병원서비스에 대한 인증필요성 인식이 확산되면서 자체적인 의료기관평가인증원의 의료기관 인증평가제도가 2011년부터 실시되었으며, 2025년 2월 기준으로 1,770여 개소의 의료기관이 인증을 획득하였다. 의료기관인증제는 모든 의료기관을 대상으로 하며, 요양병원과 정신병원은 의무적으로 인증신청을 해야 한다. '기본가치체계, 환자진료체계, 행정관리체계, 성과관리체계'의 4가지 영역기준을 평가한다.

> **알아두기**
>
> **JCI 인증제도**
> JCI(Joint Commission International) 인증은 진단과정, 의료장비, 환자관리, 시설안전, 직원교육 등 환자의 치료 전 과정을 평가하는 것으로, 국제적으로 가장 신뢰받는 국제의료기관평가 인증제이다.
>
> **JCI 인증을 받기위한 평가항목**
> • 환자진료부문 : 진료의 접근성과 연속성, 환자와 가족의 권리, 환자평가, 환자진료, 마취와 수술진료, 투약관리와 약물사용, 환자와 가족의 교육
> • 병원관리부분 : 질 향상과 환자안전, 감염예방과 관리, 조직운영과 리더십 및 관리, 시설관리와 안전, 직원의 능력향상과 교육, 의사소통과 정보관리

　㉢ 보험 : 타국에서의 의료서비스는 보험 혜택이 없거나 제한이 있기 때문에 개발도상국에서는 외국인환자를 유치하는 데 어려움을 겪고 있다.
　㉣ 의료분쟁 관련 법제도 : 의료사고가 발생한 경우 법적으로 도움을 받기가 어렵다. 특히 의료소송 분쟁이 발생한 경우 현지의 법에 의존해야 하기 때문에 자국의 효율적인 체계를 기대하기 어렵다.
　㉤ 입국요건과 수송 : 입국요건과 비자 관련 문제들은 의료관광서비스 교류의 방해요소이다.

(2) 국내의 의료관광 환경

① 우리나라는 의료관광산업을 고부가가치의 21세기 신성장 동력으로 제시하면서 적극적인 지원정책을 펼치고 있다. 민간의료기관과 유치업체, 정부기관들의 협력으로 각종 해외 컨퍼런스, 한국의료관광 설명회를 지속적으로 추진하고 있으며 한국의 의료수준을 직접 알려주고자 현지 의료인, 에이전트를 대상으로 국내 팸투어도 실시하고 있다.

② 외국인 코디네이터를 고용하여 외국인환자들에 대한 서비스 만족도를 향상시키고 외국인환자의 유치를 위한 마케터 역할을 수행하도록 하고 있다.

③ **정부와 의료기관의 의료관광사업 추진현황** : 2009년 의료법을 개정하여 외국인환자의 유치알선활동을 합법적으로 할 수 있도록 하였으며, 비자제도를 개선하여 일반비자(G1) 발급요건에 의료, 요양을 포함시키고 보건의료관광산업의 육성을 통하여 한국이 의료강국으로 도약할 수 있도록 지원을 아끼지 않고 있다.
 ㉠ 유치업체 규제완화
 ㉡ 관광숙박업에 대한 규제완화
 ㉢ 의료관광객 편의제공
 ㉣ 의료관광 전문인력 양성 확대
 ㉤ 불법 브로커 대책
 ㉥ 의료관광객 유치활동 지원

2 한국의 의료관광 현황

(1) 한국의 의료관광 현황

① 국내 의료관광시장의 성장
 ㉠ 국내 의료관광시장은 2009년 의료법 개정 이후로 급속도로 성장하여 차세대 성장동력산업으로 지속적으로 성장하고 있다.
 ㉡ 의료관광객 : 과거 의료 원조를 받던 우리나라는 이제는 우수한 의료기술과 서비스를 앞세워 해외환자를 활발하게 유치하고 있다.
 ㉢ 진료수입 : 의료관광객의 증가에 발맞춰 진료수입도 지속적인 성장률을 보이고 있다.
 ㉣ 일자리 창출 효과 : 꾸준한 성장세를 보이면서 의료와 관광 분야에서 일자리 창출의 효과가 나타났다.

② 진료과목의 다양화
 ㉠ 국내를 찾는 의료관광객은 기존의 피부 및 성형외과 중심에서 점차 특화된 분야로 진료과목이 다양화되고 있다.
 ㉡ 중국인 환자는 성형, 피부과 시술과 같은 경증 수술·시술의 비율이 높은 반면, 중동, 러시아권의 경우 중증환자의 비율이 높게 나타난다.

③ 외국인환자 유치 현황
  ㉠ 2023년 60.6만 명, 2009년 이후 누적 외국인환자 수가 388만 명에 이르렀다.
  ㉡ 2023년 의료관광으로 우리나라를 방문한 나라는 일본·중국이 외국인환자의 49.5%(30만 명)를 차지했으며, 미국 12.7%(7.7만 명), 태국 5.1%(3만 명) 순으로 뒤를 이었다.
  ㉢ 2023년 일본은 성형·피부과 환자가 크게 증가(전년대비 922.2%)하여 15.7만 명이 방문하였고, 2009년 유치통계 집계 이후 처음으로 전체 국가 중 가장 많은 외국인환자 수를 기록(1위)하였다.
④ 의료기관의 해외진출 현황 : 우리나라 의료기관의 해외진출은 매년 증가하고 있는데 2020년 91개, 2021년 125개, 2022년에는 162개로, 2023년에는 204개로 증가하였다.

(2) 한국의 의료관광 특징

① 특화된 서비스 : 우리나라의 특화된 서비스로 치과는 임플란트, 심미수복을, 일반진료 분야에서는 미용성형, 최소침습시술을, 한방에서는 중풍재활, 침구과 등을 내세우고 있다.

구 분	내 용
치 과	임플란트, 보철, 심미수복 등
안 과	라식, 라섹, 에피라식, 눈성형 등
일반진료	미용성형, 척추교정, 최소침습시술, 척추관절수술, 불임시술, 대장항문 등
한 방	중풍재활, 아토피, 침구과, 재활 등

② 품질 : 우리나라는 미용, 성형분야의 품질경쟁력이 높은 것으로 나타났으며, 특히 안과, 피부과 성형외과, 치과 등의 수준이 상대적으로 높게 나타났다.
③ 가격 : 싱가포르, 태국, 인도, 미국, 한국의 의료비를 살펴보면 우리나라의 의료비는 전반적으로 낮은 편이며, 미국 대비 1/10, 일본 대비 1/5 수준으로 가격경쟁력이 높다.

3 해외의 의료관광 현황

(1) 의료관광의 규모

Mckinsey & Company의 보고서에 따르면 세계 보건의료관광시장의 규모는 2004년도 400억 달러에서 2012년 1,000억 달러로 성장하였고, 앞으로도 지속적으로 성장할 것으로 전망하고 있다.

(2) 국제의료관광시장의 현황

① 의료관광시장의 성장 동력
  ㉠ 미국, 영국과 같은 선진국들의 보건시스템에서 나타나는 각종 문제점들과 선진국 국민들의 의료서비스 선호 변화가 세계 의료관광시장의 성장을 촉진시키는 원동력이 되었다.
  ㉡ 미국과 영국, 일본 그리고 많은 유럽 국가들에서 중년(60세 이상)의 비중이 급격하게 증가하고 있으며, 따라서 만성질병의 수와 종류가 증가하였고, 의료수요의 의료 인프라 공급규모에 대한 초과는 진료비 인상과 대기시간 확대를 초래하였다.
  ㉢ 개발도상국의 보건 인프라가 크게 개선되었고 임상기술이 선진국 수준으로 향상되었다.

② **현재 의료관광객들의 국적별 현황** : 미국, 캐나다, 유럽, 일본 등과 같은 선진국 환자들이 대부분이므로 선진국 국민들의 해외 의료서비스에 대한 대책과 준비가 필요하다.

③ **아시아 국가의 의료관광** : 아시아는 전 세계에서 의료관광산업의 발전 가능성이 가장 높은 지역으로 평가되고 있다. 태국과 싱가포르는 현재 아시아 의료관광시장을 선도하고 있는 국가이고, 후발주자로 폭발적인 성장세를 보이고 있는 말레이시아도 있다.

④ **영국 환자들의 이동** : 영국환자들은 영국 National Healthcare System(NHS)하의 긴 대기 리스트로 인하여 진료를 받기 위해 해외로 떠나고 있다.

(3) 각국의 의료관광 현황

① 태국의 의료관광 현황
  ㉠ 태국이 보건의료관광에 관심을 가지고 본격적으로 보건의료관광산업을 육성하기 시작한 계기는 1997년의 경제위기 이후에 범룽랏과 같은 대형 민간병원들이 국내경기의 불황으로 운영의 어려움을 겪으면서 외국인환자 유치에 눈을 돌리면서부터였다.
  ㉡ 태국은 2008년도에 외국인환자를 140만 명 유치하여 20억 달러의 수입을 창출하였으며, 태국정부는 민간 의료서비스산업에 대한 규제를 최소화하고 효율성을 추구하도록 적극적인 정책을 시행하였다.
  ㉢ 태국의 보건의료관광산업은 3가지 방향에서 전략적인 산업화를 추진하고 있다. 첫 번째는 보건의료서비스에 있어서는 '아시아의 중심(Medical Hub)', 두 번째는 건강(Wellness)의 증진을 목표로 하는 소비자들에게는 '아시아의 수도(Wellness Capital)', 마지막으로 허브(Herb)와 관련된 상품에 있어서는 '타이 허브(Thai Herb)'이다.
  ㉣ 태국의 보건부는 병원인증제도를 도입하여 민간병원협회에 소속된 병원들의 서비스 품질과 환자의 안전기준을 관리하고 있다. 이와 더불어 상무부의 수출진흥국과 관광청이 함께 보건의료관광산업의 발전을 위하여 적극적인 해외 마케팅 및 홍보활동을 전개하고 있다. 그리고 장기요양 서비스를 목적으로 태국을 방문하는 외국인 노령자들에게 무비자를 허용하고 있다.
  ㉤ 태국은 일찍이 의료시장을 개방하여 외국인이 국내병원의 지분 49%까지 보유할 수 있도록 하고 있다. 태국을 대표하는 범룽랏과 방콕병원 등에는 많은 해외투자가 이루어졌고 외국의 전문경영인이 경영과 의료를 분리시켜 경영의 효율화를 도모하고 있다. 외국인환자의 유치에 적극적인 의료기관들은 태국 자체의 병원인증뿐만 아니라 국제적으로 인정되는 JCI 인증에 대해서도 적극적이다. 범룽랏과 방콕병원을 포함하여 2018년 9월 기준 64개의 태국 병원들이 JCI 인증을 받았다.

② 인도의 의료관광 현황
  ㉠ 의료서비스를 목적으로 인도에 방문한 의료관광객이 급격히 늘고 있다.
  ㉡ 인도 일류병원 의사 중 영국, 미국 등에서 교육을 받거나 개업을 했던 의사들이 많아 자유롭게 영어를 구사할 수 있다.
  ㉢ 인도는 저렴한 진료비, 짧은 대기시간, 선진 의료기술 등을 내세워 의료관광 활성화를 꾀하고 있다.

ㄹ. 높은 선진 의료기술을 확보하고 있으면서도 수술비용은 저렴하기 때문에 심장 절개수술과 관절치환수술 등의 분야에 대한 선호도가 높다.
ㅁ. 인도의 의료관광산업은 요가, 명상, 아유르베다 등 전통의학 기반의 건강프로그램과 결합하여 더욱 활성화되고 있다.

③ 싱가포르의 의료관광 현황
ㄱ. 싱가포르는 다민족 국가의 특성과 지리적, 역사적 배경 그리고 정부의 고급인력을 활용한 서비스산업의 육성 정책 때문에 일찍부터 보건의료서비스산업이 활성화 및 국제화되었다.
ㄴ. 국가의 우수인력에 대한 적극적 유치로 해외에서 유입된 다국적 의료진은 영어뿐만 아니라 자국의 언어를 능숙하게 구사할 수 있으므로 외국인에게 문화적, 언어적 장벽 없이 서비스를 제공하고 인도네시아, 말레이시아와 같은 인근 국가를 넘어서 전 세계 보건의료관광 수요자를 상대로 적극적인 마케팅활동을 추진할 수 있었다.
ㄷ. 싱가포르의 의료관광산업은 자국민만을 대상으로는 성장의 한계를 느낀 영리병원들에 의한 적극적 해외환자 유치 마케팅활동으로부터 시작되었다. 그 결과 영리병원들은 외국인환자의 비율이 전체 환자의 70%를 차지하게 되었다.
ㄹ. 싱가포르의 해외환자를 위한 서비스는 입국을 위한 제반 서비스와 보건의료서비스를 제공하는 기간뿐만 아니라 체류하는 기간 동안의 관광, 숙박 등과 관련된 모든 서비스를 병원에서 일괄적으로 제공하는 원스톱 서비스로 유명하다. 또한 일대일 방식의 병원도우미 서비스는 다른 국가들과 차별화될 수 있는 서비스로 보건의료관광 수요자들의 만족도를 높이고 있다.
ㅁ. 다양한 관광 인프라가 부족한 싱가포르는 고소득층을 대상으로 숙박, 레저, 웰니스를 원스톱으로 체험할 수 있는 민간 복합 리조트 개발에 집중하고 있다.
ㅂ. 싱가포르 관광청에서는 의료서비스 본부를 중심으로 매년 미국, 말레이시아, 베트남, 인도네시아 등에서 의료관광 로드쇼를 수차례 진행하고 있다.

④ 말레이시아의 의료관광 현황
ㄱ. 동남아시아 국가 중 후발주자이나 최근 폭발적인 성장세를 보이고 있다.
ㄴ. 해외여행상해보험에 가입한 관광객이라면 무료로 진찰받을 수 있는 곳이 많고, 영어에 능통한 사람들이 많아 의사소통에 어려움이 없다.
ㄷ. 저렴한 비용, 국제인증 기준에 부합하는 의료서비스, 현대식 보건시설, 수준 높은 의료진 등이 말레이시아 의료관광의 강점이다.
ㄹ. 말레이시아 정부는 면세혜택을 통해 의료관광산업을 촉진하고 있다.

국가	주요 분야	강점	JCI 인증병원
태국	성형, 라식, 성전환, 대체의학, 치과	• 풍부한 관광자원 • 보완대체의학(마사지, 허브) • 저렴한 의료비 • 외국어 의사소통 가능 • 관광자원과 전문화된 의료기술이 결합된 상품	57개 (2022년)
싱가포르	혈액질환, 심장과 간이식	• 높은 의료기술 • 외국 병원과의 네트워크 • 깨끗하고 교통이 발달 • 다문화 수용성	5개 (2022년)
말레이시아	건강검진, 성형, 스파, 지압, 반사요법	• 영어 의사소통 • 저렴한 비용 • 현대식 보건시설 • 훈련된 의료진 • 광범위한 진단	17개 (2022년)
인도	심장절개수술, 관절치환 수술, 아유르베다, 요가	• 낮은 의료수가 • 우수한 의료인력(외국 의사자격증을 가진 의사) • 보완대체의학(아유르베다, 요가) • IT 인프라 • 외국어 의사소통 가능	39개 (2022년)
한국	암치료, 건강검진, 심장혈관질환, 성형, 치과	• 높은 의료수준 • 저렴한 비용 • 빠른 서비스	8개 (2022년)

PART 02 원무관리

CHAPTER 01 원무관리의 이해

1 원무관리의 개념

(1) 원무관리의 정의
① 원무(院務)는 병원사무를 줄인 말이며, 관리는 조직의 유지·발전을 위한 목표 설정, 인적·물적 자원의 조달, 이의 활용을 통한 성과의 향상 등을 효율적으로 수행하기 위한 노력을 말한다.
② 원무관리는 병원행정사무 또는 병원사무관리를 의미하는 말로 기록, 계산, 분류 및 정리 등을 수단으로 하여 정보원(情報源)에서 발생한 사실들 중 병원활동에 필요한 자료를 수집, 처리, 분석, 전달하는 정보처리활동이다.
③ 광의의 원무관리 : 병원 내의 모든 기능부분을 정보처리·정보전달을 통해서 결합하여 종합적인 기능이 발휘되도록 연결기능을 수행하는 한편, 각 기능의 업무가 합리적으로 수행되어 사무능률이 향상되도록 계획하고 통제하는 활동
④ 협의의 원무관리 : 병원의 사무활동 중 서무, 교육, 인사, 후생, 홍보, 재무, 경리, 구매, 시설관리 사무를 제외한, 진료를 위한 환자의 수속절차상의 문제와 진료비관리 및 진료지원업무

(2) 원무부서 업무조직
① 원무과 : 입원수속 관리, 입원약정서 보관, 전과·전실 관리, 재원환자 관리, 진료비 상담 및 확인, 퇴원수속, 재원환자 미수금 독촉, 문제환자 및 도주환자 채권확보, 퇴원 미수금 납부 독려, 진단서 및 각종 제증명서 발급 등
② 심사과 : 진료비 심사, 진료비 청구, 이의신청
③ 의무기록실 : 각종 의무기록 업무, 진료기록부 정리

(3) 원무행정의 내용

구 분	내 용
창구현장업무(전방기능)	환자와 직접 접촉하여 즉시 처리하는 업무로 진료접수, 진료비계산 등
창구관리업무(후방기능)	창구현장업무가 원활하게 진행되도록 지원 및 사후 관리하는 업무로 의무기록관리, 진료처방제도, 환자고충처리, 병상관리 등
전반관리업무(후방기능)	병원의 경영목표에 맞추어 원무행정 전반에 관한 기획 및 통제 업무로 진료행정, 수가관리, 의료보장제도관리, 통계의 작성 등

2 원무관리의 필요성

(1) 원무관리 발전의 환경적 요인

① **사회보장제도의 확대** : 사회보장제도의 적용이 확대되면서 환자가 증가하고, 진료비 관리 업무가 복잡해지면서 의료에 관한 사무의 확대 필요성과 별도의 전문관리체계 필요성이 대두되었다.

② **병원규모의 대형화** : 외래진료와 입원진료 기능의 확대로 환자 수의 증가와 더불어 업무량 및 인력이 증가하였으며, 직원 수의 증가 및 이에 따른 업무의 분업화, 전문화, 다양화로 조직적인 통제가 필요하게 되었다.

③ **의료기술의 발전** : 의료의 종적분화로 진료능력이 고도로 발전하고 있으며, 진료과목이 인체조직의 부위별, 진료대상별로 다양화되었다.

④ **병원경영의 효율화** : 제반 관리비용의 증가, 조직에 대한 충성심 및 공동체 의식의 약화, 자본투자 및 인건비 등의 상승, 의료과오 및 분쟁의 증가 등으로 병원을 보다 효율적으로 경영할 수 있는 전략마련이 절실하게 되었다.

⑤ **고객욕구의 증대** : 의료에 대한 기대 상승, 의료지식의 보편화와 소비자 권리의식의 향상에 따른 의료이용자들의 능동적 태도변화는 병원이 고객의 욕구에 부합하는 원무서비스를 해야 하는 요소로 받아들여지고 있다.

⑥ **첨단 의료정보체계 구축** : 정보통신기술의 발달로 처방전달시스템(Order Communication System, OCS), 의료영상저장전송시스템(Picture Archiving Communication System, PACS), 전자의무기록(Electronic Medical Record, EMR)과 같은 첨단 의료정보체계가 구축됨에 따라 신속하고 정확한 관리체계 확립과 업무효율성의 확보가 가능해졌다.

⑦ **경쟁력 강화** : 의료기관의 수적 증가, 대형병원의 지속적 설립으로 의료공급의 과잉현상이 발생하면서 경쟁력 강화의 필요성이 커지고 있다. 또한 외국 의료산업의 진입으로 의료서비스 경쟁력 강화의 한 축으로서 원무서비스의 질적 관리시스템 확립이 필요해지고 있다.

(2) 원무관리의 역할

원무관리는 환자, 개설자 및 의료진 간에 '진료업무가 신속하고 원활하게 수행될 수 있도록 조정·지원하는 역할'을 담당한다.

구 분	내 용
환 자	적정한 진료비를 지불하고 이에 상응하는 진료를 편리하게 받을 수 있음
개설자	원무관리를 통하여 적정수익의 확보 가능
의료진	진료업무가 원활하게 수행될 수 있도록 충분히 지원

(3) 원무행정관리자의 요건

① 병원업무(원무통계, 의료법규 등)에 대한 전문적인 지식과 의료분야에 대한 전문지식
② 전산운용 능력
③ 각종 사회보장 및 의료보장제도에 대한 기본적 지식과 실무능력
④ 병원 내·외부의 환경분석과 전략개발
⑤ 환자의 심리적 불안감과 긴장감을 이해하고 친절하게 대응할 수 있는 능력

> **알아두기**
>
> **이용방법에 따른 환자의 분류**
> - **입원환자** : 병원에서 24시간 수용되어 계속적인 진료를 받는 환자. 진료상의 목적으로 병원에서 6시간 이상 진료하였을 경우에도 입원으로 간주한다.
> - **외래환자** : 병원을 방문하여 입원하지 않고 당일에 간단하게 의료서비스를 받고 귀가하는 환자
> - **응급환자** : 응급한 상태에서 즉시 필요한 응급처치를 하지 아니하면 생명을 보존할 수 없거나 심신상 중대한 이해가 초래될 것으로 판단되는 환자
> - **낮병동환자** : 외래나 입원이 혼합된 중간 형태로 입원수속은 하되 병원에 수용되어 숙식을 하지 않고 낮 동안에만 병원에서 진료하고 저녁에 귀가하는 환자

CHAPTER 02 환자관리

1 외래관리/예약관리

(1) 외래업무

외래환자를 대상으로 하는 업무에는 초·재진환자 접수 및 변경, 수급자격관리, 수탁관리, 환불업무, 안내 및 관리 등이 있다. 의사와 관련된 주요 업무로는 의사별 진료일정 등록 및 수정, 진료휴진 및 일정관리, 의사별 환자 수 관리업무 등이 있다.

① 초·재진 예약접수 및 변경
  ㉠ 초·재진환자의 진료예약, 확인 및 변경 : 초진 접수 시에는 진찰등록증을 발급하여 고유한 관리번호를 부여하고, 재진환자는 이미 발급받은 진찰등록번호로 변경된 사항만 수정한다.
  ㉡ 진료전달체계에 의한 구비서류 확인 및 접수 : 환자별로 의료보장 유형을 비롯하여 성명·주민등록번호·전화번호 등과 같은 인적사항과 구비서류를 정확히 확인한다.
  ㉢ 진료카드 및 스마트카드 발급

② 수납 및 환불
  ㉠ 환자유형별 수가산정기준에 따라 본인부담금을 수납하고 처방과 관련된 위치 및 장소를 안내한다.
  ㉡ 진찰료 및 진료비 수납, 진료비 후불처리 및 미수금 수납, 진료비계산서 발급, 유형변경 및 처방변경에 따른 진료비 환불, 외래 총수익 관리, 계약처 미수금 관리 등의 업무를 한다.

③ 수급자격관리, 수탁검사관리
  ㉠ 건강보험증으로 이름, 주민등록번호, 자격취득확인일자, 검인유효기간, 보험료체납 여부, 급여제한대상 여부 등을 확인한다.
  ㉡ 진료전달체계에 따른 수급자격 관리 및 서류관리, 보험카드 미지참 및 보험자격 미비환자에 대한 자격확인, 수탁검사에 따른 진료비 관리, 의무기록 사본 및 방사선필름 복사비 수납, 진단서와 같은 제증명서 발급 등의 업무를 한다.

(2) 외래 창구직원의 임무와 자격

① 외래 창구직원의 임무 : 외래는 내원객들을 맞이하는 최선상의 접점에 있으므로 창구직원은 병원의 최초 이미지를 좌우하는 결정적인 역할을 한다.
  ㉠ 항상 웃는 얼굴로 친절하게 내원객들을 맞이하기
  ㉡ 진료접수 및 수납 등의 업무를 신속하고 원활하게 처리
  ㉢ 병원의 전반적인 구조 및 위치 등을 숙지하여 내원객들에게 불편함이 없도록 고객 중심의 서비스 제공
  ㉣ 환자의 고충과 불만을 최소화할 수 있도록 고충처리 등의 환자상담 능력을 배양(접점지역의 민원 발생 시 부서 중심의 신속한 처리가 가능하도록 함)

② 외래 창구직원의 기본자격
  ㉠ 성실하고 명랑한 성격
  ㉡ 밝은 표정을 유지하며 환자 중심의 서비스를 제공
  ㉢ 보험사무능력과 전산처리능력을 바탕으로 접수예약 및 수납의 업무를 원활하게 수행
  ㉣ 원만한 대인관계와 서비스마인드로 고객만족 경영에 이바지

(3) 예약관리

① 전화예약
  ㉠ 전화예약센터의 상담원과 통화하여 환자에게 적합한 진료과 및 주치의, 예약일시를 결정한다.
  ㉡ 예약 당일 외래 내원 시 건강보험증, 요양급여의뢰서(초진의 경우)를 지참하여 원무과에 제시한다.

② 방문예약
  ㉠ 환자 또는 보호자가 진료과로 직접 방문하여 진료과 및 주치의, 예약일시를 결정한다.
  ㉡ 외래원무과 수납창구에서 진찰료 수납 후 예약일에 내원한다.
  ㉢ 예약 당일 내원 시 건강보험증, 요양급여의뢰서(초진의 경우)를 지참한다.

③ 인터넷 예약
  ㉠ 해당 병원의 홈페이지에 접속한다.
  ㉡ 진료예약 화면을 선택한 후 접속한다.
  ㉢ 환자 본인의 정보를 입력, 회원가입을 한 후 정해진 절차에 따라 진료예약을 한다.
  ㉣ 외래 내원 시 건강보험증, 요양급여의뢰서(초진의 경우)를 지참한다.

④ 예약변경
  ㉠ 보통 예약일 2~3일 전까지 전화예약센터 또는 진료과로 전화하여 예약을 변경한다.
  ㉡ 예약기간 중 환자의 상태가 악화되어 응급진료가 필요하다고 판단될 경우 응급실로 내원할 수 있다.

⑤ 예약통보
  ㉠ 초·재진예약환자의 편의를 도모하고, 예약부도율을 감소시키며, 진료환자의 적정수를 확보하기 위하여 예약일시 및 내원 여부를 알리는 메시지를 송출한다.
  ㉡ 예약 취소된 환자의 예약일에 우선 진료를 받기 원하는 환자에게 연락을 취해 예약한다.

⑥ 진료예약제의 효과
  ㉠ 이용자의 만족 증대 : 환자의 대기시간이 감축되어 불만이 감소할 수 있고, 요일과 시간대별로 환자가 폭증하는 현상을 막을 수 있다.
  ㉡ 환자 증가 : 환자에 대한 불만이 해소되어 환자 수가 증가하게 된다.
  ㉢ 업무능률의 향상 : 접수시간에 집중되는 업무를 사전에 예상하여 분산시킬 수 있다.
  ㉣ 병원관리의 용이성 : 대기시간의 단축으로 시설물의 관리비가 감소되고 병원 내의 혼잡함이 줄어들게 된다.
  ㉤ 인력관리의 효율화 : 업무가 폭증되는 시간이 분산되어 서비스와 인력관리에 큰 영향을 미치게 된다.

(4) 진료접수
① 초진 내원 접수
  ㉠ 창구직원은 진료수속절차, 방법 및 접수장소를 상세히 설명한다.
  ㉡ 소정양식의 초진 진료신청서를 작성한다.
  ㉢ 건강보험증, 초진 진료신청서, 진료의뢰서를 등록한다.

구 분	내 용
건강보험증	보험사항, 수급자격
진료신청서	진료과, 주치의, 주소, 전화번호 등 필요기재사항

  ㉣ 환자정보와 보험내역 등을 등록하고, 진찰료 수납과 함께 진료예약증, 진료비계산서, 진료카드 또는 스마트카드를 교부한다.
  ㉤ 당일 진료가 안 되는 초진환자는 진료예약증을 발급한다.
  ㉥ 환자등록정보를 통해 의무기록과에서는 의무기록차트를 발급해 외래 각 진료과로 송부한다.
  ㉦ 진료접수가 끝난 환자는 진료과 외래대기실에서 대기하고 환자안내 전광판에 접수예약 번호가 켜지면 각 진료실별 중간 대기실로 이동 후 안내에 따라 진료를 받는다. 진료신청서는 원무과에서 보관하고, 진료의뢰서는 전산등록 후 외래 각 진료과에서 진료 시 제출하게 하여 의무기록차트에 보관하도록 한다.

② 재진 내원 접수
  ㉠ 기본 원칙
    • 재진환자는 예약접수를 원칙으로 한다.
    • 담당의사는 예약일시를 지정한다.
  ㉡ 당일 접수
    • 진료카드, 건강보험증을 접수하여 수납창구에 제출한다.
    • 보험자격사항 확인 후 진찰료를 수납하고 진료예약증(진료비계산서 포함)을 교부한다.
    • 의무기록과는 접수정보를 이용, 각 진료과로 의무기록차트를 송부한다.
    • 수납을 완료한 환자는 외래 진료대기실에서 대기 후 접수예약번호에 따라 진료를 받는다.
  ㉢ 예약 접수
    • 담당의사는 진료 후 다음 예약진료 일시를 입력하거나 예약신청서를 작성하여 환자에게 교부하여 원무과에 수납 후 예약하도록 한다.

- 예약진료 화면으로 위 사항에서 입력된 예약일시를 확인하거나 예약신청서의 기재사항을 입력하고 진찰료 수납 후 진료예약증을 교부한다.
- 의무기록실은 예약정보를 이용하여 해당 진료일, 진료시간 전까지 각 진료과로 차트를 송부한다(단, EMR을 시행하는 병원은 제외).
- 발급받은 진료예약증을 잘 보관한 후에 예약일시에 해당 진료과로 바로 가서 진료를 받는다.

(5) 진료비 계산
① **처방입력** : 처방전을 발급하거나 진료를 담당한 의사가 처방전달시스템에 정보를 입력하는 방법이 있다. 처방전달시스템에 정보를 입력하는 경우에는 진료비 수납 담당자는 진료카드만으로 계산 및 수납이 가능하다.

② **진료비 계산**
- ㉠ 등록번호 입력 : 등록번호를 입력하면 인적사항과 당일 진료과가 화면에 표시되고 영수증 발행과 다음 진료를 예약할 수 있다.
- ㉡ 진료과 입력 : 표시된 진료과에 대해 진료비를 계산한다.
- ㉢ 유형변경 : 접수 시에는 건강보험증이나 요양급여 의뢰서를 미치참하여 진료비를 전액본인부담으로 처리하였으나, 계산 시 건강보험증을 제출하는 경우에는 관련사항을 확인하여 유형변경을 하고 진료비 계산이 다시 이루어지게 한다.
- ㉣ 진료비 감면 시 : 진료비 감면대상인 경우 감면신청서를 받아서 할인란에 해당코드를 등록해야 한다.
- ㉤ 미수 : 병원직원 본인의 후납처리나 본인부담미수금의 후납처리에 사용된다.

(6) 진료비 수납
① **기본 원칙**
- ㉠ 창구일원화제 운영으로 모든 수납창구에서 진료신청·수납 예약 업무가 가능하도록 한다.
- ㉡ EMR에 의한 무서류제로 운영한다.

② **수 납**
- ㉠ 예약접수 혹은 당일 초·재진접수를 마친 환자는 지정된 진료일시, 접수, 예약번호에 따라 진료를 받는다. 진료 후 담당의사는 환자의 각종 처방과 예약관련 정보를 입력한다.
- ㉡ 진료결과 입원조치가 필요한 환자에게는 입원결정을 입력한다.
- ㉢ 진료 후 환자는 가까운 접수 수납창구로 가서 진료카드를 제시한다. 직원은 의사의 처방입력정보에 따라 계산된 외래진료비 내역을 조회한다. 환자의 인적사항, 보험사항, 처방입력사항을 확인 후 계산된 진료비를 알려 주고, 진료비 수납 후 진료비계산서(약교환권, 진료예약증)를 교부한다.

③ **약처방전 발행**
- ㉠ 원내처방 대상자는 병원약국을 통하여 투약 받을 수 있도록 한다.
- ㉡ 원외처방 대상자는 약제 처방전 2부를 발급 후 원외 약국에서 투약하도록 안내한다.

2 입·퇴원관리

(1) 입원관리

① 입원관리의 개념

입원관리는 입원진료를 받는 환자에게 신속하고 원활하게 진료가 수행될 수 있도록 조정·지원하고, 적정한 진료수익을 확보하는 활동이다.

② 입원수속의 흐름

입원수속 시에 보험수급 자격, 진료의뢰서 지참 여부, 입원할 병실등급, 선택진료 여부, 환자 측이 작성한 입원약정서상의 진료비 지불보증인에 대한 사실 여부 등을 확인한 후, 전산출력과 상급병실신청서와 선택진료신청서에 서명날인을 받아서 입퇴원기록지와 함께 지참하여 입원할 병동에 제출하도록 안내한다. 배정받은 병실에 환자가 입실하면 이때부터 입원진료가 시작된다.

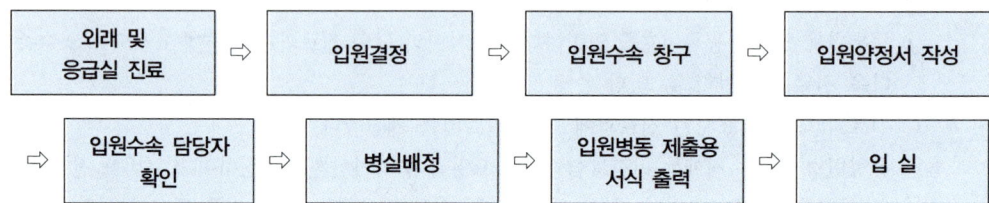

㉠ 입원결정
- 단순 피로회복이나 통원치료의 불편 등을 이유로 입원해서는 안 되며, 외래 또는 응급실에서 진료를 받은 환자가 입원진료가 필요하다고 판단되는 경우 담당의사는 입원진료를 권유하고 환자가 동의하면 입원결정을 한다.
- 이때 담당 주치의는 입원결정서를 발부하고 퇴원결정서의 기능도 함께 두는 것이 일반적이다.

> **■ 알아두기**
>
> **입원결정서의 내용**
> 입원결정서에는 입원수속 및 진료에 참고가 되는 모든 내용들을 표시하며 '등록번호, 성명, 진료과, 담당의사, 방문경위, 추정진단, 환자상태' 등을 기록한다.

㉡ 입원수속 창구
- 환자 및 보호자가 입원결정서를 제출하여 입원을 요청하면 입원수속 담당자는 입원결정서에 기재된 내용에 따라 입원수속절차를 진행한다.
- 병상이 부족한 경우에는 입원우선순위에 따라 입원수속을 수행해야 하는데 입원우선순위는 다음과 같다.
  - 응급수술을 요하는 환자
  - 수술예약환자
  - 응급실에 대기 중인 중환자
  - 응급실 대기환자
  - 외래환자 중 중증환자
  - 접수순서에 의한 환자

ⓒ 입원약정서 작성
- 환자가 입원수속 시 필수적으로 작성해야 하는 서식으로, 환자가 입원생활에서 지켜야 할 의무사항 또는 협조사항을 확인하고 서명날인하도록 구성된 서식이다.
- 의료기관은 환자진료를 성실히 담당하고 환자 측은 진료비 부담과 병원의 제 규정을 이행할 것을 약속하는 일종의 쌍방계약의 과정이다.

> **알아두기**
>
> **입원약정서의 내용**
> - 진료비 납부책임
> - 입원생활 중 귀중품 소지금지 및 분실 시 책임소재
> - 진료진의 의학적 판단에 따른 정당한 지시에 협조
> - 의료분쟁 시 우선적으로 의료심사조정위원회에 조정신청 협조
> - 소송 시 관할법원의 동의로 당해 의료기관 설정에 맞게 필요한 약정내용을 가감하여 구성

ⓓ 입원수속 시 확인사항 : 입원수속 시 환자종별(건강보험 의료급여, 산업재해보상보험 공무상요양급여, 자동차손해배상보험 일반 등)로 해당 보험증을 제출받아 수급자격을 철저히 확인해야 한다. 해당 보험종별에 따라 급여할 수 없는 사항이거나 비급여 상병을 진료하는 경우에는 해당 진료비 전액을 환자가 부담해야 됨을 설명한다.
- 보험 수급자격 확인 : 환자종별에 따라 '건강보험환자는 건강보험증', '의료급여환자는 의료급여증', '자동차보험사고환자는 해당 보험회사의 지불보증', '산업재해환자는 요양급여신청서' 등의 서류를 받아 해당 보적사항을 확인한 후 외래나 응급실에서 입력된 보적사항과 차이가 없는지 확인하고 변경사항이 있으면 전산에 수정 입력한다. 만약, 보적사항을 착오로 입력하면 보험진료비 청구 시 반송되어 재청구해야 하고 진료비회수 지연과 불필요한 행정력이 낭비되므로 정확하게 입력해야 한다.
- 비급여대상의 상병확인 : 국민건강보험법 제41조 제4항의 규정에 의하여 업무 또는 일상생활에 지장이 없는 질환에 대한 치료 등 보건복지부령이 정하는 사항으로 요양급여의 대상에서 제외되는 사항(비급여 대상)이 있다. 비급여대상은 생활을 하는 데 지장이 없는 질환으로서 주근깨, 쌍꺼풀수술 등이다. 외래나 응급실에서 담당의사가 비급여대상을 진료하게 되면 환자 측에 알려주고 입원결정 시에 비급여대상을 표기한다.
- 상급병실 사용신청서 : 환자가 상급병상에 입원하기를 원하는 경우에는 상급병실료 산정 근거를 확보하기 위하여 반드시 환자 측으로부터 당해 의료기관이 정한 상급병실료와 해당 보험종별 일반병상에 대한 기준병실료의 1일 차액을 확인, 날인한 상급병실 사용신청서를 받아야 한다.

ⓔ 병실배정

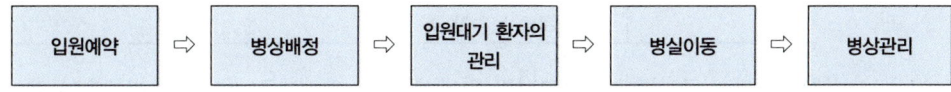

입원예약 ⇨ 병상배정 ⇨ 입원대기 환자의 관리 ⇨ 병실이동 ⇨ 병상관리

- 입원예약 : 환자들은 대부분 상급병실보다 일반병실에 입원하기를 원하지만 일반병실 수가 부족하고 병상가동률도 높은 실정이다. 따라서 상급병실에 입원을 원하는 환자만 입원예약을 하는 경우가 많다. 대부분 의료기관은 입원 당일에 병상을 배정하고 전화 등으로 환자에게 내원하도록 통지하고 있다.

- 병상배정 : 병상배정은 '환자의 상병상태 및 경중 정도, 격리 여부, 진료과별 병상할당, 남녀노소' 등을 고려하여 배정한다. 진료의 효율성을 너무 강조하면 병상가동률이 저조해지고, 병상가동률의 향상을 강조하면 환자를 여러 병동에 분산 배정하여 담당의사의 회진동선이 길어지고 전문간호가 어렵게 된다.
- 입원대기 환자의 관리 : 입원대기 환자가 작성한 입원약정서 및 입원결정의 내용 중 필요한 부분을 전산에 입력하고 관리하여 입원대기 상황을 진료과별, 주치의사별, 입원결정일자별로 열람 및 확인이 가능하도록 관리한다. 그리고 진료과 담당의사에게 매일 입원대기 상황을 알려주고 환자에게는 입원예상일자 문의에 대비하여 참고자료로 활용한다.
- 병실이동 : 입원진료 중인 환자가 상병상태 등의 변화로 전과하게 되어 해당 진료과의 병동으로 이동해야 할 때가 있고, 입원수속 시 병실사정으로 부득이 원하지 않은 등급의 병실에 입원하였다면 원하는 등급의 병실로 이동시켜야 한다. 그리고 환자의 상병상태에 따라 격리 또는 중환자실로 이동하거나 반대로 격리실 또는 중환자실에서 상태가 호전되어 일반병실로 이동해야 하는 경우도 있다.
- 병상관리
    - 병상의 구분

구 분	내 용
허가 여부	대부분의 의료기관이 인가받은 허가병상과 실제 사용하고 있는 가동병상이 일치하지 않기 때문에 허가병상수와 가동병상수로 구분하여 표시
사용대상자	성인용 병상, 소아용 병상, 영아를 위한 베시넷, 노인용 병상, 산모용 병상, 특수환자용 병상 등
병실의 크기와 구조	1인용과 다인용 병상
환자의 특성	일반병실, 중환자병실, 격리병실, 정신과병실, 재활병실, 미숙아 보육기(인큐베이터)

    - 병상운영방법

구 분	내 용
통합운영방법	• 진료과별 상병을 고려하지 않고 모든 병상에 어떠한 환자도 제한 없이 입원할 수 있는 방법 • 장점 : 병상가동률을 높일 수 있음 • 단점 : 담당의사의 진료 동선이 길어지고 간호사의 전문적인 간호가 어려움
진료과별 분리운영방법	• 진료과별 상병군에 따라 병동별 병상수를 할당하여 전문간호사를 배치하고 필요한 설비를 갖추어 전문적인 진료서비스 제공 • 장점 : 의사의 회진이 용이하여 진료의 효율성을 높일 수 있음 • 단점 : 진료과별 입원대기 환자수가 균형을 이루지 못하면 병상가동률 저하 • 보완점 : 진료과별로 병상을 할당할 때는 과거의 재원환자수 분포, 외래환자수, 진료환자수 등을 고려하여 과별 병상수를 할당해야 함. 또한 빈 병상이 생기면 통합운영방법을 병행하여 다른 진료과의 환자도 입원시킬 수 있어야 병상가동률의 저하를 보완할 수 있음

통합운영과 진료과별 분리운영방법 외에 내과계, 외과계로 구분하여 병동을 할당하는 방법이 있다. 또 다른 방법은 일부 특정진료과만 구분하여 병동을 할당하고 나머지 진료과는 병상을 혼합하여 운영하는 방법이 있다.

> **📢 알아두기**
>
> **병상관리방식**
> - **중앙관리방식** : 대부분의 병원에서 사용하고 있는 방식으로 모든 병상의 관리가 한곳에서 집중적으로 이루어지는 방식이다. 행정인력이 적게 들고 빈 병상을 효율적으로 활용할 수 있는 장점이 있다. 또한 문제예상 환자의 파악 등 업무의 전문화가 가능하다.
> - **분산관리방식** : 진료과나 계열별(외과·내과 등)로 병동을 구분하여 관리하는 방식이다. 타진료과 환자의 입원기피나 계절적 요인에 따른 환자의 증감 등의 변화에 신속히 적응하지 못하는 등 업무의 전문화가 불가능하고 인력이 낭비되는 단점이 있다.

(2) 입원환자관리

① 수급자격의 변동

㉠ 환자종별 전환 : 입원수속 시 확인한 환자종별 수급자격이 재원 중에 변경된 경우에는 해당 보적사항을 확인한 후 변경된 일자를 입력하여 환자종별을 전환해야 한다. 환자종별을 전환하면 보험자 부담의 진료비는 보적사항의 변경일자 기준으로 분리청구하고, 환자 본인부담의 진료비는 분리하지 않고 합산하여 환자에게 청구하는 것이 편리하다.

㉡ 급여제한 여부의 조회
- 급여제한 여부의 조회가 필요한 경우(국민건강보험법 제53조 제1항)
  - 고의 또는 중대한 과실로 인한 범죄행위에 그 원인이 있거나 고의로 사고를 일으킨 경우
  - 고의 또는 중대한 과실로 공단이나 요양기관의 요양에 관한 지시에 따르지 아니한 경우
  - 고의 또는 중대한 과실로 제55조(급여의 확인)에 따른 문서와 그 밖의 물건의 제출을 거부하거나 질문 또는 진단을 기피한 경우
  - 업무 또는 공무로 생긴 질병·부상·재해로 다른 법령에 따른 보험급여나 보상(報償) 또는 보상(補償)을 받게 되는 경우
- 조회절차 : 조회 요청을 받은 공단은 7일(공휴일 제외) 이내에 급여제한 여부를 결정하여 회신하여야 하며, 회신을 받은 의료기관은 요양급여를 개시한 날부터 소급하여 적용해야 한다. 그러나 공단의 회신이 있기 전에 요양급여가 종료되거나 회신 없이 7일이 경과된 때에는 공단이 요양급여를 인정한 것으로 본다(국민건강보험 요양급여의 기준에 관한 규칙 제4조 제2항, 제3항).

㉢ 외출·외박의 허가
- 원칙 : 입원 도중의 외출과 외박은 제한되고 통제되는 것이 원칙이다.
- 예외 : 환자가 불가피한 사정으로 입원진료 중에 외출, 외박을 원할 때는 진료상 외출이 가능한지 '담당의사의 허락'을 받고 '원무과를 경유'하여 진료비 납부관계를 확인한 후, '병동 간호사실'에서 외출을 하도록 조치한다.

㉣ 외부 의뢰검사 : 의료기관에서 검사빈도가 작은 검사는 자체검사장비를 갖추고 검사하는 것이 비경제적이므로 다른 기관에 의뢰하여 검사한다.

② 재원일수관리

재원일수는 한 환자가 입원하여 퇴원하기까지의 전체 입원기간이다. 병원은 재원일수의 단축을 통해 일정부분의 수익을 보장받을 수 있으므로, 재원관리는 병원경영에 있어 매우 중요한 요소로 작용하고 있다.

㉠ 입원진료수익과 재원기간의 관계
- 입원환자의 진료비는 질병의 특성, 재원기간, 병원의 특성, 환자의 개인적 특성 등 여러 요인에 의하여 영향을 받으며 이 중에서 동일상병의 경우 '재원기간'에 큰 영향을 받는다.
- 재원기간은 환자의 건강상태, 특성, 병원의 특성, 진료형태, 서비스 정도 등에 영향을 받고, 진료비는 재원일자에 따라서 다른 양상을 나타낸다. 대부분의 질환은 입원초기에 집중적인 진료서비스가 필요하며 재원기간이 경과하여 증상이 호전됨에 따라 진료서비스에 대한 요구량이 감소하기 때문이다.
- 입원 초기에 대부분의 진료가 집중적으로 이루어지므로 초기에는 진료수익이 진료비용보다 높지만, 재원기간이 길어질수록 진료수익이 진료비용보다 낮아진다. 이때 진료수익과 진료비용이 교차하는 점에서 손익분기점이 형성되며, 재원기간이 손익분기점보다 짧을 경우에는 이익이 발생하나 길어지게 되면 손실이 발생하게 된다.

> **알아두기**
>
> **재원일수와 진료비**
> - 재원일수가 길어질수록 1일 평균진료비는 낮아지는 반면, 1인당 총 진료비는 높아진다.
> - 장기환자의 경우에는 고정비의 비율이 높아 재원일수가 길수록 순수익율은 줄어든다.

㉡ 재원기간 단축효과
- 병원의 진료수익 증대(병상회전율의 상승)
- 이용고객 본인의 부담과 사회간접비용 감소
- 장기간 입원대기로 인한 불만해소
- 기존 의료자원의 효율적 이용
- 환자의 고통으로부터 조기 호전

㉢ 장기재원의 원인

구 분		내 용
환자 측 원인	보상심리	산재사고나 교통사고 등의 사고환자는 본인이 진료비 부담을 하지 않으므로 가능하면 오래 입원하려고 함
	만성질환	노인과 같은 급성질환이 아닌 만성질환 환자의 증가는 호전기간이 오래 걸려 입원기간이 연장되는 경우가 많음
	본인부담금 상한제	일정 금액을 초과하면 본인부담이 감소하거나 의료비가 전액 보상되어 퇴원을 지연시킴
	진료상 문제	병원 내에서 진료상의 과오 및 과실을 이유로 계속 진료를 요청하는 경우
	경제적 문제	본인부담 진료비를 납부하지 못하여 입원기간이 연장되는 경우
병원 측 원인	검사 지연	각종 검사와 분석이 지연되어 치료가 함께 지연되는 경우
	진료비·진료	진료상의 과오나 과실로 퇴원이 지연되거나 진료비 부담이 어려워 퇴원을 시키지 못하는 경우
	퇴원 절차	진료기록부의 정리, 처방의 입력 등 퇴원 절차가 지연되는 경우

③ 입원환자 통계지표

외래환자초진율	• 일정기간 연 외래환자 중 초진환자가 차지하는 비율 • 외래환자초진율(%)=(초진환자수/연외래환자수)×100
외래환자입원율	• 일정기간 연 외래환자 중 그 병원에 입원한 환자의 비율 • 외래환자입원율(%)=(실입원환자수/연외래환자수)×100
병상이용률	• 일정기간 중 환자를 수용할 수 있는 상태로 가동한 병상이 실제 환자에 의해 점유된 비율 • 병상이용률(%)=(총재원일수/연가동병상수)×100
병상회전율	• 일정기간 중 병원에서 실제 입원 또는 퇴원한 환자수를 평균 가동 병상수로 나눈 지표 • 병상회전율(회)=(퇴원실인원수/평균가동병상수)
병상회전간격	• 일정기간 중 연 유휴 병상수를 퇴원 실인수로 나눈 표 • 병상회전간격(일)=(연가동병상수−퇴원환자총재원일수)/퇴원실인원수
응급환자율	• 외래환자 중에서 응급환자가 차지하는 비율 • 응급환자율(%)=(응급환자연인원수/외래환자연인원수)×100
평균재원일수	• 일정기간 입원한 환자가 진료과별 또는 환자 종류별로 평균 며칠간 재원하였는지를 판단하는 지표 • 평균재원일수(일)=퇴원환자재원일수누계/퇴원실인원수
100병상당 1일 평균외래환자수	• 규모가 상이한 병원 간 일평균 외래환자 진료실적 비교를 위한 지표 • 100병상당 1일 평균 외래환자수(명)=(연외래환자수÷외래진료일수)/(병상수÷100)

(3) 퇴원관리

① 퇴원결정

㉠ 퇴원결정은 환자상병이 치유되었거나 외래통원진료로 전환해도 될 때, 다른 의료기관으로 전원 또는 사망하였을 때 진료담당의사가 결정한다. 퇴원이 결정되면 병동에서 처방을 마감하고 보험심사부서에서 자체 진료비심사를 거친 후 원무부서에서 진료비계산을 하게 된다. 퇴원진료비 계산이 확정되면 퇴원안내문을 출력한다. 퇴원안내문은 퇴원 시 납부해야 할 진료비 총액과 퇴원절차가 표시되어 있다.

㉡ 가퇴원

• 개념 : 공휴일이나 야간에 소수의 당직근무자가 근무할 때 또는 환자상태의 변화나 환자의 요구에 따라 갑자기 퇴원을 결정할 때가 있는데 이렇게 일반적이지 않은 경우의 퇴원수속은 비정상퇴원(가퇴원)의 절차를 밟아야 한다.

• 가퇴원 시의 진료비 계산 : 가퇴원은 발생한 처방이 실시간으로 입력되지 않았거나 입력된 처방의 실행이 확인되지 않아 최종진료비를 확정할 수 없는 상태이므로 퇴원진료비는 이미 발생한 진료비와 그 이후 발생한 진료비를 추정하여 집계한 것으로 합산하여 계산한다.

• 가퇴원 시의 진료비 수납 : 환자 측에 충분한 설명과 양해를 구하여 퇴원한 다음 날에 실제 진료비의 과부족금액을 정산하도록 안내한다. 가퇴원 진료비를 수납할 때 부족한 금액이 발생할 것을 염려하여 지나치게 많은 금액을 수납하는 것은 곤란하므로 환자의 편의와 신뢰확보를 위해 실제진료비와 근사하게 계산하도록 해야 한다.

ⓒ 전일퇴원 예고제
- 개념 : 퇴원일 하루 전에 퇴원결정을 하여 퇴원당일 오전 일찍 퇴원수속을 할 수 있도록 환자 및 진료관련 부서원들이 환자퇴원에 필요한 사항을 미리 준비하고 조치하도록 하는 것이다.
- 목적 : 퇴원수속이 오후시간대에 집중되면 퇴원한 병상에 입원시간이 늦어져 입원당일 진료서비스를 받지 못하게 되므로 재원일수가 길어지고 병상회전율이 낮아지게 된다.

② 진료비 계산
㉠ 진료비 계산
- 처방의 마감 : 담당의사의 퇴원결정이 있은 후에는 병동에서 각종처방을 마감하고 자체 진료비 심사를 해야 퇴원계산을 할 수 있다.
- 실행확인 : 병동에서 진료처방을 입력한 후에는 진료지원부서에서 실행확인이 되어야 진료비가 산정되어 계산이 가능하다. 그런데 실행확인이 되지 않아 진료비 산정이 누락되는 경우가 있다. 예를 들면 수술, 처치, 특수검사 등은 진료행위를 먼저 시행하고 입력하므로 여러 사정으로 입력이 늦거나 누락되는 경우가 발생한다.

> **알아두기**
>
> **추가처방·반환·변경처방의 경우**
> 퇴원진료비 계산이 확정된 후 추가 처방이나 반환 및 변경처방이 발생하면 계산서를 수정해야 하는데, 수정된 최종계산서를 출력하여 이미 발급된 계산서와 교환하고 수정사유를 충분히 설명한다.

㉡ 진료비 감액대상 여부의 확인 : 진료비 감액대상이면 결정된 감액율이나 감면금액을 입력하여 발생진료비에서 차감하고, 최종 납부금액을 확정하여 청구한다. 감액결정은 의료기관의 자체감액 규정이나 기관장의 승인 또는 지시에 따라 결정된다.
㉢ 전산시스템의 구축 : 진료비계산서는 항목별로 금액이 집계된 것이기 때문에 진료비를 납부할 때에는 진료비의 세부내역을 확인하려는 경향이 많다. 진료비에 대한 의문사항이 있을 때에는 전산화면을 통해 진료비상세내역을 설명할 수 있도록 전산시스템을 구축한다.
㉣ 진료비 후납 : 퇴원 시까지 진료비를 납부할 수 없는 형편인 경우에는 퇴원 이후로 후납 조치할 수밖에 없다. 후납할 수밖에 없는 환자는 미리 예측이 가능하므로, 환자의 형편에 맞는 채권확보를 미리 준비하여 진료비문제로 퇴원이 지체되는 일이 없도록 해야 한다.

3 진료비관리

(1) 진료비와 진료수가
① **진료비** : 의료기관의 수익은 대부분 진료비에 의존한다. 진료비관리는 산정된 진료비의 수납뿐만 아니라 금액이 결정되기 위한 기준까지를 말한다.
② **진료수가** : 의료기관에서 의료인이 제공한 의료서비스에 대하여 의료행위별로 요금을 정한 것으로, 기본진료료, 행위료, 재료대 등으로 구분된다.

③ 진료비 지불제도 유형

구 분	내 용
행위별수가제 (Fee-For-Service)	진료 재료비를 별도로 산정하고, 의료인이 제공한 진료행위마다 가격을 책정하여 진료비를 지급하는 제도
인두제(Capitation)	의사가 맡고 있는 환자수에 일정금액을 곱하여 상응하여 보수를 지급하는 제도
봉급제(Salary)	사회주의국가나 영국과 같은 국영의료체계의 병원급 의료기관의 근무의에게 주로 적용되는 방식으로, 농어촌 등 벽오지에 거주하는 국민이라도 필요한 때 의료서비스를 제공받을 수 있으나 진료수준은 낮은 편
포괄수가제 (Diagnosis-related Group)	한 가지 치료행위가 기준이 아니고, 환자가 어떤 질병의 진료를 위하여 입원했는가에 따라 질병군(또는 환자군)별로 미리 책정된 일정액의 진료비를 지급하는 제도
총액계약제 (Global Budget)	보험자 측과 의사단체 간에 국민에게 제공되는 의료서비스에 대한 진료비 총액을 추계하고 협의한 후, 사전에 결정된 진료비 총액을 지급하는 방식(의사단체는 행위별 수가기준 등에 의하여 각 의사에게 진료비를 배분함)
일당진료비방식 (Daily Charge or Per Diem Fee)	병원의 입원진료에 적용되는 방식으로 투입자원이나 서비스강도의 차이를 두지 않고 진료 1일당 수가를 책정하여 진료기간에 따라 진료비 총액이 결정되는 제도

(2) 진료비의 과정

① 진료비 계산 : 진료비가 정확하게 계산되기 위해서는 의료인이 의료행위를 한 경우에 진료차트에 기록을 함과 동시에 진료전표를 발행해야 한다. 진료전표 발행 시 외래진료비는 수납창구를 경유하게 되고, 수납창구에서 입력이 완료되면 진료비를 계산한다.

② 진료비 수납 : 원무부의 수납창구를 통하여 수납되는 것이 일반적이다. 진료비가 입금되면 입금완료의 영수증을 발행하여 교부해야 한다.

③ 수입일보의 작성 : 수납된 진료비는 각 수납창구별로 수납 일계표를 작성하게 되며, 창구별 수납 일계표를 종합하여 진료비 수납일보를 작성한다.

(3) 병의원의 회계처리

① 병의원 회계의 특성 : 병의원에서 적용하고 있는 회계는 기업회계와는 특성이 다르기 때문에 보건복지부에서 의료기관 회계기준 규칙과 재무제표 세부 작성방법에 대한 고시를 통하여 의료기관에 적용하도록 하고 있다. 의료기관 회계의 특징은 다음과 같다.

㉠ 의료기관 회계의 목적 : 의료기관의 투명성 확보, 국민의 건강증진, 의료수가의 책정을 위한 원가자료를 제공한다.

㉡ 기본금변동계산서의 작성 : 의료기관 회계는 배당이 허용되지 않으므로(개인병의원 제외) 이익잉여금처분계산서가 없는 대신에 기본금변동계산서를 작성한다.

㉢ 법인회계와 병원회계의 구분 : 의료기관은 비영리법인이므로 법인세법상 의료업에서 발생하는 수익은 수익사업이 되어 법인세의 납세의무를 지게 된다.

> **알아두기**
>
> **결산서의 제출 및 공시(의료기관 회계기준 규칙 제11조 제1항)**
> 병원의 장은 매 회계연도 종료일부터 3월 이내에 다음 서류를 첨부한 결산서를 보건복지부장관에게 제출하여야 한다.
> - 재무상태표와 그 부속명세서
> - 손익계산서와 그 부속명세서
> - 기본금변동계산서(병원의 개설자가 개인인 경우 제외)
> - 현금흐름표

② 진료비의 인식시기
　㉠ 발생주의 : 진료수입의 회계처리 방법 중 발생주의는 '진료행위가 진행되었을 때' 수입으로 인식하는 방법이다.
　㉡ 발생주의 방법의 타당성 : '환자에 대한 진료행위를 한 시점'에 진료행위의 대가를 신뢰성 있게 측정할 수 있고, 진료비를 회수할 가능성이 매우 높기 때문에, 진료행위의 제공과 동시에 진료비로 인식하는 것이 타당하다.
　㉢ 발생주의 회계 적용의 장점 : 진료수입에 대한 착오가 발생할 가능성이 감소하고, 퇴원환자의 진료비 정산이 신속하게 가능해진다.

(4) 진료비관리

① 고액진료비 발생 전 채권확보
　㉠ 사전확보 : 재원환자 진료비관리 담당자는 입원환자카드(입원약정서 및 부속서류)를 인계받는 즉시 진료비지불보증 내용과 상병명을 점검하여 고액진료비 발생 및 체납문제의 소지가 있는 경우 진료비지불보증을 보완하거나 연대보증을 추가 확보하도록 준비해야 한다.
　㉡ 추가보완의 시기 : 진료비지불보증을 받는 것은 입원수속 담당자의 책무이지만 환자상태가 긴급하거나 야간에 입원수속 시에는 지불보증을 완전하게 확보하기 어려울 수도 있다. 따라서 진료비관리 담당자가 지불보증에 대한 추가보완을 하여야 하고, 추가보완을 할 때에는 많은 진료비가 발생하였을 때보다도 입원초기에 요구하여야 제3자의 연대지불보증 확보도 가능하다.

② 중간진료비 계산
　㉠ 발급 기간 : 중간진료비계산서는 재원 중인 환자에게 1주일 간격으로 정기적으로 발급하되 환자종별, 진단명, 기타 사정 등을 감안하여 발급간격을 조정할 수 있다. 중간진료비계산서의 환자본인부담금은 전액 또는 분할하여 납부할 수 있으나 특별한 사유 없이 체납하지 않도록 독려해야 한다.
　㉡ 중간진료비 목적 : 중간진료비 회수는 운영자금을 확보하자는 목적뿐만 아니라 많은 진료비가 체납되지 않도록 하여 진료비 문제로 퇴원이 지연되는 일이 없도록 하자는 목적도 있다. 따라서 적극적인 회수 노력이 필요하며 특히 장기재원환자는 재원진료미수금이 누적되지 않도록 중간진료비 납부를 독려해야 한다.

③ 진료비 체납환자관리
　중간진료비 청구서가 2회 이상 발급되어도 납부하지 않으면 보호자 및 지불보증인에게 납부를 독촉하여야 하는데, 담당자는 적극적인 업무수행 태도를 가지고 환자 측의 형편에 맞게 독촉하여야 효과적이다.

④ 채권확보를 위한 법적 절차

채무명의란 현존하는 채무를 변제할 의무가 있음을 기재한 공문서이다. 채무명의 없이는 법률상 강제력을 발동시킬 수 없기 때문에 채무명의를 '어떻게, 경비를 적게 들이고, 빠르고, 쉽게 작성할 것인가'가 수금활동의 포인트가 된다.

- ㉠ 가압류 : 금전채권 또는 금전으로 환산할 수 있는 청구권의 집행보전을 위해서 채무자의 재산을 이동 또는 소비제한 조치를 취하여 법의 보호를 받는 것을 말한다.
- ㉡ 지급명령 : 본 소송을 하기 전 금전, 기타 대체물이나 유가증권의 일정한 수량의 지급을 목적으로 하는 청구권에 대하여 법원에 신청하여 법원이 즉시 채무자에 지급명령하는 것이다.
- ㉢ 본안소송 : 지급명령을 거치지 않고 직접 청구소를 제기하는 것을 본안소송이라 한다. 한편 지급명령을 발송한 후 상대가 이의를 제기하였을 경우 판사로부터 보정명령이 있게 되는데, 이 경우 지급명령에 의한 본안소송을 하여야 한다.
- ㉣ 강제집행 : 채권자의 신청에 의하여 국가기관이 채무명의에 표시된 사법상의 청구권을 국가권력에 의해 강제적으로 실현하는 법적 절차를 말한다.

⑤ 시효관리
- ㉠ 의사, 조산사, 간호사 및 약사의 치료, 근로 및 조제에 관한 채권은 3년간 행사하지 않으면 소멸시효가 완성한다(민법 제163조).
- ㉡ 독촉의 내용증명으로 진료비를 독촉한 경우 최종적으로 내용증명을 한 송부일이 시효의 기산점이 된다.

CHAPTER 03 의료보험

1 의료보험에 대한 이해

(1) 건강보험제도의 이해

① 개 념
- ㉠ 건강보험제도는 질병이나 부상으로 인해 발생한 고액의 진료비로 가계에 과도한 부담이 되는 것을 방지하기 위하여 실시하는 제도이다.
- ㉡ 국민들이 평소에 보험료를 내고 보험자인 국민건강보험공단이 이를 관리·운영하다가 필요시 보험급여를 제공함으로써 국민 상호 간 위험을 분담하고 필요한 의료서비스를 받을 수 있도록 하는 사회보장제도이다.

② 특 성
- ㉠ 보험가입 및 보험료 납부의 의무 : 일정한 법적요건이 충족되면 본인의 의사와 관계없이 건강보험 가입이 강제되며 보험료 납부의무가 부여된다.
- ㉡ 부담능력에 따른 보험료 부과 : 사회보험방식으로 운영되는 국민건강보험은 사회적 연대를 기초로 의료비 문제를 해결하는 것을 목적으로 하므로 소득수준 등 보험료 부담능력에 따라서 보험료를 부과한다.
- ㉢ 균등한 보장 : 국민건강보험은 보험료 부담수준과 관계없이 관계 법령에 의하여 균등하게 보험급여가 이루어진다.

③ 역 할
　㉠ 의료보장 기능 : 건강보험은 피보험대상자 모두에게 필요한 기본적 의료를 적정한 수준까지 보장함으로써 그들의 의료문제를 해결하고 누구에게나 균등하게 적정수준의 급여를 제공한다.
　㉡ 사회연대 기능 : 건강보험은 사회보험으로써 건강에 대한 사회공동의 책임을 강조하여 비용(보험료) 부담은 소득과 능력에 따라 부담하고 가입자 모두에게 균등한 급여를 제공함으로써 사회적 연대를 강화하고 사회통합을 이루는 기능을 가지고 있다.
　㉢ 소득재분배 기능 : 질병은 개인의 경제생활에 지장을 주어 소득을 떨어뜨리고 다시 건강을 악화시키는 악순환을 초래하기 때문에 각 개인의 경제적 능력에 따른 일정한 부담으로 재원을 조성하고 개별 부담과 관계없이 필요에 따라 균등한 급여를 제공하여 질병의 치료 부담을 경감시키는 건강보험은 소득재분배 기능을 수행한다.

> **알아두기**
>
> **건강보험의 특성**
> - 강제가입
> - 보험급여의 균등
> - 수익자 부담
> - 형평성
> - 단기보험
> - 보험료징수의 강제성

(2) 우리나라 의료보험의 역사

① **의료보험의 시작** : 의료보험은 1883년 프러시아에서 사회보험으로 처음 실시되었다. 이후에 오스트리아와 영국에서 실시하였고 이어서 소련·일본 등에 파급되었다. 1930년의 세계공황 후에는 미국·캐나다를 비롯하여 라틴아메리카로 확산되었다.

② **우리나라 의료보험의 역사**
　㉠ 한국에서의 의료보험 실시 : 의료보험은 상병의 특성, 의료기술의 급속한 발달, 개개인의 특징, 의료의 수요와 욕구의 한계 불명확, 제3자(의료인)에 의한 급여제공문제 등의 어려움이 있지만 의료의 필요가 개인과 그 가족의 생활에 미치는 영향을 감안하여, 1963년 12월 6일 국가재건최고회의에서 「의료보험법」을 제정한 것이 시초이다.
　㉡ 구체적 실시 : 1968년 장기려(張起呂)가 청십자운동(靑十字運動)을 전개하면서부터 본격적으로 실시되었다. 몇 차례의 경제개발계획의 결과로 경제력이 성장하고 분배정책의 필요성 증대, 사회보장분야의 세계적 발전, 국민의 욕구 변화 등 정치·사회·경제적 여건의 변화에 따라 1976년 12월 법이 전면 개정되어 강제성을 전제로 한 당연적용제도가 도입되었다.
　㉢ 국가계획의 일환으로 시행 : 1977년 7월 1일, 생활보호 대상자와 상시 500인 이상 사용하는 사업장의 근로자와 그 부양가족을 대상으로 한 제1종 의료보험조합이 설립된 후에 국가계획의 일환으로 시행되었다. 급여의 재원은 의료보험료에 의하되, 사업장에서는 사용자와 근로자가 2분의 1씩 부담하며 개별의료보험조합이 몇 개의 의료기관과 계약을 통하여 요양취급기관으로 지정, 급여가 실시되었다.

(3) 의료보험체계의 개요
　① 우리나라의 의료보험제도 : 국민건강보험공단을 단일 보험자로 하여 사업장 근로자 및 그 사용자와 공무원 및 교직원을 직장가입자, 지역주민(농어민, 도시자영자)을 지역가입자로 구분·적용하고 있다.
　② 의료보험의 재원 : 보험료·정부지원금(국고지원금, 건강증진기금)·기타 수입(연체금, 부당이득금, 기타징수금 등)으로 구성되는데, 주요 구성요소는 의료보험료이다.

> **알아두기**
>
> **보험료의 부담(국민건강보험법 제76조 제1항)**
> 직장가입자의 보수월액보험료는 직장가입자와 다음 각 호의 구분에 따른 자가 각각 보험료액의 100분의 50씩 부담한다. 다만, 직장가입자가 교직원으로서 사립학교에 근무하는 교원이면 보험료액은 그 직장가입자가 100분의 50을, 사용자가 100분의 30을, 국가가 100분의 20을 각각 부담한다.
> 1. 직장가입자가 근로자인 경우에는 사업주
> 2. 직장가입자가 공무원인 경우에는 그 공무원이 소속되어 있는 국가 또는 지방자치단체
> 3. 직장가입자가 교직원(사립학교에 근무하는 교원은 제외한다)인 경우에는 사용자

(4) 의료보험체계
　① 보험자(국민건강보험공단) : 보험자란 보험계약의 당사자로서 보험사고, 즉 질병 등으로 보험적용 사례 발생 시 보험금액의 지급의무를 지는 자를 말한다. 보험자는 가입자 및 피부양자의 건강보험업무를 관리·운영하는 주체를 말하는 것으로 우리나라는 국민건강보험공단이 독점적 지위를 부여받고 있다.

> **알아두기**
>
> **국민건강보험공단의 업무(국민건강보험법 제14조 제1항)**
> 1. 가입자 및 피부양자의 자격 관리
> 2. 보험료와 그 밖에 이 법에 따른 징수금의 부과·징수
> 3. 보험급여의 관리
> 4. 가입자 및 피부양자의 질병의 조기발견·예방 및 건강관리를 위하여 요양급여 실시 현황과 건강검진 결과 등을 활용하여 실시하는 예방사업으로서 대통령령으로 정하는 사업
> 5. 보험급여 비용의 지급
> 6. 자산의 관리·운영 및 증식사업
> 7. 의료시설의 운영
> 8. 건강보험에 관한 교육훈련 및 홍보
> 9. 건강보험에 관한 조사연구 및 국제협력
> 10. 「국민건강보험법」에서 공단의 업무로 정하고 있는 사항
> 11. 「국민연금법」, 「고용보험 및 산업재해보상보험의 보험료징수 등에 관한 법률」, 「임금채권보장법」 및 「석면피해구제법」에 따라 위탁받은 업무
> 12. 그 밖에 「국민건강보험법」 또는 다른 법령에 따라 위탁받은 업무
> 13. 그 밖에 건강보험과 관련하여 보건복지부장관이 필요하다고 인정한 업무

② 보험료
　㉠ 보험료는 보험재정의 기초를 이루는 것으로, 보험자인 공단이 행하는 보험급여 및 관리비 등에 필요한 재원을 가입자로부터 충당하기 위한 금액을 말한다.
　㉡ 보험료는 보험급여에 대한 반대급부로, 보험지출 사유가 발생한 때에 보험자가 지급하여 할 총비용과의 균형을 고려하여 산정된 금액을 가입자 개인에게 그 경제적 수준에 따라 각각 배분한 금액이다.
　㉢ 보험료는 일반 사보험처럼 계약자의 의사에 따라 결정되는 것이 아니라, 법령이 정한 규정에 의해 강제적으로 부담시키고 납부된다. 또한 보험급여와의 등가성이 없는 일방적 급여이다.

③ 급여
　㉠ 현물급여 : 요양급여(가입자 및 피부양자), 건강검진(가입자 및 피부양자)
　㉡ 현금급여 : 요양비(가입자 및 피부양자), 장애인 보조기기(가입자 및 피부양자 중 장애인복지법에 의해 등록한 장애인), 본인부담액 상한제(가입자 및 피부양자), 임신·출산 진료비(가입자 및 피부양자 중 임산부)

④ 비급여 : 국민건강보험법 제41조 제4항 의료보험 요양급여기준에 따르면 업무나 일상생활에 지장이 없는 질환에 대한 치료 등 보건복지부령으로 정하는 사항은 요양급여대상에서 제외되는 사항으로 정할 수 있다.

(5) 적용대상
① 국내에 거주하는 국민은 건강보험의 가입자 또는 피부양자가 된다.
② 가입자는 직장가입자와 지역가입자로 구분한다.
③ 피부양자는 다음의 어느 하나에 해당하는 사람 중 직장가입자에게 주로 생계를 의존하는 사람으로서 소득 및 재산이 보건복지부령으로 정하는 기준 이하에 해당하는 사람을 말한다.
　㉠ 직장가입자의 배우자
　㉡ 직장가입자의 직계존속(배우자의 직계존속을 포함한다)
　㉢ 직장가입자의 직계비속(배우자의 직계비속을 포함한다)과 그 배우자
　㉣ 직장가입자의 형제·자매

(6) 의료기관 이용절차
의료기관은 단계별로 1단계 요양급여를 받은 후 2단계를 이용하여야 한다.
① 1단계 진료 : 상급종합병원을 제외한 요양기관에서 받는 요양급여이다. 단, 상급종합병원의 치과, 가정의학과, 재활의학과는 1단계 진료를 받을 수 있다.
② 2단계 진료 : 상급종합병원에서 받는 요양급여로 2단계 요양급여를 받고자 할 때에는 상급종합병원에서의 요양급여가 필요하다는 의사소견이 기재된 건강진단, 건강검진결과서 또는 요양급여 의뢰서를 건강보험증 또는 신분증명서와 함께 제출하여야 한다.

2 보험청구 업무

1999년 제정된 국민건강보험법은 우리나라 건강보험체계의 기본틀로 건강보험심사평가원(이하 심평원)을 독립기구로 만들어 보험자와 보건의료제공자·피보험자 모두를 모니터링하도록 하였다. 따라서 보건의료제공자인 요양기관은 환자에게 서비스한 진료방법, 사용한 약제 및 진료재료 등에 대하여 진료비심사기구인 심평원에 진료비를 청구하고 심사결과를 받고 있다.

| 요양급여비용 청구 | ⇨ | 심 사 | ⇨ | 결정내역 통보 | ⇨ | 요양급여비용 지급 |

[의료기관의 건강보험심사평가원에 대한 진료비 청구 절차]

(1) 건강보험심사평가원의 진료비심사

요양기관에서 환자에게 진료를 하는 경우, 총 진료비 중 일부는 환자가 부담하고 나머지는 요양기관이 심평원에 청구한다. 심평원은 청구한 진료비에 대하여 요양급여비용 심사업무 처리기준에 근거하여 그 내용이 기준과 원칙에 맞게 진료했는지 심사하고, 진료의 적정성을 평가한 후 결정된 항목에 대해 건강보험공단이 가입자에게 진료비를 지급하게 된다.

① 건강보험심사평가원 심사의 의의

요양급여비용 심사는 관계 법령에서 정한 기준과 원칙에 근거하여 의학적으로 보편타당하고 경제적으로는 비용 효과적인 방법으로 요양급여가 행하여졌는지 여부를 공정하고 객관적이며 타당하게 심사함으로써 의료보장 취지에 합당한 적정진료를 보장하여 요양급여에 대한 사회적 책임과 국민에 대한 의학적 보호기능을 실제화하는 데 그 의의가 있다.

② 진료비심사처리 절차

ⓐ 청구명세서접수 : 의료공급자가 심평원의 진료비청구프로그램을 이용하여 청구 전에 청구파일을 점검하고 인터넷망을 통해 심평원에 직접 청구하고 심사결과를 통보받는 청구운영서비스이다.

ⓑ 전산점검 : 모든 청구명세서의 환자 상병코드, 청구코드 및 가격의 오류 등에 대한 점검이 전산프로그램에 의해 이루어진다.

ⓒ 인공지능 전산심사 : IT 기술과 심사직원의 심사 노하우를 접목한 전산프로그램으로, 인공지능 자동화심사를 말하며, 모든 진료내역은 7단계 전산심사가 이루어진다.

ⓓ 전문심사 : 착오청구 개연성이 높거나 전문의학적 판단이 필요한 건을 심사자가 직접 심사하는 것으로, 일차적으로 심사직원에 의한 심사가 이루어지고 전문의학적 판단을 위해 해당분야 전문의사가 하는 심사위원 심사와 여러 전문가가 모여서 적정성 여부를 심사하는 심사위원회 심사가 있다.

- 직원 심사 : 직원이 의료공급자의 청구경향을 파악한 후 청구방법, 산정지침 및 심사기준의 적합성 여부를 심사
- 심사위원 심사 : 심사위원이 필요한 경우 진료기록의 확인 등 보완자료를 요청하여 심사하거나 진료의사와의 면담 및 방문을 통해 심사
- 심사위원회 심사 : 심사위원회를 개최하여 전문 과목별로 전문 의약적 판단에 의한 새로운 기준이 필요한 사항, 심사기준 설정을 요하는 사항, 심사기준 적용에 이견이 있는 사항, 기타 합의에 의한 결정을 필요로 하는 사항 등을 심사

⑩ 심사 사후관리 : 심사가 완료된 건 중 수진자별, 진료기간별 또는 의료공급자 간 연계가 되지 않아 미처 급여기준을 적용하지 못한 것에 대하여 추가적인 심사를 통해 지급된 비용을 환수한다. 의료공급자와 국민건강보험공단은 심평원의 심사결정에 대하여 수용할 수 없다고 판단되는 경우에 관련자료를 첨부하여 이의신청할 수 있다.

(2) 요양기관의 자체심사

심평원의 설립목적은 진료비 심사와 평가를 통하여 의료서비스의 질을 향상시키고, 건강보험재정을 보다 생산적으로 사용할 수 있도록 하는 것이다. 요양기관의 자체심사는 심평원의 업무규정에 근거한 삭감을 최소화하기 위하여 삭감 또는 조정대상의 유무를 점검하여 보완하며, 환자에게 시행한 의료서비스가 진료비로 제대로 산정되었는가를 검토한다.

① 사전심사

사전심사란 환자에게 진료비계산서를 발행하기 전에 심사하는 것이다. 주로 퇴원 전에 실시하여 퇴원 후에 발견되는 진료비 누락을 방지하고, 입원시점부터 입원기간 내에 사전에 검토하므로 진료비 삭감을 방지함은 물론, 요양급여에 따르는 적정진료를 유도할 수 있어 진료 후에 발생할 수 있는 진료비와 관련한 민원을 줄일 수 있다.

사전심사는 퇴원 전에 진료기록부에 근거하여 심사하므로, 진료기록부의 이동시간, 심사시간 등으로 퇴원지연의 사유가 되기도 하지만, 최근에는 재원심사, 퇴원예고제, 전자의무기록 등을 통해 진료비 심사 시간 단축에 노력하고 있다.

㉠ 사전심사의 주요내용
- 환자의 보적사항 : 건강보험/의료급여/일반 등
- 진단명 및 진단에 따른 주요내역 및 본인부담률
- 입원료 및 장기입원 사유, 식대, 특진 여부
- 수술 및 마취 유무 및 가산 상황(실시시간, 주수술·부수술·재수술)
- 약제 및 진료재료의 사용, 누락 반납사항
- 요양급여 세부사항에 따른 급여와 비급여 구분
- 고가의 약제 및 진료재료, 검사시행 여부 및 관련자료 점검

㉡ 사전심사의 절차
- 입원 시 심사자 배분
- 진료기록에 의한 상병 및 코드 대조
- 진료기록에 의한 요양급여 적정 여부 판별
- 진료과별 주요 시술항목의 조정 및 추가보완
- 고가의 진료재료대, 요양급여 적용범위 이외 재료대 사용 및 인정개수 검토
- 최근에 공개된 요양급여기준, 심사지침 및 사례 등의 반영 여부 검토
- 발견된 문제점에 대한 의사별·과별 주요 내역에 대한 업무연락 및 결정

② 청구 전 심사(사후심사)

환자가 일정한 진료비산정기준에 의하여 계산된 진료비를 수납한 후에 심사하는 것을 '사후심사' 또는 '청구 전 심사'라 한다. 입원의 경우 퇴원 전에 사전심사를 통하여 진료비를 확정하지만, 외래나 응급실의 경우에는 사전심사가 수납지연으로 인한 불편을 증대시키므로 대부분의 요양기관에서는 사후심사를 하고 있다.

㉠ 심사자료의 생성 : 각 요양기관별로 주 단위 청구 또는 월 단위 청구방법을 선택하여 청구명세서를 전산적으로 생성하여 심사한다. 정확하지 않은 진료비심사자료는 전산청구자료를 만들고 자체점검에 시간을 많이 소모하게 되므로 청구지연의 주원인이 되고 있다.

㉡ 청구 전 심사의 주요내용 : 사전심사의 주요내용과 동일하나 진료비 계산 후에 실시하므로 처방누락, 보험급여 착오산정 등의 진료비심사 차액의 관리방안이 주요 문제점이다.

③ 보완, 추가(누락)심사

청구 전 심사를 통해 발생되는 일반적인 청구와는 다른 사유로 발생되는 청구서이며, 종류 및 청구 시 보완방법은 다음과 같다.

㉠ 보완청구 : 요양기관에서 요양급여 비용을 청구하였으나, 심평원에서 심사불능 처리된 건에 대해서는 해당 사유를 보완하여 명세서를 재작성하고 심사청구서에 첨부하여 다시 청구한다. 재청구 시 명세서의 청구 구분란에 이미 통보된 심사결과통보서에 기재된 접수번호, 명세서일련번호, 심사불능 사유코드를 기재한다.

㉡ 추가청구 : 요양기관이 요양급여비용을 지급받은 명세서 중 진료내역의 일부가 누락된 진료내역만을 추가로 청구한다. 추가청구 시 청구 구분란에 추가청구 구분코드와 함께 이미 통보된 원청구의 접수번호, 명세서 일련번호를 기재하고 반드시 진료기록부 사본을 첨부한다.

(3) 진료비심사결과 분석 및 이의신청

① 진료비심사결과 분석의 개요

심평원에서 심사된 결과는 심사결과통보서로 요양기관에 접수되므로 요양기관은 심평원의 심사결과에 대한 삭감의 요인 및 유형 등을 분석한다. 심사결과통보서의 요양급여비용 심사내역 사유별 코드에 따라 해결방안이 다양하다.

㉠ 금액산정착오 : 보건복지부에서 고시 또는 신고한 단가와 청구한 단가의 차액으로 발생한다. 해당하는 구입단가 확인, 해당 코드의 매칭 여부 확인, 상한금액 비교, 수가마스터의 금액이력, 계산방법 등을 점검하여 수정한다.

㉡ 산정기준 적용착오 : 요양기관 내 의료서비스 시행 여부 및 사유와 경향을 파악하고 공개된 요양급여기준 및 심사지침과 사례 등을 검토하여 추후 동일한 사례에 대해 반영하거나 이의신청 여부를 해당 진료과와 협의하여 결정한다.

㉢ 요양급여기준 범위초과 : 요양급여기준 범위 초과 진료의 경우, 해당 의료서비스의 적정성을 검토해야 한다. 또한 초과하더라도 필수적이고 연구결과에 의거하여 반드시 필요한 진료인 경우, 기준확대를 위한 이의신청 및 질의서를 작성한다.

㉣ 기타 : 계산착오·중복청구·소멸시효기간 경과 등의 경우, 해당사유가 발생하지 않도록 그 원인을 분석하고 관련부서인 원무 및 전산 담당 부서와 협의한다. 착오로 청구된 비급여 대상이 100/100 본인부담 항목의 청구로 분류된 경우는 해당 삭감사례를 추후 진료비심사에 반영한다.

② 이의신청
　㉠ 이의신청의 법적 근거 : 국민건강보험법 제87조(이의신청)에 따르면 가입자 및 피부양자의 자격·보험료 등 보험급여 및 보험급여비용에 관한 공단의 처분에 이의가 있는 자는 공단에 이의신청을 할 수 있으며, 요양급여비용 및 요양급여의 적정성 평가 등에 관한 심평원의 처분에 이의가 있는 공단·요양기관 또는 그 밖의 자는 심평원에 이의신청을 할 수 있다. 기한은 처분이 있음을 안 날부터 90일 이내에 문서로 해야 한다.
　㉡ 이의신청의 의의 : 진단 또는 관련자료 미첨부로 인해 삭감된 건은 이를 보완하여 이의신청을 실시하고, 요양급여기준을 초과한 진료는 해당진료부서와 협의하여 진료에 반영 또는 기준을 변경하는 등의 추가적인 자료제출이 반드시 필요하다. 즉, 이의신청은 삭감된 진료비의 정당성을 입증하고 진료비를 추가 회수하는 절차뿐 아니라 불합리한 요양급여 기준 및 심사방법을 변경할 수 있는 요양기관의 구제절차이다.
　㉢ 진료비심사 후 이의신청까지의 절차 : 진료비심사결과통보서 접수 → 해당 데이터 업로드 → 이의신청 담당자 분배 → 차트대출 및 확인 → 삭감내역분석 및 분석보고서 작성 → 삭감내역 및 통계를 임상과에 통보 → 의사소견서 회수 → 이의신청서 작성 → 첨부자료 준비 → 심사차수별 이의신청서 취합 → 문서검토 및 발송 → 이의신청 통계 정리 → 이의신청결과통보서 접수 및 회수현황 보고서 작성 → 회수결과 보고 → 심사청구 여부를 진료과와 협의

3 국제의료보험 청구사례 및 실무

(1) 외국의료보험의 유형
① **여행 취소 & 중단 보험(Trip Cancellation & Interruption Insurance)** : 여행보험 중에서 가장 일반적인 것으로, 주로 여행경비에 대한 안전을 걱정하는 사람들이 찾는다.
② **여행의료보험(Travel Medical Insurance)** : 해외여행자들을 위한 일반적인 보험 중에 하나이며, 보험가입자가 해외여행 중에 당할 수 있는 응급상황이나 사고에 대해서 경증부터 중증에 이르기까지 보장한다.
③ **학생의료보험(Student Medical Insurance)** : 기본적으로 유학을 목적으로 외국에 가는 학생들을 위한 보험이다. 그러나 학생들 외에 교사나 강사 등 전문적인 교육자들도 가입할 수 있다.
④ **국제의료보험(Worldwide Medical Insurance)** : 장기간 외국에 체류하고자 하는 사람들을 위해 만들어진 보험으로 합의된 프로그램들까지 포괄하는데, 국외 거주자(대상자의 가족 포함)처럼 국외에서 일이나 거주하고자 하는 사람들이 이 보험에 가입할 수 있다.
⑤ **의료관광보험(Medical Tourism Insurance)** : 치료를 목적으로 하는 의료관광자들의 독특한 요구에 맞추어 만들어진 보험으로, 보장하는 내용을 살펴보면 다음과 같다.
　㉠ 출국부터 귀국까지의 기간 중에 발생한 의료적인 합병증
　㉡ 보험가입자 및 보험가입자의 일행에 대한 국외에서의 급성질환 및 손상
　㉢ 여행 취소(환자와 동행인의 숙박, 선금, 의료시설에 대한 비금전적인 지불 등을 보상)
　㉣ 치료를 목적으로 하는 후송 등

(2) 국내주재 외국인보험

국내주재 외국인보험이란 한국에 거주하고 있는 외국인들을 위해 국내에서 발생한 상해, 사망, 상해치료, 질병치료 등에 대비할 수 있도록 제공하는 보험을 말한다. 일반적으로 한국 내 외국인의 경우 불법체류만 아니라면 외국인등록번호나 여권번호로 3년 이상의 장기보험에 가입할 수 있고, 내국인들이 가입하는 1년 이내의 단기 소멸성 보통상해보험에 가입할 수 있다. 간략하게 국내보험회사에서 제공하는 보험서비스의 내용들을 살펴보면 다음과 같다.

① **상해위험 담보**
  ㉠ 사망후유장해보험금 : 사고로 인한 사망 시 전액을 지급하고 신체의 일부분을 잃었거나 그 기능이 마비되었을 때 후유장해 보험금을 지급한다. 단, 사고일로부터 1년 이내에 발생한 경우에 한해서 지급된다.
  ㉡ 의료실비보험금 : 보험 가입 외국인이 일상생활 중 사고를 당하여, 그에 대한 직접적인 상해로 인해 의사의 치료를 요할 경우 진찰비, 수술비, 간호비, 입원비 등의 의료실비(병원비 전액)를 지급한다.

② **질병치료실비보험** : SI, SARS, 조류독감 등을 포함한 일상생활 중에 발생한 질병들을 대상으로 보험금을 지급한다. 사고일로부터 180일 이내에 발생한 치료비와 보험기간 만료 후 30일 이내에 발생한 질병치료비에 대해서 한도 내 전액 지급한다.

③ **특별비용 담보 특별약관** : 탑승한 항공기나 선박이 행방불명 또는 조난된 경우, 산악 등반 중에 조난된 경우 등에 대하여 수색구조 비용, 구원자의 항공운임 등 교통비 및 숙박비, 유해이송비용 제잡비 등에 대해 피보험자 또는 피보험자의 법정 상속인이 부담해야 하는 비용을 보상한다.

④ **보상하지 않는 경우**
  ㉠ 계약자나 피보험자의 고의
  ㉡ 피보험자의 자해, 자살, 자살미수, 범죄행위
  ㉢ 피보험자의 의수, 의족, 의치 등 신체보조장구에 입은 손해
  ㉣ 핵연료물질, 방사선조사 또는 방사능오염
  ㉤ 기왕증, 상해로 인한 치과질환
  ㉥ 일반적인 검사나 예방접종
  ㉦ 한약 처방 : 허가받은 한의원의 경우 치료를 위한 침시술은 보상 가능
  ㉧ 피보험자의 임신, 출산, 유산 등

⑤ **보험관련업무**
  ㉠ 보험회사와 접촉방법
  - 마케팅팀 컨퍼런스나 박람회 같은 외부활동을 통해 의료기관과 보험회사가 연결되는 경우
  - 의료기관이 필요에 따라 보험회사의 웹사이트나 사전조사와 같은 스터디를 통해 먼저 접근하는 방법
  - 환자를 통해 최초로 접촉하게 되고, 의료기관과 보험회사가 몇 차례의 업무 절차를 거친 후 의료기관 혹은 보험회사가 협약을 제의하는 경우

- ⓒ 보험회사와 협약 과정
    - 1단계 : 보험회사가 병원에 평가에 필요한 자료를 요청한다. 이 경우 다음과 같은 자료를 요청하기도 한다.
        - 의료기관의 배상책임보험 가입 여부
        - JCI 인증 여부
        - 미국의사면허 소지자 비율
        - 의료기관의 Price List
        - 병원의 규모
    - 2단계 : 병원은 보험회사에 자료를 제출한다.
    - 3단계 : 최종 협약을 맺는다.
- ⑥ 외국의료보험회사와 협약 시 고려사항
    - ㉠ 수가 : 한국은 행위별수가제를 주로 이용하지만 외국은 정액수가제를 많이 이용하기 때문에 수가 책정에 이견이 있을 수 있다.
    - ㉡ 할인율 : 외국의료보험회사에서 환자를 보낼 때, 일정 할인율을 요청한다. 이에 대해서 환자수별 할인율에 대한 사전검토가 되어있어야 한다.
    - ㉢ 적용법률 : 협약을 맺을 경우 목적지법을 적용할 것인지 혹은 보험사 자국의 법을 적용할 것인지에 대해 결정해야 한다.

(3) 보험업무

- ① 업무흐름의 과정
    - ㉠ 1단계 : 보험회사는 '환자관련 정보'를 의료기관에 전송
    - ㉡ 2단계 : 보험회사는 지불보증에 대한 사전승인을 하고, 의료기관에 공식적인 '치료관련 견적서'나 보험회사의 'Claim Form' 작성을 요청
    - ㉢ 3단계 : 의료기관은 사전승인을 받은 단계에서 협약된 보험회사가 아니라면 반드시 신뢰할 수 있는 보험회사인지 확인
    - ㉣ 4단계 : 의료기관이 요청받은 서류(치료관련 견적서 등)를 보험회사에 전송
    - ㉤ 5단계 : 보험회사는 서류를 검토하여 자체의 정책을 통해 승인 후 의료기관에 '지불보증서(Guarantee of Payment, GOP)'를 전송. 이때 지불보증서는 보상범위(Coverage)에 대한 내용을 포함하며, 의료기관이 지불보증서를 받게 되면 환자의 진료를 진행
- ② 외국의료보험 업무의 주의할 점
    외국의료보험을 다루는 일은 발생한 의료비에 대해 제3자인 보험회사가 돈을 지불하는 형태이므로, 업무 자체에 대해 신중해질 필요가 있다. 병원에서는 보험회사와의 원활한 업무진행을 위해 영문 진료기록지와 함께 항목이 모두 나열된 영문 영수증을 반드시 제공해야 한다. 또한 보험적용이 되지 않는 부분에 대한 진료과별 적용범위에 대해 명확히 알아야 한다.
- ③ 사 례
    A 환자의 사전 진단명은 편도선염에 의한 편도선 수술이었지만 환자의 동의 아래 코골이 수술도 동시에 진행하기로 하였다. 이런 경우, 보험사의 사전승인 진단명과 실제 수술이 다르기 때문에 의료기관은 즉각 보험사와 재절차를 밟아 추가수술에 대한 지불 여부를 확인해야 한다.

CHAPTER 04 의료정보관리

1 의료정보관리의 이해

(1) 의료(병원)정보관리의 개념
  ① 정보화 사회로의 변화와 의료정보관리
    ㉠ 급격한 정보화 사회의 변화 속에서 의료분야도 경영환경과 사용자의 요구가 변화하면서, 정보시스템의 개념도 시대에 부응할 것을 요구받고 있다.
    ㉡ 의료계의 변화를 이끄는 것은 인터넷 기술, 이미지 처리 기술, 데이터웨어하우스 기술, 그리고 유비쿼터스 기술 등이다.
  ② 기술변화와 의료정보관리
    ㉠ 인터넷 기술은 의료분야의 전자상거래와 사이버병원 등을 발전시켰고, 이미지 기술은 PACS를 보편화시켰다. 데이터웨어하우스 기술은 방대한 의료정보의 전산처리를 통하여 의사결정에 필요한 다양한 정보를 제공하는 데 활용되고 있다.
    ㉡ 의료공급자로서 병원은 병원조직 내부와 외부환경에서 발생되는 정보자료를 처리하고 조직구성원에 필요한 정보를 제공해 주는 정보시스템을 의미한다. 병원정보시스템은 조직구성원의 의사결정에 필요한 정보처리와 정보제공에 관련된 모든 인력과 기술, 제도 등을 포함한 종합시스템이다.

(2) 유비쿼터스 병원정보시스템
  ① 유비쿼터스의 개념 : 유비쿼터스 환경은 언제, 어디서든, 네트워크에서 접속할 수 있다는 뜻으로 우리가 살고 있는 주변 환경과 물체 안에 컴퓨팅과 네트워킹 기능을 포함시켜 사물과 공간, 인간, 정보가 하나로 통합되어 효과적인 정보교환 및 활용을 가능하게 하는 기술 또는 환경을 의미한다.
  ② 의료업계와 유비쿼터스 : 의료소비자들의 정보화 요구에 맞추어 끊임없는 변신을 거듭해야 하는 의료계의 대응 필요성에 따라, 현재 대형병원들을 중심으로 그에 부응한 시스템 구축을 위하여 총력을 기울이고 있다.
  ③ 유비쿼터스 도입의 예 – 전자의무기록(EMR)
    의료진이 기록한 EMR과 검사기록들을 1차 또는 2차 의뢰병원에서 볼 수 있도록 하고, 환자들을 위해서 중요한 병명, 수술명, 투약내용 및 검사결과들을 확인할 수 있는 시스템을 구축하여 고객들이 세계 어디서나 응급상황 등 필요시에 자신의 건강정보를 의료진에게 보여줄 수 있도록 하였다. 또한 웹 서비스로 병원에서 발행하는 각종 증명서를 인터넷을 통하여 발급받을 수 있도록 구축하였다.

(3) 병원정보시스템

① 처방전달시스템(OCS)

구 분	내 용
개 념	환자에 대한 처방정보를 효율적이고 정확하게 실시간으로 입력·수정·취소하고, 각 처방은 각 진료지원 부분에 실시간으로 전달되며, 검사·촬영·처방 수행 등이 환자의 대기시간 없이 이루어지고, 사용자의 필요에 따라 정보를 조회하고 출력하는 시스템이다.
도입전·후	OCS 시행 이전에는 환자를 진단하고 진료하기 위한 정보 및 처방전을 수기로 기재하고, 작성 후 처방지에 따라 검사·촬영·처방 등을 수행해야 했다. 하지만 OCS 도입 이후에는 환자에 대한 진단 및 처방 전달을 모두 전산으로 처리함으로써 병원의 업무 효율성이 극대화되고 있다.
OCS의 도입	OCS의 도입은 국민의료보험관리공단에 의료기관이 보험수가를 신청하기 위해서였으나 인터넷의 대대적인 보급으로 의료계도 각종 의료정보 및 지식들을 온라인에서 제공하기 시작하였다. 원무과와 진료과의 처방전달과 수납에만 사용되었던 OCS는 이제 병원 내 처방에 관련된 모든 부서에서 사용하게 되었다.
과거의 OCS	병원 내 각 부서별로 독립적으로 구축한 경우가 많았기 때문에 정보시스템 구축과 운용비용 증가, 정보처리와 분석업무의 증가, 정보의 공유와 활용의 부족, 정보의 불일치 등 많은 문제가 있었다.
최근의 OCS	최근 OCS를 재구축하는 대형병원들은 OCS를 단독구축하지 않고 통합구축의 확대를 통해 그 범위와 용도를 계속 확장시켜 나가고 있다.

② 의료영상저장전달시스템(PACS)

구 분	내 용
개 념	기존의 필름을 가지고 진단하고 판독하던 병원의 업무를 컴퓨터와 네트워크를 통하여 업무를 처리해 나가는 데 도움을 주는 것으로, 이를 통하여 연결할 수 있는 의료기기는 기본적으로 영상의학과의 의료영상장비들과 연결할 수 있다.
의료영상장비와 PACS	의료영상장비로는 CT, MRI, 투시촬영장치, 혈관조영장치, 유방암검진기 등 핵의학 영상장비들이 있으며, 초음파나 내시경, 현미경 등의 연동도 가능하다. 그러나 의료영상장비와 PACS와 연동을 위해서는 영상의 디지털화가 필요하다.
효 과	필름 없는 병원 시스템을 구축하여 병원 디지털화의 선도적 역할, 영상의학과에서 필름 비용·인건비·필름의 보관비용이 절감, 미판독 이미지들의 감소와 관리업무 축소·반복검사 감소, 이미지의 동시 활용, 임상정보의 증대, 즉각적인 이미지 확보, 무익한 외래 및 수술 환자의 진료감소, 판독의사와 임상의사들 간의 원활한 의사교환 및 진료 환자수의 증가 등
도입과 적용	PACS는 모든 영상정보를 취득할 수 있게 데이터베이스가 설계되어야 하고, 또한 병원의 모든 진료기록은 최소 5년을 보관해야 하므로 어떤 경우든 손상되지 않도록 중요하게 관리되어야 한다.

③ 전자의무기록(EMR)

구 분	내 용
개 념	디지털 병원화의 완결판으로 진료, 원무, 통계에 걸친 전 병원의 업무를 자동화함은 물론 영상장비 및 전송시스템과의 자동연계로 병원경영의 효율성을 극대화한다.
도 입	1990년대 의원에서 전자차트를 도입한 이래 종합병원에서 확산, 활용되고 있으며 2002년 3월에 개정된 의료법 제21조의2(전자의무기록)에서는 의료인 또는 의료기관의 개설자는 진료기록부 등을 전자서명법에 의한 전자서명이 기재된 전자문서로 작성·보관할 수 있다고 하여, 그동안 논란이 되었던 EMR에 대한 법적 근거를 마련하였다.
효 과	• 보험청구업무 자동화 및 실시간 청구 가능 • 진료 및 대기시간 감소 • 진료비 검사 내역 등 자동통계처리 • 외래 간호사나 조무사의 인건비 절감 등의 효과

2 병원통계관리

(1) 병원통계학

① 병원통계학의 개념

병원통계학은 병원경영과 관련된 인사·재무·회계·재고·정보에 관한 자료와 환자들의 병력, 개인정보, 임상병리 자료, 영상자료 등을 수집·정리하며, 자료의 일부만을 관찰하여 전체자료의 특성에 대해 추측한다. 더불어 병원경영과 관련된 자료를 다루는 내용과 자료를 통해 실험과 연구의 합리적 결론을 추측하는 내용을 다루는 학문을 뜻한다.

② 병원통계의 목적
  ㉠ 행정적으로 효율적인 병원 운영을 위해 필요한 자료 제공
  ㉡ 의학연구에 필요한 자료 제공
  ㉢ 진료평가 활동 시의 자료
  ㉣ 외부기관 보고자료

③ 병원통계의 구분

구 분	내 용
기술통계	• 자료를 수집, 정리, 요약함으로써 자료의 특성과 변화를 파악할 수 있게 해주는 역할 • 주로 표나 도표로 표현 • 추측통계에서 사용되는 기초통계량을 산출하는 역할
추측통계	• 실험이나 연구에서 얻어진 자료의 일부를 사용하여 전체자료의 특성을 합리적으로 추측하고자 하는 통계방법 • 추측통계를 사용하기 위해서 먼저 기술통계에서 산출된 통계량 사용 • 항상 일정수준의 오차 발생 • 절차 : 연구대상인 모집단을 설정하고, 표본을 추출한 후 추출된 표본에서 표본통계량을 계산하고, 이 표본통계량을 사용하여 모집단의 값인 모수를 추정하거나 검정하여 결과를 도출

(2) 통계자료

① 척 도

구 분	내 용
명목척도	• 가장 낮고 약한 수준의 척도 • 측정대상의 특성을 분류하거나 확인할 목적으로 명칭으로 구분하는 척도 예 환자분류로 '내과환자, 외과환자' 등 해당과의 범주로 구분
서열척도 (순서척도)	단순히 범주만을 구분하는 명목척도와 달리 상대적 크기의 순서로서 측정대상을 구분하여 범주화 가능 예 진료서비스에 대한 만족도를 '매우 만족', '만족', '보통', '불만족', '매우 불만족' 등으로 구분
간격척도	• 측정 자료들 간의 서열상 간격을 알 수 있는 척도 • 척도의 기준점이 절대기준이 아닌 상대기준에 의한 설정 • 더하기와 빼기의 계산은 가능하나 곱하기와 나누기의 계산에는 사용하지 않음
비율척도	• 4가지 척도 중 가장 높은 수준의 척도 • 간격척도에서 표현할 수 없었던 배율에 대한 표현 가능 • 절대 기준점을 가지고 있는 가장 이상적인 척도로 간격의 차이는 물론 절대적 비교도 가능 예 체중이나 신장 측정 시, '체중이 40kg인 사람보다 체중이 80kg인 사람이 두 배 더 무겁다'는 표현 사용 가능

② 범주형 변수와 연속형 변수

구 분	내 용
범주형 변수	• 명목척도와 서열척도 • 자료의 표현방법이 범주로 표현되는 질적 자료
연속형 변수	• 간격척도와 비율척도 • 자료의 표현방법이 연속적인 숫자로 표현되는 양적 자료

(3) 설문조사

① 개념 : 연구자가 연구조사 과정에 있어서 연구조사 목적에 맞는 유용한 자료를 수집하는 수단으로 설문지를 가장 많이 사용한다.

② 장점 : 표준화된 설문지를 이용하여 연구결과의 비교가능성을 높일 수 있다.

③ 주의할 점

㉠ 필요한 정보의 종류와 측정방법, 분석의 내용과 분석방법까지를 모두 고려하여야 한다.

㉡ 조사자에 의한 직접면접 조사방법, 우편조사 방법, 전화에 의한 조사방법, 인터넷을 이용한 온라인 조사방법 중 어떤 방법을 선택하느냐에 따라 시간과 비용상의 제약으로 인하여 조사를 할 수 있는 정보의 내용, 양, 질문방식이 달라진다.

㉢ 연구 조사자나 조사기관의 신분을 밝히고, 조사의 취지를 설명하고 개인적인 응답항목에 대한 비밀보장을 확신시켜 조사의 응답률을 높이고, 응답을 쉽게 얻어내도록 해야 한다.

㉣ 응답자들의 특성을 파악하기 위하여 인구통계학적 변수, 예를 들면 성별, 연령, 학력수준, 직업, 임금수준, 가족 수 등에 대한 변수들을 조사 시 응답자의 인격이나 프라이버시가 침해되지 않도록 주의해야 한다(따라서 일반적으로 인구통계학적 변수는 설문지의 가장 뒷부분에 위치하는 것이 좋다).

㉤ 너무 많은 설문문항은 응답자를 지치게 만들어 응답자의 성실한 답변을 얻기가 어렵다. 따라서 문항 수를 30개 기준으로, 10~20분 분량의 문항으로 구성하는 것이 바람직하다.

㉥ 응답 방식은 연구목적과 사용할 분석방법이 일치되어야 한다.

㉦ 가능한 한 쉽고 의미가 명확한 용어와 단어를 사용하여야 한다. 애매모호한 단어나 추상적인 단어 사용은 피하는 것이 좋다.

㉧ 대답을 유도해서는 안 되며, 임의로 응답자들에 대한 가정을 하여서는 안 된다.

㉨ 첫 번째 질문은 가급적 쉽게 응답할 수 있고 흥미를 유발할 수 있는 문항으로 구성한다.

㉩ 문항이 담고 있는 내용의 범위가 넓은 것에서 점차 좁아지도록 문항을 배열하는 것이 좋다.

PART 03 리스크 관리

CHAPTER 01 리스크 관리의 개념

1 리스크의 개념

(1) 정 의

① 리스크(Risk)란 일반적으로 '우연한 사고 발생의 불확실성 또는 그 가능성'을 의미한다. 경제적인 관점에서는 '손실, 바람직하지 않은 사건이나 또는 그러한 사건의 발생에 관한 불확실성'을 포함한 상황을 뜻한다.
② 사전적 의미의 리스크란 '손해, 상해, 불이익 또는 파괴의 가능성'이며, '측정 가능한 불확실성', '기대되는 결과로부터 이탈할 가능성' 등으로 정의하기도 한다.
③ 현대사회는 복잡화·국제화되면서 다양한 분야에 위험요소가 존재하고 있다. 특히 현대 의학의 발전에 따라 의료분야의 리스크 역시 다양하면서도 복잡한 형태로 존재하게 되었다.
④ 과거에는 의학분야가 의료인만의 영역으로 존재했기 때문에 리스크에 대한 인식이 부족했고 전후 관계를 알기 어려웠으나, 현재는 환자의 권리보호를 위한 제 규정 등의 강화로 직무수행에 따른 리스크가 증가하게 되었다.

(2) 리스크의 유형

Caroll(2009)은 의료기관에서 발생할 수 있는 리스크의 유형을 5가지로 분류하였다.

임상적 리스크	• 환자의 임상정보 비밀 누출 • 다른 환자, 보호자나 직원으로부터의 학대나 폭력 • 종교, 국적 등에 준한 차별 • 환자 개인 물건의 도난이나 손실 • 환자 위급 시 대처 부실 등
의료진 관련 리스크	의료진과 병원에 대한 소송 등
직원 관련 리스크	• 직업병이나 직업관련 재해 • 직원에 대한 차별(인종, 성차별 등) • 성희롱 • 해고 관련 소송 등
자산 관련 리스크	화재 및 자연재해 등으로 인한 자산 손실 등
재정적 리스크	투자 손실, 치료비 미수, 구매 관련 손실 등

(3) 리스크의 결과
① 긴장감 증폭
② 언론, 정부기관, 환자, 보호자 등의 주목과 문의 쇄도
③ 정상적인 업무장애 또는 마비
④ 당황하여 우왕좌왕하게 되고 두려움이 팽배해짐
⑤ 위기상황 대처에 대한 행동요령이 생각나지 않음
⑥ 즉각적이고 체계적인 대응이 안 됨
⑦ 위기상황을 객관적이고 명확하게 분석하지 못함

> **알아두기**
>
> **리스크 상황을 방치할 경우의 결과**
> - 지속적인 언론보도로 조직 내부 문제가 사회문제로 비화된다.
> - 조직의 명예, 이미지, 신뢰가 추락하게 된다.
> - 언론접촉창구가 일원화되지 못하여 통제가 불가능하고, 사태파악 및 해결의 어려움을 겪게 된다.
> - 재정적 손실이 발생한다.
> - 최고경영자에 대한 불신임을 하게 된다.
> - 조직이 존폐위기에 놓이게 된다.

2 리스크 관리의 개념

병원의 리스크 관리는 환자, 병원직원, 의료진 및 방문객에게 손상을 줄 수 있는 영역을 발견하고, 이러한 손상의 발생을 극소화하며, 재정적 및 기타 측면에서 손상으로 인하여 발생할 수 있는 병원의 위험과 손실을 줄이려는 노력으로, 의료서비스의 질 향상을 위한 활동의 한 분야이다.

리스크 관리의 범위에는 '의료사고 및 의료과실, 의료분쟁 조정, 배상청구 관리, 병원의 자산 파괴 또는 안전관리 부분' 등이 해당된다.

(1) 정 의
① 리스크 관리(Risk Management)란 개인이나 조직에 위기를 가져다주거나 줄 수 있는 경우가 발생할 때, 이에 적절하고 효율적으로 대처하여 바람직하지 못한 결과나 피해를 최소화시키기 위해 신속한 조치를 하는 활동을 말한다.
② 리스크 관리는 금전적 피해의 최소화를 목적으로 하는 협의의 관리를 넘어, 조직을 둘러싼 모든 위기상황에 대한 사전 대응방안을 마련함으로써 보다 종합적·효율적인 안전대책을 구축하는 광의의 관리를 의미한다.
③ 보건의료 조직체에서 리스크 관리란 환자, 방문객, 직원, 조직의 자산에 대한 위험을 확인, 평가하고 줄이기 위한 체계적인 노력이다. 또한 재정적인 손실을 최소화하기 위해 예방 가능한 사고와 손상의 발생을 줄이기 위해 고안된 프로그램이다.

(2) 리스크 관리

① 권한위임 리스크 : 부적절한 리더의 선임, 성과에 대한 책임문제 등의 리스크가 발생하며 업무와 책임의 적절한 배분, 성과측정이 가능한 관리제도의 시행으로 리스크를 관리한다.

② 운영 리스크 : 생산성 저하로 인한 원가 구조의 악화, 회사 인재의 이탈 등의 리스크가 발생하며 직원의 만족도를 상승시켜서 리스크 관리를 한다.

③ 부정 리스크 : 임직원의 부정행위와 위법행위, 회사에 대한 평판, 도덕적 해이의 리스크가 발생하며 리스크가 발생하기 전 사전에 알 수 있도록 끊임없이 모니터링하여 예방해야 한다.

④ 재무 리스크 : 가격, 유동성, 신용 등에 관한 리스크이며 기업체와 관련된 변화를 통하여 재무 리스크를 예견할 수 있어야 한다.

⑤ 의사결정 리스크 : 잘못된 의사결정으로 발생하는 리스크이다.

(3) 리스크 관리 요소

① 리스크 파악(Risk Identification) : 리스크 상황을 파악하기 위해 중요 사고를 보고한다. 보고를 요하는 사고로는 기관의 정책과 조치에 위배되는 사항, 예상치 못한 나쁜 결과의 사고, 합병증 등의 임상적 결과, 심각한 결과의 사건이나 예측되지 않은 사망 등의 적신호사건, 약물부작용 등의 위해사건, 의학적 오류, 시설물과 관련된 안전사고 및 환자의 극심한 불만제기 등이다.

② 리스크 조정(Risk Control) : 의료사고를 관리하는 부서의 조직화, 체계화를 통해 문제를 통제하고 개선한다.

③ 리스크 예방(Risk Prevention) : 발견된 문제를 개선하고 예방하기 위해 교육 및 시스템과 프로세스를 체계화한다.

(4) 의료과오

① 형사상 과실 : 부주의로 인해 대상자에게 심각한 손상이나 사망에 이르게 된 경우이다.

② 민사상 과실
  ㉠ 법적의무 위반으로 손해가 발생한 경우로 불법행위(Tort)이며, 과실은 합리적이고 신중한 태도로 행동하지 않은 결과로 '같은 상황에서 정상적으로 신중한 사람이 행하는 범위에서 행동하지 않은 잘못'이다.
  ㉡ 과오(Malpractice)는 과실의 특수한 형태로서 합리적이고 신중하게 교육받고 훈련된 전문가의 잘못을 의미한다.

③ 과실 자증의 원칙(The Thing Speaks For Itself) : 일반적인 상식과 경험에서 과실이 입증되는 명백한 근거자료가 있을 때 과실을 인정하는 것을 말한다.

(5) 의료분쟁방지를 위한 기본사항

① 환자와의 원만한 관계 유지 : 의료분쟁은 일반적으로 환자 측에서 의료인의 진료상 과실을 주장하면서 이에 대한 손해배상, 처벌 등을 요구하는 형태이다. 그러나 간과해서 안 될 것은 의료사고 시 일부 배상금을 목적으로 한 개입 등으로 의료분쟁이 발생하기도 하나, 일반적으로는 환자 측에서도 의료사고의 발생이 의료인의 고의에 기인한 것이 아니라는 것을 알기 때문에 좋지 않은 결과가 나왔다고 해서 무조건 의료분쟁을 제기하는 것은 아니라는 것이다. 따라서 의료인의 환자에 대한 평소의 태도를 통해서도 유사시 의료분쟁의 사전적 예방이 가능하다.

② **설명의 충실 및 기록의 중요성** : 의료행위 과정에서 의료인은 환자에게 진료에 대한 충분한 설명을 해야 한다. 특히 수술과 특수 검사 등 중요한 의료행위에 대해서는 그 과정이나 결과 및 예후에 대해서 사전에 설명을 하고, 그 행위에 대한 서면상의 동의를 받아두어야 한다.

③ **의료분쟁에 대한 교육 강화** : 의료기술의 증진차원에서 계속적인 보수교육을 실시하고 있으나, 분쟁 발생 시 능동적으로 대처할 수 있는 방안 및 의료법 등 교육에 대해서는 소홀한 것이 현실이다.

④ **의료본질에 대한 국민의 이해** : 의료계약의 중심내용은 의사가 환자에 대한 진찰, 처치, 주사, 투약, 수술, 마취 등 진료행위를 해야 할 의무에 속한다. 그러나 의료인은 병을 치료하기 위하여 충분한 조치를 다해야 할 의무를 부담할 뿐, 병을 완치시켜야 할 의무까지 있는 것은 아니다. 따라서 의료인이 필요한 주의의무를 준수하며, 최선의 의료행위를 하였다면 비록 예기치 않은 나쁜 결과가 발생했다 하더라도 이에 대한 책임을 모두 부담해야 하는 것은 아니다.

(6) 국제의료의 리스크 관리 필요성

① 국제의료가 활성화되면서 리스크를 피할 수는 없지만, 원만한 해결과 발전을 위해서 국내 의료기관의 철저한 대비가 요구된다. 다음 그림은 리스크 관리의 필요성에 관한 내용이다.

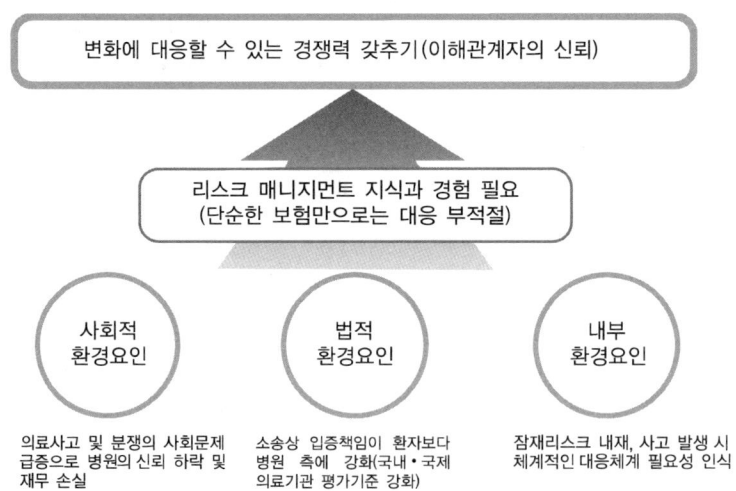

② 국내환자에 비해 외국인환자는 입국절차부터 진료 후 사후관리까지 세심한 점검 및 관리가 필요하다 (환자의 국적별 관리가 필요한 사항에 대한 사전 체크가 필요함).

③ 외국인환자와 의료분쟁 발생 시, 국가 간 신뢰문제와 직결되므로 진료과정에서 발생할 수 있는 분쟁요소를 사전에 예방할 수 있는 방안이 필요하다.

④ 글로벌시대 국제병원으로서 경쟁력을 확보하기 위한 필수사항으로 사전예방 및 사후대책 리스크 관리를 통해 국내 신뢰도 및 국가 경쟁력을 함께 확보해야 한다.

(7) 리스크 관리 기대효과

① **합리적·체계적 대응** : 리스크 발생 가능성이나 영향을 줄이기 위하여 조직 내에서 제한된 자원을 효율적으로 분배하고, 리스크 발생 시에 체계적으로 대응이 가능하다.
② **조직성과에 기여** : 기존의 경영관리체계를 리스크 항목에 도입하여 체계적 관리를 통해 조직성과에 기여가 가능하다.
③ **손실비용 축소** : 재무적인 손실비용과 무형재산의 손실을 줄일 수 있다.

CHAPTER 02 리스크 관리의 체계

1 리스크 관리 정책 수립

리스크의 용어를 정의하고 관리 범위를 수립하였다면 어떻게 실행할 것인지 단계별 전략을 수립해야한다. 리스크의 예방을 위해서는 병원에서 관리해야 할 리스크 관리 정책, 각 프로세스별 체크리스트, 각 부서별 원활한 협조체계(교육 및 훈련 포함)를 구축하는 것이 가장 중요하다.

위기대응시스템(RMS)은 병원의 경영활동에 바람직하지 못한 결과를 가져올 수 있는 사건 또는 상황을 체계적, 전문적으로 관리하여 신속히 해결함으로써 경영성과에 이롭게 하기 위한 리스크 관리 시스템이다.

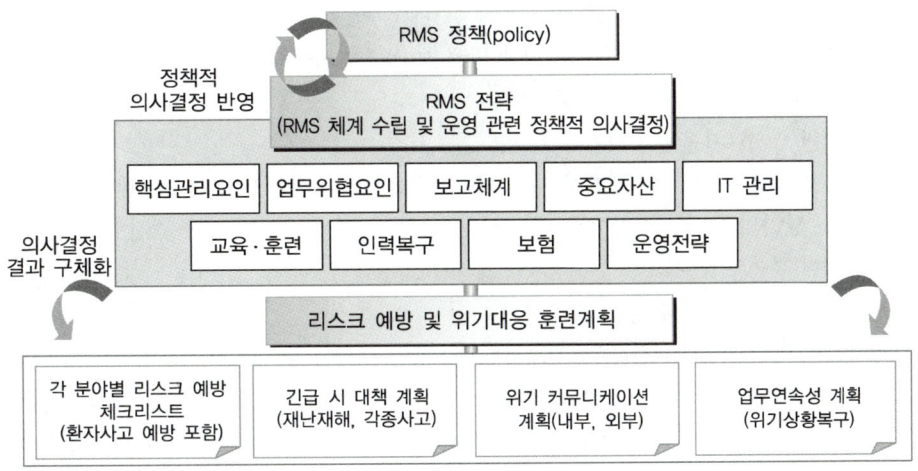

[국제병원 위기대응체계]

2 리스크 관리 시스템 구축

(1) 부서별 시스템

① **의사** : 의료공급체계 확립

의료법상 및 사법상 의무이행 내용을 증명할 수 있도록 환자진료시스템(예 OCS)과 서면증명자료를 정비하고, 응급상황 시 전달체계를 확립한다(예 환자 특이사항에 대해 간호사, 진료지원, 행정실과 사전 공유).

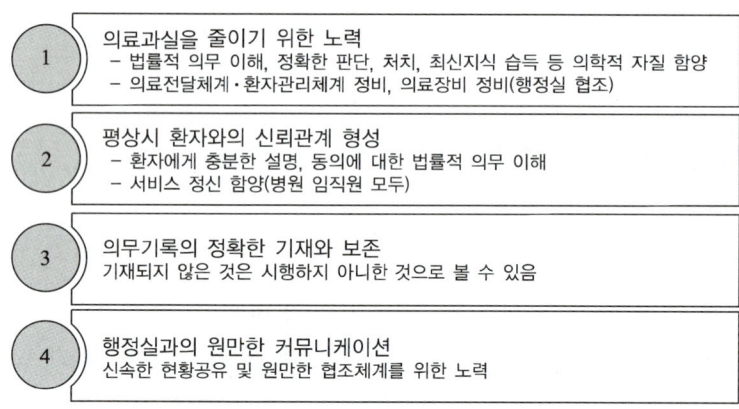

[의료분쟁 예방을 위한 의료진의 노력]

② **간호사** : 환자관리체계 확립

환자에게 발생할 수 있는 사고 예방을 위해 환자관리 체크리스트를 마련하여 항상 점검하고, 업무내용을 간호차트에 상세히 기록해 둔다(분쟁 발생 시 서면증명으로 용이). 또한 응급상황 발생 시 간호부 내 보고체계를 둔다.

③ **진료지원** : 진료지원체계 확립

응급상황 발생 시 진료지원부에서 가장 중요한 것은 비상연락을 받고 신속히 본인의 자리에 복귀하는 것이다. 환자의 상태를 정확하게 검토할 수 있도록 의사의 오더에 따라 검진을 신속히 하고 결과를 피드백해 주어야 한다.

④ **행정실** : 행정지원체계 확립

응급상황 발생 시 의사, 간호사, 진료지원부가 각자 역할에 충실할 수 있도록 해준다. 응급상황 접수 후 환자 보호자에게 연락하는 문제, 환자이송 문제, 보호자 대응문제 등을 행정실에 가장 먼저 통보하여 대응하게 한 후, 상황에 따라 의사, 간호사 등 관련자 인터뷰를 할 수 있도록 연결해야 한다. 원무, 행정, 보험심사 등 각 팀별 업무혼란이 발생하지 않도록 책임범위와 역할 분장을 해둔다.

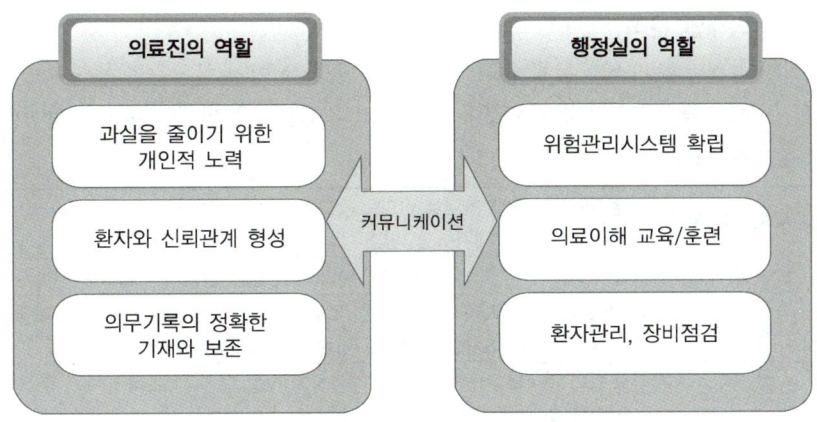

[의료분쟁 예방을 위한 의료진과 행정실의 역할]

(2) 리스크 관리 프로그램

① 목 적
  ㉠ 책임 청구를 야기하는 예방 가능한 리스크 발생의 빈도를 최소화시킨다.
  ㉡ 사건 발생 후 제기된 청구 건수를 줄인다.
  ㉢ 청구 비용을 통제하는 것을 돕는다.

② 리스크 관리위원회·조정자의 책임
  ㉠ 프로그램의 목적에 따라 리스크 관리 활동을 조정하고 실행한다.
  ㉡ 리스크 관리 프로그램을 위해 이사회, 행정부, 의료진 지원을 확인하는 진술서를 보관한다.

(3) 보고체계

① 아무리 전략을 잘 수립했어도 문제는 발생하기 마련이므로, 문제 상황이 발생할 경우 어떻게 대처할 것인지, 보고는 어떻게 하고 어떤 부서에서 어떻게 대처할 것인지 사례별 대책요령에 대한 체계정비가 필요하다.
② 위기상황별 특성을 조사하여 관리 레벨을 정한다.

3 리스크 관리의 단계

(1) 리스크 확인 및 분석

① **리스크 확인**: 의료기관에 손실을 야기할 의료환경의 리스크를 밝히는 것이다. 리스크는 법정 소송이나 법정 외의 화해를 통한 손실, 자산 손실, 사고나 사망, 기관의 이미지 손실 등을 의미한다. 리스크 확인을 위하여 환자불만 조사, 만족도 서베이 조사, 과거의 의료사고 분석, 비공식적 면담 등의 방법이 동원된다.

② **리스크 분석**: 리스크와 연관된 손실의 심각성과 그러한 손실이 발생할 가능성을 판단하는 과정이다. 리스크 분석을 통해서 발생 확률은 낮아도 재정적 손실이 클 수 있는 리스크에 초점을 맞추게 되고, 적절한 리스크 관리 전략의 선택이 가능해진다.

(2) 리스크 관리대안 분석

리스크 관리 전략은 리스크 통제와 리스크 자금조달의 두 가지 차원을 포함하고 있다. 리스크 통제는 손실의 규모를 줄이거나 예방하는 것이고, 리스크 자금조달은 발생한 손실을 보전하는 것이다.

① 리스크 통제의 5가지

위기노출 회피	손실의 가능성을 제로로 만드는 것으로 리스크의 위협이 큰데 효과적으로 통제되기 힘들다면 해당 리스크를 제거하는 방법
손실 예방	스태프교육, 정책 변화, 절차 리뷰와 개선 등을 통해서 리스크로 인한 손실을 예방하는 방법
손실 감소	의료사고 시 환자나 가족에 대한 위로와 사후관리를 통해서 사고의 파장을 최소화하거나, 즉각적으로 후속조치를 취함으로써 손실을 최소화하는 방법
손실 격리	조직의 업무와 자원을 적절히 배정하여 손실 발생 시 조직 전체가 충격을 받지 않도록 하는 방법으로 2가지 전략이 사용된다. • 첫째는 분리전략으로 업무나 자원을 여러 장소에 분산시킴으로써 한곳에서의 손실이 전체에 파급되는 것을 차단하는 것 • 둘째는 중복으로 여분의 자원을 비축하거나 대체 물품을 확보하여 원재료나 주요 물품에 이상이 발생했을 때 피해를 줄이는 것
비보험적 전가	구매 대신에 리스를 통해서 장비를 이용하거나 계약서상의 손실에 대한 책임면제 조항을 포함해 사고발생 시의 손실을 줄이는 방법

② 리스크 자금조달

㉠ 리스크 보존 : 리스크로 인한 손실을 받아들이고, 이를 복구할 계획을 짜는 행위를 의미한다. 이를 위해서 예비비를 전환하거나, 외부 펀드를 빌려서 손실을 보전한다. 이는 리스크를 피하거나 줄이기 힘든 상황, 손실의 가능성이나 크기가 작은 상황, 손실이 예측 가능한 상황, 혹은 보험료보다 예상되는 손실이 적은 경우 적절한 전략이 된다.

㉡ 리스크 전가 : 손실에 대한 재정적 책임을 계약으로 제3자, 즉 보험자에게 이전하는 것이다. 병원이 배상책임보험에 가입하는 것이 이에 해당한다.

(3) 리스크 관리방안 선정

리스크 관리방안 중 어떤 것이 최선의 방안인지를 선정하는 단계이다. 먼저 각각의 대안이 조직의 목적을 달성하는 데 얼마나 효과적인지를 평가하는 기준을 마련하고, 대안을 평가하여 최선의 방안을 선정한다.

(4) 리스크 관리방안 실행

선정된 리스크 관리방안을 효과적으로 실행하기 위해서는, 리스크 관리 담당자가 조직 내의 여러 책임자들과 상호교류를 통해서 그들의 적극적인 동참을 이끌어 내야 한다.

(5) 리스크 관리방안 모니터 및 개선

리스크 관리의 마지막 단계는 실행되고 있는 리스크 관리방안을 모니터하고 평가하는 것이다. 이 과정에는 다양한 부서의 책임자가 공동으로 참여하는 것이 바람직하다. 리스크 관리 담당자는 매년 리스크 관리 보고서를 작성하고 의료사고나 불만접수건수, 새로운 프로그램 개발, 보험계약상의 변화 등을 조직원들에게 공지해야 한다.

4 임상적 리스크 사전예방방안

(1) 의료적인 측면

① 의료인의 설명의무 강화

의료분쟁이 발생하였을 때 의사에게 그 손해에 대한 배상책임이 있는지를 묻기 위해서는 '의사의 과실 유무'를 먼저 따져보아야 한다. 왜냐하면 의사의 손해배상책임은 원칙적으로 과실이 있을 때 책임을 져야 하는 과실책임이기 때문이다. 이러한 의사의 과실유무를 판단하는 첫 번째 판단기준이 바로 의사의 '주의의무'와 '설명의무'이다. 외국인환자를 진료할 때도 이 기준은 똑같이 적용되는데, 주의할 점은 외국인환자에 대한 설명의무가 영어를 비롯한 외국어를 통하여 이루어진다는 점이다.

㉠ 주의의무

- 결과예견의무와 결과회피의무 : 의료인의 주의의무란 행위자가 사전에 주의력을 집중하여 구체적인 의료행위로부터 발생할 수 있는 보호법익에 대한 위험을 인식하고 결과발생을 방지하기 위하여 적절한 방어조치를 취할 의무를 말한다. 대법원은 '의사의 과실은 결과발생을 예견할 수 있었음에도 불구하고 그 결과발생을 예견하지 못하였고, 그 결과발생을 회피할 수 있었음에도 그 결과발생을 회피하지 못한 과실이 검토되어야 한다'고 판시하여 의료행위에서도 결과예견의무와 결과회피의무의 준수를 요구하고 있다.
- 주의의무의 판단기준 : 주의의무의 정도는 행위 당시의 위험상황을 관찰했을 때 구체적인 상황과 행위자가 사회에서 차지하는 역할을 고려하여 사려 깊고 양심적인 사람이라면 이행해야 할 요구로부터 나온다. 의료행위에서도 마찬가지로 '통상의 사려가 깊은 의사라면 나쁜 결과를 예견하고 회피할 수 있었느냐'가 주의의무의 판단기준이 된다.

그런데 의료행위의 특성상 이러한 일반적인 기준만으로 의사의 주의의무 위반이 있었는지 여부를 판단하는 것이 곤란한 경우가 많다. 의료행위에서 필요한 의사의 주의의무를 결정하는 기준으로 작용하는 표준적인 의사는 추상적, 절대적 기준에 의하여 미리 결정되지 않고 의료행위의 전문성, 밀실성, 폐쇄성, 재량성 등의 특수성을 고려하여 과실의 판단기준을 구체화하게 된다.

- 일반적·객관적 기준 : 의사는 의학수준에 적합한 행위를 할 주의의무가 있다. 주의의무의 객관적 기준으로 요구되는 의학수준은 최첨단 의학을 의미하는 것이 아니며 임상의학 중에 정착한 단계 즉, 치료의 유효성, 합병증, 부작용 등이 파악된 단계의 것이다. 또한 의료행위의 재량성 측면에서 일반적으로 인정된 치료방법이 여러 가지 있는 경우 방법의 선택은 의사의 재량이지만 구체적인 사정에 따라 가장 위험이 적은 방법을 선택해야 한다.
- 개별적·구체적 기준 : 첫째 지역차, 지방벽지에 근무하는 의사에게 대도시의 의사와 같은 수준의 의료를 요구할 수 없으므로 양자 간에 주의의무의 기준은 다르게 적용되어야 한다. 둘째 전문성, 전문의의 경우는 일반의보다 고도의 전문지식과 기술이 요구되므로 전문의와 일반의의 주의의무의 정도가 동일할 수 없다는 견해가 있다. 즉, 일반의는 통상의 일반의로서의 능력과 주의를 갖추면 족하지만, 전문의는 동일분야의 통상의 전문의가 갖추고 있는 능력과 주의를 기준으로 과실 유무를 판단해야 한다는 것이다. 셋째 긴급성, 응급의료는 긴급성을 그 특징으로 하고 있기 때문에 정상적인 상황하에서 의료행위를 할 때와 동일한 주의를 요구할 수 없다.

ⓛ 설명의무 : 외국인환자에 대한 설명의무는 외국어로 이루어진다는 특징이 있다. 그러므로 의료기관은 외국어가 유창한 간호사나 의료코디네이터 및 통역사를 활용해야 하는데, 이러한 상황이 국내환자 진료 시 적용되는 일반적인 설명의무의 기준보다 훨씬 더 강화된 설명의무가 적용되어야 하는 이유이다. 즉, 외국인환자의 진료에서는 의사와 환자 사이에 언어를 매개하는 제3자가 추가가 되어 진료 및 대화의 틀이 3자 간의 형태로 확장된 것이다.

> **알아두기**
>
> **복잡한 진료의 과정에서 설명의무를 보완하기 위한 방안**
> 첫째, 환자 본인의 상태에 대한 정확한 이해와 시술행위에 대한 충분한 설명을 의학용어로 설명할 수 있는 의학이나 간호학을 전공한 자들이 의료코디네이터나 통역사로 참가하여 외국인 진료에 함께 참여하는 방안이다.
> 둘째, 가능하다면 진료 시에 환자 본인의 동의를 구하고, 의료인이 진료 및 시술 등과 관련한 설명을 할 때에 그 과정을 음성녹음으로 남겨두는 방안도 고려한다.

② 신뢰형성

의사와 간호사 간의 분업적 협력은 상호 간의 신뢰가 전제가 된다. 협력과정에서 다른 공동작업자가 주의 깊게 행동하리라고 신뢰한 자에 대하여 과실 책임을 물을 것인가가 문제되는 바, 이것이 바로 신뢰의 원칙 적용문제이다.

ⓐ 신뢰의 원칙 : 신뢰의 원칙이란 교통사고와 관련하여 발전된 이론으로서, 그 내용은 교통규칙을 준수한 운전자는 다른 교통 관여자가 교통규칙을 준수할 것이라고 신뢰하면 족하고, 상대방이 교통규칙에 위반하여 비이성적으로 행동할 것까지 예견하고 이에 대한 방어조치를 취할 의무는 없다는 것이다.

ⓑ 수평적 의료분업과 신뢰의 원칙 : 수평적 분업의 관계는 하나의 의료행위에 참여한 다수인이 대등한 관계에 있을 때 인정된다. 종합병원에서 독립된 각과의 의사는 그 각과 사이에는 선임, 지휘, 감독의 관계가 존재하지 않으므로, 상호 간에 신뢰의 원칙이 적용된다.

ⓒ 수직적 의료분업과 신뢰의 원칙
  • 주치의와 수련의의 관계
  • 의사와 간호사의 관계
  • 의사와 미숙련 보조자와의 관계
  • 의사와 환자의 관계

ⓓ 신뢰의 원칙의 적용제한 : 신뢰의 원칙의 적용범위는 구체적인 경우에 사회적 상당성의 관점에서 개별적으로 판단하여야 한다. 따라서 신뢰의 원칙을 적용하기 위해서는 우선 모든 관여자가 다른 관여자의 주의 깊은 행위에 대한 신뢰가 있어야 하며, 그 신뢰는 사회적으로 상당해야 한다.

(2) 병원측면

의료사고 예방은 의료진과 병원 간의 역할분담을 정확히 나누어서 할 수 있는 부분보다 중첩적으로 혼재되어 있는 부분이 더 많다.

① 시스템 구축
  ㉠ 제 양식 준비
    • 동의서 : 각종 동의서를 현재의 것보다 훨씬 더 자세히 구체적으로 해당 국가의 언어로 마련해야 한다. 모든 질환에 대하여 준비할 수 없더라도 외국인환자가 특히 많이 찾는 질병에 있어서는 필수적으로 준비해야 한다.
    • 진료계약서 : 진료계약서에 분쟁 발생 시에 어떠한 절차로 어떠한 법에 의하여 어떻게 해결할 것인지에 대하여 명확하게 기록해 놓아야 한다.
  ㉡ 유치업자 체크리스트, 위험요인별 체크리스트
  ㉢ 내원에서부터 퇴원까지의 체크리스트 : 외국인환자가 처음 예약할 때부터 퇴원 후 사후관리까지의 모든 프로세스를 차트화시킨 후 각각의 단계에서 어떠한 사항들을 주의하며 돌보아야 하는지를 세밀하게 체크해야 한다.
  ㉣ 24시간 콜센터 : 입원하지 않은 환자들에 대해서는 문제가 생겼을 때에, 어느 때나 의료진과 직접 연결할 수 있는 콜센터가 마련되어 있어야 한다.

② 예상 리스크 사례별 대응요령
  국내환자에 비해 외국인환자는 고객서비스를 최우선으로 두고 있으므로 환자가 안심하고 문의할 수 있도록 동시통역을 비롯하여 다양한 서비스분야에서 입국에서부터 출국할 때까지 세심한 배려가 필요하다. 특히, 진료행위에 대해 환자와 보호자가 충분히 이해할 수 있도록 예상되는 위험상황에 대해 올바른 통역으로 사전동의를 얻어야 함은 물론, 환자 해당 국가의 보험사, 에이전시, 영사관에서 진료행위에 대한 의문사항이 발생하여 증명을 요구할 경우에는 서면으로 증명이 가능하도록 진료기록을 철저하게 체계적으로 정비해야 한다.

③ 리스크 사후관리 방안 소개
  ㉠ 의료사고 발생 시 대처 프로세스 : 의료사고 발생 → 진료경위 확인·보고 → 진료 경위서 작성 → 전문가 자문 → 리스크 감소계획 실행 → 결과보고 사후관리 → 추가적 문제점 발생 시 진료경위서 작성에서부터 동일한 프로세스 적용
  ㉡ 담당자별 대처요령
    • 담당 의료진 : 의료사고 발견 당사자는 담당 주치의에게 신속히 보고하여 조치하게 하고, 행정실장에게 보고한다(환자 측 보호자에게 신속히 연락한다).
    • 담당 의료진, 행정실장 : 담당 주치의, 행정실장은 전체적인 진료경위를 들은 다음 진료기록이나 진료행위에 법률적, 의학적으로 과실의 여지가 없는지를 확인한다. 또한 다른 의료진이나 보조자가 있을 경우 면담을 통해 경위에 대한 상황을 정확하게 확인한다. 그리고 사건처리 과정 증빙자료를 정비한다.
    • 전문가, 행정실장 : 전문가 자문을 통해 법률적으로 문제점이 없는지를 검토하게 한 후 과실이 발견될 경우 합의를 추진한다.
    • 업무분장 담당자 : 전문가 자문에 따라 리스크 감소계획을 수립, 실행한다.

PART 04 의료관광법규

CHAPTER 01 의료관련법규

1 의료법

(1) 환자 유인행위 금지

① 신 설

의료법 제27조 제3항은 1981.12.31. 신설된 조항이다. 신설 당시의 조문 내용은 '누구든지 영리를 목적으로 환자를 의료기관 또는 의료인에게 소개·알선·기타 유인하거나 이를 사주하는 행위를 할 수 없다'였다.

② 제정취지

위 조항은 그 당시 사회적으로 많은 물의를 야기했던 '환자 유인 브로커'의 횡행으로 인한 폐해를 방지하기 위함이었으나 금지되는 행위를 구체적으로 적시하지 않고 있었기 때문에, '소개·알선·기타 유인하거나 이를 사주하는 행위'를 무조건 금지함으로써 죄형법정주의의 명확성 원칙에 적합하지 않고 의료인의 직업 수행의 자유를 침해한다는 비판에 직면하였다.

③ 의료법 제27조 제3항의 개정

이에 대한민국 국회는 '영리를 목적으로 환자를 소개·알선·유인하거나 이를 사주하는 행위'를 구체적으로 열거함으로써 금지되는 행위의 범위와 한계를 명백히 하여 의료법 제27조 제3항을 개정하였다(누구든지 국민건강보험법 또는 의료급여법에 따른 본인부담금을 면제하거나 할인하는 행위, 금품 등을 제공하거나 불특정 다수인에게 교통편의를 제공하는 행위 등 영리를 목적으로 환자를 의료기관 또는 의료인에게 소개·알선·유인하는 행위 및 이를 사주하는 행위를 하여서는 아니 된다).

④ 구체적 적용

의료법 제27조 제3항 제2호에서는 예외적으로 '「국민건강보험법」 제109조에 따른 가입자나 피부양자가 아닌 외국인(보건복지부령으로 정하는 바에 따라 국내에 거주하는 외국인은 제외) 환자'를 유치하기 위해 '영리를 목적으로 환자를 의료기관이나 의료인에게 소개·알선·유인하는 행위 및 이를 사주하는 행위'는 가능하도록 허용하고 있다.

⑤ 대법원의 입장

대법원은 의료법 제27조 제3항의 '유인'을 기망 또는 유혹을 수단으로 환자로 하여금 특정 의료기관 또는 의료인과 치료위임계약을 체결하도록 유도하는 행위라고 엄격하게 해석하였으며, 행위가 의료시장의 질서를 근본적으로 해할 정도에 이르러야 환자 유인행위에 해당된다고 판단하였다.

(2) 외국인환자의 유치대상 범위

의료관광의 유치대상이 되는 외국인의 범위는 다음과 같다.

① 국적이 외국인일 것

단, 한국국적이 없는 재외국민(시민권자)은 유치대상에 포함이 되지만, 한국국적이 있는 재외국민(영주권자)은 제외된다.

② 국민건강보험법 제93조에 따른 국민건강보험 가입자나 피부양자가 아닐 것

국민건강보험에 가입하거나 피부양자로 등록되는 경우에는 국민건강보험의 적용대상이 되어 국내환자와 동일한 대우를 받게 되므로 유치대상이 되는 외국인에서 제외된다.

③ 국외에 거주할 것

㉠ 국외에 거주하는 외국인은 유치대상이 되며, 국내에 거주하는 외국인 중 의료법 시행규칙 제19조의2에 해당하는 사람은 유치대상이 될 수 없다.

㉡ 의료법 시행규칙 제19조의2에서는 '유치행위를 할 수 없는 국내거주 외국인의 범위'를 정하고 있는데, 국민건강보험법에 따른 국민건강보험 가입자나 피부양자가 아닌 외국인으로서 다음의 어느 하나에 해당하는 외국인은 유치대상에서 제외된다.

- 출입국관리법 제31조에 따른 외국인등록을 한 사람(단, 「출입국관리법 시행령」 제12조 및 별표 1에 따른 기타(G-1)의 체류자격을 가진 사람은 제외)
- 재외동포의 출입국과 법적지위에 관한 법률 제6조에 따라 국내거소신고를 한 외국국적동포

㉢ 즉, 국내에 거주하는 외국인이나 외국국적동포가 외국인등록이 되어 있지 않거나 국내거소신고를 하지 않는 경우에는 유치대상 외국인에 해당이 되며, 만일 외국인등록이나 국내거소신고를 했더라도 비자(G-1)를 소지한 경우에는 유치대상 외국인이 된다.

> **알아두기**
>
> **유치행위를 할 수 없는 국내거주 외국인의 범위(의료법 시행규칙 제19조의2)**
>
> 외국인환자를 유치할 수 있는 대상에서 제외되는 국내에 거주하는 외국인은 「국민건강보험법」 제93조에 따른 가입자나 피부양자가 아닌 국내에 거주하는 외국인으로서 다음 각 호의 어느 하나에 해당하는 외국인을 말한다.
> 1. 「출입국관리법」 제31조에 따라 외국인등록을 한 사람[「출입국관리법 시행령」 제12조 및 별표 1에 따른 기타(G-1)의 체류자격을 가진 사람은 제외한다]
> 2. 「재외동포의 출입국과 법적지위에 관한 법률」 제6조에 따라 국내거소신고를 한 외국국적동포

> **알아두기**
>
> **의료기관 유치대상 외국인 범위**
> - 국외에 거주하는 외국인과 외국국적동포(한국국적이 없는 재외국민)
> - 국내에 거주하는 외국인과 외국국적동포 중 외국인등록(출입국관리법 제31조에 따른)이나 국내거소신고(재외동포의 출입국과 법적지위에 관한 법률 제6조에 따른)를 하지 않고, 국민건강보험법 제93조에 따른 국민건강보험의 가입자나 피부양자가 아닌 경우
> - 외국인이나 외국국적동포가 국내에 거주하면서 외국인등록 또는 국내거소신고를 한 경우에도 출입국관리법 시행령 제12조 및 별표 1에 따른 기타(G-1)의 체류자격을 가진 사람

(3) 외국인환자에 대한 원내조제의 허용

국내 지리나 언어가 익숙하지 않은 외국인환자는 의사나 치과의사의 처방을 받아 약사나 한약사에게 의약품을 조제 받는 것이 매우 불편하고, 정확한 복약지도가 이루어지지 않을 경우에 약화사고 등의 우려가 있다. 따라서 의사나 치과의사가 의약품을 직접 조제할 수 있는 경우에는 의료법에 따라 유치하는 외국인환자에 대하여 원내조제를 허용하였다(약사법 제23조 제4항 제14호, 약사법 시행령 제23조 제7호).

(4) 유치행위의 자격제한

보험업법 제2조에 따른 보험회사, 상호회사, 보험설계사, 보험대리점 또는 보험중개사는 외국인환자를 유치하기 위한 행위를 하여서는 아니 된다(의료법 제27조 제4항).

(5) 위반행위에 대한 제재

① **자격정지** : 보건복지부장관은 의료인이 제23조의5를 위반하여 부당한 경제적 이익 등을 제공받을 때 1년의 범위에서 면허자격을 정지시킬 수 있다. 이 경우 의료기술과 관련한 판단이 필요한 사항에 관하여는 관계 전문가의 의견을 들어 결정할 수 있다(의료법 제66조 제1항 제9호).

② **벌칙** : 의료법 제27조 제3항·제4항을 위반한 자는 3년 이하의 징역이나 3천만 원 이하의 벌금에 처한다(의료법 제88조).

③ **양벌규정** : 법인의 대표자나 법인 또는 개인의 대리인, 사용인, 그 밖의 종업원이 그 법인 또는 개인의 업무에 관하여 의료법 제88조의 위반행위를 하면 그 행위자를 벌하는 외에 그 법인 또는 개인에게도 해당 조문의 벌금형을 과(科)한다. 다만, 법인 또는 개인이 그 위반행위를 방지하기 위하여 해당 업무에 관하여 상당한 주의와 감독을 게을리하지 아니한 경우에는 그러하지 아니하다(의료법 제91조).

(6) 외국인환자 유치를 위한 의료광고 금지

① **의료광고의 금지** : 의료기관 개설자, 의료기관의 장 또는 의료인이 아닌 자는 의료에 관한 광고(의료광고)를 하지 못한다.

② **의료광고** : 의료인 등이 신문·잡지·음성·음향·영상·인터넷·인쇄물·간판, 그 밖의 방법에 의하여 의료행위, 의료기관 및 의료인 등에 대한 정보를 소비자에게 나타내거나 알리는 행위를 말한다.

③ **금지되는 의료광고(의료법 제56조 제2항)**
  ㉠ 의료법 제53조에 따른 평가를 받지 아니한 신의료기술에 관한 광고
  ㉡ 환자에 관한 치료경험담 등 소비자로 하여금 치료 효과를 오인하게 할 우려가 있는 내용의 광고
  ㉢ 거짓된 내용을 표시하는 광고
  ㉣ 다른 의료인 등의 기능 또는 진료 방법과 비교하는 내용의 광고
  ㉤ 다른 의료인 등을 비방하는 내용의 광고
  ㉥ 수술 장면 등 직접적인 시술행위를 노출하는 내용의 광고
  ㉦ 의료인 등의 기능, 진료 방법과 관련하여 심각한 부작용 등 중요한 정보를 누락하는 광고
  ㉧ 객관적인 사실을 과장하는 내용의 광고
  ㉨ 법적 근거가 없는 자격이나 명칭을 표방하는 내용의 광고
  ㉩ 신문, 방송, 잡지 등을 이용하여 기사(記事) 또는 전문가의 의견 형태로 표현되는 광고

ⓚ 의료법 제57조에 따른 심의를 받지 아니하거나 심의받은 내용과 다른 내용의 광고
ⓔ 의료법 제27조 제3항에 따라 외국인환자를 유치하기 위한 국내광고
ⓟ 소비자를 속이거나 소비자로 하여금 잘못 알게 할 우려가 있는 방법으로 제45조에 따른 비급여 진료비용을 할인하거나 면제하는 내용의 광고
ⓗ 각종 상장·감사장 등을 이용하는 광고 또는 인증·보증·추천을 받았다는 내용을 사용하거나 이와 유사한 내용을 표현하는 광고. 다만, 다음의 어느 하나에 해당하는 경우는 제외한다.
- 제58조에 따른 의료기관 인증을 표시한 광고
- 「정부조직법」에 따른 중앙행정기관·특별지방행정기관 및 그 부속기관, 「지방자치법」에 따른 지방자치단체 또는 「공공기관의 운영에 관한 법률」에 따른 공공기관으로부터 받은 인증·보증을 표시한 광고
- 다른 법령에 따라 받은 인증·보증을 표시한 광고
- 세계보건기구와 협력을 맺은 국제평가기구로부터 받은 인증을 표시한 광고 등 대통령령으로 정하는 광고
㉠ 그 밖에 의료광고의 방법 또는 내용이 국민의 보건과 건전한 의료경쟁의 질서를 해치거나 소비자에게 피해를 줄 우려가 있는 것으로서 대통령령으로 정하는 내용의 광고

④ **금지되는 의료광고의 구체적인 기준(의료법 시행령 제23조 제1항)**
㉠ 의료법 제53조에 따른 신의료기술평가를 받지 아니한 신의료기술에 관하여 광고하는 것
ⓛ 특정 의료기관·의료인의 기능 또는 진료 방법이 질병 치료에 반드시 효과가 있다고 표현하거나 환자의 치료경험담이나 6개월 이하의 임상경력을 광고하는 것
ⓒ 의료인, 의료기관, 의료서비스 및 의료 관련 각종 사항에 대하여 객관적인 사실과 다른 내용 등 거짓된 내용을 광고하는 것
ⓡ 특정 의료기관 개설자, 의료기관의 장 또는 의료인(이하 "의료인 등"이라 한다)이 수행하거나 광고하는 기능 또는 진료 방법이 다른 의료인 등의 것과 비교하여 우수하거나 효과가 있다는 내용으로 광고하는 것
ⓜ 다른 의료인 등을 비방할 목적으로 해당 의료인 등이 수행하거나 광고하는 기능 또는 진료 방법에 관하여 불리한 사실을 광고하는 것
ⓗ 의료인이 환자를 수술하는 장면이나 환자의 환부 등을 촬영한 동영상·사진으로서 일반인에게 혐오감을 일으키는 것을 게재하여 광고하는 것
ⓢ 의료인 등의 의료행위나 진료 방법 등을 광고하면서 예견할 수 있는 환자의 안전에 심각한 위해를 끼칠 우려가 있는 부작용 등 중요 정보를 빠뜨리거나 글씨 크기를 작게 하는 등의 방법으로 눈에 잘 띄지 않게 광고하는 것
ⓞ 의료인, 의료기관, 의료서비스 및 의료 관련 각종 사항에 대하여 객관적인 사실을 과장하는 내용으로 광고하는 것
ⓩ 법적 근거가 없는 자격이나 명칭을 표방하는 내용을 광고하는 것
ⓒ 특정 의료기관·의료인의 기능 또는 진료 방법에 관한 기사나 전문가의 의견을 「신문 등의 진흥에 관한 법률」에 따른 신문·인터넷신문 또는 「잡지 등 정기간행물의 진흥에 관한 법률」에 따른 정기간행물이나 「방송법」에 따른 방송에 싣거나 방송하면서 특정 의료기관·의료인의 연락처나 약도 등의 정보도 함께 싣거나 방송하여 광고하는 것

ⓒ 의료법 제57조 제1항에 따라 심의 대상이 되는 의료광고를 심의를 받지 아니하고 광고하거나 심의 받은 내용과 다르게 광고하는 것
　　　ⓔ 외국인환자를 유치할 목적으로 의료법에 따른 행위를 하기 위하여 국내광고 하는 것
　　　ⓟ 의료법 제45조에 따른 비급여 진료비용의 할인·면제 금액, 대상, 기간이나 범위 또는 할인·면제 이전의 비급여 진료비용에 대하여 허위 또는 불명확한 내용이나 정보 등을 게재하여 광고하는 것
　　　ⓗ 각종 상장·감사장 등을 이용하여 광고하는 것 또는 인증·보증·추천을 받았다는 내용을 사용하거나 이와 유사한 내용을 표현하여 광고하는 것. 다만, 의료법 제56조 제2항 제14호 각 목의 어느 하나에 해당하는 경우는 제외한다.
　⑤ 의료광고의 심의(의료법 제57조, 의료법 시행령 제24조)
　　의료인 등이 다음의 어느 하나에 해당하는 매체를 이용하여 의료광고를 하려는 경우 미리 의료광고가 규정에 위반되는지 여부에 관하여 기관 또는 단체의 심의를 받아야 한다.
　　　㉠ 「신문 등의 진흥에 관한 법률」에 따른 신문·인터넷신문 또는 「잡지 등 정기간행물의 진흥에 관한 법률」에 따른 정기간행물
　　　㉡ 「옥외광고물 등의 관리와 옥외광고산업 진흥에 관한 법률」에 따른 옥외광고물 중 현수막, 벽보, 전단 및 교통시설·교통수단에 표시(교통수단 내부에 표시되거나 영상·음성·음향 및 이들의 조합으로 이루어지는 광고를 포함한다)되는 것
　　　㉢ 전광판
　　　㉣ 대통령령으로 정하는 인터넷 매체(이동통신단말장치에서 사용되는 애플리케이션(Application)을 포함)
　　　　• 「신문 등의 진흥에 관한 법률」에 따른 인터넷뉴스서비스
　　　　• 「방송법」에 따른 방송사업자가 운영하는 인터넷 홈페이지
　　　　• 「방송법」에 따른 방송사업자의 방송프로그램을 주된 서비스로 하여 '방송', 'TV' 또는 '라디오' 등의 명칭을 사용하면서 인터넷을 통하여 제공하는 인터넷 매체
　　　　• 「정보통신망 이용촉진 및 정보보호 등에 관한 법률」에 따른 정보통신서비스 제공자 중 전년도 말 기준 직전 3개월간 일일 평균 이용자 수가 10만 명 이상인 자가 운영하는 인터넷 매체
　　　㉤ 그 밖에 매체의 성질, 영향력 등을 고려하여 대통령령으로 정하는 광고매체
　　　　• 전년도 말 기준 직전 3개월간 일일 평균 이용자 수가 10만 명 이상인 사회 관계망 서비스(Social Network Service)를 제공하는 광고매체를 말한다.

2 의료 해외진출 및 외국인환자 유치 지원에 관한 법률 시행규칙

*별표, 별지 등과 관련된 내용은 법령 사이트 참고(law.go.kr)

(1) 목적(제1조)

이 규칙은 「의료 해외진출 및 외국인환자 유치 지원에 관한 법률」 및 같은 법 시행령에서 위임된 사항과 그 시행에 필요한 사항을 규정함을 목적으로 한다.

(2) 외국인환자에서 제외되는 외국인의 범위(제2조)

「의료 해외진출 및 외국인환자 유치 지원에 관한 법률」(이하 "법"이라 한다) 제2조 제2호에 따라 외국인환자에서 제외되는 외국인은 다음 각 호와 같다.

1. 「출입국관리법」 제31조에 따라 외국인등록을 한 사람[「출입국관리법 시행령」 제12조 및 별표 1에 따른 기타(G-1)의 체류자격을 가진 사람은 제외한다]
2. 「재외동포의 출입국과 법적 지위에 관한 법률」 제6조에 따라 국내거소신고를 한 외국국적동포

(3) 의료 해외진출의 신고(제3조)

① 「의료 해외진출 및 외국인환자 유치 지원에 관한 법률 시행령」(이하 "영"이라 한다) 제3조 제1항 각 호 외의 부분에 따른 의료 해외진출 신고서(전자문서로 된 신고서를 포함한다)는 별지 제1호 서식과 같다.

② 영 제3조 제1항에 따라 신고를 한 의료기관의 개설자가 같은 조 제5항에 따라 신고내용의 변경을 알리려는 경우에는 별지 제1호 서식의 의료 해외진출 변경신고서(전자문서로 된 신고서를 포함한다)에 변경 내용을 확인할 수 있는 서류를 첨부하여 보건복지부장관에게 제출해야 한다.

③ 법 제4조 제5항에 따른 의료 해외진출 신고확인증은 별지 제2호 서식과 같다.

(4) 외국인환자 유치에 대한 등록요건(제4조)

① 법 제6조 제1항 제2호에 따라 외국인환자를 유치하려는 의료기관이 가입해야 하는 의료사고배상책임보험 또는 「의료사고 피해구제 및 의료분쟁 조정 등에 관한 법률」에 따른 의료배상공제조합(이하 "의료배상공제조합"이라 한다)은 다음 각 호의 기준을 모두 충족해야 한다.

1. 「의료사고 피해구제 및 의료분쟁 조정 등에 관한 법률」에 따른 의료사고로 인한 손해배상을 내용으로 할 것
2. 연간 배상한도액은 다음 각 목의 구분에 따른 금액 이상일 것
   가. 「의료법」에 따른 의원급 의료기관 또는 조산원 : 1억 원
   나. 「의료법」에 따른 병원급 의료기관 : 1억 원
   다. 「의료법」에 따른 종합병원 : 2억 원
3. 법 제6조 제6항에 따른 외국인환자 유치에 대한 등록 유효기간 동안 계속 유지할 것

② 법 제6조 제2항 제1호에서 "보건복지부령으로 정하는 보증보험"이란 다음 각 호의 기준을 모두 충족하는 보증보험을 말한다.

1. 외국인환자를 유치하는 과정에서 고의 또는 과실로 외국인환자에게 입힌 손해에 대한 배상책임을 보장하는 보증보험일 것
2. 「보험업법」에 따라 금융위원회의 허가를 받은 보험회사의 보증보험일 것
3. 보험금액이 1억 원 이상일 것

③ 법 제6조 제2항 제2호에서 "보건복지부령으로 정하는 규모 이상의 자본금"이란 1억 원 이상의 자본금을 말한다. 다만, 「관광진흥법」 및 같은 법 시행령에 따라 종합여행업 등록을 한 경우에는 5천만원 이상으로 한다.

(5) 외국인환자 유치에 대한 등록절차(제5조)

① 법 제6조 제1항에 따라 외국인환자 유치의 등록을 하려는 의료기관은 별지 제3호 서식의 등록신청서(전자문서로 된 등록신청서를 포함한다)에 다음 각 호의 서류(전자문서로 된 서류를 포함한다)를 첨부하여 특별시장·광역시장·특별자치시장·도지사 또는 특별자치도지사(이하 "시·도지사"라 한다)에게 제출해야 한다.
1. 삭 제
2. 진료과목별 전문의 명단
3. 의료사고배상책임보험 또는 의료배상공제조합에 가입하였음을 증명하는 서류
4. 보건복지부장관이 정하는 사업운영계획서

② 제1항에 따라 신청서를 제출받은 담당 공무원은 「전자정부법」 제36조 제1항에 따른 행정정보의 공동이용을 통하여 다음 각 호의 서류를 확인해야 한다. 다만, 신청인이 확인에 동의하지 않는 경우에는 그 서류를 첨부하도록 해야 한다.
1. 의료기관 개설신고증명서 또는 의료기관 개설허가증
2. 전문의 자격증

③ 법 제6조 제2항에 따라 외국인환자 유치의 등록을 하려는 자는 별지 제4호 서식의 등록신청서(전자문서로 된 등록신청서를 포함한다)에 다음 각 호의 서류(전자문서로 된 서류를 포함한다)를 첨부하여 시·도지사에게 제출해야 한다.
1. 보증보험에 가입하였음을 증명하는 서류
2. 자본금을 보유하였음을 증명하는 서류
3. 사무실에 대한 소유권이나 사용권이 있음을 증명하는 서류
4. 정관(법인만 해당한다)
5. 보건복지부장관이 정하는 사업운영계획서

④ 시·도지사는 제1항 또는 제3항에 따른 등록 신청에 대하여 등록을 해주는 경우에는 다음 각 호의 구분에 따라 등록증을 발급해야 하고, 특별시·광역시·특별자치시·도 또는 특별자치도(이하 "시·도"라 한다) 인터넷 홈페이지에 그 등록내용을 게시해야 한다.
1. 제1항에 따라 등록한 의료기관(이하 "외국인환자 유치의료기관"이라 한다)의 경우 : 별지 제5호 서식의 외국인환자 유치의료기관 등록증
2. 제3항에 따라 등록한 자(이하 "외국인환자 유치업자"라 한다)의 경우 : 별지 제6호 서식의 외국인환자 유치업자등록증

(6) 외국인환자 유치기관 등록 갱신 절차(제6조)

① 외국인환자 유치의료기관 또는 외국인환자 유치사업자(외국인환자 유치의료기관)가 법 제6조 제7항에 따라 등록을 갱신하려는 경우에는 등록의 유효기간이 만료되기 전 2개월 이내에 별지 제7호 서식의 외국인환자 유치기관 등록 갱신 신청서(전자문서로 된 신청서를 포함한다)에 다음 각 호의 구분에 따른 서류(전자문서로 된 서류를 포함한다)를 첨부하여 시·도지사에게 제출해야 한다.
　1. 외국인환자 유치의료기관의 경우 : 다음 각 목의 서류
　　가. 진료과목별 전문의 명단 및 자격증 사본 및 의료사고배상책임보험 또는 의료배상공제조합에 가입하였음을 증명하는 서류
　　나. 별지 제5호 서식의 외국인환자 유치의료기관 등록증
　2. 외국인환자 유치업자의 경우 : 다음 각 목의 서류
　　가. 보증보험에 가입하였음을 증명하는 서류, 자본금을 보유하였음을 증명하는 서류, 사무실에 대한 소유권이나 사용권이 있음을 증명하는 서류
　　나. 별지 제6호 서식의 외국인환자 유치업자 등록증
② 제1항 제1호에 따라 신청서를 제출받은 담당 공무원은 「전자정부법」 제36조 제1항에 따른 행정정보의 공동이용을 통하여 전문의 자격증을 확인해야 한다. 다만, 신청인이 확인에 동의하지 않는 경우에는 그 서류를 첨부하도록 해야 한다.
③ 제1항에 따른 등록 갱신 신청에 따른 등록증 발급에 관하여는 제5조 제4항을 준용한다. 이 경우 "등록 신청"은 "등록 갱신 신청"으로 본다.

(7) 등록사항의 변경 또는 휴업·폐업의 신고(제6조의2)

① 법 제6조의2에 따라 외국인환자 유치기관은 다음 각 호의 구분에 따른 사항이 변경된 경우에는 별지 제7호의2 서식의 외국인환자 유치기관 등록사항 변경 신고서에 외국인환자 유치의료기관 등록증 또는 외국인환자 유치사업자 등록증과 변경된 사항을 증명하는 서류를 첨부하여 변경 사유가 발생한 날부터 1개월 이내에 시·도지사에게 제출해야 한다.
　1. 외국인환자 유치의료기관의 경우 : 다음 각 목의 사항
　　가. 의료기관의 명칭 및 주소
　　나. 의료기관의 대표자 성명
　　다. 법 제6조 제1항 각 호의 요건
　2. 외국인환자 유치사업자의 경우 : 다음 각 목의 사항
　　가. 명칭 및 주소
　　나. 대표자 성명
　　다. 법 제6조 제2항 각 호의 요건
② 제1항 제1호에 따라 신고서를 제출받은 담당 공무원은 「전자정부법」 제36조 제1항에 따른 행정정보의 공동이용을 통하여 다음 각 호의 서류를 확인해야 한다. 다만, 신고인이 확인에 동의하지 않는 경우에는 그 서류를 첨부하도록 해야 한다.
　1. 의료기관 개설신고증명서 또는 의료기관 개설허가증
　2. 전문의 자격증

③ 제1항에 따른 신고를 접수한 시·도지사는 명칭이나 주소 등 외국인환자 유치기관의 등록증에 기재된 사항이 변경된 경우에는 등록증을 재발급해야 한다.

④ 법 제6조의2에 따라 휴업 또는 폐업을 신고하려는 외국인환자 유치기관은 별지 제7호의3 서식의 외국인환자 유치기관 휴업 또는 폐업 신고서에 다음 각 호의 서류를 첨부하여 휴업 또는 폐업을 한 날부터 1개월 이내에 시·도지사에게 제출해야 한다.
  1. 별지 제5호 서식의 외국인환자 유치의료기관 등록증 또는 별지 제6호 서식의 외국인환자 유치사업자 등록증
  2. 외국인환자 유치기관의 휴업 또는 폐업에 대한 이사회 또는 총회 의결서 등 법인 내부 의결기관의 결의서(법인인 경우만 해당한다)

(8) 외국인환자의 권익 보호(제7조)

① 외국인환자 유치기관은 법 제8조 제1항에 따라 다음 각 호의 사항을 영어로 적은 문서를 의료기관 또는 사업장 내에 게시하여야 한다.
  1. 제공하는 용역의 내용 및 조건 등에 관한 사항
  2. 분쟁발생 시 분쟁해결절차에 관한 사항
  3. 건강정보 등 개인정보보호에 관한 사항

② 외국인환자 유치의료기관은 법 제8조 제2항에 따라 의료기관 내에 「의료법 시행규칙」 별표 1에 따른 환자의 권리와 의무를 영어로 적은 문서를 게시하고 출력물로 비치하여야 한다. 이 경우 다른 외국어로 되어 있는 문서를 추가적으로 게시·비치할 수 있다.

(9) 수수료 또는 진료비 부과 실태조사(법 제7조의2)

① 보건복지부장관은 법 제9조 제2항에 따른 수수료·진료비의 부과 실태조사(이하 이 조에서 "실태조사"라 한다)를 위하여 필요한 경우 전문가 또는 관계 기관·법인·단체 등에 자료의 제출 또는 의견의 제시를 요청할 수 있다.

② 법 제9조 제2항에 따라 실태조사의 결과를 공개할 때에는 보건복지부장관이 정하여 고시하는 전산시스템에 게시하는 방법으로 한다.

③ 제1항 및 제2항에서 규정한 사항 외에 실태조사의 방법·절차 및 공개 범위 등에 관한 세부 사항은 보건복지부장관이 정하여 고시한다.

(10) 종합병원의 외국인환자 유치 제한 병상 수(제8조)

법 제10조에서 "보건복지부령으로 정하는 병상 수"란 다음 각 호의 구분에 따른 병상 수를 말한다. 다만, 환자 1명만을 수용하는 입원실의 병상 수는 제외한다.

① 「의료법」에 따른 종합병원 중 같은 법에 따라 상급종합병원으로 지정된 종합병원의 경우 : 병상 수의 100분의 5

② 「의료법」에 따른 종합병원(제1호의 상급종합병원으로 지정된 종합병원은 제외한다)의 경우 : 병상 수의 100분의 8

(11) 사업실적 보고(제9조)

① 외국인환자 유치기관은 법 제11조 제1항에 따라 전년도 사업실적을 다음 각 호의 구분에 따라 시·도지사에게 보고하여야 한다.
  1. 외국인환자 유치의료기관의 경우 : 다음 각 목에 관한 사항
     가. 외국인환자의 국적, 성별 및 출생연도
     나. 외국인환자의 진료과목, 입원기간, 주 질병·부상명 및 외래 방문일수
  2. 외국인환자 유치업자의 경우 : 다음 각 목에 관한 사항
     가. 외국인환자의 국적, 성별 및 출생연도
     나. 외국인환자의 방문 의료기관, 진료과목, 입원기간 및 외래 방문일수
     다. 외국인환자의 입국일 및 출국일
② 외국인환자 유치기관은 제1항에 따른 사업실적을 보고하는 경우에는 보건복지부장관이 정하는 전산시스템을 통하여 보고할 수 있다.

(12) 의료 해외진출 및 외국인환자 유치 지원 사업(제10조)

법 제12조 제9호에서 "의료 해외진출 및 외국인환자 유치를 지원하기 위하여 보건복지부령으로 정하는 사업"이란 다음 각 호의 사업을 말한다.
  1. 외국인환자의 편의 제공을 위한 기반시설의 설치·운영에 관한 사항
  2. 국외 의료기관 및 의료 단체 상호 간의 협력·지원에 관한 사항
  3. 외국인환자 유치를 위한 지방자치단체와의 협력에 관한 사항

(13) 의료 통역능력 검정시험(제11조)

① 보건복지부장관은 법 제13조 제2항에 따라 매년 1회 이상 의료 통역능력 검정시험을 실시하여야 한다.
② 보건복지부장관은 제1항에 따른 의료 통역능력 검정시험을 실시할 때에는 시행 일시, 시행 장소 및 시험과목 등 의료 통역능력 검정시험 시행계획을 시험 시행일 60일 전까지 공고하여야 한다.
③ 의료 통역능력 검정시험은 필기시험과 구술시험으로 구분하여 실시하되, 세부 평가항목은 다음 각 호의 구분에 따른다.
  1. 필기시험 : 다음 각 목의 사항
     가. 국제문화
     나. 의료서비스
     다. 병원시스템
     라. 기초의학
     마. 그 밖에 의료 통역능력의 검증을 위하여 보건복지부장관이 특히 필요하다고 인정하여 고시하는 사항
  2. 구술시험 : 다음 각 목의 사항
     가. 외국어 의사 표현의 정확성과 논리성
     나. 의료 지식

④ 의료 통역능력 검정시험의 합격 기준은 다음 각 호의 구분에 따른다. 이 경우 구술시험은 필기시험 합격자를 대상으로 실시한다.
　1. 필기시험 : 각 과목 총점의 40퍼센트 이상, 전 과목 총점의 60퍼센트 이상 득점한 사람
　2. 구술시험 : 구술시험 총점의 75퍼센트 이상 득점한 사람
⑤ 의료 통역능력 검정시험의 구술시험에 불합격한 사람에 대해서는 그 다음 회의 시험에 한정하여 필기시험을 면제한다.
⑥ 의료 통역능력 검정시험에서 부정행위를 한 사람에 대해서는 그 시험을 정지시키거나 합격을 무효로 한다.
⑦ 제2항부터 제6항까지에서 규정한 사항 외에 의료 통역능력 검정시험의 실시절차, 실시방법, 시험비용 및 부정행위 등에 필요한 세부사항은 보건복지부장관이 정하여 고시한다.

(14) 양성기관의 지정(제12조)

① 보건복지부장관은 법 제13조 제3항에 따른 양성기관(이하 "양성기관"이라 한다)을 지정하는 경우에는 다음 각 호의 기관으로 구분하여 지정할 수 있다.
　1. 의료 해외진출 및 외국인환자 유치 지원 전문인력 양성기관
　2. 통역 서비스 제공인력 양성, 보수교육 및 의료 통역능력 검정 지원을 위한 양성기관
② 양성기관의 지정기준은 다음 각 호와 같다.
　1. 업무를 수행하는 데 필요한 전담조직과 인력을 각각 갖출 것
　2. 업무를 수행하는 데 필요한 시설·설비 및 장비를 각각 갖출 것
　3. 업무를 수행하는 데 필요한 온라인 업무처리시스템을 각각 갖출 것
　4. 업무를 수행하는 데 필요한 재정적·행정적 능력이 있을 것
③ 보건복지부장관은 양성기관을 지정하는 경우에는 업무수행에 필요한 조건을 붙일 수 있다.
④ 보건복지부장관은 양성기관을 지정한 경우에는 그 지정내용을 보건복지부 인터넷 홈페이지에 게시하여야 한다.
⑤ 양성기관은 분기별로 보건복지부장관이 정하는 바에 따라 그 업무수행 현황 등을 보건복지부장관에게 보고하여야 한다.
⑥ 제3항부터 제5항까지에서 규정한 사항 외에 양성기관의 지정절차, 지정방법 및 업무수행에 필요한 세부사항은 보건복지부장관이 정하여 고시한다.

(15) 유치기관 평가 및 인증신청서(제13조)

영 제5조 제2항에 따른 평가·인증신청서(전자문서로 된 신청서를 포함한다)는 다음 각 호의 구분에 따른다.
① 외국인환자 유치기관 : 별지 제8호 서식
② 외국인환자 유치업자 : 별지 제9호 서식

(16) 외국인 의료광고 허용 지역의 기준 등(법 제14조)

① 법 제15조 제1항 제6호에서 "보건복지부령으로 정하는 기준"이란 다음 각 호의 기준을 말한다.
   1. 최근 1년간 외국인 관광객 수
   2. 외국인환자 유치기관 등 의료자원의 수
   3. 국내 관광객에 미치는 영향
   4. 그 밖에 외국인환자 유치에 관하여 보건복지부장관이 필요하다고 인정하는 사항

② 법 제15조 제3항에 따라 편중된 의료광고를 할 수 없는 특정 진료과목(이하 이 조에서 "특정 진료과목"이라 한다)은 다음 각 호와 같다.
   1. 성형외과
   2. 피부과

③ 외국인환자 유치의료기관은 국제항공노선이 개설된 공항 및 무역항에서 특정 진료과목에 대한 의료광고를 하는 경우에는 보건복지부장관이 정하는 바에 따라 특정 진료과목과 다른 진료과목의 균형을 맞추어 의료광고를 하여야 한다.

④ 보건복지부장관은 제2항 및 제3항에 따른 특정 진료과목에 대한 의료광고를 위하여 필요한 경우에는 관계 중앙행정기관, 지방자치단체 또는 관계 기관·법인·단체 등에 필요한 자료의 제출이나 의견의 진술을 요청할 수 있다.

(17) 외국인환자 사전·사후관리(제15조)

① 삭 제

② 법 제16조 제1항에 따라 국외에 있는 의료인에게 같은 항 각 호의 행위(이하 "외국인환자 사전·사후관리"라 한다)를 하려는 사람은 다음 각 호의 시설과 장비를 갖춰야 한다.
   1. 외국인환자 사전·사후관리실. 다만, 시·도지사가 필요하다고 인정하는 경우에는 진료실을 외국인환자 사전·사후관리실로 사용할 수 있다.
   2. 데이터 및 화상을 전송·수신할 수 있는 단말기, 서버, 정보통신망 등의 장비

③ 법 제16조 제1항에 따라 외국인환자 사전·사후관리를 하는 사람은 매년 2월 말일까지 전년도의 외국인환자 사전·사후관리 현황에 관한 다음 각 호의 사항을 시·도지사에게 알려야 한다.
   1. 외국인환자의 국적, 성별, 출생연도, 진료과목 및 주 질병·부상명
   2. 외국인환자 사전·사후관리의 내용 및 기간

④ 시·도지사는 제3항에 따른 전년도의 외국인환자 사전·사후관리 현황을 취합하여 매년 3월 31일까지 보건복지부장관에게 통보해야 한다.

⑤ 제3항에 따른 통지 및 제4항에 따른 통보는 보건복지부장관이 정하는 전산시스템을 통하여 할 수 있다.

(18) **외국 보건의료인 연수에 관한 데이터베이스 구축·운영 등(제15조의2)**
   ① 법 제 17조의2 제1항에 따른 외국 보건의료인 연수에 관한 데이터베이스는 다음 각 호의 정보를 포함해야 한다.
      1. 외국 보건의료인 연수기관의 명칭, 주소 및 규모
      2. 외국 보건의료인 연수 참가자의 이름, 국적, 여권번호 및 경력
      3. 외국 보건의료인 연수계획 및 연수실시 결과
      4. 그 밖에 외국 보건의료인 연수의 사후관리를 위해 필요한 정보
   ② 보건복지부장관은 제1항 각 호의 정보를 전자적 형태로 구축해야 한다.
   ③ 보건복지부장관은 법 제17조의2 제2항에 따라 외국 보건의료인 연수 관련 자료의 제출을 요청할 때에는 자료의 사용 목적·범위 및 제출방법 등을 명시하여 서면(전자문서를 포함한다)으로 해야 한다.
   ④ 제1항부터 제3항까지에서 규정한 사항 외에 데이터베이스 구축·운영 및 자료의 제출 요청에 필요한 사항은 보건복지부장관이 정한다.

(19) **정책협의회(법 제15조의3)**
   ① 법 제19조 제1항에 따른 정책협의회는 위원장 1명을 포함하여 15명 이내의 위원으로 구성한다.
   ② 정책협의회의 위원장은 정책협의회를 대표하고 정책협의회의 업무를 총괄한다.
   ③ 정책협의회의 회의는 재적위원 과반수의 출석으로 개의하고 출석위원 과반수의 찬성으로 의결한다.
   ④ 정책협의회의 업무를 효율적으로 수행하기 위하여 정책협의회에 분과협의회를 둘 수 있다.
   ⑤ 제1항부터 제4항까지에서 규정한 사항 외에 정책협의회 및 분과협의회의 구성 및 운영 등에 필요한 사항은 정책협의회의 위원장이 정한다.

(20) **지원기관 지정신청서(제16조)**
   영 제11조 제2항에 따른 지정신청서(전자문서로 된 지정신청서를 포함한다)는 별지 제10호 서식과 같다.

(21) **외국인환자 유치기관의 등록 취소(제17조)**
   시·도지사는 법 제24조 제1항에 따라 외국인환자 유치기관의 등록을 취소한 경우에는 그 사실을 시·도의 인터넷 홈페이지에 게시해야 한다.

> **알아두기**
>
> **의료법 외국인환자 유치 등록 조항**
> 의료법 제27조의2로 도입된 외국인환자 유치에 대한 등록 조항이 2015.12.22. 본 법의 제정과 동시에 삭제되었다.

3 의료분쟁 사례

(1) 왜 의료소송인가?

피해자가 사망의 원인과 장애의 원인을 미리 안다는 것이 힘들기 때문에 소송과정에서 그 원인들이 규명되면서 이를 통해 분쟁의 결말을 받아들이게 된다. 최근에는 의료소비자의 권리의식이 고양되면서, 의료사고가 발생한 경우 그로 인한 손해배상 청구가 자신들의 당연한 법적 권리임을 인식하게 되었고 이로 인하여 의료소송이 대폭 증가하게 되었다.

(2) 의료소송의 적용 범주

① 논의의 필요성 : 의료소송은 인과관계의 입증에서 그 특수성을 인정하고 있을 뿐만 아니라 과실의 내용에서도 다른 일반 불법행위와의 차이점을 인정하고 있다. 법률가가 의료진에게 다른 사회 구성원에게 요구되는 주의의무보다 더욱 더 높은 주의의무를 요구하는 것이 사회발전의 연속선상 필요하다는 사법적 고려이다.

> **알아두기**
>
> **불법행위를 이유로 한 손해배상 청구 조건**
> - 가해자의 고의 또는 과실에 의한 행위
> - 행위에 대한 책임능력
> - 가해행위의 위법성
> - 가해행위에 의한 손해발생
> - 가해행위와 손해 간의 상당한 인간관계
> ⇒ 고의 또는 과실에 의한 행위, 책임능력이 주관적 요건, 위법성, 손해발생, 인과관계가 객관적 요건

② 의료행위

㉠ 의료법 제12조는 의료행위를 "의료인이 하는 의료·조산·간호 등 의료기술의 시행"이라고 정의한다. 그리고 같은 법 제2조는 의료인을 "보건복지부장관의 면허를 받은 의사·치과의사·한의사·조산사 및 간호사"라고 정의하고, 의사는 의료와 보건지도, 치과의사는 치과 의료와 구강 보건지도, 한의사는 한방 의료와 한방 보건지도, 조산사는 조산과 임산부 및 신생아에 대한 보건과 양호지도, 간호사는 환자의 간호요구에 대한 관찰·자료수집·간호판단 및 요양을 위한 간호, 의사·치과의사·한의사의 지도하에 시행하는 진료의 보조, 간호 요구자에 대한 교육·상담 및 건강증진을 위한 활동의 기획과 수행, 그 밖의 대통령령으로 정하는 보건활동 등의 임무를 수행해야 한다고 규정하고 있다. 따라서 현행법상 의료행위는 의료법상의 의료인들이 그들의 임무를 수행함에 있어 시행하는 의료기술적 행위라고 할 수 있을 뿐 그 실체적 내용은 정의되어 있지 않다.

㉡ 실무에서는 의료행위를 '의사의 의학적 판단 및 기술로써 행하는 것이거나 보건위생상 위해를 발생시킬 우려가 있는 행위'라고 보는 것이 일반적이다.

> **알아두기**
>
> **대법원의 입장**
> 대법원의 입장은 아직까지 명확하게 확립된 것은 아니지만 의료행위를 질병의 예방과 치료행위라고 하면서도, 의료행위의 내용에 관하여 의료법의 목적을 감안한 사회통념에 비추어 판단하여야 한다는 입장이다.

③ 의료사고와 의료분쟁

㉠ 의료사고 : '의료행위가 개시되어 그 종료에 이르기까지의 과정에서 예기치 못한 결과가 발생한 경우'를 지칭한다. 이러한 의료사고에는 본래 의미의 의료행위 과정 중에서 발생하는 악결과 이외에, 병원의 환자관리나 시설관리 면에서 발생하는 사고는 물론, 신생아를 잘못 인도한 경우 등도 의료사고에 포함된다. 의료사고는 그 발생, 원인, 책임의 소재가 일단 도외시한 사회현상에 있음을 의미하는 가치중립적인 개념이다. 이 중에는 의사에게 당해 결과에 대하여 결과예견가능성이나 결과회피가능성에 대한 비난을 할 수 없는 의료사고도 포함한다. 이러한 사고는 의료의 수준에 비추어 의사에게 주의의무를 위반하였다고 할 수 없다. 따라서 모든 의료사고에 의료과실이 있다고는 할 수 없다.

㉡ 의료분쟁 : 의료사고를 주원인으로 한 환자 측과 의료인 측 간의 다툼 또는 의사의 진료로 인한 의료사고와 의사를 포함한 의료관계자의 행위로 인한 의료사고를 출발점으로 한 의료진과 환자 측과의 다툼이다.

> **알아두기**
>
> **의료사고와 의료분쟁(의료분쟁조정법 제2조)**
> 1. 의료사고란 보건의료인이 환자에 대하여 실시하는 진단·검사·치료·의약품의 처방 및 조제 등의 행위(이하 "의료행위 등"이라 한다)로 인하여 사람의 생명·신체 및 재산에 대하여 피해가 발생한 경우를 말한다.
> 2. 의료분쟁이란 의료사고로 인한 다툼을 말한다.

④ 의료분쟁 해결제도

㉠ 사법적 해결방법
- 민사소송 : 일반적으로 소요시간이 길며 재정적 부담이 높음
- 형사소송 : 실효성이 높지 않음

㉡ 비사법적 해결방법
- 합의 : 최선의 해결방법
- 법원의 조정 : 신속하게 진행됨
- 대한의사협회 의료배상공제조합 : 1981년 치료과정에서 발생하는 위험부담의 분산을 위해 의협 공제회 발족
- 한국의료분쟁조정중재원 : 의료사고의 신속·공정한 피해구제와 보건의료인의 안정적인 진료환경 조성을 위하여 보건복지부 산하기관으로 2012년 설립

- 한국소비자원의 소비자분쟁조정위원회 : 소비자기본법에 의해 설립되었으며, 분쟁 당사자 사이의 상호양보를 통한 해결방안을 제시
- 의사배상책임보험 : 피보험자가 수행하는 의료행위 과실에 의해 타인에게 신체의 장해를 입혔을 경우에 보상

⑤ 의료분쟁의 조정 및 중재
  ㉠ 조정의 신청기간
    - 의료사고의 원인이 된 행위가 종료된 날로부터 10년 이내
    - 피해자나 그 법정대리인이 그 손해 및 가해자를 안 날부터 3년 이내
  ㉡ 조정결정
    - 조정부는 사건의 조정절차가 개시된 날부터 90일 이내에 조정결정을 하여야 한다.
    - 조정부가 필요하다고 인정하는 경우 그 기간을 1회에 한하여 30일까지 연장할 수 있다. 이 경우 그 사유와 기한을 명시하여 신청인에게 통지하여야 한다.
  ㉢ 대한상사중재원
    - 중재법에 의거하여 1966.3.22. 설립된 상설 법정 중재기관으로 국내외 상거래에서 발생하는 분쟁을 사전에 예방하고, 발생된 분쟁을 중재, 조정, 알선을 통하여 신속하고 공정하게 해결함으로써 명랑한 상거래 풍토를 조성하고, 나아가 국가산업경제 발전에 기여한다.
    - 중재 진행 절차 : 중재합의 → 중재신청 → 중재판정부 구성 → 중재심리 → 중재판정(화해판정)

(3) 의료분쟁의 특수성
① 의료행위의 특수성
  ㉠ 침습성 및 구명성 : 의료행위는 혈관에 부작용의 우려가 있는 약품을 투입하거나, 수술용 가위로 신체부위를 절단하는 등 환자의 신체를 해하는 침습성을 가진다. 의료기술은 항상 위험성이 수반되고 의료사고가 발생할 가능성이 높기 때문에, 의사로서는 항상 신체 침습성, 위험 내재성이라는 부작용 위험을 방지하기 위하여 최선의 주의의무가 요구된다.
  ㉡ 의료행위의 윤리성 : 의사와 환자와의 관계는 법적 계약관계를 초월하는 관계이다. Eberhard Schmitt에 의하면 인간 상호 간의 윤리적 관계에 의거하여 환자의 건강보호를 위하여 유익한 방법을 구사하는 것이며, 바로 거기서 윤리적 동기가 인간에게서 인간으로 전달되고 그 내용이 결정된다고 한다. 이와 같이 의료관계에서는 법적인 것과 윤리적인 것이 합류하고 있으며, 직업윤리가 의사와 환자와의 법률관계에 침투하게 된다.
  ㉢ 개별성 및 예측곤란성 : 환자는 개인적으로 유전환경에 의한 생물학적 신체적 특수성이 강하여 같은 의약품, 수술, 검사라 할지라도 환자 개인의 신체조건에 따라 그 효과가 동일하게 나타나지 않는다. 따라서 의사는 환자 각자의 개인차에 따라 치료법을 선택하고 환자를 검사할 의무를 부담하지만, 의사의 의료행위에 따르는 반응 결과가 정형적으로 나타나지 않기 때문에 필연적으로 의료행위는 예측곤란성을 가지고 있다.
  ㉣ 재량성 : 의사는 진료를 행함에 있어 환자의 상황과 당시의 의료수준 그리고 자기의 지식 경험에 따라 적절하다고 판단되는 진료방법을 선택할 상당한 범위의 재량을 가진다고 할 것이고, 그것이 합리적인 범위를 벗어난 것이 아닌 한 진료의 결과를 놓고 그중 어느 하나만이 정당하고 이와 다른 조치를 취한 것은 과실이 있다고 말할 수 없다.

ⓜ 의료행위의 응급구명성(긴급성) : 의료행위는 질병의 종류와 상태에 따라 다양하게 이루어지기 때문에 사전예고 없이 돌발적으로 환자의 병상이 급박하거나 중대하여 즉각적으로 치료를 행하여야 하는 상황이 있다. 「의료법」 제15조는 '의료인 또는 의료기관 개설자는 진료나 조산 요청을 받으면 정당한 사유 없이 거부하지 못한다. 의료인은 응급환자에게 「응급의료에 관한 법률」이 정하는 바에 따라 최선의 처치를 하여야 한다'라고 규정하고 있다. 「응급의료에 관한 법률」 제2조 제2호에서는 '응급의료란 응급환자가 발생한 때부터 생명의 위험에서 회복되거나 심신상의 중대한 위해가 제거되기까지의 과정에서 응급환자를 위하여 하는 상담·구조·이송·응급처치 및 진료 등의 조치를 말한다.'라고 규정하고 있다.

ⓑ 전문성 : 의료행위는 긴 시간과 비용을 들여서 의학에 관한 전문적 지식을 획득하고, 장기간에 걸친 경험을 쌓아 스스로 필요한 기능을 몸에 익히는 힘든 과정을 밟아서 양성된 고도의 전문적 직업인인 의사들에 의하여 행하여진다. 특히 의료행위의 경우 인간의 신체를 다루기 때문에 의사라 하더라도 자신의 전문 진료과목이 아닌 다른 과목의 환자의 증상을 정확히 알 수 없을 정도로 특정 부분에 대한 고도의 전문성을 요한다.

ⓢ 밀실성 : 의료사고가 발생하였을 경우 의료사고에 대한 구체적인 정보, 특히 의사의 주의의무 이행과 같은 과실유무 판단에 결정적인 자료가 될 수 있는 정보에 접근할 수 있는 환자들은 대부분 의학에 관한 전문적 지식이 없을 뿐만 아니라, 특히 의식불명인 경우 환자는 어떠한 처치가 있었는지 모르고 있는 때도 많다. 더구나 수술을 할 경우 수술실과 같이 공개되지 않은 의사와 환자만이 있는 장소에서 이루어지는 밀실성을 가진다.

ⓞ 악결과 발생원인의 불명함 : 의료행위는 보통 어떤 일정한 목적을 향한 동종의 행위·이종의 행위가 규칙적·불규칙적으로 혹은 계속적으로 반복되는 경우가 많다. 그리고 각 치료행위는 목적을 향한 의사의 일정한 재량이 있는 범위 내의 행위이며, 그 행위 상호 간에는 환자에 대한 효과·영향을 야기하는 시행착오를 통하여 계속적으로 반복되고, 만일 환자에게 사망·후유장애와 같은 악결과가 발생하더라도 그 기초가 된 기본적인 원인행위를 특정하기가 곤란한 경우가 많다.

ⓩ 의학상의 미해명 : 의학 분야에서는 인간의 정신·신체뿐만 아니라, 질병의 원인과 내용이 밝혀지지 않은 분야가 많고 또한 질병이 신체·정신에 미치는 영향과 효과에 대하여도 해명되지 않은 분야가 많이 존재한다.

ⓒ 의료행위의 단행성 : 의료행위에는 시간적 제약이 따르기 때문에 적절한 시간 내에 일정한 의료처치를 완료해야 한다. 의료처치의 지연이나 중단은 환자에게 불이익을 초래하는 중요한 원인이 되는데 이것을 의료의 단행성이라고 한다. 이러한 의료의 단행성 때문에 의사의 재량적 판단 및 이송의무가 강조되며, 더욱이 병변 진행이 고속이어서 처치의 긴급단행을 요하는 경우에는 의사의 일반적 주의의무 기준이 수정된다.

② 의료소송의 특수성

㉠ 보호법익의 최고성과 최선의 주의의무 : 의료소송은 가장 보호받아야 할 인간의 생명·신체·건강에 관한 소송이라는 점에서 그 보호법익의 최고성을 가진다. 이러한 보호법익의 최고성으로 의료행위에 직접 관여하는 의사에게는 고도의 주의의무, 혹은 최선의 주의의무가 요구된다.

㉡ 높은 화해(합의) 비율 : 의료소송은 다른 사건과 달리 화해(합의)에 의하여 해결되는 비율이 50%에서 많게는 80%에 이르고 있다. 이와 같이 합의에 의한 의료사고 해결의 비율이 높은 이유는 환자 측이 소송비용 부담을 감당하기 어려워서 소송을 포기하거나 저액의 화해를 하는 경우도 있지만,

환자 측의 비합법적인 위협에 못 이긴 의사들이 이에 굴복하여 합의에 이르게 되는 경우도 있다.
ⓒ 형사사건화 경향 : 의료사건이 형사사건화가 되는 이유는 첫째, 형사고소를 통하여 수사절차상에서 의사의 과실이 밝혀지기를 막연히 기대하는 심리 때문이다. 둘째, 형사고소는 비용이 훨씬 적게 들기 때문이고, 셋째로는 의사가 독점하고 있는 정보를 수사과정에서 일부라도 알기 위해서이며, 넷째로는 환자를 상담하는 변호사나 상담원들이 진상파악이 어렵다는 이유로 먼저 형사 고소를 권유하는 경우가 많기 때문이다.
ⓔ 폐쇄성으로 인한 입증곤란 : 의료소송은 의료라고 하는 극히 전문적 분야에 관한 분쟁이기 때문에 환자 측은 비전문가인 데다가 증거방법을 수중에 가지고 있지 못하고, 감정인인 의사의 동료의식에 의하여 유리한 감정결과를 기대하기 어렵다. 또한 현대의학으로도 해명할 수 없는 병리현상이 많고 판단자인 법관도 의학전문가가 아니며 의학의 끊임없는 발전 때문에 고정적인 판단기준을 발견하기 어렵다.
ⓜ 낮은 책임인정률 : 의료과실 사건은 다른 일반사건에 비하여 책임인정률이 매우 낮다.

③ **의료행위의 적법성 요건**
의료행위라고 하여 모두 정당성이 인정되는 것은 아니며 그러한 의료적 침습행위가 의학적으로 필요하고 그 방법이 적정한 때에만 그러하다. 침습적인 의학적 행위가 정당한 의료행위로서 인정받기 위한 요건은 다음과 같다.

첫째, 의료행위가 정당한 것으로 인정되기 위해서는 치료의 목적이 있어야 한다. 의료행위는 질병의 치료, 예방이라고 하는 의학의 근본이념 실현을 목표로 하는 것이기 때문에, 행위자가 주관적으로 치료의 목적을 갖지 아니한 경우에는 결과적으로 치료의 효과가 생겼다 하더라도 정당한 의료행위의 범주에 든다고 할 수 없다.

둘째, 의료행위는 인신에 대한 위험을 수반하는 것이기에 건강 보호 및 증진을 위해 필요하며 타당한 것이 아니라면 용서되어서는 안 된다. 이를 의학적 적응성이라 한다.

셋째, 의학적으로 인정된 방법으로 이루어지지 않으면 안 된다(의료수준에 따른 진료). 이를 의료기술의 정당성이라 한다.

넷째, 의료행위는 인신에 대한 침습을 수반하는 것이기에 이를 받아들일지의 여부는 환자가 결정해야 한다.

(4) 의료과실

① **의료과실과 주의의무**
과실은 자신의 행위가 일정한 결과를 발생시킨다는 것을 인식해야 함에도 불구하고 기울여야 할 주의를 게을리하여 그 결과의 발생을 인식하지 못하고 어떤 행위를 하는 심리상태로 즉, 주의의무에 위반한 것을 말한다. 따라서 과실은 주의의무를 위반하여 타인에게 손해를 입힌 경우에 인정된다. 결국 주의의무 위반이라는 것은 의사의 과실 판정의 기초가 되는데 의료과오에서의 주의의무라 함은 유해한 결과가 발생되지 않도록 의식을 집중할 의무이다. 그런데 의사의 과실은 통상인의 과실이 아닌 전문가의 과실이라는 점에 특색이 있으며, 따라서 의사에게는 전문가에게 요구되는 높은 수준의 주의의무가 요구된다.

② **주의의무의 내용**
주의의무 위반의 내용이 무엇인가에 대하여는 위법한 결과발생의 사실적 가능성에 대한 합리적인

예견가능성을 전제로 하는 예견의무와 그 결과발생을 회피함에 적절한 조치를 강구할 회피의무라는 두 가지 의무의 2단계로 되어 있다고 보는 것이 일반적이다. 주의의무 위반을 인정한 판례에 의하면, 과실에 관하여 부주의로 인하여 그 결과의 발생을 예견하지 못하였다는 것을 강조하는 것도 있으나, 많은 판결들은 결과회피의무를 다하지 못하였다는 점을 강조하고 있다. 그 이유는 의료의 특징상 신체에의 침습이 불가피하며 이에 대한 적절한 조치를 하더라도 회피불가능한 위험의 영역이 많지만 그 경우에도 적절한 회피수단을 갖추고서 의료행위를 해야 할 필요성이 있기 때문이다.

③ **주의의무의 판정기준**

의사는 의료행위를 함에 있어서 환자의 구체적인 증상이나 상황에 따라 위험을 방지하기 위하여 요구되는 최선의 조치를 취하여야 할 주의의무가 있으므로, 환자의 상태에 주의하고 치료방법의 효과와 부작용 등 모든 사정을 고려하여 최선의 주의를 기울여 그 치료를 실시하여야 한다. 그런데 통상의 의사 또는 평균적인 의사로서의 의학상 지식과 기술은 의료행위의 특수성으로 인하여 그 구체적인 판단이 어렵고, 통상의 의사로서의 의학 지식은 그 당시의 의학의 수준, 지역차, 의료행위 당시의 주변상황 등의 진료환경이나 기타 조건에 따라 각각 다르게 판단될 수 있다.

㉠ 의학, 의료의 수준 : 의료행위에 있어 주의의무위반의 판단은 먼저, 통상의 의사에게 그 당시에 일반적으로 널리 알려져 있고 또 시인되고 있는 의학상식, 즉 그 당시의 의학이나 의료의 수준을 기준으로 한다.

㉡ 의료의 주체
- 의사의 수준 및 특정전문지식 : 보통인 내지 평균인으로서의 주의의무가 아니라 의사로서 전문적 지식과 기술을 갖춘 사람, 즉 전문적인 의사로서의 주의의무이다.
- 전문의, 수련의, 전공의 사이의 주의의무 기준 : 의사 자격을 지니는 이상 수련의든, 전공의든, 전문의든 의사의 주의의무 기준에 대한 실질적인 구분은 없다.
- 전문의와 비전문의 사이의 주의의무 기준 : 우리나라에는 전문의제도가 있어 비전문의는 일반의사로서의 평균적인 주의를 하는 것으로 족하지만 전문의는 해당 분과의 전문의로서의 평균적인 주의를 갖출 것이 요구되므로 비전문의보다 높은 주의의무가 요구된다.
- 의료종사자 : 현대의 의료는 의사를 중심으로 해서 이에 간호사, 진료방사선기사, 위생검사기사 등 다수의 의료보조자 또는 의료종사자가 협력하는 것이 보통이다. 따라서 의료상 과실을 논할 경우 의사만이 아니고 이러한 각종 의료보조자 또는 의료종사자의 과실 또한 문제가 될 수 있다.

㉢ 진료환경과 조건
- 지역차 : 의사의 본래의 능력에는 차이가 없어도 연구의 기회나 설비 등의 차이로 인하여, 현실적으로 그 의료수준에 차이가 있을 수 있다.
- 긴급성 : 치료가 긴급을 요하는 때에는, 위험이 많은 불만족한 상태에서 치료를 하지 않으면 안 되는 경우가 있을 수 있다. 긴급한 치료를 받지 못했을 경우의 위험에 비하여 긴급한 치료를 받을 경우의 위험이 더 적다고 이익교량을 하여 의사가 긴급한 치료를 시작한 경우에는 첫째, 이익교량을 거쳐 채용한 진단, 치료법, 치료의 시기 등이 의학수준에 미달하거나 혹은 의학상 일반적으로 요구되는 일정과정이 결여되어 있더라도 바로 과실로 되지 않으며 둘째, 기술적 측면에서 그 진료가 어떤 중대한 결과를 발생시킬 원인사실 내지 통계상 위험발생의 가능성이 높은 요소에 관하여 강한 주의를 베풀면서 행해지는 한 사소한 부분에 관해 주의를 베풀지 않았다고 하더라도 그것이 과실로 되지 않는다.

ⓔ 의사의 재량권 : 의사의 독점적인 진료권을 인정하면 의사의 재량 범위는 넓어지지만, 환자의 자기결정권을 중시하여 의사의 설명의무를 전제로 한다면 재량성의 범위는 좁아진다.
ⓜ 특이체질의 문제 : 특이체질 환자에 대한 의료행위에 과실이 있는지의 여부는 의사가 그 특이체질을 예상할 수 있었느냐 여부에 따라 판정하여야 될 것이다. 즉, 의사가 특이체질을 예상할 수 있었던 경우에는 그에게 과실이 인정되지만, 그렇지 않은 경우에는 과실이 인정되지 않는다고 보아야 할 것이다.

CHAPTER 02 관광관련법규

1 관광진흥법

(1) 의료관광 활성화(법 제12조의2)
① 문화체육관광부장관은 외국인 의료관광(의료관광이란 국내 의료기관의 진료, 치료, 수술 등 의료서비스를 받는 환자와 그 동반자가 의료서비스와 병행하여 관광하는 것을 말함)의 활성화를 위하여 대통령령으로 정하는 기준을 충족하는 외국인 의료관광 유치·지원 관련 기관에 「관광진흥개발기금법」에 따른 관광진흥개발기금을 대여하거나 보조할 수 있다.
② 제1항에 규정된 사항 외에 외국인 의료관광 지원에 필요한 사항에 대하여 대통령령으로 정할 수 있다.

(2) 외국인 의료관광 유치·지원 관련 기관(시행령 제8조의2)
① 법 제12조의2 제1항에서 "대통령령으로 정하는 기준을 충족하는 외국인 의료관광 유치·지원 관련 기관"이란 다음 어느 하나에 해당하는 것을 말한다.
  1. 「의료 해외진출 및 외국인환자 유치 지원에 관한 법률」 제6조 제1항에 따라 등록한 외국인환자 유치 의료기관 또는 같은 조 제2항에 따라 등록한 외국인환자 유치업자
  2. 「한국관광공사법」에 따른 한국관광공사
  3. 그 밖에 법 제12조의2 제1항에 따른 의료관광의 활성화를 위한 사업의 추진실적이 있는 보건·의료·관광 관련 기관 중 문화체육관광부장관이 고시하는 기관
② 법 제12조의2 제1항에 따른 외국인 의료관광 유치·지원 관련 기관에 대한 관광진흥개발기금의 대여나 보조의 기준 및 절차는 「관광진흥개발기금법」에서 정하는 바에 따른다.

(3) 외국인 의료관광 지원(시행령 제8조의3)
① 문화체육관광부장관은 법 제12조의2 제2항에 따라 외국인 의료관광을 지원하기 위하여 외국인 의료관광 전문인력을 양성하는 전문교육기관 중에서 우수 전문교육기관이나 우수 교육과정을 선정하여 지원할 수 있다.
② 문화체육관광부장관은 외국인 의료관광 안내에 대한 편의를 제공하기 위하여 국내외에 외국인 의료관광 유치 안내센터를 설치·운영할 수 있다.

③ 문화체육관광부장관은 의료관광의 활성화를 위하여 지방자치단체의 장이나 외국인환자 유치 의료기관 또는 유치업자와 공동으로 해외마케팅사업을 추진할 수 있다.

(4) 의료관광호텔업(시행령 제2조 제1항 제2호, 별표 1)

① 정의 : 의료관광객의 숙박에 적합한 시설 및 취사도구를 갖추거나 숙박에 딸린 음식・운동 또는 휴양에 적합한 시설을 함께 갖추어 주로 외국인 관광객에게 이용하게 하는 업

② 등록기준
- ㉠ 의료관광객이 이용할 수 있는 취사시설이 객실별로 설치되어 있거나 층별로 공동취사장이 설치되어 있을 것
- ㉡ 욕실이나 샤워시설을 갖춘 객실이 20실 이상일 것
- ㉢ 객실별 면적이 19제곱미터 이상일 것
- ㉣ 「교육환경 보호에 관한 법률」 제9조 제13호・제22호・제23호 및 제26호에 따른 영업이 이루어지는 시설을 부대시설로 두지 않을 것
- ㉤ 의료관광객의 출입이 편리한 체계를 갖추고 있을 것
- ㉥ 외국어 구사인력 고용 등 외국인에게 서비스를 제공할 수 있는 체제를 갖추고 있을 것
- ㉦ 의료관광호텔 시설(의료관광호텔의 부대시설로 「의료법」 제3조 제1항에 따른 의료기관을 설치할 경우에는 그 의료기관을 제외한 시설을 말한다)은 의료기관 시설과 분리될 것. 이 경우 분리에 관하여 필요한 사항은 문화체육관광부장관이 정하여 고시한다.
- ㉧ 대지 및 건물의 소유권 또는 사용권을 확보하고 있을 것
- ㉨ 의료관광호텔업을 등록하려는 자가 다음의 구분에 따른 요건을 충족하는 외국인환자 유치 의료기관의 개설자 또는 유치업자일 것
    - (가) 외국인환자 유치 의료기관의 개설자
        1) 「의료 해외진출 및 외국인환자 유치 지원에 관한 법률」 제11조에 따라 보건복지부장관에게 보고한 사업실적에 근거하여 산정할 경우 전년도(등록신청일이 속한 연도의 전년도를 말한다. 이하 같다)의 연환자수(외국인환자 유치 의료기관이 2개 이상인 경우에는 각 외국인환자 유치 의료기관의 연환자수를 합산한 결과를 말한다. 이하 같다) 또는 등록신청일 기준으로 직전 1년간의 연환자수가 500명을 초과할 것. 다만 외국인환자 유치 의료기관 중 1개 이상이 서울특별시에 있는 경우에는 연환자수가 3,000명을 초과하여야 한다.
        2) 「의료법」 제33조 제2항 제3호에 따른 의료법인인 경우에는 1)의 요건을 충족하면서 다른 외국인환자 유치 의료기관의 개설자 또는 유치업자와 공동으로 등록하지 아니할 것
        3) 외국인환자 유치 의료기관의 개설자가 설립을 위한 출연재산의 100분의 30 이상을 출연한 경우로서 최다출연자가 되는 비영리법인(외국인환자 유치 의료기관의 개설자인 경우로 한정한다)이 1)의 기준을 충족하지 아니하는 경우에는 그 최다출연자인 외국인환자 유치 의료기관의 개설자가 1)의 기준을 충족할 것

(나) 유치업자
1) 「의료 해외진출 및 외국인환자 유치 지원에 관한 법률」 제11조에 따라 보건복지부장관에게 보고한 사업실적에 근거하여 산정할 경우 전년도의 실환자수(둘 이상의 유치업자가 공동으로 등록하는 경우에는 실환자수를 합산한 결과를 말한다. 이하 같다) 또는 등록신청일 기준으로 직전 1년간의 실환자수가 200명을 초과할 것
2) 외국인환자 유치 의료기관의 개설자가 100분의 30 이상의 지분 또는 주식을 보유하면서 최대출자자가 되는 법인(유치업자인 경우로 한정한다)이 1)의 기준을 충족하지 아니하는 경우에는 그 최대출자자인 외국인환자 유치 의료기관의 개설자가 (가) 1)의 기준을 충족할 것

2 출입국관리법

(1) 출입국 절차

① **출국절차** : 병무신고 → 항공사 탑승수속 → 수하물보안검사 → CIQ 검사 → 출국라운지 대기 → 탑승
② **입국절차** : 검역 → 법무사열 → 탁송수하물 회수 → 세관통관
　㉠ 외국인의 입국 : 외국인이 입국할 때에는 유효한 여권과 법무부장관이 발급한 사증(査證)을 가지고 있어야 한다.
　㉡ 입국심사(법 제12조)
　　• 외국인이 입국하려는 경우에는 입국하는 출입국항에서 여권과 입국신고서를 출입국관리공무원에게 제출하여 입국심사를 받아야 한다.
　　• 출입국관리공무원은 입국심사를 할 때에 다음의 요건을 갖추었는지를 심사하여 입국을 허가한다.
　　　- 여권과 사증이 유효할 것. 다만, 사증은 이 법에서 요구하는 경우만을 말한다.
　　　- 사전여행허가서가 유효할 것
　　　- 입국목적이 체류자격에 맞을 것
　　　- 체류기간이 법무부령으로 정하는 바에 따라 정하여졌을 것
　　　- 입국의 금지 또는 거부의 대상이 아닐 것
　㉢ 조건부 입국허가(법 제13조)
　　• 지방출입국·외국인관서의 장은 외국인에 대하여는 대통령령으로 정하는 바에 따라 조건부 입국을 허가할 수 있다.
　　• 지방출입국·외국인관서의 장은 조건부 입국을 허가할 때에는 조건부입국허가서를 발급하여야 한다. 이 경우 그 허가서에는 주거의 제한, 출석요구에 따를 의무 및 그 밖에 필요한 조건을 붙여야 하며, 필요하다고 인정할 때에는 1천만 원 이하의 보증금을 예치하게 할 수 있다.
　　• 지방출입국·외국인관서의 장은 조건부 입국허가를 받은 외국인이 그 조건을 위반하였을 때에는 그 예치된 보증금의 전부 또는 일부를 국고에 귀속시킬 수 있다.

(2) 무비자 입국(법 제7조 제2항)

다음의 어느 하나에 해당하는 외국인은 사증 없이 입국할 수 있다.

① 재입국허가를 받은 사람 또는 재입국허가가 면제된 사람으로서 그 허가 또는 면제받은 기간이 끝나기 전에 입국하는 사람
② 대한민국과 사증면제협정을 체결한 국가의 국민으로서 그 협정에 따라 면제대상이 되는 사람
③ 국제친선, 관광 또는 대한민국의 이익 등을 위하여 입국하는 사람으로서 대통령령으로 정하는 바에 따라 따로 입국허가를 받은 사람
④ 난민여행증명서를 발급받고 출국한 후 그 유효기간이 끝나기 전에 입국하는 사람

> **알아두기**
>
> **의료관광비자**
>
> **단기방문비자(C-3-3)**
> - 1회 부여 체류기간의 상한 : 90일
> - 체류자격 : 외국인환자 사증 및 사증발급인정 발급지침 대상자 중 단기 방문자
> - 발급대상 : 외국인환자 유치기관 중 법무부장관이 '전자사증 대리신청 기관'으로 지정한 우수 유치기관에서 초청한 외국인환자 및 동반자
> - 제출서류 및 발급 내용 : '외국인환자 사증(C-3-3, G-1-10) 발급 및 체류관리 지침'에 따라 서류제출 및 사증 발급
>
> **기타비자(G-1-10)**
> - 체류기간의 상한 : 1년
> - 발급대상
>   - 외국인환자 유치기관의 초청을 받지 않고, 국내 의료기관에서 진료 또는 요양할 목적으로 입국하고자 하는 외국인환자
>   - 외국인환자의 간병 등을 위해 동반입국이 필요한 배우자 등 동반가족 및 간병인
>   - 국내 병원과 송출국가 간 환자 송출계약을 체결하고 송출국가에서 진료비 등을 지원하는 외국인환자에 대하여 간병인 동반입국 허용
> - 첨부서류
>   - 사증발급신청서, 여권, 표준규격사진 1매, 수수료
>   - 국내외 의료기관 또는 요양기관에서 발급한 치료 또는 요양을 소명할 수 있는 병원 진단서, 의사소견서 등 입증자료
>   - 국내 의료기관 또는 요양기관에서 치료 또는 요양관련 예약 입증자료 징구
>   - 치료비, 체재비 등 부담능력 또는 재정능력 입증서류
>   - 가족관계 및 간병인 입증서류

(3) 사증발급(시행령 제7조)

① 법 제7조 제1항에 따라 사증을 발급받으려는 외국인은 사증발급 신청서에 법무부령으로 정하는 서류를 첨부하여 법무부장관에게 제출해야 한다.
② 법무부장관은 외국인이 제1항에 따라 사증발급 신청을 하면 법무부령으로 정하는 바에 따라 사증을 발급한다. 이 경우 그 사증에는 제10조에 따른 체류자격과 체류기간 등 필요한 사항을 적어야 한다.
③ 법무부장관은 제2항에 따라 사증을 발급하는 경우 전자통신매체를 이용할 수 있다.
④ 법무부장관은 제2항에 따라 사증을 발급하는 경우 사증을 발급한 사실을 확인하는 서류를 그 외국인에게 발급할 수 있다. 이 경우 그 서류에는 법 제10조에 따른 체류자격과 체류기간 등 필요한 사항을 적어야 한다.
⑤ 법무부장관은 사증발급에 필요하다고 인정하는 때에는 사증을 발급받으려는 외국인에게 관계 중앙행정기관의 장으로부터 추천서를 발급받아 제출하게 하거나 관계 중앙행정기관의 장에게 의견을 물을 수 있다.
⑥ 제5항에 따른 추천서 발급기준은 관계 중앙행정기관의 장이 법무부장관과 협의하여 따로 정한다.
⑦ 법무부장관은 취업활동을 할 수 있는 체류자격에 해당하는 사증을 발급하는 경우에는 국내 고용사정을 고려하여야 한다.

(4) 온라인에 의한 사증발급 신청 등(시행령 제7조의2)

① 법무부장관은 사증 또는 사증발급인정서(이하 "사증 등"이라 한다)의 온라인 발급 신청 등을 위하여 정보통신망을 설치·운영할 수 있다.
② 제1항에 따른 정보통신망을 통하여 사증 등의 발급을 신청하려는 사람은 신청서와 법무부령으로 정하는 서류를 온라인으로 제출할 수 있다.
③ 제2항에 따라 정보통신망을 통하여 사증 등의 발급을 신청하려는 사람은 미리 사용자 등록을 하여야 한다.
④ 법무부장관은 법무부령으로 정하는 외국인이 제2항에 따라 온라인으로 법 제7조 제1항에 따른 사증의 발급을 신청한 경우에는 그 외국인에게 온라인으로 사증을 발급할 수 있다.
⑤ 제4항에 따라 온라인으로 발급하는 사증(이하 "전자사증"이라 한다)의 발급신청과 수수료의 납부는 그 외국인을 초청하려는 자가 대리할 수 있다.
⑥ 제1항의 정보통신망 설치·운영, 제2항의 온라인에 의한 사증 등 발급 신청서의 서식 및 제4항의 전자사증 발급 등에 필요한 세부 사항은 법무부장관이 정한다.

> **알아두기**
>
> **온라인 사증발급 및 사증추천인에 관한 업무처리지침**
> - 이 지침은 출입국관리법 시행령 제7조의2(온라인에 의한 사증발급 신청 등) 및 같은 법 시행규칙 제9조의3 (사증추천인)에서 위임한 사항과 사증추천인 지정 및 사증(또는 사증발급인정서)의 온라인 신청에 관하여 필요한 세부사항을 정함을 목적으로 한다.
> - "휴넷코리아(HuNet KOREA, 이하 '휴넷'이라 한다)"라 함은 온라인으로 사증(또는 사증발급인정서)의 발급을 신청할 수 있도록 지원하고 사증추천을 받은 해외 인재정보를 DB화하여 기업에 제공하는 정보통신망을 말하며, 홈페이지 주소는 www.visa.go.kr로 한다.

3 재외동포의 출입국과 법적 지위에 관한 법률

(1) 국내거소신고(법 제6조)

① 재외동포체류자격으로 입국한 외국국적동포는 이 법을 적용받기 위하여 필요하면 대한민국 안에 거소를 정하여 그 거소를 관할하는 지방출입국·외국인관서의 장에게 국내거소신고를 할 수 있다.

② 제1항에 따라 신고한 국내거소를 이전한 때에는 14일 이내에 그 사실을 신거소가 소재한 시·군·구(자치구가 아닌 구를 포함한다. 이하 이 조 및 제7조에서 같다) 또는 읍·면·동의 장이나 신거소를 관할하는 지방출입국·외국인관서의 장에게 신고하여야 한다.

③ 제2항에 따라 거소이전 신고를 받은 지방출입국·외국인관서의 장은 신거소가 소재한 시·군·구 또는 읍·면·동의 장에게, 시·군·구 또는 읍·면·동의 장은 신거소를 관할하는 지방출입국·외국인관서의 장에게 각각 이를 통보하여야 한다.

④ 국내거소신고서의 기재 사항, 첨부 서류, 그 밖에 신고의 절차에 관하여 필요한 사항은 대통령령으로 정한다.

(2) 출입국과 체류(법 제10조)

① 재외동포체류자격에 따른 체류기간은 최장 3년까지로 한다.

② 법무부장관은 제1항에 따른 체류기간을 초과하여 국내에 계속 체류하려는 외국국적동포에게는 대통령령으로 정하는 바에 따라 체류기간 연장허가를 할 수 있다. 다만, 제5조 제2항 각 호의 어느 하나에 해당하는 사유가 있는 경우에는 그러하지 아니하다.

③ 국내거소신고를 한 외국국적동포가 체류기간 내에 출국하였다가 재입국하는 경우에는 「출입국관리법」 제30조에 따른 재입국허가가 필요하지 아니하다.

④ 대한민국 안의 거소를 신고하거나 그 이전신고를 한 외국국적동포에 대하여는 「출입국관리법」 제31조에 따른 외국인등록과 같은 법 제36조에 따른 체류지변경신고를 한 것으로 본다.

⑤ 재외동포체류자격을 부여받은 외국국적동포의 취업이나 그 밖의 경제활동은 사회질서 또는 경제안정을 해치지 아니하는 범위에서 자유롭게 허용된다.

(3) 건강보험(법 제14조)

주민등록을 한 재외국민과 국내거소신고를 한 외국국적동포가 90일 이상 대한민국 안에 체류하는 경우에는 건강보험 관계 법령으로 정하는 바에 따라 건강보험을 적용받을 수 있다.

제1과목 핵심문제

01 세계 의료관광시장과 그 특징으로 맞지 않는 것은?

① 태국 – 저렴한 의료비, 천혜의 관광자원
② 싱가포르 – 외국 병원과의 네트워크
③ 인도 – 보완대체의학
④ 러시아 – 높은 의료수준과 짧은 대기시간

해설
러시아 – 낮은 의료수준과 긴 대기시간, 수술 전후 휴식 및 요양프로그램의 부재 등의 문제점이 있다.

02 태국의 의료관광 현황으로 맞지 않는 것은?

① 따뜻한 날씨와 천혜의 관광자원으로 관광객이 많다.
② 다양한 스파 및 마사지 인력이 풍부하다.
③ 건강관련 전문인력 인건비가 높다.
④ 국가정책 및 활발한 민간병원 활동이 있다.

해설
태국은 건강관련 전문인력의 인건비가 타국가에 비하여 상대적으로 낮다.

03 싱가포르의 의료관광 현황으로 올바르지 않은 것은?

① 서구기업의 아시아 태평양 비즈니스 거점 역할을 한다.
② 높은 의료수준, 영어공용화, 서구문화 수용 등의 경쟁력을 갖췄다.
③ 가족에게 동반비자를 제공한다.
④ 환자 보호를 위하여 가격정보를 제공하지 않는다.

해설
싱가포르는 가격투명성 확보를 위해 가격정보를 제공한다.

정답 01 ④ 02 ③ 03 ④

04 싱가포르의 의료관광 활성화 정책을 잘못 설명한 것은?

① 'Vision 2018'을 통해 고령화, 의료, 건강을 3대 이슈로 선정하였다.
② 해외환자 유치를 통해 외화수입과 일자리 창출을 확대하기 노력하고 있다.
③ 미국, 말레이시아, 베트남 등 주요 전략 국가에서 의료관광 로드쇼를 진행하고 있다.
④ 아유르베다(Ayurveda), 동종요법(Homeopathy) 등 전통의학 기반의 웰니스를 미래 성장동력 산업으로 지정하였다.

해설
인도는 의료관광 활성화 정책으로 보건부 산하 요가 및 아유르베다 전담 부서를 분리하여 Ministry of AYUSH를 설립했다. AYUSH는 아유르베다(Ayurveda), 요가(Yoga), 유나니(Unani), 시다(Siddha), 동종요법(Homeopathy)의 약자로 전통의학 기반의 웰니스 산업을 총괄하는 성격을 띤다.

05 의료관광의 발전배경으로 올바르지 않은 것은?

① 의료서비스 인증제도의 확산
② 국가 간 이동편의성의 증대
③ 정보통신매체의 발달
④ 국가 간 의료서비스의 보편화

해설
국가 간에 의료서비스가 보편화되어 있지 않고 차이가 존재해야 타국으로 의료관광을 떠나게 되는 동기가 부여된다.

06 의료관광코디네이터의 자질과 거리가 먼 것은?

① 병원 내 윤활제 역할로서 어떤 매듭이라도 헤쳐 나갈 수 있는 사람
② 병원 내 분위기를 만들어 갈 수 있는 사람
③ 병원의 작은 부분까지도 아름답게 만들어가는 사람
④ 자신의 의지를 굽히지 않고 끝까지 전념하는 사람

해설
의료관광코디네이터의 자질
- 환자와의 자연스러운 대화, 외국인환자 국가의 문화를 이해할 수 있는 대화능력
- 의료진과 원만한 의사소통이 가능한 의학용어 지식 및 서비스마인드
- 외국인환자의 기관서류 처리를 위한 작문 능력, 외국어로 된 문서의 정확한 해석과 이해를 위한 읽기 능력

07 다음은 의료관광코디네이터 업무 중 외국인환자 유치업자의 업무에 대한 내용이다. 옳지 않은 것은?

① 해외의료관광 및 외국인환자 유치사업 기획 업무
② 의료관광상품 개발 및 특성화 관련 업무
③ 정부기관병원 지원업무
④ 의료관광 현황·실적분석 및 통계에 관한 업무

해설
의료관광코디네이터는 외국인환자 관련 업무를 담당한다. 정부기관병원 지원과 관련된 업무는 해당 병원 담당자가 담당한다.

08 외국인환자가 의료관광을 위해 한국에 들어오는 경로의 유형으로 맞지 않는 것은?

① 환자가 해외 에이전시와 국내 에이전시를 통해 입국하는 유형
② 환자가 해외 에이전시를 통해 입국하는 유형
③ 환자가 국내 에이전시를 통해 입국하는 유형
④ 해외 의사를 통해 입국하는 유형

해설
현행법상 국내의 외국인환자 유치는 등록된 에이전시 및 병원을 통해서만 입국이 가능하다.

09 의료관광 에이전시의 업무에 대한 내용으로 옳지 않은 것은?

① 외국인환자 문의 및 상담
② 외국인환자 입국일정 상담
③ 외국인환자의 진료 및 치료
④ 의료기관 예약 및 비자업무

해설
등록된 의료관광 에이전시는 외국인환자 유치 기획부터 의료관광 전반에 대한 사항에 참여하지만, 외국인환자에 대한 진료 및 치료는 병원과 의료진의 영역이다.

10 의료관광상품 개발 시의 고려사항이 아닌 것은?

① 고객이 추구하는 편의를 제공한다.
② 서비스 프로세스를 리엔지니어링한다.
③ 서비스를 제품으로 전환한다.
④ 보조서비스로 새로운 상품을 개발한다.

해설
제품을 서비스로 전환하고 시장조사를 활용해야 한다.

정답 07 ③ 08 ④ 09 ③ 10 ③

11 의료관광산업에 대한 설명으로 옳지 않은 것은?

① 현재의 의료관광은 국경, 인종, 민족 등의 장벽이 무의미하다.
② 단순 무역의 개념을 넘어선 의료산업 전체 영역으로 확산되고 있다.
③ 우리나라는 앞으로 의료법 개정을 통해 해외환자 유치 및 알선행위를 허용할 예정이다.
④ 고도의 부가가치 창출 산업 중 하나로 부각되고 있다.

해설
대한민국은 이미 2009년 의료법을 개정하여 외국인환자의 유치알선 활동을 합법적으로 할 수 있도록 하였다.

12 일반적인 의료관광의 유형과 가장 거리가 먼 것은?

① 수술적 치료관광
② 비수술적 치료관광
③ 미용성형관광
④ 망향적 동기관광

해설
의료관광은 수술적 치료관광, 비수술적 치료관광, 여가휴양관광, 보완대체의학관광, 미용성형관광 등을 포함한다.

13 의료관광 업무과정의 순서로 올바른 것은?

㉠ 출국, 사후관리
㉡ 수가산정, 치료계획 수립
㉢ 병원방문, 검사·치료
㉣ 환자 입국
㉤ 환자의 정보 수신
㉥ 외국인환자 의뢰와 상담
㉦ 관광·쇼핑

① ㉥ – ㉤ – ㉡ – ㉣ – ㉢ – ㉦ – ㉠
② ㉠ – ㉤ – ㉡ – ㉣ – ㉦ – ㉢ – ㉥
③ ㉥ – ㉤ – ㉣ – ㉡ – ㉦ – ㉢ – ㉠
④ ㉣ – ㉥ – ㉤ – ㉡ – ㉢ – ㉦ – ㉠

해설
외국인환자의 유치는 상품기획부터 시작하여 환자의 상담, 최종 환자의 사후관리까지 의료관광 전반을 다루는 영역이다.

14 의료관광산업의 추진 배경이 아닌 것은?

① 관광상품의 전문화
② 국내의 의료자원 부족
③ 의료시장의 글로벌화
④ 고부가 가치 산업

해설
의료관광산업은 파급효과가 큰 고부가 가치 산업이므로 국가에서 신성장 동력으로 추진하게 되었으며, 의료시장의 글로벌화 및 관광상품의 전문화를 위해 산업을 활성화시키고 있다.

15 차세대 융·복합 산업으로 불리는 의료관광산업의 특징으로 알맞지 않은 것은?

① 의료서비스
② 미용 및 헬스케어 서비스
③ 관광서비스
④ 학습 및 체험

해설
학습 및 체험은 의료관광산업보다는 교육의 목적을 둔 현장 체험학습으로 볼 수 있다.

16 우리나라 의료관광산업이 활성화되기 시작한 배경으로 옳지 않은 것은?

① 의료자원의 과잉현상
② 국내의 수요자 부족현상
③ 의료시장의 글로벌화
④ 정부의 활발한 정책적 지원

해설
국내의 의료관광산업은 의료관광이 고부가 가치 산업으로 인정을 받기 시작하면서 정책적으로 지원을 받고, 의료시장의 글로벌화와 함께 국내의 의료자원의 과잉현상으로 활성화되게 되었다.

17 의료관광의 발전배경으로 옳지 않은 것은?

① 각국의 의료서비스 차이
② 정보통신매체의 발달
③ 휴가 및 여가 선호
④ 의료서비스 인증제도의 부재

해설
미국에서 최초로 의료서비스에 대한 표준화가 도입된 이래로 인증제도가 전 세계로 확산되어, 다른 나라의 의료서비스도 안심하고 이용할 수 있게 되면서 의료관광이 활성화되었다.

정답 14 ② 15 ④ 16 ② 17 ④

18 의료관광서비스를 위한 국제표준과 인증으로 대표적인 것은?

① WTO
② FDA
③ JCI
④ CIA

> **해설**
> JCI(Joint Commission International) 인증은 진단과정, 의료장비, 환자관리, 시설안전, 직원교육 등 환자의 치료 전 과정을 평가하는 것으로, 국제적으로 가장 신뢰받는 국제의료기관 평가 인증제이다.

19 의료관광코디네이터의 언어능력 자질에 해당하지 않는 것은?

① 외국어 대화능력
② 외국어 Writing 스킬
③ 외국어 교육능력
④ 외국어 Reading 스킬

> **해설**
> 의료관광코디네이터는 업무처리를 담당하는 역할로, 외국어 교육능력까지는 요구되지 않는다.

20 의료관광 활성화를 위하여 정부에서 추진하는 사항에 해당되지 않는 것은?

① 홍보 및 유치 채널 강화
② 환자, 동반자 및 관계자들의 입국절차 편의모드
③ 외국인환자들에 대한 서비스마인드 제고
④ 법적제도 강화를 통한 규제

> **해설**
> 현재 정부에서는 법적제도 완화를 통하여 의료관광 활성화를 추진하고 있다.

21 의료기관의 의료관광 준비사항 중 홍보계획으로 적절하지 않은 것은?

① 다국어 홈페이지 구축
② 의료관광 전문 책자·기사 홍보
③ 타깃별 매거진·기사성 홍보
④ 주변관광지에 대한 개발

> **해설**
> 주변관광지를 개발하는 일은 지방자치단체나 국가가 담당해야 하므로, 의료기관의 홍보계획으로 적절하지 않다.

22 의료기관이 외국인환자 유치사업을 등록신청할 때 필요한 구비서류가 아닌 것은?

① 진료과목별 전문의 명단
② 의료사고배상책임보험에 가입하였음을 증명하는 서류
③ 사무실에 대한 소유권이나 사용권이 있음을 증명하는 서류
④ 보건복지부장관이 정하는 사업운영계획서

해설

외국인환자 유치에 대한 등록절차(의료해외진출법 시행규칙 제5조 제1항과 제3항)
- 의료기관
  - 진료과목별 전문의 명단
  - 의료사고배상책임보험 또는 의료배상공제조합에 가입하였음을 증명하는 서류
  - 보건복지부장관이 정하는 사업운영계획서
- 외국인환자 유치의 등록을 하려는 자
  - 보증보험에 가입하였음을 증명하는 서류
  - 자본금을 보유하였음을 증명하는 서류
  - 사무실에 대한 소유권이나 사용권이 있음을 증명하는 서류
  - 정관(법인만 해당한다)
  - 보건복지부장관이 정하는 사업운영계획서

23 Medical Coordinator의 역할과 거리가 먼 것은?

① 의료상담 및 고객서비스 관리
② 의료서비스 관리
③ 마케팅 및 기획
④ 재무 및 회계처리

해설

재무 및 회계처리는 의료관광코디네이터의 역할이라 할 수 없다. 이외에도 통역, 관광, 행정, 의료상담 등의 역할을 수행한다.

24 의료관광 프로세스와 가장 거리가 먼 것은?

① 치료방법 설계
② 진료 관련 예약
③ 입원과 퇴원
④ 의료기관 인증추진

해설

의료관광은 정보수집·상담, 입국, 의료서비스, 요양·관광, 귀국, 사후관리 등의 과정으로 이루어지는 것으로, 의료기관 인증추진과는 거리가 멀다.

25 고객이 출국할 때, 의료기관이 제공해야 하는 서비스가 아닌 것은?

① 의무기록지 번역본 전달
② 공항 환송
③ 안부메일 등을 통한 사후관리
④ 탑승대기 시간 동안 쇼핑 가이드

해설
탑승대기 시간 동안 쇼핑 가이드는 출국 시 의료기관이 반드시 제공해야 하는 서비스는 아니다.

26 다음 중 정진수의 의료관광 유형의 분류에 대한 설명으로 옳지 않은 것은?

① 의료관광을 관광 중심과 의료 중심으로 구분하였다.
② '비즈니스+치료'는 관광 중심에 해당한다.
③ 환자의 동생가족은 관광 중심에 해당한다.
④ 선택치료형 의료관광은 의료 중심에 해당한다.

해설
수술치료형 의료관광은 의료 중심에 해당하며, 선택치료형 의료관광은 관광 중심에 해당한다.

27 내부고객 로열티를 창조하기 위한 의료관광코디네이터의 역할이 아닌 것은?

① 내부고객은 함께 일하는 병원직원이므로, 서비스에 신경 쓰지 않아도 된다.
② 장기근속직원은 고객가치를 창조하여 환자의 만족도를 높인다.
③ 팀 내의 시너지를 높이는 리더역할을 한다.
④ 직원들의 인사관리를 책임지는 리더역할을 한다.

해설
함께 일하는 병원직원도 잠재고객이라 할 수 있으므로, 병원의 이미지메이킹을 통해 내부고객의 로열티를 상승시킬 수 있는 서비스를 수행해야 한다.

28 의료관광코디네이터가 서비스를 제공함에 있어 필수사항이 아닌 것은?

① 고객의 문의에 대한 신속한 회신
② 고객의 문의에 대한 정확하고 성실한 답변
③ 고객의 모든 가족관계 파악
④ 고객의 다양한 연락처 파악

해설
고객의 가족관계를 전부 파악할 필요는 없으며 보호자 혹은 동반가족의 정보만 있으면 충분하다.

29 의료관광서비스의 특징이 아닌 것은?

① 고도의 기술
② 인적, 물적 자원의 집약체
③ 부가가치 사업
④ FTA 협약을 통해 모든 나라가 시행 중인 사업

해설
의료관광서비스 산업은 각 나라의 특성에 맞게 시행하지 않는 국가도 있다.

30 다음 중 의료관광코디네이터의 업무로만 묶여진 것은?

㉠ 리스크 매니저	㉡ 통 역
㉢ 마케팅 지원	㉣ 의료전문 상담사
㉤ 진 료	㉥ 문화 전도사

① ㉠, ㉡, ㉢
② ㉠, ㉡, ㉣
③ ㉠, ㉡, ㉢, ㉣, ㉤
④ ㉠, ㉡, ㉢, ㉣, ㉥

해설
진료는 의료진의 업무이다.

31 의료관광의 효과에 대한 설명으로 옳지 않은 것은?

① 의료와 관광의 융복합 고부가가치 산업이다.
② 의료와 관광관련 산업에 동시에 영향을 미치는 낙수효과를 가지고 있다.
③ 의료관광으로 목적지 국가 국민의 서비스 이용에 형평성 문제가 발생할 수 있다.
④ 의료관광객을 유인하여 높은 수익을 얻기 위하여 목적지 국가 내의 의료가 상업화될 수 있다.

해설
의료관광의 낙수효과는 의료관광객을 통해 의료기관이 얻는 수입의 일부가 자국민을 위한 의료서비스 제공에 보조되면서, 자국민이 질 좋은 서비스를 저렴한 비용으로 이용할 수 있게 되는 효과를 의미한다.

정답 29 ④ 30 ④ 31 ②

32 의료관광산업의 활성화를 위한 요소가 아닌 것은?

① 사회기반시설　　　　　　　　② 선진화된 법률제도
③ 엄격한 국제표준　　　　　　　④ 관광자원

> **해설**
> 국제표준이 정해지면 의료관광 관련기관 및 단체는 최소한의 국제표준을 맞추어야 하기 때문에 활성화의 장애물이 된다.

33 병원 프로세스 Re-engineering을 통한 전략적인 환자 Management로 알맞지 않은 것은?

① 환자의 눈높이로 병원의 프로세스를 이해 및 점검한다.
② MOT를 활용한 병원서비스 피드백을 실시한다.
③ 병원의 수익개선 방안을 위한 SWOT 분석을 한다.
④ 환자응대 부문별로 프로토콜을 작성한다.

> **해설**
> 수익개선 분석은 병원의 효율적 운영을 위한 것이며, 환자를 관리하기 위한 전략으로 볼 수 없다.

34 한국 의료관광의 특징이 아닌 것은?

① 의료법이 개정된 이래로 매년 의료관광객이 증가하고 있다.
② 가격경쟁력이 낮다.
③ 성형미용에 특화되어 있다.
④ 2023년 기준, 우리나라를 방문한 의료관광객 1위는 일본이다.

> **해설**
> 우리나라의 의료비는 전반적으로 낮은 편이며, 미국 대비 1/10, 일본 대비 1/5 수준으로 가격경쟁력이 높다.

35 한국 의료관광의 현황에 대한 설명으로 옳지 않은 것은?

① 2009년 의료법 개정 이후로 급속히 성장하고 있다.
② 2023년 우리나라를 찾은 의료관광객은 60만 명을 넘어섰다.
③ 2023년 의료관광으로 우리나라를 찾은 1위 국가는 미국이다.
④ 우리나라 의료기관의 해외진출은 매년 증가하고 있다.

> **해설**
> 2023년에는 국내 의료관광을 이용하기 위하여 일본·중국, 미국, 태국의 순으로 우리나라를 많이 방문하였다.

36 JCI 인증제도의 편익으로 볼 수 없는 것은?

① 의료기관이 의료의 질 향상을 위해 노력한다.
② 타당성, 신뢰성, 객관성이 보장될 수 있는 인증프로그램을 제공한다.
③ 의료기관을 평가할 수 있는 객관적인 절차를 제공한다.
④ 보험자 단체와 진료수가 협상 시 불리하다.

해설
인증제도는 보험자 단체와 진료수가 협상 시 유리하게 작용한다.

37 다음 설명에 해당하는 국가는?

- 저렴한 의료비용
- 아유르베다
- 의료비자제도, 재정적 특혜
- IT 인프라

① 싱가포르　　　② 인 도
③ 태 국　　　　 ④ 중 국

해설
인도 의료관광의 특징
- 낮은 의료수가
- 우수한 의료인력(외국 의사자격증을 가진 의사)
- 보완대체의학(아유르베다, 요가)
- IT 인프라
- 외국어 의사소통 가능

38 인도의 의료관광 현황으로 바르지 못한 것은?

① 5천 년 전통의학 아유르베다 치료사 수 50만 명
② 요가 등 건강관련 프로그램과 연계된 다양한 관광상품
③ 유능한 의료진과 선진의료기술 확보
④ 태국보다는 조금 높지만 선진국 대비 1/8 수준의 수술비용

해설
인도의 수술비용은 주요 선진국의 1/8 정도이며 태국에 비해서도 30% 이상 저렴하지만 상대적으로 높은 선진 의료기술을 확보하고 있다.

정답　36 ④　37 ②　38 ④

39 웰니스 관광의 정의로 가장 적합한 것은?

① 수술이나 치료 등을 포함하는 의료서비스를 받기 위하여 이동하는 행위
② 수술 이외의 치료를 위해 이동하는 행위
③ 목적지에 상관없이 의료서비스를 받기 위해 이동하는 행위
④ 건강한 사람이 자신의 안녕 상태를 유지하기 위한 치료를 위해 이동하는 행위

> 해설
> 웰니스 관광이란 건강한 사람이 자신의 안녕 상태를 유지하기 위해 이동하는 행위로 요가, 뷰티관련 치료, 운동 등을 의미한다.

40 의료관광 유형에 따른 환자 구분으로 적절치 못한 것은?

① 관광 중심 환자 – 치료+관광
② 관광 중심 환자 – 치료+비즈니스
③ 의료 중심 환자 – 환자 동행가족
④ 의료 중심 환자 – 순수치료 목적 및 응급환자

> 해설
> 환자 동행가족은 관광 중심이다.

41 싱가포르의 의료관광관련 정책 중 틀린 것은?

① 가격 투명성 확보 – 진료비 공개, 기타비용 항목 표시로 가격정보 제공
② 가격 경쟁력 확보 – 해외 의료인력 활용
③ 의료인력의 효율적 활용 – 전문의료인력을 민간과 공공부분이 공유
④ 마케팅 홍보 – 세계적 브랜드 개발(Singapore Care)로 입국절차가 복잡함

> 해설
> 싱가포르의 의료관광관련 정책
> • 입국절차 간소화 및 다양한 비자제도 확립
> • 해외환자 유치사업 전담기구 설치 및 운영
> • 치료 중심의 환자 유치사업 정립을 통한 차별화 실시

42 외국인환자가 의료관광을 하게 되는 요인으로 맞지 않는 것은?

① 우수한 의료기술
② 자국의 저렴한 의료비
③ 우수한 의료인력 및 관광
④ 대기시간의 감소 및 지리적 근접성

> 해설
> 의료관광객이 다른 나라의 의료서비스를 선택하는 이유 중 자국의 비싼 의료비 때문인 경우가 많다.

정답 39 ④ 40 ③ 41 ④ 42 ②

43 싱가포르 의료기관 경쟁력에 대한 설명으로 바르지 못한 것은?

① 적극적인 해외마케팅 및 네트워크 구축
② 의사 인력 확보를 위해 외국 의대학위 인정
③ 전통의학인 아유르베다
④ 진료예약으로 사전 비자발급 및 응급환자를 위한 급행비자 발급

해설
아유르베다는 인도의 의료관광 특징이다.

44 우리나라 의료관광의 잠재력에 관한 설명 중 틀린 것은?

① 한국의 의료기술은 선진국의 80~90% 수준이다.
② 의료비용이 미국 대비 30% 가까이 저렴하다.
③ 5,000년 역사의 문화유산을 지니고 있다.
④ 비행 3시간 이내 인구 100만 명인 도시가 적어 접근성이 떨어진다.

해설
우리나라 전역은 비행 1시간 이내에 모두 포함되어 있으므로 접근성이 뛰어나며, 반도의 2/3가 산 지형인 자연경관을 보유한다.

45 태국의 의료관광 성공요인 중 바르지 못한 것은?

① 1997년 경제위기 이후 대형 민간병원 중심으로 외국인환자 유치
② 국가별, 연령별, 질병별로 특화되고 차별화된 서비스 제공
③ 민간병원에 대한 규제로 공공병원의 투자확대와 투명성 제고
④ 다양한 분야의 서비스를 제공

해설
태국의 의료관광
- 국가정책 및 활발한 민간병원 활동
- 건강관련 낮은 인건비와 활발한 외국연수
- 따뜻한 날씨와 천혜의 관광자원
- 스파, 마사지 등 건강관련 프로그램과 인력이 풍부
- 병원의 해외인증 적극적 추진

정답 43 ③ 44 ④ 45 ③

46. JCI 인증을 위한 평가항목에 해당하지 않는 것은?

① 진료의 접근성과 연속성
② 마취와 수술진료
③ 감염예방과 관리
④ 진료비의 적정성

해설
④ 진료비의 적정성보다는 질 향상과 환자안전이 우선이다.
JCI 인증 평가항목
- 환자진료부문 : 진료의 접근성과 연속성, 환자와 가족의 권리, 환자평가, 환자진료, 마취와 수술진료, 투약관리와 약물사용, 환자와 가족의 교육
- 병원관리부문 : 질 향상과 환자안전, 감염예방과 관리, 조직운영과 리더십 및 관리, 시설관리와 안전, 직원의 능률향상과 교육, 의사소통과 정보관리

47. Neuliep는 다른 문화권의 사람을 이해하고 효과적으로 대화할 수 있는 능력을 이문화 역량이라고 하였다. 이문화 역량의 4가지 차원에 해당하지 않는 것은?

① 감성 및 지식
② 국 적
③ 심리운동성
④ 상황적 속성

해설
이문화 역량의 4가지 차원
감성, 지식, 심리운동성, 상황적 속성

48. 다음의 의료관광 현황과 관계있는 나라는?

- 의료관광 후발주자이나 최근 폭발적인 성장세를 보이고 있다.
- 영어에 능통한 사람들이 많아 의사소통에 어려움이 없다.
- 저렴한 비용, 국제인증 기준에 부합하는 의료서비스, 현대식 보건시설, 수준 높은 의료진 등이 강점이다.
- 2010년 정부는 '늘어난 서비스 수출액'의 50%만큼 소득세를 감면해주던 것을 100%로 개정하였다.

① 말레이시아
② 싱가포르
③ 중 국
④ 일 본

해설
말레이시아는 의료관광산업에서는 동남아시아 국가 중 후발주자이나 인프라 정비가 앞서 있어 폭발적인 성장세를 보이고 있다. 의료관광에 동참하고 있는 사립병원은 대부분 영어를 사용한 의사소통이 가능하며, 해외여행상해보험에 가입한 관광객이라면 무료로 진찰받을 수 있는 곳이 많다.

49 의료관광 활성화를 위한 요소가 아닌 것은?

① 경쟁적인 가격
② 미정착된 정치 및 법률 제도
③ 의료관련 연구개발 투자
④ 관광자원

해설
의료관광 활성화를 위해서는 선진화된 정치 및 법률제도가 필요하다.

50 헝가리의 의료관광에 대한 설명이 아닌 것은?

① 서유럽에 비해 치료비용이 40~60% 선으로 저렴하여 유럽지역 내 의료관광 목적지로 선호되고 있다.
② 의료관광 수익 중 90%가 치과 진료에 기인한 것으로 추정될 정도로 치과 특성화가 잘 되어 있다.
③ 지역 정부는 유명한 관광자원을 기반으로 하는 의료관광 도시를 개발하고 있다.
④ 선진국 고령자를 타깃으로 선정하여 요양을 위한 휴양 리조트, 일대일 간호 및 간병 서비스 등을 제공하고 있다.

해설
태국은 선진국 고령자를 타깃으로 선정하여 다른 국가와 차별화하고 있으며, 풍부한 관광자원을 활용하여 장기투숙, 요양을 위한 휴양 리조트, 여가 프로그램, 일대일 간호 및 간병 서비스 등을 제공하고 있다.

51 러시아 의료서비스 현황에 대한 설명이 아닌 것은?

① 의료보험 적용범위가 좁아 대부분의 국민이 의료서비스를 이용할 수 없다.
② 최근 대도시에 건강검진, 암센터 등을 중심으로 하는 사립병원들이 많이 생겨나고 있다.
③ 낮은 의료수준, 긴 대기시간, 수술 전후 휴식 및 요양프로그램의 부재 등의 문제점을 안고 있다.
④ 암치료, 장기이식 등 고난이도의 수술을 위해 첨단 의료기술과 전문적인 사후관리 능력을 갖춘 나라로 의료관광을 떠나기도 한다.

해설
러시아는 의료보험 적용범위가 넓어 대부분의 국민이 무료 또는 소액의 치료비로 의료서비스 이용이 가능하다.

정답 49 ② 50 ④ 51 ①

52 영국의 의료서비스 현황으로 맞지 않는 것은?

① 조세를 통한 전 국민 의료서비스를 제공한다.
② 치과와 안과 진료는 국가에서 서비스를 제공한다.
③ 종합병원은 인구별로 설치한다.
④ 대기시간이 길어 해외 의료서비스를 선호한다.

> **해설**
> 영국의 의료서비스 현황
> • 의료경비의 통제효과는 크나 시설부족으로 대기시간이 길다.
> • 치과나 안과 진료는 자가 부담이다.

53 의료관광비자의 종류와 체류기간의 상한을 바르게 연결한 것은?

① G-1-10 : 1년
② G-1-10 : 90일
③ C-3-3 : 60일
④ C-3-3 : 30일

> **해설**
> 의료관광비자는 C-3-3(체류기간의 상한 : 90일)과 G-1-10(체류기간의 상한 : 1년)이 있다.

54 다음에서 설명하는 의료비 지불방식은?

> 환자가 어떤 질병의 진료를 위하여 입원했는가에 따라 질병군(또는 환자군)별로 미리 책정된 일정액의 진료비를 지급하는 제도

① 포괄수가제 ② 행위별수가제
③ 봉급제   ④ 인두제

> **해설**
> ② 행위별수가제 : 진료 재료비를 별도로 산정하고, 의료인이 제공한 진료행위마다 가격을 책정하여 진료비를 지급하는 제도
> ③ 봉급제 : 국영의료체계의 병원급 의료기관의 근무의에게 주로 적용되는 방식
> ④ 인두제 : 의사가 맡고 있는 환자수에 일정금액을 곱하여 상응하여 보수를 지급하는 제도

정답 52 ② 53 ① 54 ①

55 한방의료관광의 잠재력으로 맞지 않은 것은?

① 침, 뜸, 온돌문화와 같은 오랜 전통을 지닌 한방치료
② 대장금, 허준(드라마)을 통한 한류 열풍
③ 유네스코에 등재되어 한방의 우수성을 널리 홍보하는 동의보감
④ 예방보다는 치료가 우선시되는 웰빙관광의 대체의학 시장

해설
치료보다는 예방이 우선시되는 대체의학 시장의 활성화 : 친자연요법 수요 증가

56 전통의학에 대한 의존도가 상대적으로 낮은 국가는?

① 중 국   ② 인 도
③ 태 국   ④ 미 국

해설
해외의 전통의학 종류
- 중국 : 중의학(한의학과 유사), 침술
- 인도 : 아유르베다
- 태국 : 타이마사지, 허브 등 전통대체의학

57 전화예약에 관해 올바르지 않은 것은?

① 전화예약센터의 상담원과 통화하여 환자질병에 적합한 진료과 및 주치의, 그리고 예약일시를 결정한다.
② 예약 당일 병원에 도착하여 외래원무과에 접수한다.
③ 예약일 외래 내원 시 건강보험증, 요양급여 의뢰서(초진의 경우)를 지참하여 원무과에 제시한다.
④ 전화예약은 전화로 예약을 한 상태이므로 진료 10분 전에 병원에 도착하여 바로 진찰실로 간다.

해설
전화상의 예약은 사전예약이므로 당일에 병원에 도착하여 예약확인을 하고 외래원무과에 접수해야 한다.

58 의료법상 입원실 병상이 300개인 종합병원에서 반드시 설치해야 하는 중환자실 병상 수는?

① 10개   ② 15개
③ 20개   ④ 25개

해설
병상이 300개 이상인 종합병원은 입원실 병상 수의 100분의 5 이상을 중환자실 병상으로 만들어야 한다(의료법 시행규칙 별표 4). 300개의 100분의 5는 15개이다.

정답 55 ④ 56 ④ 57 ④ 58 ②

59 외국인환자를 유치하기 위한 유치업자의 역할 중 맞지 않는 것은?

① 유치업자는 국적·종교·인종·성적으로 환자에 대해 차별적 정책을 수립해야 한다.
② 유치업자는 의료기관이나 환자와 계약할 때 보건복지부의 외국인환자 유치를 인가받은 등록된 유치업자임을 알린다.
③ 유치업자는 의료기관으로부터 의료기관 인증 임상데이터 및 의사의 면허나 임상경험에 대한 정보를 제공받아 환자에게 안내한다.
④ 유치업자는 직무상 알게 된 환자의 비밀을 치료목적 외에 누설하지 않는다.

해설
유치업자는 국적·종교·인종·성적으로 환자에 대해 차별적 정책을 수립해서는 안 된다.

60 외국인환자 유치대상자가 아닌 사람은?

① 「국민건강보험법」에 따른 가입자가 아닌 외국인
② 「국민건강보험법」에 따른 피부양자가 아닌 외국인
③ 외국인등록을 하지 않은 외국인
④ 국내거소신고를 한 외국국적동포

해설
"외국인환자"란 「국민건강보험법」 제109조에 따른 가입자나 피부양자가 아닌 외국인환자를 말한다(의료해외진출법 제2조). 「출입국관리법」 제31조에 따라 외국인등록을 한 사람과 「재외동포법」 제6조에 따라 국내거소신고를 한 외국국적동포는 외국인환자에서 제외된다(의료해외진출법 시행규칙 제2조).

61 외국인환자를 유치하기 위한 의료기관의 가이드라인으로 틀린 것은?

① 환자와 계약할 때 보건복지부의 외국인환자 유치를 인가받은 등록된 기관임을 알린다.
② 유치업자와 계약할 때 보건복지부의 외국인환자 유치를 인가받은 등록된 유치업자인지의 여부를 확인한다.
③ 외국인환자의 진료상담 및 진료행위를 도와줄 전담 코디네이터나 통역사를 배치한다.
④ 직무상 알게 된 환자의 인적·병적사항을 공유하여 치료에 도움이 되도록 활용한다.

해설
직무상 알게 된 환자의 인적사항을 공유해서는 안 된다. 또한 의료기관은 진단 및 치료과정에 환자의 의사 및 선택을 반영함으로써 환자의 인격과 자기결정권을 존중한다.

62 진료 재료비를 별도로 산정하고 의료인이 제공한 진료행위마다 가격을 책정하여 진료비를 지급하는 의료비 지불방식은?

① 포괄수가제　　　　　② 행위별수가제
③ 봉급제　　　　　　　④ 인두제

해설
진료 재료비를 별도로 산정하고 의료인이 제공한 진료행위마다 가격을 책정하여 진료비를 지급하는 방식은 행위별수가제이다.

63 한국의료를 이용하기 위한 환자의 안내서에 대한 내용이 틀린 것은?

① 환자들은 의료기관의 의료사고에 대해 감수해야 한다.
② 환자들은 해외 의료서비스를 이용하기 전에 주치의와 상의를 할 필요가 있고, 귀국 후의 치료에 대하여도 충분히 검토가 되어야 한다.
③ 환자들은 해외 의료서비스 이용에 앞서 자신의 권리가 무엇이고 어떠한 의무사항이 있는지를 확인한다.
④ 환자들은 의료기관 홈페이지에 게시된 의료기관 인증 임상데이터 및 의사의 면허나 임상 경험 정보에 대하여 확인한다.

해설
환자들이 의료기관의 의료사고에 대하여 감수해야 하는 것은 아니며, 환자들의 해외 의료서비스 이용은 환자 자신이 자발적으로 선택해야 한다.

64 '원무관리'의 개념에 대해서 잘못 설명한 것은?

① '원무(院務)'라는 용어는 병원사무(病院事務)의 줄임말이다.
② '관리'라는 용어는 조직의 유지 발전을 위하여 목표를 설정하고 자원을 조달하여 성과의 향상을 효율적으로 수행하는 것이다.
③ '원무관리'는 병원활동에 필요한 자료를 수집, 처리, 분석 또는 전달하는 정보처리활동이다.
④ 광의의 '원무관리'는 병원의 사무활동 중 진료를 위한 환자들의 수속 절차상의 문제와 그에 따른 진료비관리 및 진료지원업무만을 의미한다.

해설
광의의 '원무관리'는 병원 내의 모든 기능 부분을 정보처리·정보전달을 통해서 결합하므로 종합적인 기능이 발휘되도록 연결기능을 수행하는 한편, 각 기능의 업무가 합리적으로 수행되어 사무능률이 향상되도록 계획하고 통제하는 활동이다.

정답 62 ② 63 ① 64 ④

65 원무관리의 발전을 위한 환경적 요인의 의미가 잘못된 것은?

① 의료인력의 증가, 의료기관의 수적 증가, 대형병원의 지속적 설립으로 인해 환자들이 양질의 의료서비스를 시행하는 의료기관을 선택할 수 있게 되었다.
② 병원규모의 대형화는 외래진료 기능뿐 아니라 입원진료 기능의 확대로 환자수, 업무량 및 인력의 증가에 따른 조직적인 통제가 필요하게 되었다.
③ 관련 법령의 제정 및 공포에 따라 진료비 관리업무 처리가 단순해졌다.
④ 제반 관리 및 인건비의 증가와 자본투자 및 의료분쟁 증가 등으로 보다 효율적인 경영전략 마련이 절실하게 되었다.

해설
사회보장제도의 적용이 확대되면서 관련 법령이 제정 및 공포되었고, 환자가 증가하고 진료비 관리 업무처리가 복잡화되어 원무관리가 발전하게 되었다.

66 원무관리 업무의 중요성이 강조되고 담당자의 전문성이 높아지는 배경과 가장 거리가 먼 것은?

① 의료기술의 발전
② 고객욕구의 증대
③ 병원경영의 효율화
④ 의료기관의 제한된 경쟁

해설
원무관리 발전의 환경적 요인에는 사회보장제도의 확대, 병원규모의 대형화, 의료기술의 발전, 병원경영의 효율화, 고객욕구의 증대, 첨단의료정보체계 구축, 경쟁력 강화 등이 있다.

67 원무관리의 역할과 가장 거리가 먼 것은?

① 병원홍보·마케팅 업무
② 진료관리 업무
③ 예약관리 업무
④ 병원수익관리 업무

해설
원무관리는 병원의 주업무 중 하나인 진료업무가 신속·원활하게 수행될 수 있도록 조정 및 지원하는 역할을 하며, 구체적으로 환자 진료수속, 진료수납 등의 사무처리절차, 쾌적하고 편안한 진료환경 지원, 고객만족도 증진 등의 서비스, 진료량, 진료수입의 증대와 관련된 활동이 있다.

68 환자의 인적사항, 보험사항, 처방입력사항을 확인 후 계산된 진료비를 알려 주고, 진료비계산서를 교부하는 업무는?

① 입원 업무
② 수납 업무
③ 예약 업무
④ 진료접수 업무

정답 65 ③ 66 ④ 67 ① 68 ②

해설
수납 업무는 의사의 처방입력정보에 따라 계산된 외래진료비 내역을 조회하고, 환자에게 계산된 진료비를 알려 주고, 진료비 수납 후 진료비계산서를 교부하는 일이다.

69 외래 창구직원의 임무와 자격을 잘못 설명한 것은?

① 창구직원은 임무의 특성상 정확한 계산만 잘하면 된다.
② 창구직원은 항상 웃는 얼굴로 친절하게 내원객들을 맞이하여 진료접수 및 수납 등의 업무를 신속하고 원활하게 처리한다.
③ 병원의 전반적인 구조 및 위치 등을 숙지하여 내원객들에게 불편함이 없도록 고객중심의 서비스를 해야 한다.
④ 접점지역 민원발생 시 고충처리 등 환자상담 능력을 배양해야 한다.

해설
창구직원은 병원의 최초 이미지를 좌우하는 결정적인 역할을 하는 가장 중요한 위치에 있다. 따라서 원만한 대인관계는 물론 서비스마인드 함양을 통해 이를 적극 실천함으로써 고객만족 경영에 이바지할 수 있는 직원이어야 한다.

70 원무관리 지표에 대한 계산공식이 잘못된 것은?

① 병상이용률(%)=(총재원일수/연가동병상수)×100
② 응급환자율(%)=(응급환자연인원수/외래환자연인원수)×100
③ 외래환자초진율(%)=(초진환자수/연외래환자수)×100
④ 외래환자입원율(%)=(연외래환자수/실입원환자수)×100

해설
외래환자입원율(%)=(실입원환자수/연외래환자수)×100

71 원무관리자의 역할과 가장 거리가 먼 것은?

① 진료받는 데 있어 환자의 고충상담
② 수익증대를 위한 비급여 항목의 적극적인 개발
③ 의료진에 대한 진료지원책 모색
④ 적정이윤의 확보를 위한 노력

해설
원무관리
- 창구업무 : 안내, 접수, 접수예약, 수납, 입원수속업무, 진료비계산, 제증명서 발급업무 등
- 관리업무 : 재원환자관리, 퇴원환자관리, 진료비청구 및 관리, 소송 관련 업무, 환자 고충상담, 미수금관리 등
- 행정업무 : 제반 대외 관련 공문서관리, 보고, 기안, 통계 등

정답 69 ① 70 ④ 71 ②

72 예약변경 및 예약통보에 대하여 잘못 설명한 것은?

① 예약부도율을 감소시키며, 진료환자의 적정수 확보를 위하여 예약일시 및 내원 여부를 알리는 메시지를 송출한다.
② 예약 취소된 환자가 있는 경우, 예약일에 우선 진료를 받기를 원하는 환자에게 연락을 취하여 예약을 한다.
③ 인터넷 예약 환자의 경우, 인터넷으로 취소할 수 없다.
④ 예약기간 중 환자의 상태가 악화되어 응급진료가 필요하다고 판단될 경우 응급실로 내원할 수 있다.

해설
인터넷 예약 환자의 경우에도 인터넷을 통한 예약 변경 및 취소가 가능하다.

73 원무관리자에게 요구되는 요건이 아닌 것은?

① 병원업무에 대한 전문적인 지식
② 전산 운용 능력
③ 첨단 의료장비 제작 능력
④ 사회보장제도에 대한 기본적 지식

해설
원무관리자는 병원 업무에 대한 전문적인 지식, 의료분야에 대한 지식, 전산 운용 능력, 사회보장제도에 대한 기본적 지식 등을 갖추어야 한다.

74 응급(실)의료센터의 진료절차에 대해서 바르지 않은 것은?

① 환자가 내원하면 응급실원무과에 진료신청서, 건강보험증, 신분증 등을 제출하고, 접수 직원은 인적사항을 입력 후 진료카드를 교부한다.
② 당직의사는 신속하게 진료를 시작하며, 필요에 따라 각종 검사 및 응급투약, 처치를 시행하고, 인턴에게 진료를 의뢰한다.
③ 의무기록 작성은 환자에 대한 정보, 질환, 처치내용 검사소견 등 진료관련 모든 사항을 정해진 양식에 따라 성실히 기록하고 서명한다.
④ 필요에 따라 환자 소지품 목록을 작성 후 응급원무과에 보관시키고, 차후에 보호자가 직접 찾아가도록 한다.

해설
당직의사는 필요한 각종 검사 및 응급투약, 처치를 시행하고, 상급전공의나 전문의에게 진료를 의뢰한다.

75 병상관리방식에는 중앙관리방식과 분산관리방식이 있다. 분산관리방식에 대한 설명이 아닌 것은?

① 병상가동률이 높다.
② 진료의 효율성을 높일 수 있다.
③ 변화에 신속하게 대응하기 어렵다.
④ 진료과별로 병동을 구분 관리한다.

해설
분산관리방식은 진료과별로 병동을 구분하여 관리하는 것으로, 의사의 회진이 용이하여 진료의 효율성은 높일 수 있지만 병상가동률이 저하될 수 있다.

76 병원이나 기업에서 고객만족을 위한 연구조사 시 설문지를 가장 많이 사용하며, 자료분석 및 결과에 대한 해석을 통해 최종 연구결론을 도출해낸다. 설문조사 시 유의사항에 대한 설명 중 맞지 않은 것은?

① 연구 조사자나 조사기관의 신분을 밝히고, 조사의 취지 설명과 개인적인 응답항목에 대한 비밀보장을 확신시켜 줌으로써 조사의 응답률을 높인다.
② 문항이 담고 있는 내용의 범위가 좁은 것에서부터 점차 넓어지도록 문항을 배열하는 것이 좋다.
③ 응답자들의 특성을 파악하기 위하여 인구통계학적 변수(예를 들면, 성별, 연령, 학력수준, 직업, 임금수준, 가족 수 등) 조사 시 응답자의 인격이나 프라이버시가 침해되지 않도록 주의하여야 한다.
④ 인구통계학적 변수는 설문지의 가장 뒷부분에 위치하는 것이 좋다고 할 수 있으며, 너무 많은 설문 문항은 응답자를 지치게 만들어 응답자의 성실한 답변을 얻기가 어렵다.

해설
설문 문항 수를 30개 기준으로 10~20분 분량의 문항으로 구성하는 것이 바람직하며, 응답방식은 연구목적과 사용할 분석방법과 일치되어야 한다. 문항이 담고 있는 내용의 범위가 넓은 것에서부터 점차 좁아지도록 문항을 배열하는 것이 좋다.

77 일정기간 중 병원에서 실제 퇴원한 환자수를 평균가동병상수로 나눈 지표는?

① 병상이용률
② 병상회전율
③ 평균재원일수
④ 외래환자입원율

해설
① 병상이용률 : 일정기간 중 환자를 수용할 수 있는 상태로 가동한 병상이 실제 환자에 의해 점유된 비율
③ 평균재원일수 : 일정기간 입원한 환자가 진료과별 또는 환자 종류별로 평균 며칠간 재원하였는지를 판단하는 지표
④ 외래환자입원율 : 일정기간 연외래환자 중 그 병원에 입원한 환자의 비율

정답 75 ① 76 ② 77 ②

78 다음은 입원환자 통계지표 중 병상이용률을 알아보기 위한 식이다. 빈칸에 들어갈 알맞은 단어는?

> 병상이용률(%) = [총재원일수/( )] × 100

① 연외래환자수
② 외래환자연인원수
③ 평균가동병상수
④ 연가동병상수

해설
병상이용률은 일정기간 중 환자를 수용할 수 있는 상태로 가동한 병상이 실제 환자에 의해 점유된 비율로 "병상이용률(%)=(총재원일수/연가동병상수)×100"으로 나타낼 수 있다.

79 다음 중 건강보험의 특성으로만 묶인 것은?

> ㉠ 강제가입
> ㉡ 보험급여의 차별성
> ㉢ 장기보험
> ㉣ 수익자 부담
> ㉤ 보험료징수의 강제성

① ㉠, ㉣, ㉤
② ㉠, ㉡, ㉢
③ ㉠, ㉢, ㉣
④ ㉡, ㉢, ㉤

해설
㉡ 보험급여의 차별성(×) → 균등성(○)
㉢ 장기보험(×) → 단기보험(○)

80 의료관광객 리스크 관리에 해당되지 않는 사항은?

① 환자 기왕력의 체크
② 약, 주사 등의 알레르기 이력
③ 식사메뉴의 다양성
④ 건강 문진표의 작성

해설
식사메뉴는 리스크 관리보다는 환자에 대한 서비스에 해당한다.

81 리스크의 정의에 대한 설명으로 적절하지 않은 것은?

① 우연한 사고 발생의 불확실성 또는 그 가능성을 의미하며, 경제적인 관점에서는 손실, 바람직하지 않은 사건이나 또는 그러한 사건의 발생에 관한 불확실성을 포함한 상황을 뜻한다.
② 현재 의학분야는 비약적 발전으로 인해 타분야에 비해 리스크가 감소하고 있는 추세이다.
③ 현대사회에서는 사회가 복잡화·국제화되면서 다양한 가치관이나 생활 스타일의 영향으로 모든 분야에 존재하는 위험요소가 있어, 의학의 전문화 못지 않게 그 직무에 따른 리스크가 증가했다고 보아야 할 것이다.
④ 환경 리스크나 자연재해 리스크, 사회경제 활동에 따른 리스크 등이 있는데, 특히 현대 의학의 발전에 따라 의료분야에서의 리스크는 다양하면서도 복잡화되었다.

해설
과거 의학분야가 의료인만의 영역으로 존재한 바, 리스크에 대한 인식이나 전후 관계를 알기 어려웠으나, 현재는 환자의 권리보호를 위한 제 규정 등의 강화로 직무수행에 따른 리스크가 증가했다.

82 Caroll이 구분한 임상적 리스크에 해당하지 않는 것은?

① 환자 위급 시 대처 부실
② 환자의 임상정보 비밀 누출
③ 환자 개인 물건의 도난이나 손실
④ 직원에 대한 성차별

해설
직원에 대한 성차별은 직원 관련 리스크에 해당한다.

83 리스크 상황을 방치할 경우의 결과로 옳지 않은 것은?

① 지속적인 언론보도로 조직내부 문제가 사회문제로 비화된다.
② 조직의 명예, 이미지, 신뢰가 추락하게 되어 조직이 존폐위기에 놓여진다.
③ 언론 접촉 창구가 일원화되지 못하여 통제가 불가능하고, 사태파악 및 해결의 어려움을 겪게 된다.
④ 재정적 손실이 발생하지는 않으나 최고경영자에 대한 불신감을 갖게 된다.

해설
리스크 상황을 방치할 경우, 재정적 손실이 발생할 수 있고, 최고경영자에 대한 불신감을 갖게 됨으로써 조직이 존폐위기에 놓일 수 있다.

정답 81 ② 82 ④ 83 ④

84 리스크 관리에 관한 설명 중 옳지 않은 것은?

① 리스크 관리(Risk Management)란 개인이나 조직에 위기를 가져다주거나 줄 수 있는 경우가 발생할 때, 이에 적절하고 효율적으로 대처하여 바람직하지 못한 결과나 피해를 최소화시키기 위해 신속한 조치를 하는 활동을 말한다.
② 리스크 관리는 금전적 피해의 최소화를 목적으로 하는 협의의 관리를 넘어, 조직을 둘러싼 모든 위기상황의 사전 대응방안을 마련함으로써 보다 종합적, 효율적인 안전대책을 구축하는 광의의 관리를 의미한다.
③ 병원의료 조직체에서의 리스크 관리란 조직의 자산에 대한 위험을 확인하고 평가하고 확대하기 위한 노력이다. 또한, 재정적인 손실을 최소화하기 위해 예방 가능한 사고와 손상의 발생을 줄이기 위해 고안된 프로그램이다.
④ 병원에서의 위험관리란 환자, 병원직원, 의료진 및 방문객에게 손상을 줄 수 있는 영역을 발견하고, 이러한 손상의 발생을 극소화하며 병원의 위험과 손실을 줄이려는 노력으로 의료서비스의 질 향상을 위한 활동의 한 분야이다.

해설
보건의료 조직체에서의 리스크 관리란 환자, 방문객, 직원, 조직의 자산에 대한 위험을 확인하고 평가하고, 줄이기 위한 체계적인 노력이다. 또 다른 의미로는, 재정적인 손실을 최소화하고, 예방 가능한 사고와 손상의 발생을 줄이기 위해 고안된 프로그램이다.

85 다음 리스크 관리의 단계를 바르게 나열한 것은?

| ㄱ. 리스크 확인 및 분석 |
| ㄴ. 리스크 대안 분석 |
| ㄷ. 리스크 관리방안 선정 |
| ㄹ. 리스크 관리방안 실행 |
| ㅁ. 리스크 관리방안 모니터 및 개선 |

① ㄱ → ㄴ → ㄷ → ㄹ → ㅁ
② ㄴ → ㄹ → ㅁ → ㄱ → ㄷ
③ ㄷ → ㄱ → ㅁ → ㄴ → ㄹ
④ ㄹ → ㄴ → ㄷ → ㅁ → ㄱ

해설
리스크 관리 단계
리스크 확인 및 분석(위험발견, 원인분석) → 리스크 대안 분석(리스크 통제, 리스크 자금조달) → 리스크 관리방안 선정 → 리스크 관리방안 실행 → 리스크 관리방안 모니터 및 개선

86 리스크 통제에 관한 설명 중 틀린 것은?

① 위기노출 회피 – 손실의 가능성을 제로로 만드는 것으로, 어떤 리스크의 위협이 크나 효과적으로 통제하기 힘들다면 해당 리스크를 제거하는 것이다.
② 손실 예방 – 스태프교육, 정책 변화, 절차 리뷰와 개선 등을 통해서 리스크로 인한 손실을 예방하는 것이다.
③ 손실 감소 – 의료사고 발생 시 환자나 가족에 대한 위로 및 사후관리를 통해 사고의 파장을 최소화하거나, 즉각적으로 후속조치를 취함으로써 손실을 최소화하는 것이다.
④ 비보험적 전가 – 조직의 업무와 자원을 적절히 배정함으로써, 손실 발생 시 조직 전체가 충격을 받지 않도록 하는 것이다.

해설
리스크 통제는 위기노출 회피, 손실 예방, 손실 감소, 손실 격리, 비보험적 전가의 5가지를 포함하고 있다. 그중 손실 격리는 조직의 업무와 자원을 적절히 배정함으로써 손실 발생 시 조직 전체가 충격을 받지 않도록 하는 것이고, 비보험적 전가는 구매 대신에 리스를 통해서 장비를 이용하거나 계약서상의 손실에 대한 책임면제 조항을 포함해 둠으로써 사고발생 시의 손실을 줄이는 것을 말한다.

87 임상적 리스크 사전예방 방안으로 올바르지 않은 것은?

① 의료분쟁이 발생하였을 때에 의사에게 그 손해에 대한 배상책임이 있는지를 묻기 위해서는 의사의 과실 유무를 먼저 따져야 한다.
② 의사의 과실 유무를 판단하는 첫 번째 판단기준은 의사의 주의의무와 설명의무이다.
③ 외국인환자에 대한 설명의무는 영어를 비롯한 외국어를 통하여 이루어진다.
④ 의료행위에서 필요한 의사의 주의의무를 결정하는 기준으로 작용하는 '표준적인 의사'는 의료행위의 특수성과 상관없이 추상적·절대적 기준에 의하여 미리 결정된다.

해설
의료행위에서 필요한 의사의 주의의무를 결정하는 기준으로 작용하는 표준적인 의사는 추상적, 절대적 기준에 의하여 미리 결정되지 않고 의료행위의 전문성, 밀실성, 폐쇄성, 재량성 등의 특수성을 고려하여 과실의 판단기준을 구체화하게 된다.

정답 86 ④ 87 ④

88 외국인환자에 대한 설명의무의 내용 중 옳지 않은 것은?

① 외국인환자에 대한 설명의무는 우리말이 아닌 외국어로 이루어진다는 특징이 있다.
② 의사와 환자 사이에 외국어로 원활한 대화가 불가능한 경우 상호 간 진료에 대한 불안함과 신뢰감이 떨어질 우려가 있으므로, 외국어가 유창한 간호사나 의료코디네이터 및 통역사 등의 역할이 중요하다.
③ 외국인환자의 설명의무는 국내환자 진료 시 적용되는 일반적인 설명의무의 기준보다 훨씬 더 강화된 설명의무가 적용되어야 한다.
④ 외국인환자의 진료에서는 설명의무를 보완하기 위한 방안으로 의료인이 진료 및 시술과 관련한 설명을 할 때 그 과정을 음성녹음으로 남겨두게 되는데, 본인의 동의를 받지 않아도 된다.

해설
외국인환자의 진료에서는 의사와 환자 사이에 언어를 매개하는 제3자가 추가가 되어 진료 및 대화의 틀이 3자 간의 형태로 확장된다. 복잡한 진료의 과정 속에 설명의무를 보완하기 위한 방안으로 환자 본인의 상태에 대한 정확한 이해와 시술행위에 대한 충분한 설명과정을 음성녹음으로 남겨두기도 하는데, 이 경우 환자 본인의 동의를 구해야 한다.

89 예상 리스크 대응요령으로 바르지 않은 것은?

① 국내환자에 비해 외국인환자는 고객서비스를 최우선으로 두고 있으므로 환자가 안심하고 문의할 수 있도록 입국에서부터 출국할 때까지 세심한 배려가 필요하다.
② 진료행위에 대해 환자와 보호자가 충분히 이해할 수 있도록 예상되는 위험상황에 대해 올바른 통역은 중요하지만 사전동의를 얻을 필요는 없다.
③ 환자 해당 국가의 보험사, 에이전시, 영사관에서 진료행위에 대한 의문사항 발생 시, 증명을 요구할 경우에 서면으로 증명이 가능하도록 진료기록을 철저하게 정비해야 한다.
④ 향후 외국인환자가 증가하게 될 경우를 대비하여 예상 리스크 사례 대응요령을 철저하게 관리할 필요가 있다.

해설
진료행위에 대해 환자와 보호자가 충분히 이해할 수 있도록 예상되는 리스크 상황에 대해 올바른 통역도 중요하며, 사전동의를 얻는 것도 매우 중요하다.

90 리스크 관리에 대해 잘못 설명한 것은?

① 안전하고 건강한 환경을 유지함으로써 의료의 질을 증진시키고자 한다.
② 의료적 또는 비의료적인 원내사고로 인한 병원의 재정적 손실을 극소화하고자 한다.
③ 환자를 보호하고 의료서비스의 수준을 향상시키고자 한다.
④ 환자 보호자나 병원방문자는 리스크 관리 대상에서 제외된다.

> **해설**
> **리스크 관리의 개념**
> 병원의 리스크 관리는 환자, 병원직원, 의료진 및 방문객에게 손상을 줄 수 있는 영역을 발견하고, 이러한 손상의 발생을 극소화하며, 재정적 및 기타 측면에서 손상으로 인하여 발생할 수 있는 병원의 위험과 손실을 줄이려는 노력으로, 의료서비스의 질 향상을 위한 활동의 한 분야이다.

91 부적절한 리더의 선임 등과 같은 리스크가 발생하며, 성과측정이 가능한 관리제도의 시행으로 리스크를 관리하는 시스템은?

① 의사결정 리스크 관리시스템
② 운영 리스크 관리시스템
③ 권한위임 리스크 관리시스템
④ 재무 리스크 관리시스템

> **해설**
> **리스크 관리**
> • 권한위임 리스크 : 부적절한 리더의 선임, 성과에 대한 책임문제 등의 리스크가 발생하며 업무와 책임의 적절한 배분, 성과측정이 가능한 관리제도의 시행으로 리스크를 관리한다.
> • 운영 리스크 : 생산성 저하로 인한 원가 구조의 악화, 회사 인재의 이탈 등의 리스크가 발생하며 직원의 만족도를 상승시켜서 리스크 관리를 한다.
> • 부정 리스크 : 임직원의 부정행위와 위법행위, 회사에 대한 평판, 도덕적 해이의 리스크가 발생하며 리스크가 발생하기 전 사전에 알 수 있도록 끊임없이 모니터링하여 예방해야 한다.
> • 재무 리스크 : 가격, 유동성, 신용 등에 관한 리스크이며 기업체와 관련된 변화를 통하여 재무 리스크를 예견할 수 있어야 한다.
> • 의사결정 리스크 : 잘못된 의사결정으로 발생하는 리스크이다.

92 의료인의 주의의무 판단기준에 대한 설명으로 잘못된 것은?

① 지방 벽지에 근무하는 의사에게 대도시의 의사와 같은 수준의 의료를 요구할 수 없고, 양자 간에 주의의무의 기준이 다르게 적용되어야 한다.
② 전문의의 경우에는 일반의에 비하여 보다 고도의 전문지식과 기술이 요구되므로 전문의와 일반의의 주의의무의 정도가 동일할 수 없다.
③ 응급의료는 긴급성을 그 특징으로 하고 있기 때문에 정상적인 상황에서 의료행위를 할 때와 동일한 주의를 요구할 수 없다.
④ 주의의무의 객관적 기준으로 요구되는 의학수준은 최첨단 의학을 의미한다.

> **해설**
> 주의의무의 객관적 기준으로 요구되는 의학수준은 최첨단 의학을 의미하는 것이 아니며 임상의학 중에 정착한 단계 즉, 치료의 유효성, 합병증, 부작용 등이 파악된 단계의 것이다.

93 유치대상 외국인환자에 포함되는 사람은?

① 출입국관리법에 따라 외국인 등록을 한 자
② G-1에 해당하는 체류자격을 가진 자
③ 국내거소신고를 한 자
④ 국민건강보험법에 따른 피부양자

해설

외국인환자에서 제외되는 외국인의 범위(의료해외진출법 시행규칙 제2조)
- 「출입국관리법」 제31조에 따라 외국인등록을 한 사람[「출입국관리법 시행령」 제12조 및 별표 1에 따른 기타(G-1)의 체류자격을 가진 사람은 제외한다]
- 「재외동포의 출입국과 법적 지위에 관한 법률」 제6조에 따라 국내거소신고를 한 외국국적동포

94 의료기관에서 발생 가능한 리스크의 유형을 5가지로 분류한 사람은?

① Anderson
② Golden
③ Bakor
④ Caroll

해설

Caroll은 의료기관에서 발생 가능한 리스크 유형을 임상적 리스크, 의료진단 관련 리스크, 직원 관련 리스크, 자산 관련 리스크, 재정적 리스크의 5가지로 분류하였다.

95 수직적 의료분업과 신뢰의 원칙에 대한 설명 중 틀린 것은?

① 주치의와 수련의와의 관계 – 소속 의사가 상급의사의 처치와 처방을 신뢰할 경우에는 신뢰의 원칙을 적용하여 그에게 주의의무의 범위를 좁게 인정할 수 있다.
② 의사와 간호사와의 관계 – 수평적 의료분업의 형태로 업무분담이 이루어져서 의사와 간호사 사이에 지시 감독관계가 존재 시, 원칙적으로 신뢰의 원칙이 적용될 수 없다.
③ 의사와 미숙련 보조자와의 관계 – 공동협조하는 경우에는 의사는 항상 결과발생의 위험을 예견하고 결과회피를 위한 안전수단을 사전에 준비하고 교육시켜야 한다.
④ 의사와 환자의 관계 – 의사는 환자의 보호자적 지위에 있을 뿐만 아니라 법적으로 요양 지도할 의무가 주어지고 있다.

해설

수직적 의료분업의 형태로 업무분담이 이루어져서 의사와 간호사 사이에 지시 감독관계가 존재하는 때에는 원칙적으로 신뢰의 원칙이 적용될 수 없다.

96 리스크 관리의 최종 단계에 대한 설명 중 틀린 것은?

① 리스크 관리의 최종 단계는 효과적인 관리방안을 실행하는 것이다.
② 다양한 부서의 책임자가 공동으로 참여하는 것이 바람직하다.
③ 리스크 관리 담당자는 매년 리스크 관리 보고서를 작성하여야 한다.
④ 의료사고나 불만접수건수의 변화, 새로운 프로그램 개발, 보험계약상의 변화 등을 조직원들에게 공지할 필요가 있다.

해설
리스크 관리의 최종 단계는 실행 중인 리스크 관리방안을 모니터하고 평가하는 것이다.

97 다음 중 의료행위의 적법성 요건에 해당되지 않는 것은?

① 치료의 목적이 있어야 한다.
② 의학적 적응성이 있어야 한다.
③ 의료기술의 정당성이 있어야 한다.
④ 의료행위를 받아들일지의 여부는 의사가 결정해야 한다.

해설
의료행위는 인신에 대한 침습을 수반하는 것이기에 이를 받아들일지의 여부는 환자가 결정해야 한다.

98 의료법상 의료인에 해당하지 않는 것은?

① 치과의사　　　　　　　　② 약 사
③ 한의사　　　　　　　　　④ 조산사

해설
"의료인"이란 보건복지부장관의 면허를 받은 의사·치과의사·한의사·조산사 및 간호사를 말한다(의료법 제2조 제1항).

99 의료법상 무면허 의료행위 금지에 대한 설명 중 틀린 것은?

① 외국의 의료인 면허를 가진 자로서 일정기간 국내에 체류하는 자는 의료행위를 할 수 없다.
② 영리를 목적으로 환자를 의료기관이나 의료인에게 소개·알선·유인하는 행위 및 이를 사주하는 행위를 하여서는 아니 된다.
③ 보험회사, 상호회사, 보험설계사, 보험대리점 또는 보험중개사는 외국인환자를 유치하기 위한 행위를 하여서는 아니 된다.
④ 의료인, 의료기관 개설자 및 종사자는 무자격자에게 의료행위를 하게 하거나 의료인에게 면허사항 외의 의료행위를 하게 하여서는 아니 된다.

정답 96 ① 97 ④ 98 ② 99 ①

> **해설**
>
> **무면허 의료행위 등 금지(의료법 제27조 제1항)**
> 의료인이 아니면 누구든지 의료행위를 할 수 없으며 의료인도 면허된 것 이외의 의료행위를 할 수 없다. 다만, 다음의 어느 하나에 해당하는 자는 보건복지부령으로 정하는 범위에서 의료행위를 할 수 있다.
> - 외국의 의료인 면허를 가진 자로서 일정기간 국내에 체류하는 자
> - 의과대학, 치과대학, 한의과대학, 의학전문대학원, 치의학전문대학원, 한의학전문대학원, 종합병원 또는 외국 의료원조기관의 의료봉사 또는 연구 및 시범사업을 위하여 의료행위를 하는 자
> - 의학·치과의학·한방의학 또는 간호학을 전공하는 학교의 학생

100 의료법상 의료인 등이 의료광고를 할 수 있는 경우는?

① 거짓된 내용을 표시하는 광고
② 다른 의료인 등의 기능 또는 진료 방법과 비교하는 내용의 광고
③ 세계보건기구와 협력을 맺은 국제평가기구로부터 받은 인증을 표시한 광고
④ 수술 장면 등 직접적인 시술행위를 노출하는 내용의 광고

> **해설**
>
> **의료광고의 금지 등(의료법 제56조 제2항 제14호)**
> 의료인 등은 각종 상장·감사장 등을 이용하는 광고 또는 인증·보증·추천을 받았다는 내용을 사용하거나 이와 유사한 내용을 표현하는 의료광고를 하지 못한다. 다만, 다음의 어느 하나에 해당하는 경우는 제외한다.
> - 의료기관 인증을 표시한 광고
> - 「정부조직법」 규정에 따른 중앙행정기관·특별지방행정기관 및 그 부속기관, 「지방자치법」에 따른 지방자치단체 또는 「공공기관의 운영에 관한 법률」에 따른 공공기관으로부터 받은 인증·보증을 표시한 광고
> - 다른 법령에 따라 받은 인증·보증을 표시한 광고
> - 세계보건기구와 협력을 맺은 국제평가기구로부터 받은 인증을 표시한 광고 등 대통령령으로 정하는 광고

101 의료법령상 보건복지부장관은 의료광고 금지기준에 대하여 2025년 1월 1일을 기준으로 몇 년마다 그 타당성을 검토하여 개선 등의 조치를 하여야 하는가?

① 1년
② 2년
③ 3년
④ 4년

> **해설**
>
> **규제의 재검토(의료법 시행령 제44조의2 제2항)**
> 보건복지부장관은 의료광고 금지기준에 대하여 2025년 1월 1일을 기준으로 3년마다(매 3년이 되는 해의 1월 1일 전까지를 말한다) 그 타당성을 검토하여 개선 등의 조치를 하여야 한다.

102 의료법령상 외국인환자 유치기관은 전년도 사업실적을 시·도지사에게 보고하여야 한다. 외국인환자 유치의료기관의 경우 보고할 사항이 아닌 것은?

① 외국인환자의 출생연도
② 외국인환자의 입국일
③ 외국인환자의 진료과목
④ 외국인환자의 입원기간

해설

사업실적 보고(의료해외진출법 시행규칙 제9조 제1항)
외국인환자 유치기관은 전년도 사업실적을 다음의 구분에 따라 시·도지사에게 보고하여야 한다.
- 외국인환자 유치의료기관의 경우
  - 외국인환자의 국적, 성별 및 출생연도
  - 외국인환자의 진료과목, 입원기간, 주 질병·부상명 및 외래 방문일수
- 외국인환자 유치업자의 경우
  - 외국인환자의 국적, 성별 및 출생연도
  - 외국인환자의 방문 의료기관, 진료과목, 입원기간 및 외래 방문일수
  - 외국인환자의 입국일 및 출국일

103 의료사고 피해구제 및 의료분쟁 조정 등에 관한 법률상 다음에 설명하는 용어는?

> 보건의료인이 환자에 대하여 실시하는 진단·검사·치료·의약품의 처방 및 조제 등의 행위로 인하여 사람의 생명·신체 및 재산에 대하여 피해가 발생한 경우로 인한 다툼을 말한다.

① 의료사고
② 의료분쟁
③ 의료행위
④ 의료기관

해설

정의(의료분쟁조정법 제2조)
- "의료사고"란 보건의료인이 환자에 대하여 실시하는 진단·검사·치료·의약품의 처방 및 조제 등의 행위로 인하여 사람의 생명·신체 및 재산에 대하여 피해가 발생한 경우를 말한다.
- "의료분쟁"이란 의료사고로 인한 다툼을 말한다.

104 의료사고 피해구제 및 의료분쟁 조정 등에 관한 법률상 분쟁의 조정신청은 의료사고의 원인이 된 행위가 종료된 날부터 몇 년 이내에 해야 하는가?

① 1년
② 3년
③ 5년
④ 10년

해설

조정의 신청(의료분쟁조정법 제27조 제13항)
분쟁의 조정신청은 다음에 해당하는 기간 내에 하여야 한다.
- 의료사고의 원인이 된 행위가 종료된 날부터 10년
- 피해자나 그 법정대리인이 그 손해 및 가해자를 안 날부터 3년

정답 102 ② 103 ② 104 ④

105 의료사고 피해구제 및 의료분쟁 조정 등에 관한 법률상 한국의료분쟁조정중재원의 업무가 아닌 것은?

① 의료사고 처리
② 손해배상금 대불
③ 의료분쟁의 조정·중재 및 상담
④ 의료분쟁과 관련된 제도와 정책의 연구, 통계 작성, 교육 및 홍보

해설

조정중재원의 업무(의료분쟁조정법 제8조)
- 의료분쟁의 조정·중재 및 상담
- 의료사고 감정
- 손해배상금 대불
- 의료분쟁과 관련된 제도와 정책의 연구, 통계 작성, 교육 및 홍보
- 그 밖에 의료분쟁과 관련하여 대통령령으로 정하는 업무

106 의료사고 피해구제 및 의료분쟁 조정 등에 관한 법률상 의료분쟁조정위원회 내 조정부의 조정결정에 대해 잘못 설명한 것은?

① 조정부는 사건의 조정절차가 개시된 날부터 90일 이내에 조정결정을 하여야 한다.
② 조정부가 필요하다고 인정하는 경우 조정결정 기간을 1회에 한하여 60일까지 연장할 수 있다.
③ 조정결정 기간을 연장할 경우 사유와 기한을 명시하여 신청인에게 통지하여야 한다.
④ 조정부는 해당 사건에 대한 감정부의 감정의견을 고려하여 조정결정을 한다.

해설

조정결정(의료분쟁조정법 제33조)
- 조정부는 사건의 조정절차가 개시된 날부터 90일 이내에 조정결정을 하여야 한다.
- 조정부가 필요하다고 인정하는 경우 그 기간을 1회에 한하여 30일까지 연장할 수 있다. 이 경우 그 사유와 기한을 명시하여 신청인에게 통지하여야 한다.
- 조정부는 해당 사건에 대한 감정부의 감정의견을 고려하여 조정결정을 한다.

107 출입국관리법령상 체류기간 연장에 대해 잘못 설명한 것은?

① 외국인이 체류기간을 초과하여 계속 체류하려면 법무부장관의 체류기간 연장허가를 받아야 한다.
② 체류기간 연장허가는 체류기간이 끝나기 전에 받아야 한다.
③ 체류기간 연장허가 신청서에 법무부령으로 정하는 서류를 첨부하여 청장·사무소장 또는 출장소장에게 제출하여야 한다.
④ 청장·사무소장 또는 출장소장은 체류기간 연장허가 신청서를 제출받은 때에는 의견을 붙여 7일 이내로 법무부장관에게 보내야 한다.

> **해설**
>
> 체류기간 연장허가(출입국관리법 시행령 제31조 제2항)
> 청장·사무소장 또는 출장소장은 신청서를 제출받은 때에는 의견을 붙여 지체 없이 법무부장관에게 보내야 한다.

108 국제의료관광의 직접적 이해관계자와 가장 거리가 먼 것은?

① 의료관광객
② 의료기관
③ 의료관광국 군의관
④ 국제의료관광코디네이터

> **해설**
>
> 국제의료관광의 이해관계자에는 의료관광객, 의료관광업계, 정부, 의료관광국 주민 등이 있다.

109 다음 중 의료소송의 특수성이 아닌 것은?

① 보호법익의 최고성과 최선의 주의의무
② 높은 책임 인정률
③ 높은 화해 비율
④ 폐쇄성으로 인한 입증 곤란

> **해설**
>
> 의료소송은 주장과 입증이 고난도인 소송 분야이므로 책임이 인정되기 어렵다.

110 외국 보험사에 진료비를 청구할 때 보험청구서 이외에 일반적으로 첨부되는 서류가 아닌 것은?

① 영문진단서
② 영문영수증
③ 예약확인증명서
④ 진료비 상세내역서

> **해설**
>
> 지불보증서 사본, 영문영수증, 진료비 상세내역서, 영문진단서, 지불요구서, 환자 ID 복사본, 병원정보 의무기록 활용 승낙동의서를 첨부하여 국제보험사에 청구해야 한다.

정답 108 ③ 109 ② 110 ③

111 대한상사중재원의 중재 진행 절차를 바르게 나열한 것은?

> ㉠ 중재판정부 구성   ㉡ 중재심리
> ㉢ 중재판정(화해판정)   ㉣ 중재합의
> ㉤ 중재신청

① ㉣ - ㉤ - ㉠ - ㉡ - ㉢
② ㉠ - ㉣ - ㉤ - ㉢ - ㉡
③ ㉢ - ㉡ - ㉣ - ㉤ - ㉠
④ ㉡ - ㉠ - ㉢ - ㉣ - ㉤

해설

대한상사중재원의 중재 진행 절차
중재합의 → 중재신청 → 중재판정부 구성 → 중재심리 → 중재판정(화해판정)

112 외국인환자의 의료분쟁 사전예방대책에 대한 내용으로 잘못된 것은?

① 의료인의 설명의무 강화
② 동의서 등의 구체적인 양식 마련
③ 환자 및 에이전시와 좋은 관계 유지
④ 근무시간에만 의료관광코디네이터의 대기

해설

입원이 아닌 경우 24시간 콜센터를 가동해야 한다.

113 장기 의료서비스(90일 초과)가 필요한 의료관광객이 신청해야 할 비자는?

① C-3-3
② G-1-10
③ E-2-1
④ D-2-1

해설

의료관광비자
• 단기방문비자(C-3-3) : 1회 부여 체류기간의 상한 90일
• 기타비자(G-1-10) : 체류기간의 상한 1년

114 의료법상 종합병원의 요건에 대한 다음 설명 중 빈칸에 들어갈 알맞은 말은?

- 100병상 이상 300병상 이하인 경우에는 (㉠)개 이상의 진료과목을 갖추고 각 진료과목마다 전속하는 전문의를 둘 것
- 300병상을 초과하는 경우에는 (㉡)개 이상의 진료과목을 갖추고 각 진료과목마다 전속하는 전문의를 둘 것

① ㉠ : 3, ㉡ : 5
② ㉠ : 5, ㉡ : 7
③ ㉠ : 7, ㉡ : 9
④ ㉠ : 9, ㉡ : 11

해설

종합병원(의료법 제3조의3 제1항)
- 100개 이상의 병상을 갖출 것
- 100병상 이상 300병상 이하인 경우에는 내과·외과·소아청소년과·산부인과 중 3개 진료과목, 영상의학과, 마취통증의학과와 진단검사의학과 또는 병리과를 포함한 7개 이상의 진료과목을 갖추고 각 진료과목마다 전속하는 전문의를 둘 것
- 300병상을 초과하는 경우에는 내과, 외과, 소아청소년과, 산부인과, 영상의학과, 마취통증의학과, 진단검사의학과 또는 병리과, 정신건강의학과 및 치과를 포함한 9개 이상의 진료과목을 갖추고 각 진료과목마다 전속하는 전문의를 둘 것

115 의료법상 의료인이 될 수 있는 자는?

① 정신질환자
② 대마 중독자
③ 금고 이상의 실형을 선고받고 그 집행이 끝난 자
④ 금고 이상의 형의 선고유예를 받고 그 유예기간 중에 있는 자

해설

결격사유 등(의료법 제8조)
다음의 어느 하나에 해당하는 자는 의료인이 될 수 없다.
- 정신질환자. 다만, 전문의가 의료인으로서 적합하다고 인정하는 사람은 그러하지 아니하다.
- 마약·대마·향정신성의약품 중독자
- 피성년후견인·피한정후견인
- 금고 이상의 실형을 선고받고 그 집행이 끝나거나 그 집행을 받지 아니하기로 확정된 후 5년이 지나지 아니한 자
- 금고 이상의 형의 집행유예를 선고받고 그 유예기간이 지난 후 2년이 지나지 아니한 자
- 금고 이상의 형의 선고유예를 받고 그 유예기간 중에 있는 자

정답 114 ③ 115 ③

116 의료법상 의료광고 금지에 해당되지 않는 것은?

① 의료기관의 진료과에 대한 광고
② 수술 장면 등 직접적인 시술행위를 노출하는 내용의 광고
③ 다른 의료인 등의 기능 또는 진료 방법과 비교하는 내용의 광고
④ 신문, 방송, 잡지 등을 이용하여 기사(記事) 또는 전문가의 의견 형태로 표현되는 광고

해설

의료광고의 금지 등(의료법 제56조 제2항)
의료인 등은 다음의 어느 하나에 해당하는 의료광고를 하지 못한다.
- 평가를 받지 아니한 신의료기술에 관한 광고
- 환자에 관한 치료경험담 등 소비자로 하여금 치료 효과를 오인하게 할 우려가 있는 내용의 광고
- 거짓된 내용을 표시하는 광고
- 다른 의료인 등의 기능 또는 진료 방법과 비교하는 내용의 광고
- 다른 의료인 등을 비방하는 내용의 광고
- 수술 장면 등 직접적인 시술행위를 노출하는 내용의 광고
- 의료인 등의 기능, 진료 방법과 관련하여 심각한 부작용 등 중요한 정보를 누락하는 광고
- 객관적인 사실을 과장하는 내용의 광고
- 법적 근거가 없는 자격이나 명칭을 표방하는 내용의 광고
- 신문, 방송, 잡지 등을 이용하여 기사(記事) 또는 전문가의 의견 형태로 표현되는 광고
- 심의를 받지 아니하거나 심의받은 내용과 다른 내용의 광고
- 외국인환자를 유치하기 위한 국내광고
- 소비자를 속이거나 소비자로 하여금 잘못 알게 할 우려가 있는 방법으로 제45조에 따른 비급여 진료비용을 할인하거나 면제하는 내용의 광고
- 각종 상장·감사장 등을 이용하는 광고 또는 인증·보증·추천을 받았다는 내용을 사용하거나 이와 유사한 내용을 표현하는 광고. 다만, 다음의 어느 하나에 해당하는 경우는 제외한다.
  - 의료기관 인증을 표시한 광고
  - 「정부조직법」의 규정에 따른 중앙행정기관·특별지방행정기관 및 그 부속기관, 「지방자치법」에 따른 지방자치단체 또는 「공공기관의 운영에 관한 법률」에 따른 공공기관으로부터 받은 인증·보증을 표시한 광고
  - 다른 법령에 따라 받은 인증·보증을 표시한 광고
  - 세계보건기구와 협력을 맺은 국제평가기구로부터 받은 인증을 표시한 광고 등 대통령령으로 정하는 광고
- 그 밖에 의료광고의 방법 또는 내용이 국민의 보건과 건전한 의료경쟁의 질서를 해치거나 소비자에게 피해를 줄 우려가 있는 것으로서 대통령령으로 정하는 내용의 광고

117 의료법상 의료기관인증 기준에 해당되는 것을 모두 고른 것은?

> ㉠ 환자의 권리와 안전
> ㉡ 의료기관의 의료서비스 질 향상 활동
> ㉢ 의료서비스의 제공과정 및 성과
> ㉣ 의료기관의 조직·인력관리 및 운영
> ㉤ 환자 만족도

① ㉠, ㉤
② ㉠, ㉡, ㉣
③ ㉠, ㉡, ㉢, ㉤
④ ㉠, ㉡, ㉢, ㉣, ㉤

해설

의료기관 인증기준 및 방법 등(의료법 제58조의3 제1항)
의료기관 인증기준은 다음의 사항을 포함하여야 한다.
- 환자의 권리와 안전
- 의료기관의 의료서비스 질 향상 활동
- 의료서비스의 제공과정 및 성과
- 의료기관의 조직·인력관리 및 운영
- 환자 만족도

118 의료법상 의료기관인증에 대한 설명으로 틀린 것은?

① 보건복지부장관은 인증을 받은 의료기관에 대하여 인증기준의 충족 여부를 조사할 수 있다.
② 인증등급은 인증, 조건부인증 및 불인증으로 구분한다.
③ 인증의 유효기간은 4년으로 한다. 다만, 조건부인증의 경우에는 유효기간을 2년으로 한다.
④ 조건부인증을 받은 의료기관의 장은 유효기간 내에 보건복지부령으로 정하는 바에 따라 재인증을 받아야 한다.

해설

의료기관 인증기준 및 방법 등(의료법 제58조의3 제3항)
인증의 유효기간은 4년으로 한다. 다만, 조건부인증의 경우에는 유효기간을 1년으로 한다.

정답 117 ④ 118 ③

119 의료 해외진출 및 외국인환자 유치 지원에 관한 법률상 외국인환자 유치에 대한 등록 요건에 대한 다음 설명 중 빈칸에 들어갈 알맞은 말은?

> 외국인환자를 유치하려는 의료기관은 외국인환자를 유치하려는 진료과목별로 「의료법」에 따른 전문의를 (   )명 이상 둘 것

① 1
② 2
③ 3
④ 4

해설

외국인환자 유치에 대한 등록(의료해외진출법 제6조 제1항 제1호)
외국인환자를 유치하려는 진료과목별로 「의료법」에 따른 전문의를 1명 이상 둘 것. 다만, 진료과목이 대통령령으로 정하는 전문과목이 아닌 경우는 제외한다.

120 의료 해외진출 및 외국인환자 유치 지원에 관한 법률상 외국인환자 유치에 대한 등록을 바르게 설명한 것은?

① 외국인환자를 유치하려는 진료과목별로 전문의를 2명 이상 두어야 한다.
② 보건복지부령으로 정하는 의료사고배상책임보험에 가입하여야 한다.
③ 국외에 사무소를 설치하여야 한다.
④ 등록의 유효기간은 등록일부터 5년으로 한다.

해설

① 외국인환자를 유치하려는 진료과목별로 전문의를 1명 이상 둘 것(의료해외진출법 제6조 제1항 제1호)
③ 국내에 사무소를 설치하였을 것(의료해외진출법 제6조 제2항 제3호).
④ 등록의 유효기간은 등록일부터 3년으로 한다(의료해외진출법 제6조 제6항).

121 의료 해외진출 및 외국인환자 유치 지원에 관한 법률상 빈칸에 들어갈 알맞은 말은?

> 외국인환자 유치의료기관과 외국인환자 유치사업자는 보건복지부령으로 정하는 바에 따라 매년 (   )까지 전년도 사업실적을 보고하여야 한다.

① 1월 초
② 1월 말
③ 2월 초
④ 2월 말

해설

보고의무(의료해외진출법 제11조 제1항)
외국인환자 유치의료기관과 외국인환자 유치사업자는 보건복지부령으로 정하는 바에 따라 매년 2월 말까지 전년도 사업실적을 시·도지사에게 보고하여야 한다.

정답 119 ① 120 ② 121 ④

122 의료 해외진출 및 외국인환자 유치 지원에 관한 법률상 외국인환자 유치의료기관의 등록을 취소할 수 있는 경우를 모두 고른 것은?

> ㉠ 성명·상호 또는 등록증을 양도하거나 대여한 경우
> ㉡ 기준을 위반하여 의료광고를 한 경우
> ㉢ 중대한 시장질서 위반행위를 한 경우
> ㉣ 정당한 사유 없이 1개월 이상 업무를 수행하지 아니한 경우

① ㉠, ㉡, ㉢
② ㉠, ㉡, ㉣
③ ㉡, ㉢, ㉣
④ ㉠, ㉡, ㉢, ㉣

해설

㉣ 지정을 취소할 수 있는 경우에 해당한다.

등록의 취소(의료해외진출법 제24조 제1항)

시·도지사는 외국인환자 유치의료기관 또는 외국인환자 유치사업자가 다음의 어느 하나에 해당하는 경우 등록을 취소할 수 있다. 다만, 제1호에 해당하는 경우에는 그 등록을 취소하여야 한다.

1. 거짓이나 그 밖의 부정한 방법으로 등록을 한 경우
2. 외국인환자가 아닌 자를 유치한 경우
3. 외국인환자 유치사업자가 외국인환자 유치의료기관이 아닌 의료기관에 외국인환자와의 진료계약을 소개·알선한 경우
4. 외국인환자 유치의료기관이 외국인환자 유치사업자가 아닌 자에게 외국인환자와의 진료계약 소개·알선을 받은 경우
4의2. 외국인환자 유치의료기관 또는 외국인환자 유치사업자 등록 이후 정당한 사유 없이 2년 이내에 외국인환자 유치를 시작하지 아니하거나 2년 이상 휴업하는 경우
5. 제7조 제1항을 위반하여 성명·상호 또는 등록증을 양도하거나 대여한 경우
6. 제9조 제1항을 위반하여 중대한 시장질서 위반행위를 한 경우
7. 제15조에서 정한 기준을 위반하여 의료광고를 한 경우
8. 제16조에서 정한 방법과 절차 등을 위반하여 외국인환자 사전·사후관리를 한 경우
9. 제22조 제2항의 시정명령을 이행하지 아니하거나 해당 등록기간 중 2회 이상의 시정명령을 받고 새로 시정명령에 해당하는 사유가 발생한 경우
10. 등록 취소를 희망하는 경우

123 의료 해외진출 및 외국인환자 유치 지원에 관한 법령상 외국인환자를 유치하려는 종합병원이 의료사고배상책임보험을 가입할 때 그 보험의 연간 배상한도액 기준은?

① 5천만 원 이상
② 1억 원 이상
③ 2억 원 이상
④ 5억 원 이상

> **해설**
> 외국인환자 유치에 대한 등록요건(의료해외진출법 시행규칙 제4조 제1항)
> 외국인환자를 유치하려는 의료기관이 가입해야 하는 의료사고배상책임보험 또는 의료배상공제조합은 다음의 기준을 모두 충족해야 한다.
> • 「의료사고 피해구제 및 의료분쟁 조정 등에 관한 법률」에 따른 의료사고로 인한 손해배상을 내용으로 할 것
> • 연간 배상한도액은 다음의 구분에 따른 금액 이상일 것
>   - 의원급 의료기관 또는 조산원 : 1억 원
>   - 병원급 의료기관 : 1억 원
>   - 종합병원 : 2억 원
> • 외국인환자 유치에 대한 등록 유효기간 동안 계속 유지할 것

124 의료 해외진출 및 외국인환자 유치 지원에 관한 법령상 외국인환자를 유치하려는 의료기관이 가입하여야 하는 의료사고배상책임보험의 연간 배상한도액 기준으로 틀린 것은?

① 의원급 의료기관 : 1억 원 이상
② 조산원 : 1억 원 이상
③ 병원급 의료기관 : 1억 원 이상
④ 종합병원 : 1억 원 이상

> **해설**
> 의료 해외진출 및 외국인환자 유치 지원에 관한 법령상 외국인환자를 유치하려는 종합병원이 가입해야 하는 의료사고배상책임보험의 연간 배상한도액은 2억 원 이상이다(의료해외진출법 시행규칙 제4조 제1항 제2호).

125 의료 해외진출 및 외국인환자 유치 지원에 관한 법령상 의료기관을 제외하고 외국인환자를 유치하려는 자가 활동하기 위한 보증보험 가입금액은?

① 1천만 원 이상
② 5천만 원 이상
③ 1억 원 이상
④ 2억 원 이상

> **해설**
> 외국인환자 유치에 대한 등록요건(의료해외진출법 시행규칙 제4조 제2항)
> "보건복지부령으로 정하는 보증보험"이란 다음의 기준을 모두 충족하는 보증보험을 말한다.
> • 외국인환자를 유치하는 과정에서 고의 또는 과실로 외국인환자에게 입힌 손해에 대한 배상책임을 보장하는 보증보험일 것
> • 「보험업법」에 따라 금융위원회의 허가를 받은 보험회사의 보증보험일 것
> • 보험금액이 1억 원 이상일 것

정답 123 ③ 124 ④ 125 ③

126 의료 해외진출 및 외국인환자 유치 지원에 관한 법령상 종합병원 중 상급종합병원으로 지정된 종합병원의 병상 수가 500인 경우, 외국인환자를 유치할 수 있는 최대 병상 수는?

① 20병상
② 25병상
③ 30병상
④ 40병상

해설

종합병원의 외국인환자 유치 제한 병상 수(의료해외진출법 시행규칙 제8조)
- 「의료법」에 따른 종합병원 중 상급종합병원으로 지정된 종합병원의 경우 : 병상 수의 100분의 5
- 「의료법」에 따른 종합병원(제1호의 상급종합병원으로 지정된 종합병원은 제외한다)의 경우
  : 병상 수의 100분의 8

127 의료 해외진출 및 외국인환자 유치 지원에 관한 법령상 외국인환자 유치기관은 전년도 사업실적을 어느 곳에 보고해야 하는가?

① 국민건강보험공단
② 시·도지사
③ 한국보건산업진흥원
④ 한국보건인력개발원

해설

외국인환자 유치기관은 전년도 사업실적을 시·도지사에게 보고해야 한다(의료해외진출법 시행규칙 제9조 제1항).

128 의료 해외진출 및 외국인환자 유치 지원에 관한 법령상 외국인환자 유치의료기관이 시·도지사에게 보고해야 하는 전년도 사업실적에 해당하지 않는 것은?

① 외국인환자의 국적
② 외국인환자의 출생연도
③ 외국인환자의 주 질병·부상명
④ 외국인환자의 방문 의료기관

해설

외국인환자 유치의료기관의 경우 전년도 사업실적을 외국인환자의 국적, 성별 및 출생연도, 외국인환자의 진료과목, 입원기간, 주 질병·부상명 및 외래 방문일수의 구분에 따라 시·도지사에게 보고하여야 한다(의료해외진출법 시행규칙 제9조 제1항 제1호).

정답 126 ② 127 ② 128 ④

129 의료 해외진출 및 외국인환자 유치 지원에 관한 법령상 외국 보건의료인 연수에 관한 데이터베이스에 포함되어야 하는 정보를 모두 고른 것은?

> ㄱ. 외국 보건의료인 연수기관의 주소
> ㄴ. 외국 보건의료인 연수 참가자의 이름
> ㄷ. 외국 보건의료인 연수 참가자의 가족사항
> ㄹ. 외국 보건의료인 연수계획
> ㅁ. 외국 보건의료인 연수의 사후관리를 위해 필요한 정보

① ㄱ, ㄴ, ㄷ, ㅁ
② ㄱ, ㄴ, ㄹ, ㅁ
③ ㄱ, ㄷ, ㄹ, ㅁ
④ ㄴ, ㄷ, ㄹ, ㅁ

해설

외국 보건의료인 연수에 관한 데이터베이스 구축·운영 등(의료해외진출법 시행규칙 제15조의2 제1항).
외국 보건의료인 연수에 관한 데이터베이스는 다음의 정보를 포함해야 한다.
- 외국 보건의료인 연수기관의 명칭, 주소 및 규모
- 외국 보건의료인 연수 참가자의 이름, 국적, 여권번호 및 경력
- 외국 보건의료인 연수계획 및 연수실시 결과
- 그 밖에 외국 보건의료인 연수의 사후관리를 위해 필요한 정보

---

130 의료급여법상 수급권자에 대한 진료, 조제 또는 투약을 담당하는 의료급여기관을 모두 고른 것은?

> ㄱ. 「의료법」에 따라 개설된 의료기관
> ㄴ. 「지역보건법」에 따라 설치된 보건지소
> ㄷ. 「농어촌 등 보건의료를 위한 특별조치법」에 따라 설치된 보건진료소
> ㄹ. 「약사법」에 따라 설립된 한국희귀·필수의약품센터

① ㄱ, ㄷ
② ㄱ, ㄷ, ㄹ
③ ㄱ, ㄴ, ㄷ
④ ㄱ, ㄴ, ㄷ, ㄹ

해설

의료급여기관(의료급여법 제9조 제1항)
의료급여는 다음의 의료급여기관에서 실시한다. 이 경우 보건복지부장관은 공익상 또는 국가시책상 의료급여기관으로 적합하지 아니하다고 인정할 때에는 대통령령으로 정하는 바에 따라 의료급여기관에서 제외할 수 있다.
- 「의료법」에 따라 개설된 의료기관
- 「지역보건법」에 따라 설치된 보건소·보건의료원 및 보건지소
- 「농어촌 등 보건의료를 위한 특별조치법」에 따라 설치된 보건진료소
- 「약사법」에 따라 개설등록된 약국 및 같은 법 제91조에 따라 설립된 한국희귀·필수의약품센터

131 의료사고 피해구제 및 의료분쟁 조정 등에 관한 법률상 의료분쟁을 신속·공정하고 효율적으로 해결하기 위하여 설립한 기관은?

① 국민건강보험공단
② 소비자분쟁조정원
③ 대한의사협회공제회
④ 한국의료분쟁조정중재원

해설
의료분쟁을 신속·공정하고 효율적으로 해결하기 위하여 한국의료분쟁조정중재원을 설립한다(의료분쟁조정법 제6조 제1항).

132 의료사고 피해구제 및 의료분쟁 조정 등에 관한 법률상 의료분쟁조정위원회 내 조정부는 조정절차가 개시된 날부터 며칠 이내에 조정을 결정하여야 하는가?

① 30일
② 50일
③ 90일
④ 100일

해설
조정부는 사건의 조정절차가 개시된 날부터 90일 이내에 조정결정을 하여야 한다(의료분쟁조정법 제33조 제1항).

133 재외동포의 출입국과 법적 지위에 관한 법률상 건강보험에 대한 다음 설명 중 빈칸에 들어갈 알맞은 숫자는?

> 주민등록을 한 재외국민과 국내거소신고를 한 외국국적동포가 (　　)일 이상 대한민국 안에 체류하는 경우에는 건강보험 관계 법령으로 정하는 바에 따라 건강보험을 적용받을 수 있다.

① 10
② 30
③ 60
④ 90

해설
주민등록을 한 재외국민과 국내거소신고를 한 외국국적동포가 90일 이상 대한민국 안에 체류하는 경우에는 건강보험 관계 법령으로 정하는 바에 따라 건강보험을 적용받을 수 있다(재외동포법 제14조).

정답 131 ④　132 ③　133 ④

134 재외동포의 출입국과 법적 지위에 관한 법률상 지방출입국·외국인관서의 장은 국내거소신고를 한 외국국적동포에게 외국국적동포 국내거소신고증을 발급한다. 국내거소신고증에 적는 사항이 아닌 것은?

① 국내거소신고번호
② 생년월일
③ 대한민국 안의 거소
④ 사업자등록번호

> **해설**
> 국내거소신고증에는 국내거소신고번호, 성명, 성별, 생년월일, 국적, 대한민국 안의 거소 등의 사항을 적는다(재외동포법 제7조 제2항).

135 재외동포의 출입국과 법적 지위에 관한 법률상 체류기간에 대한 설명 중 다음 빈칸에 알맞은 말은?

> 재외동포체류자격에 따른 체류기간은 최장 (   )까지로 한다.

① 6개월
② 1년
③ 2년
④ 3년

> **해설**
> 재외동포체류자격에 따른 체류기간은 최장 3년까지로 한다(재외동포법 제10조 제1항).

136 재외동포의 출입국과 법적 지위에 관한 법률상 출입국과 체류에 대한 설명으로 틀린 것은?

① 재외동포체류자격에 따른 체류기간은 최장 3년까지로 한다.
② 법무부장관은 체류기간을 초과하여 국내에 계속 체류하려는 외국국적동포에게는 대통령령으로 정하는 바에 따라 체류기간 연장허가를 할 수 있다.
③ 국내거소신고를 한 외국국적동포가 체류기간 내에 출국하였다가 재입국하는 경우에는 「출입국관리법」에 따른 재입국허가를 받아야 한다.
④ 대한민국 안의 거소를 신고하거나 그 이전신고를 한 외국국적동포에 대하여는 「출입국관리법」에 따른 외국인등록과 체류지변경신고를 한 것으로 본다.

> **해설**
> 국내거소신고를 한 외국국적동포가 체류기간 내에 출국하였다가 재입국하는 경우에는 「출입국관리법」 제30조에 따른 재입국허가가 필요하지 아니하다(재외동포법 제10조 제3항).

137 출입국관리법상 법무부장관이 6개월 이내의 기간을 정하여 출국을 금지할 수 없는 사람은?

① 형사재판에 계속 중인 사람
② 금고형의 집행이 끝나지 아니한 사람
③ 1천만 원의 추징금을 내지 아니한 사람
④ 국세 5천만 원을 정당한 사유 없이 그 납부기한까지 내지 아니한 사람

해설

출국의 금지(출입국관리법 제4조 제1항)
법무부장관은 다음의 어느 하나에 해당하는 국민에 대하여는 6개월 이내의 기간을 정하여 출국을 금지할 수 있다.
- 형사재판에 계속 중인 사람
- 징역형이나 금고형의 집행이 끝나지 아니한 사람
- 대통령령으로 정하는 금액(벌금 1천만 원, 추징금 2천만 원) 이상의 벌금이나 추징금을 내지 아니한 사람
- 대통령령으로 정하는 금액(국세 5천만 원, 관세 5천만 원, 지방세 3천만 원) 이상의 국세·관세 또는 지방세를 정당한 사유 없이 그 납부기한까지 내지 아니한 사람
- 「양육비 이행확보 및 지원에 관한 법률」 제21조의4 제1항에 따른 양육비 채무자 중 양육비이행심의위원회의 심의·의결을 거친 사람
- 그 밖에 위의 규정에 준하는 사람으로서 대한민국의 이익이나 공공의 안전 또는 경제질서를 해칠 우려가 있어 그 출국이 적당하지 아니하다고 법무부령으로 정하는 사람

138 출입국관리법상 사증 없이 입국할 수 있는 외국인을 모두 고른 것은?

㉠ 난민여행증명서를 발급받고 출국한 후 그 유효기간이 끝나기 전에 입국하는 사람
㉡ 국제친선, 관광 또는 대한민국의 이익 등을 위하여 입국하는 사람으로서 대통령령으로 정하는 바에 따라 따로 입국허가를 받은 사람
㉢ 대한민국과 사증면제협정을 체결한 국가의 국민으로서 그 협정에 따라 면제대상이 되는 사람
㉣ 재입국허가를 받은 사람 또는 재입국허가가 면제된 사람으로서 그 허가 또는 면제받은 기간이 끝나기 전에 입국하는 사람

① ㄱ, ㄴ, ㄹ
② ㄱ, ㄷ, ㄹ
③ ㄴ, ㄷ
④ ㄱ, ㄴ, ㄷ, ㄹ

해설

외국인의 입국(출입국관리법 제7조 제2항)
다음의 어느 하나에 해당하는 외국인은 사증 없이 입국할 수 있다.
- 재입국허가를 받은 사람 또는 재입국허가가 면제된 사람으로서 그 허가 또는 면제받은 기간이 끝나기 전에 입국하는 사람
- 대한민국과 사증면제협정을 체결한 국가의 국민으로서 그 협정에 따라 면제대상이 되는 사람
- 국제친선, 관광 또는 대한민국의 이익 등을 위하여 입국하는 사람으로서 대통령령으로 정하는 바에 따라 따로 입국허가를 받은 사람
- 난민여행증명서를 발급받고 출국한 후 그 유효기간이 끝나기 전에 입국하는 사람

정답 137 ③ 138 ④

139 출입국관리법상 외국인이 체류기간을 초과해서 계속 체류하려면 누구의 체류기간 연장허가를 받아야 하는가?

① 법무부장관
② 외교부장관
③ 보건복지부장관
④ 문화체육관광부장관

해설
외국인이 체류기간을 초과하여 계속 체류하려면 대통령령으로 정하는 바에 따라 체류기간이 끝나기 전에 법무부장관의 체류기간 연장허가를 받아야 한다(출입국관리법 제25조 제1항).

140 출입국관리법상 외국인등록과 관련된 설명 중 빈칸에 공통으로 들어갈 알맞은 말은?

> 외국인이 입국한 날부터 (　　)을 초과하여 대한민국에 체류하려면 대통령령으로 정하는 바에 따라 입국한 날부터 (　　) 이내에 그의 체류지를 관할하는 지방출입국·외국인관서의 장에게 외국인등록을 하여야 한다.

① 30일
② 60일
③ 90일
④ 120일

해설
외국인이 입국한 날부터 90일을 초과하여 대한민국에 체류하려면 대통령령으로 정하는 바에 따라 입국한 날부터 90일 이내에 그의 체류지를 관할하는 지방출입국·외국인관서의 장에게 외국인등록을 하여야 한다(출입국관리법 제31조 제1항).

141 관광진흥법상 외국인 관광객의 유치 촉진 등을 위하여 관광 활동과 관련된 관계 법령의 적용이 배제되거나 완화되고, 관광 활동과 관련된 서비스·안내 체계 및 홍보 등 관광 여건을 집중적으로 조성할 필요가 있는 지역으로 지정된 곳을 의미하는 말은?

① 관광지
② 관광사업
③ 관광단지
④ 관광특구

해설
① 관광지 : 자연적 또는 문화적 관광자원을 갖추고 관광객을 위한 기본적인 편의시설을 설치하는 지역으로서 이 법에 따라 지정된 곳을 말한다(관광진흥법 제2조 제6호).
② 관광사업 : 관광객을 위하여 운송·숙박·음식·운동·오락·휴양 또는 용역을 제공하거나 그 밖에 관광에 딸린 시설을 갖추어 이를 이용하게 하는 업을 말한다(관광진흥법 제2조 제1호).
③ 관광단지 : 관광객의 다양한 관광 및 휴양을 위하여 각종 관광시설을 종합적으로 개발하는 관광 거점 지역으로서 이 법에 따라 지정된 곳을 말한다(관광진흥법 제2조 제7호).

142 관광진흥법상 의료관광에 관한 설명으로 틀린 것은?

① 의료관광이란 국내 의료기관의 진료, 치료, 수술 등 의료서비스를 받는 환자와 그 동반자가 의료서비스와 병행하여 관광하는 것을 말한다.
② 문화체육관광부장관은 외국인 의료관광 유치·지원 관련 기관에 「관광진흥개발기금법」에 따른 관광진흥개발기금을 대여하거나 보조할 수 없다.
③ 문화체육관광부장관은 외국인 의료관광 전문인력을 양성하는 전문교육기관 중에서 우수 전문교육기관이나 우수 교육과정을 선정하여 지원할 수 있다.
④ 문화체육관광부장관은 의료관광의 활성화를 위하여 지방자치단체의 장이나 외국인환자 유치 의료기관 또는 유치업자와 공동으로 해외마케팅사업을 추진할 수 있다.

해설
문화체육관광부장관은 외국인 의료관광의 활성화를 위하여 대통령령으로 정하는 기준을 충족하는 외국인 의료관광 유치·지원 관련 기관에 「관광진흥개발기금법」에 따른 관광진흥개발기금을 대여하거나 보조할 수 있다(관광진흥법 제12조의2 제1항).

143 관광진흥법령상 의료관광호텔업의 등록기준으로 틀린 것은?

① 의료관광객이 이용할 수 있는 취사시설이 객실별로 설치되어 있거나 층별로 공동취사장이 설치되어 있을 것
② 욕실이나 샤워시설을 갖춘 객실이 10실 이상일 것
③ 객실별 면적이 19제곱미터 이상일 것
④ 「교육환경 보호에 관한 법률」에 따른 영업이 이루어지는 시설을 부대시설로 두지 않을 것

해설
② 욕실이나 샤워시설을 갖춘 객실이 20실 이상일 것(관광진흥법 시행령 별표 1)

정답 142 ② 143 ②

144 관광진흥법상 의료관광 활성화를 위해 관광진흥개발기금을 대여하거나 보조할 수 있는 관련 기관이 아닌 것은?

① 의료 해외진출 및 외국인환자 유치 지원에 관한 법률에 따라 등록한 외국인환자 유치 의료기관
② 의료 해외진출 및 외국인환자 유치 지원에 관한 법률에 따라 등록한 외국인환자 유치업자
③ 출입국관리법에 따른 사회통합 프로그램 운영기관
④ 한국관광공사법에 따른 한국관광공사

해설

외국인 의료관광 유치·지원 관련 기관(관광진흥법 시행령 제8조의2 제1항)
법 제12조의2 제1항에서 "대통령령으로 정하는 기준을 충족하는 외국인 의료관광 유치·지원 관련 기관"이란 다음 어느 하나에 해당하는 것을 말한다.
- 「의료 해외진출 및 외국인환자 유치 지원에 관한 법률」에 따라 등록한 외국인환자 유치 의료기관 또는 외국인환자 유치업자
- 「한국관광공사법」에 따른 한국관광공사
- 그 밖에 의료관광의 활성화를 위한 사업의 추진실적이 있는 보건·의료·관광 관련 기관 중 문화체육관광부장관이 고시하는 기관

145 관광진흥법령상 관광개발기본계획에 포함되지 않는 것은?

① 전국의 관광 여건과 관광 동향에 관한 사항
② 전국의 관광 수요와 공급에 관한 사항
③ 관광지 연계에 관한 사항
④ 관광권역의 설정에 관한 사항

해설

③ 권역별 관광개발계획에 해당한다.
관광개발기본계획(관광진흥법 제49조 제1항)
- 전국의 관광 여건과 관광 동향에 관한 사항
- 전국의 관광 수요와 공급에 관한 사항
- 관광자원 보호·개발·이용·관리 등에 관한 기본적인 사항
- 관광권역의 설정에 관한 사항
- 관광권역별 관광개발의 기본방향에 관한 사항
- 그 밖에 관광개발에 관한 사항

제2과목
보건의료서비스 지원관리

제2과목	나침반
PART 01	의료의 이해
PART 02	병원서비스 관리
PART 03	의료서비스의 이해
PART 04	의료 의사소통
제2과목	핵심문제

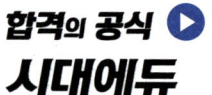 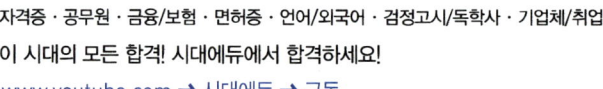 

제2과목 보건의료서비스 지원관리

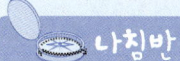
나침반

과목 개요

제2과목 '보건의료서비스 지원관리'에서는 먼저 사람의 건강과 질병의 관리를 위한 공중보건의료시스템(건강과 질병관리에 대한 이해, 의료체계와 의료공급체계)에 대하여 학습한다. 그리고 병원에 대한 이해를 바탕으로 병원에서 제공되는 다양한 업무와 서비스에 대해 학습하게 되며, 의료서비스를 이해하여 환자와의 의사소통을 위한 의료커뮤니케이션에 대해 정리한다.

학습 포인트

- Part 1 '의료의 이해'에서는 질병에 대한 이해를 토대로 감염성질환과 비감염성질환을 구분하여 알아두어야 하며 또한 1차, 2차, 3차, 특수진료병원으로 나누어지는 우리나라의 의료공급체계를 묻는 문제가 자주 출제되고 있다.
- Part 2, 3은 제1과목인 보건의료관광행정의 원무관리와 연관된 파트이다. 병원에서 제공되는 다양한 진료와 의료관련 서비스들을 파악한 후 특히 병원서비스의 질을 결정짓는 특징들과 진료비 지불제도에 대하여 완벽히 학습하도록 한다.
- Part 4 의료커뮤니케이션에서는 환자와 의사 사이의 커뮤니케이션에 대한 문제가 출제되고 있다. 환자와의 원활한 커뮤니케이션을 위한 의사의 역할이 중요하다.

기출 KEY POINT

- 공중보건의 정의
- 질병의 분류(비감염성질환)
- 1차, 2차 보건의료서비스
- 병원의 정의
- 병원업무의 특징
- 병원조직의 특징
- 병원의료서비스의 질
- 의료서비스의 특징
- 의료관광 1차 서비스
- 의료관광서비스 접촉과정
- 외국인환자 유치대상 범위
- 보건의료체계의 수렴화 현상
- 역할갈등
- 진료비지불 제도 유형
- 건강검진의 종류
- 해외의 의료보장제도
- 설득적 의사소통의 변수
- 커뮤니케이션 방해요소
- 의사소통 전달의 구성요소
- 비공식 의사소통

공중보건의 정의
대중을 질병으로부터 예방하며, 육체적·정신적·사회적인 건강을 유지·증진하여, 수명을 늘리는 것을 목적으로 사회나 국가가 총괄하여 시행하는 의료 및 다양한 과학기술

질병의 구분
- 질환 : 의학적으로 규정된 생리적, 생물학적 건강이상 상태
- 질병 : 환자가 주관적으로 느끼는 병의 경험이나 주변집단의 사회적 평가와 반응
- 병 : 질환이나 질병과 달리 사람들에 의해 적용되고 자신에 의해 수용된 사회적 명칭

병원력
- 숙주에게 감염되어 알아볼 수 있는 질병을 일으키는 능력
- 병원체의 증식속도, 증식하면서 나타난 숙주의 영향, 독소 생성의 정도

감염력
병원체가 숙주에 침입하여 알맞은 기관에 자리 잡고 증식하는 능력

감염병
사회적 파급력이 큰 감염병에 걸린 환자를 격리, 수용하고 적절한 방역조치를 해야 할 필요성이 있는 병이며, 환자 발생 시 의무적으로 신고하는 법정감염병이 있음

감염성질환과 비감염성질환
- 감염성질환 : 세균에 의한 질환은 항생제의 발달로 대부분 치료가 가능해짐
- 비감염성질환 : 고혈압이나 당뇨와 같이 병원체 없이 일어날 수 있으며 발현기간이 길어서 만성적 경과를 밟는 경우가 많음

만성질환
- 병의 경과의 길이에 의한 분류로 비감염성이며 퇴행성을 의미함. 일반적으로 6개월~1년 이상 계속되는 질환으로 증세가 완만하며 장기간 지속됨
- 고혈압, 당뇨병, 관절염, 신경통, 심장질환, 우울증 등

보건의료공급체계의 조건
- 보건의료수요자에게 적절한 의료 제공
- 지역별로 병원과 의원이 골고루 있어야 함
- 질병의 심각성에 따른 의료기관 이용 가능
- 보건의료기관의 설비, 자원의 효율적 이용
- 건강은 국민의 기본권리

의료법상 병원급 의료기관
종합병원, 병원, 치과병원, 한방병원, 요양병원, 정신병원

1차 진료·2차 진료·3차 진료

1차 진료	환자가 처음 의료와 접하게 되는 의료로 일반가정의, 일반내과의사, 소아청소년과 의사 등이 담당
2차 진료	1차 진료를 담당하는 의사로부터 의뢰되어 해당분야의 전문의가 진료
3차 진료	전문화된 의료시설에서 이루어지는 고도로 복잡한 시술이나 전문화된 진료

외래진료와 입원진료
- 외래진료 : 응급을 요하지 않는 환자로 입원을 하지 않고 병원의 외래에서 하는 진료
- 입원진료 : 병원에서 의학적 관찰, 간호, 수술 등을 목적으로 입원하는 진료

양질의 의료를 구성하는 요소(Myers)
접근성, 포괄성, 품질, 지속성, 효율성

의료서비스 품질의 5차원
유형성, 신뢰성, 응답성, 확신성, 공감성

병원서비스의 질 구성요소
신뢰성, 유형요소, 반응성, 능력, 예의, 믿음직함, 안전성, 접근성, 커뮤니케이션, 소비자 중심

일차예방서비스
질병이나 사회문제를 야기하는 조건 또는 상황이 발생하지 않도록 취하는 조치

보건의료서비스
질병의 치료·간호·예방·관리 및 재활을 주체로 하는 의료서비스에 건강유지·증진을 포함한 포괄적 의료서비스

보건의료서비스의 사회·경제적인 특성
- 질병 예측의 불확실성
- 정보의 비대칭성(불완전한 정보)
- 노동집약적 성격
- 외부효과의 존재
- 의료공급의 독점성
- 보건의료공급의 비탄력성
- 우량재(가치재)
- 서비스와 교육의 공동생산

보건의료서비스 공급의 수렴화
보건의료체계가 공공성, 형평성, 경쟁성, 효율성의 조화로 수렴되고 있는 현상

보건의료서비스 질의 과정평가
의료이용도 조사, 임상진료지침, 보수교육, 동료의사에 의한 검토, 진료비 청구심사 등

포괄수가제
- 치료과정이 비슷한 질병군별로 제공된 의료서비스의 종류에 관계없이 미리 책정된 정액진료비를 지불하는 일종의 입원진료비정액제
- 장점 : 의료비 증가 억제, 경영의 효율성 증가, 주어진 진료비 내에서 의사들의 임상적 자율성 보장
- 단점 : 진료의 획일화, 의료서비스의 질 저하 우려, 서비스를 최소화하려는 병원과 환자와의 마찰 우려

행위별수가제
- 의료서비스 각각에 약제 또는 재료비를 별도로 산정하고, 의사의 진료행위마다 서비스 행위 하나하나에 일정한 값을 정하여 항목별로 가격을 책정
- 장점 : 의료인은 환자진료의 재량권이 크고, 환자는 최선의 진료를 받을 수 있음
- 단점 : 불필요한 검사나 치료 등의 과잉진료 발생, 의료비 상승

국가보건의료체계(Terris)
- 공적부조형 : 보건의료의 재원이 주로 조세에 의존. 아시아, 아프리카, 남미 등
- 국민보건사업형 : 보건의료서비스를 국민의 하나의 기본권으로 인식. 공산국가, 뉴질랜드, 영국 등
- 복지국가형 : M. Roemer의 분류에 속하는 유형이며 대다수의 국민이 의료보장을 받고 있는 국가들이 취하는 형태. 미국, 일본, 한국 등이 포함

국가보건의료체계의 구성요소
- 보건의료자원의 개발(Development of Health Resources)
- 자원의 조직화(Organized Arrangement of Resources)
- 보건의료서비스의 제공(Delivery of Health Resources)
- 경제적 지원(Economic Support)
- 관리(Management)

의료관광의 초기접촉과정
최초연락, 병원접수, 상담 및 견적서 작성(정보수집, 치료계획 수립, 예상치료비용 상담)

의료관광의 서비스과정
입국비자 발급(필요서류 및 입국비자 종류 확인), 입국(마중 및 픽업서비스), 병원접수, 진료, 검사, 입원, 치료 및 수술, 재원 안내, 퇴원, 관광, 사후관리

의료커뮤니케이션의 정의
- 사람 간의 일반적인 커뮤니케이션이 기본 구조
- 환자의 질병에 대한 진단과 치료가 목적
- 의료적 결정을 돕고 질병관련 정보를 주며, 건강을 유지하거나 개선하기 위한 교육, 동기부여를 위한 상담에 이르기까지 의사에게 부여된 특권적인 의사소통
- 의사가 환자의 건강정보 이해능력을 정확하게 파악하고, 그 내용을 적절하게 전달하기 위해 환자의 언어적 → 비언어적 신호를 정확하게 해석하면서 진행하는 일련의 과정
- '관념화 → 기호화 → 전달 → 수신 → 해석(해독) → 이해 → 수신자의 행동'의 단계로 커뮤니케이션이 이루어짐

설득적 커뮤니케이션의 5요소(맥과이어)
정보원, 메시지, 통로, 수신자, 최종목표

의사소통의 시스템의 요소
송신자, 메시지, 수신자, 매체, 기호화(암호화), 해독, 반응, 피드백, 소음

의료진과 환자의 커뮤니케이션 방해요소(Northouse)
- 역할 불확실
- 의료진과 환자 간의 용어나 시각의 차이
- 책임소재 관련 갈등
- 의사와 환자 간의 권력

비공식적 커뮤니케이션

순기능	• 전달속도가 빠르고 영향력이 강함 • 조직구성원에게 소속감과 안정감 제공 • 조직관리에 대한 피드백의 원천이 됨 • 조직구성원의 감정폭발을 억제할 수 있는 안전벨트 역할
역기능	• 정보에 대한 신뢰 감소 • 비공식적 조직의 지나친 강화 • 공식조직의 효율성 저하

PART 01 의료의 이해

CHAPTER 01 건강과 질병관리에 대한 이해

1 공중보건의 정의 및 역사

(1) 공중보건의 정의 및 목적

① 공중보건의 정의
  ㉠ '공중보건'은 대중을 질병으로부터 예방하고 육체적·정신적·사회적 건강유지 및 증진을 위해 사회나 국가가 시행하는 의료 및 다양한 과학기술들을 총괄하는 개념이다.
  ㉡ '공중보건학'은 그 목적을 달성하기 위해 사회·경제·문화적 요인 등 광범위한 접근을 통하여 지역주민의 건강증진 및 향상과 관련된 과학·기술을 연구하는 학문이다.

② 공중보건의 목적
  ㉠ 공중보건은 1차적으로는 한 개인의 건강한 생활을 영위하기 위해서, 2차적으로는 가족과 지역사회의 지도자로서 구성원들을 건강한 생활로 이끌어 주기 위해서, 3차적으로는 한 국가에 속한 국민의 보건복지와 국민건강을 증진시키는 역할을 하기 위한 목적을 가지고 있다.
  ㉡ 즉, 대중들이 일생 동안 건강한 삶을 유지하기 위해 지속적으로 생활환경을 개선하고, 질병의 조기 발견 및 치료, 전염병 예방을 통하여 인간의 건강한 생활수준을 확보할 수 있는 사회제도를 확인하는 것에 목적이 있다.

③ 보건의료 종사자는 보건의료서비스를 공급하는 공급자이며, 그 기능을 효과적으로 하기 위해 공적·사적 조직과 지방·국가의 행정기관이 관리한다.

④ 보건의료서비스는 질이 높아야 하며 각 보건의료 종사자들의 고도의 지식과 전문적 능력 및 기술이 요구된다. 또한 서비스는 조직화된 시스템을 통한 일관성·포괄성과 더불어 공중보건을 위한 서비스 공급자와 서비스를 받는 사람의 절대적 신뢰관계가 요구된다.

(2) 공중보건의 역사

① 고대(환경위생의 시대)
  ㉠ 기원전 약 4000년 전의 인도문명과 약 3000~1500년 전의 미노인(Minon)들, 그리고 3000~1000년 전의 크레타인들은 이미 목욕탕과 화장실 및 배수시설 등을 갖추고 있었다.
  ㉡ 기원전 1500년경 모세에 의한 위생법전에서는 유대인들이 지켜야 할 위생에 관한 것들을 상세하게 규정하고 기록하고 있다. 또한 로마에는 상수도와 공중목욕탕이 발달하였으며 수도, 도로, 목욕탕을 관리하는 공무원이 따로 있었다.

ⓒ Hippocrates는 Corpus Hippocratium(히포크라테스) 전집에서 장기(오염된 공기)가 인체에 들어가면 질병이 발생한다는 장기설과 인체는 혈액, 점액, 황담즙 및 흑담즙의 4가지 체액에 의해 균형이 유지되고 있다는 4액체설을 주장하였다.

ⓔ 로마시대에는 Galenus가 주로 원숭이 해부를 통해 얻은 지식으로 해부학을 체계화하였다. 그의 해부학에 대한 학설은 16세기까지 서양의학을 지배하였다.

② 중세(암흑기) : 중세기(500~1500년)는 서구문명이 혼란 속에 있었던 암흑기로, 모든 것을 선악설에 의존하는 종교적인 사상이 지배적이었다.

ⓐ 6~7세기경 이슬람교도들의 성지순례 과정에서 콜레라가 범세계적으로 유행하였다. 또한 나병은 십자군의 이동으로 인해 유럽지역을 주기적으로 휩쓸어 수많은 사람들이 희생되기도 하였다. 그러나 이 시대에는 방역의사, 빈민구제의사, 경찰의 및 감정의 등의 활동이 활발하였으며, 불결물제거법, 급수법, 식품경찰법, 시가청소법, 건축위생법 등을 제정하기도 하였다.

ⓑ 인류는 페스트에 의해 가장 심각한 인명피해를 입었다. 1383년 마르세이유의 페스트 대유행 시 40일간 교통을 차단하기도 했는데 여기서 검역제도가 유래되었다.

③ 근세, 르네상스(공중보건의 여명기) : 근세시대는 공중보건의 요람기로 과학기술이 태동하는 시대였으며, 프랑스혁명의 계몽사상과 영국의 산업혁명으로 인한 대기오염으로 공중보건 사상이 싹트게 되었다.

ⓐ 이탈리아의 Fracastoro는 인간의 눈으로는 볼 수 없는 질병의 원인이 되는 종이 있다고 주장하였고, 네덜란드의 Leeuwenhoek가 현미경을 발견함으로써 이 사실이 입증되었다.

ⓑ 독일의 Frank는 "국민의 건강을 확보하는 것은 국가의 책임이다"라는 건강의 국가책임론을 주장하였으며, '의사경찰체제'라는 12권의 저서에서 적절한 규모의 의학과 조직 관리의 필요성 및 정신보건, 개인위생, 국민보건 등을 망라한 최초의 저서를 출판하였다.

ⓒ 1749년에는 스웨덴에서 세계 최초의 국세조사가 실시되었다.

ⓓ 영국의 Jenner는 1798년에 우두종두법을 개발하여 예방접종의 대중화가 가능해졌다.

ⓔ Chadwick은 산업혁명에 따른 빈부격차의 심화로 노동자 계급에서 열병 등의 질병이 발병하게 되었다는 '열 보고서(Fever Report)'를 작성하였다. 이 보고서를 계기로 영국정부는 1842년에 공중위생감독 및 각종 위생조사를 위한 보건정책조사위원회를 설치하였다.

ⓕ 보건정책조사위원회의 보고서에서 보건행정기구의 필요성을 제시함으로써, 1848년에는 세계 최초의 공중보건법이 제정되었으며, 1919년에는 세계 최초의 보건부가 설치됨으로써 보건행정의 기틀이 마련되었다.

④ 근대(공중보건의 확립기) : 근대시기는 영국, 독일, 프랑스 등의 국가에서 세균학 및 면역분야의 많은 업적들이 있었으며, 예방의학적 사상이 싹트게 되었다.

ⓐ 영국 John Snow의 콜레라에 관한 역학조사보고서는 대기 중에 존재하는 병독[장기(瘴氣, miasma)]에 의해 전염병이 일어난다고 보았던 miasma설을 뒤집고 전염병의 원인균이 따로 있음을 입증하는 동기가 되었다.

ⓑ 리버풀시에서 1863년 Rathborne에 의해 방문간호사업을 시작한 것이 오늘날 보건소 제도의 효시가 되었다.

ⓒ 독일에서는 1883년 Bismark에 의해 세계 최초의 근로자 질병보호법이 제정되었으며, 1866년에는 Pettenkofer에 의해 뮌헨 대학에 최초로 위생학교실이 창립됨으로써 실험위생학의 기초를 확립하게 되었다.

ⓔ 프랑스에서는 현대의학의 창시자인 Pasteur가 탄저균, 닭 콜레라의 발견과 광견병 항혈청을 개발하였으며, 독일의 Koch는 결핵균, 콜레라균을 발견하고, Ehrlick는 매독치료제인 Salvarsan을 합성하였다.

ⓜ 수많은 세균이 발견되어 백신이 개발되었고, 질병예방의 기틀이 확립되었다.

⑤ **현대(공중보건의 발전기)** : 현대에 이르러 공중보건은 영국과 미국을 중심으로 전문적인 분화와 체계적인 종합화를 이루기 시작했으며, 질병의 치료 및 예방 중심에서 사회학 및 경제학적 개념을 바탕으로 발전하기 시작하였다. 현미경과 유전자공학의 발달은 질병예방에 크게 기여하였으며, 항생제 개발로 감염병이 감소하게 되어 평균수명이 늘어났다.

㉠ 공중보건과 치료의학의 조화로운 발전 : 1960년대 이후 지역사회의 다양한 요구에 부응하기 위한 포괄보건의료의 필요성이 대두되면서 공중보건학과 치료의학은 조화로운 변화를 이루어가고 있다.

㉡ 보건소 제도 확대 : 보건소 제도가 확대・보급됨에 따라 지역사회문제를 해결하는 지역사회 보건관리 활동이 활발해졌다.

㉢ 세계보건기구(World Health Organization, WHO) 발족 : 국제적 차원에서 보건문제를 해결하고자, 1948년 4월 7일 WHO가 발족하였다. WHO의 목적은 모든 사람이 가능한 한 최고수준의 건강달성을 돕는 것으로, 주요 활동은 중앙검역소와 연구자료를 제공하고 유행성질병 및 전염병 대책 등이고, 본부는 스위스의 제네바에 있다.

㉣ 국제연합 인간환경회의 : 1972년 스웨덴의 스톡홀름에서 "The Only One Earth"라는 슬로건을 내걸고 인간환경선언을 하였고, 1973년에는 국제환경기구(United Nations Environment Program)가 설립되었다.

㉤ 알마아타회의 : 러시아에서 1978년에 열린 알마아타회의에서는 '2000년대에 전 인류에게 건강을'이라는 실현을 목표로 선정하고 1차 보건의료 실천을 결의하였다.

㉥ 지구환경 정상회담 : 1992년 브라질 리우에서 180여 개 회원국의 83개국 정상들이 모여 지구환경 정상회담을 개최하였는데, '리우환경선언'이 선포되는 등 지구보건환경을 위한 적극적인 노력이 추진되고 있다.

⑥ **공중보건을 위한 체계**

㉠ 1차 보건의료
- 1차 보건의료의 성공적인 열쇠는 보건인력의 확보이다. 지역주민 모두가 수용할 수 있는 지역사회보건의 실천적 원리이며, 새로운 보건의료질서이고, 전 세계적인 보건의료전략의 핵심이라고 할 수 있다.
- 1차 보건의료 활동은 예방접종사업, 식수위생관리사업, 모자보건사업, 보건교육사업, 지방병관리사업, 경미한 질병의 일상적 치료사업, 주민의 영양개선사업 등이 중심이 된다.

㉡ 2차 보건의료 : 주로 응급처치를 요하는 질병이나 급성질환의 관리, 병・의원에 입원치료를 받아야 하는 환자관리 사업이므로 종합병원과 같은 전문병원의 활동이 요구된다.

㉢ 3차 보건의료 : 회복기 환자의 재가치료 사업이나 재활을 요하는 환자 및 노인의 간호 등 장기요양이나 만성질환자의 관리 사업이 중심이 되고, 노인성 질병관리가 중요하다.

2 건강의 이해

(1) 건강의 개념

① **다양한 건강의 개념** : '건강(Health)'이라는 단어는 생의학적 의미에서 질병이 없고 손상이나 장애가 없는 상태를 뜻하는 소극적 건강부터, WHO의 이상적이고 규범적인 정의에 이르기까지 매우 다양하다(윤병준 외, 2008).

세계보건기구에 의한 개념	건강이란 "단순하게 질병 없이 지내는 상태를 의미하는 것이 아니라 신체적, 정신적, 사회적으로 공동구성원 속에서 조화를 이루어가며 안녕한 상태"를 의미한다고 정의하고 있다(WHO, 1948).
의료사회복지 관점의 개념	건강이란 질병과 상해, Distress 및 일상적 활동을 수행하는 능력의 손상 없이, 적절한 사회적 기능을 수행할 수 있는 상태를 의미한다. 즉, 일상생활을 위한 신체적 능력 및 개인적·사회적 활력소의 긍정적인 면을 가리키는 개념이라고 할 수 있다.

② 건강은 생명의 존엄성을 유지하며 삶의 가치를 실현하고, 국가의 번영에도 필수적인 사항이다. 따라서 개인의 건강을 유지·증진시키기 위해 노력하는 것처럼, 인류의 건강 유지·증진을 위해서도 함께 노력할 필요가 있다.

(2) 건강개념의 변천과 구분

건강의 개념은 복합적이며, 건강의 악화를 예방하려는 측면과 현재 상태보다 더 향상시키려는 긍정적인 측면이 모두 포함되어 있다.

① **건강개념의 변천** : 고대부터 중세까지 '건강'은 자신의 노력의 결과가 아닌 신과 관련되어 생각되었다. 하지만 19세기에 이르러 후천적 노력의 결과로도 생각되면서 육체적 건강의 관점으로 그 개념이 발달하기 시작하였다.

② **정적인 개념의 관점** : 19세기 중엽에는 육체적 건강과 정신적 건강을 불가분의 관계로 이해하기 시작했고, 20세기 중반에는 WHO의 선언을 통해 건강을 육체적·정신적·사회적 건강 등의 통합적 개념으로 규정하기에 이르렀다.

③ **동적인 개념의 관점**

㉠ 'Well-being' 대신에 'Well-balanced Life'로 표현되는 '평형적 건강'으로 표현된다. 즉, 일상생활에 있어 개개인마다 가지고 있는 건강잠재력(Health Potential)과 건강위해요소들 간에 평형이 이루어진 상태를 말한다.

㉡ 이러한 견해는 오타와 헌장(1986)에서, "건강은 생활이 목표로서가 아니라, 일상생활을 영위하는 활력소로 이해되어야 한다"는 내용과 일치한다.

3 사고 및 질병관리의 이해

(1) 의료사고의 예방 및 관리

① 예방 및 관리방안

㉠ 환자에 대한 설명의무 강화
- 의료인의 설명의무를 강화하여 환자가 해당 의료행위의 의미와 내용을 충분히 이해할 수 있도록 한다.
- 통역에서의 오류를 방지하기 위하여 검증된 이 분야의 전문통역사나 의료코디네이터를 고용한다.
- 의료진의 입장에서 석연치 않은 부분이 있을 경우 통역사 혹은 의료코디네이터에게 재차 확인하여 짚고 넘어간다.
- 환자의 동의하에 진료과정을 녹취하여 분쟁발생 시 이를 증거로 활용할 수 있도록 한다.

㉡ 문서화된 지침 마련
환자가 지켜야 할 주의사항과 의료진이 설명한 사항 등이 구체적으로 기재된 각종 지침을 마련하여 부가적으로 배포하여 불확실성을 줄이고 가급적이면 환자의 사인을 받는다.

㉢ 각종 의무기록 철저 기재
진료기록·간호기록·검사기록·원무기록 등을 철저히 한다.

㉣ 투약사고 대비
처방 혹은 복용법을 알려줄 때 환자가 충분히 이해할 수 있도록 구체적으로 설명하며, 이에 대한 문서도 만들어 약과 함께 제공할 수 있도록 한다.

㉤ 의료진 및 관련자 교육
- 외국인환자 진료와 관련된 법규 및 의료분쟁 예방에 관한 교육을 진행한다.
- 외국인환자의 국가별 문화에 관한 교육을 진행한다.

㉥ 분쟁해결방법의 명시
- 진료계약서에 분쟁해결을 위한 절차와 방법에 대하여 미리 명시하여 환자의 동의를 얻는다.
- 환자가 자국으로 돌아가 별도의 소송을 진행할 경우도 생각하여 재판관할권과 준거법에 관한 규정이 필요하다.

㉦ 진료 전후 진료사전 및 사후 절차상 위험요소 점검
- 유치업자와의 분쟁에 대비한 점검사항
  - 의료법에 따라 유치업자로 인정된 업체인지 여부
  - 환자와 유치업자 간에 명확한 서류 계약이 있는지 여부
  - 의료기관과 유치업자 간에 사전 계약에 따른 과정의 진행인지 여부
  - 환자진료 설계 범위는 확정하였는지 여부
  - 환자가 가입한 보험의 범위는 확인하였는지 여부
  - 입국에 필요한 준비사항은 충분히 설명하였는지 여부
  - 예상치 못한 추가 질병 발견 및 진료기간 연장 시 비용 부담에 대한 확인
  - 의료분쟁 발생 시 상호 책임범위 및 분쟁해결 방안에 대해 협의하여 계약서에 명시하였는지 여부

- 상담 오류에 대비한 점검사항
  - 의료진 및 통역사, 의료코디네이터 등 관련자가 상담 내용에 대한 분석을 함께 진행하였는지 여부
  - 환자 알레르기 유무, 식사 시 주의사항 등을 제대로 확인하였는지 여부
  - 과거 병력은 제대로 확인하였는지 여부
  - 현재 복용 중인 약물은 확인하였는지 여부
- 비용산출 오류에 대비한 점검사항
  - 진료 내용별 검사항목, 투약 여부 등 환자의 요청사항을 모두 고려하여 치료비용을 산출하였는지 여부
  - 예상 진료비용과 추가 진료비용의 가능성을 에이전시 및 환자에게 미리 설명하였는지 여부
- 체류기간 만료에 대비한 서류 등 확인
  - 필요서류(현지 의사진단서, 병원예약확인서, 지불능력확인서 등) 확인
  - 입국비자 종류 확인
  - 주치의소견서 확인(치료 연장이 필요한 경우) 등
- 안전사고에 대비한 점검사항
  - 환자 내원 시 귀중품 보관 등에 대한 장치가 마련되어 있는지 여부
  - 병원 내 안전사고(낙상 등)에 대한 주의사항은 설명하였는지 여부
- 퇴원 시 주의사항 전달 오류에 대비한 점검사항
  - 후처치가 필요한 경우 환자의 자국에서 후처치를 해줄 자매병원에 연락을 해 두거나 후처치와 관련된 소견서를 제공하였는지 여부
  - 수술 환자의 경우 귀국 후 음식 섭취, 복용약 등 주의사항이 올바르게 전달되었는지, 문서로 전달하였는지 여부
  - 추가 시술·수술을 한 경우 변동된 진료내용이 담긴 서류(진단서)를 올바르게 전달하였는지 여부
  - 보험사 혹은 에이전시에 변동사항을 올바르게 전달하고 요청하는 서류를 제대로 전달하였는지 여부 등

② 분쟁 발생 시 해결책
  ㉠ 화 해
  ㉡ 조 정
  ㉢ 법적 해결

(2) 질병의 개념
질병은 환자뿐만 아니라 가족 및 광범위한 지역사회에 영향을 끼치며, 상호 간에 유기적인 연관성을 지니고 있다. 질병을 세분하면 질환(Disease), 질병(Illness) 및 병(Sickness)으로 구분할 수 있다.

① **질환(Disease)과 질병(Illness)** : 질환은 의학적으로 규정된 생리적, 생물학적인 건강 이상 상태로서 생의학 모델에서 설명되는 반면, 질병은 환자가 주관적으로 느끼는 병의 경험이나 전문직을 포함한 주변 집단의 사회적 평가와 반응을 지칭한다.

② **병(Sickness)** : 병은 질환이나 질병과는 달리 사회적 개념으로, 다른 사람들에 의해 적용되고 자신에 의해 수용된 사회적 명칭이다.

(3) 질병의 발생 및 분류

질병은 사람의 심신 중 전체 또는 일부가 일차적 또는 계속적인 장애를 일으켜서 정상적인 기능을 할 수 없는 상태로, 감염성질환과 비감염성질환으로 나뉜다.

① 감염성질환
  ㉠ 감염성질환은 바이러스·세균·곰팡이·기생충 등 질병을 일으키는 병원체가 증식하는 장소인 병원소에서 탈출하여 동물이나 인간에게 침입하여 일어난다.
  ㉡ 질환을 일으키는 병원체가 인간이나 동물인 숙주(병원균이 기생하는 대상)에 접촉하여 항상 질환을 일으키는 것은 아니며, 인간의 병원체에 대한 저항력 정도가 질병 발생의 중요한 요소가 된다.
  ㉢ 감염성질환 중 세균성질환은 항생제의 발달로 대부분 치료가 가능해졌으나, 바이러스성질환에 대해서는 아직 과제가 남아있다.

② 비감염성질환
  ㉠ 비감염성질환은 병원체 없이 일어날 수 있고 발현기간이 길다. 따라서 만성적 경과를 밟는 경우가 많다.
  ㉡ 비감염성질환의 중요성이 더욱 커지고 있는 이유는 인구구조의 변화로 인한 노인인구 증가와 함께, 진단기술의 발달로 과거에 발견하지 못하였던 비감염성질환의 진단이 가능해졌기 때문이다.

③ 질병의 치료
  ㉠ 대표적 위험인자와 질병과의 관련성에 관한 연구로 흡연과 폐암과의 관련성, 짜게 먹는 식사와 고혈압과의 관련성 등이 이미 발표되어 있다.
  ㉡ 비감염성질환의 치료에 있어서도 생활방식의 변화 등 위험인자를 제거하는 측면과 질병의 관리 차원에서 질병이 발생하기 전 환경개선과 운동 등으로 육체의 저항성 강화를 강조하고 있다.

(4) 질병의 발생과정과 예방대책

질병의 발생과정에 따른 예방대책은 다음과 같다.

[질병의 발생과정과 예방대책]

구 분	비병원성기	초기 병원성기	불현성 감염기	발현성 감염기	회복기
질병의 발생과정	병인, 숙주, 환경의 상호작용	병인자극의 형성	병인자극에 대한 숙주의 반응	질 병	회복 또는 사망
예비적 조치	환경위생개선 및 건강증진	특수예방 및 예방접종	조기진단 및 치료 집단검진	악화방지, 장해제한을 위한 치료	재활 및 사회생활 복귀
예방수준	적극적 예방	소극적 예방	중증화 예방	진단과 진료	무능력 예방
예방단계	1차적 예방		2차적 예방		3차적 예방
단 계	건강유지단계	저항력 요구시기	• 조기의 병적인 변화기 • 잠복기 • 증상 없는 초기 단계	임상증상이 나타나는 시기	신체적·정신적 후유증 최소화

4 건강증진의 개념과 전략

(1) 건강증진의 개념
① 건강증진은 건강을 저해하는 인자를 제외해서 건강상태를 유지할 뿐만 아니라, 더욱 양호한 건강상태를 목표로 영양·체력 등을 고려해서 적극적으로 건강상태의 수준을 향상시키는 것이다.
② 종래 건강증진의 영역은 환경위생학·영양학 등을 중심으로 전개되어 왔는데 앞으로는 더욱 넓은 분야에서의 활동이 기대되고 있다.
③ 일반적으로는 질병, 특히 만성 퇴행성질환이나 감염증, 그리고 계속되는 스트레스에 대한 저항력의 증가와 일상 속의 활동력 증대를 꾀하는 것이다. 그 방법으로는 영양의 개선, 적절한 운동과 휴식, 정신적 활동의 지속 등 생활양식 전반에 관리가 필요하다.
④ 인간에게 내재된 건강잠재력을 충분히 발휘하기 위해서는 질병의 예방과 치료를 위한 적절한 의료서비스의 이용만으로는 부족하며, 개인 자신이 건강에 대한 올바른 행동과 건강유지에 유익한 환경을 조성하는 것이 절대적으로 요구된다.

(2) 건강증진행위
① **건강증진행위의 시작** : 건강증진행위는 Becker(1974)의 건강신념 모형에서 건강행위, 질병행위, 환자역할행위에 대한 설명에서 출발하였는데, 오늘날 간호가 질병 중심에서 질병 예방과 건강증진 중심으로 초점이 옮겨짐에 따라, 더욱 그 중요성이 부각되고 있다.
② **이론적 정의** : '개인이나 집단에 주어진 안녕수준을 높이고, 자아실현 및 개인적 만족감을 유지하거나 높이기 위한 방향으로 취해지는 행위'를 뜻한다.
③ **일반적 의미** : 종합건강검진의 취지에 부합하는 항목들에 대한 검사들을 통하여 발생 가능한 질환을 조기에 발견하려는 목적으로 행해지는 일련의 건강검진 패키지와 결과의 상담으로 이루어진 서비스를 의미한다.
④ 건강증진운동
　㉠ 세계의 건강증진운동
　　• 건강증진에 대한 세계적 공감을 얻은 첫 결실은 '오타와 헌장'이다. 1986년 11월 캐나다 오타와에서 1차 건강증진에 관한 국제대회가 개최되었는데, 이때 건강증진의 개념이 정립되었으며 그 실천을 위한 5대 전략이 제시되었다.
　　• 오타와 헌장은 "건강증진이란, 사람들로 하여금 자신의 건강에 대한 통제를 증대시키고, 스스로 건강을 개선하는 과정이다"라고 정의하였다.

> **알아두기**
>
> **오타와 헌장이 제시하는 5대 전략**
> • 건강한 공공정책을 수립한다.
> • 수립된 정책의 실천을 가능하게 하는 사회환경을 조성한다.
> • 지역사회 조직활동을 강화한다.
> • 개인의 건강을 향상시킬 수 있는 방법과 기술에 대한 교육을 실시한다.
> • 기존의 보건의료서비스의 방향을 재설정한다.

- 오타와 대회 이후 건강증진에 대한 불길은 계속 번져 1988년에 호주의 애들레이드, 1991년에 스웨덴의 선드볼, 1997년 7월에 인도네시아의 자카르타, 2000년 6월에 멕시코시티, 2005년 태국의 방콕에서 각각 국제대회가 개최되었다.
ⓒ 우리나라의 건강증진운동 : 1995년 국민건강증진법 제정을 기점으로, 전 국민의 건강생활화를 유도하기 위해 아래와 같은 건강증진사업을 펼치고 있으며, 건강증진기금을 확보하여 건강증진사업과 실제에 활용할 수 있는 연구개발에 박차를 가하고 있다.

> **알아두기**
>
> **우리나라 건강증진사업의 내용**
> - 보건교육의 권장, 실시 및 평가
> - 건강증진사업
> - 구강건강사업의 계획수립 및 시행
> - 질병의 조기발견을 위한 검진 및 처방
> - 지역사회의 보건문제에 관한 조사·연구
> - 건강생활의 지원 및 금연·절주 운동
> - 영양개선 및 국민영양조사
> - 검진·검진결과의 공개 금지
> - 광고의 금지(보건복지부 장관)

5 감염병(전염병)에 대한 이해

(1) 감염병의 정의

① **감염병의 정의** : 감염병은 원충·진균·세균·스피로헤타·리케차·바이러스 등의 병원체가 이에 감염된 인간이나 동물로부터 직접 또는 모기·파리와 같은 매개동물이나 음식물·수건·혈액 등과 같은 비동물성 매개체에 의해 간접적으로 면역이 없는 인체에 침입하여 증식함으로써 일어나는 질병을 말한다.

② **감염병의 전파** : 세균이나 바이러스 등에 의한 감염병은 사람과 사람 사이에서 공기 중 또는 식수 등을 통해서 빠르게 전파될 수 있다.

③ **법정감염병** : 사회적 파급력이 큰 감염병 환자를 격리·수용하고, 적절한 방역 조치가 필요한 감염병 환자 발생 시 의무적으로 신고하도록 규정한 감염병을 법정감염병이라고 한다.

(2) 감염병의 요소

① **전염원** : 감염병의 병원체를 가지고 있고 병을 퍼뜨리는 근원이 되는 생체로 환자, 보균자, 감염 동물, 균을 지닌 동물 따위이다. 병원체가 감염된 숙주에 질병을 발생시키는 병원체의 능력을 병원력, 또는 병원성(病原性)이라고 한다.

② **병원소** : 병원체가 본래 생활하고 있는 장소를 말한다. 인간과 접촉이 가능한 병원소는 그대로 감염원이 될 수 있다. 예를 들면 사람(결핵, 매독, 콜레라, 이질 등), 동물(페스트, 광견병 등) 등이 해당한다.

③ 보균자
  ㉠ 병원체를 체내에 보유하면서 병적 증세에 대해 외견상 또는 자각적으로 아무런 증세가 나타나지 않는 사람을 말하며, 병원체가 모두 사멸해서 병이 완치된 것을 뜻하지는 않는다.
  ㉡ 감염병 예방법에서는 병원체 보유자를 환자에 준한 것으로 취급한다. 병원체가 발병했다가 치료가 이루어져 모든 증세가 소실되었더라도 병원체가 모두 사멸해서 병이 완치된 것으로 볼 수 없기 때문이다. 때로는 증세는 모두 없어졌지만 체내의 일부에 병원체가 남아 있어 보균자가 되는 경우도 있다. 이 경우를 병후보균자 또는 회복기보균자라고 하며 장티푸스에 가장 많고 파라티푸스나 적리(赤痢) 등도 있다.
  ㉢ 또한, 기간에 따라서 일과성(一過性)과 장기보균자로 나눈다. 감염병은 이 보균자에 의해서 미전염지에 전염되거나 보균자를 감염원으로 하여 전파되는 경우가 많다. 따라서 보균자의 발견과 처치는 방역(防疫)상 매우 중요하다.

(3) 감염병의 종류
  ① 감염병 종류의 변화 : 감염병은 상황에 따라 신규 등록 혹은 재조정되고 있다(감염병은 사회환경의 변화 및 의학발달에 따라 종류가 달라진다).

> **알아두기**
>
> **감염병과 관련된 법률**
> - 1954년 2월 2일 법률 제307호로 '검역법'이 제정되었다.
> - 1954년 2월 2일에 전염병 발생과 유행을 방지하여 국민보건 향상과 증진을 목적으로 법률 제308호로 '전염병예방법'이 제정되었다.
> - 1987년 11월 28일에 후천성면역결핍증의 예방과 그 감염자의 보호·관리에 관한 사항으로 법률 제3943호로 '후천성면역결핍증 예방법'이 제정되었다.
> - 2009년 12월 29일 전염병예방법이 '감염병의 예방 및 관리에 관한 법률'로 전부 개정되었다.

  ② 법정감염병
    ㉠ 질병으로 인한 사회적 손실을 극소화하기 위해 법률로 환자·가족·의료인 및 국가의 권리와 의무를 명시한 감염병으로 10가지 종류가 있다.
    ㉡ 감염병이란 제1급감염병, 제2급감염병, 제3급감염병, 제4급감염병, 기생충감염병, 세계보건기구 감시대상 감염병, 생물테러감염병, 성매개감염병, 인수공통감염병 및 의료관련감염병을 말한다(감염병의 예방 및 관리에 관한 법률 제2조 제1호).
    ㉢ 현행 감염병예방법에서 규정한 감염병은 제1급 17종, 제2급 21종, 제3급 27종, 제4급 22종 등이다.
  ③ 감염병의 분류
    ㉠ 제1급감염병(17종)
      - 생물테러감염병 또는 치명률이 높거나 집단 발생의 우려가 커서 발생 또는 유행 즉시 신고하여야 하고, 음압격리와 같은 높은 수준의 격리가 필요한 감염병이다.
      - 다만, 갑작스러운 국내 유입 또는 유행이 예견되어 긴급한 예방·관리가 필요하여 질병관리청이 보건복지부장관과 협의하여 지정하는 감염병을 포함한다.

- 종류 : 에볼라바이러스병, 마버그열, 라싸열, 크리미안콩고출혈열, 남아메리카출혈열, 리프트밸리열, 두창, 페스트, 탄저, 보툴리눔독소증, 야토병, 신종감염병증후군, 중증급성호흡기증후군(SARS), 중동호흡기증후군(MERS), 동물인플루엔자 인체감염증, 신종인플루엔자, 디프테리아

> **알아두기**
>
> **제1급감염병**
> - 에볼라바이러스병 : 아프리카 콩고에서 최초 발생했으며 치료약도 없는 상태고, 발병 후 48시간 내에 사망에 이르게 하는 최악의 신종괴질이다.
> - 페스트 : 흑사병이라고도 하며, 감염된 쥐벼룩에 물려 발생한다.
> - 중증급성호흡기증후군(SARS) : 중국을 중심으로 홍콩, 캐나다 등 전 세계를 강타한 호흡기 질환으로 코로나 바이러스에 의해 발병하며, 발열·기침·호흡 곤란 등이 발생한다.
> - 디프테리아 : 피부 및 점막에 침투하여 염증, 종창을 일으킨다.

ⓒ 제2급감염병(21종)
- 전파가능성을 고려하여 발생 또는 유행 시 24시간 이내에 신고하여야 하고, 격리가 필요한 감염병을 말한다.
- 다만, 갑작스러운 국내 유입 또는 유행이 예견되어 긴급한 예방·관리가 필요하여 질병관리청장이 보건복지부장관과 협의하여 지정하는 감염병을 포함한다.
- 종류 : 결핵, 수두, 홍역, 콜레라, 장티푸스, 파라티푸스, 세균성이질, 장출혈성대장균감염증, A형간염, 백일해, 유행성이하선염, 풍진, 폴리오, 수막구균 감염증, b형헤모필루스인플루엔자, 폐렴구균 감염증, 한센병, 성홍열, 반코마이신내성황색포도알균(VRSA) 감염증, 카바페넴내성장내세균속균종(CRE) 감염증, E형간염

> **알아두기**
>
> **제2급감염병**
> - 결핵 : 뚜렷한 증세가 없다가 기침·고열·각혈을 일으키며, 폐결핵이 가장 많은 비중을 차지한다.
> - 홍역 : 마른기침과 온몸에 붉은 반점이 나타나는 감염병으로 한 번 걸리면 다시는 감염되지 않는다.
> - 콜레라 : 수인성감염병으로 물설사, 구토, 발열 등을 동반하여 탈수를 초래한다.
> - 장티푸스 : 수인성감염병으로, 변비와 장에 구멍이 뚫릴 수도 있다.
> - 파라티푸스 : 장티푸스와 증상은 비슷하나 치사율이 낮고 경과가 가볍다.
> - 세균성이질 : 고열과 복통, 특히 설사를 일으킨다.
> - 장출혈성대장균감염증 : 주 원인균이 O-157 대장균(박테리아)으로 출혈성 설사와 심한 복통을 유발한다.
> - A형간염 : A형간염 바이러스에 오염된 음식이나 물을 섭취함으로써 전염되며 증상은 30일 정도의 잠복기 후에 피로감이나 메스꺼움, 구토, 식욕부진, 발열, 우측 상복부의 통증 등으로 나타난다.
> - 백일해 : 발작성 기침과 함께 감기와 유사한 증세를 보이기도 한다.
> - 유행성이하선염 : 침샘이 부어오른다.
> - 풍진 : 발진과 발열을 일으키는 가벼운 병이나, 태아에게는 심각한 영향을 끼쳐 기형아를 출산할 수 있다.
> - 폴리오 : 마비 증세를 일으키는 병으로 인도, 아프리카 지역에서 주로 발병한다.

ⓒ 제3급감염병(27종)
- 그 발생을 계속 감시할 필요가 있어 발생 또는 유행 시 24시간 이내에 신고하여야 하는 감염병을 말한다.
- 다만, 갑작스러운 국내 유입 또는 유행이 예견되어 긴급한 예방·관리가 필요하여 질병관리청장이 보건복지부장관과 협의하여 지정하는 감염병을 포함한다.
- 종류 : 파상풍, B형간염, 일본뇌염, C형간염, 말라리아, 레지오넬라증, 비브리오패혈증, 발진티푸스, 발진열, 쯔쯔가무시증, 렙토스피라증, 브루셀라증, 공수병, 신증후군출혈열, 후천성면역결핍증(AIDS), 크로이츠펠트-야콥병(CJD) 및 변종크로이츠펠트-야콥병(vCJD), 황열, 뎅기열, 큐열, 웨스트나일열, 라임병, 진드기매개뇌염, 유비저, 치쿤구니야열, 중증열성혈소판감소증후군(SFTS), 지카바이러스 감염증, 매독

📢 알아두기

제3급감염병
- 파상풍 : 상처에 침투해 경련을 유발한다. 심하면 상처부위를 절단해야 한다.
- B형간염 : 심하면 간경변이나 간암으로 악화되므로 예방이 필수적이다.
- 일본뇌염 : 붉은집모기에 물려 발생하며 치사율이 높다.
- 말라리아 : 말라리아 모기에 의해 발생하며 적혈구를 감염시켜 간에 침투하며, 열대성(뇌성) 말라리아가 가장 위험하다.
- 비브리오패혈증 : 비브리오균에 의한 병으로 오염된 해산물을 먹어 발생하며, 치사율이 50%에 이른다.
- 쯔쯔가무시증 : 진드기에 의해 발생하며, 수막염 증세를 보인다.
- 공수병 : 광견병이라고도 하며, 치사율이 100%에 달한다.
- 신증후군출혈열 : 감염된 등줄쥐에 의해 발생하며 독감증세, 고열, 염증이 생긴다.
- 후천성면역결핍증(AIDS) : 20세기의 흑사병이라 불리는 최악의 감염병으로 면역력을 저하시켜 감기로도 사망에 이르게 한다.
- 크로이츠펠트-야콥병(CJD) : 프리온 단백질의 변형에 의해 발생되며, 양 등의 동물에서 발생했던 스크래피(뇌에 스펀지처럼 구멍이 뚫림)를 유발시켜, 뇌에 이상을 일으킨다.
- 황열 : 황달이 생기며, 백혈구 감소와 출혈을 일으킨다.
- 뎅기열 : 열대지방에서 모기에 물려 발생하며, 급성 발열과 출혈이 일어난다.

ⓔ 제4급감염병(22종)
- 제1급감염병부터 제3급감염병까지의 감염병 외에 유행 여부를 조사하기 위하여 표본감시 활동이 필요한 감염병을 말한다.
- 종류 : 인플루엔자, 회충증, 편충증, 요충증, 간흡충증, 폐흡충증, 장흡충증, 수족구병, 임질, 클라미디아감염증, 연성하감, 성기단순포진, 첨규콘딜롬, 반코마이신내성장알균(VRE) 감염증, 메티실린내성황색포도알균(MRSA) 감염증, 다제내성녹농균(MRPA) 감염증, 다제내성아시네토박터바우마니균(MRAB) 감염증, 장관감염증, 급성호흡기감염증, 해외유입기생충감염증, 엔테로바이러스감염증, 사람유두종바이러스 감염증

📢 알아두기

제4급감염병
인플루엔자 : 인플루엔자 바이러스에 의해 생겨나는 독감으로 몇 십 년마다 세계를 강타해 많은 사망자를 발생시킨다.

ⓜ 기생충감염병 : 기생충에 감염되어 발생하는 감염병 중 질병관리청장이 고시하는 감염병을 말한다.
ⓗ 세계보건기구 감시대상 감염병 : 세계보건기구가 국제공중보건의 비상사태에 대비하기 위해 감시대상으로 정한 질환으로서 질병관리청장이 고시하는 감염병을 말한다.
ⓢ 생물테러감염병 : 고의 또는 테러 등을 목적으로 이용된 병원체에 의하여 발생된 감염병 중 질병관리청장이 고시하는 감염병을 말한다.
ⓞ 성매개감염병 : 성 접촉을 통하여 전파되는 감염병 중 질병관리청장이 고시하는 감염병을 말한다.
ⓩ 인수공통감염병 : 동물과 사람 간에 서로 전파되는 병원체에 의하여 발생되는 감염병 중 질병관리청장이 고시하는 감염병을 말한다.
ⓒ 의료관련감염병 : 환자나 임산부 등이 의료행위를 적용받는 과정에서 발생한 감염병으로서 감시활동이 필요하여 질병관리청장이 고시하는 감염병을 말한다.

6 만성질환의 이해

(1) 만성질환의 개념

① 만성질환(Chronic Disease)은 원인이 불명확하고 여러 위험요인이 복합적으로 작용하여 발병하는 비전염성의 퇴행성질환을 의미한다. 보통 6개월 또는 1년 이상 장기간 지속되며, 호전과 악화를 반복하지만 점차 악화된다.
② Mattsson은 만성질환을 "점진적이고 치명적인 또는 신체적, 정신적 기능장애에도 불구하고 비교적 정상적 수명을 가지고 오랜 과정을 지나는 질병이다"라고 정의하였다.
③ 만성질환의 범주에는 생명에 위협을 주는 질환 또는 생명에 위협을 주지 않는 질환, 또는 타인이 볼 수 있는 질환 또는 타인이 볼 수 없는 질환이 포함되기도 한다.

(2) 만성질환의 유형

만성질환은 유형별로 고혈압, 당뇨병, 관절염과 신경통, 심장질환, 우울증 등의 정신질환으로 나뉜다.

① 고혈압
㉠ 고혈압은 침묵의 사자(Silent Killer)로도 불리며, 고혈압 검사방법의 발전에도 불구하고 자신이 고혈압 환자임을 모르고 있는 경우가 많다.
㉡ 고혈압은 병명이라기보다 하나의 증세이며, 임상적으로 안정 시에 측정한 혈압으로서 최고혈압(수축기 혈압)이 성인의 경우 140mmHg 이상, 최저혈압(이완기혈압)이 90mmHg 이상을 고혈압으로 취급한다.
㉢ 고혈압의 종류로는 원인이 불분명한 본태성 또는 1차성 고혈압과 특정질환 및 질병에 의해 발생한, 비교적 뚜렷한 원인에 의해 발생하는 2차성 고혈압이 있다.
• 1차성 고혈압 : 연령이 높아질수록 증가하며, 유전적 성향이 많아 대부분의 본태성고혈압 환자의 가족에게서 많이 나타난다. 유전적 성향 외에 조급한 성격, 비만, 지나친 염분섭취, 스트레스, 흡연, 음주 등도 영향을 미친다.
• 2차성 고혈압 : 신장질환, 갈색세포증, 경구피임약의 사용 등이 원인이며, 유전적 소질, 체형, 체격, 체중과도 밀접한 관련이 있다.

② 당뇨병
- ㉠ 인슐린의 부족이나 감수성 저하로 탄수화물 대사에 이상이 발생한 질환이다.
- ㉡ 당뇨병은 신체 세포들이 포도당을 정상적으로 사용할 수 있는 능력에 장애가 생겨 혈당치가 증가하는 것이다. 사용되지 않은 포도당이 혈액 속에 점점 많이 쌓이게 됨에 따라 과량의 당분이 소변으로 배설된다.
- ㉢ 당뇨병의 증상으로는 소변의 양과 횟수의 증가, 목마름, 가려움, 배고픔, 체중감소, 허약화 등이 나타난다.

③ 고지혈증
- ㉠ 체중의 약 10%는 지방으로 구성되어 있는데, 혈액 중 콜레스테롤과 중성지방이 중요한 작용을 한다. 혈액의 지방이 너무 과해서 생기는 질환이 고지혈증이다.
- ㉡ 고지혈증이 오랫동안 지속되면 혈액이 순환되는 혈관에 동맥경화증을 일으키는데, 이는 뇌 또는 심장의 혈액순환장애로 이어져 생명의 위협이 된다.
- ㉢ 뇌혈관질환은 뇌의 혈액순환장애로 뇌졸중, 뇌경색증이라고 하며, 혈액순환의 장애 정도에 따라 어지럼증, 사지마비, 실어증, 치매 등의 증상이 발생한다.
- ㉣ 심장의 혈액순환장애를 허혈성심질환이라 한다. 협심증, 심근경색증이 있으며, 보통 심한 흉통과 호흡곤란 등의 증상과 진행 시 사망에 이르기도 한다.

CHAPTER 02 의료체계의 이해

1 의료체계의 개념

의료체계는 한 국가가 건강에 대한 국민의 요구정도를 파악하고, 효율적인 운영을 통하여 국민의 건강을 보호하고 증진시키기 위한 체계를 뜻한다. 일반적으로 국가보건의료체계는 '자원(Resources), 조직(Organization), 정책 및 관리(Management), 경제적 지원(Economic Support), 의료서비스공급(Delivery of Services)'의 5가지 구성요소로 이루어진다.

2 의료공급체계에 대한 이해

(1) 의료공급체계의 개념
① 양질의 의료가 제공되기 위한 조건에 대해 마이어스는 '접근성과 포괄성, 효율성, 서비스의 품질'이 중요하며, 일정한 서비스 수준을 유지하는 지속성이 관건이 된다고 정의하였다.
② 의료공급체계는 의료를 필요로 하는 사람들에게 질적·양적으로 적정한 의료를 효과적·효율적으로 제공하는 것과 관련된 체계 또는 제도를 말한다. 즉, 제한된 가용 보건의료자원을 최대한으로 활용하여 효율적으로 보건의료를 전달하려는 절차를 의미한다.

③ 의료공급체계의 기본 철학은 의료수용자인 국민의 입장에서 의료기관을 자유로이 선택할 수 있도록 보험자나 정부가 의료기관을 수준별로 구분하여 수준별 의료가 필요한 사람이 해당 의료기관에서 적정수준의 진료를 받도록 하는 것이다.

(2) 보건의료공급체계의 목적과 조건
① 보건의료수요자에게 적절한 의료를 효과적으로 제공한다.
② 지역별로 병·의원이 골고루 있어야 시행된다.
③ 질병의 심각성에 따라 적합한 의료기관을 이용할 수 있어야 한다.
④ 보건의료기관의 설비, 자원을 최대한 효율적으로 이용한다.
⑤ 건강은 국민의 기본권리이다.

(3) 보건의료체계의 유형
① 로에머(M. Roemer)의 분류

자유기업형	• 의업을 자유롭게 허용하는 자본주의 국가(미국, 한국 등의 유형)들이 채택한다. • 의료비는 개인 책임이며 민간보험을 통해 해결한다.
복지국가형	• 사회보험이나 높은 세율, 또는 보험료율이 적용되는 국가로 의료서비스는 보편적 수혜의 기본권이 된다. • 진료비는 제3자가 지불한다(프랑스, 독일, 스웨덴, 일본, 이스라엘 등의 유형).
저개발국형	• 보건의료비 지불능력을 갖추지 못한 나라(아시아 및 아프리카의 저개발국)들이 해당한다. • 전문 보건의료인이 부족하며 의료시설 부족 및 지역적 편중이 심하다.
개발도상국형	저발전 상태를 벗어나고 있는 과도기적 국가들에서 볼 수 있는 유형이다.
사회주의형	보건의료와 서비스를 국가가 모든 책임을 지고 제공하는 유형이다(구소련, 쿠바, 북한 등).

② 테리스(Terris)의 분류

공공(공적)부조형	빈곤한 환경의 사람들에게 수혜자의 부담 없이 국가나 지방자치단체가 비용을 부담하는 무상적 원조를 제공하는 제도이다.
의료보험형	기본적으로 국민들의 각종 의료비용을 국가가 부담하고 관리하도록 마련한 제도이다(우리나라가 해당).
국민보건사업형	재원조달이 조세에 의해 이루어지며 무상의료, 보건의료 자원이 국유화되어 있다.
복지국가형	국민의 생존권을 보장하고 복지의 증진과 확보 및 행복의 추구를 국가의 중요한 임무로 하는 형태를 말한다.

(4) 진료비 지불제도
우리나라의 의료비는 기본적으로 국가가 시행하는 국민건강보험인 사회보험을 기반으로 하고 있다. 국민건강보험은 가입대상 등을 법으로 정하여 의무화하고 있으며, 보험료 부담 측면에서도 개인, 기업, 국가가 서로 분담하는 형태를 취한다. 그리고 보험료 산정에 있어서 소득에 비례하게 부과하여 소득의 재분배 기능을 통해 사회적 통합 기능을 수행하고 있다.

우리나라는 의료비의 지불제도로 행위별수가제와 포괄수가제를 병행하고 있는데 진료비 지불제도의 대표적 두 방식은 서로 장단점이 뚜렷하고, 병행이 쉽지 않아 향후 정부와 의료계의 적절한 논의를 통한 개선이 요구된다.

① 행위별수가제(Fee-For-Service)

개 념	진료에 소요되는 약제 또는 재료비 등을 별도로 산정하고, 의료인이 제공한 진료행위를 항목별로 가격을 책정하여 진료비를 지급하도록 하는 제도이다.
법적 근거	국민건강보험법 제45조에 의한 요양급여비용의 산정 등은 동법 시행령 제24조 제2항(요양급여 각 항목에 대한 상대가치점수는 요양급여에 드는 시간·노력 등 업무량, 인력·시설·장비 등 자원의 양, 요양급여의 위험도 및 요양급여에 따른 사회적 편익 등을 고려하여 산정한 요양급여의 가치를 각 항목 사이에 상대적인 점수로 나타낸 것으로 하며, 보건복지부장관이 심의위원회의 심의·의결을 거쳐 보건복지부령으로 정하는 바에 따라 고시한다)에 따른다.
장 점	신의료기술 및 신약개발 등을 통해 의학 발전을 촉진시키고, 양질의 의료공급을 위해 최선을 다하며 의료의 다양성이 반영될 수 있다.
단 점	진료비의 산출구조가 복잡하여 부당청구의 우려가 크다. 또한 치료가 끝날 때까지는 정확한 진료비 산출이 불가능하고, 환자에게 과잉진료를 초래하여 의료비 증가와 부당청구, 예산수립이 곤란하다.

② 포괄수가제(Diagnosis-related Group)

개 념	포괄수가제(DRG)는 치료과정이 비슷한 입원 환자들을 분류하여, 진단명에 따라 일정한 금액을 의료비용으로 책정하는 방식이다.
연 혁	시범운영을 거쳐 2003년 7개 질병군을 대상으로 확정했다. 시행 초기에는 선택적으로 적용할 수 있었으나, 2012년부터는 국민건강보험 재정건전성의 악화로 확대하여 의무시행하고 있다.
장 점	경영과 진료의 효율화와 의료비의 사전 예측을 통해 비용절감을 꾀할 수 있다. 또한 진료비의 청구방법이 간단하여 투명성이 제고된다.
단 점	서비스 제공을 최소화하여 의료의 질적 수준 저하와 환자와의 마찰로 인한 조기퇴원 등이 우려된다. 또한 의료의 다양성이 반영되지 않아 의료기관의 불만 증가와 수용성이 떨어진다.

(5) 보건의료공급체계

① 필요성
  ㉠ 양적·질적으로 팽창하는 보건의료분야의 자원에 대한 효율적 관리를 통하여 의료제공자나 소비자, 국가 모두에게 적절한 전달체계가 필요하게 되었다.
  ㉡ 의료체계의 발전은 의료보장의 도입과 관련되어 있는데, 의료보장제도의 도입은 의료제공 형태의 변화를 초래하여 수요자와 공급자 형태의 변화와 수요의 공급구조의 변화를 일으킨다.

② 구체적 요인
  ㉠ 의료기술의 향상 : 의료기술의 발달은 의료서비스 향상과 의료비의 감소효과를 가져왔으며, 생의학 발달은 병원의 재원일수 감소와 가정에서의 치료를 증가시키는 결과를 가져왔다. 그러나 급증하는 의료기술의 발전은 개발비 증가에 따른 의료비 부담이라는 부정적 측면이 있다.
  ㉡ 의료인력의 전문화·고급화 : 전문의와 전문간호사의 비율이 계속 증가하고 있고, 세부 전공 분화 양상은 가속되고 있다. 전체 의료인력도 전문영역에 따라 다양하게 구성되고 있으며, 수많은 의료관련 직종이 새롭게 개발·확대되고 있다.
  ㉢ 의료시설과 인력의 불균형적 분포 : 사회·경제적 영향을 크게 받은 의료의 경우 심각한 도시집중 현상을 보이고 있다. 우리나라의 경우 대도시는 선진국 못지않은 시설 규모와 기술을 자랑하고 있지만, 농촌지역의 양적·질적 면모는 크게 뒤떨어져 있다. 영국이나 스웨덴 등 지역적으로 체계화된 시설 및 인력을 보유한 일부 국가를 제외하면, 대다수의 국가에서 의료인력과 시설의 활용을 극대화할 수 있는 전달체계, 즉 의료의 지역화가 요구된다.

ⓔ 제3자 지불제도 도입의 확산 : 의료보험이나 민간보험제도의 도입으로 환자들이 부담해야 할 의료비가 감소함에 따라, 급·만성질환자의 의료 이용과 질병예방 차원에서 의료기관을 이용하는 비율이 증가되었다. 또한 무분별한 의료기관의 선택이나 동일 질병으로 여러 의료기관을 이용하는 의료 쇼핑 현상도 가중되고 있다.

ⓜ 제한된 의료자원의 효율적인 제고
- 사용할 수 있는 자원은 한정되어 있고 의료보험, 의료인력이 고급화·전문화되어 투자비용은 점점 커져가므로, 의료비 증가문제를 완화하기 위해서는 효율적인 자원관리 방안이 모색되어야 한다.
- 최근 국가차원에서 보건의료문제를 기획하고 조정하는 등 국가 개입이 증가하고 있다. 우리나라에서도 의료의 지역화 개념이 도입된 전달체계의 필요성이 인식되어 1989년부터 의료공급체계가 실시되고 있다.

ⓗ 의료비의 급증
- 전 세계적인 의료비의 증가는 심각한 문제가 되고 있다. 교육수준과 생활수준이 향상될수록 의료수요는 증가하고, 인구의 노령화는 상병양상의 변화를 초래하여 만성퇴행성질환이 차지하는 비율이 증가되었다. 또한 의료보험 도입으로 재정 압박요인이 완화된 것도 의료수요를 늘리는 데 기여하였다.
- 의료수요가 증가하면 병·의원의 이용이 늘어나게 되고, 의료비를 상승시켜 병·의원의 수입을 증대시킨다. 이는 다시 의료시설에의 재투자를 유도하고 의료비는 다시 상승함으로써 전체 의료비가 다시 증가하는 악순환을 반복하게 한다. 절제되지 않은 의료이용과 의료시설·장비의 투자가 의료비 증가의 원인이 되는 것이다.

3 1차 보건의료

(1) 1차 보건의료의 배경

① 최근의 보건의료는 치료 위주에서 '예방' 위주로, 질병양상은 감염병보다는 '비전염성질환' 위주로 변화하고 있다. 보건의료에 대한 국민의 요구가 증대하고 있지만 이를 충족시켜야 할 보건의료 자원의 부족과 의료인력의 전문화로 의료의 불균형 및 종합병원 중심의 의료가 행해지고 있다.

② 이에 WHO는 전 인류를 위한 보건의료의 새로운 접근방법을 모색하기에 이르렀는데, 이는 1차 보건의료(Primary Health Care)로써 지역사회의 각 개인과 가족이 수용할 수 있고 비용지불이 가능하며, 지역사회의 적극적인 참여와 활용이 가능토록 하는 실제적 접근 방법이다.

③ WHO와 국제연합아동기금(UNICEF)이 공동으로 1978년 9월 알마아타(Alma-Ata)시에서 개최한 국제회의에서 내세운 "2000년까지 모든 인류에게 건강을 확보시키자(Health For All By The Year 2000)"는 표어는 적절한 접근방법 중 하나이다.

④ 새로운 보건의료 질서의 필요성은 1960년대 개발도상국들의 국민 보건에 대한 각성에 의하여 1970년대 들어서 본격적으로 지역사회 의료개념이 대두됨에 따라 발생한 당연한 결과이다. WHO는 새로운 보건의료 질서를 위한 새로운 접근 방법을 모색해 왔으며, 이를 1차 보건의료개념으로 발전시켰다.

⑤ 1차 보건의료의 핵심은 의료공급자보다는 지역사회가 자주적으로 보건의료체계에 대한 책임을 수행하며, 그 책임수행을 위하여 지역사회가 어떻게 결정하는가이다. 우리나라에서는 1차 보건의료 수행을 위하여 보건진료원이 있으며, 이밖에 보건소, 보건지소, 개인의원 등이 있다.

(2) 1차 보건의료의 기본개념
① 건강은 인간의 기본권이라는 개념에 기초한다.
② 주민들의 지불 능력에 맞는 의료수가를 제공해야 한다.
③ 지역주민의 기본적인 건강요구에 기본을 두어야 한다.
④ 주민과 보건의료팀과의 접근성과 수용성이 필요하다.
⑤ 지역사회 주민들 누구나 쉽게 이용할 수 있는 근접성이 있어야 한다.
⑥ 지역사회개발사업의 일환으로 이루어져야 한다.
⑦ 지역사회 주민의 적극적인 참여가 성공의 핵심이다.
⑧ 상위 차원의 의료가 필요한 경우, 후송의뢰체계가 잘 구성되어야 한다.
⑨ 기본적·보편적·포괄적인 지역사회 건강문제를 관리해야 한다.
⑩ 의사, 간호사만이 아닌 보건의료팀을 통한 접근이 이루어져야 한다.
⑪ 의료인과 주민과의 교량 역할은 봉사심이 있고 활동적인 사람이 적합하다.
⑫ 지역사회에서 가장 흔한 질병관리부터 우선하며 예방이 중요하다.
⑬ 주민과 가장 가까운 거리에서 지속적인 건강관리를 해야 한다.

(3) 1차 보건의료의 성과 및 과제
① 성 과
  ㉠ 건강이 인간의 기본권이라는 사실과 생산적 개념에 대해 인식하게 되었다.
  ㉡ 기본 보건의료서비스에 대한 접근도와 이용도를 향상시켰다.
② 과 제
  ㉠ 1978년에 발표된 1차 보건의료에 관한 알마아타 선언에 서명한 국가는 우리나라를 포함하여 134개국인데, 이들 국가는 1차 보건의료개념과 전략을 수용하면서 각국의 실정에 맞는 의료체계 구축을 위한 공약을 선언하였으나 아직은 요원한 실정이다.
  ㉡ 향후 사회·경제·문화·의료 상황의 변화를 고려할 때, 1차 보건의료의 방향은 건강증진에 맞추어져야 할 것이다.

4 우리나라의 보건의료 전달체계

(1) 우리나라에서의 1차 보건의료
① '보건의료(Health Care)'란 치료, 예방, 재활 및 건강증진을 포함하는 포괄적 개념이다.
② 우리나라에서의 보건의료전달 개념은 1969년에 있었던 거제지역 사회개발 보건사업에서 비롯되었다.

③ 그 후 1차 보건의료에 관한 최초의 선언이었던 알마아타(Alma-Ata) 회의에 앞서, 1977년 9월에 개최된 한국보건개발원 세미나에서 우리나라에서의 1차 보건의료의 개념을 다음과 같이 설정하였다.
  ㉠ 전 국민 대상의 전체 보건의료 전달체계의 기초 보건의료 단위 및 기능이다.
  ㉡ 일정 지역사회[가정, 부락, 행정단위 '리(里)' 포함] 내에서 보건의료요원과 주민의 적극적인 참여로 이루어지는 보건의료활동이다.
  ㉢ 지역사회의 자주적 활동과 공공 보건의료기관의 활동으로 구성된다.
  ㉣ 1차 보건의료활동은 지역사회의 기본적 보건의료 욕구를 충족시켜야 하기 때문에 전체 보건의료 스펙트럼에서 예방 측에 더욱 치중한다.
  ㉤ 1차 보건의료활동은 각종 보건의료요원(의사, 간호사, 기타 보건요원)과 주민의 협동으로 이루어지며, 각 요원은 치료, 예방 및 기타 기능이 부여된다.
  ㉥ 1차 보건의료활동은 전체 지역사회개발계획의 일부로 시행되어야 한다.
④ 1차 보건의료의 의의
  ㉠ 1차 보건의료는 포괄적 지역보건사업에 있어서 건강에 대한 요구를 충족시키기 위하여 가장 필수적인 사업이다. 주민 건강문제의 해결을 위하여 최초로 접하는 제도상의 관문 역할을 하고, 예방과 진료기술의 적용에 1차적으로 관여한다.
  ㉡ 1차 보건의료는 지역사회에서의 건강한 일상생활에 근본적으로 필요한 지식과 기술을 제공하고, 예방과 치료요구가 혼합되어 있는 수준에서 진료봉사의 제공과 건강상태의 스크리닝, 2차 진료요구가 있는 환자의 전문시설에 대한 의뢰 등이다.
  ㉢ 1차 보건의료는 지역사회 보건의료라는 포괄적 개념이 전제되어 있기 때문에, 실제 1차 보건의료사업의 적용에서 기본전략은 지역사회의 참여와 개입이 중심이 된 개발사업의 일환으로 또는 통합된 부분으로 추진되어야 한다.
⑤ 우리나라는 보건의료공급체계에 관한 모형개발 등 본격적인 연구·검토가 활발하게 진행되고 있으며, 1989년 7월 1일부터 전국적으로 보건의료공급체계를 실시했다.

(2) 우리나라의 의료공급체계
① 1차 진료단계
  ㉠ 1980년 농어촌의료법(농어촌 등 보건의료를 위한 특별조치법)이 제정되고, 보건진료원과 공중보건진료원, 공중보건의가 배치되면서 고유한 1차 보건의료가 실시되기 시작하였다. 특히 보건진료원의 활동은 국내에서 간호사가 1차 보건의료개념에 입각하여 핵심인력으로서 본격적으로 활동하게 된 중요한 시발점이 되었다.
  ㉡ 1차 진료는 질병 발생 시 최초로 접하는 진료체계로 일반적으로 외래진료를 주로 한다. 이 진료는 보통 가족을 단위로 하여 내정된 주치의사가 담당하며, 주치의사에는 일반의, 개업의 등이 있다. 1차 진료의사는 전체 질병의 약 70~80%를 처리하게 되는데, 필요시 전문의사나 2차, 3차 진료기관으로 의뢰를 하기도 한다.
  ㉢ 1차 의료기관은 보건소·보건지소, 보건진료소, 개인의원, 조산원 등이 있다.

② 2차 진료단계
　　㉠ 해당과 전문의가 진료하는 단계로 병원급을 말하며 대표적인 2차 진료기관은 입원진료가 주종을 이루는 병원을 말한다.
　　㉡ 1차적인 의료서비스를 받았으나 1차 진료기관에서 치료할 수 없는 질병 상태로 진전되는 경우, 상급 의료시설이나 장비, 의학기술 등이 요구되는 환자를 담당한다.
③ 3차 진료단계 : 1차, 2차 의료서비스보다 분화된 전문의의 서비스를 받는 것으로, 특수분야 진료를 위한 각종 시설과 고급 인력이 근무하는 곳이다. 일반적으로 500병상 이상의 종합병원 또는 대학병원으로서 보건복지부가 지정하여 운영하고 있으며, 입원진료와 의학교육 및 연구를 주요 임무로 한다.
④ 특수진료병원 : 특수치료 또는 질환을 위한 진료를 하는 곳으로 감염병, 정신병, 산업재해, 특수방사선 치료 등이 해당한다. 입원진료 및 외래진료를 각 계층에 구별 없이 담당한다.

(3) 우리나라 보건의료공급체계의 특징
① 1단계 진료 : 지역에 관계없이 1, 2차 의료기관을 우선 이용
② 2단계 진료 : 상위단계의 진료가 필요한 경우 전국의 3차 의료기관을 이용

> **알아두기**
>
> **예외적으로 1단계 진료에서 의뢰서 없이 2단계 진료를 받을 수 있는 경우**
> - 응급환자
> - 분만환자
> - 혈우병 환자
> - 치과·재활의학과·가정의학과 환자
> - 당해 요양기관에서 근무하는 가입자

③ 현재 우리나라 의료공급체계의 문제점 : 의료인력과 시설의 지리적 분포가 심한 불균형을 보이고 있다. 또한 환자들이 장거리 이동 후 진료를 받는 경우에 불편함이 크며 교통비 등 간접비가 많이 증가하고 있다.

(4) 보건진료원의 자격취득
보건진료원은 간호사나 조산사 면허증 소지자로서 보건복지부장관이 지정하는 전국의 보건교육기관에서 총 24주의 교육을 받은 후 자격을 취득한다.

PART 02 병원서비스 관리

CHAPTER 01 병원의 이해

1 병원의 정의 및 분류

(1) 병원의 정의

① **병원의 어원** : 우리가 병원이라고 하는 'Hospital'은 라틴어인 'Hospes'에서 기원한 것으로서 '방문객' 또는 '방문객을 맞이하는 사람'이라는 뜻이다. Hospes는 손님을 맞기 위한 숙소라는 의미의 Hospitalia에서 후에 프랑스어인 Hospital로 변하였으며, 'Hospice, Hospitality, Host, Hostel, Hotel' 등이 Hospital과 연관성이 있는 단어들이다.

② **서양의 병원개념의 변천** : 영국에서는 14~15세기에 노인과 허약하고 어려운 사람을 위하여 머무르게 하는 곳이었으며, 16세기 이후에는 아프거나 다친 사람들에게 내과적·외과적 치료를 하는 기관으로 정의하였다.

③ **우리나라의 병원의 정의**
   ㉠ 우리나라에서는 1885년에 서양의료가 도입되어 광혜원, 제중원 등 서민에게 혜택을 베풀거나 구제하는 개념으로 사용되다가, 20세기에 들어서서 대한의원, 자혜의원 등이라고 하였고, 그 후 병원(病院)이라고 부르게 되었다.
   ㉡ 의료법에서는 '의료기관'을 의료인이 공중 또는 특정 다수인을 위하여 의료·조산의 업(의료업)을 하는 곳이라고 정의한다.

> 📢 **알아두기**
>
> **의료기관의 구분(의료법 제3조 제2항)**
> - 의원급 의료기관 : 의원, 치과의원, 한의원
> - 조산원
> - 병원급 의료기관 : 병원, 치과병원, 한방병원, 요양병원, 정신병원, 종합병원

④ **세계보건기구의 정의** : 세계보건기구에서는 최소한 1명 이상의 의사가 지속적으로 근무하면서 입원환자를 위한 시설을 구비하고 진료와 간호를 하는 것이라고 정의한다.

(2) 병원의 분류

병원은 기능, 영리추구 여부, 설립주체, 진료기간 등에 따라서 분류할 수 있다.

① **의료법** : 의료법(제3조)에서는 병원급 의료기관은 병원, 치과병원, 한방병원, 요양병원, 정신병원, 종합병원으로 구분한다.

병원 등	병원·치과병원·한방병원 및 요양병원(이하 "병원 등"이라 한다)은 30개 이상의 병상(병원·한방병원만 해당한다) 또는 요양병상(요양병원만 해당하며, 장기입원이 필요한 환자를 대상으로 의료행위를 하기 위하여 설치한 병상을 말한다)을 갖추어야 한다.
종합병원	• 100개 이상의 병상을 갖출 것 • 100병상 이상 300병상 이하인 경우에는 내과·외과·소아청소년과·산부인과 중 3개 진료과목, 영상의학과, 마취통증의학과와 진단검사의학과 또는 병리과를 포함한 7개 이상의 진료과목을 갖추고 각 진료과목마다 전속하는 전문의를 둘 것 • 300병상을 초과하는 경우에는 내과, 외과, 소아청소년과, 산부인과, 영상의학과, 마취통증의학, 진단검사의학과 또는 병리과, 정신건강의학과 및 치과를 포함한 9개 이상의 진료과목을 갖추고 각 진료과목마다 전속하는 전문의를 둘 것

② **설립주체** : 병원을 설립한 주체에 따라 국공립병원, 공공병원, 사립(민간)병원으로 구분할 수 있다.

국공립병원 (Public Hospital)	국가 또는 지방자치단체에서 설립·운영하는 병원을 말하며, 국립병원(국립의료원, 경찰병원 등), 시·도립병원, 보건의료원 공립병원 등이 있다.
공공병원	정부투자기관, 특수법인 등 공공단체에서 설립, 운영하는 병원으로 보훈복지의료공단에서 운영하는 보훈병원 등이 그 예이다.
사립병원 (Private Hospital)	민간법인 또는 개인이 설립, 운영하는 병원이다. 학교법인, 재단법인, 사단법인, 사회복지법인, 의료법인 등 각종 법인이 설립, 운영하는 법인병원과 의료인이 설립, 운영하는 개인병원으로 구분된다.

③ **교육기능**
  ㉠ 임상교육(臨床敎育, Bedside Teaching)은 직접 환자를 진료하면서 교육해야 하기 때문에, 의과대학생과 간호대학생 등의 임상교육과 전공의 수련을 위해서는 병원이 필수적이다.
  ㉡ 의학·치의학·한의학 관련 학과 등 또는 전문대학원을 두는 의학계열이 있는 대학은 부속병원을 직접 갖추거나 그 기준을 충족하는 병원에 위탁하여 교육에 지장이 없이 실습하도록 하여야 한다(대학설립·운영 규정 제4조 제2항 제3호 단서 조항).
  ㉢ 수련병원(Training Hospital)이란 전문의의 수련 및 자격인정 등에 관한 규정(제2조 제4호)에 의거하여 보건복지부장관의 지정을 받아 전공의를 수련시키는 의료기관을 말한다.

④ **영리 측면** : 우리나라의 의료는 비영리적 성격(Non-profit Motive)을 갖기 때문에 부가가치세가 면제된다. 현재 우리나라에서 개인병원을 제외한 각급 병원(의료법인과 의료법 제33조 제2항 제4호에 따라 의료기관을 개설한 비영리법인)은 의료업을 할 때 영리를 추구하여서는 아니 된다(의료법 시행령 제20조).

영리병원 (For-profit Hospital)	개인 또는 법인이 이윤추구를 목적으로 운영하는 병원이다. 개인병원이나 영리법인이 개설한 병원에서 이익이 발생하면 이를 취할 수 있는데, 우리나라에서는 아직까지 허용되지 않고 있다.
비영리병원 (Not-for-profit Hospital)	교회 또는 다른 비영리기관에 의해 운영되는 병원으로, 재단법인, 사회복지법인, 학교법인 등이 개설 운영할 수 있다.

⑤ 건강보험 요양급여 절차
　㉠ 요양급여의 방법·절차·범위·상한 등의 기준은 보건복지부령으로 정한다(국민건강보험법 제41조 제3항).
　㉡ 요양급여는 1단계 요양급여와 2단계 요양급여로 구분하며, 가입자 또는 피부양자는 1단계 요양급여를 받은 후 2단계 요양급여를 받아야 한다(국민건강보험 요양급여의 기준에 관한 규칙 제2조 제1항).
　㉢ ㉡에 의한 1단계 요양급여는「의료법」제3조의4에 따른 상급종합병원을 제외한 요양기관에서 받는 요양급여(건강진단 또는 건강검진을 포함)를 말하며, 2단계 요양급여는 상급종합병원에서 받는 요양급여를 말한다(국민건강보험 요양급여의 기준에 관한 규칙 제2조 제2항).
⑥ 입원기간 : 입원기간의 장·단기에 따라 장기병원(장기요양병원)과 단기병원(급성기병원)으로 구분한다.

장기병원 (Long-term Care Hospital)	만성적인 신체적 또는 정신적 질환을 치료하기 위하여 일반적으로 90일 이상의 진료를 하는 병원이다.
단기병원 (Short-term General Hospital)	중증의 급성질환이나 상해의 치료를 위하여 단기간(일반적으로 30일 또는 90일 이내)의 진료를 하는 병원이다.

⑦ 의료서비스 기능 : 의료서비스 기능에 따라서 일반병원과 특수병원으로 구분한다.

일반병원 (General Hospital)	다양한 임상 증상을 가진 환자들에게 진단, 치료, 외과적 수술을 하는 병원으로 제한된 치료를 하는 경우는 제외된다. 종합병원이라고도 한다.
특수병원 (Specialty Hospital)	특정 질환을 대상으로 하는 정신병원, 결핵병원, 나병원 등과 특정 장기를 대상으로 하는 안과병원, 그리고 특정 집단을 대상으로 하는 어린이병원, 여성병원, 산재병원, 노인병원 등을 말한다. 병원의 역할과 기능에 따라서 2차 진료병원과 3차 진료병원으로 구분하기도 한다.

2 병원조직의 기능과 역할

병원은 조직 특성상 다양한 전문직종으로 구성되어 있으며, 각 부서 간의 상호의존성이 매우 강하다. 그리고 병원 설립은 초기투자비용이 높은 자본집약적 특성을 갖고 있으며, 기능과 역할에 있어서 의원과 구분된다. 의원은 의뢰 환자를 주 대상으로 하며 예방업무와 건강상담 등도 포함되지만, 병원의 주 기능은 외래진료를 통한 입원진료이며, 2차 진료와 3차 진료를 담당한다. 현대적 의미의 병원은 세계보건기구(WHO)가 제시한 것처럼 의료센터, 교육, 연구, 지역사회봉사의 기능을 갖는다.

> **알아두기**
>
> **병원의 다양한 기능**
> - **의료센터** : 진단과 치료, 예방과 재활 등 다양한 활동을 종합적으로 하며, 재가진료, 호스피스 케어, 장기진료, 요양 낮병원, 통원수술 등 다기능을 갖는다.
> - **교육** : 학생교육, 전공의 수련을 포함하여 보건종사자들의 훈련과 의사의 평생교육 또는 연수교육 등을 총괄적으로 담당한다.

- **연구** : 임상의학적 연구, 새로 개발 중인 의약품의 임상시험(Clinical Trial) 등을 포함한 생물·사회학적 연구들을 시행한다.
- **지역사회봉사** : 병원의 여러 기능 중에서 특히 지역사회 봉사라는 공익성이 강조된다. 병원이 지역사회의 건강증진 활동의 중심이 되어야 하기 때문이다.

(1) 1차 진료, 2차 진료, 3차 진료

1차 진료 (Primary Care)	환자가 처음 의료와 접하게 되는 것을 말한다. 개원을 하는 일반의, 가정의, 일반 내과의사 또는 소아청소년과 의사 등이 담당한다. 이들이 진료한 후에 2차 진료가 필요하다고 판단하면 전문의에게 의뢰(Referral)한다.
2차 진료 (Secondary Care)	1차 진료를 담당하는 의사로부터 이송 또는 의뢰되어 해당 분야의 전문의(Specialist)가 진료하는 것이다. 1차 진료 때보다 전문적인 지식과 기술 그리고 장비를 필요로 한다.
3차 진료 (Tertiary Care)	전문화된 의료시설에서 이루어지는 고도로 복잡한 시술이나 최신의 치료 등 전문화된 진료를 말한다. 분과전문의 또는 세부전문의(Sub-specialist)가 담당한다.

(2) 클리닉과 진료실

클리닉	일반적으로 서양에서 클리닉(Clinic)은 외과, 산부인과, 정신과 등과 같이 의사의 지도감독하에 외래환자를 대상으로 진료를 하는 병원의 행정 단위를 말한다. 그러나 외래수술센터, 항암치료, 신장투석 등은 클리닉에 해당하지 않는다.
진료실	우리나라에서 의원이라고 부르는 의료기관을 서양에서는 의사의 진료실(Dr's office)이라고 하는데, 의사가 병원이나 요양병원 등과 같이 각급 의료기관이 아닌 다른 곳에서 외래진료 하는 곳을 말한다.

(3) 외래진료와 입원진료

외래진료	응급을 요하지 않는 통원환자들을 입원하게 하지 않고, 병원의 외래(Out Patient Department, OPD)에서 하는 진료이다.
입원진료	의학적 관찰, 간호, 진단, 치료, 수술 등을 목적으로 병원에서 입원서비스(Inpatient Care)를 받기 위해 입원하는 경우이다.

(4) 통원수술(Ambulatory Surgery)과 외래수술(Outpatient Surgery)

통원수술	병원 또는 통원수술센터의 수술실, 내시경실, 심도자실, 레이저실 등에 내원하여 시행하는 예약된 수술 또는 비수술적 처치를 말한다. 치과시술, 유산시술, 신경차단 등의 가벼운 시술은 포함되지 않는다.
외래수술	경중에 관계없이 병원에서 하룻밤을 보내지 않고 입원환자 수술실 또는 외래에서 하는 수술적 치료를 말한다. 흔히 통원수술과 외래수술을 같은 의미로 혼용한다.

(5) 응급진료(Emergency Care)

즉각 진료를 받아야하는 예기치 못한 환자들을 위해 24시간 응급의료센터를 운영한다. 응급을 요하는 환자와 외래진료 시간 이후 발생하는 환자를 진료한다.

(6) 단위기능별 업무

병원은 호텔형서비스와 진료를 합한 것이라고 할 수 있다. 그러므로 진료를 중심으로 하고 이를 지원하기 위한 업무, 간호업무 그리고 행정업무를 수행한다.

① 진료업무(Medical Care) : 의사가 하는 진단과 치료
② 진료지원업무(Professional Service) : 진료업무를 지원하기 위한 서비스로 의무기록, 약제, 영양, 사회사업, 의용공학 업무 등
③ 간호(Nursing Care) : 드레싱하기, 붕대감기, 대소변과 배뇨, 도자, 관장, 목욕, 피하·근육·정맥주사, 세척, 경비영양법(코를 통한 영양공급), 산소호흡, 체온·맥박·혈압측정 등 각종 간호서비스
④ 행정업무(Administrative Services) : 환자를 진료하는 데 관련되는 기획, 감사, 홍보, 총무, 인사, 재무, 시설, 구매, 보험, 의료의 질 관리 등

3 병원업무

(1) 병원 의료서비스의 개념

① 서비스의 정의 : 서비스는 일반적으로 눈으로 확인이 가능하고 만질 수 있는 유형재 및 재화와 대비되는 개념이다. Kotler는 서비스란 어느 한쪽 편이 상대편에게 제공하는 행위나 편익으로서, 한 집단에 제공할 수 있으며, 본질적으로 무형성을 가지기 때문에 서비스의 생산은 제품과 연결될 수도 있고 그렇지 않을 수도 있음을 정의하였다.

② 의료서비스(Health Care Service)의 정의 : 의료서비스 분야는 고도의 전문교육 과정을 거쳐 일정한 자격 또는 면허를 취득한 전문가들이 행하는 진료행위, 즉 병을 치료하는 과정 및 시스템, 예방적 처치 등을 총칭한다. 의료의 본질적 행위인 진단, 진료(처방 및 투약)뿐만 아니라 의료행위로 인해 부가적으로 생성되는 의료외적 행위들을 개념화한 것이다.

③ 의료서비스의 특징 : 의료서비스는 고객의 욕구충족을 위한 유형, 무형의 활동을 제공하는 서비스산업의 특징을 가지고 있다. 더구나 표준화가 힘들고 생산과 소비가 동시에 일어나는 특징이 있으며, 소비자가 참여하는 상황에서 서비스 질을 직접 통제하기란 매우 힘들다. 그러므로 직원 개개인의 자발적 서비스 의식이 절대적으로 요구된다.

(2) 병원업무의 특성

① 병원서비스의 기본적 특징

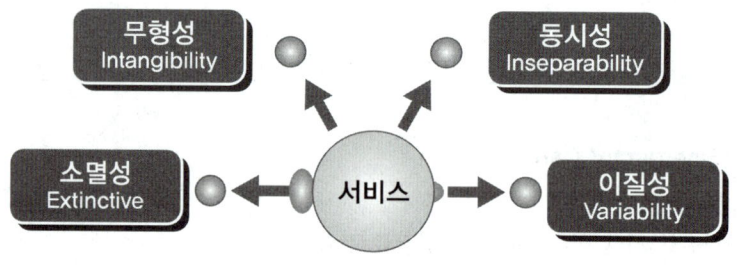

[병원서비스의 특징]

무형성	보거나 만질 수 없고, 진열이나 저장도 불가능하다.
동시성	생산과 소비가 동시에 일어난다. 의료서비스는 오직 질병의 발생으로 환자가 의사를 찾을 때 서비스가 가능해진다.
이질성	모든 서비스가 다르며, 같은 질병일지라도 환자의 여건에 따라 다른 서비스가 이루어지므로 표준화와 품질에 대한 통제가 어렵다.
소멸성	판매되지 않은 서비스는 보관이 불가능하며, 만일 진료시간에 환자가 없다면 상품처럼 재고로 보관할 수 없어 사라지게 된다.

② 병원서비스의 고유한 특성
  ㉠ 노동집약적이다. 병원 유지에 있어서는 의료인의 비중이 절대적이다.
  ㉡ 의사는 환자에게 필요한 모든 진료와 관련된 행위에 직접 관여한다.
  ㉢ 중환자나 응급환자의 방문 즉시 치료(반응)해야 한다.
  ㉣ 시장 범위가 제한되어 있다. 기본적으로는 지역성을 벗어나지 못하며, 의료 네트워크를 통해서도 병원의 한계를 지니게 된다.
  ㉤ 단위 사업장이 상대적으로 소규모이다.
  ㉥ 사람을 대상으로 하는 질병의 특성상, 불량률에 대한 측정이 어렵고 품질을 평가하는 것이 쉽지 않다.
  ㉦ 상태에 따라서는 합리적인 판단에 의해 선택하기 매우 어렵다. 응급을 요할 경우 적절하고도 신속한 판단과 대응이 필수적이다.
  ㉧ 환자는 서비스 선택 순간에 대한 예측이 제한적이므로, 선택의 폭도 적다.
  ㉨ 환자에 대한 개인적인 서비스이므로 기계화, 자동화하기가 어렵고 대량서비스나 주문생산이 불가능하다.
  ㉩ 병원의 업무는 매우 세분화, 전문화되어 있으며 서비스도 매우 다양하다. 아울러 상시 근무체제이므로, 팀워크가 매우 중요하다.
  ㉪ 24시간 쉬지 않고 진료를 해야 하는 항상성이 있다. 또한 생명과 직결되므로 사소한 부주의나 실수도 용납되지 않는다.
  ㉫ 의료인, 특히 의사의 수급에 대한 세부적 계획의 수립과 조절이 어렵다. 의료수요의 변동에 따라 단시간 내 조절이 불가능하다.
  ㉬ 공공성과 윤리성을 갖고 있다. 따라서 전염병 예방사업 등은 정부나 감독기관이 책임을 지고 수행해야 한다.
  ㉭ 수요의 탄력성이 낮고, 서비스의 공급에 긴급성을 띠는 경우가 많다. 또한 대체가 거의 불가능하여, 의료수가의 결정에도 영향을 미친다.

(3) 의료서비스 질(Service Quality)의 구성요소(Myers)

지속성(Continuity)	각 개인에게 제공되는 보건의료서비스는 시간적, 지리적으로 상관성을 갖고 적절히 연결되어야 함
효율성(Effectiveness)	보건의료의 목적 달성을 위하여 투입되는 자원의 양을 최소화하거나 일정한 자원의 투입으로 최대의 목적을 달성할 수 있어야 함
접근성(Accessibility)	경제적, 지리적, 사회·문화적인 이유로 보건의료서비스를 제공받는 데 장애가 있어서는 안 됨
품질(Quality)	보건의료의 의학적 적정성과 사회적 적정성이 동시에 달성되어야 함
포괄성(Comprehensiveness)	보건의료서비스에는 예방, 치료, 재활 및 건강증진사업 등 관련 서비스들이 포함되어 있어야 함

(4) 병원서비스 문화의 과제

① 병원서비스에 대한 명확한 시점 및 사고방식이 확립되어야 한다.
② 경영자는 환자에 대한 서비스 중요성을 직원들에게 지속적으로 교육시켜야 한다.
③ 소비자(고객) 제일이라는 사고방식이 관리자 사이에 정착되어야 한다.
④ 모든 조직원에게 환자에 대한 서비스 품질의 중요성을 강조해야 한다.
⑤ 양질의 서비스가 실현될 때마다 적절한 보상이 필요하다.

CHAPTER 02 진료서비스의 이해

1 환자관리 서비스

(1) 외래환자관리 서비스

① **외래업무 개요** : 진료를 받기 위해 내원한 외래환자를 대상으로 하며, 업무의 주요 내용은 초·재진환자 접수 및 변경, 수급자격관리, 수탁관리, 수납 및 환불업무, 안내 및 관리업무 등이 있다.
② **외래환자의 유형** : 병원을 처음 내원하는 환자는 진료형태에 따라 입원환자와 외래환자, 응급환자로 구분할 수 있으며, 내원유형에 따라 초진환자와 재진환자로, 보험급여 적용유형에 따라 일반환자, 건강보험환자, 의료급여환자, 산재보험환자, 공무상 요양환자, 자동차보험환자 등으로 구분된다.

일반환자	• 건강보험 미가입자(내국인) • 건강보험 미가입 외국인 • 비급여대상자(국민건강보험법 제41조 제1항에 의한 요양급여를 함에 있어 업무 또는 일상생활에 지장이 없는 질환 등) • 국민건강보험법 제53조에 의하여 급여가 제한된 환자
건강보험환자	국민건강보험에 의한 가입자 또는 피부양자로서 건강보험급여 대상인 환자
의료급여환자 (의료급여법 제3조 제1항)	• 국민기초생활 보장법에 따른 의료급여 수급자 • 재해구호법에 따른 이재민으로서 보건복지부장관이 의료급여가 필요하다고 인정한 사람 • 의사상자 등 예우 및 지원에 관한 법률에 따라 의료급여를 받는 사람(의상자 및 의사자유족) • 입양특례법에 따라 국내에 입양된 18세 미만의 아동 • 독립유공자예우에 관한 법률, 국가유공자 등 예우 및 지원에 관한 법률 및 보훈보상대상자 지원에 관한 법률의 적용을 받고 있는 사람과 그 가족으로서 국가보훈처장이 의료급여가 필요하다고 추천한 사람 중에서 보건복지부장관이 의료급여가 필요하다고 인정한 사람 • 무형유산의 보전 및 진흥에 관한 법률에 따라 지정된 국가무형유산의 보유자(명예보유자를 포함한다)와 그 가족으로서 문화재청장이 의료급여가 필요하다고 추천한 사람 중에서 보건복지부장관이 의료급여가 필요하다고 인정한 사람 • 북한이탈주민의 보호 및 정착지원에 관한 법률의 적용을 받고 있는 사람과 그 가족으로서 보건복지부장관이 의료급여가 필요하다고 인정한 사람 • 5·18민주화운동 관련자 보상 등에 관한 법률 제8조에 따라 보상금 등을 받은 사람과 그 가족으로서 보건복지부장관이 의료급여가 필요하다고 인정한 사람 • 노숙인 등의 복지 및 자립지원에 관한 법률에 따른 노숙인 등으로서 보건복지부장관이 의료급여가 필요하다고 인정한 사람 • 그 밖에 생활유지 능력이 없거나 생활이 어려운 사람으로서 대통령령으로 정하는 사람

산재보험환자, 공무상 요양환자	공무원·교직원·근로자가 사업장에서 공무·직무·업무수행 중, 그에 기인하여 발생한 재해 또는 부상을 입은 환자로서, 공무원연금법, 군인연금법, 사립학교교직원 연금법 적용 시 공무상 요양환자이고, 그 사업장이 산업재해보상보험법 적용 대상인 경우
자동차보험환자	자동차손해배상보장법에 의한 책임보험 또는 종합보험에 가입된 차량과 여객자동차운수사업법에 의한 공제조합 가입차량으로 인하여 부상을 당한 환자로서, 자동차보험회사에서 지불보증을 한 환자

③ 외래 창구직원의 임무와 자격
  ㉠ 외래 창구직원의 임무 : 외래는 내원객들을 맞이하는 최전선의 접점에 있으므로 창구직원은 병원의 최초 이미지를 좌우하는 결정적인 역할을 한다.
    • 항상 웃는 얼굴로 친절하게 내원객들을 맞이해야 함
    • 진료접수 및 수납 등의 업무를 신속하고 원활하게 처리
    • 병원의 전반적인 구조 및 위치 등을 숙지하여 내원객들에게 불편함이 없도록 고객중심의 서비스 제공
    • 환자의 고충과 불만을 최소화할 수 있도록 고충처리 등의 환자상담 능력을 배양(접점지역의 민원 발생 시 부서중심의 신속한 처리를 할 수 있도록)
  ㉡ 기본 자격
    • 성실하고 명랑한 성격
    • 밝은 표정을 유지하며 환자 중심의 서비스 제공
    • 보험사무능력과 전산처리능력을 바탕으로 접수예약 및 수납 등의 업무를 원활하게 수행
    • 원만한 대인관계와 서비스마인드로 고객만족 경영에 이바지

④ 진료예약

전화예약	• 전화예약센터의 상담원과 통화하여 환자에게 적합한 진료과 및 주치의, 예약일시를 결정한다. • 예약 당일 30분 전에 병원에 도착하여 외래원무과에 접수한다. • 예약 당일 외래 내원 시 건강보험증, 요양급여의뢰서(초진의 경우)를 지참하여 원무과에 제시한다.
방문예약	• 환자 또는 보호자가 진료과로 직접 방문하여 진료과 및 주치의, 예약일시를 결정한다. • 외래원무과 수납창구에서 진찰료 수납 후 예약일에 내원한다. • 예약 당일 내원 시 건강보험증, 요양급여의뢰서(초진의 경우)를 지참한다.
인터넷예약	• 해당 병원의 홈페이지에 접속한다. • 진료예약 화면을 선택한 후 접속한다. • 환자 본인의 정보를 입력, 회원가입을 한 후 정해진 절차에 따라 진료예약을 한다. • 예약 당일 30분 전에 병원에 도착하여 외래원무과에 접수한다. • 외래 내원 시 건강보험증, 요양급여의뢰서(초진의 경우)를 지참한다.

⑤ 진료접수
  ㉠ 초진내원 접수
    • 창구직원은 진료수속절차, 방법 및 접수장소를 상세히 설명한다.
    • 소정양식의 초진 진료신청서를 작성한다.
    • 건강보험증, 초진 진료신청서, 진료의뢰서를 등록한다.
    • 환자정보와 보험내역 등을 등록하고, 진찰료 수납과 함께 진료예약증, 진료비계산서, 진료카드 또는 스마트카드를 교부한다.

- 당일 진료가 안 되는 초진환자는 진료예약증을 발급한다.
- 환자등록정보를 통해 의무기록과에서는 의무기록차트를 발급해 외래 각 진료과로 송부한다.
- 진료접수가 끝난 환자는 진료과 외래대기실에서 대기하고 환자안내 전광판에 접수예약 번호가 켜지면 각 진료실별 중간대기실로 이동 후 진료를 받는다.

ⓒ 재진내원 접수
- 재진환자는 예약접수를 원칙으로 한다.
- 담당의사는 예약일시를 지정한다.
- 진료카드, 건강보험증을 접수하여 수납창구에 제출한다.
- 보험자격사항 확인 후 진찰료를 수납하고 진료예약증(진료비계산서 포함)을 교부한다.
- 의무기록과는 접수정보를 이용, 각 진료과로 의무기록차트를 송부한다.
- 수납을 완료한 환자는 외래 진료대기실에서 대기 후 접수예약번호에 따라 진료를 받는다.

ⓒ 진료비 수납
- 기본원칙은 창구일원화제 운영으로 모든 수납창구에서 진료신청 수납 예약업무가 가능하도록 하며, EMR에 의한 무서류(無書類)제로 운영한다.
- 예약접수 후 환자는 지정된 진료일시 예약번호에 따라 진료를 받고, 진료 후 담당의사는 환자의 각종 처방과 예약관련 정보를 입력한다.
- 진료결과 입원조치가 필요한 환자에게는 입원결정을 입력한다.
- 진료 후 환자는 수납창구에서 진료카드를 제시하고, 수납직원은 의사의 처방입력정보를 토대로 한 진료비 내역을 환자에게 알려 준다.
- 진료비 수납 후 진료비계산서(약 교환권, 진료예약증)를 교부한다.
- 원내처방 대상자는 병원약국을 통하여, 원외처방 대상자는 원외처방전발행기로 약제 처방전 2부를 발급받아 원외약국에서 투약한다.

(2) **입원환자관리 서비스**

외래 또는 응급실에서 진료를 받은 환자가 입원진료가 필요하게 되면 담당의사는 입원진료를 권유하고 환자가 동의하면 입원결정(전산입력 또는 입원결정서 발급)을 한다. 입원진료 결정을 받은 환자는 입원수속창고에서 입원수속 절차를 밟은 후, 배정받은 병실에 환자가 입실하면 이때부터 입원진료가 시작된다.

① **입원약정서 작성** : 입원약정서는 환자가 입원수속 시 필수적으로 작성해야 하는 서식으로, 환자가 입원생활에서 지켜야 할 의무사항 또는 협조사항을 확인하고 서명날인하도록 구성된 서식이다.

② **상급병실 사용신청서** : 의료기관은 의료법령에 의하여 허가를 받거나 신고한 병상 중 기본 입원료만을 산정하는 병상(일반병상)을 50% 이상 확보하여 운영해야 한다. 일반병상보다 시설 및 비품이 현저히 우수한 병상이 상급병상인데, 환자가 상급병상에 입원하기를 원하는 경우에는 상급병실료 산정 근거를 확보하기 위하여 반드시 환자에게 당해 의료기관이 정한 상급병실료와 해당 보험종별 일반병상에 대한 기준병실료의 1일 차액을 확인·날인한 상급병실 사용신청서를 받아야 한다.

> **알아두기**
>
> **환자의 진료의사 선택(의료법 제46조)**
> - 환자나 환자의 보호자는 종합병원·병원·치과병원·한방병원·요양병원 또는 정신병원의 특정한 의사·치과의사 또는 한의사를 선택하여 진료를 요청할 수 있다. 이 경우 의료기관의 장은 특별한 사유가 없으면 환자나 환자의 보호자가 요청한 의사·치과의사 또는 한의사가 진료하도록 하여야 한다.
> - 이에 따라 진료의사를 선택하여 진료를 받는 환자나 환자의 보호자는 진료의사의 변경을 요청할 수 있다. 이 경우 의료기관의 장은 정당한 사유가 없으면 이에 응하여야 한다.
> - 의료기관의 장은 환자 또는 환자의 보호자에게 진료의사 선택을 위한 정보를 제공하여야 한다.
> - 의료기관의 장은 위의 내용에 따라 진료하게 한 경우에도 환자나 환자의 보호자로부터 추가비용을 받을 수 없다.
> - ※ 2018년의 의료법 개정으로 선택진료제가 폐지(선택진료를 통한 추가비용징수 관련조항 등 삭제)됨에 따라 의사를 선택하여 진료를 요청할 수는 있지만 추가비용을 징수할 수 없다.

2 진료지원서비스

(1) 약 무

병원약국은 병원에서 사용하는 모든 의약품에 대해 전문적으로 취급하고 관리하며, 약사의 전문직능을 통하여 약물요법에 관여함으로써 진료수준의 유지·향상과 환자 진료와 관련된 약품의 전문적 관리를 통하여 그 기능을 수행한다.

① 조제업무

  ㉠ 병실약국 : 병실조제란 입원환자 중심의 안전하고 효과적인 의약품 사용을 위하여 조제관리, 의약품관리, 약제서비스 관리를 포함하는 병동약국의 주된 업무이다. 병실조제는 병원규모나 특성에 따라 병동약국시스템 및 처방발행제도, 업무처리과정, 운송시스템, 조제 투약시스템 등에 차이가 있다. 병원에서 조제업무는 의사가 환자를 진단하고 질병치료에 적합한 의약품을 투여하고자 발행한 처방전에 따라 약사가 조제실에서 의약품을 조제 투약하는 일체의 행위이다.

  ㉡ 외래약국 : 의약분업 시행 전 외래약국에서는 조제, 투약업무가 주된 업무였으나 의약분업 이후에는 원외처방전 발행과 관련된 새로운 업무가 발생되었고 조제, 투약업무는 의약분업 예외 환자, 예외 질병 및 예외 약품에 대한 것으로 축소되었다. 그러나 다시 예외 환자 및 예외 약품이 늘어나면서 조제, 투약업무가 증가하고 있으며, 원외약국에서 조제한 약에 대한 약품식별업무와 복약상담업무도 증가하고 있다.

> **알아두기**
>
> **외래약국의 업무**
> - 원외처방전 관리 업무
> - 의약분업 예외 환자의 조제, 감사, 투약 업무
> - 복약지도 및 상담 업무

② 복약지도 및 상담업무
　㉠ 복약지도 : 약사법 제2조에 따르면 복약지도란 의약품의 명칭, 용법·용량, 효능·효과, 저장방법, 부작용, 상호 작용이나 성상 등의 정보를 제공하는 것 그리고 일반의약품을 판매할 때 진단적 판단을 하지 아니하고 구매자가 필요한 의약품을 선택할 수 있도록 도와주는 것이다. 제24조에는 약사는 의약품을 조제하면 환자 또는 환자보호자에게 필요한 복약지도를 구두 또는 복약지도서(복약지도에 관한 내용을 환자가 읽기 쉽고 이해하기 쉬운 용어로 설명한 서면 또는 전자문서)로 하여야 하며 이 경우 복약지도서의 양식 등 필요한 사항은 보건복지부령으로 정한다고 명시되어 있다.
　㉡ 복약지도 및 상담업무의 구분 : 복약지도 및 상담업무는 정보제공의 방법에 따라 구두에 의한 복약상담, 문서에 의한 복약지도, 비디오테이프 등 시청각자료에 의한 복약지도가 있다. 또한 대상에 따라 일반복약지도 업무와 특수복약지도 업무로 구별된다.

일반복약지도 업무	일반환자를 대상으로 약품명, 약물 복용의 의의, 복용법(사용법), 용량, 효능, 효과, 이상반응과 사용이나 보관상의 주의사항 등 필요한 정보를 제공하는 업무이다.
특수복약지도 업무	특정한 질병군의 환자나 특정약물 복용환자에 대하여 집중적으로 복약지도를 시행하는 것으로, 복약상담실이나 입원 병실에서 개별상담 또는 집단 교육을 실시한다.

③ 조제실 제제(製劑) 관리업무 : 의사의 처방에 의해서 병원에 내원한 특정 환자의 치료에 필수적으로 필요하나, 제약회사를 통해 공급받을 수 없는 약품을 병원약국 자체적으로 제조하여 사용하는 의약품을 말한다.

④ 마약류 관리
　㉠ 마약의 정의 : 미량으로 현저한 생리작용을 나타내는 습관성과 탐닉성이 있는 약물로, 비교적 쉽게 강한 의존성, 중독성, 탐닉성을 나타내고 그 결과로 사회에 해독을 끼치는 약제의 총칭으로 마약류관리에 관한 법률 제2조에 의하여 지정된 것을 말한다.
　㉡ 마약은 의사, 치과의사의 직접 조제 의약품으로 분류된다(약사법 시행규칙 제15조).
　㉢ 마약류는 법률로 국가에서 엄격하게 관리하고 있으며, 의료용 마약류에 대해서도 사용에 제한을 두고 있다. 의료기관의 마약류 관리는 약사법의 규정에 따라 엄격히 관리해야 하므로 인력과 시간이 많이 소요된다.
　㉣ 마약류취급자란 다음의 어느 하나에 해당하는 자로서 마약류 관리에 관한 법률(제2조 제5호)에 따라 허가 또는 지정을 받은 자 등에 해당하는 자를 말한다.
　　• 마약류수출입업자 : 마약 또는 향정신성의약품의 수출입을 업으로 하는 자
　　• 마약류제조업자 : 마약 또는 향정신성의약품의 제조를 업으로 하는 자
　　• 마약류원료사용자: 한외마약 또는 의약품을 제조할 때 마약 또는 향정신성의약품을 원료로 사용하는 자
　　• 대마재배자 : 섬유 또는 종자를 채취할 목적으로 대마초를 재배하는 자
　　• 마약류도매업자 : 마약류소매업자, 마약류취급의료업자, 마약류관리자 또는 마약류취급학술연구자에게 마약 또는 향정신성의약품을 판매하는 것을 업으로 하는 자
　　• 마약류관리자 : 의료법에 따른 의료기관에 종사하는 약사로서 그 의료기관에서 환자에게 투약하거나 투약하기 위하여 제공하는 마약 또는 향정신성의약품을 조제·수수하고 관리하는 책임을 진 자

- 마약류취급학술연구자 : 학술연구를 위하여 마약 또는 향정신성의약품을 사용하거나, 대마초를 재배하거나 대마를 수입하여 사용하는 자
- 마약류소매업자 : 약사법에 따라 등록한 약국개설자로서 마약류취급의료업자의 처방전에 따라 마약 또는 향정신성의약품을 조제하여 판매하는 것을 업으로 하는 자
- 마약류취급의료업자 : 의료기관에서 의료에 종사하는 의사·치과의사·한의사 또는 수의사법에 따라 동물 진료에 종사하는 수의사로서 의료나 동물 진료를 목적으로 마약 또는 향정신성의약품을 투약하거나 투약하기 위하여 제공하거나 마약 또는 향정신성의약품을 기재한 처방전을 발급하는 자

ⓐ 마약류취급자가 되려는 다음의 어느 하나에 해당하는 자는 총리령으로 정하는 바에 따라 각각 해당하는 자의 허가를 받아야 한다. 허가받은 사항을 변경할 때에도 또한 같다(마약류 관리에 관한 법률 제6조 제1항).
- 마약류수출입업자, 마약류제조업자 및 마약류원료사용자, 마약류취급학술연구자에 해당하는 자는 식품의약품안전처장의 허가를 받아야 한다.
- 마약류도매업자, 대마재배자에 해당하는 자는 특별자치시장·시장·군수 또는 구청장의 허가를 받아야 한다.

ⓑ 마약류관리자가 되려면 마약류취급의료업자가 있는 의료기관에 종사하는 약사로서 총리령으로 정하는 바에 따라 특별자치시장·시장·군수 또는 구청장의 지정을 받아야 한다. 지정받은 사항을 변경할 때에도 또한 같다(마약류 관리에 관한 법률 제6조 제2항).

ⓒ 마약류취급자 또는 마약류취급승인자는 수출입·제조·판매·양수·양도·구입·사용·폐기·조제·투약하거나 투약하기 위하여 제공 또는 학술연구를 위하여 사용한 마약 또는 향정신성의약품의 품명·수량·취급연월일·구입처·재고량·일련번호와 상대방(마약 또는 향정신성의약품의 조제 또는 투약의 대상이 동물인 경우에는 그 소유자 또는 관리자를 말한다)의 성명 등에 관한 사항을 식품의약품안전처장에게 보고하여야 한다. 이 경우 마약류취급자 또는 마약류취급승인자가 마약류 취급의 상대방일 때에는 취급범위, 허가·승인번호 및 허가·취급승인일을 함께 보고하여야 한다(마약류 관리에 관한 법률 제11조 제1항).

ⓓ 마약류소매업자가 아니면 마약류취급의료업자가 발급한 마약 또는 향정신성의약품을 기재한 처방전에 따라 조제한 마약 또는 향정신성의약품을 판매하지 못한다. 다만, 마약류취급의료업자가 약사법에 따라 자신이 직접 조제할 수 있는 경우는 제외하며 마약류소매업자는 그 조제한 처방전을 2년간 보존하여야 한다(마약류 관리에 관한 법률 제28조 제1~2항).

⑤ **의약품 관리**
ⓐ 병원의 약품관리는 환자치료에 필요한 의약품 구입에서 환자에게 투약까지의 과정에서 일어나는 구매, 발주, 검수, 보관, 조제, 공급, 투약 등의 업무와 의약품의 경제적인 면까지 포함시킨 광범위한 관리업무를 말한다.
ⓑ 약품관리의 단계별 업무는 다음과 같다.
- 구매 계획, 발주, 발주된 약품들을 검수하는 구매 관리
- 검수된 약품을 입고, 정리, 보관하는 재고 관리
- 사용부서의 청구에 따라 출고

- 공급된 약품이 사용부서에서 소비되고 다시 청구될 때까지의, 소비관리에 의한 청구에 의해 다시 구매 계획으로 반복되는 소비관리업무
- 검수된 의약품이 입고되어 사용될 때까지 우수한 품질이 유지되도록 하는 품질 및 안전관리 업무
ⓒ 의약품의 재고량은 환자치료에 지장이 없는 범위 내에서 적을수록 좋으나 의약품의 특수성과 긴급성을 고려하여 2주일분 정도의 재고량 보유가 권장된다.

⑥ **의약정보 관리** : 의약정보제공업무는 병원약사회가 발족된 이후 병원약사회를 중심으로 약물정보 전문가 양성교육을 실시하면서부터 체계화되었다. 현재는 병원신임평가와 의료기관평가에서 의약정보제공업무가 약제부서의 업무성과를 평가하는 주요한 평가기준의 하나로 자리매김하였고, 대부분의 병원에서는 의약정보실을 설치·운영하면서 전문약사에 의한 약물정보를 제공하고 있다.

⑦ **임상약제 업무** : 병원의 외래약국 업무는 의약분업 예외 환자를 위한 조제 및 투약으로 축소된 반면, 입원환자를 위한 조제업무는 증가되고 임상약제 업무는 활성화되었다.
ⓐ 치료약물 모니터링(Therapeutic Drug Monitoring, TDM) : 약물의 치료효과를 직접 평가하기 어려운 경우 주로 혈액 내 약물농도를 측정하여 약물용법의 적정성을 평가하고 혈중 농도가 치료 유효농도 범위 내에 들도록 투여용량과 용법을 조정하는 업무이다.
ⓑ 영양 집중지원팀 업무 : 환자에게 적절한 영양지원을 하기 위해 의사, 간호사, 약사, 영양사를 기본 구성원으로 하며, 영양결핍이 있거나 정상적인 영양섭취가 곤란한 환자의 영양평가 및 영양지원 방법에 대한 자문과 이에 따른 합병증 등 환자의 조속한 회복 및 합병증 예방을 위한 활동을 수행한다.

⑧ **의약품 임상시험 관련업무**
ⓐ 의약품에 관한 임상시험이란 임상시험에 사용되는 의약품의 안전성과 유효성을 증명할 목적으로 해당 약물의 약동·약력·약리·임상적 효과에 대해 확인하고, 그 과정에서 발생하는 이상반응을 조사하기 위하여 사람을 대상으로 실시하는 시험 또는 연구를 말한다(한국임상시험 관리기준, KGCP 제2조 제1항).
ⓑ 임상시험은 정확하고 신뢰성 있는 자료와 결과를 얻고, 피험자의 권익보호와 비밀보장이 적정하게 이루어지게 하기 위해 윤리적, 객관적, 과학적 기준에 의해 수행되어야 한다.
ⓒ 인체를 대상으로 한 임상시험은 4단계로 구분되며, 각 상(Phase)은 각각의 고유한 목적을 갖고 있고 생략할 수 없는 과정으로 구성되어 있다.

제1상(Phase I) 임상시험	전(前) 임상시험을 거친 신약을 사람에게 처음으로 평가하는 임상약리단계이다. 동물실험에 의해 얻어진 독성, 흡수, 대사, 배설 등 약리작용 자료를 토대로 비교적 제한된(약 20~80명) 인원의 건강한 성인에게 투여하여 안전성과 안전용량의 범위를 확인하며, 가능한 경우 약효가 있는지 여부와 인체 내에서의 약리작용, 부작용 및 내약량의 범위도 결정하게 된다.
제2상(Phase II) 임상시험	신약의 유효성과 안전성을 평가하기 위해 제한된 수의 환자(100~200명)를 대상으로 하는 임상연구단계로, 환자에 대한 안전성, 유효성을 확인하는 초기 예비연구(Pilot Study)와 최적의 임상용량 및 용법을 결정하는 중심연구(Pivotal Study)로 나뉜다.
제3상(Phase III) 임상시험	신약의 유효성이 어느 정도 확립된 후에 다수의 환자를 대상으로 효능을 최종적으로 검증하는 과정이다. 수백 명 이상의 환자를 대상으로 실시하며 이 과정에서 적응대상질환에 대해 효능자료 등을 수집하고, 그 자료에 대해 임상통계적으로 검증하게 된다.
제4상(Phase IV) 임상시험	시판 후 임상시험단계로, 신약 시판허가를 받은 후 행해지는 연구단계이다. 희귀하거나 장기간 투여 시 발생할 수 있는 부작용의 확인과 환자에 대한 안전성을 재확립하는 단계이다.

(2) 방사선
　① 영상의학과
　　㉠ 영상의학과에서는 X-ray을 이용한 단순 X-ray 촬영, 조영제를 사용하는 촬영 및 투시검사, 그리고 초음파, 컴퓨터단층촬영(CT), 자기공명영상(MRI) 등 다양한 검사방법을 통해 고해상도의 영상을 만든다. 영상의학과는 이러한 영상기술 검사를 통하여 환자의 질병의 상태를 정확히 판단할 수 있도록 지원하는 진료지원부서이다.
　　㉡ 최근에는 반도체 및 컴퓨터 기술의 발달로 뛰어난 고해상도 디지털영상 획득이 가능해졌으며, 영상진단 기술이 획기적으로 발달하여 조직생검, 혈관출혈의 지혈, 종양색전술, 혈관확장술 등 비수술적인 중재적 시술을 시행하고 있다. 또한 의료영상을 획득, 저장, 전송, 조회할 수 있는 PACS 시스템을 통하여 원격영상진단, 영상저장전송체계 등 비약적인 발전을 거듭하고 있는 분야이다.
　　㉢ 인적구성 : 전문의 및 전공의, 방사선사, 간호사, 행정요원 등 다른 진료과에 비해 다양한 직종의 인력이 팀을 구성하고 있으며, 양질의 의료제공을 위한 완벽한 팀워크가 가장 크게 요구되는 부서이다.
　　㉣ 조직 : 일반적으로 판독실(영상의학과 의국), 일반촬영실, 특수촬영실, 심혈관진단실, 초음파진단실, CT실, MRI실, 응급촬영실, PACS실 등으로 구성된다.
　　㉤ 업무의 특징 : 진단에 사용하는 장비의 비중이 매우 높으며 모든 진료과가 대상이므로 병원의 모든 환자가 업무 대상이 된다. 또한 의사 및 간호사를 비롯한 다양한 의료종사자가 서로 협조하여 업무를 추진하게 되므로, 의료조직 구성원 간의 조화가 매우 중요하다.
　② 핵의학과
　　㉠ 핵의학(Nuclear Medicine)의 범위 : 방사성 및 안정된 핵종의 특이한 성질을 이용하여 신체의 해부학적 또는 생리학적 상태를 진단 및 평가하고, 개봉된 방사성 선원으로 치료하는 의학의 전문분야이다. 방사성의약품의 개발이나 영상화 같은 기술의 검토 등은 물론 핵물리학, 방사선생물학 및 방사약학도 포함된다.
　　㉡ 핵의학 검사의 종류 : 핵영상진단법, 방사면역측정법
　③ 방사선종양학과
　　㉠ 방사선종양학과는 각종 종양과 관련하여 주로 고에너지 방사선을 이용하여 종양을 치료하고 연구하는 임상전문분야이다. 방사선 치료는 복합요법의 일부로서 수술, 항암제 등과 같이 시행할 수도 있고, 단독으로 시행할 수도 있다. 치료방법의 선택은 종양의 종류, 부위, 병기 및 환자의 상태에 따라 결정된다.
　④ 방사선 진료의 주요 기능
　　㉠ 전산화단층 X-ray 촬영검사(CT) : 일반 X-ray 촬영과는 달리 피검자가 누운 테이블이 원통형의 큰 기계 속으로 들어가 원통의 바깥에 있는 X-ray 발생장치가 사람을 중심으로 원형으로 돌아가며 촬영한다.
　　㉡ 자기공명영상검사(MRI) : 자석을 이용한 촬영 방법으로 자석으로 구성된 장치 내에 사람을 눕히고 자기장을 이용한 고주파를 쏘아, 인체 내에 존재하는 수소 원자핵에서 발생되는 신호를 분석하여 각 조직과 구조물들의 공명현상의 차이를 계산하여 영상을 구성한다.

ⓒ 혈관조영술(Angiography) : 방사선(X-ray)을 이용한 혈관검사이다. 영상의학과 전문의가 몸 밖에서 카테터라는 관을 환자의 혈관 내로 넣고 조영제를 주사하여 모니터를 통해 육안으로 혈관의 상태를 파악한다.
　　　ⓔ 양전자방출단층촬영(Positron Emission Tomography, PET) : 양전자를 방출하는 방사성의약품을 이용하여 체내의 미세한 변화를 영상화하는 최첨단 검사로, 한 번의 검사를 통해 전신의 상태를 파악할 수 있다는 장점이 있다. PET-CT는 PET와 형태를 잘 보여주는 영상인 CT를 동시에 시행하는 검사로 암 진료의 전 영역에서 활용되고 있다.

(3) 진단검사의학실
　① 진단검사의학과의 역사
　　　㉠ 진단검사의학의 출발은 1946년 대한병리학회이다. 1980년 대한병리학회가 해부병리학회와 임상병리학회로 각각 독립함으로써 서로 보완적이고 발전적인 관계를 정립하게 되었다.
　　　㉡ 2002년에 전문과목 명칭이 임상병리학에서 진단검사의학으로 변경되었고, 임상병리전문의 또한 진단검사의학전문의로 변경되었다.
　② 진단검사의학과 구성
　　　㉠ 진단검사의학과 전문의(Clinical Pathologist, Laboratory Physician) : 의과대학을 졸업하고 인턴 1년과 4년의 수련과정을 이수해야 한다.
　　　㉡ 임상병리사(Medical Technologist) : 보건의료인의 일원으로서 검체 또는 생체를 대상으로 병리적·생리적 상태의 예방 및 진단, 예후관찰, 치료에 기여하고 있다. 신속하고 정확한 검사결과를 제공하며, 검사결과의 연관성을 해석하고, 현재 사용 중인 검사법의 평가와 개선을 꾀하여 새로운 검사법을 평가한다.
　③ 진단검사의학과 검사 업무 : 환자의 진단 및 치료에 필요한 500여 종에 이르는 광범위한 검사를 실시한다. 응급검사실의 운영과 외래환자들의 검사를 위한 설명과 검체 채취 및 채혈을 위한 채혈실 운영도 진단검사의학과 업무 중 하나이다.

(4) 재활의학실
　① 재활의학의 개념과 기능
　　　㉠ 재활의학의 개념 : WHO에서 규정한 재활은 일반적으로 장애가 있는 사람이 주어진 조건하에서 신체적, 정신적, 사회적 능력과 그의 취미, 직업, 교육 등의 잠재적 능력을 최대한 발달시킬 수 있도록 가능한 한 정상에 가까운 생활을 할 수 있게 해주는 분야로 정의된다.
　　　㉡ 재활의학의 목적 : 재활의학 분야의 선구자인 Rusk는 재활치료의 목적은 환자의 건강 및 생명을 최선의 상태로 회복하고 이를 유지하는 데 있다고 하면서, 재활의학이란 치료의학, 예방의학에 이은 '제3의학'이라고 제창하였다.
　　　㉢ 재활의학에 대한 인식의 변천 : 과거에는 단지 환자의 병리과정을 진단하고, 필요한 수술이나 투약을 하는 것으로 책임을 다하는 것이라고 생각하였다. 그러나 현대적 의사는 인간적인 관심을 가진 넓은 관찰을 시도함으로써, 신체적인 병이나 장애와 더불어 심리적, 사회적, 직업적인 면까지도 고려한 환자의 돌봄이 무엇보다 중요하게 되었다.

ⓔ 재활의학의 특성 : 재활의학은 질병의 치료, 증상의 호전, 합병증의 예방, 재발방지 등을 통하여 삶의 질을 높여주고자 한다.
- 기능 위주 : 환자를 치료함에 있어서 질병의 원인 규명과 근본적인 치료뿐만 아니라 질병에 의해 손상된 기능을 파악하고 평가하여 그 기능을 회복시켜주는 데 초점을 맞추고 있다.
- 총괄적·전문적 분야 : 환자가 지닌 문제를 평가, 치료, 관리함에 있어서 육체적인 측면뿐만 아니라 심리적, 정서적, 정신적인 측면과 의사소통, 자기관리, 가정적·사회적·직업적 측면까지도 치료와 관리의 대상에 포함시킨다.

ⓜ 재활치료팀의 구성
- 재활의학은 환자의 문제점을 포괄적으로 평가하여 치료하는 것을 목표로 한다. 갑자기 장애를 갖게 된 환자의 심리상태, 직업문제나 새롭게 적응해야 할 환경까지 고려해 환자를 돌보므로 여러 분야의 전문인이 협력해야 한다.
- 팀의 구성원으로는 환자의 간호를 담당하는 가족, 재활의학과 전문의, 물리치료사, 작업치료사, 언어치료사, 심리치료사, 재활간호사, 의료 사회복지사, 영양사, 특수교사 등이 있다.

ⓑ 재활치료의 과정과 평가
- 재활치료의 과정 : 전문의의 진료 후 해당 질병에 대한 정확한 진단을 통해 그에 합당한 치료처방을 받아 각 치료실을 방문하고 해당 치료를 받는다. 재활치료는 일정 치료기간까지 지속적으로 치료를 받을 수 있는 연속성의 성격을 띠고 있다.
- 재활의학의 평가 : 재활의학의 치료는 정확한 진단에서부터 시작한다. 재활을 위해 병의 진단은 물론 환자의 현재 기능과 앞으로의 기능의 잠재성을 파악해야 하므로 평가라는 용어를 사용한다.

② 물리치료 업무
㉠ 수술 및 화학요법(약물요법)이 아닌 전기, 광선, 물, 공기, 소리 및 운동요법과 각종 기구 및 기계 등 물리적인 소재를 치료목적으로 개발하여 환자에게 적용함으로써 환자의 고통을 경감시키고, 나아가 기능 회복을 통하여 정상적인 사회활동을 하는 데 도움을 주기 위한 물리적 치료법이다.
㉡ 종합병원 및 병원급 이상에서는 중추신경계 손상환자를 위한 운동치료를 위주로 하면서 통증치료를 위한 접근도 하고 있지만, 대부분의 의원급 및 보건소에서는 통증 경감을 위해 여러 기구를 이용한 물리치료를 시행하고 있다.

③ 작업치료 업무
㉠ 작업치료에서의 작업은 사람이 매일 매일을 살아가는 데 필요한 일상의 생활동작을 의미한다. 환자는 작업치료를 통해 환자 자신의 신체적, 감정적인 모든 힘을 사용하도록 자극·훈련받아 가능한 한 최대한의 독립적인 일상생활과 창조적 역할을 수행하는 데 필요한 최적의 신체적 기능을 얻게 된다.
㉡ 환자의 상태가 사지마비에 비정상적인 신경반사가 있다 하더라도, 이것을 억제 또는 이용하여 일상생활 동작을 향상시켜주는 것이 작업치료사의 역할이다.

④ 언어 및 심리치료 업무
㉠ 언어치료사 : 환자의 상태에 따라 적절한 대처를 통해 환자의 말문을 트이게 하기도 하고, 일상생활에 필요한 언어를 위주로 치료와 훈련을 병행함으로써 최소한의 의사소통을 가능하게 하기 위해 노력한다.

ⓒ 심리치료사 : 모든 장애인, 특히 불의의 사고나 질환으로 장애가 생긴 환자들의 심리적 문제점들에 대해 환자와 공감하면서, 환자가 현실 안에서 자신에게 주어진 상황을 받아들이고 생에 대한 애착과 질병을 극복하기 위한 강한 의욕을 갖게 하여 치료에 대한 적극적 참여와 효과를 기대할 수 있도록 한다.

(5) 영양관리업무

① 환자 영양관리의 개념
  ㉠ 환자의 영양관리란 환자에게 치료목적에 맞는 영양필요량이 충족될 수 있도록 하고, 위생적인 식사 공급을 통해 빠른 치료를 돕고 환자의 질환 및 영양상태에 적합한 영양치료 방안을 모색하여 환자의 전반적 영양상태를 개선함으로써 질병의 치료 및 효과를 증진시키는 데 그 목적이 있다.
  ㉡ 환자식사는 단순한 식사제공을 통한 인간의 기본욕구 충족의 차원을 넘어, 치료 향상을 위한 영양 공급, 위생적 관리, 안전성 등 다차원적 관심이 요구된다.
  ㉢ 우리나라 환자 급식의 질적 향상을 위한 정책적 지원은 미미한 수준이다. 따라서 정부에서는 건강보험의 보장성 강화 방안의 하나로, 2006년 6월부터 환자 식대를 보험급여화하여 환자들의 경제적 부담감을 감소시키고, 의료이용의 접근성을 높이고자 하였다.

② 환자식의 업무기준 : 환자급식 및 영양관리는 입원시설을 갖춘 종합병원, 병원, 치과병원, 한방병원 또는 요양병원에서 1인 이상 영양사를 배치하도록 규정된 시행규칙 제38조 제2항에 근거하여 관리되고 있다.

③ 업무별 수행기준
  ㉠ 환자식사의 분류
    • 환자식사는 환자의 질병에 따른 의사처방에 근거하여 식사형태나 영양소가 조절된 형태로 제공된다. 환자식은 식사형태(고형, 액상 등), 영양소 조절, 생애주기에 따른 영양소 조절, 경구로의 식사섭취 유무에 따른 영양지원 등이 함께 조합되어 매우 다양한 식사처방이 이루어지게 된다.
    • 병원에서는 의료진, 영양사, 간호사 등으로 구성된 영양관리위원회에서 환자식사 종류와 그 식사에 대한 영양소 공급 기준량, 적용원칙, 영양적 제약사항 등을 심의한 후, '식사처방지침서'를 마련하여 환자식사 제공의 기준으로 삼고 있다.
  ㉡ 급식관리업무 : 환자식의 식단을 계획하고 식재료 구입, 조리생산, 배식관리 및 위생관리 등 전 과정 업무의 체계적인 관리 및 이를 위한 전반적인 급식행정업무를 포함한다.
  ㉢ 임상영양관리업무 : 환자의 영양상태를 평가하여 영양상의 문제점을 파악하고 이에 따른 영양치료계획을 수립하여 적절한 영양공급방법 및 식사 계획을 의료진과의 협의를 통해 수행하면서, 환자나 보호자에게 지속적 교육을 실시하여 환자의 영양상태를 개선시키는 전 과정을 의미한다.
  ㉣ 정보관리시스템
    • 영양부서 내 문서작성에 대한 원칙 및 전결범위, 문서보존기간 등에 대한 관리규정을 확립하며, 병원의 정책 및 행정사항이 영양부서 내로 전달되는 시스템이 마련되어야 한다.
    • 정보관리시스템에는 식단관리운영시스템, 환자식사처방정보관리시스템, 임상영양정보관리시스템 등이 있다.

3 종합검진서비스

(1) 종합건강진단 서비스의 개념

① 건강유지의 중요성 : 건강 저해요인의 증가와 식생활 등 생활양식의 변화는 성인병의 증가로 이어지고, 질병의 양상도 급성전염성질환에서 암, 뇌혈관질환, 고혈압과 같은 만성퇴행성질환으로 변화되고 있다. 이러한 상황에서 질병의 사전예방과 조기발견을 위한 역할이 더욱 중요하게 여겨지고 있다.

② 종합건강검진의 개념
  ㉠ 종합건강검진은 질병의 위험인자를 발견하거나 무증상의 상태에서 질병을 조기발견하기 위하여 시행하는, 1차 및 2차적 예방을 위한 서비스이다. 무증상의 사람을 대상으로 질병을 초래할 위험요소를 찾아내고, 질병의 조기발견을 위한 예방목적으로 여러 분야의 건강검진 항목을 체계적으로 시행하는 것을 말한다.
  ㉡ 건강검진기본법에 의하면, 건강검진이란 건강상태 확인과 질병의 예방 및 조기발견을 목적으로 제2호에 따른 건강검진기관을 통하여 진찰 및 상담, 이학적 검사, 진단검사, 병리검사, 영상의학 검사 등 의학적 검진을 시행하는 것이라고 정의하고 있다.
  ㉢ 종합건강검진센터는 예방의학적 측면 외에 의료기관의 경영성과적 측면이 있다. 이는 각 의료기관별 의료서비스의 일환으로 외래를 중심으로 제공되며, 그 실적을 통해 병원 전체의 경영에 중요한 역할을 담당하기도 한다.
  ㉣ 궁극적으로는 합리적이고 체계적인 정확한 검사들을 통하여 질병의 조기발견과 치료로 개인적인 건강증진과 더불어 삶의 질 향상에 도움을 주는 것을 목적으로 하는 정기적이고 주기적인 예방적 검사활동으로 정의할 수 있다.

(2) 종합건강검진의 역사

① 건강을 유지하기 위한 여러 방법들이 과학적 근거를 가지게 된 것은 인체에 대한 병리학과 생리학의 발전이 본격적으로 시작된 18세기 이후이다.

② 건강검진에 대한 연구는 18세기 이후부터 건강을 유지하기 위한 방법들의 과학적 근거를 마련하였고, 1900년경에 이르러 의사들은 질병의 치료뿐만 아니라 예방적 의미의 건강진단에 대한 필요성을 제시하게 되었다.

③ 1961년 Dovell은 질병을 진단하기 위하여 정기적인 건강진단이 필요하다고 처음으로 주장하였다. 그 이후 기초의학의 관점에서 건강을 유지하는 방법에 대한 학자들의 주장이 시작되었고, 결핵 등 몇몇 지병에 대한 건강진단이 시도되었다.

④ 본격적인 건강검진의 연구와 검사법의 제안은 1970년대에 이르러서야 구체적으로 제시되기 시작하였다. 1979년 캐나다 특별연구반(Canadian Task Force on the Periodic Health Examination)과 1984년 설립된 미국 특별연구반(United States Preventive Services Task Force)이 정기건강진단의 이론적 원칙을 확립하는 데 중추적인 역할을 하였다.

⑤ 종합건강진단을 일명 Human Dock이라 하는데 이 단어는 1954년에 처음 등장한 것으로, 인간을 선박에 비유하여 한 번 항해 후에 다음 항해를 준비하기 위해서는 신체의 중간점검이 마땅히 필요하다는 것에서 등장하게 되었다. 그 후 단기간에 집중적으로 실시하는 신체의 종합적인 건강진단이라는 개념으로 "단기입원신체정밀검사"를 시작한 것이 "인간도크(Human Dock)"라고 통용되었다.

⑥ 우리나라에서 건강한 사람의 조기진단을 목적으로 실시하게 된 건강검진은 일본에 비해 상대적으로 늦은 1980년, 가톨릭 강남성모병원에서 종합건강검진센터를 최초로 설립하면서 시작되었다.

(3) 건강검진의 항목과 직장인의 법적 건강진단의 종류
① **건강검진의 분류** : 건강검진은 '국가와 지방자치단체가 시행하는 국가건강검진'과 각 '의료기관에서 일반인을 대상으로 하는 종합건강검진'으로 분류할 수 있다.
② **종합건강검진** : 종합건강검진 항목은 신체계측과 비만도, 안과검사, 청력검사, 구강검사, 임상병리학적 검사, 심전도, 흉부 X-ray, 위장조영술 또는 위내시경, 초음파검사(복부, 경동맥, 갑상선), 골밀도검사, 적외선체열검사, 남녀 공통의 인성검사 등이 있고, 이 외에 여성만을 대상으로 유방촬영, 부인과초음파, 자궁세포진검사 등을 추가하여 실시하기도 한다.
③ **직장인 건강진단**
　㉠ 우리나라에서 실시하고 있는 직장인의 공통적인 건강진단으로는 근로자의 일반건강진단 및 특수건강진단이 있다.
　㉡ 직장인을 대상으로 한 건강진단의 목적은 일반건강진단의 경우 질병의 조기발견 및 조기치료로 국민의료비를 절감하고 질병의 사전예방으로 국민건강 수준을 향상시키기 위함이고, 특수건강진단은 소음, 분진, 유해화학물질 등 유해인자에 노출되는 업무에 종사하는 근로자의 질환을 예방하고 근로자 건강보호유지에 적합하도록 하기 위함이다.

(4) 종합건강검진의 중요성과 과제
① **종합건강검진의 중요성**
　㉠ 종합건강검진은 특정한 질병의 유무를 알아내어 조기진단과 조기치료에 목적을 두고 있다.
　㉡ 특히 고혈압·심장병·당뇨병·간질환·암과 같이 유전과 환경, 생활습관, 스트레스와 관계가 깊은 성인병은 증세가 나타날 때까지 상당한 기간이 걸리고, 자각증세가 나타났을 때에는 이미 원상복귀가 불가능한 경우가 많다. 이러한 질병을 치료가능한 시기에 발견하고, 생활습관에서 비롯된 위험인자도 미리 발견하여 질병으로 진행되는 것을 막는 것이 주목적이다.
② **종합건강검진의 검사 대상**
　㉠ 비교적 정확한 진단이 이루어질 수 있는 질환, 발병 수준이 높거나 사망원인으로의 점유율이 높거나 후유증 또는 부작용이 심한 질환, 조기발견과 조기치료가 효과적인 질환 등을 검사대상으로 한다.
　㉡ 구체적으로는 빈혈과 결핵, 고혈압, 당뇨병, 뇌혈관질환, 간염 및 만성간질환, 일부의 암 등이 주요 대상이 된다.
③ **종합검강검진의 교육**
　㉠ 종합건강검진을 받는 대상자들은 예방적인 건강행위에 대한 교육을 받는데, 질병의 조기진단은 물론 건강위험 요인에 대한 이해와 금주, 금연, 식이요법, 운동 등의 내용을 포함한다.
　㉡ 특히 우리나라에서 주요한 건강문제가 고혈압, 당뇨, 비만 등의 성인병 및 만성질환 등과 같은 형태로 변화되고 있는 현 시점에서 종합건강검진에 대한 필요성 및 수요는 급속히 증가하고 있다.

④ 종합건강검진의 과제
　㉠ 건강위험인자 등을 고려하여 개개인에게 가장 적절한 검진항목을 선정하고 임상적으로 효과가 입증된 선별검사 방법을 실시하는 검진체계를 구축하는 것이 시급하다. 아직 많은 건강검진센터들이 개인적 특성들이 고려되지 않은 획일적인 검사만을 실시하는 경우가 많다.
　㉡ 향후 실험실검사 위주의 진단방법에서 탈피하여 문진과 이학적 검사에 더 많은 시간과 노력을 할애하는 등 개인별 맞춤형식의 건강검진으로 변화하는 것이 절대적으로 필요하다.
　㉢ 또한 건강검진에 대한 맞춤형 설명 및 상담을 통하여 종합검진 후 개개인별로 건강위험 평가 요인을 파악하고, 자세한 검사 설명과 더불어 질병방지 및 예방 차원적 생활습관 및 식습관 안내, 스트레스 관리, 운동처방 등 건강향상을 위한 지속적인 사후관리에 더 초점을 맞추어야 할 것이다.

PART 03 의료서비스의 이해

CHAPTER 01 의료서비스 개념

1 의료서비스의 정의 및 유형

(1) 정의
① 질병의 치료·간호·예방관리 및 재활과 건강유지, 증진을 포함한 포괄적 의료서비스를 말한다.
② 보건의료 종사자가 서비스 공급자이며, 그 기능을 효과적으로 하기 위해 공적·사적 조직, 지방·국가의 행정기관이 관여하여 주도하기도 한다.
③ 의료서비스는 무엇보다도 높은 질적 수준과 각 보건의료 종사자의 고도의 지식, 전문적 능력·기술이 요구된다. 그리고 인재·자재·경제력 자원이 양적으로도 충분해야 한다.
④ 의료서비스는 각개로 이루어지는 것이 아니므로 일관성과 포괄성이 필요하다. 모든 요소를 유지하기 위해 의료서비스 조직 전체의 체계화와 조직화가 우선되어야 하고, 내면에는 공급자와 서비스를 받는 사람 간의 절대적 신뢰관계가 요구된다.

(2) 유형
① 본질적 의료서비스
  ㉠ 진찰, 처치, 수술, 치료, 처방, 투약 등이 해당
  ㉡ 고도의 전문성 분야이므로 품질에 대한 객관적 평가 불가능
  ㉢ 직접 비교 평가 불가능
② 부가적 의료서비스
  ㉠ 본질적 의료서비스에 해당하는 것을 제외한 병원 내 모든 서비스
  ㉡ 환자, 보호자 등의 의료서비스 이용자의 주관적 평가가 가능

2 의료서비스의 특성

의료는 전통적으로 환자와 만나는 시작부터 전 치료과정에 이르기까지 하나의 서비스로 인식되어 왔다. 그런 점에서 일반서비스보다 훨씬 더 복합적이며, 타 서비스와는 적용과정에서부터 특징적인 차이들이 존재한다.

① 의료서비스는 가장 무형적인 제품이다.
　　의료서비스는 구매 이전에 제품을 경험하는 것이 불가능함은 물론, 소비 후에도 제품에 대한 평가가 불가능하다. 특히 그 전문성으로 인해 일반 고객들이 서비스의 품질을 평가하기가 매우 어렵다.
② 고객의 기대와 실제성과의 불일치가 더욱 크게 나타난다.
　　고객의 신체적 상태에 따라 투약이나 치료에 대한 결정을 하고 환자의 심리적 상태에 따라 의료서비스 제공자가 치료방법을 결정하기도 한다. 이때 의료서비스는 제공자의 정확한 판단이 요구되며, 환자의 상태에 따라 다양한 결과들이 이루어진다.
③ 수요예측이 불가능하다.
　　의료서비스는 특성상 수요예측이 불가능하므로 유휴자원을 최소화하기 어렵다. 특정상황으로 인해 갑자기 수요가 증가할 수도 있으므로, 적절한 탄력성을 유지하며 그 질을 유지하는 것이 관건이다.
④ 의료서비스의 의사결정자가 다양하다.
　　대부분의 고객서비스는 의사결정과 소비관계가 매우 분명하다. 반면 의료서비스는 환자나 가족들이 제공자를 선택하게 되며, 이후의 특정한 의사결정은 의료서비스 제공자에 의해 거의 일방적으로 결정된다.
⑤ 일반적으로 의료서비스에 대한 비용을 환자가 직접 지불하지 않는다.
　　환자와 의료서비스 제공자 간에 직접적인 화폐교환은 선택적 외과진료, 실험적 진료, 보험 여부에 따른 상호지불형태 등과 같이 국한되어 있다.

3 국가별 의료제도와 문화 특성

(1) 중 국

① **문화 특성** : 중국의 총 인구는 세계에서 가장 많으며, 급속한 도시화로 절반 이상이 도시에서 거주하고 있다. 중국 자산가의 증가로 소비지출이 늘고 있으며, 특히 건강 및 웰니스 관련 소비에 관심이 높아지고 있다. 여유롭고 편안한 삶의 추구와 건강에 대한 소비 증가로 중국의 의료비 지출은 급증하면서 연평균 15%가 넘는 증가세를 보이고 있다.

② **의료제도 현황**
　㉠ 중국의 의료기관은 병원, 지역민 대상의 보건·기초진료를 실시하는 기층의료기관, 질병위생통제센터 등 정책적 목적의 전문공공위생기구로 분류된다. 건강보험 서비스 분야에서도 상업성 건강보험이 보편화되지 않아 고급 의료서비스와 고가 의약품에 대한 수요가 제대로 드러나지 않고 있다.
　㉡ 중국은 사회주의체제에서 통제되던 후진적인 의료체계였고 의료수요도 보건의 사각지대인 비도심 지역으로 몰려있으나, 새로운 의료체계 구축을 위해 국영기업 형태로 의료기관들을 관리·운영하면서 그 증진을 도모하고 있다. 중국의 현대화 바람으로 도심을 중심으로는 사설 병원이 증가하고 질 높은 의료서비스의 수요증가를 일으켰다.

③ **질병패턴과 현황**
　㉠ 통계자료상으로 전반적 건강상태는 양호하나, 도심과 비도심, 동양의학과 서양의학 간의 혼합과 극심한 수준차로 의료상태를 가늠하기 어려운 상태이다. 또한 비도심 지역의 전문의사 부족현상, 전염성질병이나 영양불량 등의 문제가 심각한 편이다.

ⓒ 전염성질환이나 만성질병의 증가율이 높고, 질병에 따라서는 암, 심장질환, 뇌혈관질환, 호흡기질환 등으로 인한 질병사망률이 높다.

(2) 미 국

① 의료제도 현황

ⓐ 미국은 양질의 의료 인력과 의료기술을 보유하고 있는 국가로 세계 의료관광 시장에서 아웃바운드 및 인바운드 목적지 모두 주요 시장으로 손꼽힌다. 그러나 미국은 전 세계적으로 드물게 국가 주도의 의료보험제도를 갖고 있지 않은 나라로서, 의료보험을 시장, 즉 민간에 대부분 맡겨놓고 있다. 이는 의료를 국가가 보장하는 것이 아니라, 개인이 책임져야 한다는 원칙하에 의료시스템이 성립해 왔기 때문이다.

ⓑ 2차 대전 이후, 전·현역 군인들을 위한 정부지원의 의료보험과 기업들의 노사협정을 통한 직장 의료보험이 도입되기 시작했고, 부분적인 국민 의료보장제도라 할 수 있는 메디케어(Medicare)와 메디케이드(Medicaid)가 실시되었다. 메디케어와 메디케이드는 정부가 민간 공급자에게 지불해야 할 의료비를 대납해주는 형태로 공적으로 운영되는 보험으로서, 메디케어는 연방정부 예산으로 운영되며 메디케이드는 연방정부와 주정부가 공동으로 예산을 형성하여 운영한다. 메디케어는 65세 이상 고령자 또는 지정된 일부 질환을 가진 이들을 대상으로 하며, 메디케이드는 저소득층, 장애인과 HIV 감염자 등을 대상으로 제공된다.

② 문제점 및 전망 : 특정한 자격요건을 요하는 공적 보험과 한정된 네트워크만을 이용할 수 있는 민간 의료보험의 문제점 등으로 인해 미국의 1인당 의료비 지출은 세계 최고수준을 보이고 있고, 높은 의료비 지출에 비하면 미국 의료서비스의 질은 그리 높지 않은 편이다. 또한 민간 보험회사에서 고위험군 잠재고객을 가입 대상에서 배제하거나 높은 보험금을 책정하는 등 가입자를 선별하여 의료서비스에 대한 접근성이 낮은 점 또한 미국 의료시스템이 갖고 있는 문제점 중 하나로 지적되고 있다. 이처럼 미국 의료시스템이 가지고 있는 비용문제와 의료접근성에 대한 문제가 지속적으로 심화됨에 따라 해외로 나가는 의료관광객의 수는 계속 증가할 것으로 전망되고 있다.

(3) 러시아

① 의료제도 현황

ⓐ 러시아는 의료보험 적용범위가 넓어 대부분의 국민이 무료 또는 소액의 치료비로 의료서비스 이용이 가능하다. 연방병원, 주립병원, 시립병원을 비롯해 총 8,500여 개의 의료기관이 운영되고 있으며, 최근에는 대도시에 건강검진, 치과, 비뇨기과, 암센터를 중심으로 하는 사립병원들이 경쟁적으로 생겨나고 있다. 극동지역에는 많은 예산을 투입하여 보건현대화 사업이 추진되었다. 사하공화국 등 극동 주요 지역에 병원과 보건 시설이 개축되었으며, 최신 기종의 진단장비들이 대거 도입되어 지역 보건환경이 크게 개선되었다. 그러나 1억 4,000만 명이 사는 나라에서 사립종합병원이 하나도 없을 정도로 의료수요에 비해 의료서비스 공급능력이 부족한 실정이고 사립병원이 주요 대도시에 집중되어 있는 등 의료서비스 여건은 좋지 않다. 현재 러시아에는 자국의 낮은 의료수준과 긴 대기시간, 수술 전후 휴식 및 요양프로그램의 부재 등을 대체하기 위한 의료관광의 수요가 꾸준하다.

ⓒ 2014년 한-러 비자면제협정으로 양국 국민들은 상대국에 비자 없이 60일까지 체류가 가능하다. 한류 열풍과 한국의 높은 의료기술, 서비스에 대한 만족도로 방한 의료관광객이 계속해서 증가하고 있다. 한국을 찾는 러시아 환자는 2010년 5,098명에서 2018년 27,158명으로 크게 증가하였으며, 중국, 미국, 일본에 이은 4대 의료관광 송출국이다.
② **질병 패턴과 현황** : 질병사망의 주된 질환으로는 허혈성 심장질환이 가장 높으며, 뇌졸중, 에이즈, 호흡기계 암 등의 비중이 높다.

(4) 일본
① **문화 특성** : 일본은 이미 초고령화 사회에 들어섰으며, 2035년에는 고령화율이 33.4%에 달할 전망이다. 인구 고령화와 맞물려 고도의 첨단 의료, 의약품 및 의료기기의 수입으로 인한 무역 수지 적자 등으로 의료비 상승도 문제시되고 있다. 2014년 노령화 인구(65세 이상) 비율은 24.1%로 OECD 국가 중 1위이며, 국내 총 생산 대비 총 의료비 지출 비율도 10.3%로 10위를 기록했다. 이에 맞춰 간병·요양 분야에 대한 관심이 높아지고 있고 건강정책도 예방중심으로 강화되고 있다.
② **의료제도와 현황**
   ㉠ 전 국민을 대상으로 하는 국민 건강보험제도를 운영하고 있다. 건강보험의 혜택으로 환자는 고정된 의료비를 지급하고 원하는 의료기관에서 의료서비스를 받을 수 있다. 건강보험은 일본에서 치료받는 것을 원칙으로 하기에 일본 내에서 치료를 받을 수 있음에도 해외로 가서 요양 및 치료를 받은 경우에 발생한 '해외 요양비'는 지급되지 않는다. 다만 장기이식, 성형수술, 인공수정 등 불임치료, 성전환 수술 등은 국내에서도 보험이 적용되지 않는다.
   ㉡ 일본정부는 헬스케어와 의료서비스, 첨단 로봇기술 등 첨단산업을 2020년 도쿄 올림픽을 목표로 집중 육성하는 '개혁 2020' 프로젝트를 발표한 바 있으며, 고령자 친화적 사회 인프라를 구축하기 위해 의료, 간병, 제조업 등 5대 분야별로 로봇을 활용한 산업전략도 수립하였다. 더불어 원격진료에 대해서도 그동안 부분적으로만 허용해 왔던 원칙을 개정하여 2015년부터 모든 의료기관에 대해 허용했다. 이에 따라 소아과 등의 진료도 스마트폰을 이용한 화상진료나 전화를 이용한 재진이 가능하다.
③ 일본은 2011년부터 외국인환자에게 6개월의 복수비자를 발급하고 있으며, 필요한 경우 3년까지 연장 가능하고 환자와의 가족관계 여부와 상관없이 동행인을 허용하고 있다.

(5) 카자흐스탄
① **의료제도와 현황** : 1991년 독립 이후에도 구 소비에트 연방의 보건체계를 유지하여 국민 모두에게 무상 의료서비스가 제공되고 있으나, 전반적인 의료환경은 열악한 편으로 의료기관의 90%가 공공기관이다. 한국, 미국 등과 같은 선진 의료 국가에 비해 의사의 월급이나 대우수준이 낮은데, 국영병원의 경우 의사 부족으로 경험이 많지 않은 의사가 근무하는 경우가 많고, 국영병원이 외국병원과 협력해 새로운 기계를 들여오고 교육을 시행해도 기계를 다룰 줄 아는 의사들이 개인병원으로 옮겨 운영에 문제가 생기는 경우도 있다. 또한 대도시로의 의료기관 집중현상으로 1차 진료의 경우 지방의료인의 수가 도시의 20% 수준이며, 질환 발병의 가장 큰 요인으로 적기가 지난 시점의 의료기관 방문 등 질병에 대한 늦은 진단이 꼽히기도 한다.

② **질병패턴과 현황** : 주요 발병 질환은 기관지 및 호흡기 질환, 결핵, 폐렴, 감염성(기생충) 질환, 순환기 질환, 당뇨병, 독극물 중독, 소화기 질환 등이며, 특히 한국의 강점분야인 암, 순환기 질환의 사망률이 높다.

③ 2014년 11월부터 1회 방문 시 최대 30일까지 무비자 방문이 가능해졌다.

(6) 몽골

① **의료제도 현황**

㉠ 몽골의 의료보건시스템은 전통적으로 병원 및 임상치료를 강조하는 러시아식 모델을 기초로 하고 있다. 보건의료체계는 중앙정부 및 지방행정단위로 구분되며 중앙행정기구인 보건부가 국가의 보건정책 수립, 보건기획 및 전반적인 보건사업 진행 등 의료보건을 총괄책임지고 있다. 몽골의 의료기관은 1차, 2차, 3차 단위로 이루어져 있으며, '평등하고 누구나 접근 가능한 고품질 보건서비스를 모두에게 제공한다'는 것을 근본원칙으로 삼고 있다.

㉡ 대부분의 민간병원과 전문병원이 수도인 울란바토르에 위치하고 있으며 농촌 주민들은 FGP(Family Group Practice)와 기타 의료센터들을 통한 의뢰시스템에 의해 의료서비스를 제공받고 있는 형편이다. 의사의료인력은 서태평양 지역 평균보다 높지만 질적 수준이 낮으며 인구밀도가 낮기 때문에 시골지역은 의사가 부족한 실정이다. 전체 의사 가운데 40%가량이 울란바토르에 있다.

② **의료보험제도** : 몽골의 의료보험제도 근간은 1994년 도입된 사회의료보험제도이다. 이 제도로 모든 공공 및 민간 업체 근로자와 저소득층 취약계층에 대해 의무적으로 사회의료보험을 도입하였고 일부 만성 전염성 질환 치료를 제외하고는 거의 모든 입원 환자에게 혜택을 제공하고 있다. 본인과 기업체에서 일정액을 매월 부담하면 전체 진료비의 10% 내외를 내고 진료를 받을 수 있는 형태이다. 보험 미적용 그룹(특히 목축 인구) 존재, 보장되는 의료서비스에 대한 불만족, 부적합한 서비스 접근성, 고품질 서비스 및 선진 기술 부족, 민간부문 서비스에 대한 낮은 보장률 등으로 인해 전반적으로 국민들의 의료보험에 대한 만족도는 감소하고 있는 상황이다.

(7) 베트남

① **문화 특성** : 베트남은 매년 5% 이상의 높은 경제성장을 이루고 있으며 급속한 도시화 현상이 나타나고 있다. 동남아시아국가연합(Association of South-East Asian Nations, ASEAN)에서 4번째로 인구수가 많은 국가로 차세대 헬스 케어 시장으로 주목받고 있으며, 인구 고령화로 인해 실버산업의 성장이 기대된다.

② **의료제도와 현황** : 베트남에는 1,090개의 공공의료기관과 175개의 민영의료기관이 있으나, 의약품 및 의료장비의 대부분을 해외 수입에 의존하는 등 인프라 수준은 높지 않은 편이며, 지역 간 의료서비스 격차도 심하다. 베트남 정부는 부족한 의료 인프라 해결을 위해 과밀지역에 신규 병원을 짓는 등 신규 의료기관의 진입장벽을 낮추고 있으며, 2011년부터 2015년을 Health IT 증진기간으로 설정하는 등 외국 의료기술의 도입으로 의료 선진화를 추진하고 있다.

(8) 아랍 에미리트(UAE)

① 의료제도와 현황

㉠ 보건의료담당 정부부서는 보건예방부(MOHAP)이며, 에미리트별로 아부다비보건청(HAAD), 두바이보건청(DHA)에서 보건의료 정책을 수행하고, 여타 에미리트는 UAE 보건예방부에서 관련 업무를 수행한다. 세계 평균 대비 약간 높은 의료 인프라를 갖추고 있으나 고소득 국가에 비해서는 크게 부족한 실정이다. UAE 내 의료시설 및 교육수준 미흡으로 인해 고급 전문인력 양성이 더디고, 늘어나는 환자수요에 탄력적인 대응이 어려운 상황으로, UAE 정부는 일부 공공 의료기관을 외부에 위탁운영하고 있다.

㉡ 과거 UAE 정부는 모든 거주민에 대해 의료비를 부담하였으나, 의료비 지출 증가에 따라 재정 부담 완화와 외국인 노동자 보호를 목적으로 아부다비에서 최초로 의료보험을 도입하였다. 아부다비는 2005년 9월 건강보험법(Law No.23, Health Insurance Law)을 제정하여 2008년 6월부터 아부다비 시민권자 및 외국인 근로자에 대해 포괄적 의료보험제를 실시하고 있으며, 2013년 기준 아부다비의 UAE 국민 및 거주자의 98%가 의료보험 지원을 받을 수 있다.

② **질병패턴과 현황** : 더운 기후와 기름진 식습관으로 성인병 발병률이 높다. 세계보건기구(WHO) 조사 결과에 따르면 UAE 남성의 66%, 여성의 60% 이상이 비만이며, 전체 인구의 약 20%가 당뇨병을 앓고 있고, 35~70세 인구의 약 41%가 고혈압 증세를 보인다는 두바이 보건청의 조사결과도 있었다.

③ UAE는 양국 비자협정 체결로 일반 관광객은 최대 30일, 의료관광비자 발급 시에는 최대 90일간 한국 내 체류가 가능하다.

(9) 필리핀

① 의료제도와 현황

㉠ 의료산업의 전반적인 수준은 매우 열악한 편으로 약 7천여 개의 섬으로 이루어진 국토 특성과 맞물려 주요 도심지역과 기타 지역 간 의료서비스 접근성 및 시설수준의 격차가 매우 크다. 필리핀의 의료시설은 1차, 2차, 3차의 총 3단계로 이뤄진다. 1차 시설은 경미한 수술 등의 서비스를 담당하며, 비전문인에 의한 기초수준의 서비스가 이뤄지기도 한다. 2차 시설은 1차 시설의 서비스 영역에 더해 산부인과 진료 등을 담당하며 3차 시설은 보다 특화된 분야의 수술 등 전문 서비스를 제공한다. 대부분이 도심 지역에 집중되어 있어 지방과의 격차는 더욱 심각하다.

㉡ 필리핀의 의료산업은 크게 공공부문과 민간부문으로 구분할 수 있다. 공공부문의 의료기관 및 시설은 주로 필리핀 보건부 및 각 지방정부에 의해 운영되거나 규제를 받으며, 공익 목적의 무상 의료서비스를 제공한다. 초기 단계 보건의료시설 약 2,252개 중 721개가 공공병원이며 대부분 지방정부에서 관리하고 있다. 반면 상급전문병원으로 갈수록 민간시설 비율이 높으며 이는 공공부문과의 서비스 수준 및 이용 가격 격차의 한 원인으로 작용하고 있다. WHO 통계에 따르면 필리핀 전체병원의 60%를 차지하는 약 1,800여 개의 병원이 민간병원이다.

② **의료관광산업** : 필리핀은 열악한 자국민 의료서비스 수준에도 불구하고 의료관광산업 분야만은 빠르게 성장하고 있다. 2014년 8월 Forbes지 발표에 따르면 의료관광 분야(시술 및 치료 규모 기준) 상위 14개국 중 6위를 차지했다. 현재 필리핀은 태국, 말레이시아 등 의료관광 분야 주요 경쟁국들과의 격차를 줄이기 위해 의료 및 보건서비스의 질적 제고에 많은 노력을 기울이고 있다.

CHAPTER 02 의료서비스 과정

1 국제의료관광의 개념적 이해

(1) 국제의료관광의 정의

의료관광은 의료에 관광을 접목하여 환자가 진료·휴양 및 관광활동의 목적을 동시에 만족시키기 위한 것으로, 뛰어난 의료기술과 가격 경쟁력을 갖추는 것이 필수적이다. 의료관광 프로세스는 관광객 유치를 위한 홍보에서부터 시작된다. 그리고 의료 및 관광과 연계된 인프라가 구축되어 운영되어야 하며, 사회 및 국가의 인프라가 함께 연계되어야만 그 실효성을 거둘 수 있다.

① 의료관광에 관한 외국의 정의

세계관광협회	• 세계관광협의회에서 규정한 'Health Tourism'의 정의는 "한 국가 내의 자연자원을 이용해 건강시설을 제공하는 관광으로서, 특별한 흥미가 있는 요소 중의 하나로 주요 동기가 건강과 관련 있는 관광"이다. • 또한 "건강관리 서비스 및 시설과 일반적인 관광시설이 결합된 것을 홍보함으로써 관광지를 관광시설과 목적지로 유치하기 위한 의도적인 시도"라고도 하였다.
Rohan	"의료관광이란 자신의 건강상태를 개선시킬 목적으로 집을 떠나는 레저활동이다."
Polack & William	"건강과 행복을 개선하고 유지할 수 있게 하는 관광상품과 서비스를 사용하기 위하여 직장과 가정의 혼란으로부터 벗어나는 여가적이고 휴양적이며 교육적인 행동을 의미한다."

② 의료관광에 관한 국내의 정의

한국관광공사	"의료관광이란 의료서비스와 휴양 콘텐츠, 레저, 문화활동 등 관광활동이 결합된 새로운 관광 형태"라고 정의했다.
한국보건산업진흥원	"의료관광은 보건 분야에서 관광자원으로 활용 가능한 부분을 발굴, 개발하고 관광을 상품화화여 서비스 또는 제품을 제공하는 사업이다. 또한 우수한 보건서비스와 관광이 결합된 보건 관광프로그램을 개발하여 재외 한국인을 포함하여 외국인에게 제공함으로써 관련 산업분야의 발전을 꾀하고, 아울러 외국인 유치를 통한 외화 획득 등, 국가경제에 이바지하고자 하는 사업"이라고 정의했다.

결국 의료관광에 대해서 각 주체들이 접근하는 방식들을 고찰해 보면, 건강과 관련된 모든 수단과 대상을 포괄하면서 다양한 의료관광상품 개발을 염두에 두고 있다는 사실을 알 수 있다.

(2) 국제의료관광의 다양한 배경적 요인

① 의료관광은 환자가 치료를 목적으로 타국으로 가거나 또는 타국의 의료서비스와 기타 관련 상품 등을 구매하고 방문대상 국가의 의료, 문화, 사회, 관광상품 등을 체험하는 행위를 모두 포함하는 광범위한 활동이다.

② 환자들은 다급하거나 중대한 시술을 위해서 또는 휴식을 위한 관광, 저렴한 의료비용을 이유로 방문하는 경우가 있다. 또한 고령화시대로 안착하게 되면서 삶의 질을 향상시키기 위한 시도로 의료관광을 떠나기도 한다.

③ 유럽과 미국의 경우, 복잡한 보건의료비 구조와 비싼 진료비용이 의료관광에 대한 관심의 주된 요인이다. 영국의 국가보험체계 구조에서는 수술대기자의 리스트가 매우 길다. 미국은 사보험에 아예 가입하지 못한 시민이 5천만 명 이상이 있고, 보험에 가입되어 있는 사람들은 그만큼의 고비용을 지출해야만 기초진료를 받을 수 있다.

④ 의료관광을 통해 환자들은 의료비용을 크게 줄일 수 있다. 의료관광을 발생시킨 중요 요인 중의 하나가 의료수가의 국가별 차이 때문이다.

2 의료관광 프로세스

(1) 의료관광과 우리나라의 의료환경

① 의료기관평가인증원
  ㉠ 우리나라는 2010년 10월 26일 〈의료기관평가인증원〉이 설립되어, 2010년 11월부터 의료기관서비스 평가업무를 4년 주기의 인증제로 시행하고 있다.
  ㉡ 의료기관평가인증원은 의료서비스의 제공 과정에 대한 일관된 규정을 제시하고 감독할 뿐만 아니라, 국제화라는 흐름에 능동적으로 대처하기 위한 기준 제시 및 의료수준의 향상을 위한 목적으로 설립되었다.
  ㉢ 새로운 인증제도는 공급자 중심의 의료문화를 소비자 중심으로 전환시키고 의료의 질을 일정수준 이상으로 유지하며, 궁극적으로는 양질의 서비스 제공을 위해 시행하게 되었다. 그럼에도 불구하고 국제적 기준제시 및 외국인에게 유용한 정보를 제공하기에는 아직 미흡하여, 국제적인 인정 및 인증기준을 획득하고, 이를 마케팅에 적극 활용하는 방안을 강구해야 한다.

② 의료서비스 인증제도
  ㉠ 해외환자 유치활동에서 실질적인 문제는 의료서비스를 제공함에 있어 의료기술 수준과 의료서비스 내용 등이 얼마나 우위에 있고 신뢰성이 있는지를 비교하는 것이다. 따라서 의료기관의 의료기술 수준, 제공되는 의료서비스의 내용 및 가격 등에 관한 일정한 평가를 통해 소비자의 입장에서 비교 가능한 기준이 필요하다.
  ㉡ 미국의 경우 1951년에 JCAHO가 설립되어 미국 내 15,000여 개의 의료기관에 대하여 인증을 하고 있으며, 캐나다는 CCHFA를 통하여, 호주는 ACHS에 의하여 인증제도를 운영하고 있다.
  ㉢ 우리나라는 Joint Commission International(JCI)와 같은 국제의료기관평가 및 인증제도에 적극적으로 참여하고 있으며 2007년 5월 세브란스 병원이 국내 최초로 JCI 인증을 받아 이를 적극 홍보하고 있다. JCI는 미국 의료기관평가위원회인 JCAHO에서 국제적인 의료기관평가 프로그램을 만들기 위해 1997년에 미국에 본부를 두고 설립된 조직이다. 30여 개국 전문가들이 참여한 가운데 총 11개 영역 369개 평가기준을 개발하여 평가 및 인증을 실시하고 있고, 3년마다 보완 및 개정을 통하여 첨단의료를 보다 많은 병원들이 구현하는 데 기여하고 있다.
  ㉣ JCI는 6개 분야로 세분된 인증프로그램을 실시하고 있다. 평가항목도 환자의 진료 및 입원과 퇴원에 이르기까지 모든 분야를 정밀 실사를 통하여 국제적 의료기준을 제시하여 의료서비스 수준의 질적 향상에 기여하고 있다.

(2) 의료관광 프로세스

① **의료관광 프로세스의 정의** : 의료관광서비스가 전달되는 절차나 활동의 흐름을 의미하며, 관광객 유치를 위한 홍보에서부터 시작된다. 의료관광 프로세스는 의료 및 관광과 연계된 인프라를 구축하여 운영하고 사회 및 국가의 인프라가 연계되어 있어야만 그 실효성을 거둘 수 있다.

② 의료관광 프로세스의 관리
  ㉠ 정의 : 프로세스 관리란, 내·외부 업무 프로세스를 최적화하여 고객가치를 창출하고자 하는 경영체계로 비즈니스 프로세스 경영을 말한다.
  ㉡ 프로세스 관리 단계 : 고객의 요구 또는 기대를 토대로 프로세스를 정의하고 가시화 → 모니터링이 가능하도록 만듦 → 고객 요구와 실제 프로세스의 차이를 측정하고 분석 → 조직의 특성에 맞게 지속적으로 프로세스를 개선하고 최적화
③ 의료관광 프로세스의 적용
  ㉠ 의료기관에서는 경영의 효율화와 그 활동이 중시되면서 프로세스에 대한 개선 노력이 이루어지고 있다. 국제인증제도인 JCI 또한 거시적 관점에서는 각 업무 및 활동에 해당하는 프로세스의 문제를 해결하여 좀 더 질 높은 서비스를 제공할 수 있도록 하는 것이다.
  ㉡ 아직 초기단계라고 할 수 있는 국내의 의료관광산업의 활성화를 위해서는 의료관광서비스 전달체계를 검토하고 가시화하여 각 프로세스에서 발생할 수 있는 문제점들을 파악하고, 이에 대처하기 위한 의료기관의 미시적 방안 및 국가적 차원에서의 거시적 방안들에 대한 제시가 필요하다.
④ 의료관광서비스 과정 : '최초 접촉단계 → 확인단계 → 치료 및 수술 전 단계 → 치료 및 수술 후 단계'의 4단계로 구분된다. 세분하면 '환자와의 상담 및 예약 → 비자준비 및 출국 → 입국수속 → 병원방문 및 치료 → 관광 → 결과상담 → 귀국'이다.

(3) 의료관광 유치등록 과정
외국인을 대상으로 의료관광서비스를 제공하려는 의료기관과 유치업자는 외국인환자 유치등록을 해야 한다.
① 외국인환자 유치사업 등록 대상 및 접수
  ㉠ 외국인환자 유치사업 등록 대상은 외국인환자를 유치하고자 하는 국내 의료기관 및 유치업자로 정하며, 의료 해외진출 및 외국인환자 유치에 관한 법률 제6조에 따라 외국인환자를 유치하려는 의료기관 및 유치업자는 일정 요건을 갖추어 보건복지부장관에게 등록해야 한다.
  ㉡ 외국인환자 유치사업 등록업무 및 사업실적 보고는 외국인환자 유치 정보시스템(MEDICAL KOREA)과 한국보건산업진흥원이 위탁받아 수행한다.
  ㉢ 외국인환자 유치사업 등록접수는 외국인환자 유치 정보시스템(MEDICAL KOREA)과 한국보건산업진흥원에서 수시 접수받고 있으며, 제출 후 20일 이내에 등록증을 교부해야 한다(단, 민원처리에 관한 법률 제19조 제2항의 내용상 처리기간은 일 단위로 계산하고 초일은 산입하되, 공휴일과 토요일은 산입해서는 안 된다).
  ㉣ 한국보건산업진흥원은 신청서 및 구비서류를 접수·검토하여 보건복지부에 그 내용을 고지하고, 보건복지부장관은 등록요건에 적합 시 등록증을 발급하여 진흥원에 송부하면 진흥원은 발행된 등록증을 신청자에게 교부한다.
② 외국인환자 유치에 대한 등록
  ㉠ 의료기관의 등록 요건(의료해외진출법 제6조 제1항)
    • 외국인환자를 유치하려는 진료과목별로 전문의를 1명 이상 둘 것. 다만, 진료과목이 전문의의 수련 및 자격 인정 등에 관한 규정 제3조에 따른 전문과목이 아닌 경우는 제외한다.

- 「의료 해외진출 및 외국인환자 유치 지원에 관한 법률 시행규칙」 제4조에 따라 다음 기준을 모두 만족하는 의료사고배상책임보험 또는 「의료사고 피해구제 및 의료분쟁 조정 등에 관한 법률」에 따른 의료배상공제조합에 가입하였을 것
  - 「의료사고 피해구제 및 의료분쟁 조정 등에 관한 법률」 제2조 제1호에 따른 의료사고로 인한 손해배상을 내용으로 할 것
  - 연간 배상한도액은 다음 구분에 따른 금액 이상일 것
    - ⓐ 의원급 의료기관 또는 조산원 : 1억 원
    - ⓑ 병원급 의료기관 : 1억 원
    - ⓒ 종합병원 : 2억 원
  - 외국인환자 유치에 대한 등록 유효기간 동안 계속 유지할 것
- ⓒ 유치업자의 등록 요건(의료해외진출법 제6조 제2항)
  - 다음의 기준을 충족하는 보증보험에 가입하였을 것
    - 외국인환자를 유치하는 과정에서 고의 또는 과실로 외국인환자에게 입힌 손해에 대한 배상책임을 보장하는 보증보험일 것
    - 금융위원회의 허가를 받은 보험회사의 보증보험일 것
    - 보험금액이 1억 원 이상일 것
  - 1억 원 이상의 자본금을 보유할 것(다만, 종합여행업 등록을 한 경우에는 5천만 원으로 한다)
  - 국내에 사무소를 설치하였을 것

③ **외국인환자 유치에 대한 등록절차**(의료해외진출법 시행규칙 제5조)
  - ㉠ 외국인환자 유치의 등록을 하려는 의료기관은 등록신청서(전자문서로 된 등록신청서를 포함한다)에 다음의 서류(전자문서로 된 서류를 포함한다)를 첨부하여 특별시장·광역시장·특별자치시장·도지사 또는 특별자치도지사(이하 "시·도지사"라 한다)에게 제출해야 한다.
    - 진료과목별 전문의 명단
    - 의료사고배상책임보험 또는 의료배상공제조합에 가입하였음을 증명하는 서류
    - 보건복지부장관이 정하는 사업운영계획서
  - ㉡ 신청서를 제출받은 담당 공무원은 행정정보의 공동이용을 통하여 의료기관 개설신고증명서 또는 의료기관 개설허가증, 전문의 자격증을 확인해야 한다. 다만, 신청인이 확인에 동의하지 않는 경우에는 그 서류를 첨부하도록 해야 한다.
  - ㉢ 외국인환자 유치업자는 등록신청서(전자문서로 된 등록신청서를 포함한다)에 다음의 서류(전자문서로 된 서류를 포함한다)를 첨부하여 시·도지사에게 제출하여야 한다.
    - 보증보험에 가입하였음을 증명하는 서류
    - 자본금을 보유하였음을 증명하는 서류
    - 사무실에 대한 소유권이나 사용권이 있음을 증명하는 서류
    - 정관(법인만 해당한다)
    - 보건복지부장관이 정하는 사업운영계획서
  - ㉣ 시·도지사는 등록 신청에 대하여 등록을 해주는 경우에는 등록증을 발급해야 하고, 시·도의 인터넷 홈페이지에 그 등록내용을 게시해야 한다.

④ 외국인환자 유치기관 등록 갱신 절차(의료해외진출법 시행규칙 제6조)
  ㉠ 등록의 유효기간은 등록일부터 3년이다.
  ㉡ 외국인환자 유치기관이 등록을 갱신하려는 경우에는 등록의 유효기간이 만료되기 전 2개월 이내에 외국인환자 유치기관 등록 갱신 신청서(전자문서로 된 신청서를 포함한다)와 등록증 및 서류(전자문서로 된 서류를 포함한다)를 첨부하여 시·도지사에게 제출해야 한다.

⑤ 등록의 취소(의료해외진출법 제24조)
  ㉠ 시·도지사는 외국인환자 유치의료기관 또는 외국인환자 유치업자가 거짓이나 그 밖의 부정한 방법으로 등록을 한 경우 그 등록을 취소하여야 한다.
  ㉡ 다음 중 어느 하나에 해당하는 경우 등록을 취소할 수 있다.
    • 외국인환자가 아닌 자를 유치한 경우
    • 외국인환자 유치업자가 외국인환자 유치의료기관이 아닌 의료기관에 외국인환자와의 진료계약을 소개·알선한 경우
    • 외국인환자 유치의료기관이 외국인환자 유치업자가 아닌 자에게 외국인환자와의 진료계약 소개·알선을 받은 경우
    • 외국인환자 유치의료기관 또는 외국인환자 유치사업자 등록 이후 정당한 사유 없이 2년 이내에 외국인환자 유치를 시작하지 아니하거나 2년 이상 휴업하는 경우
    • 성명·상호 또는 등록증을 양도하거나 대여한 경우
    • 보건복지부장관이 고시한 수수료율의 범위를 초과하는 수수료를 요구하거나 거짓 정보를 제공하는 등 중대한 시장질서 위반행위를 한 경우
    • 기준을 위반하여 의료광고를 한 경우
    • 방법과 절차 등을 위반하여 외국인환자 사전·사후관리를 한 경우
    • 시정명령을 이행하지 아니하거나 해당 등록기간 중 2회 이상의 시정명령을 받고 새로 시정명령에 해당하는 사유가 발생한 경우
    • 등록 취소를 희망하는 경우

3 초기접촉과정

(1) 최초연락(Contact)

Contact 단계는 최초연락을 위한 준비단계와 최초연락 시 대응단계로 구분된다.

① 최초연락을 위한 준비단계
  ㉠ 최초연락을 위한 준비단계에서는 '정보수집 및 제공'이 가장 중요하다. 또한 경쟁력 있는 상품을 개발하고 그 상품을 홍보하기 위한 해외용 홍보물이나 on/off line 광고를 구비하여 최초접촉을 시도하는 대상자에게 정보를 제공하는 데 원활한 시스템을 만들어야 한다.
  ㉡ 최초연락에서의 고객은 환자, 환자보호자, 의사, 보험사, 의료관광에이전시, 컨설팅업체, 일반여행사 등으로 다양하다. 이를 고려하여 신뢰할 수 있는 에이전시의 확보, 국제진료협약을 맺거나 해외의료기관과의 네트워크 구축, 해외의료사업 지원 및 외국인 교원 연수를 통해 의료관광 수요를 촉진하기 위한 의료기관의 노력이 필요하다.

② **최초연락 시 대응단계** : 최초연락 시 대응단계는 고객이 병원에 대한 첫인상을 받는 시기이다. 고객의 유선상의 문의방법으로는 전화, 팩스, 이메일 등이 있다.

> **알아두기**
>
> **문의방법에 따른 의료기관의 준비사항**
> - 주 대상국들의 언어로 제작된 웹사이트를 구축하여 고객의 입장에서 유용한 정보를 확인할 수 있도록 한다.
> - 문의가 빈번한 각 언어별 숙련된 코디네이터를 배치시키고 만약 언어별 숙련된 코디네이터의 배치가 어려울 경우, 다른 방법을 구축한다.
> - 외국인환자와의 상담 시에는 서로 다른 언어의 한계를 감안하여, 초점맞춤식 질문과 모순점을 찾기, 바꾸어 말하기 등으로 환자의 요구사항을 최대한 정확하고 분명하게 확인해야 한다.
> - 대표연락창구 구축을 통해 외국인 고객을 위한 대표번호, 이메일, 팩스를 구축하여 병원 내·외 안내문(홈페이지, 브로슈어, 책자 등)에 동일하게 기재한다.
> - 고객이 환자와 병원을 연결해 주는 개인 또는 이익단체일 경우 병원과의 계약 여부를 확인하고, 미계약기관일 경우에는 상호 간 계약을 우선적으로 체결한다. 계약 시에는 서로 간 합의된 계약서에 각 대표자의 서명과 직인을 찍어, 한 부씩 보관하도록 한다.

③ **인터넷 웹사이트의 구축** : 인터넷을 통한 정보습득이 보편화되고 있으므로 인터넷을 통한 정보제공을 위한 웹사이트 구축은 매우 중요하다.

의료기관 웹사이트 구축 시 고려사항	
• 병원 측에서 직접 디자인	• 연락처, 소개, 의료상담의 Quick Menu Bar
• 언어별 구축 및 의학용어가 아닌 일반용어 사용	• 새로운 병원 소식의 강조
• 환자의 체험수기 포함	• 의료진에 대한 상세한 프로필 기재
• 모든 콘텐츠와 일반 홍보물 일치화	• 병원의 사회적 활동에 관한 내용 포함
• 병원 관련기사 및 보도자료 가시화	• 뉴스 및 새 소식에 대한 보관 및 관리

㉠ 주요 사항 : 고객문의에 대한 신속한 회신, 정확하고 성실한 답변, 고객의 다양한 연락처 파악, 고객(문의자)과 고객(환자)의 관계파악 등이 있다.

㉡ 고객의 문의사항을 수신하였을 때
- 고객에게 바로 회신 전달하고 요구사항에 따른 처리 예상시간을 동시에 전달
- 문의사항 중 담당 코디네이터가 답변이 가능한 사항은 바로 전달하여 처리
- 의료상담인 경우 최초 진단에 필요한 고객 데이터가 모두 구비된 경우 최대 12시간 내에 1차 의료상담 결과를 전달
- 고객의 문의에 대한 답변은 최대한 정확하고 성실해야 하며, 답변에 대한 수신 여부를 정확히 파악. 대부분의 고객은 이 단계에서 평균 2~3개국에서 5개 이상의 견적서와 회신을 받게 되므로 문의에 대한 신속하고 정확한 답변은 병원의 경쟁력이 됨

㉢ 고객의 다양한 연락처 파악은 고객과의 신속하고 정확한 커뮤니케이션을 위해 필요하므로 다양한 연락처를 파악하여 다양한 경로로 고객과 연락을 취할 수 있어야 한다.

(2) 병원접수

해외환자의 접근경로는 메일에 의한 문의, 홈페이지를 통한 접근, 현지 에이전트 및 전화를 통한 문의 등으로 다양하므로 이 모든 과정에 대한 체계적 관리가 중요하다. 원내 대표전화 또는 홍보, 공지된 언어영역별 코디 직통전화를 통해 최초상담이 이뤄지기 위해서 먼저 확인, 체크되어야 할 항목은 다음과 같다.

① 언어영역별 코디 연락처는 정확하게 공지되었나?
② 변경되었다면, 수정은 올바르게 되었나?
   (고정된 회사번호 권장, 개인전화 사용 시 직원 교체마다 변경 우려)
③ 대표번호 수신 시 안내 멘트에 대한 매뉴얼은 구축되어 있는가?
   (최소 3개 언어 이상의 간단한 시나리오 구성)
④ 업무시간 외 ARS를 통해 안내 또는 개인전화로 전화될 수 있도록 조치하였는가?

(3) 상담 및 견적서 작성

① 정보수집(Collecting Data)

㉠ 고객유치 초기단계에서는 진료비와 코디네이터의 역할이 유치성과에 절대적인 영향을 미치게 된다. 고객의 자료수집단계에서는 고객(환자)의 정확한 진단을 담당 의료진에게 의뢰하기 위해 의료관련 데이터를 수집하며, '원격의료상담(Online Medical Consulting)'을 의뢰한다.

㉡ 빠른 회신을 위해서 코디네이터는 초기 접촉단계에서 가능한 한 정확하게 진료진행에 필수적인 환자의 정보를 수집해야 한다. 기본적으로 고객에게 요청하는 환자의 필수정보는 '초진 설문지(Symptom Surgery Form, SSF), 기능장애지수(Oswestry Disability Index, ODI), 방사선과 자료(X-ray, CT 및 MRI), 진단서(Medical Record/Certificate)'이다.

㉢ 고객(환자)으로부터의 의료관련 데이터 전달방법으로는 병원 웹사이트, E-mail, Internet Hardware 등을 이용한 온라인 전달방법이 있고, 오프라인으로 빠른우편, 일반우편 등을 이용하는 방법이 있다.

㉣ 준비사항 : 데이터 전달시스템의 구축, 고객에 맞는 담당 코디네이터의 배정, 고객과의 원격의료상담을 위한 두 가지 데이터 전달방법에 따른 이용절차의 이해를 위한 설명서가 준비되어 있어야 한다.

온라인을 이용한 데이터 전달방법	신속하다는 장점을 가지고 있으며, 각 언어별 웹사이트에 원격의료상담(Online Medical Consulting) 페이지를 구축한다. 그리고 환자전용 Internet Hardware를 준비해야 하며, 고객에게 정확한 주소 및 사용방법을 전달해야 한다.
오프라인을 이용한 데이터 전달방법	가장 빈번하게 사용되는 일반적인 방법이다(각 국가별 온라인 네트워크의 환경 차이, Hard 데이터에서 Soft 데이터로의 변환 불가, 고령층의 인터넷 사용의 낮은 이해도 등의 이유). 따라서 고객에게 우편으로 데이터를 받을 수 있는 대표 주소의 정확한 전달이 중요하다.

㉤ 고려사항 : 고객에게 원격의료상담을 위해 위 데이터의 전달이 필수임을 설명하고, 정확한 데이터 목록을 전달한다. 그리고 데이터 전달방법의 내용도 정확히 설명한다. 또한 고객이 보내준 데이터에 대한 개인정보에 대한 보안에 문제가 없음을 주시시켜야 하며, 고객이 보내준 데이터에 대한 반송 여부를 확인한다.

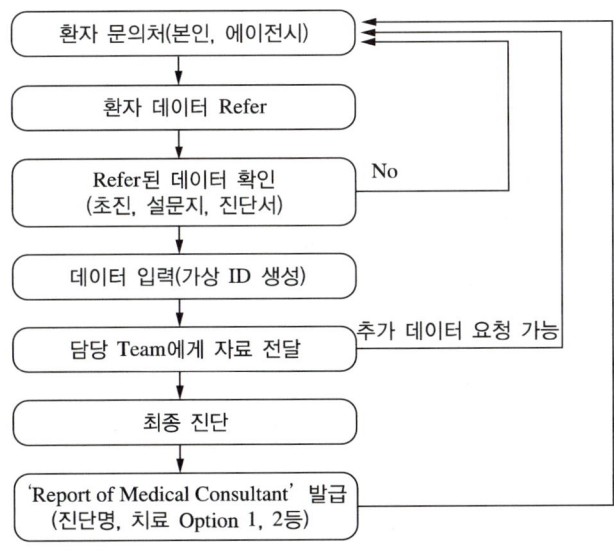

[고객자료 수집 및 치료법 상담 프로세스]

② **치료계획 수립** : 환자로부터 전달받은 진료내용을 바탕으로 코디네이터는 각 진료를 담당하게 될 전문의로부터 자문을 구한다. 자문을 구할 때 환자의 특수한 상황을 전제로 환자의 편의를 최대한 도모한 치료계획을 세우도록 돕는다. 전문의로부터 치료계획이 확정되면 이를 근거로 한국 내 체류일정 및 재원일수, 예상 진료비, 제공 가능한 서비스 등의 진료 프로세스를 설계하여 치료비용 견적서, 서비스비용 견적서를 송부한다.

㉠ 내원일정 수립(Setting-up Visit Plan)
- 내원일정 수립 지원단계는 최초의 원격의료상담 결과에 따라 고객(환자)이 병원을 내원하여 치료를 받기로 결정한 시기이다. 외국계보험 소지자일 경우에는 해당 보험사와 연결하여 고객의 회원등록 여부와 상품종류 등을 확인하여 지불보증서를 받는 시기이다.
- 준비사항 : 의료부서 간 외국인환자에 대한 협조 네트워크 구축, 원무 시스템 구축, 다국적 보험회사들과의 네트워크 구축 및 청구업무에 대한 이해 등이 있다.

의료부서 간 외국인환자에 대한 협조 네트워크 구축	외국인환자라는 특수한 집단에 대한 문화를 이해하고, 원활한 고객의 내원일정 수립 및 소화를 위해 의료진(의사, 전문간호사, 방사선과 등) 및 접점부서에 긴밀한 협조요청을 할 수 있도록 네트워크를 구축하는 것
원무 시스템 구축	내원 예정인 고객에 대한 'One Stop Service' 제공을 극대화하기 위해서, 예약의 수립, 변경, 취소, 수납, 각종 문서 발급 등의 업무 처리가 가능하도록 자체 원무 시스템을 구축(각종 예약은 방사선과, 외래진료, 수술 전 검사, 입원실, 수술날짜 등)
다국적 보험회사들과의 네트워크 구축 및 청구 업무	고객을 위한 청구대행 서비스를 위해 사전에 많은 다국적 보험회사들과의 지불보증(Guarantee of Payment) 계약체결 및 보험사의 회원고객에 대한 지불보증서 취득을 위한 절차를 수립하는 것(회원확인 절차나 청구 절차가 각 보험회사별로 차이가 있으므로 진행 시 반드시 확인이 필요)

> **알아두기**
>
> **외래고객과 입원고객의 지불보증서 취득**
> ① 외래고객인 경우 보험사 회원증을 확인(이름, 생년월일, 회원번호)한다.
>   - 보험사 콜센터에 연결한다.
>   - 회원 여부 확인을 한다.
>   - 지불보증서(Guarantee of Payment)를 요청하고 수신 받는다.
>   - 보험사의 보증조건 및 보증금 한도를 확인한다.
>   - 외래진료 및 검사를 진행한다.
>   - 양식에 맞추어 작성한 청구서류, 임금계좌를 발송하는 절차를 거친다.
> ② 입원(수술)고객인 경우 보험사 회원증(신분증)을 확인(이름, 생년월일, 회원번호)한다.
>   - 보험사 콜센터에 연결한다.
>   - 회원 여부를 확인한다.
>   - 진단서, 수술 견적서를 동봉하여 지불보증서를 요청하고 수신받는다.
>   - 입원 후, 치료(수술)를 진행한다.
>   - 퇴원 후 청구서, 진단서, 입금계좌를 보험사에 보내는 절차를 거친다.

- 주요사항 : 외래진료 절차수립, 방사선과 검사(X-ray, CT 및 MRI) 예약, 외래진료·수술 예약, 입원실 예약, 예상 치료(수술비) 상담 등이 관련되어 있다.

외래진료 절차수립	국내고객과 달리 진료 전 모든 방사선과 검사(X-ray, CT 및 MRI)를 마친 후 외래진료를 진행한다. 진행 순서는 '방사선과 검사 → 외래진료(확진) → 입원수속 → 각종 수술 전 검사'이다.
방사선과 검사 예약	고객의 일정을 우선적으로 고려한 후, 외래진료 전에 각종 방사선과 검사의 예약을 실시한다 (외국인 고객의 경우 전달된 자료는 최초 진단용이고, 최종 확진을 위해 병원에서 자체적으로 검사를 실시할 예정임을 명확하게 설명).
외래진료/ 수술 예약	고객의 일정을 우선적으로 고려한 후, 외래진료·수술의 예약을 실시한다. 동시에 담당 주치의의 일정도 고려한다.
입원실 예약	고객의 일정과 선호하는 방 종류를 충분히 고려하여 입원실 예약을 진행하도록 한다.

ⓒ 진단 및 치료법 상담(Diagnoses and Treatment Options)
- 고객으로부터 전달받은 데이터를 토대로 의료진이 진단 및 치료방법을 결정하는 시기이다. 고객(환자)의 병명, 문의해온 치료법 등을 고려하여 그에 맞는 적합한 의료진에게 의료상담을 요구한다.
- 우선 고객이 보낸 데이터를 병원 내의 가상 ID를 생성한 후, Main Data Server에 저장한다. 생성된 ID번호와 내용은 담당 의료진에게 전화 또는 문자로 통보한 후, 12시간 내에 1차 원격의료 상담결과를 통보받아 고객에게 전달한다.
- 준비사항 : 가상 ID 생성절차 구축 및 데이터 입력이 필요하다. 즉, 고객의 인적사항을 원내전산시스템에 입력하여 가상 ID 생성 후, 보내온 데이터를 영상의학과에 의뢰하여 이 데이터를 'Main Data Server'에 저장하여 담당 의료진이 검토할 수 있도록 준비해야 한다.
- 담당 의료진 선정 및 문의는 고객의 증상을 토대로 임상경험이 가장 풍부한 의료진에게 1차 문의를 하고, 만약 문의에 대한 Refer 소견 시, 즉시 다른 의료진에게 문의하여 신속히 진행한다.
- 최초 원격의료상담 결과 전달은 최초 진단결과를 의료진으로부터 전달받은 후, 담당 코디네이터는 고객이 이해할 수 있는 일반언어로 전환하여 각종 보충설명자료(치료법, 임상데이터 등), 예상비용(패키지)을 추가하여 동시에 전달함으로써 의료기관 수준에서 이 단계를 준비할 수 있다.

- 고려사항 : VIP 고객인 경우, 개인이 아닌 팀 진단절차를 꼭 거쳐야 한다. 또한 고객과 최초 약속한 결과상담 통보시간을 최대한 준수하고, 지연될 경우 설명과 함께 새로운 시간을 통보하도록 한다. 그리고 고객에게 상담결과 통보 시 각종 자료 및 담당 의사에 대한 상세한 이력서를 동봉하여 의료진에 대한 신뢰를 확보한다.

③ 예상치료비용(수술비) 상담
   ㉠ 예상치료 패키지가격에 대한 설명과 함께 비용 조율을 하는 시기이다. 치료비의 청구대상자 및 지불주체를 재확인하고, 지불주체가 확인되면 예상 결재방법도 확인한다.
   ㉡ 예상 비용의 변동 가능성에 대해 충분히 공지한다. 또한 서비스 비용에 대해 차등을 두어, 치료(수술)별 패키지 금액을 탄력적으로 운영한다.
   ㉢ 치료비는 의료기관을 선택하는 가장 큰 요인이라고 할 수 있으므로 정확한 예상 진료비의 산출이야말로 환자유치를 위한 핵심과정 중의 하나가 되고, 또한 차후에 있을지 모를 의료분쟁을 미연에 방지할 수 있는 과정이다.

> **알아두기**
>
> **진료비 산출 시 반드시 고려해야 할 사항**
> - 치료비용 견적서에는 환자의 질병진행 정도와 의사의 소견에 따라 변화가 있을 수 있음을 반드시 공지해야 한다.
> - 진료비는 평균진료비를 기준으로 최소에서 최대까지의 비용을 사전에 알려주어 고객이 여유 있게 진료비를 준비하게 한다.
> - 일반적으로 외국인 수가는 국내보험수가의 2~3배를 적용하지만, 타깃국가와 경쟁국가의 수가를 조사하여 경쟁력 있는 가격을 제시한다.
> - 국내 동급(3차 기관) 병원끼리 가격 차이가 큰 것이 외국인환자들의 불만사례로 나타나고 있어 이에 관한 사전조사도 필요하다.
> - 서비스 비용 산출을 위한 병원옵션 체크리스트를 송부한다.
> - 진료비 산출을 위해서는 수가담당 부서(보험과, 원무과 등)와 긴밀한 업무협조를 통해서 누락 가능한 항목이나 추가항목 등을 미리 점검한다.
> - 환자에게 항목별 내역서를 세부적으로 작성해서 진료비 산정의 근거를 명확히 하고, 포함된 식비나 병실료 등에 대해 정확한 정보를 제공한다.

4 확인과정

(1) 이메일 문의 시 필수 확인사항
   ① 이메일을 통해 접수된 정보를 빠른 시간 내에 구체화해야 한다. 이메일 최초 문의 시 4시간 이내에 기초답변서를 보내주는 것이 가장 바람직하다. 기초답변서는 고객에게 수신 여부를 확인시켜주고, 감사의 인사를 담은 내용을 말한다.
   ② 상세한 치료설계를 위해 구체적 질병에 대해 질의를 해야 한다. 환자에 대한 정확한 정보만이 구체적인 설계와 답변서를 만들 수 있기 때문에, 현지 의사의 진단서, 각종 검사결과서 등을 첨부한 자료를 다시 받아야 한다.

(2) 의료견적서의 확인

치료설계도 완성 후에는 옵션 선택에 따른 구체적 견적서가 나와야 한다. 일반적으로 병원에서 생각하는 의료견적서(수술, 치료에 대한 대략적 가격)와는 차이가 있다.

5 서비스 과정

(1) 입국비자 발급

① 필요서류 : 현지의사 진단서, 한국 병원의 진료예약확인서, 지불능력확인서(재직증명서, 은행잔고확인서, 기타 재산증명원)

외국인 진료예약 확인서 Confirmation of Treatment Reservation Made by International Patient			
예약번호 Reservation Number		환자성명 Patient's Name*	
국적 Nationality		생년월일 Year, Month and Date of Birth	
여권번호 Passport Number		여권 만료일 Passport Expiration Date	
보호자 성명 Name of the Accompanying Person*		환자와의 관계 Relation to the Patient	
국적 Nationality		생년월일 Year, Month and Date of Birth	
여권번호 Passport Number		여권 만료일 Passport Expiration Date	
주소 Home Address			
전화번호 Home Telephone Number		핸드폰 번호 Mobile Phone Number	
진료과목1 Medical Department 1		진료과목2 Medical Department 2	
선택의사 1 Physician in Charge 1		선택의사 2 Physician in Charge 2	
진단명 Diagnosis			

② 입국비자의 종류 확인

의료관광 목적의 외국인을 위해 2009년 5월 11일부터 '메디컬 비자'가 신설되었다. 기존의 단기종합(C3·90일), 일반(G1·1년) 비자에, 치료목적의 입국을 의미하는 메디컬(M) 표기를 더해 C3(M), G1(M)으로 표기된다. 성형 및 미용치료 등의 간단한 진료에는 단기, 장기치료와 재활을 요하는 경우에는 1년짜리 비자를 발급받으면 된다.

[입국비자의 내용]

구 분		단기체류(90일 이하)				장기체류 (91일 이상)
		사증이 필요하지 아니하는 국가		반드시 사증을 받아야 하는 국가		
체류자격		B-1	B-2	C-3	C-3-M	G-1-M
외국인 등록		불요	불요	불요	불요	불요
건강보험		불가	불가	불가	불가	불가
간병인 동반		–	–	불가	(제한적) 가능	가능
기간 연장	단기	가능	가능	가능	가능	해당 없음
	장기	G-1-M 자격으로 변경	G-1-M 자격으로 변경	G-1-M 자격으로 변경	G-1-M 자격으로 변경	체류기간 연장
기간연장신청		지정업체, 외국인	지정업체, 외국인	지정업체, 외국인	지정업체, 외국인	지정업체, 외국인
신청 등 대리		불가	불가	불가	출입국민원대리인	출입국민원대리인
유치업자 알선		가능	가능	가능	가능	가능

③ 외국인 의료관광비자 발급

비자발급은 한국보건산업진흥원에 외국인환자 유치를 위해 등록한 기관 가운데 법무부에서 비자업무 대행 허가를 받은 곳이 할 수 있다.

④ 체류기간 연장

㉠ 의료관광을 목적으로 단기 입국할 시에는 체류기간 연장 사유가 발생하기 어렵지만, 상병치료를 목적으로 들어오는 경우에는 허가를 받은 체류기간(보통 90일 기준, 최장 1년)을 넘기는 경우가 발생하기도 한다.

㉡ 체류기간 연장은 연장이 필요할 경우 국적과 관계없이 외국인이라면 누구나 적정양식을 구비하여 체류기간 연장신청을 통해 재허가를 받아야 한다. 환자의 경우, 대리인을 통해 위임장도 함께 제출해야 한다.

[체류기간 연장 시 행정절차]

신청기간	현재 체류기간이 만료하기 전 2개월부터 만료 당일까지
신청자	본인 또는 대리인(신청 당일 본인이 국내에 체류하고 있어야 신청 가능, 해외에서 민원신청 및 대리 불가)
연장기간	• C3 : 처음 90일을 포함하여 1년까지 연장 가능 • G1 : 체류기간 1년 이내에서 체류기간 연장
처리기관	주소지 관할 출입국관리사무소
첨부서류	• 체류기간 연장허가신청서 • 여권 • 체류자격별 첨부서류 • 수수료(6만 원)

[체류자격별 첨부서류]

C-3-3	• 신청서, 여권 원본, 수수료 • 체류기간 연장의 필요성을 소명하는 서류

G-1-10	• 신청서, 여권, 외국인등록증, 수수료
	• 의료기관에서 발급한 소견서, 진단서 등 장기체류의 필요성을 입증할 수 있는 서류
	• 치료 및 체류 비용 조달 능력을 입증할 수 있는 서류(유치 기관 또는 신원보증인이 신원을 보증하는 경우 제출생략)
	• 가족관계 및 간병인 입증서류(동반입국이 필요한 배우자 및 동반가족에 한하며, 기 징구 시에는 제출생략)
	• 대리신청 시 추가서류
	  - 사증발급인정서를 신청한 유치기관의 경우 : 휴넷에 등록된 전담직원이 대리 가능(전담직원 신분증)
	  - 유치기관으로 등록되지 않은 의료기관 : 해당외국인이 입원(요양)중인 의료기관의 대표 또는 소속직원이 대리 가능
	  - 위임장, 재직증명서
	• 체류지 입증서류(임대차계약서, 숙소제공확인서, 체류기간 만료예고 통지우편물, 공공요금 납부 영수증, 기숙사비 영수증 등)

(2) 입국(공항 마중 및 픽업서비스)

공항 마중 서비스는 대부분 고객의 선택으로 원하는 경우에 한하여 제공하는 것이 일반적이다. 공항 마중에도 여러 가지 리스크가 있을 수 있으므로 리스크 관리가 필요하다.

① 돌발 상황 시 대처방법

  ㉠ 공항 마중이 늦을 경우
- 제공된 매뉴얼(입국목적 사실확인서 또는 예약확인서)에 담당연락처를 반드시 기재해야 하며, 인천국제공항으로 입국 시 한국관광공사에서 운영하고 있는 「의료관광 원스톱 서비스센터」의 연락처 또는 만나는 장소를 지정하는 것도 좋은 방법이다.
- 한국관광공사의 「의료관광 원스톱 서비스센터」는 의료관광객을 대상으로 비자발급을 지원하고, 출입국 병·의원 정보 및 관광, 숙박 등을 의료기관의 코디네이터와 연계하여, 의료관광객의 만족도 제고와 잠재 의료관광객 발굴을 위해 설치되었다.

  ㉡ 환자가 출국장을 나오지 않을 경우
- 첫 번째 상황은 비행기를 타지 않았을 경우인데, 이 상황은 해당 항공사에 탑승 여부에 대한 확인이 불가능하기 때문에 별다른 확인방법이 없다.
- 두 번째 상황은 입국심사에 문제가 있는 경우로 이때는 공항에 나와 있는 출입관리사무소에 연락하면 즉시 확인이 가능하다.

② 공항 접견 시 유의사항

  ㉠ 인천국제공항 입국자 환영안내 : 인천공항에는 A, B, C, D, E, F 6개의 도착장이 있다. 항공기가 예정된 도착시간보다 일찍 도착할 수 있으므로 충분한 여유를 가지고 공항에 도착한다. 메디컬코리아 의료관광 안내센터는 인천국제공항 1층 제1터미널 입국장 7번 게이트 옆에 있다.

  ㉡ 공항 대기 시 확인사항 : 코디네이터들은 입국장 앞 도착안내 대형 전광판을 통해 항공기 편명과 도착시각 및 지정 출구를 확인해야 한다. 도착예정 환자가 지정된 출구가 아닌 다른 출구를 이용하

여 1층 환영홀로 입장할 경우, 환영객과 만나지 못할 수도 있으므로 반드시 미팅 포인트를 지정한다(메디컬코리아 의료관광 안내센터 활용).
ⓒ 무료 피켓 대여안내 : 현장 제작이 필요할 시에는 1층 환영홀 3번, 12번 게이트 부근에 위치한 종합안내데스크를 통해 서비스를 제공받을 수 있다.

> **알아두기**
>
> **피켓 작성요령**
> - 가장 큰 글씨로 환자의 이름을 적는다(가급적 해당 국가 언어로 표기).
> - 항공편명(예 KE603)
> - 병원명 또는 초청자명(해당 국가 언어로 표기)

(3) 병원접수

① **인사** : 공항에서 병원에 도착한 환자를 위해 코디네이터 등은 각 병원에서 정한 환영 이벤트를 제공하는 것도 좋은 방법이다.

② **병원접수** : 환자가 입원실로 이동하기 전에 접수와 수납을 (선불)하게 되는데 반드시 확인해야 할 사항은 다음과 같다.
  ㉠ 환자 확인을 위한 예약확인서, 현지 의사진단서 확인
  ㉡ 환자여권 확인

③ **유의사항**
  ㉠ 입국 날짜, 비자종류, 체류기간 등을 꼼꼼히 확인
    - 체류기간 연장 시 관련서류를 작성해 해당 출입국관리소에 신청
    - 여행자보험 및 각 사보험, 공보험에 대한 가입 여부 확인
  ㉡ 귀중품 및 현금 보관에 관한 확인
  ㉢ 병원이용 서약서에 대한 고지 및 서약(반드시 보호자 동의도 받을 것)
  ㉣ 사전 약속된 보증금 납부 및 영수증 발급

(4) 진료, 검사, 입원

진료, 검사, 입원 등의 과정도 일반적인 한국 환자와의 병원동선과 같은 프로세스로 진행되며, 상황별로 해외환자를 위한 세심한 주의가 필요하다. 기본적인 절차는 '기본검사 → 외래진료 → 입원 → 수술 전 정밀 검사 → 치료(수술)'의 순서로 이루어진다.

> **알아두기**
>
> **환자가 병원에 도착한 후의 주요 사항**
> - 환자와의 충분한 상담과 병력에 대한 충분한 검토에 의해 주치의 배정의 적합성 및 주치의 진료일정의 확인이 필수적이다.
> - 진료과에 맞는 코디네이터 또는 통역자가 준비되어 있어야 한다. 전문상식이 없는 통역의 경우 자칫 의료사고로도 연결될 수 있기 때문이다.
> - 검사, 시술, 수술, 각종 주의사항에 대하여 사전고지를 충분히 하였고 설명되었는지, 환자가 이해하고 동의했는지 확인해야 한다.

- 특히 특정 식품, 약에 대한 알레르기에 대해 충분히 설명・고지되었는지도 확인해야 한다.
- 검사, 시술 및 수술동의서 등에 대해서도 충분히 설명하고 동의서를 모두 받아야 한다(가급적 동의서 등은 언어별로 준비하는 게 좋다).
- 기타 병원생활 안내, 안전사고에 대한 주의사항에 대하여 환자와 보호자 모두에게 설명해야 한다.
- 고가의 비용 추가 시, 필히 환자와 보호자의 동의 후에 시행해야 한다.
- 병원비용은 3~4일마다 중간 진료비를 고지하고, 약 7일 간격으로 중간 수납하는 것이 효율적이다.

① 진료, 입원심사
  ㉠ 고객이 외래진료를 통해서 최종 치료(수술)를 결정하는 시기이며, 이를 위해 병동에 입원수속을 밟고, 각종 수술 전 검사를 진행한다. 즉, 고객을 외래진료와 입원, 치료 또는 수술환자로 구분하는 시기이다.
  ㉡ 준비사항
    - 원내 적응 투어프로그램 준비 : 고객이 원내에서 입원하는 동안 불편함을 최소화하기 위하여 원내의 내부・편의시설 및 국제환자센터의 위치, 지원업무에 대한 범위를 설명하고 관련문서를 준비한다.
    - Welcome Package 준비 : 의료기관 차원에서 Welcome Package를 준비한다. Welcome Package는 고객의 사용언어별 병원에 대한 정보 및 관련자료로 병원 안내지도, 수술법 리플릿, 관광관련 자료, 호텔 예약증 등이 포함되어 있다.
    - 입원병동 준비 : 외국인 VIP를 위한 입원병동을 준비한다. 기본사항 이외에 다국어 신문, 매거진, Cable TV, PC, 금고, 동반자를 위한 침대, 각종 응접세트 등이 필요하다.
    - 고객에게 전달할 수술 전 검사목록 및 일정표를 포함한 수술 전 검사진행표를 준비하고 확인한다.
  ㉢ 주요사항
    - 고객이 병원 업무시간 이후에 도착하는 경우 외래진료 전에 입원수속이 먼저 이루어질 수 있도록 준비하고, 고객에게 진료설계에 의하여 순조롭게 진행되고 있는 사항들을 설명하여 불안함을 최소화하도록 한다. 고객에게 병동 입원에 관한 각종 병원규칙을 전달해 주고, 관련 서류에 서명을 받았는지를 확인한다.
    - 입원과정에서 예기치 않은 상황들로 인하여 입원시간이 지연될 경우, 해결을 위해 우선 고객이 사전에 요청한 병동이 맞는지, 또한 고객이 사용하는 언어의 담당 코디네이터・간병인・통역사가 배정되었는지를 확인한다.

② 기본검사 및 외래상담(Basic Medical Exam & Consultation)
  ㉠ 고객이 내원하여 온라인으로 상담한 '진료설계'의 첫 단계를 실시하는 단계로 진료설계에 따라 기본 검사를 하고 외래진료를 통해 최종 진단과 최종 치료(수술)법에 대한 설명을 듣는 단계이다.
  ㉡ 준비사항 : 언어상의 문제해결, 외국문화・외국어 교육 실시 등을 준비해야 한다. 언어상의 문제 해결을 위해서 고객이 기본검사 및 외래진료 진행 시, 각각의 접점부서에 외국어 사용이 가능한 직원을 배치한다. 또한 중・장기적으로 외국인 접점부서원들을 대상으로 타 문화에 대한 폭 넓은 교육을 통하여 금기사항들을 숙지하도록 하고, 외국어 교육을 실시하여 고객의 불편함을 최소화할 수 있도록 한다.

ⓒ 주요사항
- 적절한 외래 진료시간을 배분한다. 최초 진료설계 시 충분한 진료시간이 배정되도록 사전에 의료진과 협의하고, 고객의 의문사항을 미리 파악하여 외래진료 시 의료진이 이와 관련한 사항을 충분히 설명할 수 있도록 조치한다.
- 고객에게 내원 후 받은 검사의 결과가 온라인의 의료상담 시 제공되었던 검사결과와 다를 수 있음을 알려야 한다. 그리고 코디네이터는 고객이 원내 병동생활에 적응할 수 있도록 지속적으로 1:1 전담서비스를 통해 돌보아주며, 고객과 약속한 진료설계에 따라 순차대로 착오 없이 진행될 수 있도록 최대한 노력을 해야 한다.
- 고객에게 병원에서의 기본검사(MRI, CT 및 X-ray) 진행에 대한 이유와 필요성을 정확히 설명해야 한다. 고객의 상태에 대한 정확한 진단과 최근 병변의 변화 관찰, 그리고 타 병변의 원인 발견 등을 위해서 필요함을 설명한다.
- 검사 및 외래 진료과정에서 고객과의 의사소통이 원활하지 못하여 진단 및 치료방법 설명에 오류가 발생할 수 있다. 이를 해결하기 위해 검사 및 외래진료 시 접점부서원이 고객의 언어 구사능력 및 타문화에 대한 이해 정도를 확인하고, 검사 및 외래진료 중 의료진의 설명에 대해 고객이 충분히 이해하고 있는지를 정확하게 파악해야 한다.

③ 서류작성(Paperwork)
㉠ 고객이 의료진과 최종적으로 치료(수술)진행 결정에 합의하고, 상세한 치료(수술)법 및 주의사항, 가능성 있는 부작용에 대한 설명을 듣고, 각종 동의서에 서명하는 단계이다.

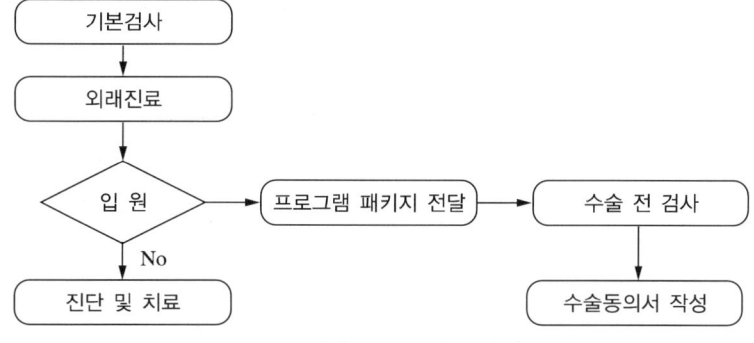

[수술 전 단계 프로세스]

ⓒ 준비사항
- 치료(수술)에 필요한 각종 계약서·동의서에 언어별로 번역본을 준비하고 다국어 설명서를 통해 고객이 수술 전후의 주의사항을 잘 전달받을 수 있도록 한다. 그리고 고객과의 원활한 소통을 위해 24시간 Communication Hotline을 구축해 놓는다.
- 의료진들은 환자상태를 미리 파악하고, 설명·이해를 얻어야 할 사항들에 대해 사전에 준비해 놓는다. 예를 들어, 입원동의서, 수술동의서, 수술 전 주의사항, 마취동의서 등과 각 국가별 서식을 준비할 필요가 있다. 더불어 수혈동의서를 포함한 각종 동의서에 대해 충분한 설명을 하고 작성하는 것을 도움으로써 차후에 발생될 수 있는 의료분쟁에 효과적으로 대처할 수 있다.
- 의료진의 설명 시, 담당 코디네이터들은 항상 동석하여 통역지원 및 충분한 보충설명을 통하여 원활한 의사소통이 이루어지도록 해야 한다.

(5) 치료 및 수술(Treatment & Surgery)

① 치료(수술)
   ㉠ 고객(환자)이 치료(수술)를 받는 단계이다.
   ㉡ 준비사항 : 수술실과 원만한 의사소통 연락망을 구축하여 예정되었던 수술시작 시간에 진행이 될 수 있도록 한다. 또한 고객의 불안감을 최소화하기 위해 수술실에서의 진행과정을 미리 설명하고, 수술 시 주의사항에 대한 교육을 실시한다. 또한 담당 코디네이터가 수술실에 동행할 경우 담당 코디네이터·통역사도 사전에 수술실의 주의사항을 숙지해야 한다.

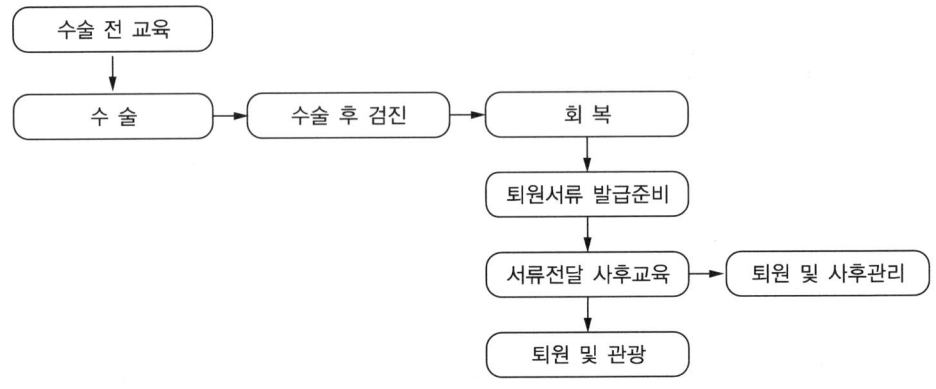

[수술 후 단계 프로세스]

   ㉢ 주요사항 : 고객에게 부분 마취로 치료가 이루어질 경우, 치료진행 중의 고객과 의료진과의 원활한 의사소통을 위해 담당 코디네이터 또는 통역사가 수술실에서 지원해야 한다. 또한 고객이 수술 후 주의사항에 대해 숙지했는지를 확인하고, 수술 후 주의사항에 대한 담당 간병인과 보호자의 숙지를 확인함으로써 주의를 기울여야 한다.
   ㉣ 수술 일정이 지연되는 경우 고객은 불안감을 느낄 수 있다. 따라서 담당 코디네이터는 정확한 이유를 파악하여 대처방안을 모색하고 고객이 이해할 수 있도록 설명해야 한다. 그리고 수술시간을 다시 확인하여 고객(환자·보호자)에게 통보한다.

② 회복(Recovering)
   ㉠ 고객이 치료(수술)를 받고 안정을 취하는 단계이다. 이때는 대부분의 고객이 매우 예민한 시기이므로 예의 주시해야 하고 더욱 특별한 관심이 필요하다.
   ㉡ 준비사항 : 야간 및 주말에 고객(환자)에게 발생할 수 있는 각종 긴급사항에 대비하고, 간호병동에서 각종 문제에 원활한 소통이 가능한 당직근무자(통역사, 간병인 등)를 지정·배치할 수 있도록 한다. 그리고 요양시설 네트워크를 구축한다. 퇴원 후 자국으로 입국하기 전 휴양시설의 연계를 요구하는 고객들에 대비하여 장기요양시설, 리조트, 재활원, 호텔 등과의 연계가 가능하도록 네트워크를 구성·준비해 둔다. 또한 고객의 상태에 따른 주치의의 각종 소견이 각 접점 부서 및 고객에게 통일감 있게 전달될 수 있도록 채널을 구축해 놓는다.
   ㉢ 주요사항 : 고객의 빠른 쾌유를 위해 안정된 병동생활을 할 수 있도록 모든 지원에 최선을 다한다. 고객에게 전달된 수술 후의 주의사항을 고객이 충실히 따르고 있는지 확인하고, 담당 코디네이터는 담당 주치의로부터 환자에 대한 수술결과를 통보받아 고객의 현 상태에 대해 정확하게 파악해야 한다. 고객에게 수술 후 주의사항이 충분하지 않거나 설명이 일관되지 않을 경우 혼란을 줄

수 있으므로 주치의 의견을 중심으로 설명하고, 개인적 상태의 차이에 따라 사후관리에 변동이 생길 가능성이 있음을 미리 설명한다.

③ 사망처리
  ㉠ 한국 체류기간에 사망한 경우, 사망처리 절차의 주요 흐름은 '사망 장소 등의 확인 → 경찰의 소환 → 시신운반 방법 결정 → 관계서류 구비 제출 → 화장 또는 부식 처리 → 귀국'의 순서로 이루어진다.
  ㉡ 일본
    • 사망진단서를 진료 담당의가 작성하고 사망한 환자 측의 유족, 보호자가 환자를 한국에서 화장할 것인지, 방부제 처리를 하여 일본으로 옮길 것인지를 결정한다.
    • 화장 처리 시
      - 일본대사관에 유족을 모시고 화장동의서 발급신청서를 작성한다. 이때 사망진단서, 사망한 환자의 여권, 유족 본인 여권을 지참하게 해야 한다.
      - 일본대사관으로부터 화장동의서를 받고 담당자가 장례식업자와 연락하여 화장할 날짜를 정하는데, 최소한 사후 24시간이 지나야 한다.
    • 방부제 처리 시
      - 국제 장례사에게 연락하고 필요한 서류, 검사, 공항수송 처리를 도와야 한다.
      - 일본대사관으로부터 방부증명서를 발급받고 환자 사망 후 24시간이 지난 뒤에 서울적십자병원으로 옮겨 유체를 검사(1~2일)한 뒤 공항까지 수송하도록 돕는다.
  ㉢ 러시아
    • 러시아 대사관에 사망신고를 하고, 진료과장이 사망진단서를 작성한 후 번역공증을 한다.
    • 외교부에 아포스티유를 신청·발급받아 러시아 대사관에 제출한다.
    • 유족, 보호자가 사망자를 한국에서 화장할 것인지 방부제 처리를 하여 러시아로 옮길 것인지를 결정한다.
    • 러시아 대사관에 유족을 모시고 화장동의서나 방부증명서 발급신청서를 작성한다. 이때 사망진단서, 사망자의 여권, 유족 본인의 여권을 지참하게 해야 한다.
    • 최종적으로 러시아 영사의 심사 후 감염여부확인서 및 시신확인서를 발급받는다.

(6) 재원 안내
  ① 안전한 병실생활을 위한 주의사항 : 해외환자의 경우 언어소통이 어렵고 한국어로 된 안내에 익숙지 않으므로 상세한 안내 또는 매뉴얼을 제공하는 것이 좋다.

> **알아두기**
>
> **일반적 병실생활에 대한 안내 예시**
> • 환자의 건강과 쾌적한 환경을 위하여 병원건물 내는 금연구역입니다. 지정된 흡연 장소는 ○○입니다.
> • 주무실 때는 침대에서 떨어질 우려가 있으니 침대 옆 보조 난간을 올리고 계십시오(고지의무 또는 다국어로 된 낙상주의 안내문구 부착).
> • 환자의 안전을 위해 병실 문을 안에서 잠가서는 안 됩니다(단, 직원에게 행방을 알려준 후 검사 및 외출 시에는 예외).

> - 간호사 호출벨은 도움 필요시 사용할 수 있으며 침대머리와 화장실 내, 목욕실 내에 설치되어 있습니다. 혹시 통역이나 코디네이터를 찾으실 경우(퇴근 후)는 전화로 연결해 드리겠습니다.
> - 화재 방지를 위해 병실 내에서는 전열기 및 취사도구 사용이 일체 금지되어 있습니다.
> - 샤워실 사용 시에는 보호자를 동반하시고 바닥이 미끄러우니 주의하십시오(반드시 고지, 위험안내 사인 물 부착).
> - 만 7세 이하 어린이는 감염의 위험이 높고 항암제 노출로 해로울 수 있으며, 질병으로 힘든 환자들의 안정을 방해하므로 출입을 금합니다.
> - 환자의 안정에 저해되는 행동(고성방가, 취사, 음주, 집단 종교행사 등)은 금지되어 있습니다.
> - 귀중품 관리 : 귀중품이나 현금은 분실의 위험이 있으므로 병실에 두지 마십시오(본인의 부주의로 인한 분실 발생 시, 병원에서 책임지지 않습니다. 따라서 귀중품은 절차를 거쳐 병원 측에 맡겨주시기 바랍니다).
> - 병실침대는 임의로 이동할 수 없으며 꼭 필요한 경우는 간호사에게 말씀해 주십시오.

② 식사 배식시간 안내(예시)
  ㉠ 조식 07:30~8:00, 중식 12:30~13:00, 석식 18:00~18:30
  ㉡ 식사 후 식판은 배선 카에 넣어 주십시오(특실의 경우 직접 수거).

(7) 퇴원(Discharges)

① **퇴원의 단계** : 고객이 모든 치료(수술)를 마치고 충분한 안정을 취한 후에 퇴원을 준비하는 단계이다. 먼저 의료진은 입원진단서(Medical Certificate)와 의무기록(Copy of Medical Record)을 발급해야 한다. 또한 방사선과 검사와 각종 검사자료(수술 전·후)를 복사해 준다. 약은 상황에 따라 약 한 달 규모의 양을 준비하고 예약확인서를 발급한다.

② **퇴원수속 절차**
  ㉠ 담당 의사의 퇴원 결정
  ㉡ 담당 간호사는 담당 코디 또는 통역사와 함께 퇴원계획지를 작성하여 환자에게 교육(외래 예약, 검사 예약, 퇴원 후 주의사항 등)
  ㉢ 간호사실에서는 환자의 의무기록 및 퇴원결정서를 퇴원수속 관련부서로 전송
  ㉣ 보험심사팀에서 퇴원 심사가 완료되면 원무팀에서 환자의 병실로 전화연락, 환자는 담당코디에게 의뢰하거나 본인이 원무팀에 직접 방문하는 것도 가능
  ㉤ 퇴원수속이 완료되면, 담당코디가 다음 일정을 진행

③ **행정직원의 준비사항**
  ㉠ 고객이 항공편을 이용하여 본국으로 돌아갈 경우에 의사진단서를 준비
  ㉡ 항공사와 연결하여 협조 요청
  ㉢ 휠체어가 필요할 경우에는 사전에 공항에 사용 신청
  ㉣ 인공물이 삽입된 수술을 받은 경우 고객이 공항에서 검사대를 통과할 수 있도록 사진이 포함된 수술 확인증을 고객의 목에 걸어줌
  ㉤ 마지막으로 고객을 맞는 차량을 준비

④ **의료진의 준비사항** : 의료진은 고객이 장시간 여정이 가능한지를 파악하여 신중하게 퇴원시기를 결정해야 한다.

(8) 관광(Tourism)

① **관광의 단계** : 고객 및 고객의 동반자에게 각종 여행 및 관광정보를 제공하고, 요청 시 관련업체와 연결해 주는 단계이다.

② **관광의 필요성** : 만약 심각한 치료를 받았거나 수술 후 바로 귀국을 하는 환자가 아니라면, 이러한 관광 단계는 의료관광의 활성화와 수익 창출을 위해 더욱 중요한 단계가 된다. 의료관광은 사후 의료 서비스 이용의 결정이나 단순한 진료 및 간단한 시술을 포함하는 형태 및 상품을 포괄하고 있기 때문이다.

③ **관광의 활성화를 위한 노력**
   ㉠ 원활한 여행 서비스를 위해 사전에 여행사와 관련 업체들과의 네트워크를 구축해 놓는다(여행사를 통한 관광계획수립 지원은 작은 수술, 간단한 성형수술, 미용환자, 치과환자 등 간단한 치료 환자 위주로 요구된다).
   ㉡ 여행사 연결 시 언어 소통상에 문제가 없는지를 확인하고, 고객의 관광 참여 시 여행사 담당자에게 주의사항에 대해 전달하도록 한다. 그리고 고객이 관광 중에 발생할 수 있는 모든 안전사고에 대한 책임관계를 분명히 해야 한다.

(9) 사후관리(Follow Up)

① **사후관리의 단계** : 고객의 퇴원 후에도 고객과의 지속적인 연결을 통하여 고객에게 문제가 없는지 예의주시하는 단계이다.

② **사후관리의 필요성** : 의료관광은 1차 정보 접근경로가 직접적인 홍보나 인터넷보다는 친구 및 친지를 통한 정보 접근이 가장 많은 비중을 차지하기 때문에, 이러한 고객에 대한 사후관리는 차후 발생할 수 있는 수요 확보에 긍정적인 역할을 할 수 있다.

③ **사후관리 사항** : 가장 먼저 고객과의 다양한 Communication Line을 구축한 다음 Follow Up Protocol을 준비한다. Follow Up Protocol을 기준으로 일정기간 고객에게 현상태 및 관련 데이터를 요구한다.

6 매뉴얼 작성법

(1) 매뉴얼의 개념

외국인환자를 효율적으로 진료하기 위해 단계별 업무를 문서화, 체계화하여 정보 공유를 가능하게 하는 것이다. 평균적 업무가 아닌 현재 가장 최선의 업무수행 방법을 문서로 공식화하는 것이며, 고객이 병원에 들어와서 치료를 받고 돌아갈 때까지의 모든 과정을 최적화되고 일관된 양질의 서비스를 제공하기 위한 것이다.

(2) 매뉴얼 작성의 중요성

① **매뉴얼의 작성** : 의료서비스를 어떻게 설계하고 전달, 개선할 것인지에 대한 R&D 교육과 환자중심 의료서비스의 수행을 가능하도록 하는 업무 매뉴얼의 작성이 필요하다. 이러한 매뉴얼 작성이나 서비스 교육은 일회적이고 이벤트성 체험교육이 아닌, 각 병원들의 업무진에 의해 그들이 가진 진료에 관한 지식, 기술을 공유하며 함께 성장해 나가는 바탕이 될 것이다.

② 매뉴얼 작성의 효과
　㉠ 정보사용의 최대화로 보다 큰 가치창출이 가능
　㉡ 고객에게 신뢰 있는 이미지 형성
　㉢ 지속적인 개선을 위한 도구로 활용 가능
　㉣ 의료분쟁의 예방
　㉤ 업무처리 기술의 혁신으로 이어짐
　㉥ 병원 내부인력 양성에 기여

(3) 매뉴얼 작성방법
① '어떻게'가 아니고, '무엇을' 만들 것인가를 정해야 한다. 진료 매뉴얼인지, 서비스 매뉴얼인지를 사전에 결정해야 한다.
② 진료업무를 각각 나누어 본다. 각 파트별로 구체적인 업무를 나열하여 적어본다.
③ 매뉴얼은 각 병원에 맞는 실제적이고 직접적인 내용을 담고 있어야 하므로, 해당 업무를 수행하고 있는 각 담당자에 의해 작성되어야 한다.
④ 기구 준비에서부터 진료과정, 특이사항 등 진료의 흐름대로 나열한다.
⑤ 진료과정은 되도록 현재 병원에서 하고 있는 방식 그대로 작성한다.

(4) 매뉴얼 작성을 위한 접점
전화 응대, 접수 및 안내, 초진 진료, 입원 및 병실, 검사대기, 채혈실, 초음파실, 안압검사, 내시경 검사 전 처치, 진료 중 타 병원으로 이동이 필요한 경우, 약처방, 다음 진료 예약, 수납, 사후관리 전

PART 04 의료 의사소통

CHAPTER 01 의료커뮤니케이션의 개념

1 의료커뮤니케이션의 정의

(1) 커뮤니케이션의 기본개념

① 커뮤니케이션의 어원 : 'Communication'의 어원은 라틴어 'Communis'에서 유래한다. 'Communis'는 '공통되는(Common)' 또는 '공유한다(Share)'라는 뜻을 지니고 있으며, 여기서 파생된 단어에는 '공동체'를 의미하는 'Community'가 있다.

② 커뮤니케이션의 개념
  ㉠ 커뮤니케이션은 대체로 복수(複數) 상황에서 일어난다. 따라서 정보와 생각, 감정을 말과 글은 물론 신체 언어나 자신만의 버릇, 스타일 등을 통해 상대방과 나누는 것임을 알 수 있다.
  ㉡ 커뮤니케이션은 일반적으로 집단이나 인간 상호 간에 메시지를 주고받는 것으로, 이론적 개념으로는 의사(Opinion)와 정보(Information) 및 감정(Sentiment) 요소들을 포함하고 있다. 따라서 "의사를 소통하고 정보를 교환하며 감정을 이입시키는 행위의 수단, 또는 행위과정"으로 정의된다. 즉, 커뮤니케이션은 사람 간의 '의사소통'을 뜻하며, 사회적 동물로 살아가는 인간에게 있어 필수불가결한 것이다.

③ 커뮤니케이션의 특징
  ㉠ 커뮤니케이션의 가장 중요한 개념은 '과정(Process)'이다. 정지된 하나의 단순행위가 아니라, 시간의 경과와 더불어 진행되며 나와 상대방이 상호 연결되는 일련의 행위이기 때문이다.
  ㉡ 커뮤니케이션은 시간의 경과와 관련이 있으므로 절대로 되돌릴 수 없는 시간의 속성을 함께 지닌다. 커뮤니케이션은 이처럼 진행형이면서 되돌릴 수 없는 성질 때문에 개입요소가 매우 상호의존적이라는 환경을 만들어낸다.

(2) 커뮤니케이션의 기본과정

커뮤니케이션의 전달에서 기본적 구성요소는 '송신자, 기호화(암호화), 메시지(매체), 수신자(해독), 반응(피드백), 잡음(소음)'이 있다. 의사소통을 효과적으로 이룰 수 있는 기본과정은 송신자가 메시지 및 의사, 정보, 감정, 요인을 수신자에게 전달하는 것으로 요약되는데, 보통 7단계로 구별한다.

① 1단계 – 관념화(Ideation, 송신자) : 의사소통이나 감정이입 또는 정보교환을 시도하려는 중요한 문제에 대해서 목적을 명확하게 하기 위하여 생각을 조직화하는 단계이다. 여기서 송신자의 마음은 아이디어, 시실, 의미 등 메시지의 발안과 구성에 초점을 두게 된다.

② 2단계 – 기호화(Encoding, 암호화) : 수신자에게 전달할 내용을 기호 또는 부호로 바꾸는 단계이다. 기호 또는 부호로 바꾸는 방법은 말, 손짓, 몸짓, 그림, 암호 등을 이용하게 되는데, 메시지의 커뮤니케이션은 기호화 자체가 명확하고 간결하면서 구체화되어 정확할 때 쉽게 이루어진다.

③ 3단계 – 전달(Transmission, 메시지, 매체) : 수신자에게 기호화된 내용이나 메시지를 전하는 과정으로 이 과정에서 공식적 커뮤니케이션 경로와 비공식 커뮤니케이션 경로를 통하게 된다. 전달과정에 이용하는 매체로는 면담, 전화, 공적주소록, 메모, 게시판 등을 이용하게 되는데, 경우에 따라서는 언어(말), 서면, 행동, 제스처 또는 암호 등을 이용하기도 한다.

④ 4단계 – 수신(Receiving) : 송신자(발신자)가 수신자에게 보낸 메시지를 받는 단계이다. 수신은 정확성이 요구되므로 전달과정이나 수신과정에서 잡음과 같은 다양한 장애요인이 수신을 방해하지 않도록 세심한 주의와 수신내용의 재확인이 요구된다.

⑤ 5단계 – 해석 또는 해독(Interpretation or Decoding) : 송신자(발신자)가 수신자에게 보낸 기호나 부호를 수신자가 해석하는 단계이다. 즉, 수신자가 메시지를 받을 때 그 내용을 해석해서 메시지의 내용과 뜻을 파악하는 과정이다.

⑥ 6단계 – 이해(Understanding) : 수신자가 전달받은 메시지를 오류나 과오 없이 정확하게 이해하는 단계이다. 이 과정에서 자신의 주관적 사고방향으로 이해하기보다는 전달내용의 사실 자체를 수정이나 과장 없이 수용하는 태도와 사고가 요구된다.

⑦ 7단계 – 송신자의 의도대로 수신자가 행동하는 단계 : 이 단계에서 행동은 과업수행의 행동과 정보수집의 행동, 감정이나 의사전달의 행동, 메시지를 파악하지 못한 행동 등으로 분류된다.

> **알아두기**
>
> **커뮤니케이션 방법**
>
> | | |
> |---|---|
> | 언어적 커뮤니케이션 | 언어를 이용한 의사소통으로 말과 글, 즉 구두의사소통과 문서의사소통으로 구분할 수 있다. 가장 기본적인 요소는 단어와 문맥이며 구두의사소통으로는 대표적으로 음성메일, 화상회의, 이동전화기 등이 있다. |
> | 비언어적 커뮤니케이션 | 언어적 의사소통은 항상 비언어적인 의사소통을 수반한다. 송신자가 대화 중에 하는 손짓과 몸짓 등의 비언어적 요소로, 이것은 문화와 매우 밀접한 관계를 맺고 있으며 동일한 행동일지라도 문화적, 민족적, 인종적 배경에 따라 서로 다르게 이해된다. |

(3) 의료커뮤니케이션의 정의

① 의료커뮤니케이션의 일반적 개념 : 의료커뮤니케이션은 사람 간의 일반적인 커뮤니케이션을 기본구조로 하면서, 이에 덧붙여 "환자의 질병에 대한 진단과 치료목적, 이 외에도 의료적 결정을 돕고, 질병에 관련된 정보를 주며, 건강을 유지하거나 개선하기 위한 교육, 동기부여를 위한 상담에 이르기까지 의사에게 부여된 특권적인 의사소통"을 말한다.

② 의료커뮤니케이션의 중요성 : 효율적인 의사소통을 하는 의사들은 환자가 처방이나 치료계획을 잘 따르도록 하고, 나아가 환자나 환자 가족들이 최선의 의료적 결정을 내릴 수 있도록 하는 파트너 역할을 한다. 즉, 치료과정에서 모든 의료인들은 환자와 다양한 관계를 맺게 되는데, 어떤 관계를 맺는가에 따라 환자의 치료과정 및 결과에도 큰 영향을 미치게 된다.

③ 의료커뮤니케이션의 현황
  ㉠ 의료현장은 의사의 도움을 필요로 하는 사람들이 자신의 고통과 직면한 문제들에 대해 인격을 가진 존재로서 이야기하는 것이다.
  ㉡ 그럼에도 불구하고 현재 대부분의 의사들은 환자의 주요 증상들에 대해 진단을 하고, 질병의 원인을 찾아 치료의 방법을 일방적으로 제시하는 수준에 머무르고 있다. 이러한 방식은 환자들이 의사의 이야기를 잘 이해하지 못하도록 만드는 원인이 되고, 환자의 동의 수준을 낮추어 치료 순응도와 만족도를 저하시킨다.
  ㉢ 미국의사협회에서는 건강정보 이해능력이란 "처방약의 설명서, 다음 진료예약과, 환자로서 의사의 처방과 치료에 성공적으로 잘 따라오도록 주어진 모든 자료나 지시사항을 읽고 이해할 수 있는 능력"이라고 정의하였고, Ratzan과 Parker(USDHHS, 2000)는 "건강과 관련하여 적합한 결정을 하기 위해 필요한 건강 서비스와 기본적인 건강정보를 얻고, 처리하고 이해하는 능력의 정도"라고 정의하였다.
④ 의료커뮤니케이션의 구체적 정의 : 의료커뮤니케이션이란 의사가 환자의 건강정보 이해 능력을 정확하게 파악하고 자신이 전달하고자 하는 내용을 적절하게 전달하기 위해, 환자의 언어적·비언어적 신호를 정확하게 해석하면서 진행하는 일련의 과정을 뜻한다.

(4) 설득적 커뮤니케이션의 5요소(맥과이어)
  ① **정보원** : 정보출처의 신뢰성과 호감성(누가 메시지를 전달하는가? 메시지가 어디서 나온 것인가?)
  ② **메시지** : 정보의 정확성과 흥미
  ③ **통로** : 정보전달 매체의 적합성
  ④ **수신자** : 정보수신자의 관심과 특성
  ⑤ **최종목표** : 기대하는 결과

2 의료커뮤니케이션 이론과 기술

(1) 의료커뮤니케이션 이론
  ① 역할이론
    ㉠ 의료커뮤니케이션의 이론적 배경은 사회적 맥락과 시각에 따른 역할이론에 있다. 커뮤니케이션의 주요 당사자인 의사와 환자는 주어진 상황에서 각자 나름대로 주어진 역할을 수행하게 된다.
    ㉡ 역할이론에 의하면 사회화과정을 통해서 의사와 환자는 자신이 어떻게 행동해야 할지에 대한 사회적 기대를 내재화하게 된다. 이 기대역할에 준하여 상호교류가 이루어지므로, 의사소통 시 예측이 가능하게 되고, 관계의 안정성이 확보된다.
    ㉢ Parsons(1951)는 "의사는 기술적 전문성을 발휘하고 감성적 중립성을 유지하면서 누구에게나 보편성을 보이고 기능적 제한성을 갖도록 기대된다. 한편 환자는 질병에 걸렸다면 책임과 기존의 역할로부터 면제되며, 회복하려고 노력하면서 의사를 접촉하고 협력해야 한다는 사회적 기대역할을 갖게 된다"고 하였다. 이러한 역할에 대한 기대가 하나의 사회적 규범으로 인정되어 있기 때문에, 그 틀에 준하여 서로 간에 상호교류가 이루어지게 된다.

② 의료커뮤니케이션에 관한 다양한 연구
  ㉠ Cassell(1985)은 커뮤니케이션의 치료효과를 부각시켜 설명하였다. 그는 의사가 환자와의 의사소통 시 질병이나 치료와 관련된 불확실성을 줄여주고 치료행위의 근거를 명확히 설명하여 이를 통해서 환자와의 관계를 강화하면 긍정적인 치료효과를 발휘할 수 있다고 하였다.
  ㉡ 90년대에 이르러 Pendleton(1990) 등은 의사와 환자 사이의 교류를 연구하는 6가지 방식을 묘사하고 논하였는데 '의학적, 사회학적, 문화인류학적, 상호교류적, 사회심리학적, 정신분석학적'인 측면들이다. 의사와 환자의 담화분석이나, 정신분석학적인 해석, 그리고 비언어적 행동연구 등의 다양한 초점과 이에 따른 연구를 통해서 환자와 보다 원활한 이해를 가질 수 있게 된다고 보았다.
  ㉢ 이후 Stephens & Adam(1998)은 고객의 니즈에 초점을 맞춘 '고객중심의 세일즈(Customer-focused Selling)'란 개념을 제시하였다. 고객의 문제를 파악하여 꼭 필요로 하는 해결책을 맞춤으로 제공하는 것이다. 그런데 이런 고객의 니즈를 고려한 세일즈가 실현되기 위해서는 고객의 문제와 해결책에 대한 생각을 질문을 통해서 발견하고, 그 해결책 또한 솔직하고 명확하게 설명되어야 한다.
  ㉣ 환자의 의료관련 선택권이 제한적인 가운데서도 소비자의 인식과 판단은 의료기관의 선택, 진단 및 치료에 이르는 과정에 지대한 영향을 끼치는 점을 고려하면 세일즈의 요소들은 충분히 숙고해야 할 가치가 있다. 세일즈의 과정 및 요소는 일반적으로 여섯 단계로 구분한다.

📢 알아두기

세일즈의 과정 및 요소

1단계 아이스브레이킹	초면에 환자와의 어색한 관계를 깨기 위한 대화 및 첫인상
2단계 신뢰 형성	환자에게 도움이 될 수 있음을 확신시키기 위한 대화 내용
3단계 열린 질문	고객의 다양한 생각을 표출하도록 유도하는 전략적 질문
4단계 해결책 모색	고객이 언급한 문제와 해결책에 대한 니즈 파악과 최선의 구체적 해결책을 모색
5단계 설득	고객의 건강문제에 대한 해결책으로서 의료서비스상품을 제안. 이때 핵심은 고객이 이 서비스 상품으로 인하여 받게 될 혜택에 대하여 생각하게 하고, 상품 결정의 핵심사항에 관해 대화를 나누는 것
6단계 결정	고객의 최종 결정. 이때 고객이 옳은 판단을 했다는 확신을 갖도록 마무리 대화가 이루어져야 함

③ 서비스 커뮤니케이션
  ㉠ 최근 의료기관 사이의 경쟁에 있어 첨예화하고 있는 분야로, 고객과의 접점에서 이루어지는 서비스 커뮤니케이션과 그 이면의 시스템 부분에서 이루어지는 커뮤니케이션 두 가지로 나누어서 볼 수 있다.
  ㉡ 서비스의 질은 고객과의 접촉의 순간에 대한 관리 여부에 달려있다. 그래서 등장한 개념이 접촉순간을 의미하는 Moment of Truth(MOT)인데, Connellan과 Zemke(1993)는 이 순간을 다음과 같은 5가지 차원, 즉 '신뢰성(Reliability), 반응성(Responsiveness), 보증(Assurance), 공감(Empathy), 유형자산(Tangibles)'에서 이해해야 한다고 하였다. 신뢰성은 약속된 것을 정확하게 전달하는 능력을 의미하고, 반응성은 상대방의 요청에 빠르게 응답하려는 자세, 보증은 신뢰와 믿음을 불러일으키는 능력을 의미한다. 또한 공감은 상대방의 입장에 관심을 보이는 자세를 뜻하고, 유형자산은 외모와 시설 등을 의미한다.

ⓒ Beckman, Suchman과 Frankel(1994)은 고객 불만의 90%가 의사의 커뮤니케이션 스타일에 있다고 보았는데, 의사가 환자를 쳐다보지 않거나 과도한 전문용어를 사용하는 것은 환자가 무시 당한다는 느낌을 갖게 한다고 보았다.
ⓓ 서비스 상황에서 접점직원에게 중요시되는 능력으로 최근에 부각되는 것이 책임감을 가지고 경청하는 자세이다.

(2) 의료커뮤니케이션 기술과 중요성

① 의료커뮤니케이션 기술 : 의료커뮤니케이션에서 가장 중요한 것은 다양한 상황에서 전개되는 상담과 그에 관한 기술들이다. 특히 불평등한 상태에서 이루어지는 의료상담은 일정한 이론으로 해결될 수 없다. 무엇보다 각 개인의 복잡하고도 미묘한 상황들이 집결되어 있기 때문에 상담의 주체가 되는 의사는 숙련된 면담 기술훈련을 통해서 보다 효과적인 치료과정을 이끌어내야 한다.

② 의료커뮤니케이션의 치료적 가치 : 의사의 전문적인 대화 능력은 치료과정에서 환자와의 좋은 관계를 형성하고 유지하는 것만으로도 치료적 가치가 있다. 의사와 환자 사이의 상호신뢰와 존경의 관계가 구축되면, 의사는 환자의 질병뿐만 아니라, 전인적 이해의 방향에서 권고와 치료계획을 수립할 수 있으며, 환자는 의사의 성실함과 이해에 대한 반응으로 치료계획에 보다 적극적으로 동참하고 따르게 된다.

③ 의료커뮤니케이션의 의료소송 예방가치
ⓐ 의사와 환자 사이의 상호이해와 원활한 대화는 유사 시 의료소송으로 이어지기 쉬운 상황에서도 환자로 하여금 주어진 상황을 이해하고 받아들이려는 자세를 갖게 한다.
ⓑ 국민건강보호(NHS) 옴부즈맨의 보고서를 보면, 소송사례의 90%가 불충분한 의술보다는 대화의 결핍에서 나왔다고 한다. 질병 등으로 병원을 찾는 환자의 대부분은 의사의 도움을 통해 육체적 질병뿐만 아니라 그로 인한 정신적 혼란이나 고통까지도 극복할 수 있도록 도움을 받기를 원한다. 의사가 그 환자에게 의사로서의 의료기술만을 적용할 것인지, 또는 일정한 직업적 관계를 유지하면서도 열린 마음과 인간적 따뜻함을 내면에 지닌 채 환자를 대할 수 있는가가 전체적인 의료행위의 성패를 가늠할 수 있는 기준이 되기도 하는 것이다.

3 의료커뮤니케이션과 문화

(1) 문화의 정의

문화의 정의는 다양하지만 유네스코(2002)에서는 "문화는 한 사회 또는 사회적 집단에서 나타나는 예술, 문학, 생활양식, 가치관, 신념, 전통 등의 독특한 정신적, 물질적, 지적 특징"이라고 정의하였다.

(2) 문화의 다양성

인간은 보통 출생 후 성장과정 속에서 자기가 속한 문화의 영향을 받으며 살아간다. 동양과 서양, 성인과 유아, 종교 간, 또 여성과 남성의 의식과 문화는 때로 전혀 다르기도 하다.

(3) 의료와 문화

① 의료현장에서 가장 중요한 부문은 치료와 더불어 환자가 갖고 있는 개인적, 문화적 환경에 대한 이해와 배려이다. 그 적정성을 유지하기 위해 의사는 자신의 문화적 가치를 인식해야 하고, 각 환자마다의 문화적 차이, 즉 의사소통, 행동, 해석, 문제해결에서 다른 방법을 사용해야 한다.

② 문화적 신념이 환자의 건강에 대한 믿음, 도움추구 행동, 의료전문가와의 상호작용, 의료시술, 의료의 결과, 처방에 대한 순응 등에 영향을 끼친다는 것은 주지의 사실이다. 따라서 의사는 환자에게 적절한 의료를 제공하기 위해 환자의 문화적, 인종적 배경에 맞는 방식에 적응하는 능력과 의지를 갖고 있어야 한다. 환자들이 자신의 질병을 겪는 동안 전문적인 의료제공자 외에도 다양한 자료에 의지하고 그 영향을 받기 때문이다. 대중적 신념, 민간요법, 그리고 또 다른 차원의 전문 의료제공자들이 환자에게 영향을 주게 된다.

③ 의사는 환자가 다양한 의료영역의 방법들을 사용할 수 있음을 충분히 이해하고, 환자들에게 그들이 질병을 치료할 때 사용하는 방법이 무엇인지에 대해서 기꺼이 물을 수 있어야 한다.

4 의료커뮤니케이션의 모델

(1) 커뮤니케이션 관련 모델

① 라스웰(Lasswell)의 SMCRE 모델
  ㉠ 소스, 송신자(Source) : 커뮤니케이션 송신자로 메시지를 발하는 존재. 권력, 권위, 전문성, 매력 등의 공신력이 중요한 요소
  ㉡ 메시지(Message) : 언어적인 메시지+비언어적인 메시지
  ㉢ 채널(Channel) : 송신자가 수신자에게 정보를 전달하는 수단
  ㉣ 수신자(Receiver) : 미디어에 노출되는 모든 수신자
  ㉤ 효과(Effect) : 커뮤니케이션 과정의 결과물

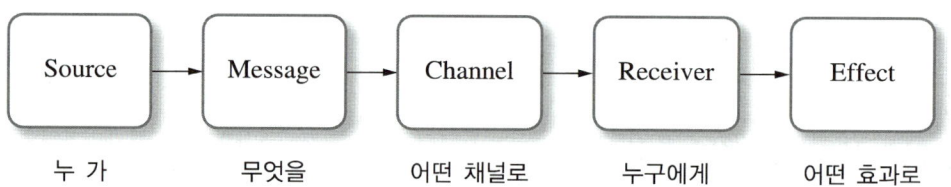

누가 　　　무엇을 　　　어떤 채널로 　　　누구에게 　　　어떤 효과로

② 쉐넌과 위버(Shannon & Weaver)의 모델
  ㉠ 정보원(Information Source) : 메시지의 근원지
  ㉡ 송신기(Transmitter) : 메시지를 받아 신호로 변환
  ㉢ 채널(Channel) : 신호를 받아 목적지로 전송
  ㉣ 수신기(Receiver) : 신호를 메시지로 변환
  ㉤ 목적지(Destination) : 메시지 도착지

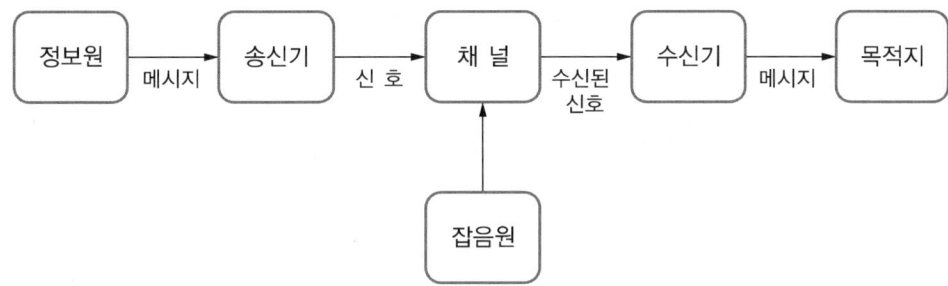

③ 슈람(Schramm)의 모델
  ㉠ 커뮤니케이션 : 송신자와 수신자 사이에 공통 부분을 형성해 나가는 작업
  ㉡ 경험의 장(Field of Experience) : 효과적인 커뮤니케이션이 일어나기 위해서는 두 대상 사이에 공통의 경험뿐 아니라 공통의 언어, 공통의 배경, 공통의 문화 등과 같은 조건이 충족되어야 함
④ 라자스펠드와 케츠(Lazarsfeld & Katz)의 커뮤니케이션의 2단계 모델
  ㉠ 매스미디어의 정보나 영향력은 일단 의견지도자를 거쳐 수용자 대중에게 전달되는 2단계의 과정을 거치게 된다.
  ㉡ 의견지도자 : 매스미디어의 정보나 영향력은 일단 의견지도자를 거쳐 수용자 대중에게 전달되는 2단계의 과정을 거치게 된다.

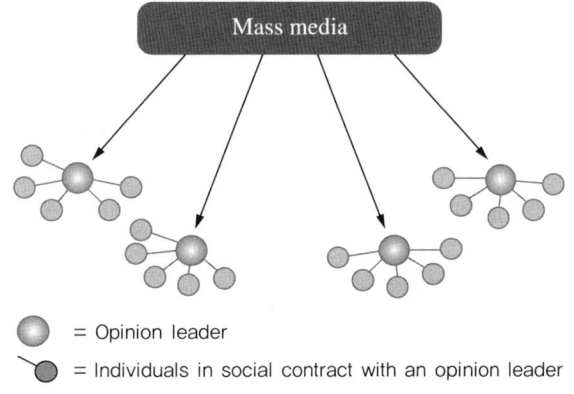

출처 : Lazarsfeld & Katz (1995)

[커뮤니케이션의 2단계 흐름 모델]

⑤ 맥과이어(McGuire)의 정보처리모델 및 설득력 의사소통의 5가지 요소
  ㉠ 맥과이어(McGuire)의 정보처리모델
    • 정보처리모델은 6단계를 거쳐서 일어난다.

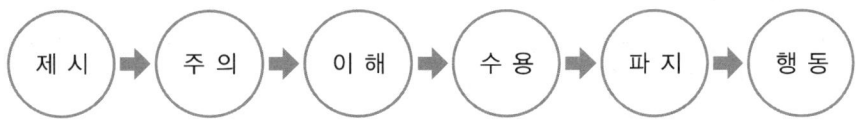

[맥과이어의 정보처리 6단계 모델]

ⓒ 맥과이어(McGuire)의 설득적 의사소통의 5가지 요소
- 정보원 : 누가 메시지를 전달하는가? 메시지가 어디서 나온 것인가?
- 메시지 : 메시지의 형태, 내용, 구성
- 경로(통로, 채널) : 경로선택에 영향을 주는 요인 : 재정, 대상집단의 특성, 대상행동의 종류
- 수신자
  - 인구학적 요인 : 대상집단의 연령, 성, 인종 등의 특성
  - 사회심리학적 요인 : 현재의 지식, 믿음, 태도, 능력, 기술, 기대, 귀인 등
- 목적 또는 결과
  - 시기 조정(적절한 시간)
  - 영역(범위)
  - 목 표

(2) 설명모델과 질병원형모델
의사가 환자의 질병을 치료하기 위해서는 그 질병을 알아가는 과정이 필요한데, 이때 그 과정을 명료화시켜주는 것이 설명모델과 질병원형모델이다.

① 설명모델

설명모델은 환자, 가족, 의사가 갖고 있는 질병에 대한 생각이다. 전형적으로 의사의 설명모델은 질병을 근거로 하지만, 환자의 설명모델은 개인이 발병 시에 형성되고, 대중의 생각과도 차이가 있을 수 있다.

㉠ 설명모델의 질문
- 설명모델은 환자 내원 시, 일반적으로 5가지 질문을 기본적으로 포함한다.
  - 원 인
  - 증상 시작의 시간과 양상
  - 병태생리학
  - 질병 역할의 심한 정도와, 급성 또는 만성 등의 양상을 포함한 병의 경과
  - 치 료

㉡ 질문방법
- 무엇이 당신의 질병을 일으켰다고 생각하십니까?
- 아픈 것에 대해 무엇이 가장 두려우십니까?
- 치료에서 얻고자 하는 가장 중요한 결과는 무엇입니까?

㉢ 설명모델을 통한 의사의 인식 : 의사는 치료를 위해 질병에 대한 환자의 시각과 관심, 문화적 환경 등을 알고 인식해야 한다. 그리고 이 과정을 통해 설명모델이 정립되면 치료경과는 향상된다.

② 질병원형모델

질병을 이해할 때나 현재의 질병 경험에 대하여 유추적인 추론을 할 때 사용하며, 자신이 타인의 경험을 명백한 모델이나 뚜렷한 이미지로 경험하는 것을 말한다.

㉠ 질병원형모델 질문
- 개인이나 가족의 질병원형 타입을 이끌어 내는 질문방법의 예
  - 과거 당신의 개인적인 경험에 비추어 볼 때, 지금 질병에 대한 당신의 생각이나 걱정은 무엇입니까?

- 다른 가족이나 친구의 경험에 비추어 볼 때, 지금 질병에 대한 당신의 생각이나 걱정은 무엇입니까?
ⓒ 주의사항
- 사람을 전형화시키지 말아야 한다 : 모든 사람은 차이가 있으므로 각 사람마다의 특징을 잘 살펴보아야 한다.
- 환자에게 무엇 때문에 병이 생겼는지 질문해야 한다 : 각 사람마다 자신의 병의 원인을 균이나 바이러스 때문이라고 생각하지는 않는다.
- 환자의 신념이 아무리 이상해 보이더라도 그것을 존중해야 한다 : 환자는 자신의 생각이나 방법들을 말하기를 꺼리기도 한다. 그러나 환자의 생활 속의 행동들을 아는 것은 치료에 있어서 중요한 단서를 제공하기도 한다.
- 금기가 아니라면 가능한 한 치료계획에 환자의 신념을 통합시킨다 : 환자들마다 자신만의 치료방법을 사용하기도 한다. 환자의 신념을 의사가 수용하면 치료과정에서 환자의 보다 적극적인 협조를 이끌어 낼 수 있다.
- 환자의 가족을 소홀히 하지 말아야 한다 : 치료과정에서 중요한 결정을 가족들과 함께 내리게 되므로 치료과정에 환자의 가족을 적극적으로 포함하여 협조를 얻을 수 있다.
- 환자가 건강에 있어서 초자연적인 영향에 관심을 갖더라도 무시하지 말고 존중해야 한다 : 환자의 믿음은 쉽게 변하는 것이 아니므로, 질병의 원인에 대해 초자연적인 영향을 생각하더라도 존중하며 치료를 해야 한다.
- 지역사회에 있는 환자들의 신념이나 시술에 대해 알아야 한다 : 일반적인 신념과 시술에 대해 잘 아는 것은 환자의 태도와 행동을 이해하는 데 도움이 된다.

CHAPTER 02 의료커뮤니케이션의 유형

1 환자와의 커뮤니케이션

(1) 개 념
① 환자와의 커뮤니케이션 연혁
ⓐ 그리스 시대 이후 의사와 환자 간의 관계와 대화를 통한 표현은 현대의학이나 사회과학 분야에서 지속적으로 다루어져 왔다. 의료적인 대화란 질병의 치료과정에서 가장 기본적인 도구이다.
ⓑ 의사와 환자와의 관계는 주로 치료를 담당하는 의사중심으로 발전하지만, 환자 입장에서 불만족스러운 관계는 그 관계가 종료되거나 이탈하는 상황으로 전개되기도 한다.
② 의료 인터뷰
ⓐ 의료커뮤니케이션의 핵심은 진단을 내리기 위한 의료정보의 교환뿐만 아니라, 환자와 의사 간 관계를 이루어가는 전 과정이 포함된 의료 인터뷰이다.
ⓑ 인터뷰 과정에서 환자는 자신에 대한 정보를 최대한 공유하도록 주어진 기회를 충분히 활용해야 하며, 이 과정 속에서 의사는 환자에 대하여 좀 더 상세히 파악할 수 있도록 노력해야 한다.

ⓒ 의료 인터뷰 과정에서는 언어적이거나 비언어적인 의사소통 과정을 통하여 환자로부터 정보를 얻고 공유하게 되는데, 이러한 과정이 치료관계를 형성하는 기초과정이며 이러한 과정을 의사·환자 커뮤니케이션이라고 한다.
③ 의사·환자 커뮤니케이션
  ㉠ 모든 의사·환자 간 관계는 양자 간의 기대에 의해 영향을 받는다. 의사가 환자에게서 공정하지 않은 기대를 하거나, 편파적이거나 공평하지 않은 결정에 영향을 받는 상호관계를 이끌어 간다면 의사·환자 간 효과적인 관계는 결코 이루어질 수가 없다.
  ㉡ 일반적으로 환자가 의사에게 기대하는 것은 환자의 주요 관심사에 전문적 지식을 모두 활용하고 전문적으로 처리하는 것이다. 환자의 의사에 대한 기대는 임상적인 능력 그 이상으로 환자들은 의사가 전문적이고, 겸손하고, 관심을 보이기를 기대한다.

(2) 의사·환자 사이 커뮤니케이션의 중요성

① **진단과 커뮤니케이션** : 의료진과 환자의 커뮤니케이션은 임상적 질과 서비스 질의 측면에서 절대적으로 중요한 부분이다. 만일, 환자가 자신의 증상을 정확하고 명료하게 의사에게 설명을 못하거나 의사가 환자의 설명을 제대로 이해하지 못하면, 진료의 첫 단계인 진단 단계에서부터 문제가 생길 수 있다.
② **치료와 커뮤니케이션** : 정확한 진단이 내려졌어도 의사가 환자의 건강상태나 지시사항을 알아들을 수 있게 설명하지 못하거나 환자가 이해를 못하면, 환자는 치료 계획대로 따라오지 못할 것이다. 이와 같이 의사와 환자의 커뮤니케이션은 임상적 결과와 직결되는 중요한 요소이다.
③ **서비스 결과와 커뮤니케이션** : 의사나 간호사가 환자의 문제에 관심을 가지고 적극적으로 이야기를 유도하고 들어준다면, 환자는 의료진에 대해서 신뢰를 갖게 된다. 이런 맥락에서, 의료진과 환자의 커뮤니케이션은 서비스의 결과와도 연관된다.
④ **의사와 환자 간의 관계 유형** : Emanuel E.J. & E.J Emanuel L.L.(1992)은 진료 시 파워 관계에 대하여 여러 가지 관점에서 연구하였다.

> **알아두기**
>
> **진료 시 파워관계에 대한 연구관점**
> • 누가 진료 방문 시 문제의 제기와 목표를 주도적으로 설정하는가(의사, 환자, 또는 의사와 환자의 협의)
> • 환자의 가치에 대한 역할(의사의 주관적인 입장과 일치하는지, 환자와 의사 간의 공동 탐색, 또는 아예 가치나 기대에 대하여 탐색하지 않음)
> • 의사가 취하는 기본적 역할(보호자, 조언자, 또는 컨설턴트)

[의사와 환자 간 관계 유형]

		의사의 조절	
		낮음	높음
환자의 조절	낮음	기본	가부장적
	높음	소비자 중심	상호 협력적

자료 : Emanuel E.J. & E.J Emanuel L.L.(1992)을 재인용함

㉠ 상호 협력적 관계 : 상호 협력적인 관계는 의사와 환자가 고르게 관계형성을 할 때 형성된다. 이러한 관계에서는 진료 목표를 결정할 때 협의를 통하여 도출하는 것이 가능하다.
㉡ 가부장적 관계 : 가장 흔한 의사와 환자와의 관계로 흔히 의사가 정보를 전달하거나 서비스를 제공할 때 목표를 설정하고 주도하는 유형이다. 이러한 관계에서는 환자의 가치나 선호도보다 의사의 관점이 우선적으로 고려되기 때문에, 본인의 생각과 같을 것이라는 가정하에 의사가 생각하는 최선의 서비스를 제공하게 된다.
㉢ 소비자 중심의 관계 : 가부장적인 관계와 정반대의 유형으로, 환자가 목표와 그 과정을 결정하고 그에 대한 독자적인 책임을 부담하는 유형이다. 즉, 환자가 필요한 정보와 서비스를 의사에게 요구하는 형태이다. 의사의 역할은 기술적 자문 역할로 환자의 선호에 따라 정보와 서비스를 제공할 의무가 있다. 이 유형은 의사의 역할이 매우 협소한 것으로 의사의 적극적인 참여가 많은 혜택을 가져올 수 있음에도 불구하고 환자가 그러한 혜택을 무시하고 의사결정을 주도하는 유형이다.
㉣ 기본 관계 : 환자와 의사의 상호 기대치가 다르고 상호관계에서의 변화가 협의되지 않는다면, 의사와 환자의 관계는 기본유형에 속한다. 이러한 유형에서는 목표나 일정의 설정이 불분명하고, 환자의 기대나 선호가 무시되거나 불분명하여 파악이 되지 않으며, 의사의 역할도 불분명하고 애매한 유형이다. 의료적 관리가 가장 미흡한 유형으로써, 의사와 환자 모두 어느 방향으로 진전시켜야 하는지를 결정하지 못하고 겉도는 유형이다.

(3) 커뮤니케이션 과정
다음은 일반적인 의료 인터뷰의 절차이다.
① **첫 대면**
㉠ 먼저 환자의 진료기록 등을 검토하고, 환자의 일반사항(이름 등)과 가벼운 일상의 이야기 등을 물으면서 눈 맞춤이나 악수 등을 통하여 유대감을 형성한다. 이때 환자가 자신의 이야기를 할 수 있는 시간적 여유를 주는 것이 좋다.
㉡ 공감대를 형성하는 가장 좋은 방법은 의료적인 면담에 앞서 환자가 마음의 준비를 하고 경계심을 풀 수 있도록 환자와 관련된 생활 속 이야기를 꺼내는 것이다.
② **의료 인터뷰 실행 방법** : 공감대가 형성되고 환자가 본인의 이야기를 시작한 이후에 의사는 환자로부터 정보를 얻는 '질문'과 진단 내용이나 치료방안을 전달하는 '설명'의 핵심적 과정을 거친다. 정보를 얻기 위한 질문에는 두 가지 유형이 있다.
㉠ 열린 질문(Open Question) : 예를 들어 "어디가 불편하십니까?"와 같은 질문은 답이 정해져 있는 것이 아니므로 다양한 생각이나 느낌을 환자로부터 유도할 수 있다. 이는 환자의 상태에 대해서 여러 정보를 수집할 수 있게 해주며 환자와의 좋은 유대관계를 형성하는 데 도움이 된다. 하지만 제한된 상담 상황에서 질병과 상관없는 불필요한 내용까지 장황하게 환자가 이야기할 수 있기 때문에 시간이 지체되는 문제를 유발한다.
㉡ 닫힌 질문(Closed Question) : 예를 들어 "식욕이 없나요?"라는 질문을 하면 상대방은 "예" 또는 "아니요"라는 정해진 답만 하도록 유도된다. 이러한 질문은 의사가 시간적으로 제한된 상황에서 효과적으로 환자와의 상담을 통제하여 제한된 시간 내에 다양한 주제에 대해서 빠르고 명확하게 대화를 이끌어 갈 수 있게 한다. 그러나 환자가 경험한 다양한 증상을 이끌어내는 데 실패할 수 있고, 환자의 능동적 참여에 대한 여지를 축소할 수 있다는 단점이 있다.

③ 환자에게 반응하기
  ㉠ 인터뷰 중간에 적절하게 환자의 질문이나 이야기에 반응하여 환자의 걱정이나 관심사를 확인하고, 이야기에 대해 관심을 보이고 공감을 표현해 주어야 한다.
  ㉡ 유대감의 형성은 처음 진료실에 들어왔을 때부터 시작하여 진료가 종료된 후에도 공감, 칭찬, 격려 등을 표시하며 환자에게 적절하고 기대수준에 맞는 표현을 해 주어야 한다.

④ 환자와 협조하기(교육)
  ㉠ 환자로부터 모든 정보들을 수집하고 검사를 진행한 후에는 환자에게 의사가 생각하는 문제에 대하여 설명을 하는 과정과, 다음에 무슨 일이 일어나게 되는지, 확진을 위하여 검사를 더 진행해야 하는지 또는 치료 계획에 대하여 설명하는 과정을 거친다.
  ㉡ 의사가 진단을 내리는 과정에서 의사는 증상(Symptom)과 징후(Signs)를 이용하게 된다. 증상은 환자가 경험하고 주관적으로 느낀 것으로, 의사는 환자의 설명을 통하여 이런 정보를 얻게 된다. 예를 들어, 식욕이 없다든지, 집중이 되지 않는다는 것은 증상이다. 한편 징후는 X-ray나 임상병리검사를 통하여 얻어지는 객관적 정보이다. 일단 상담과정에서 의사는 먼저 증상의 정보를 얻게 된다. 따라서 의사와 환자의 커뮤니케이션은 증상 정보를 얻는 과정에서 시작하여 구체적인 진단으로 이어지게 된다.
  ㉢ 설명을 하는 과정에서는 환자의 수준에 맞추어 이해하기 쉽도록 구체적으로 설명해야 한다. 설명을 하는 중간중간 환자가 이해를 하고 있는지, 설명에 대하여 어떤 생각이나 감정들을 갖고 있는지를 알아보는 질문을 하는 것도 좋은 방법이다.

⑤ 인터뷰 끝내기
  ㉠ 인터뷰의 마무리 부분에서는 의사와 환자가 어떤 결론이 내려졌는지, 그리고 다음 단계에 대한 것이나 치료 계획에 대하여 이해해야 한다.
  ㉡ 가장 좋은 방법은 의사가 설명한 내용들을 요약하여 다시 말해주고, 그 내용을 환자가 정확하게 이해하고 있는지를 확인하는 것이다. 또한 환자가 했던 모든 질문에 대답하고 재확인하였는지를 파악하는 것도 중요하다.

⑥ 의료커뮤니케이션은 상담(Consultation)의 형식적인 모양을 띤다. 상담은 의사가 그 과정을 통제하는 지시적인 면접(Directive Interview)과 환자중심의 면접(Client-centered Interview)으로 구분할 수 있다.
  ㉠ 지시적인 면접에서는 의사가 상황을 일방적으로 주도하여 환자에게 질문을 하고, 자신의 지시사항을 전달한다. 반면에 환자중심 면접은 환자를 단순한 지시의 대상이 아닌 파트너로 간주하여 의사가 환자와 정보를 공유하면서 진행한다.
  ㉡ Foley와 Shark는 상담 상황에서 의사에게 필요한 기술을 제안하였다. 상담 초기에는 먼저 환자가 편안함을 느끼도록 해주고, 상담 중에는 환자로부터 필요한 정보를 잘 유도해야 한다. 또 상담의 진행 속도를 조절하고 대화 내용을 정리함으로써 상황을 잘 관리해 나가야 한다. 더불어 눈 맞춤을 하거나 환자에게 관심을 보임으로써 신뢰가 형성되도록 해야 한다. 또한 최종적으로 환자가 추가적인 질문이 없는지를 묻고, 세세하게 다음 단계에 대해서 설명을 해야 한다.

(4) 커뮤니케이션의 방해요소

Northous와 Northouse는 의료진과 환자 사이의 원활한 커뮤니케이션에 방해가 되는 네 가지 요소로 '역할 불확실, 책임소재 관련 갈등, 권력의 차이, 용어 및 시각의 차이'를 주요 방해요소로 보았다.

① 역할 불확실
   ㉠ 환자들은 익숙하지 않은 의료세팅에서 자신에게 주어지는 새로운 역할이 무엇인지 모호함을 경험하게 된다. 또한 환자라는 역할의 상대방이 의사, 간호사, 기사, 행정직 등 다양하기에 각각의 대상과의 상호교류 상황에서 어떻게 처신해야 하는지에 대해 불확실성을 경험하게 된다.
   ㉡ 이러한 불확실한 상황에서 환자는 역할에 어울리는 대화방식을 찾지 못하여 상호교류에 주저하게 되고, 명확한 대화에 어려움을 경험하게 될 가능성이 높다.

② 책임소재 관련 갈등
   ㉠ 어디까지가 환자의 역할이고 의사의 역할인지에 대한 명확한 기준이 없기 때문에 책임의 폭이 질병 상황에 따라서 달라질 수 있다. 예를 들어, 비만의 경우는 문제의 책임이 의료진보다는 환자에게 더 있다. 이에 반해서 암의 경우는 치료의 책임이 의료진에 상대적으로 더 있을 수 있다.
   ㉡ 결국 상황에 따라서 책임소재의 경계선이 변하기 때문에, 의료진과 환자 간의 대화나 협상이 반드시 예측 가능한 기준의 틀 내에서 이루어지는 것은 아니다. 책임의식에 준한 대화의 주도권이 상황에 따라 바뀔 수 있기 때문에 이러한 상황에 익숙하지 않은 환자는 상호교류에 어려움을 겪게 된다.

③ 의사와 환자 간 권력(Power)의 차이
   ㉠ 사회학자들은 의사와 환자의 관계를 권력관계로 묘사하고는 했는데 권력의 출처는 의사의 의학적 지식이나 축적된 경험이다. 권력의 차이가 존재하는 불균등한 관계에서는 자유스러운 의사소통에는 한계가 있을 수 있다.
   ㉡ 1990년 이후, 공유된 의사결정(Shared Decision Making)이라는 개념이 미국의 의료계에서 부각되기 시작했는데, 이는 환자에게 충분한 정보를 제공하여 치료의 선택과정에 환자가 보다 적극적으로 참여할 수 있게 하자는 데 취지를 두고 있다. 결국, 상호 커뮤니케이션의 활성화를 통하여 보다 균등한 관계에서 치료과정이 전개되도록 하는 것이다.

④ 의료진과 환자 간 용어나 시각의 차이 : 의료진이 쓰는 전문적인 의학용어는 환자들이 이해하기 어려울 수 있고, 경우에 따라서는 잘못 해석될 수 있다. 즉, 용어나 시각과 같은 하위 문화적 요소의 차이가 존재하면, 의사소통이 원활하게 되지 않는다.

(5) 커뮤니케이션의 장애요인

① 송신자와 관련된 요인
   ㉠ 커뮤니케이션 목표 결여
   ㉡ 커뮤니케이션 기술 부족
   ㉢ 신뢰도의 결핍
   ㉣ 대인적인 감수성 부족
   ㉤ 준거체계의 차이로 인한 해석 차이

② 수신자와 관련된 요인
  ㉠ 발신자에 대한 선입견
  ㉡ 수신자의 발신자에 대한 평가적 경향
  ㉢ 선택적 정보 수용
  ㉣ 반응적 피드백의 결핍
  ㉤ 수신자의 고의적 정보 여과
③ 상황에 관련된 요인
  ㉠ 상황에 따라 같은 정보를 다르게 해석
  ㉡ 정보의 과중으로 인한 커뮤니케이션의 유효성 저하
  ㉢ 신뢰성과 개방성이 낮은 조직
  ㉣ 커뮤니케이션의 풍토 문제
  ㉤ 시간의 압박
  ㉥ 적절한 시기

2 보호자와의 커뮤니케이션

(1) 개 념

보호자는 의료진과 환자 사이에서 정보를 양측으로 전달하는 역할을 수행한다. Northous와 Northouse(1998)는 의료진과 가족의 커뮤니케이션으로 두 가지 유형이 있다고 보았다.

① 특권적 대화(Privileged Communication)
  ㉠ 특권적 대화는 의료진이 환자의 상태에 대해서 환자 가족과 직접 상담을 하거나, 가족에게 더 상세한 정보를 제공하는 것이다.
  ㉡ 유아기 환자의 경우 자신의 상태를 설명할 수 없기 때문에 보호자가 자신이 본 증상을 대신 설명한다. 또한 환자의 나이가 많아서 대화 능력이 떨어지거나 중증의 상태로 의식이 없을 경우에도 보호자가 의료진과 대화를 해야 한다. 이런 경우 보호자는 환자를 대신하여 그의 대변자(Advocacy) 역할을 수행하게 된다.

② 여과된 대화(Filtered Communication)
  ㉠ 여과된 대화는 특권적 대화와 반대상황으로 가족은 의료진으로부터 직접 설명을 듣지 않고 환자로부터 이차적인 정보를 얻는다.
  ㉡ 여과된 대화에서는 환자가 나이가 많거나 언어나 인지능력에 문제가 있을 때는 정확하지 못한 정보가 전달될 수 있다.

③ 보호자 커뮤니케이션의 중요성
  ㉠ 의료진과 보호자의 커뮤니케이션은 단순한 정보전달 이외에, 의사와 환자 간의 상호관계의 질을 높여주는 역할을 한다.
  ㉡ 일련의 연구들은 환자의 보호자가 같이 있을 경우, 의사와 환자 간의 대화의 질이 달라진다고 하였다.

(2) 보호자의 위상 변화

① 과거의 보호자에 대한 인식 : 환자 간호의 의무를 진 보호자는 무리한 간호 생활로 신체적 저항력이 떨어져, 질병에 걸릴 위험성이 증가하게 된다. 그러나 이러한 노력과 희생에도 불구하고, 보호자는 치료과정에서 중요한 대화의 상대로 간주되지 못했다(Stetz, McDonald & Compton, 1996).

② 보호자의 위상 변화 : 최근에는 의료현장에서 보호자의 역할이 점점 중요시되고 있다. Thieriot는 1978년에 환자 중심의 전인적인 서비스(Holistic Service)를 강조하고 대안을 제시하는 비영리단체를 만들어서 서비스 개선운동을 펼쳤다. 또한 환자 중심의 서비스 아이디어에 준한 Planetree 모델이 1985년부터 미국의 여러 병원에 적용되기 시작하였다(Frampton, Charmel & Planetree, 2008). 서비스 개선내용 중의 하나는 입원환자의 사회적 지원망인 보호자의 병원 체류시간에 제한을 가하지 말자는 것이었다. 우리나라의 경우는 보호자가 병원에 머물면서 환자를 돌보는 역할을 수행하고 있기 때문에 보호자는 단순히 환자의 병수발을 드는 것 외에도 의료진과의 대화를 통해서 정보를 제공하고 치료의 의사결정 과정에 동참하기도 한다.

3 동선별 커뮤니케이션

(1) 의료진 간의 커뮤니케이션

① 개 념
 ㉠ 팀 단위 의료진 간의 커뮤니케이션 : Fagin(1992)은 의료진 간의 협동이 양질의 의료서비스 제공을 위해서 필요한 요소라고 보았다. 의료기술이 발달함에 따라 점점 팀 단위의 전문적인 의료서비스가 중요시되고 있기 때문에 팀원 간의 커뮤니케이션이 원활해야 의료서비스의 질 확보가 가능하다.
 ㉡ 비공식적 의사소통과 의료진 간의 커뮤니케이션 : 조직관리 차원에서 의료조직 내에서의 비공식적인 의사소통도 필요하다. 원활한 의사소통은 조직원 간의 인간관계 향상 및 사교적 분위기를 증진시키고, 조직구성원들 간의 유대감을 형성하며, 공식채널에서 다루지 못하는 정보와 아이디어 발굴을 통해 보다 향상된 의료 서비스를 제공할 수 있게 한다.

② 커뮤니케이션의 방해요소
 Northous와 Northouse(1998)는 의료진 간의 커뮤니케이션의 방해요소로 '의료전문직 간의 상호이해 부족, 역할 스트레스, 자율성(Autonomy) 확보를 위한 갈등'에 대해 언급하였다.
 ㉠ 의료전문직 간의 상호이해 부족 : 다양한 의료전문직은 대부분 별개의 교육체계를 통한 훈련을 받는다. 따라서 의료 종사자들 상호 간에 서로를 이해할 수 있는 체계적인 교류의 기회도 없이 바로 의료현장에서 마주치게 된다.
 ㉡ 역할 스트레스
  • 의료기술의 발달은 끊임없이 새로운 장비의 도입을 유도하고, 이에 따라 의료기술직도 확대되고 세분화되고 있다. 문제는 의료현장에 새로운 직종이 늘어나면서 영역 간의 갈등도 점점 심화되고 있다는 것이다. 자신의 고유한 업무영역을 갖고 싶어 하면서도, 업무량만 많고 실익이 별로 없는 영역은 다른 직종에게 전가하려는 행태를 보이게 된다.

- 생명과 직결된 의료현장에서 의료진은 항상 긴장된 상태에서 일상적인 일을 하게 된다. 이러한 일상화된 긴장도 원활한 소통의 방해요소가 된다.
ⓒ 자율성(Autonomy) 확보를 위한 갈등
- 자율성이 전문직을 특징짓는 중요한 요소라고 할 때, 의료현장에서 의사는 간호직에 비해서 상대적으로 우월한 위치에 있기 때문에, 이러한 권한의 차이로 인하여 원활한 소통의 흐름에 장애가 발생한다.
- 예를 들어, 인턴과 레지던트는 고된 스케줄 속에서 업무과로에 노출된다. 이와 같은 업무과부하(Role Overload) 이외에도 자신에게 주어진 역할 간의 부조화인 역할갈등(Role Conflict)을 경험하게 된다. 응급실의 경우 긴박한 상황이 지속적으로 발생하므로, 의료진 간에 원활한 의사소통이 이루어지지 않을 수 있다.

(2) 의료관광코디네이터와 환자와의 커뮤니케이션

① 의료관광코디네이터
  ㉠ 의료관광코디네이터란 국내 병원에서 진료와 치료를 받고자 하는 외국인환자에게 유능한 의료진을 연결시켜주고, 환자와 동반 가족들의 국내 체류·관광을 지원하는 전문직종이다.
  ㉡ 의료관광코디네이터가 되기 위해서는 의료 및 관광 분야의 지식과 어학 실력은 물론 세련된 매너가 필수이다.

② 의료관광코디네이터와 환자와의 커뮤니케이션
  ㉠ 의료관광코디네이터의 업무는 매우 다양하다. 사전 질병의 상담과 견적산출, 입국비자를 위한 서류발급 업무, 입국에서부터 출국까지 환자를 위한 비용, 의료관련 상담, 개별 고충상담 외에 의료전문상식을 기반으로 전문통역과 다양한 문화에 대한 이해가 수반되어야 한다.
  ㉡ 그리고 의료사고 발생 시, 환자와의 최접점에서 모든 처리를 해야 하는 위험성까지 관리가 가능한 다재다능한 인재가 양성되어야 한다. 즉, 업무범위가 매우 넓고 의사소통의 작은 오류에도 리스크가 큰 업무이기 때문에 좀 더 명확하고 세분화된 전문가가 필요하다.

CHAPTER 03 의료관광코디네이터의 역할과 핵심역량

1 의료관광코디네이터의 역할

국제의료관광코디네이터는 환자의 최초 접수에서부터 퇴원에 이르기까지 거의 모든 과정에 개입하게 되고, 그 역할에 따라 환자의 치료 만족도 및 홍보에 중요한 역할을 하게 된다.

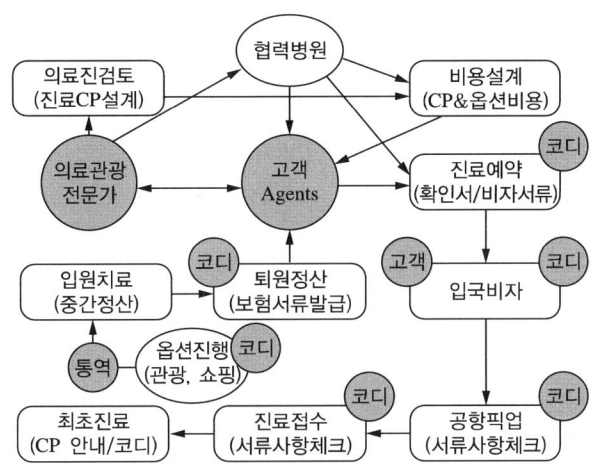

[국제의료관광코디네이터의 역할 프로세스]

(1) 마케팅 지원활동 - 의료관광코디네이터의 가장 큰 업무

① 의료관광코디네이터의 마케팅 능력
  ㉠ 코디네이터의 업무에서 가장 중요한 업무 중 하나는 마케팅 지원활동을 뒷받침하는 것이다. 이는 해외환자를 직접 유치하는 마케팅 활동이 아닌, 이미 유치된 환자의 니즈와 성향을 정확히 파악하여 적정한 치료에 대한 코디와 기타 수익발생을 이끌어내는 모든 활동이다.
  ㉡ 즉, 적절한 코디를 통해 병원의 매출을 최대한 보장하고, 환자에게는 양질의 의료서비스를 제공할 수 있는 역량이 바로 마케팅 능력이다.

② 마케팅 능력의 중요성
  ㉠ 현실은 코디네이터의 업무에 극히 한정적이거나 또는 너무 많은 역할을 부여하여 집중력과 전문성을 제대로 발휘할 수 없게 하는 경우가 많다. 따라서 사용자(병원, 유치업체) 측의 적정한 업무분장과 전문적이고 적극적인 개인의 노력이 뒷받침되어야 한다.
  ㉡ 의료관광은 해외환자를 유치하는 것만으로 끝나는 것이 아니라, 적극적인 코디를 통해 고객의 만족과 병원의 수익을 창출할 수 있어야 하므로 코디네이터의 역량이 무엇보다 중요한 역할로 작용한다.

(2) 의료사고 사전예방을 위한 리스크 매니지먼트의 역할

① 의료사고의 위험성 : 해외환자 유치사업에서 가장 먼저 준비되어야 할 사항은 의료사고와 관련된 부분이다. 앞으로 해외환자는 계속 증가할 것이므로 의료사고는 국내외를 막론하고 반드시 발생할 수밖에 없는 위험요소이다.

② 의료사고의 사전예방 : 국내와 외국의 의료분쟁에 대한 기존의 해결절차와 방법을 비교분석하고, 외국인환자의 진료 프로세스 하나하나에 내재되어 있는 리스크를 예상하여 그 관리를 어떻게 해야 하는지 대안을 준비한다.

(3) 의료전문 통역자로서의 역할

① 의료전문 통역사 고용의 어려움 : 각 의료기관의 현실로 볼 때 아직까지 외국인환자를 위한 별도의 전문 의료 통역사를 고용하기는 쉽지 않다.

② 의료전문 통역사의 양성 : 우선적으로는 각 기관마다 장기적인 관점에서 외국어가 가능한 전문 의료인을 양성 또는 고용하는 것이 가장 바람직하다. 현실적으로는 재정 부담을 느낄 수밖에 없지만 장기적인 관점에서 보면 기관이 직접 고용하고 적절한 교육과 훈련을 통해 최적의 전문가로 양성하는 것이 좋다.

(4) 의료전문 상담사(설계사)의 역할

① 해외환자의 유치경로와 프로세스 : 의료관광을 위한 외국인환자들은 아래와 같이 다양한 형태로 한국에 방문하게 된다. 외국인환자의 유치형태는 다양하지만 유치한 후의 경로는 비교적 단순한데, 보통 에이전트나 병원을 경유하여 의료관광을 시행하게 된다.

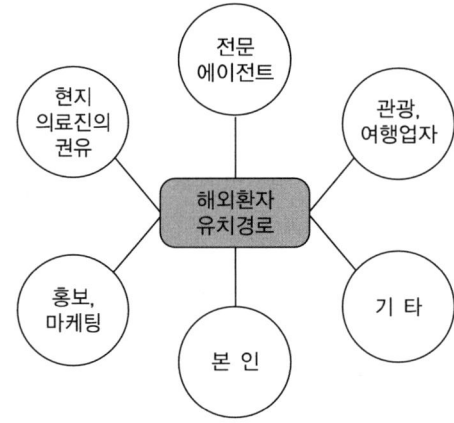

[해외환자 유치경로]

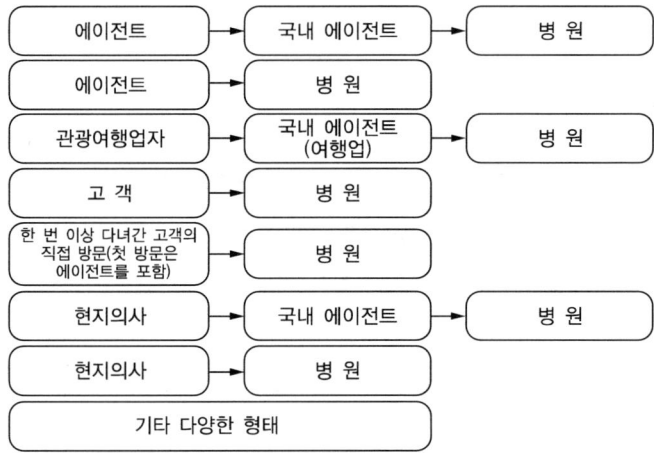

[의료관광 경로별 프로세스]

② 의료관광 프로세스
  ㉠ 상담과 치료설계 : 외국인환자의 상담의뢰는 전화와 이메일을 통해 이루어진다. 최초의 상담은 부족한 정보와 한정된 내용을 기초로 좀 더 구체화하는 작업으로, 가족의 병력확인, 현지 의사의 진료 및 검사내역 등을 통해 기초 자료를 완성한다. 이렇게 작성된 자료는 한국어로 번역하여 담당 주치의와 상의한 후에 검사내용과 수술, 치료방법에 대한 설계를 하게 된다.
  ㉡ 비용산정 : 설계된 내용은 담당 원무팀과 보험심사과의 결과 그리고 기타 옵션을 포함한 비용을 모두 합친 후에 최종 견적이 산출되며, 이 모든 자료를 다시 고객이 쉽게 이해할 수 있는 정형화된 문서(견적설계서)로 번역하여 제공하게 된다.
  ㉢ 해외환자의 유치 : 이런 일련의 수고를 통해 유치되는 환자의 확률은 약 8% 내외로 매우 낮은 편이다. 환자유치 성공확률을 높이는 것이 의료관광산업의 발전과 직결됨에 따라, 해외환자 유치 현장의 최전방에서 업무를 수행하는 의료관광코디네이터의 능력과 역량이 높이 평가될 수밖에 없다.

(5) 고객의 신뢰를 받을 수 있는 역할과 일반 안내업무
① 우리나라 의료기관의 서비스에 대한 인식 : 현재 한국병원이 가장 먼저 개선해야 할 사항 중의 하나가 바로 의료진과 직원들의 서비스마인드 제고이다. 미래는 고객중심의 서비스가 최우선적 과제이므로, 내국인뿐만 아니라 외국인 고객진료의 핵심 역시 서비스정신을 바탕으로 형성된 신뢰라고 할 수 있다.
② 서비스에 대한 신뢰의 구축 방법 : 세심한 배려와 친절한 말투, 행동뿐만 아니라, 상담부터 치료, 그리고 귀국에 이르기까지의 전 과정을 명료하게 시스템화하여 환자와의 신뢰를 구축하도록 노력해야 한다.
③ 서비스에 대한 신뢰의 중요성 : 서비스에 만족한 고객은 코디네이터의 마케팅활동에 적극적으로 따르게 되며, 코디네이터는 자신의 목표를 보다 용이하게 달성할 수 있게 된다. 또한 의료사고 발생 시 원만한 해결이 가능해지며, 다소 불편한 통역서비스에도 양해가 가능해진다.

(6) 문화 전도사의 역할
① 문화의 변화 : 세계는 끊임없이 변화하고 있고 그만큼 문화적 교류도 활발하게 이루어지고 있다. 빠른 속도로 발전하고 있는 의료관광시장도 마찬가지이다.
② 문화의 수용 : 해당 문화의 차이에 대한 깊은 이해와 수용이 없다면 이로 인해 일어날 수 있는 부정적인 영향에서 벗어날 수 없을 것이다. 따라서 변화하는 글로벌 사회를 반영한 공통적인 에티켓과 문화를 충분히 인지하고 준비해야 한다. 이는 한국 브랜드 가치를 높이고 나아가 해외환자 유치에 중요한 역할을 하게 될 것이다.

2 의료관광코디네이터의 대화법

(1) 상담 시 대화법

① 말할 때
  ㉠ 밝게, 상냥하게, 아름답게 말해야 한다.
  ㉡ 정확한 발음, 밝은 목소리, 적당한 속도, 적정한 음의 고지를 유지한다.
  ㉢ 심한 사투리, 속어, 비어, 유행어는 삼가야 한다.
  ㉣ '미안해요', '잠깐만요', '알았어요' 등의 반 토막 말('요'를 빼면 반말)을 해서는 안 된다. → 미안합니다, 잠깐 기다려 주시겠습니까, 알겠습니다
  ㉤ 단정적인 말보다는 완곡한 표현법을 사용하도록 한다('할 수 없습니다' → '죄송합니다만 하기 어렵습니다').
  ㉥ 빈정대는 말을 해서는 안 되고, 상대방의 기분이 상하지 않게 돌려 말해야 한다.
  ㉦ 유머와 칭찬을 적절히 구사한다.
  ㉧ 마이너스 → 플러스화법(예 값은 비싸지만, 품질은 최고입니다)

② 경청할 때
  ㉠ 몸을 약간 앞으로 굽히고 주의 깊게 듣는다.
  ㉡ 상대방의 표정과 동작을 주시한다.
  ㉢ 상대방의 말을 도중에 차단해서는 안 된다.
  ㉣ 반응을 보이고 적당한 맞장구를 친다.
  ㉤ 흥미를 보이고, 고객의 입장에서 듣는다.
  ㉥ 상대방이 웃으면 같이 웃고, 울면 같이 우는 마음으로 듣는다.
  ㉦ 선입관을 버리고 적극적인 자세로 듣는다.
  ㉧ 말을 잘하는 사람은 남의 말을 잘 듣는 사람이며, 평판이 좋은 사람은 대체적으로 말 수가 적고, 상대편보다 나중에 이야기한다(1, 2, 3 화법 : 1분 동안 말하고, 2분 동안 듣고, 3분 동안 맞장구친다).

(2) 전문 상담기법

① 자기 내면과의 대화법 – 신뢰감을 주는 커뮤니케이션 : "사람은 자기가 이미지한 대로의 인간이 된다"
  → 플라시보 효과, 피그말리온 효과, IC법, 이미지 컨트롤법
② 국제의료관광코디네이터의 팀 커뮤니케이션 기술
  ㉠ 스태프 미팅 활용법
  ㉡ 팀 회의 시 고려할 사항
   • 회의 자체에 의미를 두지 마라.
   • 목적을 항상 염두에 두어라.
   • 다음 번 회의 주제를 미리 예고하라.
   • 회의는 되도록 일정한 장소에서 하라.
   • 회의록을 남겨라.
   • 회의를 마감하는 멘트를 하라.
   • 회의가 끝난 후 평가하라.

ⓒ 직원과의 대화 시 상담요령
- 상담의 필요성을 공유하라(인간적인 친근감, 신뢰감).
- 소음을 차단하라(내부소음-불안, 편견, 무관심, 감정 등).
- 감정이입을 하며 경청하라(판단하지 마라, 충고하지 마라).
- 질문을 사용하여 피드백하라.
- 동기부여를 하라.
- 상담의 보람과 가치를 느끼게 하라.
- 추후 피드백 가능한 채널을 제시하라.

③ 글로벌 코디네이터의 환자유형별 상담 노하우
㉠ 환자의 유형을 알면 상담이 쉬워진다.
㉡ 진료 I.Q와 경제적 여유에 따른 환자 상담법
㉢ 기술적 도움 연구프로그램(Technical Assistance Research P) 연구결과 - 불만족한 고객이지만, 거래를 재개할 고객의 비율에 관한 연구
- 불평불만을 안 한 경우 : 37%(63%는 돌아오지 않음)
- 불만이 해결되지 않은 경우 : 46%(54%)
- 불만이 해결된 경우 : 70%(30%)
- 불만이 빨리 해결된 경우 : 95%(단지, 5%만 돌아오지 않음)

제2과목 핵심문제

01 병원의 정의에 관한 설명으로 바르지 못한 것은?

① 영어의 Hospital은 라틴어인 Hospes에서 기원한 것으로 방문객 또는 방문객을 맞이하는 사람이라는 뜻이다.
② 16세기 이후에는 아프거나 다친 사람들에게 내과적 외과적 치료를 하는 기관으로 정의하였다.
③ 세계보건기구에서는 최소한 3명 이상의 의사가 지속적으로 근무하면서 입원환자를 위한 시설을 구비하고 진료와 간호를 하는 것이라고 정의하고 있다.
④ 우리나라에서는 1885년에 서양의료가 도입되어 광혜원, 제중원 등 서민에게 혜택을 베풀고 구제하는 개념으로 불리다가, 20세기에 들어서서 대한의원, 자혜의원 등으로 불렸으며, 그 후 병원(病院)이라고 부르게 되었다.

해설
세계보건기구에서는 최소한 1명 이상의 의사가 지속적으로 근무하면서 입원환자를 위한 시설을 구비하고 진료와 간호를 하는 것이라고 정의하고 있다.

02 공중보건에 대한 설명으로 올바르지 못한 것은?

① 공중보건의 최소단위는 지역사회이다.
② 현대인의 성인병, 만성질환 등의 치료활동을 강화한다.
③ 환경위생의 개선, 감염병의 예방, 개인위생의 원리에 기초를 두고 있다.
④ 조사망률은 보건수준 평가의 대표적인 지표이다.

해설
공중보건은 성인병, 만성질환에 초점을 둔 치료활동만을 특별히 강화하여 실행하지 않는다.

03 보건의료공급체계란 보건서비스의 전달과 관련되어 이루어지는 모든 사회조직과 배분을 의미한다. 보건의료공급체계의 목적과 조건으로 맞지 않는 것은?

① 보건의료 수요자에게 적절한 의료를 효과적으로 제공한다.
② 지역별로 병·의원이 골고루 있어야 시행된다.
③ 질병의 심각성에 따라 적합한 의료기관을 이용할 수 있어야 한다.
④ 건강은 개인과 상관없으며 국민의 기본권리라고 말할 수 없다.

해설
건강은 국민의 기본권리이다.

정답 01 ③ 02 ② 03 ④

04
세계보건기구(WHO)의 건강지표로 '어떤 연령의 사람이 장래 평균에서 살 수 있는 연도의 기대치'를 나타내는 지표는?

① 평균여명
② 비례사망지수
③ 조사망률
④ 유아사망률

해설
② 비례사망지수 : 50세 이상의 사망수/총 사망수×100
③ 조사망률 : 인구 1,000명당 1년간 총 사망수
④ 유아사망률 : 정상 출산 유아 1,000명당 5세가 되기 전 숨지는 아동의 수

05
공중보건학의 범위에 대한 설명 중 올바르지 못한 것은?

① 환경관리 분야 - 환경위생, 환경오염, 산업보건 등
② 역학 및 질병관련 분야 - 역학, 감염병관리, 기생충관리 등
③ 의료계측 분야 - 정밀진단기기, 수술보조장비, 방사선장비 등
④ 보건관리 분야 - 보건행정, 보건교육, 모자보건, 가족계획 등

해설
의료계측 분야는 공중보건학의 범위에 해당하지 않으며, 병원의료기기 및 장비를 의미한다.

06
의료공급체계의 개념에 관한 설명 중 잘못된 것은?

① 의료공급체계는 의료를 필요로 하는 사람들에게 질적·양적으로 적정한 의료를 효과적, 효율적으로 제공하는 것과 관련된 체계 또는 제도를 말한다.
② 한 국가의 국민을 위한 보건서비스의 전달과 관련되어 이루어지는 특수한 사회조직과 배분을 의미하며, 의료가 필요한 특정한 사람만이 적정 시간에 의료를 이용할 수 있도록 제도화한 것이다.
③ 의료가 전문화되고 국민의 권리로 받아들여지면서, 유한한 의료자원을 필요로 하는 모든 사람에게 제공할 수 있도록 조직적이고 체계적으로 접근하여 최소한의 투자로 최대한의 효과를 기대할 수 있는 방향으로 나아가고 있다.
④ 의료공급체계의 기본철학은 의료수용자인 국민의 입장에서 의료기관을 자유로이 선택할 수 있도록 하기 위하여 보험자나 정부가 의료기관을 1차, 2차, 3차로 구분하여 의료가 필요한 사람이 적절한 의료기관에서 적정 수준의 진료를 받을 수 있도록 하려는 것이다.

해설
의료공급체계는 한 국가의 국민을 위한 보건서비스의 전달과 관련되어 이루어지는 모든 사회조직과 배분을 의미하며, 의료가 필요한 사람이 적정 시간에 의료를 이용할 수 있도록 제도화하는 것이다.

정답 04 ① 05 ③ 06 ②

07 다음은 WHO의 '건강'에 대한 정의이다. 빈칸에 알맞은 말은?

> 건강이란 질병이 없거나 허약하지 않은 것만 말하는 것이 아니라 (   ), (   ), (   )으로 완전히 안녕한 상태에 놓여 있는 것이다.

① 신체적, 환경적, 정신적
② 신체적, 정신적, 사회적
③ 사회적, 물질적, 환경적
④ 사회적, 경제적, 환경적

해설
WHO의 건강에 대한 정의는 '신체적, 정신적, 사회적으로 안녕한 상태'를 말한다.

08 역학(疫學)은 대상인구의 질병 및 질병관련 요인들의 분포자료들을 통해 질병과 요인들 간의 질병발생의 원인을 찾아내어 질병예방 활동에 적용하려는 데 그 목적이 있다. 역학의 역할이 아닌 것은?

① 임상연구 및 치료
② 질병의 병인 또는 발생을 결정하는 요인규명
③ 질병의 측정과 유행발생의 감시역할
④ 보건의료기획과 평가를 위한 자료제공

해설
임상연구에서는 활용되지만 치료는 역학의 역할이 아니다.

09 WHO의 건강에 대한 정의 중 "신체적, 정신적, 사회적으로 안녕한 상태"가 의미하는 바와 거리가 먼 것은?

① 사회보장제도 및 복지제도가 발달된 곳에서 살 권리
② 각 개인의 사회생활에 있어서 각 개인의 역할을 충분히 수행하는 상태
③ 인종, 종교, 정치, 경제 등의 상태를 불문하고 고도의 건강을 누릴 수 있는 상태
④ 정신적 안정을 통해 사회생활에 무리 없이 잘 적응할 수 있는 상태

해설
사람의 건강을 위해서 각종 사회보장제도 및 복지제도가 잘 발달된 곳에서 살아야 하겠지만 반드시 권리로서 주장하거나 명시적인 정의를 내린 것은 아니다.

10 현대적인 의미에서 지향하고 있는 보건의료 사상은?

① 포괄적 보건의료 ② 치료적 보건의료
③ 첨단의학적 보건의료 ④ 위생적 보건의료

해설
현대적인 의미에서 보건의료 사상이 지향하고 있는 것은 질병의 치료뿐만 아니라 건강증진, 질병예방과 재활의학적 접근에 이르기까지의 포괄적 보건의료개념이다.

11 질병에 대한 설명으로 거리가 먼 것은?

① 질병은 감염성질환과 비감염성질환으로 구분할 수 있다.
② 비감염성질환의 중요성이 더욱 커지고 있다.
③ 질병을 일으키는 병원체와 병원체가 증식하고 생활하는 곳은 병원소이다.
④ 비감염성질환은 세균에 의한 질환으로 항생제의 발달로 대부분 치료가 가능하다.

해설
④는 감염성질환에 대한 설명이다.

12 보건행정의 특성과 거리가 먼 것은?

① 공공성 및 사회성 ② 봉사성
③ 친밀성 ④ 교육성과 조장성

해설
친밀성은 보건행정의 특성과 거리가 멀고, 이외에 보건행정의 특성으로는 과학성 및 기술성이 있다.

13 WHO의 보건행정의 범위에 해당하지 않는 것은?

① 보건통계의 수집과 분석 ② 보건교육
③ 환경위생 ④ 사회보장제도의 실현

해설
사회보장제도를 실현하는 것이 보건행정의 범위는 아니며, 수준 높은 보건행정과 이를 병행할 수 있는 사회보장제도가 구축되어 실행될 때 바람직한 의미의 복지국가를 실현할 수 있다.

정답 10 ① 11 ④ 12 ③ 13 ④

14 다음 중 보건소의 업무에 해당하는 것은?

> ㉠ 감염병 및 질병의 예방관리　　㉡ 모자보건, 가족계획
> ㉢ 산재보험 및 고용보험의 관리　　㉣ 보건에 관한 실험 및 검사

① ㉠, ㉡, ㉢　　　　　　② ㉡, ㉢, ㉣
③ ㉠, ㉢, ㉣　　　　　　④ ㉠, ㉡, ㉣

해설
산재보험, 고용보험에 관한 관리는 노동부의 관할 업무이다.

15 보건·위생 분야의 국제적인 협력을 위하여 설립한 UN 전문기구는?

① WTO　　　　　　② WHO
③ WMO　　　　　　④ ILO

해설
② WHO(세계보건기구), ① WTO(세계무역기구), ③ WMO(세계기상기구), ④ ILO(국제노동기구)

16 세계보건기구의 주요 사업과 거리가 먼 것은?

① 국제적인 보건사업에 대해 지휘하고 조정하는 기능
② 보건서비스의 강화를 위한 각국 정부의 요청에 대한 지원 가능
③ 감염병 및 기타 질병들의 예방과 관리에 대한 업무를 지원
④ 성인병 및 만성질환, 감염병 등의 퇴치와 관리 및 치료

해설
성인병 및 만성질환, 감염병 등의 퇴치 및 치료보다는 감염병 등의 관리와 진단검사의 기준을 확립한다.

17 다음 중 사회보장에 대한 설명으로 올바르지 못한 것은?

① 미국은 세계 최초로 사회보장법을 제정하였다.
② 소득보장과 의료보장은 사회보험의 형태이다.
③ 공적부조 및 공공서비스는 개인 보험료로 운영된다.
④ 의료보장의 대표적인 것이 의료보험제도이다.

해설
공적부조 및 공공서비스는 개인 보험료로 운영되는 것이 아니라 조세를 기반으로 운영된다.

18 지역사회의 보건수준을 나타내는 대표적인 보건통계 지표는?

① 영아사망률
② 조사망률
③ 신생아사망률
④ 사산율

해설
영아사망률은 지역사회의 보건수준을 나타내는 대표적인 지표이다.

19 의료급여법에 따른 의료급여환자에 해당하지 않는 자는?

① 국민기초생활보장수급자
② 독립유공자 및 국가유공자와 그 가족
③ 5·18민주화 운동 관련자와 그 가족
④ 유형문화재 보유자

해설
유형문화재 보유자는 의료급여자와 상관없으며, 국가무형유산의 보유자(명예보유자 포함)와 그 가족이 의료급여자에 해당된다.

20 지역사회의 공중보건 수준을 평가하는 보건지표로서 거리가 먼 것은?

① 조사망률
② 영아사망률
③ 비례사망지수
④ 국가청결지수

해설
국가청결지수는 공중보건의 지표가 아니다.

21 다음 중 공중보건의 정의로 올바르지 못한 것은?

① 질병예방을 위한 노력을 한다.
② 생명을 연장시킨다.
③ 신체적, 정신적 효율을 증진시키는 기술이며 과학이다.
④ 질병의 조기치료를 중심사상으로 하고 있다.

해설
단순하게 질병의 조기치료를 중심사상으로 하지 않으며, 질병의 조기진단과 예방을 위한 의료 및 간호서비스 조직화를 꾀하고 있다.

정답 18 ① 19 ④ 20 ④ 21 ④

22 세계 최초로 사회보장제도를 실시한 나라는 어디인가?

① 스위스　　　　　　　② 영 국
③ 독 일　　　　　　　　④ 미 국

해설
근대 독일의 비스마르크는 세계 최초의 근로자 질병보호법을 제정하여 사회보장제도의 계기를 마련하였고, 미국(1935)이 사회보장법을 제정하였으며, 영국(1948)이 사회보장제도를 실시하였다.

23 심신의 전체 또는 일부가 일차적 또는 계속적으로 장애를 일으켜서 정상적인 기능을 할 수 없는 상태를 무엇이라 하는가?

① 질 병　　　　　　　　② 갱년기
③ 노년기　　　　　　　　④ 심신장애

해설
질병에 대한 정의를 묻는 것이다.

24 감염병은 시간경과와 전파경로에 따라 분류한다. 다음 중 급성감염병에 속하지 않는 것은?

① 콜레라　　　　　　　　② 장티푸스
③ 매 독　　　　　　　　④ 일본뇌염

해설
매독은 만성감염병이다.

25 감염병의 발생과정에서 숙주요인은 병원체 요인에 의해 침범을 받게 되어도 이에 대한 반응은 사람에 따라 다르게 나타난다. 다음 중 숙주요인이 아닌 것은?

① 연령, 성별　　　　　　② 생활습관
③ 후천적 지향력　　　　　④ 사회적 지위

해설
숙주요인에는 '연령, 성, 종족, 면역, 생활습관, 직업, 개인위생, 선천적·후천적 지향력, 건강상태, 영양상태' 등이 있다.

정답 22 ② 23 ① 24 ③ 25 ④

26 B형간염의 전파경로를 잘못 설명한 것은?

① 재채기, 기침으로 인한 바이러스 전파
② 오염된 혈액, 혈장, 혈청을 주사했을 때
③ 오염된 주사기, 바늘, 기타 의료기구에 찔렸을 때
④ 정액, 체액을 통해서 감염

해설
원인균이 간염바이러스 B형이거나 직접 접촉이 없으면 옮기지 않는다.

27 사회보장체계와 연결이 잘못된 것은?

① 소득보장 – 국민연금
② 의료보장 – 의료보험
③ 공적부조 – 취로사업, 재해구호
④ 공공서비스 – 의료보호

해설
의료보호
생활보호대상자와 일정소득수준 이하 저소득층에게 국가의 재정으로 의료혜택을 주는 공적부조의 한 방법이다.

28 다음 중 산재보험의 급여에 해당하지 않는 것은?

① 상병보상 ② 분만급여
③ 장해급여 ④ 유족급여

해설
산업재해보상보험에는 '요양급여, 휴업급여, 장해급여, 간병급여, 유족급여, 상병보상연금, 장례비, 직업재활급여'가 있다.

29 인구 1천 명당 1년간 사망지수를 나타내는 지표는?

① 조사망률 ② 연령별 사망률
③ 연간사망률 ④ 모성사망률

해설
• 연령별 사망률 : 특정연령의 사망자수/특정연령의 연앙인구(=1년의 중간지점 인구)×1,000(또는 100,000)
• 모성사망률 : 모성 사망자수/가임기 여자인구×1,000(또는 100,000)

정답 26 ① 27 ④ 28 ② 29 ①

30 생물테러감염병 또는 치명률이 높거나 집단 발생의 우려가 커서 발생 또는 유행 즉시 신고하여야 하고, 음압격리와 같은 높은 수준의 격리가 필요한 감염병은?

① 제1급감염병
② 제2급감염병
③ 제3급감염병
④ 제4급감염병

해설
② 제2급감염병 : 전파가능성을 고려하여 발생 또는 유행 시 24시간 이내에 신고하여야 하고, 격리가 필요한 감염병
③ 제3급감염병 : 그 발생을 계속 감시할 필요가 있어 발생 또는 유행 시 24시간 이내에 신고하여야 하는 감염병
④ 제4급감염병 : 제1급감염병부터 제3급감염병까지의 감염병 외에 유행 여부를 조사하기 위하여 표본감시 활동이 필요한 감염병

31 다음 중 산업보건의 임무에 해당하지 않는 것은?

① 근로 및 작업 강도의 강화
② 산업재해 예방
③ 직업병 예방
④ 작업장 환경관리

해설
근로 및 작업 강도의 강화와 산업보건의 임무와는 거리가 멀다.

32 「폐기물관리법」상 의료폐기물 중 손상성 폐기물은?

① 붕대
② 수술용 칼날
③ 일회용 기저귀
④ 폐백신

해설
손상성폐기물
주사바늘, 봉합바늘, 수술용 칼날, 한방침, 치과용침, 파손된 유리재질의 시험기구

33 사회보장제도의 창시자는?

① Bismarck
② Max Weber
③ Lister
④ Winslow

해설
사회보장제도의 창시자는 독일의 비스마르크이다.

정답 30 ① 31 ① 32 ② 33 ①

34 일차보건의료의 개념에 대한 설명으로 틀린 것은?

① 지역사회의 흔한 질병관리부터 우선한다.
② 전문의에 의한 입원서비스를 의미한다.
③ 보건의료요원과 주민의 적극적인 참여로 이루어진다.
④ 질병예방 및 치료, 건강증진, 재활서비스 등의 포괄인 활동이다.

해설
일차보건의료란 지역사회 수준에서 주민의 건강을 향상시키는 데 필요한 다각적인 조치로 질병예방, 치료, 건강증진, 재활서비스 등을 포함한다. 전문의에 의한 서비스는 2차 보건의료이다.

35 포괄적인 보건의료서비스 개념으로 틀린 것은?

① 질병예방 및 치료
② 건강증진 활동
③ 치료기술의 규격화
④ 사회복귀 훈련

해설
포괄적인 보건의료서비스는 질병의 치료뿐만 아니라 예방, 재활, 건강증진 활동, 사회복귀 훈련 등을 포함한다.

36 의료공급체계를 실시하는 목적으로 틀린 것은?

① 제한된 보건의료자원을 최대로 이용하게 한다.
② 공공부문의 의료기관에 환자를 집중시키는 데 있다.
③ 환자이송체계를 확립하여 의료의 효율성을 도모하는 데 있다.
④ 가벼운 질환은 1, 2차 의료기관에서 진료를 받도록 하는 데 있다.

해설
의료공급체계는 경증의 환자는 1, 2차 의료기관에서, 중증 환자는 전문적인 의료기관에서 진료를 받도록 하여 의료이용의 효율성을 높이는 데 목적이 있다.

37 우리나라 보건의료체계에 대한 설명으로 옳은 것은?

① 의사 중 전문의 수의 비율이 절대적으로 낮은 수준이다.
② 예방서비스보다는 치료 중심의 의료서비스가 제공된다.
③ 공공보건의료에 비해 민간의료부분이 너무 미약하다.
④ 보건의료자원이 지역적으로 잘 안배되어 있다.

해설
우리나라는 전문의 수의 비율이 너무 높고, 치료 중심의 의료서비스가 제공되고 있다. 의료자원의 분포는 지역적으로 불균형이 심하다.

정답 34 ② 35 ③ 36 ② 37 ②

38 진단명에 따라 건당 진료비가 결정되는 방식은?

① 진료행위별수가제　　② 포괄수가제(DRG)
③ 봉급제　　　　　　　④ 총괄계약제

> **해설**
> 포괄수가제(DRG)는 진단명에 따라 건당 진료비가 결정되는 방식이다.

39 진료행위별수가제의 장점은?

① 의사의 노력에 대한 대가가 인정되며, 진료비 설명이 용이하다.
② 건당 일정액을 받으므로 환자를 조속히 치료하게 한다.
③ 의사의 자격, 능력, 직위에 따라 수입이 결정된다.
④ 예방서비스에 중점을 두기 때문에 의료비 증가를 억제한다.

> **해설**
> 진료행위별수가제는 의사의 노력에 대한 대가가 인정되며, 진료비와 진료행위 간의 설명이 용이하고 의료기술의 발달을 촉진하는 효과가 있다.

40 다음 중 산업재해 보상에 포함되는 보험급여가 아닌 것은?

① 유족급여　　② 퇴직급여
③ 요양급여　　④ 장해급여

> **해설**
> • 보험급여 : 요양급여, 휴업급여, 장해급여, 간병급여, 유족급여, 상병보상연금, 장례비, 직업재활급여
> • 특별급여 : 장해특별급여, 유족특별급여

41 비례사망지수가 매우 높다고 할 때 그 나라의 건강수준은 어떠한가?

① 건강수준이 낮다.
② 건강수준이 높다.
③ 낮을 수 있지만 높을 수는 없다.
④ 높을 수도 있고 낮을 수도 있다.

> **해설**
> 비례사망지수가 높다는 것은 그 지역사회의 건강수준이 높음을 의미한다.

42 다음 중 성인병이 아닌 것은?

① 고혈압　　　　　　② 당뇨병
③ 성 병　　　　　　　④ 뇌졸중

해설
성인병에는 '고혈압, 동맥경화증 및 관상동맥경화증, 뇌졸중, 악성신생물, 당뇨병' 등이 있다.

43 호스피스 케어(Hospice Care)의 대상자는 누구인가?

① 80세 이상의 노인
② 2급 이상의 지체장애자
③ 말기 암 환자 등 치료하기 어려운 환자
④ 치료 가능한 암 환자

해설
호스피스 케어(Hospice Care)란 말기환자나 임종을 앞둔 환자들을 대상으로 한 서비스이다.

44 미국에서 실시하고 있는 의료보장제도 중에서 메디케어(Medicare)를 적절하게 설명한 것은?

① 65세 이상의 노인과 신체장애자 등을 대상으로 하는 것이다.
② 저소득층을 대상으로 하는 의료보조제도이다.
③ 지역주민에 대한 보건의료서비스를 포괄적으로 제공하기 위한 민간의료보험 제도이다.
④ 지역주민에 대한 보건의료서비스를 포괄적으로 제공하기 위한 공공의료보험 제도이다.

해설
미국에서 실시하고 있는 의료보장제도 중에서 메디케어(Medicare)의 특징은 65세 이상의 모든 노인과 신체장애자, 특수질환자 등을 대상으로 양질의 보건의료의 제공과 경제적 부담을 경감시키는 데 주목적이 있는 사회보장제도이다. 저소득층을 대상으로 하는 의료보조제도는 메디케이드(Medicaid)제도이다.

45 병원 내 서비스를 높이기 위하여 체크해야 할 사항 중 적절하지 않은 것은?

① 접수대의 청결 및 환자응대 서비스　　② 의료기구들의 청결유지
③ 의료인의 외모 등을 포함한 청결도　　④ 의료진의 연령

해설
병원 서비스 개선을 위해 확인할 사항 중 의료진의 연령 확인은 관계가 없다.

정답 42 ③　43 ③　44 ①　45 ④

46 진료에 있어서 환자의 건강상태를 체크하는 이유는?

① 하나의 형식으로서 체크한다.
② 친절한 병원의 이미지를 위하여 체크한다.
③ 문제가 있는 환자는 진료하지 않기 위해 체크한다.
④ 진료에 있어 문제가 될 수 있는 부분을 해결할 수 있으므로 체크한다.

해설
진료는 의사가 환자를 진찰·치료하기 위한 목적으로 이루어진다.

47 다음은 서비스의 삼각형 구조이다. 가운데 들어갈 알맞은 말은?

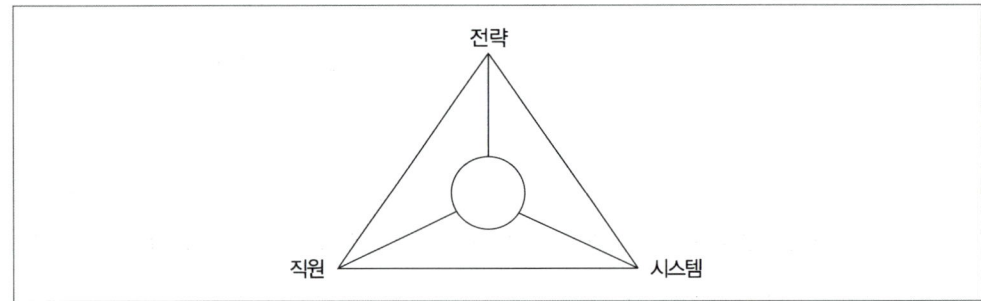

① 고 객
② 원 장
③ 경영자
④ 보호자

해설
칼 알브레히트는 성공한 기업은 세 가지 요소를 가져야 한다는 '서비스 삼각형(Service Triangle)'을 제안하였다.

48 국가가 국민의 복지증진과 건강, 질병으로부터의 해방 등을 책임지는 근거법령은?

① 헌 법
② 건강보험법
③ 국민연금법
④ 의료법

해설
대한민국의 모든 법은 헌법에 그 근거가 있다.

49 다음은 약속의 원칙과 약속노트 작성법을 나열한 것이다. 거리가 먼 것은?

① 가급적 약속 수는 일정 수 이내로 줄인다.
② 도착 후 늦어도 10분 안에 진료실로 들어갈 수 있어야 한다.
③ 다음 고객과의 시간여유를 최소 2~3분 정도로 한다.
④ 약속노트를 가급적 환자에게 보여주고 2개 날짜 중 선택하도록 한다.

> **해설**
> ④ 약속노트를 고객에게 직접 보여주지 않는 것이 좋다.
>
> **약속의 원칙과 약속노트 작성법**
> • 가급적 약속 수는 일정 수 이내로 줄인다.
> • 고객이 도착 후 늦어도 10분 안에는 진료실에 들어갈 수 있어야 한다.
> • 심리적 시간개념을 이해해야 한다.
> • 다음 고객과의 시간여유를 최소 2~3분 정도로 한다.
> • 약속노트를 고객에게 직접 보여주지 않는 것이 좋고 2개 날짜 중 선택하도록 한다.
> • 약속노트를 색깔을 활용하여 보기 좋게 만들어 한눈에 하루의 일정을 알 수 있게 한다.
>
> **잘 정리된 진료약속노트의 효과**
> • 환자의 흐름을 조절한다.
> • 환자진료가 없는 시간을 최소화한다.
> • 진료보조인력을 효율적으로 활용한다.
> • 진료가 바쁘지 않도록 시간을 적절히 배정한다.
> • 진료수입을 비교적 일정하게 올릴 수 있다.

50 의료계가 의료서비스를 중요하게 생각하게 된 계기로 맞지 않는 것은?

① 서비스 선택기준으로 의료서비스의 질 중시
② 개인 스스로가 자신을 고객으로 여기는 사상의 확대
③ 의료개방이 불가능해짐에 따른 의료계의 안주
④ 그 순간의 느낌으로 행동을 결정하는 사람들의 증대

> **해설**
> 오늘날은 세계화가 가속화되어 국제의료관광이 점차적으로 증대하는 추세이다. 따라서 의료개방이 불가능하다는 것은 맞지 않다.

정답 49 ④ 50 ③

51 환자와 의사, 스태프 사이에서의 중간자 역할을 하는 코디네이터의 역할로 맞지 않는 것은?

① 상대를 배려하고 사랑하는 마음
② 새로운 것에 도전하는 도전정신
③ 흑백이 분명하여 굽힘이 없는 대나무 정신
④ 상대를 배려하는 희생정신

해설
코디네이터의 자질
- 고객지향적 사고
- 유연한 사고방식
- 상담능력 및 융통성, 종합적 시각
- 리더십
- 자기개발 지향성
- 적극적 대인관계
- 뛰어난 커뮤니케이션 스킬
- 밝고 긍정적인 성격
- 프로의식

52 병원조직의 기능과 역할에 대한 설명으로 올바르지 않은 것은?

① 병원은 입원환자를 진단하고 치료한다는 점이 의원과 구분된다.
② 병원의 주 기능은 외래진료를 통한 입원진료이며, 2차 진료와 3차 진료를 담당한다.
③ 병원은 의료센터, 교육, 연구, 지역사회 봉사의 기능을 갖는다.
④ 병원은 의뢰환자를 주 대상으로 하며, 예방업무와 건강상담 등도 포함된다.

해설
의뢰한 환자를 주 대상으로 하는 곳은 의원이며, 병원의 역할에는 예방업무와 건강상담 등도 포함된다.

53 병원에는 여러 직종이 모여 있으며 각종 면허와 자격증을 가진 고급인력, 특히 여성인력이 많다. 병원의 주요 특성으로 맞지 않는 것은?

① 의료서비스는 결정을 잘못 내릴 경우 생명과도 직결되므로 합리적인 선택에 어려움이 있다.
② 응급을 요하므로 환자를 위하여 신속한 판단과 처리, 즉 의료적 대응이 필수적이다.
③ 언제, 어디서, 얼마에 서비스를 구입할 것인가를 충분히 생각하고 스스로 결정할 수 있으며, 의료서비스 선택의 순간은 예측 가능한 경우가 대부분이다.
④ 환자에 대한 개인적인 서비스이므로 기계화, 자동화하기가 어렵고 대량 서비스나 주문생산이 불가능하다.

해설
환자의 입장에서 선택의 폭이 적다. 다른 서비스의 경우 구매자는 언제, 어디서, 얼마에 구입할 것인가를 충분히 생각하고 스스로 결정할 수 있으나, 의료서비스의 선택 순간은 예측이 불가능하거나, 부득이한 경우가 대부분이다.

정답 51 ③ 52 ④ 53 ③

54 다음은 고객접점별 환자관리에 대한 설명이다. 바르지 않은 것은?

① 전화응대는 보이지 않는 서비스이므로 더욱더 밝은 톤의 목소리로 응대한다.
② 배웅 시 고객이 병원을 떠날 때까지 최대한 관심을 가지고 배웅한다.
③ 대기실에는 잡지나 신문이 항상 잘 정리되어 있도록 한다.
④ 치료실에 있는 환자에게는 미치료비에 대한 설명을 하지 않아도 된다.

해설
고객은 치료비에 민감하기 때문에 미치료에 대하여서는 자세하게 설명하여야 한다.

55 다음 중 병원의 국제 경쟁력을 강화하기 위한 내용이 아닌 것은?

① 외국병원 설립구역을 가능한 한 확보한다.
② 경영전문가가 병원경영에 참여할 수 있는 환경을 조성한다.
③ 의료서비스 수준이 글로벌 기준에 맞아야 한다.
④ 의료산업을 해외에 수출한다.

해설
병원의 국제 경쟁력 강화를 위해서는 국내 병원이 활성화되어야 하므로 ①은 적합하지 않다.

56 우리나라에서 병원의 사회적 역할만으로 묶은 것은?

┌─────────────────────────────┐
㉠ 환자의 진단과 치료
㉡ 의학·의료기술의 연구
㉢ 의료 인력의 교육과 훈련
㉣ 공중보건 기능
㉤ 최상의 의료서비스
㉥ 고품질서비스 저치료 비용
└─────────────────────────────┘

① ㉠, ㉡, ㉢, ㉤　　② ㉠, ㉡, ㉣, ㉤
③ ㉠, ㉡, ㉢, ㉥　　④ ㉠, ㉡, ㉢, ㉣

해설
최상의 의료서비스 및 고품질서비스 저치료 비용은 서비스 품질과 관련된 내용이다.

정답　54 ④　55 ①　56 ④

57 최근 고객의 힘이 증대되고 있는데, 그 내용과 다른 것은?

① 소비자 의식의 향상
② 평균수명의 연장
③ 소비자 보호를 위한 제도와 법률의 제정
④ 고객의 의학지식 증가

해설
평균수명의 연장으로 환자 수가 증대하고 있으나 이는 고객 힘의 증대와는 관련성이 적다.

58 매슬로우의 욕구 5단계의 성장단계 연결로 옳은 것은?

㉠ 자기실현의 욕구	㉡ 안전한 욕구
㉢ 사회적 욕구	㉣ 자존의 욕구
㉤ 생리적 욕구	

① ㉠ → ㉡ → ㉢ → ㉣ → ㉤
② ㉤ → ㉡ → ㉢ → ㉣ → ㉠
③ ㉤ → ㉡ → ㉣ → ㉢ → ㉠
④ ㉡ → ㉤ → ㉣ → ㉢ → ㉠

해설
매슬로우의 욕구 5단계

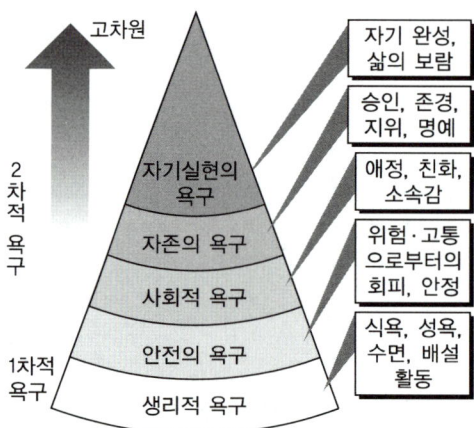

59 의료기관에서 서비스 마케팅을 통해 얻을 수 있는 효과로 틀린 것은?

① 지역사회 주민에 대한 필요와 욕구를 보다 민감하게 파악하고 인식함으로써 환자와 그들의 목표 시장에 대한 만족도를 창조할 수 있다.
② 서비스 마케팅은 모든 고객을 만족시킬 수 있다.
③ 의료기관이 가지는 강점과 약점을 분석하고 서비스를 차별화하여 경쟁우위를 확보할 수 있다.
④ 모든 사람들에게 모든 서비스를 제공하는 것보다 특정 사람에게 전문화된 서비스를 제공함으로써 의료기관의 효율성을 높일 수 있다.

해설
② 많은 고객채널이 있고 예산이 한정된 상황에서 모든 고객을 만족시킬 수는 없다.
서비스 마케팅
형체가 있는 유형의 제품이 아닌 무형의 서비스를 대상으로 하는 마케팅

60 진료약속에 대한 고객관리의 방법 중 올바르지 않은 것은?

① 약속취소에 대비해 대기자 명단을 작성하여 활용한다.
② 진료약속에 대한 확인은 48시간 이전에 전화한다.
③ 약속이 정확치 않은 고객에 대해서는 취소되어도 손실이 적은 시간에 배치한다.
④ 환자가 약속을 못 지켰을 때는 확인 없이 바로 다른 스케줄을 예약한다.

해설
환자가 예약시간에 나타나지 않은 경우 반드시 연락하여 방문 여부 및 다음 예약 스케줄을 확인할 수 있도록 한다.

61 예약제의 경우 환자들의 진료약속 관리에 대해 잘못 서술한 것은?

① 환자가 약속시간을 상습적으로 어길 경우 약간의 페널티를 주어도 좋다.
② 진료약속은 병원의 일정대로 편한 시간에 잡는 것이 우선이다.
③ 가급적 신규환자는 당일에 진료를 받을 수 있도록 배려한다.
④ 약속노트는 누구나 알아볼 수 있도록 깔끔하게 정리한다.

해설
시간이란 병원의 시간뿐 아니라 고객의 시간도 중요하므로 예약시간을 잡을 때는 양쪽의 시간 모두를 고려하여야 한다.

정답 59 ② 60 ④ 61 ②

62 새로 내원한 환자를 접수할 때의 환자관리에 대한 설명으로 부적절한 것은?

① 환자의 증상에 대한 관심 표명보다 신상정보부터 신속히 파악하도록 한다.
② 환자의 예전 진료경험을 물어 불만을 최소화할 수 있도록 배려한다.
③ 환자가 병원을 알게 된 경로를 따로 정리하여 마케팅에 활용한다.
④ 환자에게 대기시간을 미리 알려준다.

> **해설**
> 신규환자가 내원하였을 때에는 질병 혹은 증상에 대한 의구심을 최소화할 수 있도록 최선의 노력을 기울이는 것이 좋다.

63 '진료, 입원, 심사'에 대한 설명 중, 바람직하지 않은 것은?

① 주치의 배정의 정확성 및 진료일정을 사전에 검토한다.
② 진료과에 맞는 코디네이터 또는 통역자가 준비하고 있는지 살펴본다.
③ 특정 식품, 약에 대한 알레르기에 대해 충분히 설명한다.
④ 병원생활 안내는 환자와 보호자가 요청 시에 설명한다.

> **해설**
> 병원생활 안내, 그리고 안전사고에 대한 주의사항은 환자와 보호자 모두에게 설명해야 한다.

64 병원의료서비스의 개념에 대한 설명으로 옳지 않은 것은?

① 서비스는 눈으로 확인이 가능하고 만질 수 있는 유형재 및 재화와 대비되는 개념이다.
② 동종의 서비스 간에도 이질적인 요소가 있으며, 사회발전과 과학기술의 고도화로 인해 새로운 종류의 서비스가 계속 개발되고 있다.
③ Kotler는 서비스란 어느 한쪽 편이 상대편에게 제공하는 행위나 편익으로써 한 집단에게 제공할 수 있으며, 본질적으로 유형성을 가지기 때문에 서비스의 생산은 모든 제품과 연결될 수 있음을 정의하였다.
④ 의료서비스 분야는 일반서비스와 달리 고도의 전문교육 과정을 거쳐 자격 또는 면허를 취득한 전문가들이 행하는 진료행위 과정 및 시스템이다.

> **해설**
> Kotler는 서비스란 어느 한쪽 편이 상대편에게 제공하는 행위나 편익으로써 한 집단에게 제공할 수 있으며, 본질적으로 서비스는 무형성을 띠기 때문에 서비스의 생산은 제품과 연결될 수도 있고 그렇지 않을 수도 있음을 정의하였다.

정답 62 ① 63 ④ 64 ③

65 병원서비스 질(Service Quality)의 구성요소 중 바르지 않은 것은?

① 신뢰성(Reliability) – 약속된 서비스를 정확하고 믿을 수 있게 수행하는 능력
② 유형자산(Tangibles) – 소비자가 이해할 수 있게 정보 제공
③ 반응성(Responsiveness) – 소비자를 돕고자 하는 자세
④ 능력(Competence) – 서비스 제공에 필요한 지식과 기술의 확보

해설
유형자산(Tangibles) : 시설, 장비, 인쇄물 등

66 병원의 약무 서비스에 관한 내용 중 맞지 않는 것은?

① 조제업무　　　　　　　　② 복약지도 및 상담
③ 마약류 관리　　　　　　　④ 환자 투약 확인

해설
환자 투약 및 확인 업무는 간호사의 책임이다.

67 영상의학과에서 실시하는 자기공명영상검사를 무엇이라고 하는가?

① MRI　　　　　　　　　② X-ray 촬영
③ CT　　　　　　　　　　④ 투시검사

해설
- MRI(Magnetic Resonance Imaging) : 자기공명영상
- CT(Computed Tomography) : 컴퓨터단층촬영

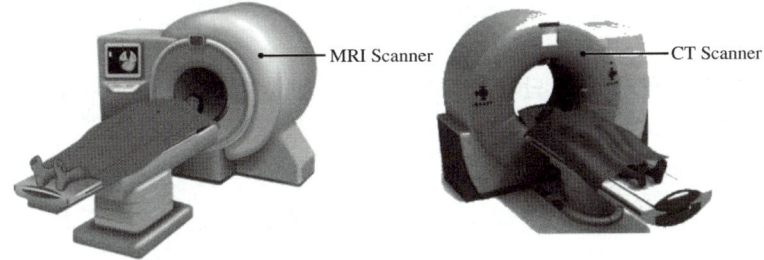

정답　65 ②　66 ④　67 ①

68 뇌질환, 두경부종양, 폐암, 식도암, 간암, 위장관종양, 골종양 등의 질환이 대상이 되며 머리의 부상 등 신체 각 부위의 손상을 파악하는 데에도 도움이 되는 촬영검사는?

① 혈관조영술(angiography) ② CT
③ MRI ④ 투시검사

해설
- 혈관조영술(angiography) : 혈관에 관을 넣은 후 조영제 주입을 통하여 혈관을 X-ray로 관찰할 수 있게 하는 검사

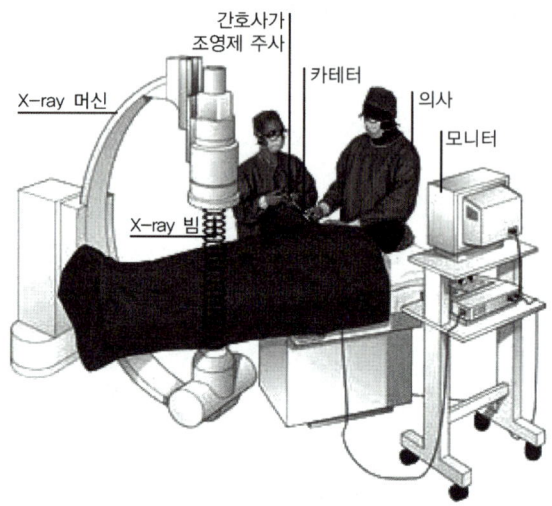

- 투시검사(fluoroscopy) : 방사선을 피검사물에 조사하여 가시광선 방사에 의해 컴퓨터 영상으로 기록하는 검사법

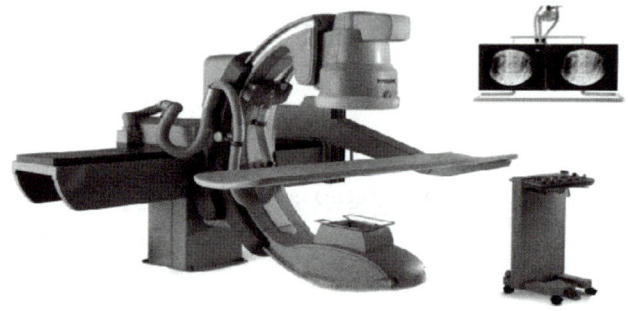

69 한 번의 전신촬영으로 암의 조기진단이 가능하여 단시간 내에 치료방침을 세울 수 있는 정보제공이 가능한 검사는?

① CT ② PET-CT
③ 전산화단층 X-ray 촬영 ④ 혈관조영술

> 해설

- PET-CT(positron emission tomography-computed tomography) : 양전자방출단층촬영검사(PET)와 전산화단층촬영검사(CT)가 결합된 검사법으로 발병 시 구조적 변화를 일으키기 전 단계의 생화학 변화의 상태를 알아낼 수 있어 질환의 조기발견이 가능하다.

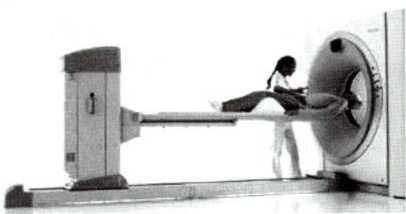

- 전산화단층 X-ray 촬영(X-ray computed tomography) : 여러 각도에서 물체 횡단면에 X-ray를 투사함으로써 얻은 투영상으로 인체 여러 부위, 특히 두개 내 병변 진단에 이용된다.

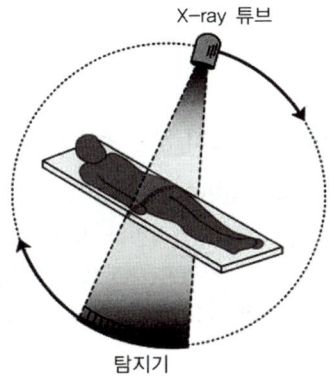

70 재활의학의 개념에 대한 설명 중 올바르지 못한 것은?

① 세계보건기구에서는 장애가 있는 사람이 주어진 조건하에서 신체적, 정신적, 사회적 능력과 그의 취미, 직업, 교육 등의 잠재적 능력을 최대한 발달시켜 가능한 한 정상에 가까운 생활을 할 수 있게 해주는 분야이다.
② 재활의학 분야의 선구자인 Rusk는 재활치료의 목적은 환자의 건강 및 생명을 최선의 상태로 회복하고 이를 유지하는 데 있다고 말하면서, 재활의학이란 치료의학, 예방의학에 이은 제3의학이라고 제창하였다.
③ 재활의학의 수준은 선진국의 척도라 할 만큼, 국가의 역량과 직결되어 있으며, 장애인에 대한 사회적 인식이 제고되고 치료에 대한 욕구나 필요사항이 증가함에 따라 수요는 날로 증가하고 있는 추세이다.
④ 과거 의사들은 비인간적 환자 취급방법이 아닌, 깊고 인간적인 관심을 가진 넓은 관찰을 시도함으로써, 그들이 질환뿐만 아니라 하나의 인격체로서 신체적인 병이나 장애와 더불어 심리적, 사회적, 직업적인 면까지도 고려하여 환자의 문제를 해결해 주는 노력을 경주해야 함을 깨닫게 되었다.

> 해설

현대적 개념의 의사는 비인간적 환자 취급방법이 아닌, 깊고 인간적인 관심을 가진 넓은 관찰을 시도함으로써, 그들이 질환뿐만 아니라 하나의 인격체로서 신체적인 병이나 장애와 더불어 심리적, 사회적, 직업적인 면까지도 고려하여 환자의 문제를 해결해 주는 노력을 경주해야 함을 깨닫게 되었다.

정답 70 ④

71 환자가 병원에 도착한 후의 주요사항에 대한 설명 중 바르지 못한 것은?

① 환자와의 충분한 상담과 병력에 대한 충분한 검토에 의해 주치의 배정의 적합성 및 주치의 진료 일정의 확인이 필수적이다.
② 진료과에 맞는 코디네이터 또는 통역자가 준비되어 있어야 한다.
③ 검사, 시술, 수술, 각종 주의사항에 대하여 사전고지를 충분히 하였고 설명되었는지, 환자가 이해하고 동의했는지 확인해야 한다.
④ 고가의 비용추가 시 환자와 보호자의 동의 없이 시행 후 통보한다.

해설
고가의 비용추가 시 필히 환자와 보호자의 동의 후에 시행해야 한다.

72 종합건강검진에 대한 설명 중 바르지 않은 것은?

① 건강검진은 건강상태 확인과 질병의 예방 및 조기발견을 목적으로 건강검진기관을 통하여 진찰 및 상담, 이학적 검사, 진단검사, 병리검사, 영상의학검사 등 의학적 검진을 시행하는 것이다.
② 종합건강검진이란 증상이 없는 사람을 대상으로 질병을 초래하는 위험요소를 찾아내고 질병 초기의 무증상 시기에 질환을 발견하기 위한 1차 예방 혹은 2차 예방을 목적으로 행해지는 건강검진행위를 말한다.
③ 1781년 Dovell이 처음으로 질병의 증상이 없는 사람들에게서 질병을 찾아내기 위해 정기적인 건강진단이 필요하다고 주장하였다.
④ 궁극적으로는 질병의 조기발견 및 치료를 통하여 개인적인 건강증진과 삶의 질 향상에 도움을 주는 것을 목적으로 하는 정기적이고 주기적인 예방검사 활동으로 정의할 수 있다.

해설
1961년 Dovell은 질병을 진단하기 위하여 정기적인 건강진단이 필요하다고 처음으로 주장하였다. 그 이후 기초의학의 관점에서 건강을 유지하는 방법에 대한학자들의 주장이 시작되었고, 결핵 등 몇몇 지병에 대한 건강진단이 시도되었다.

73 재활치료팀을 구성할 때 포함되지 않는 사람은?

① 환자의 간호를 담당하는 가족
② 임상병리사
③ 물리치료사
④ 영양사

해설
재활치료팀의 구성원으로는 환자의 간호를 담당하는 가족, 재활의학과 전문의, 물리치료사, 작업치료사, 언어치료사, 심리치료사, 재활 간호사, 의료 사회복지사, 영양사, 특수교사 등이 있다.

71 ④ 72 ③ 73 ②

74 의료서비스는 무엇보다도 높은 질적 수준과 보건의료 종사자의 고도의 지식, 전문적 능력·기술이 요구된다. 의료서비스의 특성에 대한 설명으로 옳지 않은 것은?

① 의료서비스는 가장 무형적인 제품이다.
② 고객 기대와 실제 성과와의 불일치가 크게 나타난다.
③ 대부분 의료서비스에 대한 비용은 환자가 직접 지불한다.
④ 의료서비스에 있어서 의사결정자는 다양하다.

> **해설**
> 대부분 의료서비스에 대한 비용을 환자가 직접 지불하지 않는다. 환자와 의료서비스 제공자 간에 직접적인 화폐교환은 선택적 외과진료, 실험적 진료, 보험 여부에 따른 상호지불 형태 등과 같이 국한되어 있다. 환자들은 가격탄력성을 가질 수 없으며, 판매시점에서 화폐에 대한 가치보증은 고려할 수 없다.

75 안전한 병실 생활을 위한 주의사항 중 바람직하지 않은 것은?

① 병원 건물 내에는 금연구역으로 지정한다.
② 1인실과 특실의 병실 문은 안에서 잠글 수 있다.
③ 병실 내에서는 전열기 사용이 일절 금지된다.
④ 귀중품이나 현금은 분실의 위험이 있으니 병실에 두지 않는다.

> **해설**
> 환자의 안전을 위하여 1인실과 특실의 병실 문을 안에서 잠그는 일이 있어서는 안 된다(단, 직원에게 행방을 알려준 후 검사 및 외출 시에는 그렇지 않다).

76 최초연락을 위한 준비사항으로 웹사이트 구축 시의 고려사항으로 바르지 않은 것은?

① 병원 측에서 직접 디자인
② 홈페이지는 의학용어 위주의 전문적인 내용을 포함
③ 환자의 체험수기 포함
④ 의료진에 대한 상세한 프로필 기재

> **해설**
> **의료기관 웹사이트 구축 시 고려사항**
> • 병원 측에서 직접 디자인
> • 연락처, 소개, 의료상담의 Quick Menu Bar
> • 언어별 구축 및 의학용어가 아닌 일반용어 사용
> • 새로운 병원소식의 강조
> • 환자의 체험수기 포함
> • 의료진에 대한 상세한 프로필 기재
> • 모든 콘텐츠와 일반 홍보물 일치화
> • 병원의 사회적 활동에 관한 내용 포함
> • 병원 관련기사 및 보도자료 가시화
> • 뉴스 및 새 소식에 대한 보관 및 관리

정답 74 ③ 75 ② 76 ②

77 내원일정 수립지원 단계에서 외래고객인 경우에 보험 사항 중 확인할 사항이 아닌 것은?

① 보험사 회원 여부를 확인한다.
② 지불보증서를 수신받는다.
③ 진단서, 수술 견적서를 동봉하여 지불보증서를 요청한다.
④ 보험사의 보증 조건 및 보증금 한도를 확인한다.

> **해설**
> 외래고객인 경우에는 입원하지 않으므로 지불보증서만 요청하면 된다. 입원고객은 진단서와 수술견적서를 동봉하여 요청해야 한다.

78 외래고객인 경우의 업무 프로세스에 대하여 옳지 않은 것은?

① 고객의 보험사 회원증을 확인한다.
② 보험사 콜센터에 연결한다.
③ 지불보증서를 요청한다.
④ 입원 후 치료를 진행한다.

> **해설**
> 외래고객은 입원하지 않고 당일 진료서비스를 받는 고객이다.

79 타깃 국가 선정을 위해 반드시 선행되어야 할 필수조건이 아닌 것은?

① 경쟁국가에 대한 면밀한 조사
② 의료관광 만족도 조사
③ 사회보장제도
④ 주요 질병에 대한 사전 조사

> **해설**
> 타깃 국가 선정을 위해 반드시 선행되어야 할 필수조건은 타깃 국가의 의료환경 분석, 전반적 사회·문화 형태에 대한 조사, 주요 질병에 대한 사전 조사, 직항로 등의 교통편의, 사회보장제도, 경쟁국가에 대한 면밀한 조사, 의료기관의 시설 및 인프라 구축 등이 있다.

80 해외환자가 입원실로 이동하기 전, 접수 시 확인사항이 아닌 것은?

① 환자 여권
② 여행자 보험 및 각 사 보험
③ 사전 약속된 보증금 납부 및 영수증 발급
④ 주치의의 소견서

> **해설**
> 주치의의 소견서는 체류기간 연장신청을 위한 필요서류이다.

81 외국인을 대상으로 한 의료관광서비스를 제공하기 위해서는 해당 의료기관이 외국인환자 유치 등록을 해야 하는데 등록 접수 후 며칠 이내에 등록증 교부가 가능한가?

① 일주일
② 10일
③ 20일 이내
④ 한 달 이내

해설
외국인환자 유치사업 등록접수는 한국보건산업진흥원에서 수시 접수받고 있으며, 제출 후 20일 이내에 등록증을 교부해야 한다(단, 민원 처리에 관한 법률 제19조 제2항의 내용상 처리기간은 일 단위로 계산하고 초일은 산입하되, 공휴일과 토요일은 산입해서는 안 된다).

82 퇴원 수속 안내에 관한 내용 중 바람직하지 않은 것은?

① 담당 의사 선생님이 퇴원을 결정한다.
② 담당 간호사는 담당 코디네이터와 함께 퇴원계획지를 작성하여 환자에게 교육한다.
③ 간호사실에서는 환자의 의무기록 및 퇴원결정서를 퇴원수속 관련 부서로 보낸다.
④ 환자는 담당 코디네이터에게 의뢰해야 하며 직접 방문할 수 없다.

해설
담당 코디네이터에게 의뢰하거나 본인이 원무과 또는 약국 등에 직접 방문해도 된다.

83 진료비는 환자가 의료기관을 선택하는 가장 큰 요인이라고 할 수 있으며 차후에 의료분쟁을 미연에 방지할 수 있는 과정이기도 하다. 진료비 산출 시 반드시 고려해야 할 사항으로 틀린 것은?

① 치료비용 견적서에는 환자의 질병 진행정도와 의사의 소견에 따라 변화가 있을 수 있음을 반드시 공지해야 하며, 포함된 식비나 병실료 등에 대해서는 정확하게 알려주지 않아도 된다.
② 진료비는 평균진료비를 기준으로 최소에서 최대까지의 비용을 사전에 알려주어 고객이 여유 있게 진료비를 준비하게 한다.
③ 일반적으로 외국인 수가는 국내보험수가의 2~3배를 적용하지만, 타깃 국가와 경쟁국가의 수가를 조사하여 경쟁력 있는 가격을 제시하여야 한다.
④ 국내 동급(3차 기관)병원끼리 가격차이가 큰 것이 외국인환자들의 불만사례로 나타나고 있어 이에 관한 사전조사도 필요하다.

해설
치료비용 견적서에는 환자의 질병 진행정도와 의사의 소견에 따라 변화가 있을 수 있음을 반드시 공지해야 하며, 환자에게 항목별 내역서를 세부적으로 작성해서 진료비가 합리적으로 산정된 것이라는 인상을 주고, 포함된 식비나 병실료 등에 대해 정확한 정보를 제공한다.

정답 81 ③ 82 ④ 83 ①

84 전화예약 확인 체크리스트 중 옳지 않은 것은?

① 고객에게 녹취에 대한 안내를 정확히 공지하였는가?
② 고객에게 전체 예약사항을 재확인한 후 확답을 받았는가?
③ 사전·사후 데이터 관리가 되고 있는가?
④ 친절한 목소리와 신뢰를 줄 수 있는 대화가 되었는가?

> **해설**
> 사전·사후 데이터 관리에 대한 체크리스트는 인터넷 예약에 해당된다.

85 외국인환자가 입원실로 이동하기 전에 접수와 수납을 (선불)하게 되는데 반드시 확인해야 할 사항이 아닌 것은?

① 환자 확인을 위한 예약확인서, 현지의사 진단서 및 환자 여권
② 입국 날짜, 비자종류
③ 병원이용 서약서에 대한 고지 및 서약
④ 귀중품 및 현금 보관에 관한 확인 및 사전 약속된 보증금 납부

> **해설**
> 체류기간 연장 시 약 7일 전 관련서류를 작성해 해당 출입국관리소에 신청 및 여행자보험, 각 사보험, 공보험에 대한 가입 여부 확인

86 아래 문장의 빈칸에 들어갈 알맞은 것은?

| 이메일로 최초 문의가 들어왔을 때에는 (   ) 이내에 기초 답변서를 보내 주는 것이 가장 바람직하다. |

① 당일 4시간   ② 1일
③ 2일   ④ 3~7일

> **해설**
> 이메일 최초 문의 시 4시간 이내에 기초답변서를 보내주는 것이 가장 바람직하다.

정답 84 ③ 85 ② 86 ①

87 진료·입원심사에 대한 내용 중 잘못된 것은?

① 고가의 비용이 추가될 때는 반드시 환자와 보호자에게 동의를 구해야 한다.
② 병원비는 3~4일마다 중간 진료비를 고지하고 약 7일 간격으로 중간 수납한다.
③ 검사, 시술 및 수술동의서 등에 대해서 충분한 설명을 해주면 동의서는 받지 않아도 된다.
④ 체류기간 연장 시 약 7일 전에 관련 서류를 작성해 해당 출입국관리소에 연장 신청한다.

해설
충분한 설명을 했더라도 동의서를 모두 받아야 하며, 가급적 동의서는 언어별로 준비되어 있는 것이 좋다.

88 다음 중 진료비를 받을 때 올바른 태도가 아닌 것은?

① 미수금에 대해서 담당의사는 알 필요가 없다.
② 미수금이 발생하지 않도록 한다.
③ 진료 받는 데 불편한 사항이 없었는지 묻는다.
④ 진료비에 대한 정확한 내역을 설명해준다.

해설
담당의사, 관련직원 모두가 구체적으로 진료비를 알고 있고 말할 수 있어야 한다.

89 외국인이 메디컬 비자를 받으려면 해당 국가의 진료기록, 국내에서 치료비를 낼 수 있다는 재산증명, 국내 병원의 예약확인증 등을 제출하면 된다. 다음 문장의 괄호 안에 들어갈 알맞은 말은?

> 비자 발급은 (   )에 외국인환자 유치를 위해 등록한 기관 가운데 (   )에서 비자 업무 대행 허가를 받은 곳이 할 수 있다.

① 한국보건산업진흥원, 법무부
② 한국보건산업진흥원, 출입국관리소
③ 한국관광공사, 출입국관리소
④ 한국관광공사, 법무부

해설
외국인 의료관광비자 발급
비자 발급은 한국보건산업진흥원에 외국인환자 유치를 위해 등록한 기관 가운데 법무부에서 비자업무 대행 허가를 받은 곳이 할 수 있다.

정답 87 ③ 88 ① 89 ①

90 아래 내용들은 무엇에 관한 설명인가?

> - 원내 다국어 안내 표지류 설치
> - 명확한 상품의 구성
> - 해외환자에 대한 적정 수가 확정
> - 타깃 국가별 주요 환자군 유치를 위한 정보자료 구축

① 경쟁 국가에 대한 면밀한 조사
② 의료기관의 시설확충 및 인프라 구축
③ 주요 질병에 대한 사전조사
④ 사회보장제도

해설
제시된 보기의 내용은 시설 확충 및 인프라 구축에 대한 것이다.

---

91 해외 의료관광 환자들을 위해 병원에서 제공하는 서비스의 내용에 속하지 않는 것은?

① 접수 - 고객의 체류기간 및 의료보험 가입 여부 등을 파악
② 진료 및 상담 - 진행상황에 대한 충분한 설명을 통해 환자의 심리적 안정 도모
③ 관광 및 쇼핑 - 인근의 백화점이나 마트 등의 정보를 제공
④ 퇴원 - 환자의 진료 종료시점에 발생한 진료비 내역에 대한 설명

해설
③ 관광 및 쇼핑에 대한 정보를 제공하는 등의 관광지원 업무는 담당 코디네이터가 수행한다.
관광지원 업무
호텔, 식당 협약(할인 협의 등), 호텔 예약, 관광상품 소개, 공항 에스코트 등

---

92 서비스의 질은 고객과의 접촉의 순간이 좌우한다는 이론에서 등장한 개념이 Moment of Truth(MOT)이다. Connellan과 Zemke(1993)가 제시한 MOT 안에 담긴 5가지 차원에 해당되지 않는 것은?

① 신뢰성 ② 반응성
③ 보 증   ④ 무형자산

해설
무형자산이 아니라 유형자산이 5가지 차원에 해당된다.

정답 90 ② 91 ③ 92 ④

93 커뮤니케이션에 대한 설명 중 틀린 것은?

① 라틴어의 'Communis(공유)'나 'Communicare(협의하다, 공통성을 이루다)'를 어원으로 한다.
② 사람들이 서로 정보, 생각, 느낌, 소망 등을 공유하고 나누기 위한 활동이다.
③ 상대방과의 관계는 주고받는 내용이나 전달하는 방식에 영향을 미치지 않는다.
④ 일방적인 활동이 아니라 서로 주고받는 쌍방향으로 진행되는 활동이다.

> **해설**
> 커뮤니케이션의 언어적 요소는 '말하는 내용, 음성, 목소리 톤' 등에 의한 의사소통을 의미하며, 비언어적 요소는 말할 때 보디 랭귀지와 같은 언어 외적인 것이 있다. 다른 사람과 정보를 서로 주고받는 과정을 의미하므로 ③ 방식은 달라진다.

94 다음과 같은 환자 유형은?

> "그 수술 꼭 해야 해요?", "제가 먹는 약은 괜찮은 건가요?"

① Self-preservation Type
② Money Type
③ Romance Type
④ Recognition Type

> **해설**
> Self-preservation Type은 통증, 진료내용 등에 의심이 많은 타입이므로, 환자에 대한 비난성 발언은 환자 자신의 케어 부족에 대한 비판으로 느낄 수도 있으므로 삼가고 긍정적인 결과에 대해 이야기 하는 것이 중요하다.

95 Carl. H Jepsen의 "Pacing Creates Rapport"의 구성요소가 아닌 것은?

① 말을 통한 어휘
② 말할 때의 어조
③ 신체적 작용
④ 정신적 작용

> **해설**
> '남에게 영향을 미치려면 먼저 영향을 받아라': C. H. Jepsen은 "같은 눈높이로 따라하라, 그러면 나중에 영향을 끼칠 정도의 Rapport가 형성된다"고 했다(Pacing : 보조 맞추기, Rapport : 원활한 소통).

정답 93 ③ 94 ① 95 ④

96 보기에 해당하는 유형의 환자에 대한 대처방안으로 옳지 못한 것은?

> "그 수술비용 얼마나 하나요? 비싸나요?"

① 비용을 깎는 것보다는 비용만큼의 효과를 보여준다.
② '~ 깎아드리겠습니다'로 적절하게 대처한다.
③ 쉽게 깎아주지 않는다.
④ '내가 특별한 대우를 받고 있구나'라는 생각이 들게끔 한다.

해설
가격에 민감한 금전형은 쉽게 할인을 해 주기보다는 지금 치료받고 있는 것이 최상임을 자세히 설명해 주고, 비용에 대한 강조보다는 양질의 치료에 대해서 인식시켜 주는 것이 중요하다.

97 소리 없는 병원 커뮤니케이션에 해당하지 않는 것은?

① 홈페이지
② 병원 특유의 냄새나 향기
③ 가벼운 대화
④ 인테리어, 시설

해설
진료를 받기 전 대기실의 분위기에서 먼저 의사결정이 이루어질 수도 있다. 따라서 환자를 설득할 수 있는 소리 없는 병원 커뮤니케이션이 중요하다. 내원 전에는 지식검색, 카페활동, 진료후기, 게시판, 질문 답변란 등을 통해서, 내원 시에는 간판, 병원이름, 전문코디네이터, 봉사활동 등 보이는 것을 통한 어필 등으로 병원이미지 차별화를 할 수 있다.

98 커뮤니케이션 순환체계의 메시지에 대한 설명 중 틀린 것은?

① 전달자가 자신의 의사를 전달하기 위해 언어적, 비언어적인 상징을 이용해 메시지를 만드는 것을 '해독(Decoding)'이라 한다.
② 메시지에는 말과 글을 사용한 언어적인 메시지가 있다.
③ 표정, 자세, 옷차림, 침묵으로 표현되는 것을 비언어적인 메시지라고 한다.
④ 언어적인 메시지와 비언어적인 메시지의 의미는 일치하도록 해야 한다.

해설
해독은 송신자(발신자)가 수신자에게 보낸 기호나 부호를 수신자가 해석하는 단계를 의미한다.

99 커뮤니케이션의 장애요인은?

① 정보·의사의 전달과정에서 참뜻을 왜곡
② 정보 제공
③ 필요도가 높은 정보제공
④ 타인과 타집단 발언의 객관적 인정

> **해설**
> ① 커뮤니케이션에서 나타나는 기본적인 문제로는 전달과정에서 의미의 이해와 관련된 것으로 볼 수 있다.
>
> **커뮤니케이션의 장애요인**
> - 송신자와 관련된 요인
>   - 커뮤니케이션 목표 결여
>   - 커뮤니케이션 기술 부족
>   - 신뢰도의 결핍
>   - 대인적인 감수성 부족
>   - 준거체계의 차이로 인한 해석 차이
> - 수신자와 관련된 요인
>   - 발신자에 대한 선입견
>   - 수신자의 발신자에 대한 평가적 경향
>   - 선택적 정보 수용
>   - 반응적 피드백의 결핍
>   - 수신자의 고의적 정보 여과
> - 상황에 관계되는 요인
>   - 상황에 따라 같은 정보를 다르게 해석
>   - 정보의 과중으로 인한 커뮤니케이션의 유효성 저하
>   - 신뢰성과 개방성이 낮은 조직
>   - 커뮤니케이션의 풍토 문제
>   - 시간의 압박
>   - 적절한 시기

100 수술을 준비하는 환자의 유형에 따른 질문이나 환자와의 커뮤니케이션 시, 그에 따른 대처방법이 적절하지 못한 것은?

① Self-preservation Type 질문 – "아파요? 그거 괜찮아요?"
② Money Type 질문 – "얼마예요? 왜 이렇게 비싸요!"
③ Money Type 대처방법 – "10% DC 해드릴게요. 특별히 잘 해드린 거예요".
④ Romance Type 질문 – "흉터 남아요? 배꼽티 입어야 되는데…"

> **해설**
> 고객이 Money Type일수록 가격을 깎아주는 것보다는 비용만큼의 효과와 특별한 대우를 받고 있다는 생각이 들도록 하고 올바른 서비스를 제공하는 것이 중요하다.

101 다음이 설명하는 유형은?

> "첨단진료를 하고 있나요?"와 같은 병원 인지도와 규모에 대한 질문을 한다.

① Self-preservation Type ② Money Type
③ Romance Type ④ Recognition Type

해설
Recognition Type은 특별대우를 받고 싶어 하는 유형으로 첨단진료 여부, 병원 인지도, 규모 등에 관심이 있는 타입이다.

102 환자를 대면할 때 올바르지 못한 행동은?

① 늘 환자에게 밝은 모습으로 대한다.
② 필요시 메모를 한다.
③ 진지한 태도를 유지한다.
④ 환자의 관심대상에 함께 집중한다.

해설
상황에 따라서 환자에게 대응하는 방법이 다르므로 환자가 원하는 것이 무엇인지를 파악하면서 대응하는 것이 중요하다.

103 커뮤니케이션의 개념으로 적절하지 않은 것은?

① 의사소통 행위 자체나 의사소통의 수단과 방식을 가리킨다.
② 일정한 뜻의 내용을 언어나 그 밖의 시각·청각에 호소하는 각종 몸짓·소리·문자·기호 따위를 매개로 하여 전달하는 행위를 의미한다.
③ 행위의 수단이 되는 매체를 가리키기도 한다.
④ 신문·잡지, 라디오·TV, 만화, 사진, 영화·비디오, 뉴미디어 등은 해당되지 않는다.

해설
신문·잡지, 라디오·TV, 만화, 사진, 영화·비디오, 뉴미디어 등은 언어적 커뮤니케이션에 해당된다.

104 의사소통 중 비언어적 요소가 아닌 것은?

① 응시, 공간 활용 ② 몸 짓
③ 접 촉 ④ 언어, 말투, 억양

> **해설**
> 메시지를 전달하기 위해 사용되는 '목소리의 톤, 얼굴, 표정, 동작(몸짓)' 등 외관을 포함한다. 언어, 말투, 억양은 언어적 요소이다.

105 맥과이어가 '설득적 의사소통'의 요소로 언급한 내용과 다른 것은?

① 정보원　　　　　　　　② 메시지
③ 사회 환경　　　　　　　④ 통 로

> **해설**
> 설득적 커뮤니케이션의 5요소(맥과이어)
> 정보원, 메시지, 통로, 수신자, 최종목표

106 의료커뮤니케이션의 상담(Consultation)에서 필요한 요소가 아닌 것은?

① Foley와 Shark는 상담상황에서 의사에게 필요한 기술을 제안하였다.
② 상담 초기에는 먼저 환자가 말을 하도록 유도하면서 분위기를 산만하게 해주어야 한다.
③ 상담 중에는 환자로부터 필요한 정보를 잘 유도해야 하고, 상담의 진행속도를 조절하고 대화 내용을 정리함으로써 그 상황을 잘 관리해 나가야 한다.
④ 환자에게 관심을 보임으로써 신뢰가 형성되도록 해야 한다.

> **해설**
> 상담 초기에는 먼저 환자가 편안함을 느낄 수 있는 분위기 조성이 중요하며, 환자에 따라서 대화의 기술이 달라진다. 그리고 마무리를 위해서 환자가 추가적인 질문이 없는지를 묻고, 세세하게 다음 단계에 대해서 설명을 해야 한다.

107 가족은 의료진으로부터 직접 설명을 듣기보다, 환자로부터 이차적인 정보를 전해 듣기도 하는데 이를 무슨 대화라고 하는가?

① 여과된 대화　　　　　　② 특권적 대화
③ 공유된 대화　　　　　　④ 추상적 대화

> **해설**
> 여과된 대화는 특권적 대화와 반대상황으로 가족은 의료진으로부터 직접 설명을 듣지 않고 환자로부터 이차적인 정보를 얻는다.

정답 105 ③　106 ②　107 ①

108 다음은 커뮤니케이션 기술에 관한 내용들이다. 서비스 대화법에 대한 설명으로 옳지 않은 것은?

① 고객에게 감동을 주는 서비스 자세
② 불만접수 시 즉각적으로 이를 시정하여 서비스 회복을 이끌어 내는 자세
③ 고객의 말을 제대로 이해하는 자세
④ 많은 메시지를 전달할 수 있는 말하기 자세

해설
고객과의 대화 시 코디네이터는 말을 하기보다는 듣는 입장에 서야 한다. 그리고 가능하면 고객이 많은 말을 할 수 있도록 배려하는 것이 중요하다.

109 상담자가 상담 시 사용해야 하는 상담기법으로 옳지 않는 것은?

① 공감적 반응
② 관심 기울이기
③ 자기주장
④ 경 청

해설
상담자가 상담 시 사용해야 하는 상담기법에는 자기주장보다는 '자기개방, I-Message 방법' 등이 있다.

110 비언어적 커뮤니케이션의 특성으로 옳은 것은 무엇인가?

㉠ 비언어적 행위들은 체계화되기 어렵다.
㉡ 비언어적 커뮤니케이션은 통제하기 어렵다.
㉢ 비언어적 커뮤니케이션 행위는 언어와 일치하는 경우가 많다.
㉣ 커뮤니케이션은 인간의 보편적이고 학습되지 않은 행위들을 포함한다.

① ㉠, ㉡, ㉢, ㉣
② ㉠, ㉢, ㉣
③ ㉠, ㉡, ㉢
④ ㉠, ㉡, ㉣

해설
㉢ 비언어적 커뮤니케이션 행위는 언어와 일치하지 않는 경우가 많다.

111 임상시험 4단계 중 제2상 임상시험의 연구 유형이 알맞게 짝지어진 것은?

① 예비연구 및 통계연구
② 중심연구 및 주변연구
③ 적응연구 및 중심연구
④ 예비연구 및 중심연구

해설

제2상(Phase II) 임상시험
신약의 유효성과 안전성을 평가하기 위해 제한된 수의 환자(100~200명)를 대상으로 하는 임상연구단계로, 환자에 대한 안전성, 유효성을 확인하는 초기 예비연구(Pilot Study)와 최적의 임상용량 및 용법을 결정하는 중심연구(Pivotal Study)로 나뉜다.

112 의료진과 환자의 대화를 어렵게 만드는 방해요소가 아닌 것은?

① 역할 불확실
② 사회적 배경 차이
③ 책임소재 관련 갈등
④ 의사와 환자 간의 권력(Power)의 차이

해설

의료진과 환자의 대화를 어렵게 만드는 방해요소는 네 가지로 '역할 불확실, 책임소재 관련 갈등, 의사와 환자 간의 권력의 차이, 의료진과 환자 간의 용어나 시각의 차이'이다. 사회적 배경의 차이는 의료진과 환자의 대화를 어렵게 만드는 요소라고 할 수 없다.

113 다음은 의료커뮤니케이션과 문화와의 연관성에 관한 내용들이다. 잘못된 것을 고르면?

① 유네스코(2002)는 "문화는 한 사회 또는 사회적 집단에서 나타나는 예술, 문학, 생활양식, 가치관, 신념, 전통 등의 독특한 정신적, 물질적, 지적 특징"이라고 정의하였다.
② 의료현장에서 가장 중요한 부문은 치료와 더불어 환자가 갖고 있는 개인적, 문화적 환경에 대한 이해와 배려이다.
③ 의사가 환자에게 적절한 의료를 제공하기 위해서는 무엇보다 자신의 의학적 지식과 주관이 중요하므로, 자신의 방법과 신념을 환자에게 이해시켜야 한다.
④ 의사는 환자가 자기 문화권에서 다양한 의료영역의 방법들을 사용할 수 있다는 사실을 충분히 이해하고, 그 방법들에 대해서도 물을 수 있어야 한다.

해설

의사는 환자에게 적절한 의료를 제공하기 위해 자신의 의학적 신념에 앞서 환자의 문화적, 인종적 배경에 맞는 방식에 적응하는 능력과 의지를 갖고 있어야 한다. 환자들이 질병을 겪는 동안 전문적인 의료 제공자 외에도 다양한 자료에 의지하고, 그 영향을 받기 때문이다.

정답 111 ④ 112 ② 113 ③

114 커뮤니케이션 과정에는 잡음원(Noise Source)이 등장하기 때문에 보낸 사람의 메시지가 원래 의도대로 해석되지 않고 다의적으로 해석될 가능성이 있다고 주장한 모델은?

① 쉐넌과 위버의 모델
② 라스웰 모델
③ 슈람 모델
④ 케츠와 라자스펠드 모델

해설

쉐넌과 위버의 모델에서의 잡음원
정보원의 의도와는 상관없이 신호를 전달하거나 수신하는 도중에 부과되는 것으로 신호 해독을 어렵게 만드는 모든 요소를 의미함

115 Chadwick의 '열 보고서(Fever Report)'를 계기로 설치된 기관은?

① 보건정책조사위원회
② 위생학교실
③ 세계보건기구
④ 국제연합인간환경회의

해설

Chadwick은 산업혁명에 따른 빈부격차의 심화로 노동자 계급에서 열병 등의 질병이 발병하게 되었다는 '열 보고서'를 작성하였다. 이 보고서를 계기로 영국정부는 1842년에 공중위생감독 및 각종 위생조사를 위한 보건정책조사위원회를 설치하였다.

116 다음은 의료관광코디네이터의 마케팅 능력에 대한 설명이다. 이 중 옳은 설명으로만 조합된 것은?

㉠ 코디네이터의 업무에서 가장 중요한 업무 중 하나는 마케팅 지원활동을 뒷받침하는 것이다.
㉡ 적절한 코디를 통해 병원의 매출을 최대한 보장하고, 환자에게는 양질의 의료서비스를 제공할 수 있는 역량이 바로 코디네이터의 마케팅 능력이다.
㉢ 의료관광은 해외환자를 유치하는 것만으로 끝나는 것이 아니라, 적극적인 코디를 통해 고객의 만족과 병원의 수익을 창출할 수 있는 코디네이터의 역량이 무엇보다 중요한 역할로 작용한다.
㉣ 현실은 코디네이터의 업무를 극히 한정적으로 부여하여 그 역할이 별로 많지 않아 업무 전문성이 매우 높다.

① ㉠, ㉡, ㉢
② ㉠, ㉢
③ ㉡, ㉣
④ ㉣

해설

현실은 코디네이터의 업무를 극히 한정적이거나 또는 너무 많은 역할을 부여하여 집중력과 전문성을 제대로 발휘할 수 없게 하는 경우가 많다. 따라서 사용자(병원, 유치업체) 측의 적정한 업무분장과 전문적이고 적극적인 개인의 노력이 뒷받침되어야 한다.

117 다음 중 커뮤니케이션의 방해요소 4가지에 포함되지 않는 것은?

① 역할 불확실
② 책임소재 관련 갈등
③ 의사와 환자 간 권력의 차이
④ 여과된 대화

해설
커뮤니케이션의 방해요소
- 역할 불확실
- 책임소재 관련 갈등
- 의사와 환자 간 권력의 차이
- 의료진과 환자 간 용어나 시각의 차이

118 아래에서 커뮤니케이션의 기본과정에 속하지 않는 것은?

① 경 청
② 기호화
③ 해 독
④ 이 해

해설
커뮤니케이션의 기본과정
- 1단계 : 관념화
- 2단계 : 기호화
- 3단계 : 전달
- 4단계 : 수신
- 5단계 : 해석 또는 해독
- 6단계 : 이해
- 7단계 : 송신자의 의도대로 수신자가 행동하는 단계

119 Northouse가 말한 의료진과 환자의 커뮤니케이션이 원활히 이루어지는 데 방해가 되는 네 가지 요소는 무엇인가?

① 역할불확실, 책임소재 관련 갈등, 권력의 차이, 용어 및 시각의 차이
② 얼굴표정, 갈등, 권력의 차이, 용어 및 시각의 차이
③ 언어, 말투, 억양, 몸짓, 갈등
④ 권력의 차이, 용어 및 시각의 차이, 언어의 차이 표면적인 모습의 차이

해설
책임소재 관련 갈등에서는 어디까지가 환자의 역할이고 의사의 역할인지에 대해서 명확한 기준이 없다. 따라서 책임의 폭은 질병 상황에 따라서 달라질 수 있다. 의료진과 환자 간의 용어나 시각의 차이에서는 의료진이 쓰는 전문적인 의학용어는 환자들이 이해하기 어려울 수 있고, 경우에 따라서는 잘못 해석될 수 있다.

정답 117 ④ 118 ① 119 ①

120 공항 마중 및 픽업 서비스에 대한 설명으로 바람직하지 않은 것은?

① 공항 마중이 늦을 경우를 대비해서 제공되는 매뉴얼에 담당연락처를 반드시 기재한다.
② 환자가 출국장을 나오지 않을 경우, 먼저 출입국 관리사무소에 연락하여 확인한다.
③ 비행기 도착시간에 맞춰 도착한다.
④ 의료관광 원스톱 서비스센터는 의료관광객 대상으로 비자발급을 지원한다.

해설
항공기가 예정된 도착시간보다 일찍 도착할 수 있으므로 충분한 여유를 갖고 공항에 도착해야 한다.

121 적극적인 고객응대 화법에 대한 설명 중 옳지 않은 것은?

① 명확하지 않고 애매모호한 표현은 상대방의 오해를 불러일으키므로 발음을 정확하게 한다.
② 상대방이 알아듣기 쉽도록 적절한 말의 간격과 템포로 이해하기 쉬운 대화가 되도록 한다.
③ 시종일관 빠른 말은 부정적인 강한 인상을 주므로 연약한 목소리를 내도록 한다.
④ 적극적인 경청을 통해 고객의 욕구를 잘 파악해 좋은 커뮤니케이션이 될 수 있도록 한다.

해설
연약한 목소리를 내게 되면 부정적인 인상을 줄 수 있으므로 또박또박 말하도록 한다.

122 의료상담 시 주의해야 할 사항으로 옳은 것은 무엇인가?

> ㉠ 환자의 수준에 맞게 설명한다.
> ㉡ 말과 일치하는 표정이나 몸짓을 활용한다.
> ㉢ 환자가 어떻게 반응할지 생각하고 대화한다.
> ㉣ 감정이나 의견을 표현할 때, "제가 보기에는", "제 소견으로는" 등과 같이 "I~메시지"를 쓴다.

① ㉠, ㉡, ㉢, ㉣   ② ㉠, ㉢, ㉣
③ ㉠, ㉡, ㉢   ④ ㉠, ㉡, ㉣

해설
보기에서 제시된 사항 전부 의료상담 시 주의사항에 해당된다.

123 아래에서 매뉴얼 작성방법 시 주의할 점에 해당되지 않는 것은?

① '어떻게'가 아니고, '무엇을' 만들 것인가를 정해야 한다. 진료 매뉴얼인지, 서비스 매뉴얼인지를 사전에 결정해야 한다.
② 진료업무를 각각 나누어본다. 각 파트별로 구체적인 업무를 나열하여 적어본다.
③ 매뉴얼은 각 병원에 맞는 실제적이고 직접적인 내용을 담고 있어야 하므로, 해당 업무를 수행하고 있는 각 담당자에 의해 작성되어야 한다.
④ 기구 준비에서부터 진료과정, 특이사항 등 진료의 흐름대로 나열하기보다는 알기 쉽게 각색해서 나열한다.

해설
기구 준비에서부터 진료과정, 특이사항 등 진료의 흐름대로 나열한다.

124 전화응대 시 주의해야 할 사항으로 옳은 것은?

┌─────────────────────────────────────┐
│ ㉠ 전화는 밝고 명랑한 음성으로 받는다.   │
│ ㉡ 벨은 2~3번 울린 후 받는다.   │
│ ㉢ 전화를 받으면 인사를 하고 자기소개를 한다.   │
│ ㉣ 상대방과 동시에 전화를 끊는다.   │
└─────────────────────────────────────┘

① ㉠, ㉡, ㉢, ㉣   ② ㉠, ㉢, ㉣
③ ㉠, ㉡, ㉢   ④ ㉠, ㉡, ㉣

해설
상대방이 먼저 끊는 것을 확인하고 난 뒤 전화를 끊는다.

125 다음은 커뮤니케이션의 과정 중 일반적인 의료 인터뷰의 절차이다. 바르게 연결된 것은?

① 대면 – 의료 인터뷰 실행 – 환자와 협조하기 – 환자에게 반응하기 – 인터뷰 끝내기
② 환자에게 반응하기 – 대면 – 환자와 협조하기 – 인터뷰 끝내기
③ 대면 – 의료 인터뷰 실행 – 환자에게 반응하기 – 환자와 협조하기 – 인터뷰 끝내기
④ 대면 – 의료 인터뷰 실행 – 환자와 협조하기 – 인터뷰 끝내기

해설
③ 일반적 의료 인터뷰의 절차이다.

정답 123 ④ 124 ③ 125 ③

126 커뮤니케이션의 정의와 맞지 않은 것은?

① 서비스를 포함한 모든 인간의 활동, 인간관계는 커뮤니케이션을 통해 이루어진다.
② 사람들이 서로 정보, 생각, 느낌, 소망 등을 공유하고 나누기 위한 활동이다.
③ 순간에 끝나는 단순한 일이다.
④ 상대방과 어떠한 관계에 있느냐에 따라 주고받는 내용이나 전달하는 방식이 달라진다.

해설

커뮤니케이션의 가장 중요한 개념은 '과정(Process)'이다. 정지된 하나의 단순행위가 아니라, 시간의 경과와 더불어 진행되며 나와 상대방이 상호 연결되는 일련의 행위이기 때문이다.

127 적극적인 경청태도의 내용으로 옳지 않은 것은?

① 자신이 말하는 것보다 듣는 것에 더 많은 관심을 기울이면 기분 좋은 대화가 될 수 있다.
② 경청에 있어서 보디랭귀지도 중요하므로 고객을 위 아래로 훑어보는 것이 좋다.
③ 가벼운 맞장구를 치거나 동의하는 맞장구는 상대방의 기분을 좋게 만든다.
④ 경청을 잘한다는 것은 대답을 잘하는 것이 아니라 상대방의 본심을 듣고자 하는 것이다.

해설

경청에 있어 눈 맞춤과 고개 끄덕임, 무언의 미소, 적절한 음성과 반응 등은 감정이입이 들어가므로 상호 간에 신뢰와 친밀감을 갖게 된다. 상대방을 쳐다보는 시선처리는 상대를 불편하지 않게 해야 하며, 고객을 위 아래로 훑어보는 것은 좋지 않다.

128 Active Listening에 대한 설명으로 바르지 못한 것은?

① 눈을 맞춘다.
② 고개는 적극적으로 듣는 모습을 위해 빠르게 끄덕거린다.
③ 맞장구를 쳐 준다.
④ 잘 들어주면서 고개를 적당하게 끄덕거린다.

해설

적극적으로 듣는 모습은 괜찮지만 고개를 빠르게 끄덕거리면 고객은 불안함을 갖는다. 적당한 속도로 고개를 끄덕이며 환자의 이야기에 관심을 갖고 있다는 것을 느낄 수 있게 해주어야 한다.

129 보기의 내용은 커뮤니케이션 스킬 중 어떤 대화법인가?

> 외국인환자는 문화가 다르기에 작은 일에도 오해가 생길 수 있고 고객 불만으로 이어져, 외국인 커뮤니티 혹은 기타 커뮤니티에 좋지 않은 소문이 퍼질 수 있다. 그러므로 불만이나 의료사고 접수 시, 즉각적으로 고객의 불만 내용과 원인을 파악해 이를 시정하고, 외국인 고객이 출국하기 전까지 서비스를 다시 회복해야 한다.

① 서비스 대화법 ② 세일즈 대화법
③ 리스크 관리 대화법 ④ 리더십 대화법

해설
리스크 관리
예상되는 문제를 사전에 예측하여 이에 대하여 준비하는 것을 의미한다.

130 의료커뮤니케이션에 대한 설명 중 올바르지 않은 것은?

① 의사가 환자의 주요 증상들에 대해 진단을 하고 질병의 원인을 찾아 치료에 대해 일방적으로 이야기하는 과거의 방식은 환자의 치료 순응도와 만족도를 위해서 좋은 방법이다.
② 사람 간의 일반적인 커뮤니케이션을 기본구조로 하면서, 이에 덧붙여 환자의 질병에 대한 진단과 치료를 목적으로 하는 것이다.
③ 의료적 결정을 돕고, 질병에 관련된 정보를 주며, 건강을 유지하거나 개선하기 위한 교육, 동기부여를 위한 상담에 이르기까지 의사에게 부여된 특권적인 의사소통을 말한다.
④ 치료를 위한 일련의 과정에 있어서 모든 의료들은 환자와 다양한 관계를 맺게 되는데, 관계 형성 여부에 따라 환자의 치료과정 및 결과에도 큰 영향을 미치게 된다.

해설
의사가 환자의 주요 증상들에 대해 진단을 하고 질병의 원인을 찾아 치료에 대해 일방적으로 이야기하는 과거의 방식은 환자의 치료 순응도와 만족도를 위해서 좋은 방법이라고 할 수 없다. 커뮤니케이션을 기본구조로 하면서 의료진들은 환자와 다양한 관계를 맺어 환자의 치료 순응도와 만족도를 주는 것이 중요하다.

131 환자와의 커뮤니케이션에 있어서 중요한 요소로 적절하지 않은 것은?

① Active Listening ② Active Speaking
③ Pacing ④ 공 감

해설
환자와의 커뮤니케이션에 있어서 중요한 것은 말하는 것보다 상황에 따라서 이야기를 진심으로 듣는 것이다.

정답 129 ③ 130 ① 131 ②

132 다음에서 설명하고 있는 효과를 무엇이라고 하는가?

> 약효가 전혀 없는 가짜 약을 진짜 약이라 하여 환자에게 복용토록 했을 때 환자의 병세가 호전되는 효과

① 플라시보 효과 ② 피그말리온 효과
③ 바넘 효과 ④ 로젠탈 효과

해설
② 피그말리온 효과 : 다른 사람의 기대 혹은 관심이 사람에게 긍정적인 효과를 미치는 것
③ 바넘 효과 : 대부분의 사람들이 보편적으로 가지고 있는 성격 혹은 심리적 특성을 자신의 그것과 일치한다고 믿는 경향성
④ 로젠탈 효과 : 피그말리온 효과를 교육학에 접목한 것으로 칭찬의 긍정적 효과를 설명함

133 Small Talk(스몰 토크)에 대한 설명으로 바르지 못한 것은?

① 가벼운 대화라는 뜻이다.
② 진료에 필요한 대화로 진료 전 고객이 어느 정도 긴장을 가지고 들어갈 수 있도록 유도하는 대화를 말한다.
③ 환자에게 관심을 갖고 있다는 느낌의 대화이다.
④ 형식적인 느낌이 들면 안 된다.

해설
Small Talk은 가벼운 대화로서 '주택, 이사, 거주지, 여행, 휴가 혹은 신문, 뉴스' 등에 대한 이야기로 환자와 친근한 대화를 이끌어가는 대화 방법이다.

134 서비스 화법인 Small Talk에 해당되는 내용으로 올바르지 않은 것은?

① 주택, 이사, 거주지 ② 여행, 휴가
③ 신문, 뉴스 ④ 정치, 종교

해설
서비스 화법인 Small Talk은 환자와의 대화에 있어서 매우 세련되고 중요한 커뮤니케이션이다. Small Talk에서 가능한 주제는 주택, 여행 & 휴가, 신문 & 뉴스, 식사, 의복 & 액세서리 사업, 가족관계, 날씨, 생명건강(포괄적), 연애, 분위기, 이유 & 칭찬, 오락 & 취미 등이다.

132 ① 133 ② 134 ④

합격의 공식 시대에듀 | www.sdedu.co.kr

제3과목
보건의료관광 마케팅

제3과목	나침반
PART 01	마케팅의 이해
PART 02	상품 개발하기
PART 03	가격 및 유통관리
PART 04	통합적 커뮤니케이션
PART 05	고객관계 관리(CRM)
제3과목	핵심문제

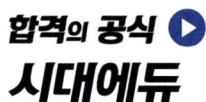 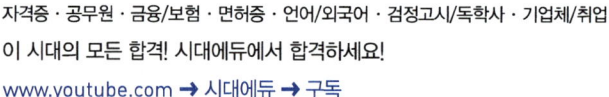 

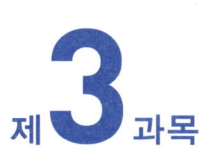

제3과목 보건의료관광 마케팅

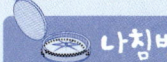

과목 개요

제3과목 '보건의료관광 마케팅' 과목은 의료관광과 마케팅을 결합하여 의료관광상품을 대상으로 한 마케팅 이론을 학습하게 되는 단원이다. 따라서 기본적인 마케팅 이론을 이해해야 되며, 이를 의료관광과 연관시켜 의료관광 마케팅 전략을 수립하고 다양한 마케팅 기법에 대하여 학습하게 된다.

학습 포인트

- 시장세분화, 표적시장 선정, 고객분석, 마케팅 믹스 등 마케팅에 관한 주요이론들을 학습한다.
- 의료관광상품을 개발하는 것이 제3과목의 핵심이다. 의료관광상품의 기획부터 개발과정, 그리고 사후평가까지 일련의 과정을 모두 정확히 학습해 두어야 한다.
- 커뮤니케이션을 위한 인적판매의 장단점과 특징이 중요하며, 판매를 촉진할 수 있는 다양한 방법들도 출제될 수 있다.

기출 KEY POINT

- 프랜차이징의 장단점
- 고객행동 영향요인
- 표적시장 선정기준과 방법
- 표적시장 마케팅 전략
- 의료관광상품 판매촉진 방법
- 인적판매의 과정과 특징
- 마이클 포터의 5포스 모델
- 원스톱 서비스
- 의료광고
- 의료시장세분화 성공조건
- 서비스 수명주기별 가격정책
- 관광상품 가격전략
- 관광마케팅의 특징
- 의료관광 신상품 개발과정
- 커뮤니케이션 과정
- 시장의 경쟁 정도 결정요인
- 의료관광 마케팅 전략
- 의료관광 신상품 수요예측 방법
- 표본추출방법
- 개별 마케팅 기법

관광상품의 가격전략
- 상대적 고가격전략 : 자사제품이 우수하거나 명성이 높을 때, 수요탄력성이 높지 않을 때 등
- 대등 가격전략 : 시장수요가 비탄력적일 때
- 상대적 저가격전략 : 시장수요의 가격탄력성이 높을 때, 경쟁사의 수가 많을 때
- 원가중심 가격전략 : 제품원가를 기초로 일정액의 마진율이나 배수율을 붙여 가격 책정

제품 수명주기 단계별 가격전략
- 도입기 : 시장에 빨리 침투하고자 하는 저가격의 '침투전략'이나 고가에 의한 '스키밍(스키밍 가격전략)' 사용
- 성장기 : 시장 점유율 및 거래를 활성화시키는 가격, 시장침투가격 사용
- 성숙기 : 경쟁자와 경쟁을 위한 가격
- 쇠퇴기 : 수익성 유지목적의 가격인하

고객행동 영향요인

개인적 요인	• 개성 : 외부환경에 대해 일관되고 지속적인 반응을 가지는 심리적 특성 • 라이프스타일 : 각 개인이 어떤 과정을 거쳐 어떻게 살아왔는지를 보여주는 삶의 방식으로 개인의 향후 구매 형태와 욕구에 영향을 미침
사회적 요인	• 문화 : 사회구성원들이 공유하는 관습, 가치관, 라이프스타일, 도덕 등의 복합체로 오랜 세월에 걸쳐 이룩한 사회적 유산과 생활방식 • 사회계층 : 한 사회 내에서 같은 지위에 있는 사람들로 구성된 집단으로 집단구성원끼리 공유하는 태도와 행동 등이 존재 • 준거집단 : 다른 사람들의 행동의 기준이 되거나 모범을 보임으로써 영향을 미치는 사람으로 개개인의 행동에 영향을 주는 집단. 즉 어떤 대상과 관련된 소비자의 태도 형성이나 행동에 기준점을 제공하는 집단 • 가족 : 혈연이나 입양 등으로 구성된 집단으로 동일한 공간에서 동일한 생활을 하므로 가족구성원끼리는 상호 밀접한 영향을 미침

신상품 개발과정
새로운 상품전략 개발 → 아이디어 창출 → 아이디어 평가 → 상품 콘셉트의 개발 → 사업성 분석 → 상품 개발 및 테스트 → 상업화 → 평가

커뮤니케이션 과정
- 발신자 : 상대방에게 메시지를 보내는 측
- 부호화 : 생각을 상징적 형태로 전환시키는 과정
- 메시지 : 발신자가 전달하는 상징들의 조합
- 해석화 : 부호화된 상징물에 의미를 부여하는 과정
- 수신자 : 상대방에게 메시지를 받는 측
- 반응 : 메시지에 노출된 후 수신자가 보이는 반응
- 피드백 : 발신자에게 다시 전달되는 수신자 반응의 일부

시장의 경쟁 정도 결정요인

경쟁 정도가 높아지는 경우	• 진입장벽이 낮은 경우 • 철수장벽(이탈장벽)이 높은 경우 • 규모의 경제가 있는 경우 • 시장의 성장세가 둔한 경우
경쟁 정도가 낮아지는 경우	• 집중도가 높아지는 경우 • 제품의 차별화가 커지는 경우

시장세분화·표적시장 선정·포지셔닝
- 시장세분화(Segmentation) : 소비자의 니즈를 파악하고 분류하여 시장을 세분화하고 각각의 세분시장을 구분함
- 표적시장 선정(Targeting) : 각 세분시장의 매력도를 분석하고 가장 효과적으로 공략할 수 있는 세분시장을 표적시장으로 선정함
- 포지셔닝(Positioning) : 소비자의 마음속에 각인시키고자 하는 병원의 이미지를 정하고 각인된 병원이미지를 추적하고 관리함

표적시장의 선정기준
시장매력도, 경쟁우위, 규모, 성장가능성, 이익가능성

표적시장 선정방법
- 비차별화 전략 : 모든 시장을 동질적인 것으로 보고 시장세분화를 하지 않고 하나의 표준화된 마케팅 믹스로 공략하는 것, 소비자의 선호 상태가 동질적이며 대량생산과 판매 시에 원가절감 효과가 큰 경우에 사용
- 차별화 전략 : 하나의 세분화된 시장에 각각 다른 마케팅믹스를 개발하여 공략하는 것, 소비자 취향이 이질적이고 기업의 자원능력이 우수한 경우에 사용
- 집중화 전략 : 가장 매력적인 시장 하나만 선택하여 최적의 마케팅 믹스를 개발하고 모든 노력을 집중하여 공략하는 것, 자원이 취약한 중소기업이 주로 사용

의료시장세분화 성공조건
- 접근성 : 접근성이 확보되려면 물리적 교환 채널과 의사소통 채널이 존재해야 한다. 글로벌 의료서비스 마케터는 각 세분시장에 대한 적절한 접근 채널과 의사소통 채널이 확보되도록 시장세분화를 해야 한다.
- 측정성 : 글로벌 의료서비스 마케터가 시장세분화 결과를 토대로 하여 표적시장을 선정할 수 있으려면 각 세분시장의 매력도를 판단할 수 있어야 한다. 세분화된 시장별 매력도를 판단하려면 각 세분시장의 규모, 성장속도, 서비스 선호 강도 등 주요 지표가 측정될 수 있어야 한다.
- 실질성 : 세분시장의 규모에 관한 조건으로, 세분시장은 심각한 무리가 발생하지 않는 한 크게 분류하는 것이 바람직하다.
- 차별성 : 세분시장의 이질성에 관한 조건으로, 각각의 세분시장은 글로벌 의료서비스 마케터가 시행하는 마케팅 믹스에 대해 각기 다르게 반응해야 한다.

의료관광의 원스톱 서비스
- 국내에 입국하는 관광객들에게 출입국 절차는 물론 병원 예약과 안내, 그리고 관광지 정보까지 의료 관광에 대한 정보를 한꺼번에 제공 가능한 서비스
- 한국관광공사에서는 2009년부터 인천국제공항과 한국관광공사에 '의료관광 원스톱 서비스센터'를 설치하고 서비스하고 있다.
- 구체적으로는 예약의 수립・변경・취소, 수납, 각종 문서의 발급과 같은 업무처리가 가능하다.

의료광고의 금지 등(의료법 제56조)
- 의료기관 개설자, 의료기관의 장 또는 의료인이 아닌 자는 의료에 관한 광고를 하지 못한다.
- 의료인 등은 다음의 어느 하나에 해당하는 의료광고를 하지 못한다.
    - 평가를 받지 아니한 신의료 기술에 관한 광고
    - 환자에 관한 치료경험담 등 치료 효과를 오인하게 할 우려가 있는 내용의 광고
    - 거짓된 내용을 표시하는 광고
    - 다른 의료인 등의 기능 또는 진료 방법과 비교하는 내용의 광고
    - 다른 의료인 등을 비방하는 내용의 광고
    - 수술 장면 등 직접적인 시술행위를 노출하는 내용의 광고
    - 의료인 등의 기능, 진료 방법과 관련하여 심각한 부작용 등 중요한 정보를 누락하는 광고
    - 객관적인 사실을 과장하는 내용의 광고
    - 법적 근거가 없는 자격이나 명칭을 표방하는 내용의 광고
    - 신문, 방송, 잡지 등을 이용하여 기사(記事) 또는 전문가의 의견 형태로 표현되는 광고
    - 심의를 받지 아니하거나 심의받은 내용과 다른 내용의 광고
    - 외국인환자를 유치하기 위한 국내광고
    - 소비자를 속이거나 소비자로 하여금 잘못 알게 할 우려가 있는 방법으로 비급여 진료비용을 할인하거나 면제하는 내용의 광고
    - 각종 상장・감사장 등을 이용하는 광고 또는 인증・보증・추천을 받았다는 내용을 사용하거나 이와 유사한 내용을 표현하는 광고
    - 그 밖에 의료광고의 방법 또는 내용이 국민의 보건과 건전한 의료경쟁의 질서를 해치거나 소비자에게 피해를 줄 우려가 있는 것으로서 대통령령으로 정하는 내용의 광고

인적판매의 장점
- 소비자에게 많은 정보를 즉각적으로 제공할 수 있다.
- 구매자와 판매자 사이에 역동적인 상호작용이 존재한다.
- 고객이 될 만한 사람에게만 초점을 맞추어 접근할 수 있다.
- 인적판매는 소비자들이 구매행위가 바로 이루어질 수 있도록 유도할 수 있다.
- 광고에 비해 시간낭비가 적기 때문에 즉각적이고 명백한 피드백이 이루어진다.

마이클 포터의 5포스 모델
어느 한 조직이 새로운 산업에 진출하거나 새로운 전략을 수립할 때 미리 산업의 구조와 전망을 예측하고 회사의 경영전략 방향을 결정하는 데 도움을 주는 5가지 경쟁 요소를 말한다.
- 신규 진입자 위협
- 기존 기업 간의 경쟁
- 구매자 협상력
- 공급자 협상력
- 대체재 위협

의료관광 신상품 수요예측 방법

테스트마케팅	• 의료관광 신상품을 정식으로 출시하기 이전에 실제 시장에 상품과 마케팅 프로그램을 도입하는 단계이다. • 테스트마케팅 기간 동안 기업은 의료관광 상품뿐만 아니라 포지셔닝 전략, 광고, 유통, 가격, 예산 등을 포함한 해당 상품의 마케팅 전반적인 프로그램을 테스트해 볼 수 있다.
델파이기법	• 전문가들이 예측하여 기업에 내용을 제출하면 기업은 이들의 평균을 내서 전문가들에게 다시 결과를 알려주고, 전문가들은 결과를 바탕으로 다시 개별적으로 예측을 정제해 나가는 방법이다. • 전문가들이 예측에 대한 합의를 이룰 때까지 절차가 여러 번 반복될 수 있다. • 매우 정확한 판매예측기법 중 하나이다.
인터뷰조사	개별적으로 개괄적 자료를 수집하여 수요를 예측할 수 있다.

PART 01 마케팅의 이해

CHAPTER 01 의료관광 마케팅의 이해

1 의료서비스 마케팅의 이해

의료마케팅의 특성상 공적인 면과 상업적인 면의 양면성이 있어 상충관계를 조화롭게 유지해야 하는 어려움이 있다. 의료마케팅에서 발생하는 고객의 불만의 주된 요인은 의료마케팅을 통해 고객들에게 전달된 의료서비스 정보가 처음의 내용과는 달리 고객의 기대치에 못 미치는 경우, 고객들이 합리적으로 기대할 수 있는 서비스 수행 수준과 관련하여 운영 및 마케팅 부서 사이의 커뮤니케이션 불일치에 의해서 발생하는 경우, 비윤리적인 광고주와 마케터가 판매하기 위해 과장된 약속을 하면서 발생한 경우, 공격적인 마케팅 활동(텔레마케팅, 다이렉트 메일, 이메일 등)으로 인해 고객들이 원하지 않은 상황에서 개인의 사생활이 침해되는 경우 등이 있다.

의료마케팅의 공적인 특성으로 인해 의료서비스 마케터는 많은 윤리적 딜레마에 직면하게 되므로 모든 사람이 반드시 따라야 하는 광범위한 지침인 의료마케팅 윤리방침(Medical Marketing Ethics Policies)을 개발할 필요가 있다. 이런 방침은 에이전시와의 관계, 의료광고 기준, 의료서비스, 진료수가 정책, 의료상품 개발, 일반적인 윤리 기준을 포괄하여야 한다. 전 세계적으로 공유되는 의료서비스 윤리 기준에 부합되도록 노력하는 것이 오늘날 의료서비스 마케터 사이에서의 과제로 남아있다.

2 관광마케팅의 이해

(1) 관광마케팅의 의미

① 관광마케팅의 정의 : 관광마케팅이란 '교환을 통하여 관광조직의 목표를 달성하기 위해 제품 및 서비스 아이디어를 사용하여 상품화, 가격결정, 유통 및 촉진을 계획·실시한 전략적 조직 활동'이라고 정의할 수 있다. 이 정의에서 관광조직이란 국가 지방자치단체, 지역단체, 사기업 등 모든 집단을 말하며 이는 지방자치 시대를 맞이하여 지방정부 및 정부기관, 비영리기관 등을 모두 관광마케팅의 주체로서 이해하려는 것이다. 관광조직에는 당연히 개인기업도 포함되며 '교환을 통하여'라는 의미는 관광 상품과 같은 무형적인 서비스 상품, 유형적인 제품도 마찬가지로 교환 가치가 있다는 것을 강조하고 있다.

② 관광마케팅과 관련된 개념
　㉠ 관광객 욕구 : 관광마케팅 행위의 출발점으로, 휴식의 필요를 만족시켜줄 특정수단에 대한 욕망이 곧 관광객 욕구이다.

ⓒ 관광서비스 : 관광객의 욕구를 만족시키기 위해 제공되는 다소의 유형적인 것(호텔, 전세버스, 항공좌석, 박물관의 전시물 등)과 서비스의 모든 것이 포함된다.
ⓒ 효용・가치・만족 : 관광객의 필요를 만족시켜줄 수 있는 서비스의 전반적인 능력에 대한 관광객의 평가이다.
ⓔ 경쟁 : 관광서비스는 다수의 관광기업에 의해 생산・판매되므로 경쟁 상태에 놓이게 되어 관광객들에게 만족감을 안겨준 관광기업만이 살아남을 수 있다.
ⓜ 관광시장 : 관광기업의 시장은 서비스에 의해 그 욕구가 충족될 수 있는 곳이며, 또한 구매력을 갖고 있는 특정의 욕구를 지닌 모든 잠재 관광객의 집합을 말한다. 관광마케팅은 관광시장과 관련해서 행해지는 인간활동이고 관광시장이야말로 관광기업과 관광마케팅에 있어 가장 중요한 환경 요소의 하나이다.
ⓗ 관광조직 : 관광을 통하여 영리를 추구하는 사기업은 물론이고 국영기업, 지방자치단체, 협회 등 비영리 조직의 집단을 모두 포함하는 관광마케팅의 주체이다.
ⓢ 관광기업 : 관광과 관련된 사업을 통하여 영리를 추구하는 사업체이다.
ⓞ 관광상품 : 관광대상을 바탕으로 각종 서비스를 제공하는 유・무형의 상품을 말한다.
ⓩ 마케팅 믹스의 4P : 마케팅 목표를 달성하기 위해 필요한 상품(Product)・가격(Price)・유통(Place)・촉진(Promotion)을 뜻한다.
ⓒ 마케팅 믹스의 8P : 패키징(Packaging), 프로그래밍(Programming), 파트너십(Partnership), 종사원(People)이 추가・확장된 믹스

(2) 관광마케팅의 특성

[일반적인 제품마케팅과 관광마케팅의 특성 비교]

마케팅 믹스	제품마케팅	관광마케팅
상 품	유형의 재료	무형의 가치재
가 격	연중 일정함	성・비수기 및 주중・주말에 따라 변동 폭이 큼
유 통	생산 → 유통 → 소비	판매 → 생산과 소비 동시 발생
촉 진	성실과 편익 강조, 이성적 호소	이미지 유형화에 주력, 감성적 호소
패키징	불필요	여러 개의 구성 상품들을 하나로 묶어 단일가격으로 판매
프로그래밍	불필요	관광목적지에서의 관광활동은 일정한 프로그램에 따라 진행
파트너십	불필요	관광기업들 간의 적절한 제휴 필요
종사원	불필요	인적 서비스 품질관리 필요

(3) 관광마케팅 믹스

① 마케팅 믹스 개념 : '기업이 표적고객들로부터 원하는 반응을 얻을 수 있도록 하기 위해서 사용하는 통제 가능한 마케팅 변수의 집합'이다. 전통적인 마케팅 믹스의 4P는 상품(Product), 가격(Price), 유통경로(Place), 촉진(Promotion)이다.
② 제롬 메카시(J. McCarthy)는 마케팅 믹스의 구성요인을 4P(상품, 가격, 유통경로, 촉진)라고 했다.
③ 서비스 마케팅 믹스 : 붐스(B. H. Booms)와 비트너(M. J. Bitner)는 맥카시의 4P를 수정하고 새로운 요소로서 참여자(Participants), 물리적 환경(Physical Evidence), 과정(Process)의 3P를 추가하였다. cf. Cowell은 붐스와 비트너의 7P 믹스 중 참여자를 사람(People)으로 변경하여 사용하였다.

④ 관광마케팅 믹스
　㉠ 상품·서비스 믹스 : 상품과 서비스 믹스는 표적시장의 욕구를 충족시키기 위한 상품과 서비스의 결합이라 할 수 있으며 교통, 숙박, 음식서비스와 여흥, 유람활동은 모두 상품과 서비스의 부분으로 고려된다.
　㉡ 관광유통 믹스
　　• 유통기구 : 일정 시점에 있어서 기업이 이용할 수 있는 유통경로 전체
　　• 판매경로 : 기업이 자사의 상품을 최종 소비자 혹은 수요자에게 유통시키기 위하여 선택하는 판매업자를 의미
　㉢ 관광 판매조건의 믹스 : 관광객이 그들의 구입상품과 서비스에 대한 지불을 위해 이용 가능한 대안적 지불방법으로서 현금·수표·여신·후불 및 환율 등 가격 믹스를 신중히 고려한다.
　㉣ 관광 커뮤니케이션 믹스 : 일반적인 믹스의 촉진에 해당되는 변수로서 관광산업에서의 가장 중요한 형태는 전화, 방문에 의한 인적 판매이다.
　㉤ 마케팅 믹스에서 4P와 4C : 기존에는 4P(Product, Price, Place, Promotion) 전략으로 사용되었는데 최근 들어 4C로 새롭게 변하고 있다.

4P	4C
제품전략(Product) : 상품기획, 제품개발, 디자인, 포장, A/S 등	고객가치(Customer Value)
가격전략(Price) : 가격책정 및 할인 등	고객의 비용(Cost to the customer)
유통전략(Place) : 판로 및 물류 등	편리성(Convenience)
판매촉진전략(Promotion) : 광고기획, 매체 및 홍보방법 등	커뮤니케이션(Communication)

▣ 알아두기

8P(마케팅 믹스 8요소)
상품(Product), 가격(Price), 유통(Place), 판매촉진(Promotion), 패키징(Packaging), 프로그래밍(Programming), 파트너십(Partnership), 전문인력(People)

(4) 관광마케팅의 경향
① 통합 브랜드로서의 관광 : 과거 볼거리나 명승고적 등이 관광산업의 기본이었다면 현재는 문화, 볼거리, 먹거리, 휴식, 오락 등이 함께 존재하는 하나의 통합된 시스템이 관광의 근간을 이루고 있고, 통합된 관광요소들이 브랜드화되어 가고 있다(예 뉴욕).
② 특화된 관광 : 의료관광이나 한류스타 등을 통한 관광산업처럼 기존에 다른 영역으로 존재했던 다른 산업과의 통합이 큰 트렌드로 나타나고 있다.
③ IT와 결합한 관광산업 : 인터넷을 통한 티켓판매를 넘어서 정보제공에서 사후관리까지 관광의 전부분에 걸쳐 고객의 만족도를 최대화하기 위한 IT 기술의 활용이 새로운 시장을 개척하고 있다. 특히 환대산업(Hospitality)의 경우 실시간 자원관리 및 마케팅이 가능해짐에 따라 수익증대는 물론 로열티 프로그램 등과 통합된 시스템을 통해 고객 만족도와 새로운 시장 개척에도 중대한 변화를 가져오고 있다.
④ 노인 대상 관광 산업 : 단순 노인인구의 증가가 아니라 고등교육을 받은 고소득 노인인구 증가는 과거의 노인 단체관광을 벗어나 새로운 시장을 만들어 나가고 있다.

⑤ 다양한 트렌드 변화를 통한 경쟁 구도의 변화 : 아이템과 가격 중심의 경쟁에서 점차 고객경험 중심의 관광산업으로 경쟁구도가 변화하고 있다.

CHAPTER 02 환경분석

1 거시환경분석

마케팅 환경이란 기업의 마케팅 목표 달성에 영향을 미치는 기업 내·외부요인들의 집합을 의미하는데, 마케팅 활동에서 환경이 중요한 이유는 환경변화가 위협요인으로 작용하여 마케팅 목표의 달성에 영향을 미치기 때문이다. 정치적·법률적·경제적·인구적 변화와 같이 기업이 속한 산업의 밖에서 발생하여 마케팅 활동에 영향을 미치는 요인들로 대부분 장기간에 걸쳐 발생하고 기업에 영향을 미친다.

구 분	내 용
경제적 환경요인	국가의 의료상품과 서비스에 대한 욕구, 소득 수준, 고용 수준 등을 결정짓는 의료서비스 경제구조와 의료소비 수준의 두 가지 요인 고려
정치·법률적 환경요인	해당 국가의 해외 의료 소비에 대한 요구도, 정부의 관료성, 정치적 안정성, 정부의 통화 규제와 같은 요인을 고려
문화적 환경요인	각 국가의 고유 풍속, 규범, 금기 사항 등을 고려

> **알아두기**
>
> **거시적인 마케팅 환경변수**
> - 정치적(Political) 요인
> - 경제적(Economical) 요인
> - 사회문화적(Socio-culture) 요인
> - 기술적(Technological) 요인
>
> 위 4가지 요인을 마케터가 컨트롤할 수 없는 요인이다.

2 산업분석을 통한 한국형 의료관광 활성화

(1) **한국형 글로벌 의료마케팅 인프라 구축**
 ① 한국형 의료관광은 의료 중심의 싱가포르형과 관광중심의 태국형 의료관광산업의 혼합형으로, 의료를 중심으로 하지만 한류 등 차별화된 관광자원과도 연계한 의료관광산업으로 발전하기 위해서 글로벌 의료마케팅이 필요하다.
 ② 한국형 의료관광산업을 지식서비스산업으로 산업화하여 국내 도시들이 동북아의 의료허브가 되도록 노력한다.

(2) 의료관광 활성화

① **의료서비스의 산업화 지원** : 정부 규제완화와 시장원리 도입(부가가치세 감면, 금융투자 지원)
② **글로벌 네트워크 구축** : 의료정보시스템을 구축하여 다국어 언어 지원, 24시간 상담 코디네이터 서비스 등의 인적 네트워크뿐만 아니라 의료서비스에 대한 자세한 정보(수술정보, 가격 등), 서비스 이용 후기(Youtube Link) 등 다양한 콘텐츠를 포함한 의료정보시스템 망을 온라인 의료마케팅 수단으로 활용
③ **타깃마케팅 필요** : 지자체 또는 의료기관의 차별화된 의료서비스를 개발하여 선별적 타깃마케팅이 필요
④ **가격 경쟁력 확보 시스템 구축** : 지속적인 국제시장 동향파악 및 경쟁 진료서비스 개발로 치료우위, 가격우위 시스템 구축과 국가별 탄력적용 국제수가) 개발 시스템 필요
⑤ **해외동포 대상 마케팅**

3 한국의 의료마케팅 외부환경과 내부환경분석

(1) 외부환경적인 요인

① 무차별적 병상 공급 확대
② 의료시장 개방
③ 의료광고 확대
④ **실손의료보험 등장** : 생명보험 회사는 실손 의료보험을 판매한다. 기존 생명보험은 보장한도가 정해졌으나, 실손의료보험은 보장한도가 없으며, 실손의료보험을 판매하는 생명보험사는 병원을 선택할 수 있게 된다.
⑤ **기술·지식 집약적 산업으로 육성** : 의료법 개정을 통한 외국인환자를 유치할 수 있는 법적 근거를 마련하였고 외국인환자를 유치하기 위한 광고·홍보 활동이 가능해졌다.

(2) 내부환경적인 요인

① **의료기술의 경쟁력 확보** : 전문적인 암치료 장비와 뛰어난 기술 수준으로, 피부과·성형외과·치과에 대한 서비스 수준이 높다. 또한 한류로 인한 한류스타 모방 성형수술 환자 증가, IT 인프라, 지리적 이점, 우수 의료인력 확보 등이 경쟁력 있는 요소로 작용하고 있다. 국제적인 의료서비스 수준인 JCI(Joint Commission Internationa) 인증과 한국형 JCI 제도 도입 등으로 의료기술의 경쟁력 확보에도 노력하고 있다.
② **의료서비스의 가격 경쟁력** : 의료기술 수준은 세계적 수준으로 평가되고 있으면서, 의료비용은 일부 진료항목 비교 미국 대비 1/10, 일본 대비 1/5, 싱가포르과 비교해도 1/2 수준으로 저렴하다고 평가된다.
③ **적극적 마케팅** : 의료기관과 에이전시가 공동으로 의료서비스 상품을 개발하고, 양·한방 영역을 융합하는 의료서비스 상품도 개발한다.

> **알아두기**
>
> **JCI(Joint Commission International) 인증**
> - 전 세계 의료기관을 대상으로 병원에서 이뤄지는 모든 절차와 시스템을 국제의료서비스 표준을 기준으로 엄격하게 평가한다.
> - JCI 인증을 받으려면 평가 기준별로 약 1,200개 항목을 통과해야 한다. 모든 항목에서 표준 대비 90% 이상의 점수를 받아야 획득할 수 있는 매우 까다로운 기준이다.
> - 현재 세계 42개국 약 320여 개 병원만이 JCI 인증을 획득했다.

CHAPTER 03 시장분석

1 시장 크기 분석

(1) 시장 크기 분석 요소
   ① 기존고객
   ② 잠재고객
   ③ 최대 시장 크기
   ④ 유효시장성
   ⑤ 새로운 시장, 새로운 수요 창출
   ⑥ 최대 매출 크기
   ⑦ 구매 교체 및 새로운 고객의 구매비율
   ⑧ 시장점유율 및 잠재시장 점유율 등

(2) 시장 크기 추정 방법
   ① Top-up 방식 : 알려진 전체 시장 크기를 기반으로 해당 세부시장의 인구통계학적 자료 등을 활용하여 시장 크기 추정
   ② Bottom-up 방식 : 시장세분화 후 여러 가지 자료를 활용하여 각 세부시장별 매출을 산출하고 이를 모두 합산하여 시장 크기 추정

2 잠재성장력 분석

(1) 시장 매출액의 변화를 결정하는 시장추동력(Driving Forces) 파악이 필요
(2) 시장성을 분석하기 위하여 추세분석을 통한 성장률과 성장 전환점(Turning Point)에 주목해야 하며 전환점을 예측하기 위해서는 시장 매출액의 성장 선행지표 파악이 매우 유용

3 경쟁자 분석

(1) 경쟁의 형태
① 상품 형태에 의한 경쟁
② 상품 범주에 의한 경쟁
③ 본원적 이익에 의한 경쟁
④ 고객의 예산 내 경쟁

(2) 고객 중심 경쟁자 파악 방법
① 고객의 인식에 따른 방법
② 고객의 행동에 따른 방법

(3) 경쟁자의 유형
① 기존 경쟁자
② 잠재 경쟁자
③ 대체 경쟁자

(4) 경쟁자 분석 틀

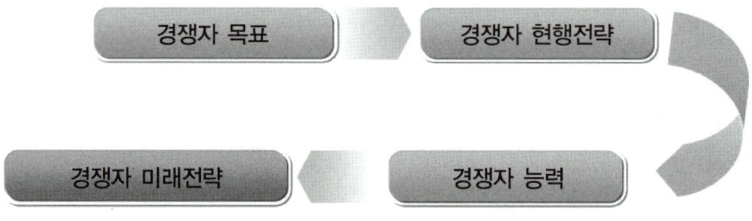

[경쟁자 분석을 위한 기본적인 틀]

CHAPTER 04 고객분석

1 고객행동 영향요인분석

(1) 개인적 요인
① 개성 : 외부환경에 대해 일관되고 지속적인 반응을 가지는 심리적 특성으로 쉽게 변화하지는 않지만 시간흐름이나 특정한 사건 등에 따라 지속적으로 변화하기도 한다. 다양한 외부자극이나 환경에 대해 사람들은 저마다 일관된 반응과 행동을 보이는데 이와 같은 행동형태에 따라 개성을 구분할 수 있다. 프로이트의 심리분석이론과 동기연구이론, 사회심리이론, 특성이론, 자아개념이론 등이 개성을 설명하는 주요 이론들이다.

② **라이프스타일** : 사람들은 저마다 삶을 살아가는 방식을 라이프스타일(Lifestyle)이라고 한다. 라이프스타일은 각 개인이 어떤 과정을 거쳐 어떻게 살아왔는지를 보여주는 총체다. 또한 개성과는 달리 쉽게 변하기도 한다. 이와 같은 삶의 기록은 개인의 향후 구매형태나 욕구에도 영향을 미친다. 라이프스타일을 측정하는 방법으로는 사이코 그래픽스와 AIO가 쓰인다.

(2) 사회적 요인

① **문화** : 사회구성원들이 공유하는 관습, 가치관, 라이프스타일, 도덕 등의 복합체를 말하며, 사람들이 오랜 세월에 걸쳐 이룩한 사회적 유산 또는 생활방식이다. 문화는 각 세대 간의 학습에 의해 전달되는 특성을 가지고 있기 때문에 사회의 규범과 기준을 포함하고 있으며, 사회구성원을 통해 공유되는 가치이기에 고정되지 않고 끊임없이 변화한다. 문화의 구성요소로는 물질적 요소, 사회적 기관, 언어, 가치와 신념체계, 관습과 의례 등이 있다. 문화적 요인은 소비자행동에 영향을 미친다.

② **사회계층** : 한 사회 내에서 같은 지위에 있는 사람들로 구성된 집단으로 정의한다. 한 사회 내에서 비교적 영속적이고 동질적인 집단 구분으로 직업, 소득, 교육수준 등에 의해 나누어진다. 해당되는 각 사회계층에 속하는 사람들은 계층에 따라 공유하는 태도나 행동 등에서 차이를 보이고 각 사회계층을 구성하는 구성원들은 일종의 동질감을 갖는다.

③ **준거집단** : 준거인이란 일반적으로 다른 사람들의 행동의 기준이 되거나 모범을 보임으로써 영향을 미치는 사람이며, 준거집단도 마찬가지로 각 개개인의 행동에 영향을 주는 집단이라고 정의할 수 있다. 즉, 준거집단이란 어떤 대상과 관련된 소비자의 태도형성이나 행동에 어떤 기준점을 제공하는 집단이라고 할 수 있다. 준거집단이 소비자행동에 미치는 영향은 크게 규범적, 정보적, 가치표현적 차원 등 세 가지로 나눌 수 있다.

④ **가족** : 혈연이나 입양 등으로 구성된 집단 또는 구성원. 가족은 경제적, 사회적, 정서적 기능을 가지고 있으며, 동일한 공간에서 동일한 생활을 하고 있으므로 가족 구성원들은 상호 밀접한 관계를 맺고 있다. 그리고 가족생활주기(Family Life Cycle)에 따라서 소비행태는 달라진다.

2 고객 정보처리과정 분석

브랜드(Brand)는 마케터와 소비자에게 단순한 이름, 어구, 기호, 상징, 디자인 그 이상의 어떤 의미를 지닌다.

(1) 소비자 측면

제품을 쉽게 식별하며 소비자가 체감하는 구매 위험을 줄여줄 수 있다. 소비자의 구매과정을 보다 효율화시킬 수 있다.

(2) 마케터 입장

제품 취급과 관리과정의 효율성을 높여주며 다른 제품과 차별화가 용이하다. 소비자가 형성하는 충성도(Loyalty)는 보다 높은 성과를 제공한다.

3 구매의사 결정과정 분석

의료서비스 구매의사 결정과정은 유형재 구매과정에 비해 상대적으로 체험과정의 중요성이 강조되어 '서비스 체험' 과정이 추가된 6단계 과정으로 각 단계가 뚜렷하게 나타나는 복잡한 형태로 나타난다.

① **문제인식** : 소비자 스스로 자신이 직면한 문제를 해결하려는 동기를 형성하는 단계를 지칭
② **정보탐색** : 소비자가 문제인식 후 스스로의 문제를 해결할 대안을 찾아가는 과정. 내적 탐색(Internal Search)과 외적 탐색(External Search)이 있음
③ **대안평가** : 소비자들이 자신이 원하는 욕구를 인지하고 내외적인 정보탐색과정을 통해 몇 개의 선택대안을 가지게 된 후 이들 대안들을 어떤 기준에 의해 평가하는 단계
④ **구매행동** : 대안평가를 통해 구매 대안별 선호순위를 형성한 소비자의 구매행동 단계
⑤ **서비스 체험** : 서비스는 제품과 달리 생산과 소비자가 분리되지 않은 채 동시에 발생하므로 체험(Experiences)의 중요성이 상대적으로 높음
⑥ **구매 후 행동** : 소비자가 서비스 품질을 판단하기 어려워 구매 후에도 혼란스러운 상황에 처할 수 있는 '신뢰재(Credence Goods)' 성격을 가지는 의료서비스는 소비자의 구매 후 부조화(Post Purchase Dissonance)를 세심하게 관리할 필요가 있음

CHAPTER 05 STP 및 마케팅 믹스

1 STP의 기본단계

STP는 Segmentation, Targeting, Positioning의 약어로 경쟁분석 등의 스터디를 통해 시장에 대한 이해도를 충분히 끌어올린 후 진행하는 마케팅 전략수립의 기초작업이다.

(1) 시장세분화(Segmentation)
소비자의 니즈를 파악하고 분류하여 시장을 세분화하고 각각의 세분시장을 구명함

(2) 표적시장 선정(Targeting)
각 세분시장의 매력도를 분석하고 가장 효과적으로 공략할 수 있는 세분시장을 표적시장으로 선정함

(3) 포지셔닝(Positioning)
소비자의 마음속에 각인시키고자 하는 병원의 이미지를 정하고 각인된 병원이미지를 추적하고 관리함

2 시장세분화

시장세분화란 서로 다른 서비스 혹은 마케팅 믹스를 요구하는 그룹으로 시장을 나누는 과정을 말한다. 혼동의 여지가 적은 명료한 세분시장 별로 독특하게 최적화된 마케팅 믹스를 적용할 수 있도록 하는 시장세분화야말로 글로벌 의료서비스 마케터에게 도움이 된다.

(1) 시장세분화 방법

시장세분화 방법은 크게 '귀납적 시장세분화'와 '연역적 시장세분화' 방식으로 구분할 수 있다. 귀납적 시장세분화는 글로벌 의료서비스 마케터의 마케팅 관련 경험에서 출발하여 주로 경험에 의해 체득한 지식을 토대로 '요구변수'에 입각해서 먼저 시장을 잠정적으로 구분하고 나서 각 세분시장을 잘 설명할 수 있는 '기술변수'를 규명하여 시장세분화를 완료하는 방식이다. 연역적 시장세분화는 글로벌 의료서비스 마케터의 시장에 대한 가설에서 출발한다. 먼저 '기술변수'에 입각해서 각 세분시장이 보유할 것으로 생각되는 '요구변수'에 대한 가설을 세워 해당 가설을 확인하여 시장세분화를 완료하는 방식이다.

(2) 의료시장세분화 성공조건

① **접근성** : 접근성이 확보되려면 물리적 교환 채널과 의사소통 채널이 존재해야 한다. 글로벌 의료서비스 마케터는 각 세분시장에 대한 적절한 접근 채널과 의사소통 채널이 확보되도록 시장세분화를 해야 한다.
② **측정성** : 글로벌 의료서비스 마케터가 시장세분화 결과를 토대로 하여 표적시장을 선정할 수 있으려면 각 세분시장의 매력도를 판단할 수 있어야 한다. 세분화된 시장별 매력도를 판단하려면 각 세분시장의 규모, 성장속도, 서비스 선호 강도 등 주요 지표가 측정될 수 있어야 한다.
③ **실질성** : 세분시장의 규모에 관한 조건으로, 세분시장은 심각한 무리가 발생하지 않는 한 크게 분류하는 것이 바람직하다.
④ **차별성** : 세분시장의 이질성에 관한 조건으로, 각각의 세분시장은 글로벌 의료서비스 마케터가 시행하는 마케팅 믹스에 대해 각기 다르게 반응해야 한다.

3 표적시장 선정

(1) 포지셔닝(Positioning)

'표적시장 소비자의 마음(Mind, 생각)에 자기의 서비스를 자리매김시킬 목표 포지션(Position, 위치)을 설정하고 바로 그 자리에 실제로 자리매김하기 위해 가능한 마케팅 활동을 전개해가는 과정'이다.

① 연속적인 의사결정으로 구성하며, 정기적인 관리가 필요하다.
② 좋은 포지셔닝의 가치 제안은 먼저 제품의 경쟁우위를 반영한다.

> **알아두기**
>
> **표적시장 마케팅 전략**
> - **비차별화 전략** : 모든 시장을 동질적인 것으로 보고 시장세분화를 하지 않고 하나의 표준화된 마케팅 믹스로 공략하는 것, 소비자의 선호상태가 동질적이며 대량생산과 판매 시에 원가절감 효과가 큰 경우에 사용
> - **차별화 전략** : 하나의 세분화된 시장에 각각 다른 마케팅 믹스를 개발하여 공략하는 것, 소비자의 취향이 이질적이고 기업의 자원능력이 우수한 경우에 사용
> - **집중화 전략** : 가장 매력적인 시장 하나만 선택하여 최적 마케팅 믹스를 개발하고 모든 노력을 집중하여 공략하는 것, 자원이 취약한 중소기업이 주로 사용

(2) 표적시장 선정 유형
  ① 혜택 차원 포지셔닝 : 혜택(Benefit) 차원들 중에서 골라낸 특정 혜택에서 목표 위치를 설정하는 포지셔닝 방식(예 원스톱 치료, ○○○병원)
  ② 서비스 속성 차원 포지셔닝 : 서비스 속성(Attribute) 차원들 중에서 골라 낸 특정 속성에서 목표 위치를 설정하는 포지셔닝 방식(예 병상 규모 아시아 최대, ○○○병원)
  ③ 가치 차원 포지셔닝 : 가치(Value) 차원에서 목표 위치를 설정하는 포지셔닝 방식(예 최고 수준의 실속, ○○○병원)
  ④ 카테고리 차원 포지셔닝 : 서비스 카테고리(Category) 차원에서 목표 위치를 설정하는 포지셔닝 방식(예 치료가 아니라 즐거운 체험관광 과정, ○○○)
  ⑤ 경쟁 차원 포지셔닝 : 경쟁자에 대비한 상대적 경쟁위치(Competitive Position) 차원에서 목표 위치를 설정하는 포지셔닝 방식(예 제2의 ○○○ 클리닉)

4 포지셔닝

(1) 개 념

제품 선택 시 가장 먼저 떠오르는 제품이 되도록 제품의 차별화된 특성 및 이미지를 효과적으로 전달하는 가치제안(Value Proposition)을 결정한 후 이에 근거하여 마케팅 믹스 전략을 통해 지속적으로 고객과 커뮤니케이션하는 모든 구체적인 마케팅 커뮤니케이션 활동

(2) 포지셔닝 전략의 유형
  ① 가격과 제품 속성에 의한 포지셔닝 표적소비자들이 중요하게 생각하는 제품 속성에서 자사제품이 차별적 우위를 갖고 있음을 직접적으로 강조하는 방법
  ② 사용상황에 따른 포지셔닝 : 제품이 사용될 수 있는 적절한 상황과 용도를 자사제품과 연계시키는 방법
  ③ 제품사용자에 따른 포지셔닝 : 표적시장 내의 전형적 소비자를 겨냥하여 자사제품이 그들에게 적절한 제품이라고 소구하는 방법
  ④ 경쟁제품에 기반한 포지셔닝 : 소비자의 마음속에 강하게 인식되어 있는 경쟁제품에 대비한 자사제품의 차별점을 제시하는 방법

(3) 포지셔닝 전략의 수립과 집행 절차
　① 소비자 요구 및 경쟁상황 분석
　② 경쟁우위 요건의 검토 및 선택
　③ 선택한 포지션의 전달

(4) 제품 포지셔닝 절차

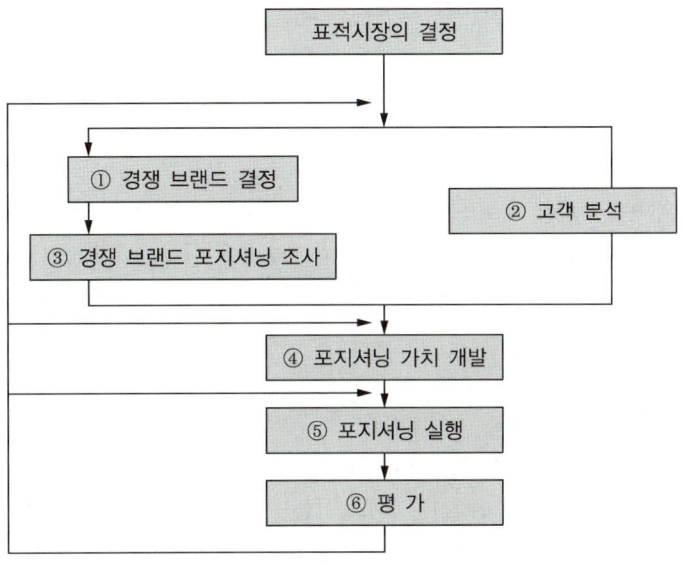

5 마케팅 믹스

글로벌 의료서비스 마케터는 서비스 믹스의 폭과 길이에 대한 지속적인 의사결정을 해야 한다. 그 순간에는 적정할 수 있지만 시간이 흐르면 진부해지거나 부족해지는 서비스가 발생하게 되므로 끊임없는 모니터링과 수정 보완을 위한 의사결정이 요구된다.
① 서비스 믹스 폭이란 서비스 유형의 다양성 수준, 즉 '유형 간 다양성' 수준을 나타내는 척도이다.
② 서비스 믹스 길이란 비슷한 서비스의 '유형 내 다양성' 수준을 나타내는 척도이다.
③ 서비스 믹스의 폭과 길이는 전체적인 서비스의 다양성을 묘사하는 기본척도이다.

PART 02 상품 개발하기

CHAPTER 01 신상품 아이디어 창출

1 신상품 아이디어 창출

(1) 신상품
서비스의 무형의 특성 때문에 새로운 서비스의 기획에서는 서비스의 모든 프로세스를 정확하고 구체적으로 제시해야 한다. 그리고 새로운 서비스의 기획과 개발을 위해서는 서비스의 종류와 기업의 장기적인 전략, 서비스 마케팅의 7가지 관리, 서비스 브랜드 같은 모든 속성들이 명확히 결정되도록 조직적이고 체계적인 절차가 필요하다.

(2) '새로운 것'의 구분
6가지의 범주[대규모 혁신, 신규 사업(Start-up Business), 기존 시장을 위한 신상품(New Service for The Currently Served Market), 서비스 상품의 계열 확장(Service Line Extension), 서비스 상품의 개선(Service Improvement), 스타일 변화(Style Change)]로 '새로운 것'을 구분한다.

2 신상품 개발 목적과 실패요인

(1) 신상품 개발목적
기업이 신상품을 개발하는 목적은 다양하나, 요약하면 다음 6가지 정도로 대별하여 볼 수 있다.
① 고객요구에 따라 상품구색을 갖추기 위하여
② 매출증대나 비용절감을 위하여
③ 사기진작과 사업부 간의 경쟁을 독려하기 위하여
④ 경쟁사의 상품에 대처하기 위하여
⑤ 신기술의 개발과 생산기술의 변화에 대처하기 위하여
⑥ 유행 등 시장요구에 효과적으로 대응하기 위하여

(2) 신상품 개발 실패요인
① 상품 자체의 결함
② 부적절한 마케팅 전략
③ 시장 진출 타이밍을 놓침
④ 경쟁기업의 적극적 대응
⑤ 도·소매 등 유통의 미흡한 지원
⑥ 소비자 니즈와 취향 변화
⑦ 영업사원 교육 미흡
⑧ 신상품 도입지역 선정의 오류
⑨ 경기(景氣)불황
⑩ 예산 부족
⑪ 경영층의 미흡한 지원
⑫ 조직 내의 불화
⑬ 기존 자사상품과의 상충관계
⑭ 천재지변 등

3 의료관광상품

(1) 의료관광상품의 정의

의료관광객의 욕구나 필요를 충족시키기 위하여 관련 업계가 생산·제공하는 일체의 유·무형의 재화와 서비스를 말한다.

(2) 의료관광상품의 등장배경

아시아 지역의 환란 위기로 인해 병원의 새로운 안정적 수입원을 모색하면서 태국, 말레이시아, 싱가포르, 홍콩의 경우 정부 주도하에 의료시장 개방 등의 정책을 내세워 의료관광상품이 등장하게 되었다.

4 의료관광상품 기획

(1) 의료관광상품 기획의 의의

상품 기획이란 상품의 발전 추세를 기반으로 개발 방향을 설정하고 고객의 욕구를 반영한 신상품을 제안하는 것이다. 고객의 욕구와 의료관광자원을 기본으로 하여 일관된 기획의 입안을 통한 상품개발로 다른 의료관광 목적지나 병원과는 차별적 우위를 확보하여 시장선점을 목표로 하는 데 의의가 있다.

(2) 의료관광상품 기획의 고려요인

① **고객이 추구하는 편익을 제공하라** : 고객의 입장에서 고객이 필요로 하는 것을 생각해 보고 고객의 욕구를 충족시켜 줄 수 있는 상품을 개발하는 것이 새로운 상품개발의 첫 단계이다.
② **서비스 프로세스를 리엔지니어링하라** : 서비스 프로세스 설계는 고객, 비용, 서비스 처리시간, 서비스 생산성에까지 영향을 미치는 활동이기에 매우 중요하다. 리엔지니어링은 보다 향상된 서비스 결과를 얻기 위한 프로세스 분석과 재설계를 말한다.
③ **제품을 서비스로 전환하라** : 새로운 서비스를 만드는 다양한 아이디어는 시장에 존재하는 제품을 서비스로 바꾸려는 노력에서 얻을 수 있다.

④ 시장조사를 활용하라 : 서비스 기업이 새로운 서비스를 만들 때, 목표고객에게 최상의 가치를 제공하기 위해서 어떤 특성과 가격의 서비스가 가장 적절한지를 알기 위해 시장조사를 활용한다.

⑤ 보조 서비스로 새로운 상품을 만들어라 : 고객들은 서비스상품을 평가할 때 핵심 서비스 외에 덧붙여지는 브랜드나 분위기, 보증 등을 함께 생각하기에 서비스상품의 믹스를 결정할 때는 핵심 서비스에 부가되는 보조 서비스를 어느 정도 제공해야 하는지를 미리 고려해야 한다.

5 기존 상품 개선 방안

(1) 포지셔닝 맵, 리포지셔닝과 리뉴얼에 의한 방안

① 포지셔닝 맵으로 현재 위치 확인 : 자사 브랜드 상품이 경쟁 브랜드 상품에 대비하여 어디에 위치하는지를 나타내는 지각도로 현재 제품의 실태 확인

② 리포지셔닝(Repositioning) : 포지셔닝을 변경하는 것

③ 리뉴얼 : 상품을 정기적으로 새롭게 만드는 것

(2) 상품 수명주기에 따른 관리

① 변화가 빠른 시장에서 유용

② 상품 수명주기는 브랜드 수준이 아닌 상품 수준에서 사용

변수/ 상품 수명주기	도입기	성장기	성숙기	쇠퇴기
경쟁사의 집중도	높음, 소수의 선구자, 독점	감 소	산업 변동 증가	높음, 소수의 플레이어
제 품	단일품	다양성, 브랜드 구축	브랜드 전쟁 높음	철 수
상품 차별화	낮 음	증가, 모방품과 변종	시장세분화	경쟁사의 퇴출로 인해서 감소
진입장벽	상품이 보호되면 높음	감소, 성장테크놀로지 이전	-	높은 자본 집중도, 낮은 수익
퇴출장벽	낮음, 투자 거의 없음	낮지만 증가	자본 집중도가 증가함에 따라 증가	감 소
가 격	스키밍 또는 침투	경쟁 직면, 가격협상/가격삭감	경쟁 직면, 가격협상/가격삭감	경쟁 직면, 가격협상, 가격삭감
수요의 가격 탄력성	비탄력적, 소수 소비자	점점 탄력적	세그먼트에서만 비탄력적	탄력적, 구매자의 높은 협상력

(3) 상품감사(Product Audition)

기존 상품들 중에서 개선, 수정, 제거, 유지할 대상 상품들을 찾아내는 것을 말한다.

6 신상품 개발

(1) 신상품 개발모형 소개 – I

단계	개발 과정	주요 내용
1	전략적 분석과 계획	• 상품 특성이 복잡하고, 무형이며 불확실성이 높은 신상품일수록 기업의 이미지와 명성 및 상표 인지도가 중요하다. • 자사와 상표에 대하여 소비자들이 가지고 있는 이미지와 인지도를 파악한다.
2	시장조사와 기회파악	• 공략하고자 하는 시장의 크기와 잠재 성장력을 파악한다. • 시장 규모와 성장성이 신상품 성공 여부를 좌우한다.
3	아이디어 창출	• 신상품 아이디어와 함께 기존상품을 개선하기 위한 아이디어도 수집한다. • 브레인스토밍이나 소비자 면접 등을 통하여 수집한다. • 고객접점에 있는 종업원이 중요한 역할을 한다. • 신상품 아이디어 창출은 기업의 지속적인 경영활동 중의 하나이다.
4	상품 콘셉트의 개발과 평가	• 상품 콘셉트는 신상품이 가지는 요소와 특성에 관한 자세한 묘사이다. • 아이디어를 상품 콘셉트로 전환시키는 과정에서 소비자의 필요 욕구에 대한 만족 여부를 평가하여야 한다. • 상품의 콘셉트는 기업(목적, 강점, 재원), 상품(목표, 독창성, 우수성) 그리고 표적시장(크기, 성장성, 경쟁 정도)을 기준으로 평가하여야 한다.
5	신상품 개발과 테스트	• 신상품에 대한 적극적인 투자를 감행하기 전에 상품 성과에 대한 엄격한 기준과 정책을 수립하여 신상품을 테스트한다. • 전반적인 마케팅 요소에 대한 반응까지 분석하는 실험시장기법을 포함하는 것이 이상적이다. • 실험시장기법은 실제 시장조건에서 신상품의 광고, 판촉, 유통체계 및 서비스에 대한 소비자의 반응을 분석하여 신상품의 성과를 예측하고 평가하는 방법이다.
6	상품화와 사후평가	• 도입 시에는 일관성 있는 상품화 전략이 필요하다. • 신상품의 소비자수용 및 확산분석 등을 포함한 사후평가가 필요하다. • 판매에 대한 예측뿐 아니라 잠식화에 관한 분석도 필요하다.

(2) 신상품 개발모형 소개 – II

단계	개발 과정	주요 내용
1	아이디어 창출	• 아이디어 창출은 상품 설계의 선행 과정으로 핵심적 부분이다. • 아이디어 도출 방법 : 브레인스토밍, 서비스 직원과 고객으로부터의 아이디어 유도, 선도이용자(Lead-user) 조사, 경쟁사 서비스 연구 등 • 아이디어 창출 테크닉 : 델파이 방식, 이점 분석, 조사 분석, 관련 상표 프로필, 독특한 특성, 약점, 자유조합, 스테레오타입 행동, 다른 사람들의 실패를 연구
2	아이디어 평가	아이디어 창출 단계에서 수립된 많은 상품 아이디어를 신중히 평가하여 장점이 분명하지 못한 것은 제외시키고, 더 구체적으로 추진할 만한 아이디어를 추려내는 작업이다.
3	상품의 콘셉트 개발	• 신규서비스의 정확한 콘셉트에 대해 완벽한 합의에 도달하는 것이 필요하다. • 서비스 특징과 특성에 대한 서술에는 서비스가 다루는 문제, 신규서비스가 필요한 이유, 구체적인 서비스 프로세스와 그 혜택 등이 명시되어야 한다.
4	사업성 분석	아이디어들이 판매·시장점유·수익률 면에서 회사의 목표를 달성할 수 있는가를 평가한다.
5	상품개발 및 테스트	특정 상품의 아이디어가 기술적으로나 상업적으로 실행 가능한 상품으로 전환될 수 있는 가를 평가한다.
6	상업화	시판의 시기 선정, 시판 지역의 선정, 신상품을 가장 잘 수용할 수 있는 표적시장을 선정한다.

> **알아두기**
>
> **의료관광상품의 구성**
>
> 의료관광의 유형과 이에 참가하는 집단의 특성에 따라 관광상품 패키지의 구성요소는 다르게 나타나며, 그 점을 상품화과정에 적절히 반영하여야 표적시장의 성공적인 유치가 용이해질 수 있다. 또한 의료관광의 유형과 집단별로 선호하는 관광자원, 숙박, 교통, 음식, 쇼핑의 유형도 다르므로 이를 고려하여 상품화하여야 한다.

CHAPTER 02 상품 콘셉트 개발 및 평가

1 신상품 콘셉트 개발

(1) 신상품 콘셉트의 정의

서비스의 무형성과 생산과 소비의 비분리성 때문에 신규 서비스의 정확한 콘셉트에 대해 완벽한 합의에 도달하는 것이 필요하다. 서비스 콘셉트에 대한 분명한 정의가 내려진 후에는 서비스의 특징과 특성에 대한 정확한 서술이 있어야 하고, 그 콘셉트에 반응할 목표고객과 서비스 직원이 누구인지에 대한 확인이 이루어져야 한다. 서비스 특징과 특성에 대한 서술에는 서비스가 다루는 문제, 신규 서비스가 필요한 이유, 구체적인 서비스 프로세스와 그 혜택 등이 명시되어야 한다.

(2) 신상품 콘셉트 구성요소

① 제품형태 : 제품의 물리적인 속성. 무형제품의 경우, 서비스 매뉴얼 또는 서비스 실행 절차 등
② 기술 : 제품의 혁신성이나 창의성의 원천
③ 소비자 이익 : 소비자가 제품을 통해 얻고자 하는 것
④ 상품 콘셉트는 기업의 목적, 강점 및 재원, 상품의 목표, 독창성, 우수성, 표적시장의 크기, 성장 가능성, 경쟁 정도 등과 같은 기준에 의해서 평가된다. 만일 상품의 잠재력이 부족하여 시장의 필요에 부응하지 못하거나, 기업의 이미지와 강점에 부적합한 경우 그 상품 콘셉트는 기각되어야 한다.

(3) 이상적인 콘셉트 조건

① 창의성
② 소비자에게 이익 제공
③ 대중성
④ 차별화

2 신상품 콘셉트 평가

많은 아이디어에서 도출된 신상품 콘셉트는 평가작업이 필요하다.

(1) 신상품 콘셉트 테스트의 목적
① 신상품 콘셉트의 표현을 보다 풍부하게 할 수 있다.
② 신상품 콘셉트의 잠재매출 혹은 소비자의 구매의사 등을 파악할 수 있다.

(2) 신상품 콘셉트 테스트의 중요성
① 소비자가 원하는 이익에 대하여 명확한 정의를 내릴 수 있다.
② 시간 및 비용 절약 효과가 있다.

3 신상품 테스트, 상품화 및 사후평가

(1) 신상품 테스트
기업은 신상품에 대해 적극적인 투자를 감행하기 전에 상품 성과에 대한 엄격한 기준과 정책을 수립하여 신상품을 테스트해야 한다. 이때 신상품 개발팀뿐만 아니라 실무진과 서비스 담당자, 소비자들로부터 개발해야 한다. 신상품에 관한 피드백을 받기 때문에 상품 자체뿐만 아니라 실무적 측면까지 고려하게 된다. 이 과정에서 다양한 분야에 있는 사람들의 의견을 수렴해서 기업은 신상품의 성공 가능성을 보다 정확하게 평가할 수 있고, 문제점을 파악하여 수정함으로써 상품이 시장에 소개되었을 때 돌이킬 수 없는 큰 실수를 범할 가능성을 최소한으로 줄일 수 있다.

(2) 상품화와 사후평가
상품화 과정에서는 '광고, 판촉, 실무자 교육, 정보기술 사용, 확장 등에 대한 일관성 있는 상품화' 전략이 성공에 필수적이다. 특히 판매원들이 신상품의 질을 이해하고 진심으로 상품에 대한 자부심을 가질 때 소비자에게 효과적으로 전달되어 성공할 수 있다.

사후평가는 판매예측뿐만 아니라 잠식화(Cannibalization)에 대한 분석까지 포함하며, 신상품이 기업의 다른 상품을 대체하였는지 아니면 새로운 수요를 창출하였는지에 대한 것을 자세하게 분석하여 수익성을 평가하고, 이를 마케팅 전략에 효과적으로 반영하여야 한다.

CHAPTER 03 수요예측

1 신상품의 수요 및 분석

(1) 신상품 수요의 정의
기업은 상품의 생산원가와 예상되는 수요를 적절히 고려하여 가격을 책정한다. 그러나 소비자는 상품에 대한 품질을 평가하여 가격을 지급하기보다는 역으로 가격을 통해서 상품의 품질을 유추하는 경향이 있으므로 가격결정에서 이 점도 신중하게 고려해야 한다. 따라서 기업은 원가와 예상수요뿐만 아니라 소비자의 연상효과와 경쟁 등 다양한 요인을 고려하여 가격전략을 수립해야 한다.

(2) 수요의 영향요인
신상품 수요에 영향을 미치는 요인으로는 크게 상품, 공급요인, 정보요인, 경쟁요인, 소비자요인이 있다.

상품	성능, 기능, 가격, 용도, 구매형태, 상표, 상품이미지, 디자인, 포장 등
공급요인	생산량, 공급량, 공급지역, 판매경로, 유통점유율 등
정보요인	광고, 영업력, 홍보, 구전효과 등
경쟁요인	경쟁상품, 대체품 등
소비자요인	소득, 직업, 생활시간, 연령, 라이프스타일, 구매기업의 매출액, 구매기업의 이익 등
기 타	사회환경, 유행

(3) 수요예측의 분석

① 신상품 수요예측

　신상품의 수요예측은 먼저 신상품이 출시될 시장을 이해하고 평가하는 것으로부터 시작된다. 시장에 대한 평가가 끝나면 상품판매에 영향을 미치는 구체적인 요인들을 선정한 다음, 이들을 이용하여 수요를 예측할 수 있는 가장 효과적인 예측방법을 선택하고, 이를 구체적으로 실행하기 위한 예산배분계획을 수립하여 수요를 예측한다.

② 신상품 수요예측방법

　㉠ 구매의향조사에 의한 수요예측 : 구매의향조사는 실제 존재하지 않는 신상품에 대하여 설명하고 비교적 간단하게 구매의향을 조사하는 것이다. 장점은 간단하게 수요를 예측할 수 있으므로 부담 없이 사용할 수 있다는 것이다. 단점은 반복구매를 전제로 하는 소비재 상품의 수요를 예측하기에는 문제가 있으며, 신상품의 구매결정자를 분명하게 파악하지 못한 상태에서 조사가 이루어지는 경우가 많으므로 그릇된 수요예측 결과를 얻게 될 가능성이 높다.

　㉡ 테스트마케팅에 의한 수요예측 : 실제 시장에 신상품을 투입하고 그 반응으로 수요를 예측하는 방법이다. 이 방법은 가장 현실성 있는 시장 수요예측방법으로서 다른 수요예측방법에 비하여 신뢰성이 매우 높다.

　　• 테스트마케팅의 정의 및 목적 : 테스트마케팅은 신상품을 본격적으로 도입하기 전에, 상품과 계획하고 있는 마케팅 전략을 평가하기 위하여 한정적으로 정해진 지역에서 실제로 판매해 보는 것이다.

- 테스트마케팅의 진행과정 : 최고책임자를 결정하고, 각 부문 담당자의 의사결정과정을 통하여 최종적으로 테스트마케팅의 실행 여부를 결정한다. 결정된 사안에 따라 각 부문담당자들에게 명확한 책임을 부여하고, 각 부문 담당자는 테스트 지역과 기간을 정하고 예산을 책정한다. 예산 편성이 끝난 다음 본격적인 마케팅 전략을 입안하고, 설비투자를 통하여 생산을 수행한다. 이 모든 것이 완전히 끝난 후에는 시장에서 직접 광고와 판촉 촉진활동을 통하여 판매한 후 고객과 시장의 반응을 분석한다. 마지막으로 이상과 같은 테스트마케팅 결과를 종합하여 신상품의 출시 여부에 대한 종합적 분석과 전략적 회의가 이루어진 후, 최종적인 도입 승인을 얻어야 신상품은 비로소 시장에 본격적으로 출시된다.

ⓒ 인터뷰조사에 의한 수요예측 : 인터뷰조사는 대상이 적은 반면에 상세한 자료를 수집할 수 있는 방법이다. 또한 응답의 범위를 사전에 제한하거나 별도의 준비가 필요 없으므로, 준비과정에 따르는 시간을 절약할 수 있다. 그러나 인터뷰조사는 인터뷰 실시 후 내용을 계량화하여 분석하여야 하는 번거로움이 있다.

ⓔ 델파이법에 의한 수요예측 : 수요 총량을 전문가로 하여금 직관에 의해 직접 추정하도록 하는 예측기법이다. 판매원의 직접적인 추정을 근거로 예측하는 방법과 가상 시나리오를 통하여 예측하는 방법이 있다. 이 중에 가상 시나리오를 이용한 방법은 미래의 가정된 사실이 신상품 수요에 미칠 영향을 문장 형식으로 표현한 다음, 그 발생확률을 전문가로 하여금 평가하도록 하는 방법이다. 델파이법에 의한 수요예측은 장기적인 수요예측에 적합하다.

2 판매예측

(1) 판매예측

① 기업의 매출액 예측 3단계
  ㉠ 거시경제적 예측 : 인플레이션, 실업, 이자율, 소비자 소비, 기업의 투자, 정부지출 및 순수출, 기타 변수에 대한 예측이 필요하다.
  ㉡ 업계 예측 : 거시경제적 예측과 다른 환경적 예측 지수와 함께 업계 매출액을 예측한다.
  ㉢ 자사판매액 예측 : 기업은 일정 수준의 시장점유율을 달성한다는 가정 하에 자사판매액을 예측한다.

② 예측에 이용되는 정보
  ㉠ 사람들의 말 : 판매원, 외부 전문가, 구매자 등의 의견조사(구매의도조사, 판매원 의견통합법, 전문가 의견조사법 등)
  ㉡ 사람들의 행동 : 구매자의 반응을 측정하는 시험시장(Test Market)에 제품 투입
  ㉢ 사람들의 과거 행동 : 과거의 구매행동 기록 분석, 시계열 분석, 통계적 수요 분석

③ 가능한 신제품에 대한 수요에 접근하기 위해 마케터들은 종종 개념테스트(Concept Testing)를 이용하기도 한다. 이는 잠재적인 소비자가 제품의 그림, 모형 또는 설명서의 평가에 관여하는 것이다. 개념테스트는 제품에 대한 최종 소비자로부터 반응을 얻는 데 초점을 두며, 마케터들은 잠재적 수요가 강한 제품의 아이디어를 확인하기 위하여 재판매업자를 대상으로 개념테스트를 이용하기도 한다.

(2) 비용예측

제품 판매에 대한 이익을 예측하기 위해서 마케터들은 기대비용들을 예측하고 그것들을 잠재적 판매로부터 공제해야 한다. 마케터들은 생산원가를 추정하기 위한 제품의 모양을 결정해야 한다. 마케터는 새로운 구성요소의 필요 여부, 기존 인원과 시설 이용 여부, 마케팅 비용 등을 추정해야 한다. 이를 위해서 일반적인 계획을 세우고 포장, 유통경로, 광고 등에 대한 예산을 예측해야 한다.

(3) 비용 비교

예산은 의료관광상품의 계획에 있어 가장 중요한 부분 중 하나이다. 의료관광을 통한 치료의 예산을 살펴보면 치료비와 항공료, 숙박비용 등 기타 제반경비를 합해도 의료비가 비싼 지역에서 일반적인 치료를 받는 것보다 싸다는 것을 알 수 있다.

3 재무매력도 평가

재무매력도는 시장이 어떤 기업의 재무지표적 관점에서 얼마나 좋은 시장인지를 나타내는 정도로 시장매력도와 함께 장래성을 분석할 때 활용되는 개념이다. 시장매력도가 높지만 원가구조가 좋지 않을 경우에는 재무매력도가 좋지 않을 수 있다. 재무매력도 및 시장매력도 양쪽 모두 높은 경우 이 시장은 장래성이 있다고 분석할 수 있다.

4 기존 상품 잠식 가능성 분석

(1) 잠식(Cannibalization)

잠식은 성능이나 외양이 우수한 (자사 혹은 타사) 후속 상품에 의해 먼저 출시된 유사상품 시장이 잠식되는 것을 의미한다.
① **자기잠식의 사례** : 코카콜라사의 다이어트콜라가 기존 클래식콜라의 소비자 일부를 흡수하여 수익이 나뉘게 된다.
② **인접한 유사 매장** : 맥도날드 매장이 있는 곳에 버거킹 매장이 들어서는 경우, 기존 맥도날드 매장의 매출 일부가 버거킹 매장으로 옮겨지게 된다.

(2) 잠식 가능성 분석 방법

① 기존 상품 및 신제품 매출의 상관관계 분석
② 소비자조사
③ TPO(Time, Place, Occasion) 분석 : 시간, 장소, 사용상황에 따라 고객들의 상품 평가가 달라지므로 신제품 출시 기업은 면밀한 조사 후에 상품을 출시해야 한다.

PART 03 가격 및 유통관리

CHAPTER 01 가격결정

1 신제품 가격전략

(1) 가격의 개념과 의의
① 가격(Price) 정의 : 특정 제품이나 서비스를 소유하거나 사용하는 데 대한 대가로 지불하는 화폐액이나 기타 대응물(다른 제품이나 서비스)
② 가격전략 : 제품이나 서비스의 최초 가격을 결정하는 것으로, 가격조절이란 판촉 목적을 포함하여 단기적인 상황변화에 대한 대응으로 가격을 변화시키는 것

(2) 가격전략의 기본목표
일반적으로 가격을 결정할 때 목표로 삼을 수 있는 것은 이익, 매출액, 시장점유율, 판매량 증대 등을 들 수 있으며, 경우에 따라서는 기업의 생존 자체가 가격결정의 최대 결정요인이 될 수도 있다. 공공적 성격을 갖는 제품이나 서비스의 경우 사회적 책임도 가격전략의 한 목표가 될 수 있다. 이익을 목표로 할 경우라 해도 장기적 이익관리 측면에서 접근할 것인지, 아니면 단기이익의 극대화를 추구할 것인지에 따라 가격전략은 다르게 나타난다.

> **알아두기**
>
> **제품 수명주기 단계별 가격전략**
> - **도입기** : 시장에 빨리 침투하고자 하는 저가격의 '침투전략'이나 고가에 의한 '스키밍' 사용
> - **성장기** : 시장 점유율 및 거래를 활성화시키는 가격, 시장침투가격 사용
> - **성숙기** : 경쟁자와 경쟁을 위한 가격
> - **쇠퇴기** : 수익성 유지목적의 가격인하

> **알아두기**
>
> **관광상품의 가격전략**
> - **상대적 고가격전략** : 자사제품이 우수하거나 명성이 높을 때, 수요탄력성이 높지 않을 때 등
> - **대등 가격전략** : 시장수요가 비탄력적일 때
> - **상대적 저가격전략** : 시장수요의 가격탄력성이 높을 때, 경쟁사의 수가 많을 때
> - **원가중심 가격전략** : 제품 원가를 기초로 일정액의 마진율이나 배수율을 붙여 가격 책정

📢 알아두기

제품의 수명주기

도입기	• 제품이 시장에 도입되는 단계 • 인지도가 매우 낮고 매출이 저조 • 경쟁자가 없거나 있어도 극소수 • 촉진활동전략
성장기	• 소비자의 인지도가 증가하여 매출이 급성장하는 단계 • 경쟁자의 증가로 경쟁이 매우 치열해지기 시작 • 생산량 급증에 따른 제품원가의 하락으로 이익 증가 • 시장점유율 확대 전략, 집중적 유통전략
성숙기	• 제품의 판매량이 감소하고 성장률이 둔화되기 시작하는 단계 • 시장점유율 유지, 상표의 재활성화 • 시장확대전략, 제품수정전략, 상표의 리포지셔닝전략
쇠퇴기	• 제품이 점차 쇠퇴하게 되는 단계 • 선택적 유통전략(매출실적이 저조하거나 취약한 중간상을 제거하여 적정수의 유통점만을 유지) • 최소한의 광고전략

2 유사상품의 가격분석

(1) 경쟁상품의 비용과 가격분석

① 자사상품이 경쟁상품보다 우수하면 가격을 높게 결정할 수 있다.

② 경쟁상품보다 못하면 그만큼 가격을 낮게 결정할 수 있다.

(2) 유사상품에 대한 가격전략 사례

시장 진입 초기에는 침투가격 전략을 사용하며 상품 인지도가 높아지면 가격을 올리는 방식이다.

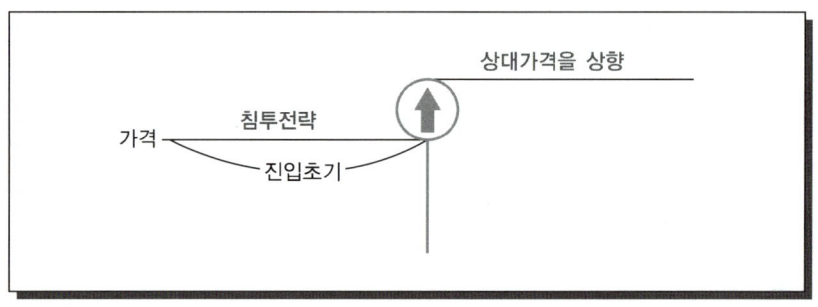

3 가격조정전략

(1) 가격설정전략의 접근방법

① **원가 중심의 가격결정** : 기업의 입장에서 측정이 비교적 용이하며, 소비자 입장에서도 지불을 합리적인 것으로 받아들일 수 있다. 따라서 원가는 가격의 하한선(Price Floor) 역할을 한다. 원가에 일정액, 혹은 일정률의 이익을 가산하여 가격을 설정하는 것이다.

② **수요 중심의 가격결정** : 소비자행동이나 시장여건 등을 고려하여 가격수준을 정하는 것이다. 수요는 소비자들이 부담할 수 있는 지불능력 및 지불의사와 직결되기 때문에 기업이 설정할 수 있는 가격의 상한선(Price Ceiling) 역할을 한다고 볼 수 있다.

③ **기타 고려요인** : 기업은 원가와 수요 측면을 각각 하한선과 상한선으로 하여 그 사이에서 가격을 결정하게 된다. 여기에는 유통구조를 포함한 시장구조, 경쟁상황, 그리고 경우에 따라 정부의 정책적 규제 등이 고려요인으로 작용한다.

(2) 가격의 조절과 변경

① **할인(Discount)** : 할인은 일정한 조건과 상황에 따라 가격을 낮추는 것이다. 수량할인(Quantity Discount), 현금할인(Cash Discount), 계절할인(Seasonal Discount), 기능할인(Functional Discount) 등이 있다.

② **공제(Allowance)** : 가격의 일부를 삭감하여 주는 것으로서 소비자를 대상으로 하는 보상판매(Trade-in Allowance)와 중간상을 대상으로 하는 촉진공제(Promotional Allowance)가 있다.

③ **가격의 인상과 인하** : 가격 인상이나 인하는 원가의 변동, 수요의 변동, 경쟁상황의 변화 등에 따라 이루어진다. 제품 포지셔닝을 수정하기(Re-positioning) 위한 목적으로 가격을 변경하는 경우도 있다.

④ **차별적 가격전략** : 차별적 가격전략(Discriminatory pricing), 혹은 가격차별화(Price Discrimination)란 동일한 제품이나 서비스에 대해 소비자 혹은 세분시장별로 가격을 다르게 적용하는 것이다. 수요 측면을 고려한 가격의 조절이라 볼 수 있겠다.

4 공공정책과 가격결정

(1) 상품의 가격결정방법

① **수가 결정에 영향을 미치는 내·외부적 고려요인** : 수가 결정의 전반적인 목표는 생존 추구, 현재 이외의 극대화, 선도적인 시장 점유율, 고객유지와 고객관계 구축 등을 포함한다. 나아가 보다 구체적인 목표 수준을 실현시켜 줄 수 있는 의료수가를 책정할 수 있다. 수가 결정은 서로 다른 수준에서 설정되는 의료기관의 마케팅 목표를 실현하는 데 도움을 준다는 점에서 중요한 역할을 한다.

② **가치기반 의료수가 결정** : 가치기반 가격결정(Value-based Pricing)은 의료기관의 의료 원가보다는 의료소비자의 가치 지각에 중점을 두어 의료수가를 책정하는 것이다.

③ **의료기관의 비용과 제품 원가** : 의료소비자의 가치 지각이 의료수가의 상한선을 결정하는 반면, 원가는 의료상품의 하한선이 된다. 원가기반 의료수가 결정(Cost-based Pricing)은 의료상품을 생산,

제공, 마케팅 하는 데 드는 비용에다 적정 수준의 마진(즉, 의료기관의 노력과 위험 부담에 대한 보상)을 더하여 의료수가를 책정하는 것이다.

④ **의료수가 변화** : 경쟁적인 수가인하 정책은 의료산업 내 모든 의료기관의 이익을 잠식하는 결과를 낳는다. 뿐만 아니라 저수가 정책은 의료소비자의 기억 속에 저가 제품으로 인식되어, 장기적으로 수익성 있는 의료상품 수가를 유지할 수 있는 힘을 약하게 한다.

⑤ **의료수가 변화에 대한 반응 고찰** : 의료소비자는 의료수가의 변화를 일방적으로 해석하지 않는다. 수가 인상은 의료소비자에게 긍정적인 의미를 줄 수도 있다. 의료기관은 의료소비자 반응뿐 아니라 경쟁 의료기관의 반응도 고려해야 한다. 경쟁 의료기관이 반응을 보일 가능성이 높은 조건은 경쟁 의료기관의 수가 적거나, 의료상품이 표준화되어 있거나, 의료소비자가 의료상품과 의료수가에 충분한 정보가 있을 때이다.

⑥ **조직적 특성** : 수가 결정에 영향을 미치는 조직 구성원은 글로벌 의료마케팅 관리자, 진료부 관리자, 원무보험 관리자 등이 있다.

⑦ **시장 유형에 따른 가격 결정**
  ㉠ **완전경쟁(Pure Competition)** : 다수의 의료소비자와 의료 공급자로 구성된 시장으로서 어떤 의료소비자, 의료공급자도 시장가격에 큰 영향을 미치지 못한다.
  ㉡ **독점적 경쟁(Monopolistic Competition)** : 단일시장 가격이 아니라 일정한 수가 범위에서 서비스를 공급하는 많은 의료소비자와 의료공급자로 구성된다. 의료소비자는 의료공급자가 제공하는 의료상품에 차이가 있음을 지각하고, 각 의료상품에 서로 다른 가격을 지불하고, 의료공급자는 서로 다른 고객 세분화적인 판매를 활용하여 자신의 의료상품을 차별화하려고 한다.
  ㉢ **과점적 경쟁(Oligopolistic Competition)** : 경쟁 의료기관 수가 전략과 마케팅 전략에 민감하게 반응하는 의료공급자 소수로 구성된다. 의료공급자는 경쟁 의료기관의 전략에 민감하다.
  ㉣ **완전독점(Pure Monopoly)** : 정부 주도하의 의료공급, 규제를 받는 독점 의료서비스로 양전자 치료, 고가 의료장비 사용, 신기술 의료서비스 등의 종류가 있다.

⑧ **경쟁사의 전략과 가격** : 수가를 책정할 때 경쟁 의료기관의 원가, 수가, 제공 의료서비스 등도 고려해야 한다.

(2) 가격결정의 영향요인
① **내부적인 영향요인** : 마케팅 목표(Marketing Objectives), 마케팅 믹스 전략과의 조화(Marketing Mix Strategy), 비용(Cost)
② **외부적인 영향요인** : 시장의 성격, 경쟁사의 가격과 제공조건(Competition's Prices and Offers), 기타 외부요인(인플레이션, 호경기나 불경기, 이자율, 상품의 가격과 가치)

(3) 상품 가격결정 시 고려요인
① 신상품의 총체적인 마케팅 전략과 가격전략은 잘 부합하는가?
② 가격결정의 목표(기업존속, 이익극대화, 시장점유율 선도, 상품품질 우위를 위한 원가충당, 고정비의 변동비 회수를 위한 생존)는 명확한가?
③ 동종업계 간의 가격경쟁 현황과 가격 패턴을 분석하였는가?

④ 신상품 개발비용과 판매이윤에 관한 기본적인 데이터는 구비하고 있는가?
⑤ 경제적 상황(인플레이션, 성·비수기, 경기상황, 환율변화)에 따른 가격 라인의 탄력성을 고려하고 있는가?
⑥ 정부의 가격규제를 반영하고 있는가?
⑦ 고객의 기대가격을 파악하였는가?

CHAPTER 02 마케팅 경로와 공급망 관리

1 마케팅 경로 설계

(1) 마케팅 경로

유통경로 혹은 판매 경로라고도 부르며 생산자에게서 생산된 상품이 최종소비자에게 전달되어 소비될 때까지의 과정과 관련된 생산자, 도·소매상 및 최종소비자를 포함하는 조직과 이 조직의 활동을 의미한다.

(2) 마케팅 경로 설계과정

① 경로 서비스에 대한 소비자의 요구 분석
  ㉠ 마케팅 경로는 소비자가 제품과 서비스를 구매할 때 소비자의 욕구와 흥미를 만족시킬 수 있도록 설계
  ㉡ 소비자에게 영향을 미치는 마케팅 경로 설계의 요소 : 정보, 편리성, 다양성, 서비스

② 경로 목표 설정
  ㉠ 장기목표 : 투자수익률, 시장점유율, 매출액, 성장률
  ㉡ 소비자의 기대 서비스 수준

③ 경로 전략 구축
  ㉠ 경로커버리지 전략 결정
    경로커버리지란 특정 지역에서 자사 제품을 취급하는 점포 수를 의미하며, 마케팅 경로의 목표 달성을 위해 필요한 점포 수, 각 점포가 어느 정도 수준의 경로서비스를 제공할지에 대하여 결정
  ㉡ 경로커버리지 전략
    • 집중적 유통 : 자사 제품을 어디서나 취급할 수 있도록 개방하여 가능한 한 많은 점포가 자사 제품을 취급할 수 있도록 하는 전략
    • 전속적 유통 : 일정 지역에서 일정 이상의 자격 요건을 갖춘 소매점에서만 자사 제품을 취급할 수 있도록 하는 전략
    • 선택적 유통 : 자사의 제품만을 취급하는 도매 혹은 소매상 전략

ⓒ 경로커버리지 전략 선택 시 고려 사항
- 고객 구매행동
- 특정 지역 내 점포의 포화도
- 경로구성원이 수행할 마케팅 기능에 대한 제조업자의 통제 수준

④ 경로 구조의 선택
어떤 유형의 중간상을 경로구성원으로 포함시켜야 할지를 결정

⑤ 개별 경로구성원 선택
ⓐ 경로구성원 평가기준
- 신용력
- 영업사원 규모
- 판매력
- 취급 제품 종류
- 명 성
- 수익성
- 성장잠재성

ⓑ 경로구성원 선택 절차
- 각 중간상의 필수 항목에 대한 목록 작성
- 갖추고 있는 바람직한 항목 목록 작성
- 표적시장이 요구하는 마케팅기능을 수행할 수 있는 경로구성원 후보의 수집 목록 작성
- 각 경로구성원들이 갖추어야 할 필수항목으로 경로구성원 후보의 평가
- 긍정적으로 평가된 경로구성원 후보들에 대하여 갖추고 있다면 바람직한 항목들에 대한 목록 평가
- 경로구성원의 선택

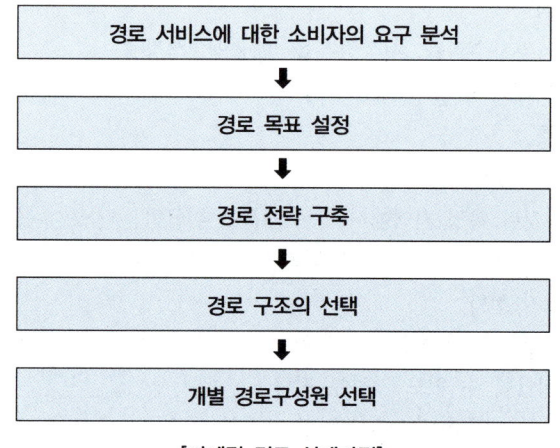

[마케팅 경로 설계과정]

2 마케팅 경로 관리

(1) 마케팅 경로 관리가 필요한 이유
① 경로구성원들이 추구하는 목표가 일치하지 않는다.
② 한 경로구성원의 행동이 다른 경로구성원들의 성과에 영향을 미칠 수 있다.

(2) 마케팅 경로 관리의 주요 요소
① 동기부여
  ㉠ 긍정적 동기부여 : 높은 마진, 특별가격 할인, 지원금
  ㉡ 부정적 동기부여 : 거래 중단
② 갈등처리
  ㉠ 갈등원인의 파악 및 해소
  ㉡ 공동의 상위목표 환기
  ㉢ 직접 설득 혹은 협상
  ㉣ 제3자에 의한 화해 조성, 조정, 중재
③ 성과평가
  ㉠ 판매량, 고객 인도시간, 손상된 제품 처리, 촉진과 교육 프로그램에 대한 협력 등을 기준으로 주기적이고 체계적인 평가 필요
  ㉡ 보상과 보완활동

3 유통경로 설계 및 관리

(1) 유통(경로)의 전략적 의의
① 경로구성원들이 추구하는 목표가 일치하지 않는다.
② 한 경로구성원의 행동이 다른 경로구성원들의 성과에 영향을 미칠 수 있다.

(2) 유통경로(기관)의 본질 – 중간상의 존재 근거
유통경로를 구성하는 유통기관, 혹은 중간상의 존재 근거로 가장 많이 언급되는 것으로 접촉효율(Contact Efficiency)의 증대, 혹은 총 거래수 최소화의 원리를 들 수 있다.

4 유통경로 시스템

(1) 유통경로 시스템의 본질
유통경로는 소비자가 제품을 효율적이고 효과적으로 획득하는 일에 관여하며 소비자들이 '가치를 제공하는 교환'의 '창조'를 위해 제품을 구입하기를 원하는 때와 장소에 맞추어 제품을 생산해 소비자에게 제공한다.

(2) 유통경로 시스템의 의의

① **사회경제적 관점** : 유통경로는 생산자에서 소비자에게로 상품이나 서비스가 유통되는 사회경제적 메커니즘이라고 불리는 유통구조를 의미한다. 거시적 관점에서 유통경로는 상품이나 서비스의 사회적 흐름을 사회경제적 목적 달성을 도모한다는 관점에서 고찰하는 것이다. 이는 개별경제의 입장에서 보면 통제불가능한 환경요인이다.

② **개별경제적 관점** : 개별경제적 관점에서 유통경로의 주요한 연구과제는 기업에서 마케팅 활동을 실시함에 있어 자사 제품에 가장 적합한 유통경로의 선정, 유통경로의 효율적인 이용 및 강화를 위한 정책 등 기업목적 달성을 위한 판매경로(Sales Route) 정책 영역이 된다.

③ **중간상의 필요성** : 쉽게 교환하여 생산과 소비과정의 시간을 절약하여 사회적인 모임을 준비하여, 결과적으로 각 개체는 시간, 장소, 소유 효용의 증대를 가져오게 된다.

④ **경로 선도자** : 마케팅이 생산자로부터 소비자 쪽으로의 흐름을 관리하는 시스템이라고 하면 시스템을 관리할 관리자가 필요하다. 이 경로 시스템 전체를 하나의 단위로 간주하고 그것을 관리하는 경로 선도자(Channel Captain)의 존재를 생각해야 한다.

(3) 유통 기능

유통경로는 생산자와 최종소비자를 연결하여 마케팅 과업을 이루게 하는 모든 기능을 수행하는 대행자들과 기관들의 조직화된 네트워크(시스템)이다.

거래 기능	구 매	재판매하기 위해 제품구매
	판 매	잠재고객에 대한 제품촉진과 주문 권유
	위험부담	가치 저하, 손실, 또는 진부화되는 제품 소유에 의한 사업상 위험 예상
로지스틱 기능	집 중	다양한 장소부터 한 장소로 상품들을 함께 모음
	저 장	고객 필요에 적합한 방법으로 상품들의 재고를 유지하고 보호
	분 류	고객이 바라는 분량으로 그리고 나누어 구매 • 축척 : 다양한 원천으로부터 보다 크게 동질적인 공급물로 모아 유사한 상품들을 모아옴 • 할당 : 보다 작은 로크들로 동질적 공급물을 분류 • 분류조합 : 고객들에게 봉사하기 위하여 몇몇 원천으로부터 제품들의 분류 조합을 이루어 냄 • 분류실행 : 비교적 동질적인 재고들을 나누어 하나의 이질적인 제공물을 분류해 냄
조성 기능	물적 유통	제조된 장소로부터 구매 또는 사용되는 장소로의 물적 운반 : 운송, 보관, 재고관리, 주문과정에 관여
	금 융	거래를 조성하기 위한 신용이나 기금 제공(유통금융)
	등급화	품질을 기초 영역으로 제품을 점검하고 계층화(표준화)
	마케팅조사	시장조건, 판매량, 소비자경향, 경쟁력 등에 대한 자료수집 : 이들 주제에 대한 정보 (정보)

(4) 의료관광의 유통구조

① **고객이 직접 의료 및 유관기관(Healthcare Provider) 방문** : 의료관광객이 직접 의료 및 유관기관을 방문하여 서비스를 구매하는 경우

② **고객이 의료관광 정보제공자(Healthcare Information Providers)를 통해 의료 및 유관기관(Healthcare Provider) 방문** : 의료관광객이 공신력 있는 정보제공자(Healthcare Information Provider)로부터 각종 관련 정보를 제공받고 선택하여 의료 및 유관기관을 방문하는 경우
  - ⊙ 정부(Government Organization) : 국가 차원에서 여러 가지 자국의 부족한 의료환경으로 인하여 국민의 치료를 의료관광을 통해 해결하는 경우
  - ⓒ 의료관광 포털사이트(Medical Tourism Portal Website) : 온라인상에 의료관광 전문 포털사이트들로 의료관광 공급자와 소비자가 공존하는 공간
  - ⓒ 의료관광 협회(Medical Tourism Association) : 관련 협회에서는 학술대회, 가이드북 발간, 협회지 발간, 온라인/오프라인 자료 등과 정기적인 간행물 발간 활동을 통해 의료관광 공급자, 소비자, 중간자 간에 유용한 정보를 공유
  - ⓔ 의료관광 미디어(Media) : 4대 매체(TV, 신문, 라디오, 잡지)의 헬스케어 전문코너를 통한 소비자와 중간자 간에 유용한 정보를 공유
  - ⓜ 자가보험운영 회사(Self-insurance Companies) : 기업주가 고용원 및 그 가족에 대한 고용건강보험을 기존의 보험상품으로 구매하기보다는 보험사나 외부보험 전문가에게 위탁하여 의료관광 네트워크를 통해 해외로 치료를 받게 하는 경우

③ **고객이 의료관광 중간자(Medical Tourism Facilitator)를 통해 의료 및 유관기관을 방문** : 의료관광 중간자들의 유인, 알선 행위를 통해 고객들을 직접 의료 및 유관기관에 소개[여행사(Travel Agent), 보험사(Insurance Company), 의료기관 네트워크(Medical Network), 의료관광전문 에이전시(Medical Tourism Agency), 헬스케어 컨설팅(Healthcare Consulting Company)]

5 유통경로 관리

(1) 유통경로 간 갈등

① **유통경로 갈등의 개념** : 다른 경로구성원의 목적달성 과정에 순응할 수 없는 상태가 존재하고 해당 경로구성원이 그 상태를 인지하는 상태

② **유통경로 갈등의 유형**
  - ⊙ 수평적 갈등(Horizontal Conflict) : 유통경로 내의 동일한 단계에 속한 경제 주체 사이에서 발생하는 갈등
  - ⓒ 수직적 갈등(Vertical Conflict) : 유통경로 내의 서로 다른 단계에 속한 경제 주체 사이에 야기된 갈등

③ **유통경로 갈등의 원인** : 제한된 자원을 동원해 추구하는 목표 자체가 상이한 데서 오는 목표 불일치, 동일한 목표를 위한 행동에 대한 정보와 인식의 차이에서 오는 인식 불일치 등

(2) 유통경로 갈등의 관리 방안

① **경로갈등의 역기능** : 갈등으로 인해 비용과 시간, 노력이 낭비되고 이는 전체 유통시스템의 비효율화를 초래할 수 있다. 갈등 과정 속에서 경로구성원의 만족, 신뢰, 몰입 등이 감소되고 정보공유 기피에 의해 최적 의사결정에 어려움이 따르게 된다.

② **경로갈등의 순기능** : 경로갈등을 통해 경로 내 문제를 발견하고 이를 해결함으로써 경로성과 향상을 가져오는 순기능을 갖는다. 구체적으로는 경로구성원 간의 의사소통 기회를 늘림으로써 정보 교환을 활발하게 만들 수 있어 그 결과 자신과 상대방의 목표와 현실 인식, 행위를 이해할 수 있게 해준다. 그리고 고충처리와 갈등해결의 공식창구와 표준절차를 마련하는 데 도움을 준다. 갈등을 겪으면서 자신의 과거 행동을 비판적으로 되돌아보게 하고 유통시스템 내의 자원을 보다 공평하게 배분해줌으로써 힘이 강한 구성원에 의한 불공정한 힘의 행사를 억제하고 경로구성원 간의 힘의 균형을 이루게 해준다. 또한 향후 발생 가능한 갈등을 해결할 수 있는 표준화된 방법을 개발해 준다.

6 공공정책과 유통경로 결정

(1) 유통경로 정책

유통경로 정책의 주안점은 단축화, 계열화 및 선택적 유통경로에 있다. 유통경로 정책을 계획함에 있어서는 문제점들을 고려하고 구체적으로 선택대안이 될 수 있는 정책을 검토해야 한다.

① **개방적 유통경로 정책**
  ㉠ 집약적 유통경로 정책이라고도 불리며, 특히 판매점을 한정하지 않고, 다수의 판매점에 개방적으로 판매하는 정책으로 배타성이 전혀 없다. 따라서 가능한 유통경로를 모두 이용하고자 하는 경향이 되므로 취급상품도 자연히 집약적이 된다.
  ㉡ 시장을 넓게 개척하지 않으면 안 되는 제품의 판매에 적합하며 생산자는 판매업자에게 자신의 제품을 잘 판매해 줄 것을 요청하거나 기대하는 것이 어렵다. 계열화가 고려되지 않은 점과 경쟁 상품의 진출에 이해 판매업자는 자유롭게 상품을 선택하는 것이 가능하기 때문이다.

② **한정적 유통경로 정책** : 판매점을 한정하여 그 수를 제한하여 특정 판매지역에 대해 일정 한도의 중간 판매업자를 선정하고, 자사 제품을 우선적으로 판매하게 하는 정책이다. 선정조건은 판매업자의 판매 가능액과 판매열의 정도, 대금결제 능력, 서비스 유무와 그 정도, 점포의 지위와 규모, 경영자의 경영능력과 경영방침 등이다.
  ㉠ 선택적 유통경로 정책 : 생산자가 특정 판매지역에서 일정 한도 내의 판매업자를 일정한 조건에 의하여 선정하고, 자사 제품을 우선적으로 취급시키는 유통경로 정책이다.
  ㉡ 전매적 유통경로 정책 : 생산자가 특정 판매지역에서 단일 자사 판매업자에게만 자사 제품을 판매하게 하는 정책으로 가장 배타적 관계가 강한 유통시스템이다. 이 정책은 이러한 판매업자에 대해 자사 제품에 보다 높은 관심을 갖게 하고 판매노력을 요구해 판매고를 꾀하는 데 있다. 또한 한 지역의 판매업자를 한 점포로 한정하여 자사 제품의 전매대리권을 주는 것으로 독점판매 대리점계약과 공동전매 대리점계약이 있다.

③ 통합적 유통경로 정책
　㉠ 지금까지 말한 마케팅 정책에도 만족하지 않고, 소위 판매업자가 마케팅기능을 충분히 발휘하지 않는 경우에 자본적, 수직적 통합을 꾀하는 강하고 견고한 유통경로를 이용하는 정책이다.
　㉡ 일반적으로 도매단계까지는 자본참가에 의한 계열화 형태로 마케팅기능을 완전히 수직적 통합에 의해 수행한다.

(2) 유통경로 선정 시 고려사항
① 소비자 중심에 대응하는 유통경로이어야만 한다.
② 유통경로 통제가능성의 정도에 대해 검토하지 않으면 안 된다.
③ 경쟁기업의 유통경로에 대항할 효율적 경로를 선정하지 않으면 안 된다.
④ 유통경로의 비용분석이 필요하다.
⑤ 통제 불가능한 유통기구를 분석하고 검토할 필요가 있다.
⑥ 기업 마케팅 정책상 가장 유리한 경로는 어떠한 경로인가를 검토하지 않으면 안 된다.
⑦ 제품의 특성, 가격, 시장성에 대해서 충분히 검토하지 않으면 안 된다.
⑧ 이상에 열거한 선정에 있어서의 문제점이나 제약적 조건을 고려한 최적 대체안의 검토가 필요하다.

📢 알아두기

의료서비스 유통경로의 종류

프랜차이즈시스템 (Franchise System)	• 서비스 시스템의 창안자 및 생산자가 프랜차이즈를 사는 사람에게 회사의 브랜드 및 영업방법 노하우를 제공하고 권리를 부여하여 일정 대가를 받는 의료서비스 유통경로이다. • 의료기관들이 단독으로 개원할 때보다 신규투자비용을 줄일 수 있고 경영상의 노하우 전수와 브랜드 이미지 효과를 얻을 수 있다.
집단개원체제 (Group Practice)	• 3명 이상의 의료인이 법적으로 구성된 조직을 통해 시설과 인력을 공동으로 이용하지만, 진료활동은 독자적으로 하는 의료서비스 유통경로이다. • 의료인들의 공동 투자로 투자비용을 축소할 수 있으며, 관리효율을 증대하여 단독개원의 위험부담을 줄일 수 있다. 또한 단독개원보다 진료수준의 향상이 가능하다.
병원합동관리체계 (Multihospital System)	• 둘 이상의 의료기관이 경영활동과 재원관리 과정을 연계, 공유, 통합하는 의료서비스 유통경로이다. • 자본과 정보를 결합하여 비용절감과 높은 의료서비스 제공이 가능하다.
의원가	• 서로 다른 전문과목 의사들이 동일 건물에 모여 각 의료기관을 운영하는 것으로 각각의 의료기관들은 독립적으로 운영된다. • 서비스 이용자들이 종합병원과 같은 효과를 저렴하게 얻을 수 있다.

PART 04 통합적 커뮤니케이션

CHAPTER 01 통합적 커뮤니케이션 이해하기

1 커뮤니케이션 과정

(1) 통합적 커뮤니케이션의 정의

통합적 커뮤니케이션이란 한 사람이 다른 사람에게 메시지를 전달하는 것을 말한다.

(2) 커뮤니케이션이란?

커뮤니케이션은 우리가 관련을 맺고 있는 과정, 사람 혹은 세상을 통해 메시지를 보내고, 받고, 해석하는 과정이다.

(3) 커뮤니케이션의 기본과정

① 제1단계 관념화(Ideation) : 의사소통이나 감정이입 또는 정보교환을 시도하려는 중요한 문제에 관해서 목적을 명확하게 하기 위하여 생각을 조직화하는 단계
② 제2단계 기호화(Encoding) : 수신자에게 전달할 내용을 기호 또는 부호로 바꾸는 단계(말, 손짓, 몸짓, 그림, 암호 등을 이용)
③ 제3단계 전달(Transmission) : 수신자에게 기호화된 내용이나 메시지를 전하는 과정
④ 제4단계 수신(Receiving) : 송신자(발신자)가 수신자에게 보낸 기호나 부호를 수신자가 해독하는 단계
⑤ 제5단계 해독 또는 해석(Decoding or Interpretation) : 송신자(발신자)가 수신자에게 보낸 기호나 부호를 수신자가 해독하는 단계
⑥ 제6단계 이해(Comprehension) : 수신자가 전달받은 메시지를 오류나 과오 없이 정확하게 수신내용을 이해하는 단계
⑦ 제7단계 송신자의 의도대로 수신자가 행동(Action) : 과업수행 행동과 정보수집의 행동, 감정이나 의사전달 행동 및 메시지를 파악하지 못한 행동 등으로 분류

(4) 의료커뮤니케이션 과정

① 개념 : 의료적인 대화란, 바이오메디컬 모델과 질병의 치료라는 내용 안에서 필요한 기본적인 도구이다. 의료적 인터뷰란 진단을 내리기 위하여 의료정보를 주고받는 그 이상의 과정이다. 정보 교환뿐 아니라 환자와 의사 간의 관계를 이루어 가는 과정이 모두 포함된 과정이 의료 인터뷰이다. 언어적 또는 비언어적인 의사소통 과정을 통하여 환자로부터 정보를 얻기도 하고 공유하게 되는 의료 인터뷰 과정이 치료관계를 형성하는 기초과정이며 이러한 과정을 의사 환자 커뮤니케이션이라고 한다.

② **커뮤니케이션의 중요성** : 의료진과 환자의 커뮤니케이션은 임상적 질과 서비스적 질 측면에서 중요하다.

> **알아두기**
>
> **일반적인 의료 인터뷰의 절차**
> - **첫 대면** : 환자의 진료기록을 검토, 환자와 유대감 형성, 환자에게 시간적 여유 제공 필요
> - **의료 인터뷰 실행방법** : 공감대 형성 이후 의사가 정보를 환자로부터 얻는 '질문'과 진단 내용이나 치료방안을 전달하는 '설명'이 핵심 과정
> - **환자에게 반응하기** : 환자에 대하여 관심을 보이고 공감을 표현
> - **교육, 협의, 환자와 협조하기** : 환자로부터 정보를 수집하고, 신체검사 및 다른 검사를 진행한 후에는 의사가 환자에게 문제를 설명하고, 이후 진행되는 절차와 확진을 위하여 필요한 검사 또는 치료 계획에 대하여 설명하는 과정
> - **인터뷰 끝내기** : 의사와 환자가 어떤 결론이 내려졌는지에 대하여 이해하여야 하고 다음 단계 혹은 치료 계획에 대하여 이해. 의사가 마무리하면서 설명한 내용을 요약하여 다시 이야기해주고 환자가 이해하였는지 알아보는 것이 중요

③ **커뮤니케이션의 사회적 맥락** : 커뮤니케이션의 주요 당사자인 의사와 환자는 주어진 상황에서 각자 나름대로 주어진 역할을 수행하게 된다. 역할이론에 따르면 사회화 과정을 통해서 의사와 환자는 자신이 어떻게 행동해야 할지에 대한 사회적 기대를 내재화하게 되고, 이 기대역할에 준하여 상호교류가 이루어지기 때문에 소통이 예측 가능하게 되고 관계의 안정성이 확보된다.

④ **커뮤니케이션의 방해요소[Northouse(1998)]**
  ㉠ **역할불확실** : 환자들은 익숙하지 않은 의료환경에서 자신에게 주어지는 새로운 역할이 무엇인지 모호함을 경험한다. 이러한 불확실한 상황에서 환자는 역할에 어울리는 대화방식을 찾지 못하여 상호교류에 주저하게 되고 명확한 대화에 어려움을 경험한다.
  ㉡ **책임소재 관련 갈등** : 환자와 의사의 역할에 대한 명확한 기준이 없기에 책임소재에 대하여 논할 때 질병 상황에 따라 달라질 수 있다.
  ㉢ **의사와 환자 간 권력(Power)의 차이** : 의사의 의학적 지식이나 축적된 경험을 통해 의사와 환자의 권력 관계가 형성된다. 이에 상호 커뮤니케이션의 활성화를 통해 보다 균등한 관계에서 치료과정이 전개되는 것이 바람직하다.
  ㉣ **의료진과 환자 간 용어나 시각의 차이** : 의료진이 사용하는 전문적인 의학용어로 인해서 환자의 이해가 떨어지고 때때로 오해할 수도 있다.

2 효과적 커뮤니케이션 개발

(1) **커뮤니케이션의 개선기법**

커뮤니케이션 시 발생하는 장애요인을 최소화시키는 방안을 개선기법이라고 한다.
① **인간욕구에 대한 호소** : 송신자는 수신자의 능력과 잠재능력 그리고 열망하는 욕구차원에서 핵심을 파악한 후 수신자의 능력과 욕구수준에 일치하고 만족할 수 있는 메시지를 전달한다.
② **적극적 경청과 감정이입** : 정중한 경청태도의 표명은 감정이입이나 이해도를 증진시켜 발생되는 장애요인을 쉽게 제거 또는 감소한다.

③ **언어적 및 비언어적 피드백** : 송신자는 수신자의 교육수준과 나이 또는 성격의 조건을 파악하고 평가한 후에 최적의 용어와 방법을 선택하여야 한다. 송신자가 의도한 내용이 무엇인지 수신자가 파악하지 못하면 송신자는 피드백을 요구하게 되는데, 이때는 구두(口頭) 또는 비언어(얼굴표정, 서신응답, 몸짓)로 이루어진다.
④ **메시지에 대한 반복전달** : 메시지 내용을 반복해서 전달되면 커뮤니케이션 장애를 극복할 수 있다. 직설적인 반복보다는 문서나 공문을 보내고 다시 전화로 확인 등의 방법이 좋은 예이다.
⑤ **사실과 감정의 이용** : 감정을 무시할 경우 메시지 의미의 진실과 의향을 빠뜨릴 수 있기에 커뮤니케이션 장벽이 발생한다.
⑥ **방어적 커뮤니케이션의 최소화** : 방어적 커뮤니케이션(Defensive Communication)은 수신자가 자신을 보호하는 방법으로 메시지를 받는 경향을 의미한다.
⑦ **정보에 대한 정리와 분리** : 정보의 홍수는 커뮤니케이션의 장애요인으로 작용한다. 과중한 정보를 줄이기 위해 정리·분석 능력이 요구된다.
⑧ **편견 배제** : 선입견은 사실과 다른 내용을 검증과정을 거치지 않고 미리 판단하는 편견을 의미한다. 선입견이나 편견을 갖고 커뮤니케이션을 하게 되면 효과 증대와 정확성을 기대하기 어렵다.

(2) 비언어적인 커뮤니케이션

비언어적 커뮤니케이션은 '환경, 송신자와 수신자 간의 거리, 자세, 몸짓, 머리, 표정 및 눈짓, 음성의 고조, 외모, 행동의 묘사와 판단' 등을 포괄한다.

3 커뮤니케이션 예산

커뮤니케이션 예산 결정방식에는 상향식, 하향식이 있다.

(1) 상향식

커뮤니케이션 목표 설정 → 목표 달성에 필요한 활동 설계 → 각 커뮤니케이션 활동별 예산 수립 → 최고경영자가 전체 커뮤니케이션 예산 승인

(2) 하향식

최고경영자가 전체 커뮤니케이션 예산 한도 설정 → 각 커뮤니케이션 활동별 예산 할당

4 커뮤니케이션 믹스 결정

(1) 커뮤니케이션 전략

고객들의 니즈(Needs)에 부합하는 제품을 개발하고 가격을 책정하여 구매할 수 있는 상태로 만들었다고 해도, 그 제품에 대한 정보를 효율적이고 효과적으로 고객에게 전달하지 못한다면 제품의 판매가 저조할 것이다. 따라서 고객에게 전달하기 위한 커뮤니케이션 전략을 입안할 때는 커뮤니케이션의 수단과 특성을 이해하고, 제품별로 소비자의 태도변화 프로세스(구매결정 프로세스)에 따라 커뮤니케이션 믹스를 고려하는 것이 매우 중요하다. 커뮤니케이션의 유형은 촉진의 주체와 대상, 촉진내용 등의 구분기준에 따라 다양하게 구분될 수 있다.

(2) 커뮤니케이션 믹스

마케팅 커뮤니케이션 믹스는 광고, 판매촉진, PR, 인적판매, Direct Marketing 등 5가지 요소로 이루어지며, 소비자에게 구매를 환기시키기 위한 촉진수단의 가장 적절하고 유효한 조합을 말한다. 마케팅 커뮤니케이션 도구들은 제각기 상이한 특성과 촉진효과를 지니고 있으며, 고유의 장·단점을 지니고 있기에 효과적인 마케팅 커뮤니케이션 믹스를 위해서는 여러 수단의 장·단점을 상호보완하여 결합해야 하며, 마케팅 믹스와 밀접한 통합관계를 이루도록 해야 한다.

(3) 마케팅 커뮤니케이션 믹스의 영향요인

마케팅 커뮤니케이션 믹스 결정 시 고려해야 할 영향요인으로는 촉진예산의 규모, 촉진의 목표와 정책, 제품의 성격, 표적시장의 성격, 제품수명주기 단계, 푸시 전략과 풀 전략, 경기전망 등을 들 수 있다.

CHAPTER 02 광고와 홍보

1 의료광고의 규제와 허용

(1) 의료광고 현황 및 현행법

의료광고는 다른 일반상품 등의 광고와는 달리 광고의 주체, 내용, 범위, 목적 및 광고매체 등에 있어서 의료법 등 관련 법령에 크게 제한받고 있다.

① 의료법인·의료기관 또는 의료인이 아닌 자는 의료에 관한 광고를 하지 못한다.
② 의료법인·의료기관 또는 의료인은 다음 어느 하나에 해당하는 의료광고를 하지 못한다(의료법 제56조 제2항).
   ㉠ 평가를 받지 아니한 신의료 기술에 관한 광고
   ㉡ 환자에 관한 치료경험담 등 치료 효과를 오인하게 할 우려가 있는 내용의 광고
   ㉢ 거짓된 내용을 표시하는 광고

ⓡ 다른 의료인 등의 기능 또는 진료 방법과 비교하는 내용의 광고
ⓜ 다른 의료인 등을 비방하는 내용의 광고
ⓗ 수술 장면 등 직접적인 시술행위를 노출하는 내용의 광고
ⓢ 의료인 등의 기능, 진료 방법과 관련하여 심각한 부작용 등 중요한 정보를 누락하는 광고
ⓞ 객관적인 사실을 과장하는 내용의 광고
ⓩ 법적 근거가 없는 자격이나 명칭을 표방하는 내용의 광고
ⓒ 신문, 방송, 잡지 등을 이용하여 기사(記事) 또는 전문가의 의견 형태로 표현되는 광고
ⓚ 심의를 받지 아니하거나 심의 받은 내용과 다른 내용의 광고
ⓔ 외국인환자를 유치하기 위한 국내광고
ⓟ 소비자를 속이거나 소비자로 하여금 잘못 알게 할 우려가 있는 방법으로 비급여 진료비용을 할인하거나 면제하는 내용의 광고
ⓗ 각종 상장·감사장 등을 이용하는 광고 또는 인증·보증·추천을 받았다는 내용을 사용하거나 이와 유사한 내용을 표현하는 광고
㉮ 그 밖에 의료광고의 방법 또는 내용이 국민의 보건과 건전한 의료경쟁의 질서를 해치거나 소비자에게 피해를 줄 우려가 있는 것으로서 대통령령으로 정하는 내용의 광고

③ 의료광고 사전심의제

정기간행물, 신문, 잡지, 기타 간행물, 인터넷 신문 등의 매체와 간판 등의 옥외광고물 등에 광고를 할 때 사전심의를 받아야 한다.

(2) 의료광고 허용수준 확대 필요성

① 병원은 일반 서비스업보다 윤리적인 면이 더 강조되기 때문에 서비스 내용에서 차별화를 두어야 하지만, 병원 역시 이윤이 있어야 운영관리가 가능하기 때문에 의료광고 허용수준의 확대가 필요하다.
② 입소문에만 의지해서 전면적인 광고를 못하는 것은 시장 논리에 맞지 않으며, 병원의 차별성을 알릴 방법이 없는 것 또한 문제가 된다.
③ 의료 정보의 비대칭성으로 환자들은 의료서비스를 합리적으로 선택하는 것이 어렵기에 광고의 확대가 필요하다.

(3) 의료광고 허용수준 확대 방향

의료광고의 확대 방향은 광고할 수 있는 목록에 더 자세한 경력 등을 포함, 광고할 수 있는 매체의 확대, 이벤트, 쿠폰 등의 허용 등으로 볼 수 있다.

(4) 의료광고 규제완화의 기대효과

의료광고에 대한 규제가 완화될 경우, 객관성이 보장된 정보성 광고의 경우 소비자에게 객관적인 정보를 제공할 수 있고, 또한 유용하고 다양한 정보를 토대로 폭넓은 선택권이 가능하며, 의료제공자들은 보다 경쟁력 있는 서비스와 가격을 제공하기 위한 노력을 기울이게 된다.

2 광고 메시지 개발

효과적인 메시지란 주의를 끌며, 흥미를 유발하고, 욕구를 자극하여 행동(제품 선택)을 이끌어낼 수 있어야 한다.

(1) 메시지 내용
① 이성적 호소 : 제품 구매가 대중이 원하는 편익을 제공한다는 것을 납득시킴
② 감정적 호소 : 구매를 유도할 수 있는 부정적이거나 긍정적 감정을 유발
③ 도덕적 호소 : 어떤 것이 옳은지 생각하게 하는 방법

(2) 메시지 구조
① 메시지 결말 : 닫힌 결말 혹은 열린 결말
② 제품 특성 : 장점만을 말하는 일방향(One-side) 주장과 장·단점을 같이 말하는 양방향(Two-side) 주장
③ 메시지 강도 : 강한 주장이 담긴 광고 내용을 처음에 제시할지, 마지막에 제시할지에 대한 선택

(3) 메시지 원천
① 신뢰성(Trustworthiness) : 메시지 원천을 얼마나 믿을 수 있는가?
　㉠ 전문성
　㉡ 진실성
② 매력(Attractiveness) : 메시지 원천에 얼마나 호감이 있는가?
　㉠ 호감성
　㉡ 유사성
　㉢ 친밀성

3 광고 및 홍보미디어 선정

메시지의 최종목적지가 표적청중과 가장 잘 맞아 떨어지는 광고매체 선정은 비용대비효과를 극대화시킬 수 있으며, 잠재고객들의 매체 사용성향을 분석하여 이들이 실제 자주 접하는 매체에 자사 브랜드의 광고를 담아내는 것이다. 따라서 매체 유형에 따른 특성 및 장단점을 잘 이해해 광고의 본원적 기능 발현을 극대화시킬 수 있다.

> **알아두기**
>
> **광고매체 결정 시 고려해야 하는 변수**
> - 광고대상(표적시장)의 매체습관
> - 제품의 특성
> - 메시지의 내용과 종류
> - 비 용

CHAPTER 03 인적판매와 판매촉진

1 인적판매와 촉진전략

(1) 인적판매
   ① **인적판매의 정의** : 인적판매(Personal Selling)란 "제품이나 서비스의 판매와 고객관계 구축을 목적으로 하는 영업사원 개인의 대면적 커뮤니케이션"을 일컫는다.
   ② **인적판매의 특징** : 잠재고객과 직접 대면하면서 대화를 통해 판매를 실현시키는 방법이며, 단순히 주문을 받거나 판매에 관한 사무적 처리를 하는 수준을 넘어 고객에게 제품의 가치와 특성에 대한 정보를 전달함으로써 수요를 자극하여 궁극적으로 매출을 증대시킨다.
   ③ **영업사원** : 인적판매의 핵심으로 대면적 커뮤니케이션을 담당한다. 고객과의 접점에서 기업의 마케팅 대리인 역할을 수행하며 일회성의 판매 유발을 넘어 지속적으로 고객을 지원하여 기업과 고객과의 관계를 관리하는 역할을 맡는다.

(2) 촉진전략
   ① **판매촉진** : 판매촉진(Sales Promotion)이란 '글로벌 의료서비스 마케터가 표적고객의 행동을 촉발할 목적으로 전개하는 인센티브 위주의 커뮤니케이션 활동'을 말한다.
   ② **표적고객** : 표적고객은 최종 소비자뿐만 아니라 유통경로에 놓여 있는 중간상을 모두 포함한다. 중간상 판매촉진은 유통경로상의 파워를 레버리지 삼아 자사 브랜드를 최종 소비자에게 밀어내는 방식으로 매출액을 증대시킬 때 특히 유용하다.

2 인적판매자원 관리

(1) 판매 목표의 설정
   ① 판매 목표가 기업 전체 목표에 부합되도록 설정
   ② 잠재적 매출규모 및 특정기간 예상 매출액을 기반으로 판매 예산 수립

(2) 목표 달성을 위한 실행 계획 수립
   ① 판매조직 구축
   ② 판매원 선발
   ③ 판매원 트레이닝
   ④ 판매원의 보상
   ⑤ 판매원에 대한 감독 및 동기부여

(3) 목표와 성과 간 차이 평가
① 판매 성과에 대한 분석
② 판매 노력의 분석
③ 판매 환경의 분석

(4) 인적판매자원 장점과 단점

장 점	단 점
• 소비자들의 욕구를 직접 알아내어 즉각적으로 유연하게 대응(소비자 상황별 맞춤식 커뮤니케이션) • 개인적 커뮤니케이션이므로 광고에 비해 상대방이 메시지에 더 많은 주위를 기울이고 반응 • 고객 1인에 집중한 일대일 대면 접촉 • 다른 촉진 믹스에 비해 소비자의 구매준비 단계인 선호, 확신, 구매행동 단계에서 가장 높은 효과성을 보임	• 판매조직의 크기를 변화시키는 등의 중대한 변화를 도모하기 어려움 • 상대적으로 많은 고정비용이 요구됨

3 인적판매 과정

(1) 가망고객선별(Prospecting and Qualifying)
잠재고객발굴과 가망고객선별로 구성된다. 인적판매의 첫 단추는 잠재고객발굴이다. 잠재고객발굴을 위해서는 기존고객, 공급업체, 동료영업사원, 사내정보시스템, 인터넷 등의 정보원천을 활용해야 한다. 그리고 잠재고객 중 구매가능성이 있는 가망고객을 재선별해야 한다. 잠재고객의 재무상태, 욕구유형 및 강도, 성장가능성 등이 가망고객의 선별 기준이 될 수 있다.

(2) 사전접근(Pre-approach)
가망고객의 주요 특성 정보를 수집하고 분석한 후 효과적인 커뮤니케이션 방안을 위한 시사점을 도출하는 과정을 일컫는다. 온라인의 공개자료를 통하거나 주변에서 가망고객과 직·간접적 관련 있는 사람 등을 통해 필요한 정보를 얻을 수 있다.

(3) 접촉(Approach)
가망고객을 최초로 만나서 대화를 통해 관계를 형성하고 상대의 욕구를 이해하는 커뮤니케이션 과정을 지칭한다.

(4) 제품소개와 시연(Presentation and Demonstration)
가망고객에게 제품을 소개하며 인지와 지식을 형성토록 하고 서비스의 차별적 장점이 가망고객의 문제를 어떻게 해소해줄 수 있는지 전달함으로써 호감과 선호를 형성토록 하는 커뮤니케이션 과정이다.

(5) 이의처리(Objection-handling)

가망고객이 선호단계에서 확신단계로 이전되는 데 걸림돌이 되는 의문이나 반대의견을 해소해 가는 커뮤니케이션 과정이다. 효과적인 커뮤니케이션을 위해서는 격렬한 논쟁을 피하고 사실적인 정보를 토대로 하는 차분한 설득이 필요하다.

(6) 계약체결(Closing)

가망고객의 확신이 어느 정도 고착된 상태에서 구매의사를 물어보고 나아가 구매권유를 함으로써 구매행동이 이루어지도록 유도하는 과정이다. 이때 구매권유의 타이밍과 어조가 적절하게 선택되어야 하며 이를 위해서는 적절한 훈련이 요구된다.

(7) 후속조치(Follow-up)

대금 지불, 서비스 체험, 서비스 전 교육, 사용 중 문제 대응 등 일련의 구매 후 관리과정은 고객의 만족도와 충성도 제고에 중요한 영향을 미친다. 빈틈없는 후속조치는 해당 고객의 추가구매와 새로운 가망고객의 추천으로 이어지는 연결고리라고 할 수 있다.

4 판매촉진 도구 선정 및 프로그램 개발

> **알아두기**
>
> **소비자 판매촉진(Consumer Promotion)**
> 소비자 판매촉진 방법에는 혜택을 덤으로 얹어주는 방향으로 인센티브를 제공하는 방식(Positive Type Incentive)과 비용부담을 덜어주는 방향으로 인센티브를 제공하는 방식(Negative Type Incentive) 두 가지가 있다.
> - Positive Type Incentive : 샘플(Sample), 보너스 팩(Bonus pack), 사은품(Premium), 마일리지(Mileage), 콘테스트(Contests), 추첨(Sweepstakes), 게임(Game) 등
> - Negative Type Incentive : 쿠폰(Coupon), 할인(Price offs), 환불(Rebate) 등

(1) 샘플(Sample)

① 잠재고객의 시험구매(Trial)를 유발하기 위해 무료로 배포하는 서비스 체험기회를 일컫는다.
② 샘플은 주로 신 서비스 출시 직후에 배포되며, 일회적인 체험만으로도 서비스의 특성을 충분히 체감할 수 있는 경우에 자주 활용된다.
③ 신 서비스의 경우 구매 실패에 대한 심리적 부담이 상대적으로 더욱 크기 때문에 글로벌 의료서비스 마케터는 샘플 서비스를 직접 소비자에게 제공하여 체험하게 해봄으로써 소비자의 지각된 위험수준을 낮춰줄 수 있는 장점이 있지만, 샘플 서비스 체험이 어려운 경우도 많다는 점이 단점이다.

(2) 보너스 팩(Bonus pack)

① 하나의 상품 가격에 그 이상의 서비스를 묶어서 제공하는 판매촉진방식을 일컫는다.
② 예컨대 피트니스 센터에서 신설된 스킨케어 서비스를 1+1 행사로 벌이는 경우이다.
③ 준거가격을 낮추지 않으면서 가격 할인효과를 베풀 수 있어 단기적 매출 신장에 보다 효과적이라는 장점이 있다. 보너스 팩은 같은 가격에 덤으로 물건이나 서비스를 얹어주는 것이기 때문에 소비자 입장에서 보면 결과적으로 가격할인과 같은 효과를 갖게 된다.

(3) 사은품(Premium)

서비스 구매 시 무료로 추가 제공되는 소정의 답례품을 의미하는 것으로 해당 서비스와는 다른 제품이나 서비스를 인센티브로 제공한다는 점에서 동일한 서비스를 제공하는 샘플과 다르다.

(4) 마일리지(Mileage)

① 단골고객일수록 더 많이 제공되는 현금 혹은 그에 준하는 보상을 의미하는 것으로 사용량, 빈도가 증가함에 따라 그에 부가되는 혜택 또한 증대되는 판촉 프로그램을 의미한다.
② 마일리지 프로그램은 항공사의 단골고객 프로그램(Frequent Flyer Program)에서 활성화된 이래로 최근에는 인터넷 포털, 다양한 서비스 분야 등에까지 확대 적용되고 있다.
③ 이 같은 마일리지 프로그램의 본 목적은 고객 충성도(Loyalty)의 진작 및 유지이며 이를 통해 경쟁사로의 브랜드 전환 비용(Switching Cost)을 높이는 것이다.
④ 글로벌 의료서비스 마케터도 지속적인 관리가 필요한 고객에게 마일리지를 부여해 보는 방안도 고려할 수 있을 것이다.

(5) 콘테스트(Contests)

① 소비자가 제시하는 아이디어나 노력을 평가하여 소정의 상품 혹은 상금을 제공하는 판매촉진방식이다.
② 콘테스트의 장점은 직간접적으로 브랜드와 관련된 콘테스트 주제들에 콘테스트 참가자들이 깊이 관여하게끔 만들어 궁극적으로는 해당 브랜드에 대한 애착 및 유대를 형성 및 고양시킬 수 있다는 점이다.
③ 콘테스트 참가자들에 대한 프로필 정보를 데이터베이스로 구축하여 잠재고객들에 대한 윤곽을 대략적으로 그려낼 수 있다.

(6) 추첨(Sweepstakes)

① 소비자의 노력여부와 무관하게 무작위로 상품 혹은 상금을 제공하는 판매촉진방식이다.
② 경품을 내건다는 점에서는 콘테스트와 유사하지만, 콘테스트가 참가자의 노력 여하에 따라 경품 당첨 확률을 높일 수 있는 데 반해 추첨은 노력 여하에 상관없이 무작위 추첨을 통해 소위 운이 좋은 응모자들에게 경품 혜택을 선사한다는 점이 다르다.
③ 추첨을 통한 경품지급 행사는 단기간에 표적 청중들의 이목을 집중시킬 수 있으며 응모를 통해 관여도를 높일 수 있다는 장점이 있는 데 반해, 의도했던 표적 청중이 아닌 경품 사냥꾼들만의 주목을 끌어 실수요를 자극하지 못할 수 있다는 한계를 지니고 있다.

(7) 게임(Game)

① 서비스 구매 시마다 퍼즐, 빈칸 채우기 등 간단한 게임을 풀어서 답을 제시하면 추첨을 통해 상품이나 상금을 제공하는 방식이다.
② 해당 브랜드에 대한 호기심을 자극하여 신규 브랜드에 대해서는 친밀감을 형성시키는 한편, 기존 브랜드에 대해서는 새롭게 상기시키는 계기를 마련해준다는 이점이 있다.

(8) 쿠폰(Coupon)

① 정해진 기간에 특정 서비스 구매 시 기재된 조건만큼 할인 판매한다는 약속을 명시한 각종 증빙자료를 말한다. 최근에는 인쇄물에 국한되지 않고 인터넷상에서 소비자가 직접 출력 받거나 휴대전화로 연계될 수 있는 소위 "모바일 쿠폰" 등의 형태로 진화하고 있다.
② 쿠폰은 가격 민감도가 높은 표적고객을 선별하는 기능이 있고 시험구매를 유발하는 효과도 있다. 즉, 가격할인을 받기 위해 쿠폰을 자르고 모으고 하기까지의 노력을 기울이는 것은 가격에 대한 민감도가 상대적으로 높은 표적 청중일 확률이 높고, 이들이 쿠폰의 수집 및 지참 등에 투자하는 기회비용은 쿠폰 미사용자보다 낮다고 볼 수 있다. 쿠폰 미사용자는 쿠폰 수집 및 지참에 소요되는 기회비용이 쿠폰 지참으로 얻게 되는 가격할인의 혜택보다 더욱 크다고 느끼기 때문이다.
③ 다만, 쿠폰은 발행 후 유효기간을 명시한다 해도 회수기간을 정확히 예측하기 어렵고 소매업체의 허위 상환이 발생할 위험이 높다는 단점이 있다.

(9) 할인(Price-offs)

① 기본가격을 일시적으로 낮추는 판매촉진방안이다. 사실상 할인은 판매촉진방안이면서 가격결정 문제이기도 하다.
② 소비자들의 비용 부담을 덜어줌으로써 즉각적인 구매 동인 활성화의 효과를 거둘 수 있지만, 잦은 가격할인은 소비자들의 지각된 준거 가격 자체를 낮추는 결과를 초래할 수 있다.
③ 또한, 잦은 가격할인 판촉활동은 경쟁 브랜드 간의 가격인하 경쟁을 촉발시켜 궁극적으로 제품의 수익성을 악화시키는 출혈경쟁을 초래할 수도 있다.

(10) 환불(Refund & Rebate)

① 서비스 구매 시 소정의 금액을 돌려주는 판매촉진방식을 말한다.
② 그중에도 리펀드(Refund)는 구매 시점 즉시, 또는 소비자가 요구하는 시점에 이뤄지는 현금반환을 의미하며 리베이트(Rebate)는 원래 지불된 금액의 전부가 아닌 일부를 돌려받는 것을 말한다.
③ 예컨대 제품 구매 후 사용 중 불만족을 느끼고 제품 자체를 전액 환불받고자 하면 리펀드를 요청하는 것이고, 제품 구매 후 리베이트 광고를 보고 일정액의 환불을 요청한다면 리베이트를 신청하는 것이 된다.
④ 리펀드나 리베이트 모두 가격할인의 혜택을 부여하여 소비자로 하여금 신제품 사용 및 브랜드 전환을 유도하는 데 목적을 두고 있다.

CHAPTER 04 마케팅 기법

1 마케팅 모델과 유형

(1) 4P 스키마 모델
① 4P : 경영자가 통제 가능한 제품(Product), 유통(Place), 가격(Price), 촉진(Promotion)으로 구성
② 4C : 4P의 소비자 중심적인 대체 용어로 Customer Solution/Value, Convention, Customer Cost, Communications로 구성

(2) 7P 스키마 모델
① 기존 4P+3P : 제품(Product), 유통(Place), 가격(Price), 촉진(Promotion), 과정(Process), 사람(People), 물리적 환경(Physical Evidence)
② 물리적 환경 : 서비스 시설을 의미함

(3) IDCD 프로세스 모델
마케팅 수준 진단의 문제와 단절적인 성격이 한계로 지적되는 기존 스키마 모델들을 보완하고자 나온 마케팅 모델이다.

① 마케팅 단계 분류
  ㉠ 고객가치의 발굴[Identification (I)] : 소비자행동, 마케팅조사, STP
  ㉡ 고객가치의 개발[Development (D)] : 제품 개발, 가격 개발
  ㉢ 고객과의 소통[Communication (C)] : 광고, 프로모션, PR, SNS
  ㉣ 고객가치의 제공[Delivery (D)] : 유통경로, 판매, 애프터서비스

② 마케팅 진단 : IDCD에 따른 마케팅 수준
  ㉠ D : 제공 수준이 1단계 마케팅
  ㉡ C : 소통까지 하는 것을 2단계 마케팅
  ㉢ D : 개발까지 하는 것을 3단계 마케팅
  ㉣ I : 발굴까지 하는 것을 4단계 마케팅

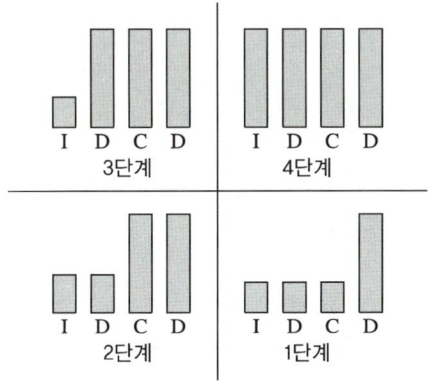

[IDCD에 따른 마케팅 수준]

2 웹사이트 구축

인터넷상에서 기업 브랜드의 정체성을 나타내 주는 중요한 정보인 기업비전, 가치관 등을 제시하는 웹사이트는 매우 중요한 마케팅 수단이다. 기업은 방문한 고객들에게 어떠한 형태의 소통을 할 것인지에 대한 이해를 바탕으로 전략적으로 홈페이지를 구축할 필요가 있다.

(1) 좋은 웹사이트의 기준
① 좋은 디자인 : 외양이 훌륭해야 한다.
② 좋은 콘텐츠 : 좋은 콘텐츠가 많아야 한다.
③ 좋은 구조 : 고객이 사용하기 쉬운 구조여야 한다.
④ 검색 최적화 : 검색엔진을 통해 자사 웹사이트가 추천될 수 있어야 한다.

(2) 브랜드 웹사이트 유형
① 비즈니스 연계형 : 제품 업그레이드, 애프터서비스 등을 웹사이트에서 제공
② 이벤트형 : 제품과 연계한 이벤트를 반복하여 웹사이트 방문 유도
③ 정보습득형 : 목표달성을 위해 타인과 경험을 공유하기를 원하는 취업, 어학, 건강 등의 브랜드 웹사이트에 적합
④ 친목도모형 : 웹사이트 회원들 간에 감정공유하고 친목을 다질 수 있는 장을 제공

PART 05 고객관계 관리(CRM)

CHAPTER 01 고객만족도 조사

1 조사계획 수립

고객의 다양화 및 서비스 욕구 증가를 반영하여 자사가 제공하는 제품 및 서비스에 대한 고객만족도를 조사하는 기업이 늘어나고 있다. 고객만족도 조사를 통하여 시장에서 자사의 경쟁력을 파악할 수 있는 동시에 고객불만 사항에 따른 문제를 개선함으로써 고객지향적인 경영활동이 가능하기 때문이다.

(1) 고객만족도 조사의 원칙
   ① 계속성의 원칙 : 지속적인 조사가 중요하다.
   ② 정량성의 원칙 : 수치로 항목 간 비교가 가능하여야 한다.
   ③ 정확성의 원칙 : 통계 분석 및 해석이 정확해야 한다.

(2) 고객만족도 조사의 절차
   ① 조사목표 설정 및 고객니즈 분석
   ② 조사 설계
   ③ 탐색적 연구 실시
   ④ 표본추출 및 데이터 수집 계획
   ⑤ 핵심적 기업활동 파악
   ⑥ 표본추출 및 데이터 수집
   ⑦ 질문지 작성
   ⑧ 현장 실사(Field Work)
   ⑨ 데이터 분석, 해석, 결과 종합
   ⑩ 고객만족 전략 수립

2 자료수집

(1) 고객만족도 조사방법
　① 대인 면접
　② 우편 조사
　③ 전화 조사
　④ 모바일 조사
　⑤ 인터넷 조사

(2) 자료유형
　① 범주형 데이터
　　㉠ 명목척도 : 어떤 범주에 대해 단지 명목상의 의미로서 수치를 부여한 척도
　　㉡ 서열척도 : 비교를 위해 특성의 대소 순서에 따라 수치를 부여한 척도
　② 연속형 데이터
　　㉠ 등간척도 : 절대영점(Absolute Zero)이 없으며, 대상이 갖는 양적인 정도의 차이에 따라 등간으로 수치를 부여한 척도
　　㉡ 비율척도 : 가장 포괄적인 정보를 제공하는 최상위 수준의 척도로 등간척도의 모든 정보를 제공하면서 절대영점을 갖는 척도

> **알아두기**
>
> **글로벌 의료서비스 네트워크 및 고객 DB 관리**
>
> **글로벌 의료서비스 통계 네트워크 구축**
> 글로벌 의료서비스를 제공하는 의료기관은 고객에 대한 분석이 필요하다. 이를 위해서는 의료기관을 최초 내원하였을 시점부터 진료 및 사후관리에 이르기까지 고객의 진료패턴 등 모든 고객의 활동들이 점검되어야 한다. 고객의 거주형태, 내원경로, 제공 의료서비스의 형태 및 양(입원일수, 치료비 등) 등에 관한 데이터를 준비하여 글로벌 의료서비스 정책의 성과분석과 지원에 활용할 수 있도록 해야 한다. 따라서 한국보건산업진흥원 국제의료사업 정책팀에서는 이러한 통계에 관한 표준양식을 정하고 연도별로 통계를 작성하여 정보를 상호교환하고 이를 의료산업화 정책 자료로 활용하는 것이 중요하다. 그리고 고객이 경험한 의료에 대한 정확한 정보를 객관화된 국제수준의 통계형식으로 중앙정부가 발표한다면 대한민국 글로벌의료에 대한 신뢰도가 높아질 것이다.
> 이러한 통계자료는 타깃 국가별 언어로 번역하여 홍보가 되어야 하며, IT 인프라를 활용한 중앙정부 및 관련 기관 홈페이지를 통한 온라인 홍보도 적극적으로 진행되어야 된다. 특히 한국관광공사의 의료관광지원센터 홈페이지를 활용하여 글로벌 고객이 한국의 의료서비스에 대한 정확한 정보안내를 받을 수 있도록 시스템을 확장하여야 할 것이다. 이와 같은 다양한 네트워크를 통한 의료장비시설, 수술방법, 수술비용, 입원 기간 등에 대한 통계정보를 고객에게 객관적으로 알려주어야 한다.
>
> **고객정보 DB 관리**
> 의료서비스를 이용한 고객정보를 각 의료기관별로 데이터베이스를 구축하여 정기적으로 의료, 건강 및 관광 관련 뉴스를 e-매거진 형태로 발송하여 고객들인 재구매 욕구를 가지도록 노력하여야 하며, 보건복지부는 e-매거진 중 국가홍보가 필요한 부분을 발췌하여 통합 홍보 마케팅 자료로 활용하도록 한다.

3 자료분석

자료분석의 목적은 시장에서 기회와 위협 요소를 찾아내고 자사의 강·약점을 파악하여 마케팅의 전략적 과제를 밝혀내는 데 있다.

(1) 내부환경분석
자사의 경영자원(경영전략, 기업문화, 제품특성, 시장점유율, 인적자원, 자금력)을 분석하는 것이다.

(2) 외부환경분석
거시환경(정치, 기술, 경제, 사회, 문화적 환경), 경쟁자를 분석하는 것이다.

(3) SWOT
강점(Strength), 약점(Weakness), 기회(Opportunity), 위협(Threat) 요인을 분석하는 것이다.

4 결과해석 및 보고서 작성

(1) 환경탐색
환경탐색 단계는 먼저 모니터할 환경 분야를 결정하고, 정보원·정보 빈도·책임자를 포함한 정보 수집 방법을 확정해서 자료수집 계획을 수립한 후 자료를 분석하고, 분석된 자료를 시장 계획 작성 과정에 활용하는 순서로 진행된다.

(2) 마케팅 환경 정보 수립 후 활용
환경 정보를 단순히 수집만 하는 것은 충분하지 않다. 정보는 신뢰할 수 있고 타이밍이 적절하여야 하며, 의사결정에 이용할 수 있어야 한다.

CHAPTER 02 고객관계 구축

1 고객 데이터베이스 구축

고객에게 제공되는 서비스 수준이 고객이 예상하는 기대치를 충족할 때 이를 고객만족(Customer Satisfaction, CS)이라고 한다. 고객에게 만족을 주는 의료서비스 마케팅을 실시함으로써 의료서비스에 대한 재구매 의사를 향상시켜 의료서비스 제공자는 매출을 증가시키고 서비스 상품이 유지 발전하게 된다.

고객만족의 핵심은 고객에게 있다. 고객만족을 위한 마케팅은 의료기관의 이익을 달성하고 수익구조를 확보하는 중요한 수단이 된다. 의료마케팅은 신규고객의 창출과 충성고객 확보의 정책 목표를 달성할 수 있어야 한다. 충성고객을 확보하기 위해서는 고객의 성향을 파악하고 대응하며 고객의 욕구를 충족시킨다면 제공 의료서비스에 대한 충성도가 발현되어 확보 가능하게 된다. 고객들은 구매를 한 후 더 좋은 대안이 없다고 생각하면 그 제품에 대한 지속적인 관계를 형성하고 기억하여 재구매 시 선택하게 된다. 신규고객은 의료서비스를 이용할 때 정보의 제한, 이용의 불편성 등으로 마케팅 활동만큼의 성과를 조기 달성하기 어렵다. 따라서 이용 시의 장애요소가 무엇인지를 예측 판단하여 제거하거나 최소화함으로써 상품 구매율을 향상시키도록 노력해야 한다. 의료마케팅으로 고객의 만족을 향상시키고 결과를 반영한 효율적인 글로벌 마케팅 전략을 수행하기 위한 마케팅 기법은 아래와 같다.

(1) **고객경험관리(Customer Experience Management, CEM) 마케팅**

CEM은 제공되는 서비스에 의료라는 특수성을 활용한 마케팅으로서 내용은 광범위하지만 최종목표는 기존고객 유지를 통한 고객만족 경영에 있으며 고객 개개인의 요구와 성향에 맞춘 차별화된 서비스를 제공함으로써 고객의 기대수준에 부응하여 고객충성도(Customer Loyalty)를 창출하기 위한 마케팅 전략이다. 고관여 제품인 의료의 특성상 주변인의 추천(준거인 집단의 영향력)이 매우 큰 영향력이 있으므로 고객관계, 경험관리에 노력해야 한다.

(2) **데이터베이스 마케팅(Database Marketing)**

데이터베이스 마케팅은 의료마케팅에 있어서 매우 중요한 기법으로 고객의 정보를 수집, 분석, 가공하여 향후 필요한 전략을 수립하는 마케팅이다. 이를 위해서는 고객정보의 수집이 필요하며 수집하는 과정 및 결과 도출은 전산DB화로 진행되어야 활용가치가 높으며 도출된 결과는 시장 세분화, 상품 차별화 전략을 위해 활용된다. 데이터베이스 마케팅은 쌍방향 커뮤니케이션의 특성이 있으며 이메일 마케팅이 대표적인 사례이다.

(3) **VIP 마케팅(VIP Marketing)**

VIP 마케팅이란 고품격 의료서비스를 원하는 고객을 대상으로 고객의 Needs를 최대로 충족시켜 줌으로써 고부가가치의 수익과 고객과 기업 상호 간 브랜드 가치를 높이는 마케팅이라 할 수 있다. 병원의 VIP실이나 특실에 양질의 서비스를 제공하는 형태가 VIP 마케팅이다.

2 고객분석

(1) 정 의
  ① George Day에 의해 유행
    ㉠ Customer Active Paradigm(CAP) : 사업 목적의 타당한 정의는 한 가지뿐인데, 이는 바로 고객 만족을 창출하는 것이고 그 사업은 고객만이 결정한다는 경영철학
    ㉡ Manufacture Active Paradigm(MAP) : 제조업자가 주어진 제품과 기술을 토대로 매출 및 시장 점유율을 비롯한 외형적 성과를 강조하는 경영철학
  ② Shapiro : 전사적 관점에서 고객의 욕구 부응이 요구된다는 주장을 하기 위하여 마케팅보다 광의 개념인 시장에 초점을 두고 있다.

(2) 시장 지향
  ① 구매에 미치는 주요 영향변수에 대한 정보를 모든 기능부서와 본부가 공유한다.
  ② 전략과 전술적 의사결정은 기능부서와 본부 간에 이루어진다.
  ③ 기능부서와 본부는 의사결정에 대한 필요한 조정을 하며 결속된 집행을 한다.

(3) 시장 주도형 전략 구성요소
  ① 무대(Arena)
    ㉠ 거래할 시장과 고객 세분시장
    ㉡ 미래 지향 관점에서 올바른 활동무대가 무엇인지에 대한 분석이 요구됨
  ② 우위(Advantage)
    ㉠ 타사 대비 차별화된 포지셔닝 테마
    ㉡ 기업은 수익성이 장기적으로 유지될 수 있는 전략적 위치를 추구해야 하는데 그 위치는 독보적(Unique)이어야 하며 전략적 활동에 있어서 상충성(Trade-off)이 있어야 한다.
  ③ 접근 방법(Access)
    ㉠ 시장에 접근하기 위해 사용되는 유통과 커뮤니케이션
    ㉡ 최종 고객에 대한 접근이 점점 중요한 이슈로 부각
    ㉢ 활동무대와 차별적 우위 선택의 일환
    ㉣ 접근방법이 중요한 선택의 문제
  ④ 활동(Activities)
    ㉠ 마케팅 활동의 적당한 규모와 범위
    ㉡ 확고한 가치명제를 위하여 일관된 통합적인 마케팅 활동을 구성
    ㉢ 중요한 고려사항은 적당한 규모와 범위를 선택하는 것
  ⑤ 적응(Adaptation)
    ㉠ 잠재적 위협과 기회에 대하여 전략을 적응하는 과정
    ㉡ 향후 변화가 가능한 사항을 대비할 수 있는 장치가 있어야 함

3 구매연관성 분석

연관성 분석은 항목 간 상호관계나 종속관계를 찾아내기 위한 분석으로 예를 들어 고객이 구매한 장바구니를 살펴봄으로써 거래되는 상품들의 규칙을 발견하고, 이를 분석하여 관련 상품끼리 묶음 상품으로 만들거나 매점 내 진열장의 상품 진열에 참고하거나 하는 등의 행동이 있다.

(1) 판단 기준
① 지지도(Support) : 전체 거래 아이템 중 아이템 A와 B가 모두 포함된 비율
② 신뢰도(Confidence) : 아이템 A의 거래 중 아이템 B가 포함된 비율
③ 향상도(Lift) : 아이템 A를 고려하지 않은 경우 아이템 B의 구매 확률과 아이템 A를 고려한 경우 아이템 B의 구매 확률의 차이(아이템 A를 고려했을 때 구매가 얼마나 향상되는가)

(2) 연관성 규칙의 적용 분야
① 교차 판매(Cross Selling) : 한 고객에게 여러 가지 아이템을 판매하는 것
② 상품 진열
③ 카탈로그 등의 디자인 시 참고

4 유형별 고객관계 구축 전략

고객관계의 구축이란 지속적인 커뮤니케이션으로 고객의 행동 패턴을 이해하고 이것을 토대로 고객에게 영향을 주기 위한 접근 방식을 의미하는 것으로 이를 통해 회사는 신규고객 획득 및 기존고객 유지를 통해 수익을 극대화할 수 있다.

(1) 고객유형에 따른 전략
① 우량고객
  ㉠ 반복구매 촉진
  ㉡ 감사의 표시
  ㉢ 예상치 못한 특별한 메시지 전달
② 유동고객
  ㉠ 제품의 기능 혜택 강조
  ㉡ 반복구매를 위한 인센티브 제공
  ㉢ 고객 충성도를 강화
③ 잠재고객
  ㉠ 가격할인을 통한 구매촉진
  ㉡ 정기적인 DM 발송
  ㉢ 가능성 있는 구매층 발굴 노력

(2) 병원 마케팅 대상 고객

① 추가 진료가 필요하거나 일정기간이 경과한 건강검진 고객
② 장기 질환자
③ 입원 후 퇴원환자
④ 정기 검진대상자
⑤ 모든 내원 고객
⑥ 모든 입원 및 외래 환자의 보호자 및 후원자 등

> **알아두기**
>
> **표본추출방법**
> - 판단표본추출법(Judgement Sampling)
>   조사 문제를 잘 알고 있거나 모집단의 의견을 반영할 수 있을 것으로 판단되는 특정 집단을 표본으로 선정하는 방법으로, 전문지식을 가진 집단이 표본이 된다.
> - 할당표본추출법(Quota Sampling)
>   미리 정해진 분류기준에 의해 전체 집단을 여러 소집단으로 구분하고 각 집단별로 필요한 대상을 추출하는 방법으로, 가장 일반적인 방법이다.
> - 계통표본추출법(Systematic Sampling)
>   n개의 표본추출 단위가 있는 모집단에서 크기가 n인 표본을 뽑을 때 일정한 표본추출 간격을 두고 표본을 추출하는 방법이다.
> - 층화표본추출법(Stratified Sampling)
>   모집단에서 각 층이 접하는 비례에 따라 추출하는 방법으로, 예를 들어 고객만족도 조사를 하기 위해 학력과 연령, 성별에 따라 모집단을 분류하고 각 집단의 크기에 비례하는 수만큼 무작위로 추출하는 방법이다.

제3과목 핵심문제

01 다음은 의료시장세분화 성공조건에 대한 설명이다. 해당하는 것을 고르시오.

> 세분시장의 규모에 관한 조건으로 세분시장은 심각한 무리가 발생하지 않는 한 크게 분류하는 것이 바람직하다. 이상주의자의 접근방식이라면 글로벌 의료서비스에 대한 각 소비자의 서로 다른 요구에 맞춰가고자 할 수도 있지만, 현실적으로 극도의 세분화는 개별 세분시장에 대한 과잉 맞춤 과정에 의해 막대한 마케팅 비용 증가를 수반할 수 있으므로 유사한 요구를 하는 집단은 묶어주는 것이 바람직하다.

① 접근성 ② 측정성
③ 실질성 ④ 차별성

해설
① 접근성 : 접근성이 확보되려면 물리적 교환 채널과 의사소통 채널이 존재해야 한다. 글로벌 의료서비스 마케터는 각 세분시장에 대한 적절한 접근 채널과 의사소통 채널이 확보되도록 시장세분화를 해야 한다.
② 측정성 : 글로벌 의료서비스 마케터가 시장세분화 결과를 토대로 하여 표적시장을 선정할 수 있으려면 각 세분시장의 매력도를 판단할 수 있어야 한다. 세분화된 시장별 매력도를 판단하려면 각 세분시장의 규모, 성장속도, 서비스 선호 강도 등 주요 지표가 측정될 수 있어야 한다.
④ 차별성 : 차별성은 세분시장의 이질성에 관한 조건이다. 각각의 세분시장은 글로벌 의료서비스 마케터가 시행하는 마케팅 믹스에 대해 각기 다르게 반응해야 한다.

02 붐스(B. H. Booms)와 비트너(M. J. Bitner)는 맥카시의 4P를 수정하고 새로운 믹스 요소로서 3P를 추가하였다. 다음 중 3P에 속하지 않는 것은?

① 참여자(Participants)
② 물리적 증거(Physical Evidence)
③ 선호(Preference)
④ 과정(Process)

해설
3P는 참여자(Participants), 물리적 증거(Physical Evidence), 과정(Process)을 말한다.

03 관광마케팅이란 '교환을 통하여 관광조직의 목표를 달성하기 위해 제품 및 서비스 아이디어를 사용하여 상품화, 가격결정, 유통 및 촉진을 계획·실시한 정략적 조직활동'이라고 정의할 수 있다. 관광마케팅에 관련된 개념과 그에 대한 설명이 바르게 이어지지 않은 것은?

① 관광객 욕구 – 관광마케팅 행위의 출발점으로, 휴식은 모든 인간에게 공통적이지만 그것을 충족시켜 주는 방법은 사람과 상황에 다르게 나타나므로 휴식이란 필요를 만족시켜줄 특정수단에 대한 욕망이 곧 관광객 욕구이다.
② 효용, 가치, 만족 – 관광객의 필요를 만족시켜 줄 수 있는 서비스의 전반적인 능력에 대한 관광객의 평가이다.
③ 관광시장 – 관광기업의 시장은 서비스에 의해 그 욕구가 충족될 수 있으며, 이때는 실질관광객의 집단만을 고려한다.
④ 관광기업 – 관광과 관련된 사업을 통하여 영리를 추구하는 사업체이다.

해설
관광시장
관광기업의 시장은 서비스에 의해 그 욕구가 충족될 수 있으며, 또한 구매력을 갖고 있는 특정의 욕구를 지닌 모든 잠재 관광객의 집합을 말한다.

04 의료마케팅은 공적인 면과 상업적인 면의 양면성이 있어서 의료서비스 마케터는 많은 윤리적 딜레마에 직면하게 된다. 그렇기 때문에 의료마케팅 윤리방침(Medical Marketing Ethics Policies)의 개발이 필요하다. 이러한 방침의 개발에 있어 필요하지 않은 항목은?

① 의료상품 개발
② 고객의 확보
③ 에이전시와의 관계
④ 일반적인 윤리 기준

해설
의료서비스 마케터는 많은 윤리적 딜레마에 직면한다. 많은 경우 불확실한 상태에서 어떻게 하면 가장 좋은 결정이 될 수 있을지를 판단해야 한다. 모든 의료기관이 충분히 훌륭한 윤리감각을 지닌 것은 아니므로, 모든 사람이 반드시 따라야 하는 광범위한 지침인 의료마케팅 윤리방침(Medical Marketing Ethics Policies)을 개발할 필요가 있다. 이런 방침은 에이전시와의 관계, 의료광고 기준, 의료서비스, 진료수가(酬價) 정책, 의료상품 개발, 일반적인 윤리기준을 포괄한다.

정답 03 ③ 04 ②

05 다음은 서비스 믹스에 대한 설명이다. 빈칸에 공통으로 들어갈 말은?

> (   )은(는) 전체적인 서비스의 다양성을 묘사하는 기본척도가 된다. 글로벌 의료서비스 마케터는 (   )에 대한 지속적인 의사결정을 해야 한다. 한순간에는 적정할 수 있지만 시간이 흐르면 진부해지거나 부족해지는 서비스가 발생하게 되므로 끊임없는 모니터링과 수정 보완을 위한 의사결정이 요구된다.

① 서비스 믹스 일관성
② 서비스 믹스 폭
③ 서비스 믹스 길이
④ 서비스 믹스의 폭과 길이

해설
보기의 내용은 마케팅 믹스에서 서비스 믹스의 폭과 길이에 대한 내용이다.

06 다음 중 의료마케팅으로 고객의 만족을 향상시키기 위해 고려되는 사항으로 옳지 않은 것은?

① 의료의 특성상 주변인의 추천이 큰 영향력이 있으므로 고객관계, 경험관리에 노력해야 한다.
② 의료는 저관여 제품으로서 의료의 특성상 준거인 집단의 영향력은 중요하지 않다. 따라서 대중적으로 정확한 정보의 제공이 중요하다.
③ 데이터베이스 마케팅은 의료마케팅에 있어서 매우 중요한 기법으로 고객의 정보를 수집, 분석, 가공하여 향후 필요한 전략을 수립하는 마케팅이다.
④ 신규고객은 의료서비스를 이용할 때 정보의 제한, 이용의 불편성 등으로 마케팅 활동만큼의 성과를 조기달성하기 어렵다.

해설
의료는 경영학에서 얘기하는 고관여 제품으로 의료의 특성상 주변인의 추천(준거인 집단의 영향력)이 매우 큰 영향력이 있으므로 고객관계, 경험관리에 노력해야 한다.

07 전통적 마케팅 믹스로 받아들여지고 있는 상품, 가격, 유통경로, 촉진의 4P가 최근 들어 4C로 변하고 있다. 이에 4C에 해당하지 않는 것은?

① 고객가치(Consumer Value)
② 생산의 비용(Cost to the Producer)
③ 편리성(Convenience)
④ 커뮤니케이션(Communication)

해설
4C는 고객가치(Consumer Value), 고객비용(Cost to the Consumer), 편리성(Convenience), 커뮤니케이션(Communication)이다.

05 ④ 06 ② 07 ②

08 다음 빈칸에 알맞은 단어를 고르시오.

> 의료서비스 구매의사 결정과정은 유형재 구매과정에 비해 상대적으로 (   )의 중요성이 강조되어 (   ) 과정이 추가된 6단계 과정으로 각 단계가 뚜렷하게 나타나는 복잡한 형태로 나타난다.

① 입소문 – 주변사람의 경험
② 입소문 – 서비스체험
③ 체험과정 – 서비스체험
④ 체험과정 – 주변사람의 경험

해설
의료서비스 구매의사 결정과정
문제인식 → 정보탐색 → 대안평가 → 구매행동 → 서비스체험 → 구매 후 행동

09 SWOT 분석의 요인 중 옳지 않은 것은?

① 기회(Opportunity)
② 목표(Targeting)
③ 강점(Strength)
④ 약점(Weakness)

해설
SWOT
강점(Strength), 약점(Weakness), 기회(Opportunity), 위협(Threat)

10 시장세분화의 방법 중 옳은 것은?

① 귀납적 시장세분화는 글로벌 의료서비스 마케터의 마케팅 관련 가설에서 출발한다.
② 연역적 시장세분화는 글로벌 의료서비스 마케터의 시장에 대한 경험에서 출발한다.
③ 글로벌 의료서비스에 관한 한 선진국 소비자는 고품질 요구, 중후진국 소비자는 저가격 요구 쌍(雙)이 맺어져 간단한 귀납적 시장세분화가 일단락된다.
④ 연역적 시장세분화는 '기술변수'에 입각해서 각 세분시장이 보유할 것으로 생각되는 '요구변수'에 대한 가설을 세워 해당 가설을 확인하여 시장세분화를 완료하는 방식이다.

해설
① 귀납적 시장세분화는 글로벌 의료서비스 마케터의 마케팅 관련 경험에서 출발한다.
② 연역적 시장세분화는 글로벌 의료서비스 마케터의 시장에 대한 가설에서 출발한다.
③ 글로벌 의료서비스에 관한 한 선진국 소비자는 저가격 요구, 중후진국 소비자는 고품질 요구 쌍(雙)이 맺어져 간단한 귀납적 시장세분화가 일단락된다.

정답 08 ③ 09 ② 10 ④

11 관광마케팅 믹스의 종류와 그에 대한 설명으로 바르게 연결되지 않은 것은?

① 상품서비스 믹스 - 상품과 서비스 믹스는 표적시장의 욕구를 충족시키기 위한 상품과 서비스의 결합이다.
② 관광유통 믹스 - 판매경로란 기업이 자사의 상품을 최종 소비자 혹은 수요자에게 유통시키기 위하여 선택하는 판매업자를 의미한다.
③ 관광 판매조건의 믹스 - 관광객이 그들의 구입상품과 서비스에 대해 판매이윤을 계산하는 방법으로 복합적인 가격을 신중히 고려한다.
④ 관광 커뮤니케이션 믹스 - 일반적인 믹스의 촉진에 해당되는 변수로서 관광산업에서의 가장 중요한 형태는 전화·방문에 의한 인적 판매이다.

해설
관광 판매조건의 믹스
관광객이 그들의 구입상품과 서비스에 대해 지불방법으로서 현금·수표·여신·후불 및 환율 등의 복합적인 가격을 신중히 고려한다.

12 다음은 일반적인 제품마케팅과 관광마케팅의 특성을 비교한 표이다. 설명이 바르지 않은 것은?

마케팅 믹스	제품마케팅	관광마케팅
① 상 품	유형의 재료	무형의 가치재
② 가 격	연중 일정함	성·비수기 및 주중 주말에 따라 변동 폭이 큼
③ 유 통	생산과 소비가 동시에 발생	생산 → 유통 → 소비
④ 촉 진	성질과 편익 강조, 이성적 호소	이미지 유형화에 주력, 감정적 호소

해설
관광마케팅의 특성상 생산과 소비가 동시에 발생한다.

13 시장 주도형 전략 구성요소가 아닌 것은?

① 활동(Activities)
② 무대(Arena)
③ 우위(Advantage)
④ 배달(Delivery)

해설
시장 주도형 전략 구성요소로는 '무대(Arena), 우위(Advantage), 접근방법(Access), 활동(Activities), 적응(Adaptation)'이 있다.

14 일반적으로 마케팅에서 말하는 8개의 마케팅 믹스 요소로만 묶여 있는 것을 고르시오.

① 유통(Place), 유희(Please)
② 상품(Product), 판매촉진(Promotion)
③ 패키징(Packaging), 원칙(Principle)
④ 원칙(Principle), 판매촉진(Promotion)

해설

마케팅 믹스 8P
상품(Product), 가격(Price), 유통(Place), 판매촉진(Promotion), 패키징(Packaging), 프로그래밍(Programming), 파트너십(Partnership), 전문인력(People)

15 국내 의료서비스 산업이 각광을 받는 이유가 아닌 것은?

① 선진국 대비 저렴한 치료비
② 국내 의료서비스의 과잉경쟁
③ 고객에 대한 의료서비스가 비교적 표준화됨
④ 경제발전에 따른 고소득층의 증가

해설

의료서비스 산업이 많은 관심을 끄는 이유는 선진국의 대비 저렴한 치료비가 매력적인 요인이며, 고객에 대한 의료서비스가 비교적 표준화되어 의료사고나 부작용에 대한 불안감이 해소되었다는 점이다. 또한 교통의 발달로 국가 간 여행이 편리해지고 선택이 다양해졌으며, 글로벌시대에 접어들면서 용이해진 환전과 경제발전에 따른 고소득층의 증가도 의료서비스 산업의 수요가 증가하게 된 이유이다. 많은 이들이 의료서비스를 통한 성형수술, 에스테틱 등 뷰티 시술과 고관절 이식술, 심장수술과 같은 주요수술을 받기 위해 외국으로 나가고 있는데, 이는 자국에 비해 비용이 저렴하기 때문이다.

16 국가에서 의료사업을 시작할 때 정치, 경제, 법률적으로 고려해야 할 사항이 아닌 것은?

① 해당 국가의 국민소득 수준
② 정부의 통화 규제
③ 정치적 안정성
④ 해당 국가의 인종

해설

해당 국가의 인종은 사회적 요인이다.

17 글로벌 의료마케팅의 환경분석에 관한 내용 중 거시적 분석에 대한 설명이다. 그 내용이 잘못 짝지어진 것은?

① 각 국가가 가지고 있는 고유의 경제적 환경은 국제 의료서비스 마케터들이 진입하는 시장 결정에 있어 영향을 미친다.
② 거시적 환경이란, 경쟁자, 소비자, 유통 기관, 원재료 공급업자, 기업 내부 환경 등과 같이 마케팅의 목표 달성에 영향을 미치는 요인들을 말한다.
③ 해당 국가의 의료상품과 서비스에 대한 욕구, 소득수준, 고용수준 등을 결정짓는 의료서비스 경제구조와 의료소비수준의 두 가지 요인이 있다.
④ 해당 국가가 외국 의료기관에 대해 매우 호의적인 태도도 중요한 부분이다.

해설
기업이 속한 산업의 주요 구성요소들을 말하는 미시적 환경이란, 경쟁자, 소비자, 유통기관, 원재료 공급업자, 기업 내부환경 등과 같이 마케팅의 목표 달성에 직접적인 영향을 미치는 요인들을 말한다.

18 한국 의료마케팅 환경에 대한 설명이다. 다음 중 그 설명이 바르지 않은 것은?

① 기술 지식 집약적 산업으로 육성 – 우수한 의료 인력자원을 이용한 한국 브랜드의 가치 창출, 제고를 위해 지식서비스산업에 대한 가치를 인식하여 적극 지원, 육성되고 있다.
② 의료광고 확대 – 의료광고가 전면·확대 시행됨에 따라 주요 병원들의 TV 광고가 가능해졌다. 이에 따라 중소병원들이 상대적으로 시장 경쟁력이 떨어졌다.
③ 병상의 부족 – 현재 우리나라의 병원산업은 전반적으로 병상이 부족한 상태이다. 그럼에도 불구하고 국내 주요 병원들은 병상의 확대를 계획하고 있지 않다.
④ 실손의료보험 등장 – 법의 개편으로 생명보험회사도 실손의료보험을 판매할 수 있게 되었다. 이에 따라 기존 생명보험은 보장한도가 정해졌으나, 실손의료보험은 보장한도가 없으며, 실손의료보험을 판매하는 생명보험사는 병원을 선택할 수 있게 된다.

해설
OECD 건강 통계 2024 보고서에 따르면 국내 인구 1,000명당 병상 수는 2023년 기준 12.8개로 전 세계에서 가장 많다. 이는 OECD 평균인 4.3개에 비해 약 3배 높은 수치이기도 하다.

19 한국 의료마케팅 환경을 내부환경과 외부환경으로 구분할 수 있는데, 다음은 내부환경적 요인에 대한 설명이다. 다음 중 그 설명이 바르지 않은 것은?

① 의료광고가 전면 확대 시행될 예정
② 해외 에이전시와의 직접 마케팅(Direct Marketing - MOU 체결)을 진행
③ 국제적인 의료서비스 수준인 Joint Commission International(JCI) 인증과 한국형 JCI 제도 도입 등으로 의료기술의 경쟁력 확보에 노력
④ 의료기술 수준은 세계적 수준으로 평가

해설
의료광고의 확대 시행은 외부적인 환경요인이다.

20 한국의 의료마케팅 활성화를 위한 전략이 아닌 것은?

① 장점을 살린 특성화 전략으로 치료와 휴양이 가능한 의료서비스 위주로 마케팅한다.
② 재미동포를 대상으로 의료보험을 판매하는 마케팅을 시도한다.
③ 한국형 의료관광산업을 지식서비스산업으로 산업화하여 국내 도시들이 동북아의 의료허브가 되도록 노력한다.
④ 현재 과열되고 있는 의료마케팅으로 인해 시장의 비효율성이 증대되고 있으므로 이를 적절히 규제하여 건전한 활성화를 도모한다.

해설
시장의 규제가 있으면 활성화가 어렵다.

21 한국형 글로벌 의료마케팅 인프라 구축에 대한 설명으로 옳지 않은 것은?

① 한류 등 차별화된 관광자원과도 연계한 의료관광산업으로 발전시켜야 한다.
② 한국형 의료관광산업을 지식서비스산업으로 산업화하여야 한다.
③ 정부와 각 지자체는 민간의료기관이 진행하고 있는 지역 의료특화사업을 동북아 네트워크 구축과 연계하는 사업과 협력할 수 있는 방안으로 지원하여야 한다.
④ 국내 의료진의 부족을 해소하기 위해 저개발국가 의료진에 대한 연수사업을 활성화하여 국내 의료진 영입에 힘을 쓴다.

해설
저개발국가 의료진에 대한 연수사업을 활성화하여 현지 의료인이 한국의 선진화 의료시스템을 경험하고 지속적으로 의료정보를 교환하는 팔로우십 시스템을 구축하여 현지 고객 유치 및 사후관리를 위한 협력병원으로 활용될 수 있도록 한다.

정답 19 ① 20 ④ 21 ④

22 글로벌 의료서비스 고객행동에 영향을 미치는 요인에 대한 설명이다. 빈칸에서 공통으로 설명하는 요인은 무엇인가?

> ( )(이)란 사회구성원들이 공유하는 관습, 가치관, 라이프스타일, 도덕 등의 복합체를 말하는 것으로, 사람들이 오랜 세월에 걸쳐 이룩한 사회적 유산 또는 생활방식을 말한다. ( )은(는) 각 세대 간의 학습에 의해 전달되는 특성을 가지고 있기 때문에 사회의 규범과 기준을 포함하고 있으며, 사회구성원을 통해 공유되는 가치이기에 고정되지 않고 끊임없이 변화한다. ( )의 구성요소로는 물질적 요소, 사회적 기관, 언어, 가치와 신념체계, 관습과 의례 등이 있다.

① 문 화 ② 사회계층
③ 준거집단 ④ 가 족

해설

문 화
사회구성원들이 공유하는 관습, 가치관, 라이프스타일, 도덕 등의 복합체를 말하는 것으로, 사람들이 오랜 세월에 걸쳐 이룩한 사회적 유산 또는 생활방식을 말한다. 문화는 각 세대 간의 학습에 의해 전달되는 특성을 가지고 있기 때문에 사회의 규범과 기준을 포함하고 있으며, 사회구성원을 통해 공유되는 가치이기에 고정되지 않고 끊임없이 변화한다. 문화의 구성요소로는 물질적 요소, 사회적 기관, 언어, 가치와 신념체계, 관습과 의례 등이 있다. 문화적 요인은 소비자 행동에 영향을 미친다.

23 다음은 시장분석에 대한 설명이다. 옳지 않은 것은?

① 목표 포지션을 설정하려면 표적시장 소비자의 요구를 충분히 숙지해야 한다.
② 글로벌 의료서비스 마케터는 시장세분화 과정에서 선택한 요구변수 차원에서 표적시장 소비자의 교환 참여 가능성을 극대화할 수 있을 것으로 판단되는 위치를 찾아갈 수 있다.
③ 목표 포지션은 글로벌 의료서비스 마케터의 최종적인 목표이기에 높게 결정해야 한다.
④ 글로벌 의료서비스 마케터는 표적시장 소비자, 경쟁자, 자사 요인을 종합적으로 고려하여 포지셔닝 의사결정을 해야 한다.

해설
목표 포지션은 글로벌 의료서비스 마케터의 자사 역량을 반영해서 결정해야 한다.

24 다음 빈 곳에 들어갈 옳은 말을 고르시오.

> 콘셉트가 성공적이기 위해서는 관광객의 관점을 기초로 하고, 관광객이 요구하는 편익을 표현하여 욕구를 충족시켜야 한다. 그러므로 '관광객 편익의 총합이자 상품 아이디어의 요체'라는 표현이 관광상품 콘셉트의 구체적인 정의라 할 수 있다. 관광상품의 콘셉트는 그것을 다른 상품의 콘셉트와 구별 짓고 관광표적시장 내에서의 바람직한 (   )을(를) 가능하게 해 준다.

① 표적시장
② 콘셉트 구성
③ 판 매
④ 포지셔닝

해설
포지셔닝(Positioning)
소비자의 마음속에 각인시키고자 하는 병원의 이미지를 정하고 각인된 병원이미지를 추적하고 관리한다.

25 다음은 글로벌 의료서비스에서 고객행동에 영향을 미치는 요인 중 개인적 요인에 대한 설명이다. 설명이 바르지 않은 것은?

① 동기이론에 따르면 개인의 행동은 인간의 무의식적인 동기에 따라 나타난다고 한다.
② 사회심리이론은 개인이 자신의 욕구를 충족시키기 위해 사회적으로 어떻게 행동하는지를 연구한 이론으로 사회변수를 개성을 형성하는 주요 변수로 제안하고 있으며 무의식보다는 의식적인 동기를 더 중요시한다.
③ 라이프스타일을 설명하는 이론으로는 프로이드의 심리분석이론과 동기연구이론, 사회심리이론, 특성이론, 자아개념이론 등이 있다.
④ 라이프스타일을 측정하여 시장세분화에 활용하는 방법으로 Value and Lifestyle(VALS) Program이 있다.

해설
개성을 설명하는 이론으로는 프로이드의 심리분석이론과 동기연구이론, 사회심리이론, 특성이론, 자아개념이론 등이 있다.

26 다음은 글로벌 의료서비스에서 고객행동에 영향을 미치는 사회적 요인들에 대한 설명이다. 바르지 않은 것은?

① 문화 – 개인 차원에서의 습관에 해당되는 개념이다.
② 사회계층 – 사회계층이 소비자행동에 미치는 영향은 크게 규범적, 정보적, 가치표현적 차원 등 세 가지로 나눌 수 있다.
③ 준거집단 – 어떤 대상과 관련된 소비자의 태도형성이나 행동에 기준점을 제공하는 집단이라고 할 수 있다.
④ 가족 – 가족 구성원들은 상호 밀접한 관계를 맺고 있기에 소비행동에도 영향을 미친다.

> **해설**
> 사회계층
> 사회계층은 한 사회 내에서 비교적 영속적이고 동질적인 집단구분인데, 대체로 직업, 소득, 교육수준 등에 의해 나누어진다.

27 의료시장세분화의 성공 조건에 대한 설명이다. 다음 중 그 설명이 옳지 않은 것을 고르시오.

① 접근성 – 접근성(Accessibility)이 있는 시장만이 시장세분화 대상이다. 접근성은 물리적 교환이 가능해야 한다.
② 측정성 – 세분시장별 매력도를 판단하려면 각 세분시장의 규모, 성장속도, 서비스 선호 강도 등 주요 지표가 측정될 수 있어야 한다.
③ 실질성 – 실질성(Substantiality)은 세분시장의 규모에 관한 조건이다. 세분시장은 심각한 무리가 발생하지 않는 한 작게 분류하는 것이 바람직하다.
④ 차별성 – 차별성(Differentiability)은 세분시장의 이질성에 관한 조건이다. 각각의 세분시장은 글로벌 의료서비스 마케터가 시행하는 마케팅 믹스에 대해 각기 다르게 반응해야 한다.

> **해설**
> 실질성(Substantiality)은 세분시장의 규모에 관한 조건이다. 세분시장은 심각한 무리가 발생하지 않는 한 크게 분류하는 것이 바람직하다.

28. 다음 빈칸이 설명하는 것을 고르면?

> Keller는 ( )(이)란 "어떤 브랜드에 대해 축적된 지식(Knowledge)이 그 브랜드의 마케팅에 대한 소비자 반응을 차등화시키는 효과"라고 정의했다. '차등적 효과'란 마케팅에 대해 '소비자 반응'이 차등적으로 나타나는 것을 의미하고, 이는 소비자의 브랜드에 대해 축적된 '지식'의 결과물이라 할 수 있다. 다시 말해, 시간경과에 따라 소비자가 브랜드 경험을 통해 생성한 이성적·감성적 인지 및 느낌의 소산물인 것이다. 그리고 그것은 해당 브랜드의 마케팅에 대해 인식·선호·행동 등의 차등적인 '소비자 반응'으로 이어진다. 결국 ( )(이)란 것은 소비자가 브랜드에 대한 축적한 지식을 바탕으로 '차별적으로 반응'하는 상태를 의미한다고 할 수 있다.

① 브랜드 파급 ② 브랜드 효과
③ 브랜드 자산 ④ 브랜드 모방

해설

브랜드 자산
- Aaker의 정의 : 브랜드, 브랜드명 및 상징과 결부된 부채와 자산 및 신뢰도의 집합체

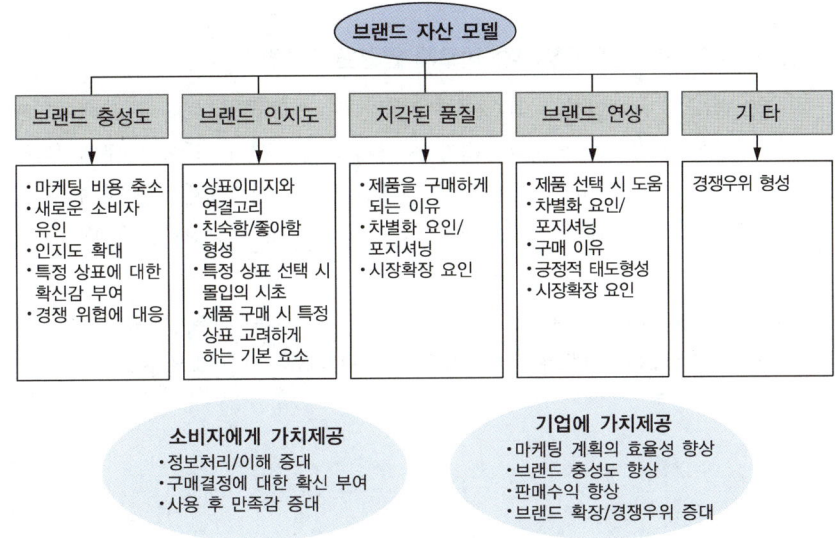

[Aaker의 브랜드 자산 모델]

- Keller의 정의 : 마케팅 활동에 반응하는 소비자들의 브랜드 지식의 차별화된 효과

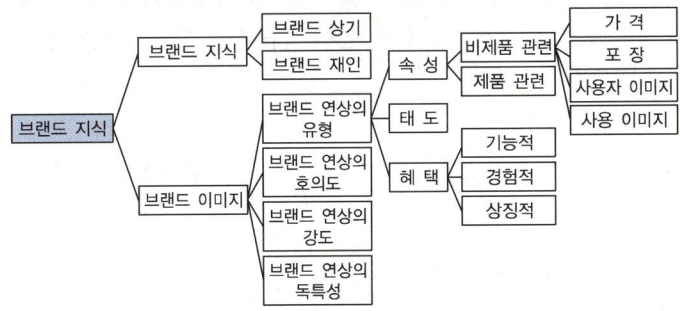

[Keller의 브랜드 지식 체계]

정답 28 ③

29 다음은 브랜드의 이점에 대한 설명이다. 다음 중 그 관점이 다른 것은?

① 브랜드는 제품 취급과 관리과정의 효율성을 높여준다.
② 브랜드는 제품에 독특한 연상을 부여하고 나아가 다른 제품과 차별화시킬 수 있는 수단으로 쓰일 수 있어 제품을 법적으로 보호할 수 있는 바탕을 제공한다.
③ 브랜드와 관련된 좋은 경험과 지식이 축적된 소비자가 형성하는 충성도(Loyalty)는 마케터에게 보다 높은 성과를 가져다 줄 수 있다.
④ 브랜드는 구매과정을 보다 효율화시킬 수 있다.

해설
④ 소비자 측면의 이점인 반면, 나머지는 마케터 측면에서의 이점이다.

30 다음의 구매의사 결정과정이다. 바르게 연결된 것은?

① 정보탐색 - 문제인식 - 대안평가 - 구매행동 - 서비스체험 - 구매 후 행동
② 문제인식 - 정보탐색 - 대안평가 - 구매행동 - 서비스체험 - 구매 후 행동
③ 문제인식 - 정보탐색 - 구매행동 - 대안평가 - 서비스체험 - 구매 후 행동
④ 문제인식 - 정보탐색 - 구매행동 - 서비스체험 - 대안평가 - 구매 후 행동

해설
의료서비스 구매의사 결정과정
문제인식 → 정보탐색 → 대안평가 → 구매행동 → 서비스체험 → 구매 후 행동

31 고객의 만족을 향상시키고 결과를 반영한 효율적인 글로벌 마케팅 전략을 수행하기 위한 마케팅 기법 중 하나로, 고객의 정보를 수집·분석·가공하여 향후 필요한 전략을 수립하는 마케팅 기법을 무엇이라 하는가?

① 구전마케팅
② e-Biz마케팅
③ 귀족마케팅
④ 데이터베이스 마케팅

해설
① 구전마케팅 : 입소문을 활용하는 마케팅
② e-Biz마케팅 : 인터넷을 이용하는 마케팅
③ 귀족마케팅 : 소수의 상류층을 대상으로 하는 마케팅

32 제품이나 서비스의 판매와 고객관계 구축을 목적으로 하는 영업사원 개인의 대면 커뮤니케이션을 '인적판매'라 일컫는데, 이것의 단점이 아닌 것은?

① 판매조직 변화가 어려움
② 많은 고정비
③ 커뮤니케이션의 다변화
④ 관계마케팅용 구축

> **해설**
> 판매 조직의 크기를 변화시키는 등의 중대한 변화를 도모하기가 어렵고, 여타 마케팅 커뮤니케이션 방식에 비해 상대적으로 많은 고정비용이 요구된다.

33 인원이나 시설 또는 장비를 일부 진료기능에 집중시켜 타 병원과 경쟁우위를 확보하려는 전략을 무엇이라 하는가?

① 다각화전략
② 차별화전략
③ 전문화전략
④ 틈새전략

> **해설**
> 기존의 경쟁시장에서 벗어나 인원, 시설, 장비, 상품 등을 진료기능에 집중시켜 다른 이미지를 통해 경쟁우위를 확보하려는 전략을 차별화전략이라고 한다.

34 다음이 설명하는 것을 고르시오.

> '표적시장 내 소비자의 마음에 서비스 선정 위치를 설정하고 그 자리에 실제로 자리매김하기 위한 마케팅 활동을 전개해가는 과정'으로, 구매 순간 가장 먼저 떠오르는 제품이 되도록 차별화된 특성과 이미지를 효과적으로 전달하는 가치제안(Value Proposition)을 결정, 마케팅 믹스 전략을 통해 실체적으로 전달하면서 커뮤니케이션하는 일체의 과정을 포괄한다.

① 표적시장 선정
② 수요 예측
③ 판매 예측
④ 포지셔닝

> **해설**
> 포지셔닝(Positioning)
> 소비자의 마음속에 각인시키고자 하는 병원의 이미지를 정하고 각인된 병원이미지를 추적하고 관리한다.

정답 32 ④ 33 ② 34 ④

35 시장의 판매예측은 신제품 판매에 있어 중요한 역할을 한다. 판매예측에 이용되는 정보가 아닌 것을 고르시오.

① 시험시장(Test Market)에 제품 투입
② 시장원가 예측
③ 과거의 구매행동 기록 분석
④ 판매원, 외부 전문가, 구매자 등의 의견조사

해설
시장원가 예측은 비용예측에 들어가는 항목이다.

36 유통경로에는 많은 과업과 기능이 이행되는데 크게 3개의 영역으로 나눌 수 있다. 3가지 영역에 속하지 않는 것은?

① 로지스틱(Logistical) 기능 - 집중, 저장, 분류, 물류
② 접근(Approach) 기능 - 물리적 거리 간소화
③ 조성(Facilitating) 기능 - 재무, 등급화, 마케팅조사
④ 거래(Transactional) 기능 - 구매, 판매, 위험부담

해설
유통 기능

거래 기능	구매	재판매하기 위해 제품구매
	판매	잠재고객에 대한 제품 촉진과 주문 권유
	위험부담	가치 저하, 손실, 또는 진부화되는 제품 소유에 의한 사업상 위험 예상
로지스틱 기능	집중	다양한 장소로부터 한 장소로 상품들을 함께 모음
	저장	고객 필요에 적합한 방법으로 상품들의 재고를 유지하고 보호
	분류	고객이 바라는 분량으로 나누어 구매 • 축적 : 다양한 원천으로부터 보다 크게 동질적인 공급물로 모아 유사한 상품들을 모아옴 • 할당 : 보다 작은 로크들로 동질적 공급물을 분류 • 분류조합 : 고객들에게 봉사하기 위하여 몇몇 원천으로부터 제품들의 분류 조합을 이루어 냄 • 분류실행 : 비교적 동질적인 재고들을 나누어 하나의 이질적인 제공물을 분류해 냄
조성 기능	물적유통	제조된 장소로부터 구매 또는 사용되는 장소로의 물적 운반 : 운송, 보관, 재고관리, 주문과정에 관여
	금융	거래를 조성하기 위한 신용이나 기금 제공(유통금융)
	등급화	품질을 기초로 영역으로 제품을 점검하고 계층화(표준화)
	마케팅조사	시장조건, 판매량, 소비자경향, 경쟁력 등에 대한 자료수집 : 이들 주제에 대한 정보 (정보)

37 자사의 신상품의 수요 증가에 영향을 미치는 요인을 고르시오.

① 경제 여파로 국내 1인 소비가 감소하였다.
② 미국의 금융위기가 발생했다.
③ 경쟁기업에서 신제품이 개발되어 시장에서 반응이 좋다.
④ 새로운 생산기술이 개발되어 가격 경쟁력이 생겼다.

해설
①·②·③ 수요 감소에 영향을 주는 요인이다.

38 기업이 신상품을 개발하는 목적은 다양하다. 다음에서 신상품 개발의 목적이 아닌 것을 고르시오.

① 경쟁사의 상품에 대처하기 위하여
② 사기진작과 사업부 간의 경쟁을 독려하기 위하여
③ 개발을 통한 매출증대와 비용절감을 위하여
④ 시장에 좋은 물건을 제공하여 사회적 발전에 기여하기 위하여

해설
기업의 신상품 개발 목적
- 고객요구에 따른 상품구색 갖춤
- 매출증대와 비용절감
- 사기진작과 사업부 간의 경쟁 독려
- 경쟁사 상품에 대처
- 신기술의 개발과 생산기술의 변화에 대처
- 변화하는 유행과 같은 시장 환경에 효과적으로 대응

39 신상품의 실패 요인이 아닌 것을 고르시오.

① 예산 부족
② 자사의 기존상품과의 상충관계
③ 시장진출 타이밍을 놓침
④ 소비자의 변하지 않는 니즈

해설
신상품의 실패 요인
상품 자체의 결함, 부적절한 마케팅 전략, 시장진출 타이밍을 놓침, 경쟁기업의 적극적 대응, 도소매 유통의 미흡한 지원, 잘못된 포지셔닝, 경기불황, 예산 부족, 경영층의 지원 미흡, 조직 내 불화, 소비자 니즈와 취향 변화, 영업사원 교육 미흡, 자사의 기존상품과의 상충관계 등

정답 37 ④ 38 ④ 39 ④

40 Cormany(2008)는 4가지 의료관광 관련 서비스를 제시하였다. 4가지 의료관광서비스가 아닌 것은?

① 의료시설과 관련 서비스
② 의료관광 관련 언어 및 사회적 인프라
③ 관광시설과 관련 서비스
④ 숙박 및 식음료 관련 서비스

해설

Cormany(2008)가 제시하는 4가지 의료관광 관련 서비스
의료시설과 관련 서비스, 숙박 및 식음료 관련 서비스, 관광시설 관련 서비스, 의료관광 관련 법규 및 제도를 서로 결합하여 고객에게 제공하는 종합서비스를 의료관광상품이라고 정의할 수 있다(고태규 외 2명, 2010).

41 한국은 의료기술 경쟁력 확보를 위해 다음과 같은 노력을 하고 있다. 괄호에 들어갈 말은 무엇인가?

> 한국은 암 전문 치료장비와 기술수준이 뛰어나고, 피부과·성형외과·치과 서비스 수준이 높다. 또한, 동남아를 비롯한 한류영향국가의 한류스타 모방 성형수술 환자 증가와 IT, 지리적 이점, 우수 의료인력 확보 등은 충분한 경쟁력 요소로 작용하며, 국제적인 의료서비스 수준인 ( )인증으로 의료기술의 경쟁력 확보에 노력하고 있다.

① International Federation of Clinical Chemistry(IFCC)
② Joint Commission International(JCI)
③ Scuba Schools International(SSI)
④ International Certification of Medical(ICM)

해설

JCI 인증은 국제의료기관평가위원회인증으로 엄격한 국제 표준의료서비스 심사를 거친 의료기관에 발급되는 인증이다.

42 다음은 구매의사 결정과정 중 어느 것을 가리키는가?

> 내부적인 경로나 외부적인 경로를 통해서 진행되며, 내부적 요인으로는 배고픔, 갈증, 질병과 같은 생리적 욕구의 발생과 복용하고 있는 의약품이 모두 소진되는 상황의 발생을 들 수 있다. 외부적인 요인으로는 지인의 행동이나 권고 등을 들 수 있다.

① 문제인식   ② 정보탐색
③ 대안평가   ④ 서비스체험

해설

문제인식
소비자 스스로 자신이 직면한 문제를 해결하려는 동기를 형성하는 단계를 지칭한다.

43 다음이 말하는 수요예측방법은?

> • 실제 시장에 신상품을 투입한 반응으로 예측하는 방법
> • 대표적인 테스트마케팅 방법으로는 신상품의 견본을 배포해 사용 후 반응을 조사하는 '사용테스트'와 일정한 판매시장을 선정해 직접 신상품을 판매하여 그 결과를 보는 '구매테스트'가 있다.

① 델파이기법에 의한 수요예측
② 구매의향조사에 의한 수요예측
③ 테스트마케팅에 의한 수요예측
④ 인터뷰조사에 의한 수요예측

해설
테스트마케팅(Test Marketing)
의료관광 신상품을 정식으로 출시하기 이전에 실제 시장에 상품과 마케팅 프로그램을 도입하는 단계이다. 테스트마케팅 기간 동안 기업은 의료관광상품뿐만 아니라 포지셔닝 전략, 광고, 유통, 가격, 예산 등을 포함한 해당 상품의 마케팅 전반적인 프로그램을 테스트해 볼 수 있다.

44 델파이기법에 의한 수요예측방법 중 옳지 않은 것을 고르시오.

① 수요의 총량을 전문가로 하여금 직관에 의해 직접 추정하도록 하는 예측방법이다.
② 응답의 범위를 사전에 제한할 필요가 없고, 별도의 준비가 필요 없이 준비시간 절약이 가능하다.
③ 단기와 중기의 수요예측에는 적합하지 않다.
④ 현장판매원의 예측과 가상 시나리오를 통한 예측이 있다.

해설
② 인터뷰조사에 의한 수요예측방법에 대한 설명이다.

45 다음의 괄호 안에 공통으로 들어갈 말을 고르시오.

> 신제품의 실험과정은 소비자들의 신상품에 대한 반응과 광고, 판촉, 가격수준 등의 전반적인 마케팅 요소에 대한 반응 분석이 가능한 (   )을 포함하는 것이 바람직하다. (   )은 실제적인 시장조건하에서 상품을 비롯해 기업이 고려하고 있는 마케팅 전략, 즉 신상품 광고 · 판촉 · 유통체계 · 직원 서비스에 대한 소비자 반응을 분석하여 판매와 시장점유율, 이윤 등을 예측하고 평가하는 것이다. 실험시장의 결과가 희망적이라면, 기업은 보다 자신 있게 시장에 신상품을 출시할 수 있다.

① 실험시장기법
② 질의응답법
③ 선행체험모집기법
④ 설문지법

해설
실험시장기법은 실제 시장조건에서 신상품의 광고, 판촉, 유통체계 및 서비스에 대한 소비자의 반응을 분석하여 신상품의 성과를 예측하고 평가하는 방법이다.

정답 43 ③ 44 ② 45 ①

46 기획단계에서 시장조사를 활용하는 방법에 대한 설명 중 옳지 않은 것은?

① 시장조사를 통해서 수익성을 평가할 수 있다.
② 고객들이 지불할 의사가 있는 가격을 알아낼 수 있다.
③ 목표고객에게 최상의 가치를 제공하기 위한 소비자의 기호를 알 수 있다.
④ 틈새시장을 공략할 만한 기회를 잡을 수 있다.

해설
① 시장조사를 통해서는 알아낼 수 없는 사항이다.

47 신상품 개발과정과 그에 대한 주요 내용이 바르게 연결되지 않은 것은?

① 전략적 분석과 계획 – 자사와 상표에 대하여 소비자들이 가지고 있는 이미지와 인지도 파악하는 것이 중요하다.
② 시장조사와 기회 파악 – 공략하고자 하는 시장크기와 잠재성장력을 파악하는 것이 필요하다.
③ 신상품 개발과 테스트 – 브레인스토밍이나 소비자 면접 등을 통해 수집하며, 고객접점에 있는 종업원이 이 단계에서는 중요한 역할을 한다.
④ 상품화와 사후평가 – 신상품의 소비자 수용 및 확산분석 등을 포함한 사후평가를 통해 판매에 대해 예측을 할 수 있고, 시장 잠식화 분석 또한 상품평가에 영향을 끼친다.

해설
신상품 개발과 테스트는 고객접점이나 신상품 투자를 감행하기 전에 상품성과에 대한 엄격한 기준과 정책을 수립하여 미리 신상품을 테스트하는 것으로, 전반적인 마케팅 요소에 대한 반응까지 분석하는 실험시장기법을 포함하는 것이 이상적이다.

48 다음은 신제품의 시장 출시 단계 중 어느 단계를 설명하는지 고르시오.

> 광고, 판촉, 실무자 교육, 정보기술 사용, 확장 등에 대한 일관성 있는 전략이 신상품 성공에 필수적이다. 특히 판매원들이 신상품의 질을 이해하고 진심으로 신상품에 대한 자부심을 가질 때 신상품은 소비자에게 효과적으로 전달될 수 있다.

① 아이디어 창출
② 상품 콘셉트 개발
③ 사업성 분석
④ 상품화

해설
보기의 내용은 상품화 과정 중 '상품화'에 대한 내용이다.

49 싱가포르 의료기관 경쟁력에 대한 설명으로 바르지 못한 것은?

① 가격투명성 확보를 위해 환자에게 진료비, 입원비, 약값 정보 제공
② 가격경쟁력 강화를 위해 외국인 전문인력과 그 가족에게 동반비자 제공
③ 자국 의사인력의 확보
④ 진료예약으로 미리 비자발급 및 응급환자를 위한 급행비자 발급

> **해설**
> 싱가포르의 경우 Medical Registration Act(MRA)를 통한 해외의료인력 수급하고 있고, 호주, 캐나다, 홍콩, 아일랜드 등 외국의대학위를 인정하는 제도로 글로벌 경쟁력을 키우고 있다.

50 각 보기들이 의미하는 개념을 바르게 넣은 것을 고르면?

> ㉠ 장기적으로 신상품의 수요로 실현될 가능성이 있는 수요
> ㉡ 신상품 발매 후 일정기간 내에 실제로 상품을 구매하려는 의향으로 측정된 수요
> ㉢ 해당 신상품을 갖고 싶다는 수요, 경제적 구매능력은 고려하지 않음

	㉠	㉡	㉢
①	잠재수요	실제수요	실현가능수요
②	실제수요	실현가능수요	잠재수요
③	실현가능수요	실제수요	잠재수요
④	실현가능수요	잠재수요	실제수요

> **해설**
> • 잠재수요
>   - 해당 신상품을 갖고 싶다는 수요
>   - 경제적 구매능력은 고려하지 않음
> • 실현가능수요
>   - 장기적으로 신상품의 수요로 실현될 가능성이 있는 수요
> • 실제수요
>   - 신상품 판매 후 일정기간 내에 실제로 상품을 구매하려는 의향을 가지고 있는 수요

정답 49 ③ 50 ③

51 아이디어 창출 테크닉과 그에 대한 설명이 바르게 연결되지 않은 것은?

① 스테레오타입 행동 – 연구에서 어떻게 제품을 사용하는지를 소비자에게 질문하여 다양한 사용법에 대한 리스크를 만든다.
② 관련상표 프로필 – 상표명이 다른 제품의 카테고리를 인식하는지 표적시장에 질문한다.
③ 델파이 방식 – 전문가의 패널은 질문사항을 채운 후, 연구원은 그 결과를 일람표로 만들고 패널 구성원들에 보낸다. 패널이 합의나 정돈에 도달할 때까지 과정을 반복한다.
④ 자유조합 – 제품 상황의 전망을 기록한 후, 제품속성·사용·사용자에 대해 표면적으로 떠오르는 모든 아이디어를 짚어본다. 그 후 제품의 다른 측면에 대해 과정을 반복한다.

> **해설**
> 스테레오타입 행동은 '어떻게 그 행동을 하는지?'의 질문을 한 뒤에 머릿속에 떠오르는 특정 단체나 사람에 대해 언급한다.

52 다음 괄호 안에 들어갈 알맞은 말은?

> 상품개발에 성공한 신상품은 표적시장을 대표할 수 있다고 판단되는 소비자층에게 실제로 출시하여 반응을 조사하게 되는데, 이를 (   )이라 한다. (   )의 기본적 목표는 실제 시장상황에서 제품 자체를 테스트하는 것이다. 그리고 (   )을 통하여 제품의 포지셔닝 전략, 광고, 유통, 가격정책, 상표화, 포장 등의 전반적인 마케팅 프로그램을 테스트할 수 있다. 또한 테스트 결과를 이용하여 신뢰성 높은 판매예측 및 이익 예측을 할 수 있다(신도길 외, 2009).

① 다이렉트 마케팅　　　　　　　② SNS 마케팅
③ 테스트마케팅　　　　　　　　④ 고객로열티 마케팅

> **해설**
> **테스트마케팅**
> • 시험시장을 선정하여 제품뿐만 아니라 포지셔닝 전략, 가격, 유통, 촉진 등 여러 가지 마케팅프로그램을 병행하여 제품의 성공가능성을 테스트해 볼 수 있다.
> • 고려할 점
>   – 필요비용, 시간과 노력
>   – 제품에 대한 보안
>   – 투입되는 비용대비 실패가능성
>   – 실패할 경우 피해의 크기

53 아래는 관광마케팅과 관련된 어떤 개념에 대한 설명인가?

> 관광객의 필요를 충족시켜줄 수 있는 서비스의 전반적인 능력에 대한 관광객의 평가다.

① 관광객 욕구
② 관광서비스
③ 효용·가치·만족
④ 경쟁

해설
보기는 관광마케팅과 관련된 개념 중 효용·가치·만족에 대한 설명이다.

54 다음은 상품개발 단계의 어느 부분을 말하는가?

> 판매에 관한 예측뿐만 아니라 잠식화(Cannibalization)에 대한 분석까지 포함하며, 새로 제공된 신상품이 기업의 다른 상품을 대체하였는지 아니면 새로운 수요를 창조하였는지를 자세히 분석하여 수익성을 평가하고 이를 마케팅 전략에 효과적으로 반영하는 단계이다.

① 신상품 콘셉트 정하기
② 아이디어 회의
③ 상품화
④ 사후평가

해설
① 신상품 콘셉트 정하기 : 신상품 콘셉트는 신상품이 가지는 요소와 특성에 관한 자세한 묘사이며, 아이디어를 상품 콘셉트로 전환시키는 과정에서 소비자가 필요한 욕구의 만족 여부를 평가하여야 한다.
② 아이디어 회의 : 신상품 아이디어와 함께 기존 상품을 개선하기 위한 아이디어도 수집한다. 브레인스토밍이나 소비자 면접 등을 통하여 수집한다.
③ 상품화 : 도입 시에는 일관성 있는 상품화 전략이 필요하다.

55 다음 괄호 안에 공통으로 들어갈 말을 고르시오.

> ( )의 무형의 특성 때문에 그 기획 과정이 제품 기획처럼 명확하거나 구체적이지 못할 가능성이 존재한다. 따라서 새로운 ( ) 기획은 정확하고 구체적인 프로세스를 제시해야 한다. 또한 새로운 ( ) 기획과 개발을 위해서는 제공할 ( )의 종류와 기업의 장기적인 전략, ( ) 마케팅의 7가지 믹스 관리, ( ) 브랜드와 같은 모든 속성들이 명확히 결정되도록 조직적이고 체계적인 절차가 중시된다(고태규 외 2명, 2010).

① 서비스
② 관광
③ 의료
④ 커뮤니케이션

해설
괄호 안에 들어갈 말로 가장 적합한 것은 '서비스'이다.

정답 53 ③ 54 ④ 55 ①

56 신상품 개발 단계를 거쳐 신상품의 성공 가능성이 매우 높다고 판단되었을 경우에는 상품을 생산해서 본격적인 상업화에 들어가게 된다. 이 단계에서 마케팅 관리자가 유의해야 할 사항이 아닌 것은?

① 신상품을 가장 잘 수용할 수 있는 고객층을 발견해 이를 잘 공략하는 것이 필요하다.
② 경쟁회사에서 어떠한 상품을 개발하고 있는지 파악하는 것은 신제품 시판에 중요하지 않다.
③ 신상품의 출시 시기와 아울러 출시 범위나 장소를 한 지역으로 할 것인지, 아니면 다수의 지역이나 전국으로 할 것인지를 정해야 한다.
④ 신상품의 본격적인 시판 시기가 상품의 성패에 큰 영향을 끼칠 수 있다.

해설
경쟁회사의 상품은 자사의 신상품과 경쟁할 요소가 크기 때문에 이를 고려하는 것이 필요하다.

57 인원이나 시설 또는 장비를 일부 진료기능에 집중시켜 타 병원에 대한 경쟁우위를 확보하려는 전략은 무엇인가?

① 차별화 전략   ② 다각화 전략
③ 틈새 전략   ④ 전문화 전략

해설
기존의 경쟁시장에서 벗어나 인원, 시설, 장비, 상품 등을 진료기능에 집중시켜 다른 이미지를 통해 경쟁우위를 확보하려는 전략을 차별화 전략이라고 한다.

58 의료관광상품 기획 시 고려사항 중 다음이 설명하는 항목은 무엇인가?

> 서비스 청사진 등을 이용해 의료관광 전문병원과 에이전시의 구성원들의 역할과 서비스 내용을 확인하고 프로세스의 속도를 향상시킬 수 있는 기회와 낭비되는 시간을 줄여 새로운 서비스 전달방법을 발견한다.

① 보조 서비스로 새로운 상품 만들기
② 고객이 추구하는 편익
③ 제품을 서비스로 전환
④ 서비스 프로세스 리엔지니어링

해설
서비스 프로세스 리엔지니어링
서비스 프로세스 설계는 고객, 비용, 서비스 처리시간, 서비스 생산성에까지 영향을 미치는 활동이기에 매우 중요하다. 리엔지니어링은 보다 향상된 서비스 결과를 얻기 위한 프로세스 분석과 재설계를 말한다.

59 다음 중 마케팅 믹스를 결정짓고 이끄는 가장 중요한 역할을 하는 요소는?

① 타게팅　　　　　　　　② 사 람
③ 프로모션　　　　　　　④ 포지셔닝

> **해설**
> 고객의 마음속에 어떻게 포지셔닝할지의 계획에 따라 마케팅 믹스의 세부전략은 달라질 수 있다.

60 마케팅 전략을 수립하기 위한 과정 중에 조직 외부의 환경적 요인과 조직 내부의 구성요인을 분석하여 전략적 방향을 도출해 내는 기법을 무엇이라고 하는가?

① STP　　　　　　　　　② CRM
③ SWOT　　　　　　　　④ Marketing Mix

> **해설**
> SWOT 분석은 환경적 요인(기회·위협) 및 내부의 구성요인(강점·약점)을 분석하여 전략을 만들어 가는 것을 말한다.

61 신상품 콘셉트의 기준이 아닌 것은?

① 상품의 목표
② 표적시장의 크기
③ 기업의 목적
④ 기업의 브랜드 이미지

> **해설**
> 상품 콘셉트는 '기업의 목적, 강점, 재원, 상품의 목표, 독창성, 우수성, 표적시장의 크기, 성장가능성, 경쟁 정도' 등의 기준에 의해서 평가된다.

62 신상품의 콘셉트 구성 중 평가과정이 중요한 이유로 옳지 않은 것은?

① 불투명한 아이디어에 재원을 낭비하는 것을 사전에 방지하기 위해
② 전망 있는 아이디어만을 엄격하게 선별하여 상품으로 개발하기 위해
③ 판매에 관한 예측뿐만 아니라 잠식화(Cannibalization)에 대한 분석까지 포함하기 위해
④ 기업의 한정된 자원이 성공적인 상품개발로 이어지게 하기 위해

> **해설**
> ③ 상품화 이후 사후평가와 관련된 사항이다.

정답　59 ④　60 ③　61 ④　62 ③

63 자료분석 단계에서 자사의 경영자원(경영전략, 기업문화, 제품특성, 시장점유율, 인적자원, 자금력)을 분석하는 것은?

① 내부환경분석   ② 외부환경분석
③ 위협요인분석   ④ 기회요인분석

해설
자료분석 단계의 내부환경분석에 대한 내용이다.

64 기업이 가격정책을 사용함에 있어 고가전략이 바람직하지 않은 경우를 모두 고르시오.

① 자사브랜드 및 기업이미지가 높은 상품
② 상품의 특성상 다른 제품과 차별성이 높지 않은 시장
③ 가격 경쟁이 심한 시장
④ 시장에서 쉽게 구입하기 힘든 상품

해설
기업의 가격전략
- 상대적 고가격전략 : 자사 제품이 우수하거나 명성이 높을 때, 수요탄력성이 높지 않을 때 등
- 대등 가격전략 : 시장수요가 비탄력적일 때
- 상대적 저가격전략 : 시장수요의 가격탄력성이 높을 때, 경쟁사의 수가 많을 때
- 원가중심 가격전략 : 제품 원가를 기초로 일정액의 마진율이나 배수율을 붙여 가격 책정

65 다음 중 옳지 않은 것은?

① 경쟁 의료상품 간에 별 차이가 없는 것으로 지각하는 경우 가격은 중요하지 않다.
② 의료소비자가 자사 의료상품을 경쟁의료기관 서비스보다 가치가 낮은 것으로 지각한다면 고객의 지각을 변화시켜 가치를 높인다.
③ 의료소비자가 자사 의료상품을 경쟁의료기관 서비스보다 가치가 낮은 것으로 지각한다면 가격을 낮춰 가치를 높인다.
④ 경쟁 의료기관이 시도하지 않고 있는 틈새시장을 표적으로 부가가치 제품에 고가격을 책정할 수 있다.

해설
경쟁 의료상품 간에 별 차이가 없는 것으로 지각한다면, 의료 소비자는 수가에 더 민감하며 따라서 가장 저렴한 의료상품만을 이용할 것이다.

63 ①   64 ②, ③   65 ①   **정답**

66 제품이나 서비스를 소비자가 사용하거나 소비할 수 있도록 이전시키는 과정에 개입되는 개인이나 관련 조직들의 집합은 무엇에 대한 정의인가?

① 준거집단
② 커뮤니케이션 경로
③ 유통경로
④ 거래집단

해설
유통경로는 '제품이나 서비스를 소비자가 사용하거나 소비할 수 있도록 이전시키는 과정에 개입되는 개인이나 관련 조직들의 집합'으로 정의된다.

67 다음 중간상의 존재 근거에 대한 설명 중 옳지 않은 것은?

① 중간상이 하나 개입되면 생산자와 소비자는 각각을 직접 접촉할 필요가 없어지며 총접촉 수는 (m+n)개로 줄어든다. 이를 총 거래수 최소화의 원리라 한다.
② 일반적으로 생산자는 다양한 제품 구색을 소량으로 생산하기를 원하며, 소비자는 한정된 구색 가운데서 대량구매를 원하기 때문에 중간상은 이러한 불일치를 해결하는 기능을 한다.
③ 유통경로를 구성하는 유통기관, 혹은 중간상의 존재 근거로 접촉효율의 증대, 혹은 총거래수 최소화의 원리를 많이 언급할 수 있다.
④ 복수(m개)의 생산자와 복수(n개)의 소비자가 중간상 없이 거래를 완결지으려면 각각 상대방을 탐색하고 접촉해야 되기 때문에 (m×n)개의 접촉이 필요하다.

해설
제품구색의 불일치 제거 기능도 중간상의 중요한 존재 이유가 된다. 일반적으로 생산자는 한정된 제품 구색을 대량으로 생산하기를 원하며, 소비자는 다양한 구색 가운데서 소량으로 구매하기를 원하는데 이러한 제품구색의 불일치를 중간상이 완화시켜 주는 것이다.

68 다음 중 가격결정의 외부적 요인이 아닌 것은?

① 인플레이션, 호경기나 불경기, 이자율 등의 경제요인
② 시장의 성격
③ 임대료, 이자, 급여 등의 비용(Cost)
④ 경쟁사의 가격과 제공조건(Competition's Prices and Offers)

해설
비용은 가격결정의 내부적 요인이다. 내부적 요인으로는 마케팅 목표, 마케팅 믹스전략, 비용 등이 있다.

정답 66 ③ 67 ② 68 ③

69 다음 ( )에 들어갈 단어가 올바르게 연결된 것은?

> ( )은(는) 소비자가 자사 제품을 구매하면서 중고품을 가져오는 경우 판매가의 일부를 공제해 주는 것이며, ( )은(는) 중간상이 제조업체를 위해 지역광고나 판촉활동을 실시할 경우 이에 대한 보상 차원으로 가격에서 일부를 공제하는 것이다.

① 현금할인 - 촉진공제
② 현금할인 - 기능할인
③ 보상판매 - 기능할인
④ 보상판매 - 촉진공제

해설
공제란 가격의 일부를 삭감하여 주는 것으로서 소비자를 대상으로 하는 보상판매(Trade-in Allowance)와 중간상을 대상으로 하는 촉진공제(Promotional Allowance)가 있다.

70 글로벌 의료시장 세분화의 성공조건 고려요인 네 가지가 아닌 것은?

① 접근성
② 통일성
③ 측정성
④ 실질성

해설
글로벌 의료시장 세분화의 성공조건 고려요인 네 가지는 접근성, 측정성, 실질성, 차별성이다.

71 다음 중 가격조절에 대한 설명으로 옳은 것은?

① 특정 제품이나 서비스를 소유하거나 사용하는 대가로 지불하는 화폐액이나 기타 대응물
② 제품이나 서비스의 최초가격을 결정하는 것
③ 단기적인 조정이 아니라 가격수준 자체를 인상하거나 인하하는 것
④ 판촉 목적을 포함하여 단기적인 상황 변화에 대한 대응으로 가격을 변화시키는 것

해설
②·④ 가격조절, ① 가격정의, ③ 가격변경에 대한 설명이다.

72 유통경로 선정의 고려사항으로 틀린 것은?

① 유통경로의 비용분석이 필요하다.
② 생산자 중심에 대응하는 유통경로이어야 한다.
③ 유통경로 통제가능성의 정도에 대해 검토해야 한다.
④ 경쟁기업의 유통경로에 대항할 효율적 경로를 선정해야 한다.

해설
소비자 중심에 대응하는 유통경로여야 한다.

73 다음 중 괄호 안에 들어갈 순서가 바르게 나열된 것은?

> 기업은 제품이나 서비스의 가격수준을 결정한 후 상황에 따라 가격을 조절하거나 가격수준 자체를 변경해야 할 경우를 맞이하게 된다. 가격의 조절(Adjustment)은 ( )과(와) ( )(으)로 구분되며 가격의 변경(Change)은 ( )과(와) ( )(으)로 나뉜다.

① 할인 – 인하 – 공제 – 인상
② 할인 – 공제 – 인상 – 인하
③ 공제 – 인상 – 할인 – 인하
④ 인상 – 인하 – 할인 – 공제

해설
가격의 조절과 변경
- 할인 : 일정한 조건과 상황에 따라 가격을 낮추어주는 것이다.
- 공제 : 가격의 일부를 삭감하여 주는 것이다.
- 가격의 인상과 인하 : 가격의 인상이나 인하는 원가의 변동, 수요의 변동, 경쟁상황의 변화 등에 따라 이루어진다.

74 가격이 높아야 오히려 수요가 늘어나는 경우에 적용되는 가격결정 전략은?

① 긍지가격전략(Prestige Pricing)
② 차별적 가격전략(Discriminatory Pricing)
③ 침투가격전략(Penetration Pricing)
④ 초기고가전략(Skimming Pricing)

해설
① 긍지가격전략(Prestige Pricing) : 가격이 높아야 수요가 증대되는 경우 사용하는 전략
② 차별적 가격전략(Discriminatory Pricing) : 수요의 가격탄력성 차이를 고려한 전략
③ 침투가격전략(Penetration Pricing) : 신제품의 출시 초 판매량을 높이기 위하여 상대적으로 제품 가격을 낮게 설정하는 전략
④ 초기고가전략(Skimming Pricing) : 혁신층을 대상으로 신제품에 높은 가격을 설정하는 전략

정답 72 ② 73 ② 74 ①

75 가격차별화에 대한 설명 중 옳지 않은 것은?

① 차별화 전략이 성공하기 위해서는 차별적 가격이 적용되는 시장 간의 분리가 불가능해야 한다.
② 가격이 낮은 시장에서 구매하여 높은 시장에 판매하는 재정거래(Arbitrage)가 불가능해야 한다.
③ 수요의 가격탄력성이 높은 시장에서는 상대적으로 낮은 가격을 적용한다.
④ 수요의 가격탄력성이 낮은 시장에서는 상대적으로 높은 가격을 적용한다.

해설
가격차별화는 시장 간의 분리를 전제조건으로 한다.

76 수요중심의 가격결정은 소비자행동이나 시장여건 등을 고려하여 가격수준을 정하는 것이다. 수요는 소비자들이 부담할 수 있는 지불능력 및 지불의사와 직결되기 때문에 차별적 가격전략을 실행할 수 있다. 수요의 어떤 특성 때문에 이러한 전략을 사용할 수 있는가?

① 수요의 무차별성
② 수요의 대체 탄력성
③ 수요의 가격탄력성
④ 수요의 경직성

해설
수요의 가격탄력성
가격에 따른 수요량의 민감도를 의미한다. 즉, 가격의 변동에 따라 수요량이 얼마나 변하는지에 대한 개념으로 볼 수 있다.

77 다음 사례는 어떠한 가격전략인가?

> 태국 스파 '치바솜 리조트'에서는 High, Lean, Peak 시즌에 따라 동일한 상품에 대한 다양한 가격표를 제시하고 있다.

① 저가전략
② 할 인
③ 차별적 가격전략
④ 공 제

해설
수요의 계절적 특성을 이용하여 수요의 가격탄력성을 이용한 차별적 가격전략이다.

78 의료상품의 가격결정요인이 아닌 것은?

① 의료수가 변화
② 전반적인 마케팅 전략, 마케팅 목표, 마케팅 믹스
③ 의료상품 개발에 영향을 미치는 내·외부 고려요인
④ 의료기관의 비용과 제품원가

해설
수가 결정에 영향을 미치는 내·외부 고려요인

79 의료시장 유형에 따른 가격결정에 대한 설명 중 옳지 않은 것은?

① 완전경쟁(Pure Competition) - 많은 의료소비자와 많은 의료 공급자로 구성된 시장으로서 어떤 의료소비자, 의료공급자도 시장 가격에 큰 영향을 미치지 못한다.
② 과점적 경쟁(Oligopolistic Competition) - 경쟁 의료기관 수가 전략과 마케팅 전략에 민감하게 반응하는 의료공급자 소수로 구성된다. 의료상품은 비표준화된 것(로봇수술, 유전자 치료 등)으로만 이루어진다.
③ 완전독점(Pure Monopoly) - 정부 주도 하의 의료공급, 규제를 받는 독점 의료서비스로 양전자치료, 고가 의료장비 사용, 신기술 의료서비스 등의 종류가 있다. 규제를 받는 독점 의료기관에 정부는 적정 수익률을 얻는 수준에서 가격을 책정하도록 규제한다.
④ 독점적 경쟁(Monopolistic Competition) - 단일 시장가격이 아닌 일정한 수가 범위에서 서비스를 공급하는 많은 의료소비자와 공급자로 구성된다. 의료소비자는 의료공급자가 제공하는 의료상품에 차이가 있음을 자각하고 각 의료 상품에 다른 가격을 지불한다.

해설
과점적 경쟁시장의 의료상품은 표준화된 것일 수도 있고(건강검진, MRI, CT 등) 비표준화된 것일 수도 있다(로봇수술, 유전자 치료 등).

80 다음의 사례는 외국인환자 유통경로 중 무엇에 해당하는가?

> 최근 '○○' 병원에서는 Youtube를 통해 병원소개 동영상 및 외국인환자 체험수기 동영상 약 70여 편을 업로드하였고, 이를 보고 환자가 병원을 방문하였다.

① 고객이 의료관광 정보제공자를 통해 의료기관 및 유관기관(Healthcare Provider) 방문
② 고객이 직접 의료기관 및 유관기관(Healthcare Provider) 방문
③ 고객이 의료관광 협회(Association)를 통해 의료기관 및 유관기관 방문
④ 고객이 의료관광 중간자(Medical Tourism Facilitator)를 통해 의료기관 및 유관기관 방문

해설
의료기관 및 유관기관에서는 인지도를 높이기 위해 온라인 마케팅을 실시하고 있으며, 이는 고객의 직접 방문으로 이어지고 있다.

정답 79 ② 80 ②

81 가치란 소비자가 인식하는 품질수준을 가격으로 나눈 것이라 볼 수 있다. 다음 중 옳은 것을 고르시오.

① 인지된 품질수준은 가치에 영향을 미치지 않는다.
② 인지된 품질수준에 비해 상대적으로 가격이 높으면 그 제품이나 서비스의 가치는 낮아진다.
③ 인지된 품질수준에 비해 가격이 높으면 소비자에게 그 제품이나 서비스의 가치는 높아진다.
④ 인지된 품질수준에 비해 상대적으로 가격이 낮다면 그 제품이나 서비스의 가치는 낮아진다.

> **해설**
> 인지된 품질수준에 비해 가격이 높으면 소비자에게 그 제품이나 서비스의 가치는 낮아지고, 반대로 상대적으로 가격이 낮다면 가치는 올라간다.

82 원가 중심의 가격결정에 대한 설명 중 옳지 않은 것은?

① 총원가(Full Cost) 기준 혹은 변동비(Variable Cost) 기준의 여부가 문제가 될 수 있다.
② 변동비, 혹은 한계비용(Marginal Cost)보다 클 때 이익이 발생한다.
③ 대량생산시설 투자 등으로 인해 높은 고정비를 부담하고 있고 가동률에 여유가 있을 때는 한계비용 기준의 가격설정이 현실적인 방법이 될 수 있다.
④ 가격경쟁이 심한 수출시장의 경우, 변동비를 기초로 한 수출가격 결정이 모색될 수 있다.

> **해설**
> 이익이 발생하려면 고정비(Fixed Cost)를 포함한 총비용을 상쇄할 정도의 가격 수준을 정해야 하지만 변동비, 혹은 한계비용(Marginal Cost)을 초과하는 가격이라면 그 초과분만큼 이익에 기여하는 것이기 때문에(손실을 줄이기 때문에) 가격결정의 기준이 될 수 있다.

83 의료관광에서 유인, 알선, 수수료가 목적이 아닌 순수한 정보 제공의 역할을 수행하는 사람을 무엇이라 하는가?

① 중간자(Medical Tourism Facilitator)
② 의료기관 및 유관기관(Healthcare Provider)
③ 정보제공자(Healthcare Information Provider)
④ 의료관광 미디어(Healthcare Media)

> **해설**
> 의료관광의 구분은 크게 의료관광객의 의료 및 유관기관을 방문하였을 때, 유인, 알선 수수료 지급 유무에 있다. 의료관광 정보제공자인 경우에는 순수한 정보 제공의 역할을 수행하고, 중간자인 경우에는 정보와 의료관광객의 유통을 담당하기 때문에 유인, 알선 수수료를 지급한다.

81 ② 82 ② 83 ③

84 현재의 유통기구를 변혁시키는 것이 불가능에 가깝기 때문에 유통경로 선정 시 검토해야 할 사항이 아닌 것은?

① 선정에 있어서의 문제점이나 제약적 조건을 고려한 최적 대체안의 검토가 필요하다.
② 통제 가능한 유통기구를 분석하고 검토할 필요가 있다.
③ 기업 마케팅 정책상 가장 유리한 경로는 어떠한 경로인가를 검토하지 않으면 안 된다.
④ 제품의 특성, 가격, 시장성에 대해서 충분히 검토하지 않으면 안 된다.

해설

유통경로의 선정 시 고려사항
- 소비자 중심에 대응하는 유통경로이어야만 한다.
- 유통경로 통제가능성의 정도에 대해 검토하지 않으면 안 된다.
- 경쟁기업의 유통경로에 대항할 효율적 경로를 선정하지 않으면 안 된다.
- 유통경로의 비용분석이 필요하다.
- 통제 불가능한 유통기구를 분석하고 검토할 필요가 있다.
- 기업 마케팅 정책상 가장 유리한 경로는 어떠한 경로인가를 검토하지 않으면 안 된다.
- 제품의 특성, 가격, 시장성에 대해서 충분히 검토하지 않으면 안 된다.
- 이상 열거한 문제점이나 제약조건을 고려한 최적 대체안의 검토가 필요하다.

85 제조업자가 직접판매방식에 의해 판매경로를 통제하는 것으로, 자사제품 판매 회사지점, 영업소 또는 직영소매점을 설치하여 적극적인 판매계열화를 추진하는 정책은?

① 전매적 유통경로 정책
② 한정적 유통경로 정책
③ 통합적 유통경로 정책
④ 개방적 유통경로 정책

해설

① 전매적 유통경로 정책 : 생산자가 특정의 판매지역에 대해, 단일의 판매업자에게만 자사제품을 판매하게 하는 정책으로 가장 배타적 관계가 강한 유통시스템
② 한정적 유통경로 정책 : 판매점을 한정하여 그 수를 제한하여 특정의 판매지역에 대해 일정 한도의 중간 판매업자를 선정하고, 자기의 제품을 우선적으로 판매하게 하는 정책
④ 개방적 유통경로 정책 : 판매점을 한정하지 않고, 다수의 판매점에 개방적으로 판매하는 정책

86 중간자(Medical Tourism Facilitator)에 해당하는 것은?

① 의료관광 협회(Association)
② 의료관광 에이전시(Medical Tourism Agency)
③ 의료관광 미디어(Media)
④ 자가보험 운영회사(Self-insurance Company)

해설

①·③·④ 정보제공자이다.

정답 84 ② 85 ③ 86 ②

87 다음은 유통경로 시스템의 의의 중 무엇에 대한 설명인가?

> 다섯 가정이 살고 있는 작은 마을을 생각해 보자. 각 가정은 어떤 욕구를 충족시켜 줄 수 있는 제품을 만들 수 있는 특별한 기술을 갖고 있다. 그리고 각 가정이 한 가지의 물건만을 생산하도록 전문화되어 있다고 가정하면 그들 각자는 교역을 행하게 될 것이다. 이럴 경우 다섯 가정이 각 가정에서 생산되는 생산물을 얻으려면 10가지의 교환이 있게 된다. 그러나 멀리 떨어져 산다면 이동하는 시간도 걸릴 것이고 언제, 누가 이동할 것인가라는 문제가 생긴다. 이 문제를 해결하려면 각 가정들은 특정한 날에 특정한 장소(중앙시장)에 와야 할 것이다. 이럴 경우 총 횟수인 10회에서 5회로 줄일 수 있다. 이렇게 쉽게 교환하여 생산과 소비과정의 시간을 절약하여 사회적인 모임을 준비하기도 한다. 결과적으로 각 가정은 시간, 장소, 소유효용의 증대를 가져오게 된 셈이다.

① 사회경제적 관점
② 경로선도자
③ 개별경제적 관점
④ 중간상의 필요성

해설
지문의 내용은 중간상(=중간판매업자)의 필요성에 대한 것으로 볼 수 있다.

88 아부다비 보건청이 한국 의료기관과 환자송출계약을 체결하는 것은 의료관광 정보제공자 중 무엇에 해당하는가?

① 의료관광 미디어(Media)
② 정부(Government Organization)
③ 의료관광 포털사이트(Medical Tourism Portal Website)
④ 의료관광 협회(Medical Tourism Association)

해설
정부(Government Organization)
국가 차원에서 자국의 부족한 의료환경 때문에 국민의 치료를 의료관광을 통해 해결하는 경우가 있다. 치료비뿐만 아니라 전체적인 이동비용(환자, 동반자 여행경비, 체류 등)까지 국가에서 책임진다.

89 의료기관과 중간상 사이에 결재 방식이나 조건과 관련해 갈등이 발생한 경우를 무엇이라 하는가?

① 결재적 갈등
② 복합적 갈등
③ 수평적 갈등
④ 수직적 갈등

해설
유통경로 갈등 중 수직적 갈등에 해당한다.

90 유통경로 갈등에 관한 설명 중 옳지 않은 것은?

① 갈등 때문에 비용과 시간, 노력이 낭비되고 이는 전체 유통시스템의 비효율화를 초래한다.
② 유통경로 갈등의 주요 원인으로는 제한된 자원을 동원하여 추구하는 목표 자체가 상이한 것을 꼽을 수 있다.
③ 유통경로 시스템에서의 갈등은 역기능만이 존재한다.
④ 유통경로 상에서 발생하는 경로 갈등은 경로 성과를 감소시킬 수 있으므로 적절한 경로 갈등 관리가 필요하다.

해설
유통경로 시스템에서의 갈등은 역기능과 순기능을 함께 지니고 있어 갈등과 성과와의 관계에서는 역(U) 부분이 존재한다.

91 다음 중 배타성이 전혀 없는 유통정책은?

① 전매적 유통경로 정책
② 통합적 유통경로 정책
③ 한정적 유통경로 정책
④ 개방적 유통경로 정책

해설
개방적 유통경로 정책
판매점을 한정하지 않고, 다수의 판매점에 개방적으로 판매하는 정책으로 배타성이 전혀 없다.

92 다음 중 옳지 않은 것은?

① 의료기관 네트워크(Medical Network) - MOU를 체결하여 의료기관을 알리고 환자를 유인하고 알선 받는 창구로 활용한다.
② 여행사(Travel Agent) - 기존의 여행 사업에서 의료관광 사업을 추가하는 경우이다. 대체로 기존 사업 네트워크를 통해 대부분 성공적인 비즈니스 모델을 제시하고 있다.
③ 의료관광전문 에이전시와 헬스케어컨설팅 - 국내에서 여러 매체를 통해 의료기관에 알리는 작업을 수행하여 원만하게 타깃 지역에서의 의료기관이 포지셔닝을 할 수 있게 한다.
④ 보험사(Insurance Company) - 의료기관과 보험사 간에 직불보증계약(Direct Billing Service)을 통해 보험사 가입자를 유치하여 서비스를 제공한다.

해설
국내가 아닌 현지에서 여러 매체에 알리는 작업을 수행한다.

정답 90 ③ 91 ④ 92 ③

93 다음 중 마케팅 경로의 선정과 관련해서 옳지 않은 것은?

① 판매업자는 제한적이기 때문에 판매업자의 선정은 중요하지 않다.
② 제품의 특성 및 시장의 특성에 대응해야 한다.
③ 어떠한 유통경로 정책을 취하느냐에 따라 기업의 마케팅 경로에 영향을 미칠 수 있다.
④ 유통경로별 판매고나 판매경로별 판매비의 분석을 실시하고, 유리한 경로를 평가하는 검토가 필요하다.

해설
경로 선정에 판매업자의 선정이 매우 중요하기 때문에 그 기준을 설정해서 충분히 조사할 필요가 있다.

94 매개체가 생산자를 도와 소비자가 무엇을 원하는지 알아내어 제공하는 것으로, 거래금융, 제품 등급화, 마케팅 정보 수집을 포함하는 유통 매개체의 기능은 무엇인가?

① 거래 기능
② 로지스틱 기능
③ 조성 기능
④ 분류 기능

해설
조성기능
- 물적유통 : 제조된 장소로부터 구매 또는 사용되는 장소로의 물적 운반으로 운송, 보관, 재고관리 그리고 주문과정에 관여
- 금융 : 거래를 조성하기 위한 신용이나 기금 제공(유통금융)
- 등급화 : 품질을 기초로 한 영역으로 제품을 점검하고 계층화(표준화)
- 마케팅조사 : 시장조건, 판매량, 소비자경향, 그리고 경쟁력 등에 대한 자료수집

95 로지스틱 기능은 어떤 비용을 줄임으로써 매개체의 기능을 하게 되는가?

① 포장비용
② 물류비용
③ 원가절감
④ 거래비용

해설
로지스틱 기능은 상품을 주위로 옮기고 그것을 구입하기 쉬운 분량으로 나눈 것을 수반하며 거래비용을 낮춰 거래가 쉽게 발생하도록 한다.

96 다음은 소비자 판매촉진에 대한 설명이다. 옳지 않은 것은?

① 샘플(Sample) – 경쟁 브랜드 간의 가격 인하 경쟁을 촉발시켜 궁극적으로 제품의 수익성을 악화시키는 출혈 경쟁을 초래할 수도 있다.
② 보너스 팩(Bonus Pack) – 준거가격을 낮추지 않으면서 가격할인 효과를 베풀 수 있어 단기적 매출 신장에 보다 효과적이다.
③ 게임(Game) – 해당 브랜드에 대한 호기심을 자극하여 신규 브랜드에 대해서는 친밀감을 형성시킨다.
④ 콘테스트(Contests) – 직·간접적으로 브랜드와 관련된 주제들이 참가자들에게 깊이 관여하게 만들어 궁극적으로 해당 브랜드에 대한 애착 및 유대를 형성 및 고양시킬 수 있다.

해설
① 할인에 대한 내용이다. 샘플 마케팅은 고객에게 구입 전 제품을 직접 체험하게 해 인지도를 높이고, 구매로 이어지도록 유도하는 기법이다.

97 커뮤니케이션에 대한 설명이다. 다음 중 바르지 않은 것은?

① 커뮤니케이션의 뜻은 문자 그대로 해석하면 하나 또는 그 이상의 유기체가 다른 유기체와 지식, 정보, 의견, 신념, 경험 등을 공유하거나 나누는 행위라고 할 수 있다.
② 사회학자 쿨리(Cooley)가 커뮤니케이션을 가리켜 '인간관계가 존재하고 발전하게 되는 메커니즘(Mechanism)'이라고 설명했다.
③ 인간은 커뮤니케이션을 행하는 가운데 관계를 형성시키고 발전시켜 왔으며, 이는 곧 역사와 문화로 이어져 왔다.
④ 커뮤니케이션의 가장 핵심적인 정의는 전달 행위와 효과적 사상 표현을 다루는 예술적 행위라 할 수 있다.

해설
④ '커뮤니케이션은 우리가 관련을 맺고 있는 과정, 사람 혹은 세상을 통해 메시지를 보내고, 받고, 해석하는 과정이다'라고 할 수 있다.

98 커뮤니케이션의 단계가 적절하게 연결된 것은?

① 기호화 – 관념화 – 전달 – 수신 – 해독 – 이해 – 수신자가 행동하는 단계
② 관념화 – 기호화 – 전달 – 수신 – 해독 – 이해 – 수신자가 행동하는 단계
③ 전달 – 기호화 – 관념화 – 수신 – 해독 – 이해 – 수신자가 행동하는 단계
④ 기호화 – 관념화 – 전달 – 해독 – 수신 – 이해 – 수신자가 행동하는 단계

해설
커뮤니케이션 단계
관념화 – 기호화 – 전달 – 수신 – 해독 – 이해 – 수신자가 행동하는 단계

정답 96 ① 97 ④ 98 ②

99 커뮤니케이션에 대한 설명 중 옳지 않은 것은?

① 사회적 관계 속에 살아가는 사람들이 다른 사람에게 자신을 드러내고 전달한다.
② 다른 사람의 메시지를 받아들이고 이해하는 행동 양식을 의미한다.
③ 고객으로 하여금 그들이 제공받는 제품이나 서비스에 대해 신뢰성을 가지고 적극적으로 다가설 수 있도록 유도할 수 있다.
④ 불만 요소들은 사전에 예방할 수 없다.

해설
고객의 불만 발생 시 그것을 해결할 수 있는 가장 근본적인 열쇠가 되는 것이 바로 커뮤니케이션이다.

100 커뮤니케이션 기본과정에서 수신자에게 전달할 내용을 기호나 부호로 바꾸는 것은?

① 기호화
② 관념화
③ 해 독
④ 수 신

해설
② 관념화(Ideation) : 의사소통이나 감정이입 또는 정보교환을 시도하려는 중요한 문제에 관해서 목적을 명확하게 하기 위하여 생각을 조직화하는 단계
③ 해독(Decoding) : 송신자(발신자)가 수신자에게 보낸 기호나 부호를 수신자가 해독하는 단계
④ 수신(Receiving) : 송신자(발신자)가 수신자에게 보낸 기호나 부호를 수신자가 받는 단계

101 커뮤니케이션의 기본과정에 대한 설명이다. 뜻이 바르게 이어지지 않은 것은?

① 해석 – 수신자가 메시지를 받을 때 그 내용을 해석해서 메시지의 내용과 뜻을 파악하는 과정으로, 자신의 주관적 사고방향으로 이해하기보다는 전달내용의 사실 자체를 수정이나 과장 없이 수용하는 태도와 사고가 요구된다.
② 송신자의 의도대로 수신자가 행동하는 단계 – 행동은 과업수행의 행동과 정보수집의 행동, 감정이나 의사전달의 행동 및 메시지를 파악하지 못한 행동 등으로 분류해야 한다.
③ 전달 – 말, 손짓, 몸짓, 그림, 암호 등을 이용하며, 메시지는 기호화 자체가 명확하고 간결하면서 구체화되어 정확할 때 쉽게 전달된다.
④ 관념화 – 의사소통이나 감정이입 또는 정보교환을 시도하려는 중요한 문제에 관해서 목적을 명확하게 하기 위하여 생각을 조직화하는 단계이다.

해설
수신자가 메시지를 받을 때 그 내용을 해석해서 메시지의 내용과 뜻을 파악하는 과정에서 수신자의 감정 상태에 따라 메시지의 내용이 좌우될 수 있다.

102 의료커뮤니케이션의 개념에 대한 설명 중 옳지 않은 것은?

① 의료진과 환자의 커뮤니케이션은 임상적 성과에 대해서는 영향을 미치지 않는다.
② 의료적 대화란, 바이오메디컬 모델과 질병의 치료라는 내용 안에서 필요한 기본적인 도구이다.
③ 단순히 진단을 내리기 위한 의료정보 교환 이상의 과정이다. 정보 교환뿐 아니라 환자와 의사 간 관계를 형성하는 과정이 모두 포함된다.
④ 언어적이거나 비언어적인 의사소통 과정을 통하여 환자로부터 정보를 얻거나 공유하게 되는데, 이러한 과정이 치료관계 형성의 기초과정이라 할 수 있다.

해설
의료진과 환자의 커뮤니케이션은 임상적 질과 서비스적 질 측면에서 중요하다.

103 의료 인터뷰의 절차와 그에 대한 설명 중 옳지 않은 것을 고르시오.

① 첫 대면 – 먼저 환자의 진료기록 등을 검토하고, 환자의 일반 사항(이름, 성별 등)을 물으면서 눈맞춤이나 악수 등을 통하여 유대감을 형성한 후 환자가 자신의 이야기를 할 수 있는 시간적 여유를 주는 것이 필요하다.
② 의료 인터뷰 실행 방법 – 의사는 정보를 환자로부터 얻고 질문을 통해 환자의 상태를 파악한다.
③ 교육, 협의, 환자와 협조하기 – 환자로부터 모든 정보들을 수집하고, 신체검사를 하고, 다른 검사들을 진행한 후에는 환자에게 의사가 생각한 문제에 대하여 설명하는 과정과, 다음에 무슨 일이 일어나게 되는지, 확진을 위하여 검사를 더 진행하여야 하는지 혹은 치료계획에 대하여 설명하는 과정을 거친다.
④ 인터뷰 끝내기 – 인터뷰의 마무리에서 가장 쉬운 방법은 환자의 이해도를 다시 체크하는 것으로 끝내는 것이 바람직하다.

해설
의료 인터뷰 실행 방법
의사는 정보를 환자로부터 얻는 '질문'과 진단 내용이나 치료방안을 전달하는 '설명'의 핵심적 과정을 거친다.

104 효과적인 커뮤니케이션 방법이 아닌 것은?

① 인간욕구에 대한 호소
② 편견 배제
③ 메시지의 반복적 전달
④ 메시지의 정확한 판단을 위한 질문의 반복

해설
메시지를 확실하게 이해하기 위해 상대방에게 메시지 내용을 다시 확인할 수는 있지만, 질문이 반복된다면 그것은 커뮤니케이션 흐름에 방해가 된다. 수월하고 효과적인 커뮤니케이션을 위해 메시지의 정보를 정확히 이해하고 판단하는 정보처리 능력을 함양하는 것이 중요하다.

정답 102 ① 103 ② 104 ④

105 비언어적 커뮤니케이션의 종류와 그에 대한 설명이 옳지 않은 것은?

① 자세 – 메시지를 전달하는 데 기본적인 예의의 몸가짐으로 대화상대와 멀리 떨어진 상태에서 대화를 시작한다.
② 몸짓 – 동·서양이 문화적 차이로 메시지 전달에 차이나 오해가 발생될 가능성이 있기 때문에 주의할 필요가 있다.
③ 송신자와 수신자 간의 거리 – 적극적인 태도로 메시지를 전달할 때에는 신체적으로 가장 접근된 상태에서 이루어진다.
④ 음성의 고조 – 노여움은 큰 소리로 높은 음량에 빠른 속도로 표현되고, 권태는 음성의 고조가 단조로울 때 나타나며, 기쁨은 흥분된 큰 소리에 높은 음량은 물론이고 표현은 빠른 속도로 나타난다.

> **해설**
> 상대방과 적정한 거리를 유지하는 것이 중요하다.

106 비언어의 5가지 유형과 그에 대한 설명이 옳지 않은 것은?

① 유사언어 – 언어가 아닌 말의 목소리와 관련된 속도, 어조, 억양 등 감정상태를 나타내는 것으로, 외향적 성격의 사람은 억양의 변화가 많고 빨리 말을 하는 경향이 있다.
② 패션과 장신구 – 첫인상에 영향을 크게 미치지 않으나, 사회적 신분을 알 수 있다.
③ 접촉언어 – 친밀감을 표시하므로 중요한 커뮤니케이션 수단이다. 남성은 접촉을 힘과 지배의 상징으로 사용하기도 한다.
④ 공간·시간 언어 – 문화인류학자 에드워드 홀(E. Hall)은 사람들 사이의 물리적 거리에 따른 관계를 4가지로 나누어 설명했는데, 그중 45~120cm 거리는 개인적 거리로 친구 사이를 말한다.

> **해설**
> 외모, 패션, 장신구 등은 개인 첫인상에 많은 영향을 미치며, 사회적 신분을 손쉽게 드러낸다.

107 의료광고를 시행할 경우 사전심의 대상이 아닌 것은?

① 판촉물
② 인터넷신문
③ 현수막
④ 정기간행물

> **해설**
> 신문·인터넷신문, 정기간행물, 현수막, 벽보, 전단 등을 이용하여 의료광고를 하려는 경우 사전심의를 받아야 한다.

108 의료광고 현행법에 해당하는 의료광고에 대한 규제 내용 중 그 대상이 아닌 것은?

① 간접적인 시술행위를 노출하는 내용의 광고
② 신문, 방송, 잡지 등을 이용하여 기사(記事) 또는 전문가의 의견형태로 표현되는 광고
③ 심의를 받지 아니하거나 심의 받은 내용과 다른 내용의 광고
④ 치료효과를 보장하는 등 소비자를 현혹할 우려가 있는 내용의 광고

해설

의료광고의 금지 등(의료법 제56조 제2항)
- 평가를 받지 아니한 신의료 기술에 관한 광고
- 환자에 관한 치료경험담 등 치료 효과를 오인하게 할 우려가 있는 내용의 광고
- 거짓된 내용을 표시하는 광고
- 다른 의료인 등의 기능 또는 진료 방법과 비교하는 내용의 광고
- 다른 의료인 등을 비방하는 내용의 광고
- 수술 장면 등 직접적인 시술행위를 노출하는 내용의 광고
- 의료인 등의 기능, 진료 방법과 관련하여 심각한 부작용 등 중요한 정보를 누락하는 광고
- 객관적인 사실을 과장하는 내용의 광고
- 법적 근거가 없는 자격이나 명칭을 표방하는 내용의 광고
- 신문, 방송, 잡지 등을 이용하여 기사(記事) 또는 전문가의 의견 형태로 표현되는 광고
- 심의를 받지 아니하거나 심의 받은 내용과 다른 내용의 광고
- 외국인환자를 유치하기 위한 국내광고
- 소비자를 속이거나 소비자로 하여금 잘못 알게 할 우려가 있는 방법으로 비급여 진료비용을 할인하거나 면제하는 내용의 광고
- 각종 상장·감사장 등을 이용하는 광고 또는 인증·보증·추천을 받았다는 내용을 사용하거나 이와 유사한 내용을 표현하는 광고. 다만, 다음의 어느 하나에 해당하는 경우는 제외한다.
    - 의료기관 인증을 표시한 광고
    - 중앙행정기관·특별지방행정기관 및 그 부속기관, 지방자치단체 또는 공공기관으로부터 받은 인증·보증을 표시한 광고
    - 다른 법령에 따라 받은 인증·보증을 표시한 광고
    - 세계보건기구와 협력을 맺은 국제평가기구로부터 받은 인증을 표시한 광고 등 대통령령으로 정하는 광고
- 그 밖에 의료광고의 방법 또는 내용이 국민의 보건과 건전한 의료경쟁의 질서를 해치거나 소비자에게 피해를 줄 우려가 있는 것으로서 대통령령으로 정하는 내용의 광고

109 의료광고 허용수준에 확대방향으로 바르지 않은 것은?

① 환자유인 알선행위로 간주하며 금지하고 있는 이벤트, 쿠폰 등을 허용해야 한다.
② 의료광고시장은 윤리적 특성상 자발적인 규제가 있다. 이에 현행 규제는 시장의 비합리성을 초래하므로 규제를 없애는 것이 바람직하다.
③ 경력 및 시술횟수 등을 광고로 금지조항에 대한 규제를 삭제해야 한다.
④ 비수도권이나 시골 등 많은 정보가 공급되지 않는 곳에는 불리한 형태인 현행 TV와 라디오 광고의 금지조항을 제고해야 한다.

해설

의료광고시장에 적절한 규제는 경쟁이 과다해지는 것을 막아준다.

정답 108 ① 109 ②

110 의료광고 규제완화에 따르는 기대효과인 것은?

① 정보의 객관성을 판단할 수 없으므로 소비자의 혼란이 가중된다.
② 의료시장이 더욱 경직되고 시장이 침체될 수 있다.
③ 의료제공자들 간의 경쟁촉진 과열로 가격은 저렴해진 반면 의료 질이 하락한다.
④ 의료소비자는 유용하고 다양한 정보를 얻을 수 있으며 이를 토대로 폭넓은 선택이 가능하다.

해설

의료광고 규제완화의 기대효과
의료광고에 대한 규제가 완화될 경우, 객관성이 보장된 정보성 광고의 경우 소비자에게 객관적인 정보를 제공할 수 있고, 또한 유용하고 다양한 정보를 토대로 폭넓은 선택권이 가능하며, 의료제공자들은 보다 경쟁력 있는 서비스와 가격을 제공하기 위한 노력을 기울이게 된다.

111 다음이 설명하는 광고매체를 고르시오.

- 광고 도달률이 높고, 비교적 저비용 매체이며, 관심섹션에 광고배치가 가능하다.
- 적시성이 높고 쿠폰 연계가 용이하다는 장점이 있다.
- 노출 주기가 짧고 독자의 광고 주의집중도가 낮으며, 노출독자의 표면적이 제한적인 동시에 재생품질이 낮다는 한계를 지닌다.

① 신문 광고　　　　　　　　　　② TV 광고
③ 일대일 직접광고　　　　　　　④ 옥외 광고

해설

② TV 광고 : 도달범위가 넓으며 화면, 동작, 소리 등 시청각 단서를 입체적으로 차용하여 극적인 효과를 이끌어낼 수 있으며 청중의 주의집중도를 높게 유지시킬 수 있다. 하지만 표적 청중을 엄밀하게 선별해 내기 어려우며 메시지 제안 시한이 매우 짧고 제작 및 매체 선점 비용이 높다.
③ 일대일 직접광고 : Direct mail, 전화, 이메일, KIOSK, 카탈로그 등을 통해 표적 청중에게 직접 브랜드에 대한 광고 메시지를 전달하는 방식을 말한다. 표적 청중에게 선별적으로 다가서기 때문에 광고 효율성이 상대적으로 높고, 매체 내 다른 광고와의 경쟁이 없으며 개별 청중에게 맞춤화된 메시지를 전달할 가능성이 높다. 하지만 단위 노출당 비용이 높고 '스팸' 이미지가 따라붙을 수 있다.
④ 옥외 광고 : 전광판, 게시판, 교통포스터, PPL, POP 등의 형태가 있으며 특별한 순간 특별한 장소에서 높은 주목을 받을 수 있다. 하지만 노출 시간이 짧고 공간적 제한이 있으며 표현의 제약이 크다.

112 다음은 각 광고매체와 그에 대한 설명이다. 바르게 연결되지 않은 것을 고르시오.

① 라디오광고 – 지역적 선별이 가능하다는 점, 비교적 비용 부담이 적다는 점, 청중이 잘 세분화되어 있다는 점 등의 이점을 지니고 있다.
② 일대일 직접광고 – 최근에 늘고 있는 추세이며, 매체 내 다른 광고와의 경쟁이 없다.
③ PPL – 영상 시장의 확대로 TV 광고 못지않은 주목 효과를 거두게 되어 기업들이 특정 드라마나 영화의 제작 후원사로 적극 나서게끔 독려하는 요인으로 작용하고 있다.
④ 잡지광고 – 비교적 저비용 매체이며 관심섹션에 광고 배치가 가능하고 적시성이 높은 데다가 쿠폰 연계가 용이하다는 등의 장점을 지니고 있으나, 재생 품질이 낮다.

해설
④ 신문광고에 대한 내용이다.
잡지광고는 정보를 풍부하게 담을 수 있으며, 메시지의 지속성이 비교적 높고, 구독자가 적절히 세분화되어 있으며, 고품질로 재생될 수 있다는 등의 이점을 지니고 있다. 다만, 순간의 스냅샷(Snap Shot)에 해당되는 정적인 시각정보만이 활용 가능하고, 비교적 단가가 높으며, 게재 위치의 확보가 쉽지 않다는 점 등의 한계를 지니고 있다.

113 글로벌 의료서비스 마케터가 표적고객의 행동을 촉발할 목적으로 전개하는 인센티브 위주의 커뮤니케이션 활동을 판매촉진이라 한다. 다음 중 소비자 판매촉진의 유형이 아닌 것은?

① 보너스 팩
② 영업 지원금
③ 사은품
④ 추 첨

해설
② 영업 지원금은 영업사원의 영업 활동을 촉지 혹은 보조하기 위한 목적으로 지급된다.

114 영업사원을 활용한 인적판매의 단점을 고르시오.

① 노동 탄력성과 관련해 함부로 영업사원 운용에 들어가는 비용이나 조직을 증대하거나 삭감할 수 없다.
② 소비자들의 욕구를 직접 알아내기 힘드므로 매우 비탄력적이다.
③ 개인적 커뮤니케이션이므로 광고에 비해 상대방이 메시지에 주위를 기울이기 힘들기 때문에 비효율적이다.
④ 고객과 일대일 커뮤니케이션이 가능하지만 직접적으로 관리하는 것은 비효율적이다.

해설
인적판매의 단점은 판매조직의 크기를 변화시키는 등의 중대한 변화를 도모하기가 어렵고 타 마케팅 방식에 비해 상대적으로 많은 고정비용이 요구된다는 점이다.

정답 112 ④ 113 ② 114 ①

115 인적판매 과정이 바르게 나열된 것은?

① 사전준비 – 가망고객선별 – 접촉 – 제품소개와 시연 – 계약체결 – 이의처리 – 후속조치
② 사전준비 – 가망고객선별 – 접촉 – 제품소개와 시연 – 이의처리 – 계약체결 – 후속조치
③ 가망고객선별 – 사전준비 – 접촉 – 제품소개와 시연 – 계약체결 – 이의처리 – 후속조치
④ 가망고객선별 – 사전준비 – 접촉 – 제품소개와 시연 – 이의처리 – 계약체결 – 후속조치

해설

인적판매
- 인적판매의 정의 : "제품이나 서비스의 판매와 고객관계 구축을 목적으로 하는 영업사원 개인의 대면적 커뮤니케이션"을 일컫는다.
- 인적판매의 특징 : 잠재고객과 직접 대면하면서 대화를 통해 판매를 실현시키는 방법이며, 단순히 주문을 받거나 판매에 관한 사무적 처리를 하는 수준을 넘어 고객에게 제품의 가치와 특성에 대한 정보를 전달함으로써 수요를 자극하여 궁극적으로 매출을 증대시킨다.

116 다음은 판매촉진의 한 방법으로 무엇에 대한 설명인가?

- 정해진 기간에 특정상품이나 서비스를 구매 시 기재된 조건만큼 할인판매한다는 약속을 명시한 각종 증빙자료
- 최근에는 인쇄물 외에 인터넷상에서 소비자가 직접 이를 얻어 모바일 기기로 연계할 수 있는 유비쿼터스(Ubiquitous) 형태로 진화
- 가격민감도가 높은 표적고객을 선별할 수 있고, 시험구매를 유발하는 효과가 가능
- 유효기간을 명시한다 해도 회수기간을 정확히 예측하기 어려워 소매업체의 허위상환이 발생할 위험이 높다는 단점이 있음

① 쿠 폰   ② 마일리지
③ 보너스 팩   ④ 배너 광고

해설

② 마일리지(Mileage) : 단골고객에게 더 많이 제공되는 현금 혹은 그에 준하는 보상으로 사용량, 빈도가 증가함에 따라 그에 부가되는 혜택 또한 증대되는 판촉 프로그램이다.
③ 보너스 팩(Bonus Pack) : 하나 가격에 그 이상의 서비스를 묶어서 제공하는 판매촉진방식으로, 같은 가격에 덤으로 물건이나 서비스를 얹어주는 것이기 때문에 소비자 입장에서 보면 결과적으로 가격할인과 같은 효과를 갖게 된다.
④ 배너 광고 : 광고주가 자사와 제품에 대한 긍정적인 이미지 소구를 위해 진행하는 브랜드 마케팅의 방법으로 광고매체의 메인, 서브페이지에 이미지, 플래시 등으로 노출되는 광고이다.

117 다음은 영업사원에 대한 설명이다. 바르지 않은 것을 고르시오.

① 제품의 기능이나 성능이 잘 발휘되지 못할 때에는 기술상의 문제점들을 포착하여 문제를 해결하며 때로는 가격 협상을 대리하는 역할도 수행한다.
② 상품 또는 서비스의 구입을 유도하기 위해 기존고객이나 잠재고객과 직접 접촉을 통해 정보를 제공하며 자사 브랜드로의 전환을 설득하고 수요를 환기시키는 역할을 한다.
③ 고객과의 접점에 있기에 기업의 마케팅과는 상관없이 영업사원의 개인 역량이 중요하다.
④ 일회성의 판매 유발에 초점을 맞추는 수준을 넘어 지속적으로 고객을 지원하여 기업과 고객과의 관계를 관리하는 역할을 맡는다.

해설
영업사원은 고객과의 접점에서 기업의 마케팅 대리인 역할을 수행한다.

118 다음은 인적판매 과정과 그에 대한 설명이다. 바르게 연결되지 않은 것은?

① 이의처리(Objection Handling) - 효과적인 커뮤니케이션을 위해서는 적극적인 의사표현을 통해 상대방이 수긍하게 하는 것이 필요하다.
② 후속조치 - 해당 고객의 추가구매와 새로운 가망고객의 추천으로 이어지는 연결고리이다.
③ 사전준비 - 가망고객의 주요 특성정보를 수집하고 분석한 후 효과적인 커뮤니케이션 방안을 위한 시사점을 도출하는 과정을 일컫는다.
④ 접촉(Approach) - 가망고객을 최초로 만나서 대화를 통해 관계를 형성하고 상대의 욕구를 이해하는 커뮤니케이션 과정을 지칭한다.

해설
이의처리(Objection Handling)는 가망고객이 선호단계에서 확신단계로 이전되는 데 걸림돌이 되는 의문이나 반대의견을 해소하는 커뮤니케이션 과정이다. 효과적인 커뮤니케이션을 위해서는 격렬한 논쟁을 피하고 사실적인 정보를 토대로 하는 차분한 설득이 필요하다.

119 환경탐색 단계를 올바르게 나타낸 것은?

① 자료분석 - 모니터할 환경분야 결정 - 정보의 수집방법 확정 - 자료수집 계획·실천
② 모니터할 환경분야 결정 - 정보의 수집방법 확정 - 자료수집 계획·실천 - 자료분석
③ 정보의 수집방법 확정 - 자료수집 계획·실천 - 모니터할 환경분야 결정 - 자료분석
④ 정보의 수집방법 확정 - 모니터할 환경분야 결정 - 자료수집 계획·실천 - 자료분석

해설
환경탐색의 단계로는 모니터할 환경분야를 결정하고 정보원, 정보 빈도 및 책임자를 포함한 정보의 수집방법을 확정하면, 자료수집 계획을 실천한 후 자료를 분석하고, 분석된 자료를 시장계획의 작성과정에 활용한다.

정답 117 ③ 118 ① 119 ②

120 고객의 거주형태, 내원경로, 제공 의료서비스의 형태 및 양(입원일수, 치료비 등) 등에 관한 데이터를 준비하여 글로벌 의료서비스 정책의 성과분석과 지원에 활용할 수 있도록 해야 하는데 이러한 통계에 관한 표준양식을 정하고 연도별로 통계를 작성하는 곳은?

① 한국보건의료연구원
② 보건복지부
③ 한국보건산업진흥원
④ 국립보건연구원

해설

한국보건산업진흥원 국제의료사업정책팀
글로벌 의료서비스를 제공하는 의료기관은 고객에 대한 분석이 필요하다. 이를 위해서는 의료기관을 최초 내원하였을 시점부터 진료 및 사후관리에 이르기까지 고객의 진료 패턴 등 모든 고객의 활동들이 체크되어야 된다. 고객의 거주형태, 내원 경로, 제공 의료서비스의 형태 및 양(입원일수, 치료비 등) 등에 관한 데이터를 준비하여 글로벌 의료서비스 정책의 성과분석과 지원에 활용할 수 있도록 해야 한다.
한국보건산업진흥원 국제의료사업정책팀에서는 이러한 통계에 관한 표준양식을 정하고 연도별로 통계를 작성하여 정보를 상호교환하고 이를 의료산업화 정책 자료로 활용하는 것이 중요하다. 그리고 고객이 경험한 의료에 대한 정확한 정보를 객관화된 국제수준의 통계형식으로 중앙정부가 발표한다면 대한민국 글로벌의료에 대한 신뢰도가 높아질 것이다.

121 시장 주도형전략(Market Driven Strategy)에 대한 설명으로 옳은 것은?

① Manufacture Active Paradigm(MAP)을 따른다.
② 제조업자가 주어진 제품과 기술을 토대로 매출 및 시장 점유율을 비롯한 외형적 성과를 강조하는 경영철학이다.
③ 미시적 관점에서 고객의 욕구 부응이 요구된다고 주장한다.
④ 사업목적의 타당한 정의는 만족된 고객을 창출하는 것이고 그 사업은 고객만이 결정한다.

해설

①·② 제조업 주도형 경영에 대한 설명이다.
③ 미시적 관점이 아니라 전사적 관점에서 주장한다.

122 시장지향의 세부지침에 대해 옳지 않은 것은?

① 재조합이 가능한 제품을 생산하고, 전문적인 마케팅 부서를 가지고 있다.
② 구매에 미치는 주요 영향변수에 대한 정보를 모든 기능부서와 본부가 공유한다.
③ 전략과 전술적 의사결정은 기능부서와 본부 간에 일어난다.
④ 기능부서와 본부는 의사결정에 대한 필요한 조정을 하며 결속된 집행을 한다.

해설

① 제조업 주도형 경영에 대한 설명이다.

123 고객만족도관리 단계 중 시장에서 기회와 위협요소를 찾아내고 자사의 강·약점을 파악하는 데 그 목적이 있는 것은?

① 자료분석
② 통계 네트워크 구축
③ 고객정보 DB 관리
④ 결과 해석

> **해설**
> 자료분석의 목적
> • 내부환경분석: 자사의 경영자원(경영전략, 기업문화, 제품특성, 시장점유율, 인적자원, 자금력) 분석
> • 외부환경분석: 거시환경분석(정치, 기술, 경제, 사회, 문화적 환경), 경쟁자 분석
> • SWOT: 강점(Strength), 약점(Weakness), 기회(Opportunity), 위협(Threat) 요인분석

124 시장 주도형 전략 구성요소 중 접근방법에 대한 설명으로 옳지 않은 것은?

① 유통과 커뮤니케이션 방법
② 최종고객에 대한 접근
③ 적당한 규모와 범위를 선택
④ 활동무대와 차별적 우위 선택의 일환으로 고객 접근방법이 중요한 선택 사항

> **해설**
> 시장 주도형 전략 구성요소 중 접근방법(Access)
> • 시장에 접근하기 위해 사용되는 유통과 커뮤니케이션
> • 최종고객에 대한 접근이 점점 중요한 이슈로 부각
> • 활동무대와 차별적 우위 선택의 일환
> • 접근방법이 중요한 선택의 문제

125 향후 변화가 가능한 사항을 대비할 수 있는 장치가 요구되는 시장 주도형 전략 구성요소는?

① 무대(Arena)
② 우위(Advantage)
③ 배달(Delivery)
④ 적응(Adaptation)

> **해설**
> 시장 주도형 전략 구성요소 중 적응(Adaption)
> • 잠재적 위협과 기회에 대하여 전략을 적응하는 과정
> • 향후 변화가 가능한 사항을 대비할 수 있는 장치가 있어야 함

정답 123 ① 124 ③ 125 ④

126 고품격 의료서비스를 원하는 고객을 대상으로 고객의 니즈(Needs)를 최대로 충족시켜 고부가가치의 수익과 고객 및 기업 상호 간 브랜드 가치를 높이는 마케팅은?

① VIP 마케팅(VIP Marketing)
② 틈새 마케팅(Niche Marketing)
③ 데이터베이스 마케팅(Database Marketing)
④ CRM 마케팅(Customer Relationship Management)

> **해설**
> ② 틈새 마케팅(Niche Marketing) : 품질, 서비스, 혹은 가격의 차별화를 이용하여 다른 성격의 상품과 서비스를 제공하는 마케팅
> ③ 데이터베이스 마케팅(Database Marketing) : 의료마케팅에 있어서 매우 중요한 기법으로 고객의 정보를 수집, 분석, 가공하여 향후 필요한 전략을 수립하는 마케팅
> ④ CRM 마케팅(Customer Relationship Management) : 고객에 대한 심층적이고 광범위한 지식을 바탕으로 개별 고객에 적합한 차별적인 제품이나 서비스를 제공하여 고객과의 관계를 지속적으로 강화하고, 장기적으로는 자사의 경쟁력을 제고해 가는 마케팅

127 다음 설명 중 틀린 것은?

① 마케팅 환경에 대한 정보는 신뢰할 수 있다면 의사결정에 이용할 수 없더라도 중요하다.
② 의료서비스를 이용한 고객의 정보를 각 의료기관별로 데이터베이스를 구축하여야 한다.
③ 통계자료는 타깃 국가별 언어로 번역하여 홍보가 되어야 하며, IT 인프라를 활용한 중앙정부 및 관련 기관 홈페이지를 통한 온라인 홍보도 적극적으로 진행되어야 된다.
④ 마케팅 환경탐색으로 분석된 자료를 시장계획의 작성과정에 활용한다.

> **해설**
> **마케팅 환경에 대한 정보의 활용**
> 환경에 대한 정보를 단순히 수집만 하는 것은 충분하지 않다. 정보는 신뢰할 수 있고 타이밍이 적절하여야 하며, 의사결정에 이용할 수 있어야 한다.

128 다음 중 데이터베이스 마케팅(Database Marketing)에 대한 설명 중 옳지 않은 것은?

① 고객의 정보를 수집, 분석, 가공하여 향후 필요한 전략을 수립하는 마케팅
② 일방적 커뮤니케이션을 실시하는 특성이 있으며 이메일 마케팅이 대표적인 사례
③ 고객정보의 수집하는 과정 및 결과 도출은 전산DB화로 진행되어야 활용가치가 있음
④ 도출된 결과는 시장 세분화, 상품 차별화 전략을 위해 활용

> **해설**
> 데이터베이스 마케팅은 쌍방향 커뮤니케이션을 실시하며 이메일 마케팅이 대표적인 사례이다.

129 기업은 수익성이 장기적으로 유지될 수 있는 전략적 위치를 추구해야 하는데 그 위치는 (　　)이어야 하며 전략적 활동에 있어서 (　　)이 있어야 한다. 괄호 안에 들어갈 말이 올바르게 이어진 것은?

① 독보적, 상충성
② 독보적, 상호성
③ 경쟁적, 상충성
④ 경쟁적, 상호성

해설
시장 주도형 전략 구성요소 : 우위
- 타사 대비 차별화된 포지셔닝 테마이다.
- 기업은 수익성이 장기적으로 유지될 수 있는 전략적 위치를 추구해야 하는데 그 위치는 독보적(Unique)이어야 하며 전략적 활동에 있어서 상충성(Trade-off)이 있어야 한다.

130 고객만족의 핵심은 어디에 있는가?

① 서비스
② 가격
③ 고객
④ 정보

해설
고객만족의 핵심은 고객에게 있다. 고객만족을 위한 마케팅은 의료기관의 이익을 달성하고 수익구조를 확보하는 중요한 수단이 된다.

131 의료서비스에서 신규고객을 확보할 때 유의해야 할 점이 아닌 것은?

① 이용 시에 장애요소에 대한 예측이 필요하다.
② 정보의 제한, 이용의 불편성 등으로 마케팅 활동만큼의 성과를 조기 달성하는 것이 어렵다.
③ 장애요소를 제거하거나 최소화하여 상품 구매율을 향상시켜야 한다.
④ 고객의 성향을 파악하고 대응하며 고객의 욕구를 충족시켜야 한다.

해설
④ 충성고객 확보를 위해 고려해야 할 점이다.

정답　129 ①　130 ③　131 ④

132 고객에게 제공되는 서비스 수준이 고객이 예상하는 기대치를 충족하는 것을 뜻하는 용어는?

① 고객결정
② 고객관계
③ 고객만족
④ 고객존중

> **해설**
> 고객에게 제공되는 서비스 수준이 고객이 예상하는 기대치를 충족할 때 이를 고객만족(Customer Satisfaction)이라고 한다.

133 시장 주도형 전략 구성요소에 대한 설명 중 바르게 짝지어진 것은?

① 무대(Arena) - 거래할 시장과 고객 세분시장
② 접근방법(Access) - 타사 대비 차별화된 포지셔닝 테마
③ 활동(Activities) - 시장에 접근하기 위해 사용되는 유통과 커뮤니케이션
④ 적응(Adaptation) - 마케팅 활동의 적당한 규모와 범위

> **해설**
> ② 우위, ③ 접근방법, ④ 활동에 대한 설명이다.

134 고객 개개인의 요구와 성향에 맞춘 차별화된 서비스를 제공함으로써 고객의 기대수준에 부응하여 고객 충성도(Customer Loyalty)를 창출하기 위한 마케팅은?

① VIP 마케팅(VIP Marketing)
② 데이터베이스 마케팅(Database Marketing)
③ CRM 마케팅(Customer Relationship Management)
④ CEM 마케팅(Customer Experience Management)

> **해설**
> **고객경험관리(CEM) 마케팅**
> 의료는 경영학에서 얘기하는 고관여 제품으로서 의료의 특성상 주변인의 추천(준거인 집단의 영향력)이 매우 큰 영향력이 있으므로 고객관계, 경험관리에 노력해야 한다.

합격의 공식 시대에듀 | www.sdedu.co.kr

제4과목
관광서비스 지원관리

제4과목	나침반
PART 01	관광과 산업의 이해
PART 02	항공서비스의 이해
PART 03	지상업무 수배서비스의 이해
PART 04	관광자원 및 이벤트의 이해
제4과목	핵심문제

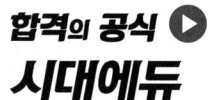 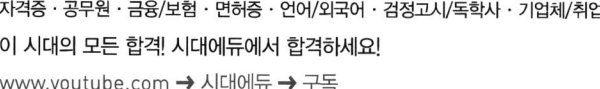 

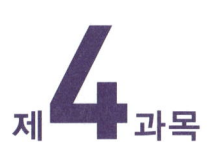

관광서비스 지원관리

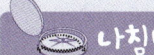

과목 개요

의료관광을 목적으로 국내를 방문한 외국인환자는 의료서비스뿐만 아니라 관광서비스를 제공받게 되는데 제4과목 '관광서비스 지원관리'에서는 이 중 관광과 관련된 다양한 서비스에 대해 학습하는 과목이다. 따라서 가장 먼저 관광의 개념과 구조체계, 관광산업을 비롯한 관광서비스 전반에 대한 기본적인 내용을 이해하게 된다. 그리고 항공업과 숙박업, 외식업 등 항공서비스, 지상업무 수배서비스 및 관광자원 및 이벤트에 대해 학습한다.

학습 포인트

- Part 1은 관광과 서비스에 대한 개론적인 내용이 있는 부분이므로 기본적인 정의와 개념에 초점을 맞추어 학습한다(관광의 정의, 관광객의 정의, 관광동기와 욕구의 정의 등). 특히 관광서비스의 특성과 관광산업의 분류는 자주 출제되는 중요한 핵심내용이다.
- Part 2와 3에서는 항공업, 숙박업, 외식업 등의 다양한 관광 관련 산업의 특징을 제대로 이해하고 있는지 확인하는 문제가 출제되며, 특히 숙박업(호텔) 분야를 정확히 학습해두어야 한다.
- 최근 관광산업 전반적으로 이벤트가 더욱 중시되고 있으므로, Part 4에서는 관광이벤트의 분류와 특성을 알아두도록 한다.

기출 KEY POINT

- 관광과 관광객의 개념
- 관광산업의 분류 및 파급효과
- 관광동기와 욕구
- 관광서비스의 특성
- 호텔의 조직구성
- 호텔의 분류
- 호텔객실 요금방식
- 관광교통의 유형
- 관광정보의 기능
- 여행업의 특성
- 항공예약시스템의 기능
- 항공운송업의 특징
- 항공수배업무
- 관광종사원의 기능
- 관광자원의 가치
- 관광이벤트의 개념과 구성요소

관광의 정의
사람이 일상 거주지를 일시적으로 떠나 다시 돌아올 예정으로 타지역의 문화, 풍물 등을 구경하고 이동하면서 발생하는 제현상

관광의 어원(한국)

신라 최치원 '계원필경'	관광육년(과거보러 중국에 간 지 육년)
고려 예종 11년(1115년) '고려사절요'	선진국을 관광하여 문물제도를 시찰하는 것을 의미
조선 예종 성현 '관광록'	북경을 갈 때 지은 기행시
조선 중종 '중종실록'(1511년)	선비의 부녀자 관광을 엄히 금함
정조 4년(1780년) 박지원 '열하일기'	중국의 문물제도를 배우고 명승지와 자연경관을 구경하러 갔다는 의미
헌종 10년(1844년) 추정 '한양가'	작자 미상

관광의 구성요소
관광주체(관광객), 관광객체(관광대상), 관광매체(관광사업)

관광객의 분류
- Psychocentric 유형 : 모험을 좋아하지 않고 변화와 신기함을 추구하는 정도가 낮음, 내성적 성향
- Allocentric 유형 : 모험적이며 자기확신적이고 호기심이 많으며 진취적이어서 새로운 경험을 추구, 외향적 성향

관광욕구·관광동기
- 관광욕구 : 관광행동을 일으키게 하는 심리적 원동력
- 관광동기 : 관광욕구를 관광행동으로 나타나게 하는 심리적 에너지

관광의 욕구와 동기
- 심정적 동기 : 사향심, 교류심, 신앙심
- 정신적 동기 : 지식욕구, 견문욕구, 환락욕구
- 신체적 동기 : 치료욕구, 보양욕구, 운동욕구
- 경제적 동기 : 매물욕구, 상용목적

관광사업
관광자의 관광활동과 직·간접으로 관련을 맺는 모든 사적·공적 기관들의 사업을 총칭

관광사업의 특성
복합성, 입지의존성, 변동성, 공익성, 기업성, 매체성, 양면성, 다각성, 서비스성

관광서비스의 특징
무형성, 소멸성, 생산과 소비의 동시성, 서비스 형태의 다양성, 양존성, 변동성, 인적서비스 의존성

법률적 관광사업 분류
여행업, 관광숙박업(호텔업, 휴양콘도미니엄업), 관광객 이용시설업, 국제회의업, 카지노업, 유원시설업, 관광 편의시설업

관광객 이용시설업
관광객 이용시설업은 관광객을 위해 음식·오락·휴양·문화·예술 또는 레저 등에 적합한 시설을 갖추어 이를 관광객에게 이용하게 하는 업으로 '전문휴양업, 종합휴양업, 야영장업, 관광유람선업, 관광공연장업, 외국인관광 도시민박업, 한옥체험업'이 있다.

관광사업의 경제적 효과
외화획득, 경제발전, 국내산업 진흥, 교통자본의 고도 이용, 조세수입 증가, 지역경제 소득 및 고용효과, 주민의 복지증진 등

관광안내소 역할
정보제공역할, 예약역할, 전시·판매역할, 휴게공간역할, 지역연계역할

호텔서비스
- 식음료부문 : 식당부문, 주장부문, 연회부문
- 객실부문 : 현관·객실부문, 객실관리부문

객실요금방식
- 유럽식 요금방식 : 객실료와 식사요금 분리 계산, 세계 대부분의 호텔에서 적용
- 미국식 요금방식 : 호텔 주변에 식당시설이 없는 경우, 객실료와 3식 포함 요금
- 대륙식 요금방식 : 객실요금에서 아침식사 포함

숙박업의 특성
다기능성, 비신축성, 높은 고정비, 전문인력, 계절성, 비보관성, 사전평가 불가능성, 비전매성, 공공성, 다인자성

장소에 따른 호텔의 분류
시티 호텔, 메트로폴리탄 호텔, 리조트 호텔, 터미널 호텔, 컨트리 호텔, 에어포트 호텔, 시포트 호텔, 비치 호텔, 서브어반 호텔

이용목적에 따른 호텔의 분류
상용 호텔, 거주형 호텔, 카지노 호텔, 컨벤션 호텔, 휴양지 호텔

관광교통의 성격
무형재, 수요의 편재성, 자본의 유휴성, 독점성

관광교통의 유형
철도운송업, 여객해운업, 항공업, 육상운송업

외식업의 분류

휴게음식점영업	주로 다류(茶類), 아이스크림 등을 조리·판매하거나 음식류를 조리·판매하는 영업으로서 음주행위가 허용되지 아니하는 영업
일반음식점영업	음식류를 조리·판매하는 영업으로서 식사와 함께 부수적으로 음주행위가 허용
단란주점영업	주로 주류를 조리·판매하는 영업으로서 손님이 노래를 부르는 행위가 허용
유흥주점영업	주로 주류를 조리·판매하는 영업으로서 유흥종사자를 두거나 유흥시설을 설치할 수 있고 손님이 노래를 부르거나 춤을 추는 행위가 허용
위탁급식영업	집단급식소를 설치·운영하는 자와의 계약에 의하여 그 집단급식소 내에서 음식류를 조리하여 제공
제과점영업	주로 빵, 떡, 과자 등을 제조·판매하는 영업으로서 음주행위가 허용되지 않음

외식업의 특성
입지사업, 인적의존 사업, 프랜차이즈 체인화 사업, 매뉴얼화 사업, 독점기업이 지배하지 않는 모방성 사업, 소비자의 기호가 강하게 영향을 미치는 산업, 다품종 소량의 주문판매사업, 유통경로 부재사업

항공수배업무의 특성
정확성, 신속성, 신뢰성, 경제성, 확인성, 서비스성, 구체성

관광쇼핑의 정의
여행자가 그들의 욕구에 따라 관광지에서 물건을 구매하는 행위를 포함하여 먹기, 구경하기 등 그 과정에서 부수적으로 일어나는 모든 행위

관광쇼핑의 특성
- 계절성
- 타업종과의 경쟁관계 낮음
- 과잉경쟁
- 완전경쟁시장에 가까움
- 경영의 과학화, 업무의 효율화가 뒤처짐
- 소득탄력적 산업
- 판매업체의 전문업종화
- 관광쇼핑상품의 생산, 유통, 판매의 과정이 전국적으로 확산

관광정보
관광객들이 목적지향적인 선택의 행동을 하는 데 유용한 일체의 알림사항

관광종사원
- 관광사업체에 의해 고용되어 관광객에게 무형·유형의 서비스를 제공함으로써 관광객에게 만족을 주고 그에 상응하는 경제적 급부를 제공받는 사람
- 호텔종사원, 관광가이드, 관광버스 운전기사

관광자원의 특성

매력성	관광객의 욕구나 동기를 유발하는 매력성을 지니고 있다.
유인성	관광객을 끌어들이는 유인성을 지니고 있다.
개발성	관광자원은 개발을 통해서 관광대상이 되므로 개발은 발전으로 가는 변화과정이다.
보호·보존 요구성	관광욕구의 충족과 관광경험의 질을 유지하고 향상시키기 위하여 보호되고 보전되어야 한다.
가치의 변화성	사회구조와 시대에 따라 가치를 달리한다.
범위의 다양성	범위와 대상이 무한정이다.
자연과 인공의 상호작용	자연과 인간의 상호작용의 결과이며 관광자원에는 자연적인 것뿐만 아니라 자연에 인공을 가미하여 얻어지는 문화적인 것, 사회적인 것도 있다.

관광이벤트
개최지의 대내외적 이미지를 강화하고 지역개발 등의 관광관련 목적을 이루기 위해 체계적으로 사전 계획을 세우고, 계획적인 요소를 실행하며, 관광객들을 주 대상으로 특별하게 개최되는 관광매력성을 수반한 이벤트

관광이벤트의 특성
사전계획성, 목적실현성, 특별성, 기본계획 강조성

PART 01 관광과 산업의 이해

CHAPTER 01 관광의 이해

1 관광의 정의와 관련된 용어

(1) 관광의 어원

관광은 다양한 어원과 의미를 지니고 있으며, 인류의 역사와 함께 공존해 온 용어이다. 사전적 의미의 관광은 "다른 나라의 문물, 제도를 시찰하는 것 또는 다른 지방이나 나라의 아름다운 풍속·풍경 등을 구경하며 유람하는 것"으로 정의된다.

현대적 관점에서 본 관광이란 "일상생활권인 정주지를 떠나 관광목적지에 체류하면서 경제적 소비를 통하여 삶의 활력, 견문확대, 시찰, 기분전환, 친선교류, 국제회의, 위락 등의 다양한 활동을 하고, 다시 돌아올 목적으로 한시적 활동을 하는 종합 활동의 총체"라고 정의할 수 있다.

① 동양의 어원
  ㉠ B.C 8세기경 주나라 때 간행된 「주역(周易)」의 '관국지광이용빈우왕(觀國之光利用賓于王) - 나라의 광명을 살펴본다'는 의미에서 어원이 형성되었다.
  ㉡ 한 나라의 광명을 보러간다는 것은 그 나라의 풍속, 제도 등의 실정을 시찰하고 견문을 넓힌다는 것을 의미한다.

② 서양의 어원
  ㉠ 관광(Tourism, 영국)은 라틴어 Tornus(토루누스 : 도래래의 회전을 의미)에서 유래하였다. Tourism은 1811년 영국 스포츠 월간잡지 〈Sporting Magazine〉에서 처음 쓰였으며, 19세기 중엽 아편전쟁을 계기로 아시아에 도입되었다.
  ㉡ Tourism과 유사한 용어인 '여행(Travel)'이란 단어는 유럽에서 여행이 힘들고 위험했던 중세의 암흑기 이후에 생겨난 것으로, 중노동을 뜻하는 'Travail(수고, 노동)'에서 파생된 용어이다.
  ㉢ 1975년 WTO(세계관광기구)에서 관광을 'Tourism'이라고 공식표기하면서, 단기간의 여행을 뜻하는 행동의 목적과 기간을 강조하는 의미를 내포하는 용어로서 정착하게 되었다.

③ 한국의 어원

신라 최치원 '계원필경'	관광육년(과거보러 중국에 간지 육년)
고려 예종 11년 '고려사절요(1115년)'	선진국을 관광하여 문물제도를 시찰하는 것을 의미
조선 예종 성현 '관광록'	북경을 갈 때 지은 기행시
조선 중종 '중종실록(1511년)'	선비의 부녀자 관광을 엄히 금함
정조 4년 박지원 '열하일기(1780년)'	중국의 문물제도를 배우고 명승지와 자연경관을 구경하러 갔었다는 의미
헌종 10년 추정 '한양가(1844년)'	작자 미상

김기수의 '관광일기(1876년)'	일본 견문기
'독립신문(1897년)'	관광지 개발하여 외화유치 하자 ; 사설
유길준 '관광약기(1910년)'	일본 나고야 박람회 견문기

(2) 관광의 정의

관광은 시대적 상황과 정치·경제·사회적 관점에 따라 다양하게 정의되고 있다.

① 관광의 일반적 정의 : 관광이란 사람이 일상 거주지를 일시적으로 떠나 다시 돌아올 예정으로(관광주체), 타지역의 문화, 지역, 제도 등을 구경하고(관광객체·대상·매력물) 이동하면서 발생하는 제현상(관광매체 결과 발생)을 말한다. 즉, 즐거움을 목적으로 일상거주지를 떠나는 일시적 이동이자 생활의 변화를 위한 여행으로 인간의 사회적 행동인 동시에 경제적 행위이다.

> **알아두기**
>
> **관광의 뜻**
> 관광의 본질은 이동이고, 이동 목적은 레크리에이션을 추구하고 일상생활을 떠나는 소비활동이며, 반드시 돌아오는 것을 전제로 한다.

② WTO의 정의 : '일상적인 환경을 벗어난 장소로 여행하는 사람들의 행동이며, 여가나 사업, 또는 기타 목적으로 1년을 넘지 않은 기간에 일상 거주지 이외의 장소로 이동하여 체류하는 사람들의 활동으로 주 목적은 장소를 방문하여 얻는 경제적 이익보다 다른 것에 있다'라고 정의한다.

③ 여러 학자들의 관광에 대한 정의

쉴레른 (H. Schulern, 1911년)	최초로 관광을 정의하였다. 관광이란 일정한 지역 혹은 타국에 들어가 머물다가 나가는 외래객의 유입·유출의 형태를 취하는 모든 현상과 그 현상에 직접 결부되는 기타 현상, 그중에서도 특히 경제적인 현상을 나타내는 개념이다.
보르만 (A. Bormann, 1931년)	관광이란 견문·휴양·유람·상용 등의 목적 또는 기타 특수한 사정에 의하여 정주지에서 일시적으로 떠나는 것이다.
오길비 (F. W. Ogilvie, 1933년)	관광이란 1년을 넘지 않는 기간 동안 집을 떠나서 그 기간 동안 돈을 소비하되 여행하면서 돈을 벌지 않는 것이다. 귀한 예정 소비설을 주장하였다.
글릭스만 (R. Glucksmann, 1935년)	관광이란 체재지에서 일시적으로 머무르고 있는 사람과 그 지역에 살고 있는 사람들과의 여러 가지 관계의 총체이다.

(3) 관광 관련 용어

① 레저(Leisure) : 레저의 어원은 라틴어 Licere(리세레)에서 파생된 것으로 '허락하다'라는 의미이다. 레저는 휴식, 기분전환, 자기계발 등의 세 가지 기능이 있는데, 현대사회에서의 레저는 휴식이나 기분전환보다도 자기계발에 큰 비중을 두고 있다.

② 레크리에이션(Recreation) : 레저의 일종으로, 레크리에이션을 통하여 육체적으로는 심신을 회복하고 정신적으로는 기분전환을 하여 자신을 재창조하는 의미를 포함하고 있다.

③ 놀이(Play) : 놀이의 어원을 살펴보면 '갈증'을 뜻하는 라틴어 '플라게(Plage)'와 독일어 '스피엘(Spiel)'에서 유래되었다. 이러한 의미는 놀이가 이성적이거나 의무적인 행동이라기보다는 본능적이거나 자발적인 행동임을 뜻한다.

④ 여행(Travel) : 여행(Travel)이라는 단어는 고난(Hardship), 고생(Trouble), 위험(Danger)이라는 Travail에서 발전되었다. 여행을 표현하는 영어는 Journey, Trip, Travel, Tour 등이 있다. 'Travel'은 상용 또는 위락의 목적으로 거주지 밖으로 이동하는 행위를 의미한다.

2 관광욕구와 동기

(1) 관광욕구

① 정의 및 특성
  ㉠ 관광욕구는 관광행동을 일으키는 심리적 원동력이다.
  ㉡ 관광욕구는 경제·사회·문화적으로 발달한 환경 가운데서 형성되는 것이므로 다면적이면서 복잡하다.
  ㉢ 잠재 관광객은 어느 한 시점에서 여러 욕구를 동시에 지니고 있을 가능성이 크다.
  ㉣ 관광욕구는 관광사업 활동의 기반이고, 이러한 욕구를 충족시켜 주는 것이 관광사업체의 사회적 존재 의의의 이론적 근거를 제공한다.

② 매킨토시(McIntosh)의 분류

신체적 동기	휴식, 스포츠 참여, 해변 오락, 건강 고려
문화적 동기	타국의 음악, 미술, 종교, 민속
대인적 동기	가족이나 친구, 친척 및 새로운 사람과 교류
지위 및 위신 동기	지식이나 사회적 평판을 얻고자 함

③ 글릭스만의 「일반관광론」(1935)의 분류

심리적 동기	사행심·교류심·신앙심
정신적 동기	지적·견문·환락의 욕구
신체적 동기	치료·보양·운동의 욕구
경제적 동기	매물·상용의 욕구

알아두기

매슬로우의 욕구 5단계설

생리적 욕구 → 안전의 욕구 → 사회적 욕구 → 자존의 욕구 → 자기실현의 욕구

매슬로우는 일련의 보편적 욕구는 생리적인 것에서부터 시작하여 자아실현에 이르기까지 상향적 순서로 배열되어 있고, 그 중요성에 따라 각 욕구의 서열도 결정된다는 욕구 5단계설을 주장하였다. 관광객의 관광동기는 자기실현의 욕구에 가깝다.

(2) 관광동기

① 정의 : 관광욕구를 관광행동으로 나타나게 하는 심리적 에너지이다. 인간의 내면에 잠재해 있는 관광욕구에 어떠한 자극이 가해져서 관광행동으로 나타나는 것이다. 즉, 실제 행동으로 옮기게 하는 힘이다.

② 관광동기의 유발요인 : 교육·문화적 동기, 휴양·오락 동기, 망향적 동기 등

③ 관광동기의 유발효과
  ㉠ 관광동기 유발의 정도가 높을수록 지금까지 무시되었던 자극물에 대한 주의도도 높아진다.
  ㉡ 관광객이 동기유발적 상황을 다룰 때 유용한 정보를 인지하게 될 확률을 더욱 높여준다.
  ㉢ 관광객이 보다 적극적으로 탐색하도록 하여 가용정보를 증대시킨다.
  ㉣ 관광서비스에 대한 주의결정에 필요한 생각과 평가, 즉 인식적 활동에 영향을 준다.
④ 관광동기의 결정요인 : 관광욕구와 동기는 관광여행을 일으키게 하는 심리상의 요건이지만 구체적으로 행동이 성립하기 위해서는 '비용, 시간, 정보'의 세 가지 요건이 모두 갖추어져 있어야 한다.

(3) 관광행동

① 관광행동의 유형

마리오티(A. Mariotti)의 분류	견학관광, 스포츠관광, 교화적 관광, 종교적 관광, 예술적 관광, 상업적 관광, 보건적 관광
베르네커(P. Bernecker)의 분류	요양적 관광, 문화적 관광, 사회적 관광, 스포츠 관광, 정치적 관광, 경제적 관광

② 관광행동의 확대요인

경제적	가처분 소득의 증가, GNP 증가, 엥겔계수의 변화
사회적	고도의 기술, 인구의 도시집중화, 자유시간의 증가, 취업구조의 변화, 사회보장제도의 확대
문화적	• 교육기회 증대, 대중매체 발달 • 노는 관광 → 쉬는 관광(후진국) → 보는 관광(중진국) → 참여관광(선진국)의 형태로 변화

> **알아두기**
>
> **관광객 의사결정**
> • 관광목적을 충족시키고자 하는 목표지향적 행동으로 관광의 욕구가 생기고, 그 욕구를 충족시키기 위해 대안을 탐색하거나 평가하여 최종적인 의사결정을 내린 후 관광활동에 참여하고, 되돌아와서 전체를 평가하는 과정
> • 의사결정과정의 5단계[메티슨과 월(Mathieson & Wall, 1983)의 관광객 의사결정과정)]
> 관광욕구단계 – 정보탐색과 평가단계 – 관광의사결정단계 – 여행준비와 관광경험단계 – 관광만족도 평가단계

CHAPTER 02 관광객의 이해

1 관광객의 정의

(1) 관광객의 의미

관광객은 관광행위를 하는 모든 사람을 총칭하는 개념이다. 일상생활의 영역을 떠나 다시 있던 자리로 돌아올 예정으로 이동 및 체재를 하면서 정신적 · 육체적 즐거움을 추구하는 관광소비자이다.

(2) 국제노동기구(International Labour Organization, ILO)의 정의(1937년)

국제노동기구는 관광객의 정의를 '24시간이나 또는 그 이상의 기간 동안 거주지가 아닌 타지역 및 다른 국가를 여행하는 사람'으로 해석하였다.

관광객으로 볼 수 있는 자	• 위락목적이나 가정상의 이유, 또는 건강상의 이유로 여행하는 자 • 회의참석을 위하여 여행하는 자 • 사업상의 목적으로 여행하는 자 • 해상여행 도중에 기항하는 자
관광객으로 볼 수 없는 자	• 약정의 유무에 관계없이 직업에 종사하거나 사업활동에 종사하기 위하여 입국하는 자 • 정주하기 위하여 입국하는 외국인 • 기숙사나 또는 기술학교에서 생활하는 유학생과 청소년 • 국경지대의 주민과 한 국가에 주소를 두고 인접한 국가에서 직업에 종사하는 자 • 여행이 24시간 이상을 소요하게 되더라도 체재하지 않고 통과하는 자

(3) 경제협력개발기구(Organization for Economic Cooperation and Development, OECD)의 정의(1960년)

국제관광객(Tourists)과 일시방문객(Temporary Visitors)으로 구분하고 있다.

국제관광객	인종이나, 성별·언어·종교에 관계없이 자국을 떠나 외국의 영토 내에서 24시간 이상 6개월 이내에서 체재하는 자
일시방문객	24시간 이상 3개월 이내의 체재자

(4) 국제연합(United Nations, UN)의 정의(1967년)

방문자(Visitor)	보수가 주어지는 직업에 종사할 목적과는 다른 이유로 일상적인 거주지가 아닌 다른 나라를 방문하는 자
관광객(Tourist)	방문국에서 최소한 24시간을 체재하는 일시 방문객으로, 여가·위락·휴가·건강·학습·종교·스포츠·사업·가족·친지·회의 등의 목적으로 여행하는 자
당일관광객 (Excursionist)	해상여행자를 포함하여 방문국에서 24시간 이내를 체재하는 자

(5) 세계관광기구(United Nations World Tourism Organization, UNWTO)의 정의(1984년)

1975년 Tourism이란 용어를 공식적으로 통일하였으며, 관광객을 국제관광의 통계적 목적을 위하여 분류하여 관광통계에 포함되는 자와 포함되지 않는 자로 나누었다.

관광통계에 포함되는 관광객	• 국경을 넘어 유입된 방문객이 24시간 이상 체재하며 위락, 휴가, 스포츠, 사업, 친척, 친지방문, 회의참가, 연구, 종교 등의 목적으로 여행하는 자(비거주자, 해외교포, 항공기 승무원 포함) • 방문국에서 24시간 미만 체재하는 자(선박 여행객, 선원, 승무원 등)
관광통계에 포함되지 않는 비관광객	직장 출퇴근자, 국경근로자, 통과객, 장·단기이주자, 외교관 및 영사, 군인, 망명자, 유랑자, 무국적자

2 관광객의 유형

(1) 사이코그래픽스(Psychographics)에 의한 분류
조직화된 관광객과 비조직화된 관광객으로 분류한다.

① **조직화된 관광객** : 조직화된 대량관광객, 개별적 대량관광객
  ㉠ 조직화된 대량관광객 : 모국의 환경과 같은 것을 원하므로 신기함보다는 친밀성을 원하는 관광객으로 기존 패키지여행을 선호한다.
  ㉡ 개별적 대량관광객 : 여행일정에 어느 정도 재량권이 있고 신기함도 약간 가지고 있는 관광객이지만 관광기업 주도로 관광이 기획된다.
② **비조직화된 관광객** : 탐험가, 표류자

(2) 관광객의 성격 혹은 심리적 특성에 의한 분류
플로그(S. Plog, 1974)는 개인의 심리상태, 즉 자기 중심적이냐 타인 중심적이냐의 심리에 따라 관광객 유형을 5개로 구분하였다. 크게는 안전추구형(Psychocentric)과 변화추구형(Allocentric)으로 나누어 볼 수 있다.

① **Psychocentric 유형** : 모험을 좋아하지 않고 변화와 신기함을 추구하는 정도가 낮음, 내성적 성향
② **Allocentric 유형** : 모험적이며 자기확신적이고 호기심이 많으며 진취적이어서 새로운 경험을 추구, 외향적 성향

(3) 관광객의 역할에 의한 분류
① 관광객의 유형을 관광객 역할 수준에 따라 분류
② 적극적 활동자, 문화인류학자, 방랑자, 탐험가, 탈출자, 고급 관광객, 장거리 항공여행객, 조직화된 대중관광객, 인생의미 탐구자 등

CHAPTER 03 관광서비스의 이해

1 관광서비스의 정의

(1) 관광서비스의 정의
① **기능적 정의** : 관광기업의 수입증대에 기여하기 위한 종사원의 헌신, 봉사하는 자세와 업무에 최선을 다하는 태도, 즉 세심한 봉사정신이다.
② **비즈니스적 정의** : 관광기업 활동을 통하여 고객인 관광객이 호감과 만족감을 느끼게 함으로써 비로소 가치를 낳는 지식과 행위의 총체이다.
③ **구조적 정의** : 관광기업이 기업 활동을 할 때 관광객의 요구에 맞추어 소유권 이전 없이 제공하는 상품적 의미의 무형의 행위 또는 편익의 일체를 말한다.

> **알아두기**
>
> **서비스의 어원**
> 서비스의 어원은 라틴어의 Servus(서브스, 노예의 뜻)에서 나온 용어이다. 즉, '노예가 주인에게 충성을 바쳐 거든다'는 의미에서 출발하였음을 알 수 있으며, 이것이 점차 발전하여 상대를 위한 봉사를 의미하게 되었다.

(2) 관광서비스의 중요성
① 최고급 수준의 숙련되고 전문화된 서비스를 요구한다.
② 차별화된 고급서비스를 요구한다.
③ 철저한 준비가 이루어진 서비스를 요구한다.
④ 관광서비스는 표준화하기가 어렵다.

2 관광서비스의 특성

(1) 서비스의 특성
제품과 서비스는 '형태 유무, 분리 여부, 고객참여 여부, 질적 유지 상태'에 따라 차이점을 보이고 있다.

[제품과 서비스의 차이]

구 분	제 품	서비스
형 태	유 형	무 형
분리 여부	• 생산과 소비 사이에 시차 존재 • 재고로 수요·공급 조절 및 완충	• 생산과 동시에 소비 • 저장 불가능
고객참여	한정적·간접적 참여, 비인적 생산	적극적·직접적 참여, 생산의 속인화
질적 유지 상태	품질관리로 동질성 유지 가능	투입과 변형 과정의 변동으로 결과의 이질화

* 변상록, 신관광학개론, 교육인적자원부지원교재, 2002, 저자 재작성

(2) 관광서비스의 특성
① **무형성** : 제품은 유형적이나 서비스는 무형적이다. 따라서 관광서비스는 인식이 곤란하며 소유권 이전이 불가능하고 모방이 쉽다는 특성을 지니고 있다.
② **최고급 최고수준의 서비스 지향성** : 관광서비스는 기계적인 서비스가 아닌 고도의 전문화되고 학습화된 서비스 요원에 의한 개별적인 서비스로 이루어지므로, 서비스 요원의 투철한 서비스 정신과 한 치의 오차도 없는 서비스 제공이 매우 중요시된다.
③ **생산, 전달, 소비의 동시성** : 고객은 현장에서 서비스의 생산·전달·소비의 동시성의 특징을 체험하게 된다. 따라서 서비스는 보관이나 저장이 불가능하며, 장소적·시간적인 제약을 많이 받는다.
④ **서비스 형태의 다양성** : 서비스는 때와, 장소, 시간, 사람에 따라 다양성을 지니고 있다.
⑤ **소멸성** : 서비스는 순간적으로 시간과 공간에 존재할 수 있지만, 사용 후에 그 자체가 소멸되기 때문에 반복사용이 불가능하다.

⑥ 서비스 주체와 객체의 양존성 : 서비스재는 서비스재만으로 존재할 수 없다. 원천적인 서비스 주체와 객체인 서비스 대상의 양자가 존재함으로써 비로소 서비스재가 존립하게 된다.
⑦ 계절적 요인에 의한 변동성 : 관광수요는 계절적 요인에 의해 매우 탄력적인 성격을 지닌다.
⑧ 노동집약적 인적서비스 의존성 : 관광서비스 기업은 사람에 의해 서비스가 제공되는 노동집약적인 인적서비스 특성을 지니고 있기에 인적서비스의 비중이 크다.

3 관광서비스 활동의 유형과 역할

(1) 여행서비스 업무의 종류와 내용

① 상담업무서비스 : 여행사는 여행에 수반되는 다양한 사항에 대해서 상담하고 정보제공을 한다. 여행사는 고객에게 정보를 제공하기 위해서 Computerized Reservation System(CRS)을 활용해 왔다.
② 예약·수배업무서비스 : 여행업자가 여행객을 위해 예약, 확인, 여행경비 지불, 결산 등 모든 여행 중에 필요한 서류화의 작업을 수배(手配)라 한다.
  ㉠ 항공수배(Air Arrangement)
  ㉡ 지상수배(Ground Arrangement) : 공항미팅서비스, 공항트랜스퍼, 숙박시설, 식사서비스, 오락과 이벤트, 현지관광, 현지지상교통, 그 외의 지상수배 등이다.
③ 판매업무서비스 : 여행사의 판매는 외판과 창구판매로 구분된다. 예약과 수배, 여행정보 제공, 여행객을 위한 상담 서비스, 여행상품 개발 및 판매, 항공권 발권과 제반 숙박시설 예약 및 바우처 발행, 수속대행(여권·비자), 여정관리 및 안내서비스 등이 있다.
④ 수속대행서비스 : 여행객을 대리하여 여행사가 여행에 필요한 제반수속을 대행해 주는 것이다.
⑤ 발권서비스 : 예약에 부수되는 업무로 여행관련 시설업자로부터 항공권, 숙박권, 승차권 등을 판매위탁 받아 쿠폰을 발권하는 기능이다.
⑥ 여정관리서비스 : 여행일정을 예정대로 원활히 진행시키는 기능으로 국내외여행 안내서비스가 이에 해당된다. 국외여행의 경우 여행인솔자를 동반시켜 여행의 원활한 진행을 한다.
⑦ 정산서비스 : 여행비용의 원가계산, 견적, 청구, 지불 등 정산과 관련된 기능이다.

(2) 호텔서비스 업무의 종류와 내용

① 객실부문서비스 : 객실부문서비스는 호텔에 숙박을 하기 위하여 찾아오는 도착객을 제일 먼저 접객하는 곳이며, 고객의 숙박기간 중의 안내소이고, 고객이 호텔을 출발할 때에 마지막으로 송영하는 호텔 창구의 역할을 한다.
  ㉠ 현관 및 객실부문(Front Office Dept.)
  ㉡ 객실관리부문(Housekeeping Dept.)
② 식음료부문서비스
  ㉠ 식당부문(Food & Restaurant Dept.)
  ㉡ 주장부문(Beverage Dept.)
  ㉢ 연회부문(Banquet Dept.)

③ **판촉마케팅부문** : 호텔의 상품과 이미지를 기획하여 판매하고 매출 증진을 위한 공세적 판매활동을 하는 부문이다.
④ **총무부** : 총무, 인사, 구매
⑤ **경리부** : 경리, 회계, 재무
⑥ **시설부** : 기계, 전기, 설비

(3) 항공운송서비스 업무의 종류와 내용

① 업무의 종류
  ㉠ 예약서비스
   • 여행계획에 필요한 비행편 스케줄 등의 정보를 제공하고 항공기의 좌석을 확보해 준다.
   • 항공여정 이외에 여객이 여행하면서 필요로 하는 각종 부대서비스의 예약 및 편의를 제공한다.
   • 여객이 문의하는 제반 여행정보를 안내하고 항공여행에 관한 상담을 한다.
   • 탑승 수속에 필요한 여객 명단을 제공하여 관련 부서에 통보하고 운송 준비의 기초자료가 되도록 한다.
  ㉡ 발권서비스, 탑승서비스, 기내서비스
② 항공운송서비스의 성격 : 무형성, 재고 불가능성, 변동성, 소유권 비이전성, 서비스 품질의 측정 곤란성

> **알아두기**
>
> **항공운송서비스의 특징**
> • 항공기라는 자본집약적인 하드웨어를 활용하여 여객을 안전하게 운송하는 것이 기본이다.
> • 지상서비스(좌석예약·항공권 발권·탑승수속 등)와 기내서비스(기내 식음료·면세상품 판매·비디오 영상서비스·승무원서비스 등)가 조합되어 생산된다.

(4) 육상운송서비스 업무의 종류와 내용

① 철도운송서비스
  ㉠ 철도는 육상교통의 가장 대표적인 수송수단으로 세계 각국의 관광사업에 크게 기여하였으며 육상 원거리 여행은 철도에 의해서 보급되었다.
  ㉡ 여객 및 화주에 대하여 일정 구간, 일정 차량에 의하여, 일정한 운임 및 요금 하에 정해진 발차시각에 제공되는 수송력을 말한다.
② 버스운송서비스 : 버스관광의 서비스 형태는 전세관광, 동반관광, 개별 패키지 관광, 도시 패키지 관광, 연계교통 관광, 시티투어 등 다양하다.
③ 렌터카서비스
  ㉠ 자동차를 이용하는 고객 요구에 부응하여 자동차와 이에 부과되는 시스템을 제공하는 서비스이다.
  ㉡ 철도·항공기·버스 등의 공공수송기관의 보완적 교통수단 및 도시 주변, 근교, 관광지 등을 연계하는 공공수송기관의 대체교통기관

(5) 해상운송서비스 업무의 종류와 내용

① 크루즈 여행서비스 : 크루즈 산업은 관광산업에서 가장 놀랍게 성장하고 있는 부분이다. 크루즈 여행은 세계 도처의 대양과 수로에 등장하게 되었고, 선박의 크기도 2,000명 이상부터 수천 명까지 태울 수 있는 호화 쾌속선부터 소형 요트에 이르기까지 매우 다양하다.
② 크루즈의 종류 : 오션 크루즈, 레저 크루즈, 강 크루즈, 전세(차타) 크루즈 등

CHAPTER 04 관광활동의 이해

1 관광활동의 정의

(1) 관광활동에 대한 학자들의 개념적 정의

연구자	관광활동의 개념적 정의
Bryant & Morrison(1980) Hsieh et al(1992), Lang(1996)	관광활동은 가장 중요한 상품을 세분화시킬 수 있는 기준이 될 수 있으며, 여가, 레크리에이션, 관광연구조사에 광범위하게 적용
Lang(1996)	관광객들이 추구하는 활동형태의 다양함을 잘 이해함으로써 시장을 세분화하고, 관광기획자들에게 단순화하고 집약된 활동 그룹을 제공하여 그들로 하여금 그들의 노력을 집중하여 적절한 상품과 시설을 개발하도록 하며, 여가, 레크리에이션, 관광행동의 중요한 결정 변수들을 인식하는 데 도움을 주는 접근방법

※ 자료 : 이채도, 관광활동 참여도가 여가만족과 여가정체성, Wellness 활동에 미치는 영향관계 경주대학교 대학원 석사학위논문, 2009에서 재인용

(2) 관광활동의 유형과 역할에 대한 학자들의 정의

연구자	관광활동 유형	관광활동 역할
Wahab(1975)	문화관광	생활양식을 보고 경험하려는 관광
	레크리에이션관광	레크리에이션을 즐기기 위한 관광(수영, 골프, 스키 등)
	스포츠관광	스포츠 참여하거나 관람하기 위한 관광
	보양관광	건강증진을 위해 활동하는 관광(온천, 스파, 보양음식, 다이어트, 치료 등)
	컨퍼런스관광	회의나 세미나, 워크숍 등에 참가하기 위한 관광
Smith(1989)	민족관광	문화관광보다 몰두하여 풍습이나 전통, 생활양식을 학습하고 경험하는 관광
	역사관광	역사적으로 의미 있는 유적지나 유물, 혹은 과거 시기를 경험할 수 있는 곳으로의 관광(박물관, 유적지, 기념관, 역사적 장소 등)

※ 자료 : Gartner, W.C.(1996), Tourism Development : Principles and Policies (Van National Reinhokd)

2 관광활동의 특성

(1) 관광활동의 특성에 대한 학자들의 정의

연구자	관광활동의 개념적 정의
Stankey(1972)	방문객들이 달성한 동기와 목적의 정도를 검토하는 것
Pizaet et al.(1979)	관광객이 관광지에 가졌던 기대와 실제 경험한 상호작용의 결과
Iso-Ahola(1980)	참여자로서의 행위의 본질적인 보상에 심리적, 혹은 주관적 상태
Whipple & Thach(1988)	관광서비스와 관광자원에 대한 관광객의 기대와 지각된 성과 간의 차이
Lounsbury & Poilk(1992)	관광객 자신이 관광경험 전체에 대해서 사후 이미지를 평가하는 것으로서 전체 경험에 대한 일종의 태도
Crompton & Love(1995)	위락이나 관광활동이 참여로부터 나타나는 심리적 결과인 관광객의 경험의 질
Otto & Ritchie(1996)	여가와 관광에 있어 경험의 중요성은 물론 동기와 만족의 관계 경로가 중요
Baker & Crompton(2000)	기회에 노출된 후에 생성되는 관광객의 정서적 상대인 경험의 질

※ 자료 : 관광활동 만족이 장애인의 삶의 질과 행위의도에 미치는 영향/세종대학원 석사/박상훈

(2) 관광활동의 참여특성에 대한 학자들의 정의

연구자	관광활동 참여 특성
Wahab(1975)	문화관광, 레크리에이션관광, 스포츠관광, 보양관광, 컨퍼런스관광으로 분류
Iso-Ahola(1980)	관광활동을 스포츠 활동, 사회활동, 공작활동 등으로 분류
Smith(1989)	일반적인 관광에서 민족관광, 역사관광, 환경관광을 추가
Kelly(1996)	스포츠, 야외레크리에이션, 예술, 대중문화, 여행활동으로 분류
문화관광부 등(2006)	문화예술 관람활동, 문화예술참여활동, 스포츠관람활동, 스포츠참여활동, 관광활동, 취미·오락 활동, 휴식활동, 기타 사회활동으로 분류
본 연구	관람활동(영화, 전시회, 역사·문화자원, 외식, 유흥 등), 야외행락, 오락활동(박람회, 놀이동산 등), 참여활동(골프, 테니스, 스키 등), 장비이용, 스포츠활동(보팅, 사이클링 등), 휴양활동, 정서적 활동(명상, 요가, 휴양 등) 등으로 분류

※ 자료 : 이채도, 관광활동 참여도가 여가만족과 여가정체성, Wellness 활동에 미치는 영향관계, 경주대학교 대학원 석사학위논문, 2009

CHAPTER 05 관광산업의 이해

1 관광산업의 정의

(1) 관광사업

현대의 관광은 관광주체인 관광객, 관광대상인 관광객체, 이들을 연결해 주는 관광매체인 관광사업으로 구성되어 있고, 이 세 가지 구성요소는 상호 유기적인 관계에 있다.

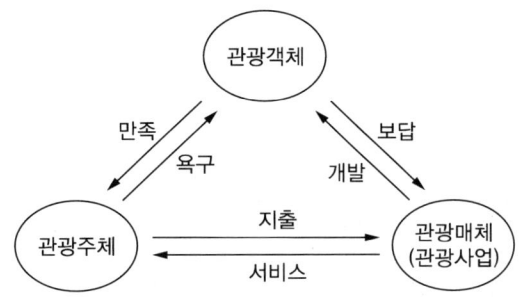

[관광의 세 가지 구성요소 간 상호관계]

> **알아두기**
>
> **관광사업에 대한 여러 가지 정의**
> - 관광자의 편의를 위하여 전개되는 사업 및 관련 사업의 총체
> - 관광수요를 창출하고, 관광자의 다양한 욕구를 충족시켜 주는 사업을 통하여 관광의 효용과 효과를 최선으로 촉진하기 위한 공적·사적 조직 활동
> - 관광객을 위하여 운송, 숙박, 음식, 운동, 오락, 휴양 또는 용역을 제공하거나 기타 관광에 딸린 시설을 갖추어 이를 이용하게 하는 업(관광진흥법 제2조)
> - 관광의 의의 또는 효과를 노리고, 관광이라는 현상을 활성화 시키고자 하는 일련의 총체
> - 수요를 창출하고, 이들의 다양한 행동에 적응한 사업활동을 통하여 관광의 다각적인 효과를 거두려는 인류의 평화와 복지를 위한 사업
> - 협의의 관광사업은 호텔·식당·여행사·여행도매업자·교통이며, 광의의 뜻으로는 주민과 노동자의 관광을 지원하는 국가의 경제적 지원까지 포함

(2) 관광산업

관광산업이란 크게 관광사업을 판매하는 조직적인 관광기업의 집합체라고 할 수 있으며 학자 혹은 기관에 따라 여러 가지 정의를 가진다.

① Powell : 관광객의 체험을 구성하는 데 조합되는 모든 요소와 관광객의 욕구 및 기대에 대한 서비스를 위해 존재하는 모든 요소

② Leiper : 관광객의 특별한 욕구와 서비스 경향이 있는 모든 기업, 조직 및 시설로 구성

③ United States Senate Committee on Commerce, Science and Transportation : 여행과 레크리에이션을 위한 전체 및 부분적인 면에서 교통, 상품, 서비스, 숙박시설, 기타 시설 그리고 정부기관이 상호 연관된 합성체

④ 국제연합 무역개발회의(United Nations Conference on Trade and Development) : 외래방문객 및 국내여행객들에 의해 주로 소비되는 재화와 서비스를 생산하는 산업적, 상업적 활동의 총체

2 관광산업의 유형

(1) 여행업

여행자 또는 운송·숙박시설, 그 밖에 여행에 딸리는 시설의 경영자 등을 위하여 시설이용 알선이나 계약체결의 대리, 여행에 관한 안내, 그 밖의 여행 편의를 제공하는 업이다.

종합여행업	국내외를 여행하는 내국인 및 외국인을 대상으로 하는 여행업(사증을 받는 절차를 대행하는 행위를 포함)
국외여행업	국외를 여행하는 내국인을 대상으로 하는 여행업(사증을 받는 절차를 대행하는 행위를 포함)
국내여행업	국내를 여행하는 내국인을 대상으로 하는 여행업

(2) 관광숙박업

① 호텔업 : 관광객의 숙박에 적합한 시설을 갖추어 이를 관광객에게 제공하거나 숙박에 딸리는 음식·운동·오락·휴양·공연 또는 연수에 적합한 시설 등을 함께 갖추어 이용하게 하는 업으로서 '관광호텔업, 수상관광호텔업, 한국전통호텔업, 가족호텔업, 호스텔업, 소형호텔업, 의료관광호텔업'이 있다.

② 휴양 콘도미니엄업 : 관광객의 숙박과 취사에 적합한 시설을 갖추어 이를 그 시설의 회원이나 소유자 등, 그 밖의 관광객에게 제공하거나 숙박에 딸리는 음식·운동·오락·휴양·공연 또는 연수에 적합한 시설 등을 함께 갖추어 이용하게 하는 업이다.

(3) 관광객 이용시설업

① 관광객을 위해 음식·운동·오락·휴양·문화·예술 또는 레저 등에 적합한 시설을 갖추어 이를 관광객에게 이용하게 하는 업이다.

② 대통령령으로 정하는 2종 이상의 시설과 관광숙박업의 시설 등을 함께 갖추어 이를 회원이나 그 밖의 관광객에게 이용하게 하는 업이다.

③ '전문휴양업, 종합휴양업, 야영장업, 관광유람선업, 관광공연장업, 외국인관광 도시민박업, 한옥체험업'이 있다.

(4) 국제회의업

대규모 관광수요를 유발하여 관광산업 진흥에 기여하는 국제회의(세미나·토론회·전시회 등을 포함)를 개최할 수 있는 시설을 설치·운영하거나 국제회의의 기획·준비·진행 및 그 밖에 이와 관련된 업무를 위탁받아 대행하는 업으로서 국제회의시설업과 국제회의기획업으로 구분된다.

국제회의시설업	대규모 관광수요를 유발하는 국제회의를 개최할 수 있는 시설을 설치하여 운영하는 업
국제회의기획업	대규모 관광수요를 유발하는 국제회의의 계획·준비·진행 등의 업무를 위탁받아 대행하는 업

(5) 카지노업

전문 영업장을 갖추고 주사위·트럼프·슬롯머신 등 특정한 기구 등을 이용하여 우연의 결과에 따라 특정인에게 재산상의 이익을 주고 다른 참가자에게 손실을 주는 행위 등을 하는 업이다.

(6) 유원시설업

유기시설 또는 유기기구를 갖추어 이를 이용하게 하는 업(다른 영업을 경영하면서 관광객의 유치 또는 광고 등을 목적으로 유기시설이나 유기기구를 설치하여 이를 이용하게 하는 경우 포함)으로 '종합유원시설업, 일반유원시설업, 기타유원시설업'으로 구분된다.

(7) 관광 편의시설업

(1)~(6) 외에 관광진흥에 이바지할 수 있는 사업이나 시설을 운영하는 사업으로 '관광사진업, 여객자동차터미널시설업, 관광식당업, 외국인전용 유흥음식점업, 관광유흥음식점업, 관광극장유흥업, 관광펜션업, 관광궤도업, 관광순환버스업, 관광면세업, 관광지원서비스업'이 있다.

3 관광산업의 시스템

(1) 구조적 시스템

관광산업의 구조적 시스템인 3체계론은 관광주체(관광자)와 관광객체(관광매력물·관광대상·자원)의 상호작용 속에서 매체역할을 수행하는 관광사업자의 필요와 그 역할이 강조됨에 따라 관광객체 부문에서 관광매체를 독립시켜 관광구조 체계를 명확히 한 것이다.

관광주체	관광을 하는 사람 또는 관광을 행하는 주체를 말한다. • 관광자 : 관광현상을 설명하는 데 있어 중심적 위치, 관광의 경험을 원하는 수요자 • 관광객 : 관광객체와 관광매체가 제공하는 환경적 배경과 관광객의 내적요인(욕구, 동기, 성격)과 외적요인(가족, 문화, 생활양식) 등에 따라 관광행동이 유발되는 관광수요자
관광객체	관광객체는 관광객을 유인하는 관광대상(혹은 관광매력물)인 동시에 관광객의 욕구를 충족시켜주는 역할을 한다. • 관광대상은 보고, 듣고, 맛보고, 배우고, 행하고, 생각하는 모든 것을 포함 • 자연적 관광자원, 문화적 관광자원, 사회적 관광자원, 산업적 관광자원
관광매체	관광매체는 관광주체와 관광객체를 연결시켜 주면서 관광주체가 요구하는 관광서비스를 제공하고, 관광객체인 관광매력물에게는 관광개발과 진흥을 촉진시키는 역할을 수행한다. • 관광매체는 시간적, 공간적, 기능적 매체로 분류 • 시간적 매체는 숙박시설, 관광객 이용시설 및 관광 편의시설, 공간적 매체는 교통기관, 도로, 운송시설, 기능적 매체는 관광알선, 관광안내, 통역안내, 관광정보와 선전물 등을 포함

(2) 행정적 시스템

관광산업 정책의 추진 시스템은 정부 내에 관광에 관련된 행정을 담당하는 조직의 위상, 조직구도 등을 의미하는데, 여기에는 중앙정부와 지방자치단체, 그리고 공기업이 포함된다.

문화체육관광부	관광산업 및 정책을 총괄하는 곳은 문화체육관광부이다. 1961년에는 육운국에 소속되어 있던 관광과가 관광공로국으로 승격되었으며, 1963년에 관광국으로 분리·독립되면서 본격적인 관광행정이 시작되었다고 볼 수 있다. 1994년 12월 세계화, 지방화 시대에 행정이 적극 부응하기 위하여 대대적인 조직개편 및 업무이관 조치를 단행하였는데, 이에 따라 종전의 교통부 관광국은 문화체육부로 이관되었다. 이후, 문화관광부로 명칭이 바뀌었고 2008년 2월에는 다시 문화체육관광부로 변경되었다.
지방자치단체	중앙 관광행정조직이 관광에 대한 대외적·전국적 차원의 정책을 수립, 조정하는 역할을 한다면, 지방 관광행정조직은 관광행정의 집행기능을 주로 담당한다.
공기업- 한국관광공사	한국관광공사는 1962년 6월 한국 관광발전을 위한 선도사업을 담당하기 위하여 설립되었다. 한국관광공사법 제12조(사업) 제1호 제1항의 목적을 달성하기 위하여 다음의 사업을 수행한다. • 국제관광 진흥사업 : 외국인 관광객의 유치를 위한 홍보, 국제관광시장의 조사 및 개척, 관광에 관한 국제협력의 증진, 국제관광에 관한 지도 및 교육 • 국민관광 진흥사업 : 국민관광의 홍보, 국민관광의 실태 조사, 국민관광에 관한 지도 및 교육, 장애인, 노약자 등 관광취약계층에 대한 관광 지원 • 관광자원 개발사업 : 관광단지의 조성과 관리, 운영 및 처분, 관광자원 및 관광시설의 개발을 위한 시범사업, 관광지의 개발, 관광자원의 조사 • 관광산업의 연구·개발사업 : 관광산업에 관한 정보의 수집·분석 및 연구 및 관광산업의 연구에 관한 용역사업 • 관광 관련 전문인력의 양성과 훈련 사업 • 관광사업의 발전을 위하여 필요한 물품의 수출입업을 비롯한 부대사업으로서 이사회가 의결한 사업
공기업- 지역관광기구(RTO)	광역자치단체의 지역관광진흥을 위한 조직으로, 인천도시공사, 대전마케팅공사, 경기관광공사, 경북관광개발공사, 제주관광공사 등이 있다.
한국관광협회중앙회	관광진흥법 제43조에 의거 협회는 다음의 업무를 수행한다. • 관광사업의 발전을 위한 업무 • 관광사업 진흥에 필요한 조사·연구 및 홍보 • 관광 통계 • 관광종사원의 교육과 사후관리 • 회원의 공제사업 • 국가나 지방자치단체로부터 위탁받은 업무 • 관광안내소의 운영 • 위 규정에 의한 업무에 따르는 수익사업
한국문화관광연구원	한국문화관광연구원은 문화예술의 창달과 문화산업 및 관광 진흥을 위한 연구·조사·평가를 통하여 체계적인 정책개발 및 정책대안을 제시하고 문화·관광산업의 육성을 지원함으로써 국민의 복지증진 및 국가발전에 기여하기 위하여 문화기본법에 의해 2002년 12월 설립된 정책연구기관이다.

4 관광산업의 효과

(1) 관광산업의 긍정적 효과

① 국제수지 개선 효과 : 관광은 외화획득과 경제발전, 기술협력과 국제무역의 증진 효과를 기대할 수 있다. 또한 지역경제의 기여하는 효과로는 소득효과·고용효과·산업관련 효과 그리고 주민의 복지 증진 효과 및 생활환경의 개선효과와 함께 지역개발을 추진함에 있어서도 선도적인 효과를 기대할 수 있다.

② 국민경제의 소득 효과 : 관광산업은 관광자와 관광대상을 결부시켜 줌으로써 그 대상자로서의 국가 또는 지역경제 발전에 크게 기여한다.

③ 지역사회개발 촉진과 관광승수 효과 : 관광사업의 소득·고용승수 효과

④ 관광의 사회·문화적 효과 : 교육적 효과, 레크리에이션 효과, 문화적 효과, 국제 친선적 효과

정치적 효과	평화와 친선, 국제교류
경제적 효과	경제성장에 기여, 국민소득 증대, 조세수입 증대, 고용 증대, 국내자원의 이용, 국제수지 개선, 타산업의 자극, 산업연관 효과를 통한 지역사회발전, 국토의 균형적 개발
사회·문화적 효과	여가기회 제공, 사회 안녕 및 질서유지, 문화 및 사적 보호
대외적(국제적) 효과	국위선양 및 선전, 경제교류 증대, 무역진흥, 문화교류, 세계평화에 기여, 국제친선 및 민간외교 도모
환경적 효과	보전적 개발로 인한 무분별한 자연훼손 방지, 동식물 생태계 보존, 자연보호

(2) 관광의 부정적 효과

① 관광객 매너의 부정적 효과 : 국제관광의 활성화는 외화획득과 국제수지 개선이라고 하는 경제적 효과와 함께 국제친선의 문화적 효과를 함께 높일 수 있으나, '매너(관광윤리)'를 분별하지 못하는 관광객의 언행으로 자국의 국위를 떨어뜨리는 역효과를 가져온다는 점이 문제가 된다. 또한 경제적으로도 관광객이 상품화 서비스의 수요를 급증시킴으로써 물가의 상승 등의 국민경제에 '마이너스 효과'를 가져다준다.

② 지역사회에 미치는 부정적 효과 : 관광지의 도덕성이 낮아지는 문제, 물가상승으로 국민경제에 미치는 문제, 관광객과 지역주민 또는 국민과의 사이에 발생되는 긴장과 위화감 문제, 관광사업으로 파생되는 오락과 유흥 등의 사치성 사업으로 미풍양속을 해치는 문제 등을 들 수 있다.

③ 자연환경에 미치는 부정적 효과 : 관광이 가져오는 여러 가지 긍정적인 효과는 국가와 지역의 경제·문화 등 다방면에 기대효과를 충족시켜 주기도 하지만, 관광지의 개발로 인한 자연의 파괴 등 부정적 효과도 부수적으로 파생되고 있다.

경제적	측면 물가상승, 기반시설 투자에 대한 위험부담, 서비스 산업의 경기불안, 개발이익의 편중배분
사회적	지역주민의 일상생활에 혼란 초래, 외지인 유입에 의한 범죄 증가
문화적	지역문화의 해체 및 왜곡, 전통문화와 윤리 파괴
기 타	자연파괴(생태계 변화), 환경파괴(사고, 소음, 공해)

PART 02 항공서비스의 이해

CHAPTER 01 항공산업의 이해

1 항공운송업의 정의, 현황 및 유형

(1) 항공운송업의 정의

항공사업법에 의하면 "항공운송사업"이란 타인의 수요에 맞추어 항공기를 사용하여 유상으로 여객이나 화물을 운송하는 사업을 말한다. 국내항공운송사업(국내 정기편 운항, 국내 부정기편 운항), 국제항공운송사업(국제 정기편 운항, 국제 부정기편 운항) 및 소형항공운송사업(국내항공운송사업 및 국제항공운송사업 외의 항공운송사업)이 해당한다.

> **알아두기**
>
> **항공기 운송사업의 구성요소**
> - **항공기** : 운송수단
> - **공항 및 항공터미널** : 항공기의 이착륙장소와 출입국서비스 제공
> - **항공노선** : 항공기의 운항로이자 운송권 확보

(2) 항공운송업의 현황

① 세계 항공운송업의 자유화 및 규제완화 : 항공사 간 경쟁 격화
② 항공운송산업의 초국적화 : 항공운송서비스의 교역 자유화로 국적을 초월한 사업영역
③ 항공사 및 공항의 민영화 : 시장규모 확대, 수익 증대, 경쟁 심화
④ 항공사 간 제휴 : 세계 유수 항공사의 전략적 제휴로 경쟁력 강화
⑤ 항공기술 발달 : 인터넷, 위성항행시스템 등의 신기술 도입
⑥ 항공안전·보안 강화 : 인적 오류로 일어나는 항공사고 예방 및 테러 방지를 위한 프로그램 도입

(3) 항공운송의 유형

① 사업운송 형태에 의한 유형
　㉠ 정기항공운송업(Scheduled Airline) : 노선과 일정한 운항일시를 사전에 공표하고, 그에 따른 공표된 시간표에 의해 여객, 화물 및 우편물을 운송하는 업
　㉡ 부정기항공운송업(Non-Scheduled airline) : 정기항공운송업 이외의 항공운송업으로서 일정한 노선 없이 일시를 정하여 운송수요에 응하여 운항하는 운송업
　㉢ 항공기사용사업 : 타인의 수요에 응하여 항공기를 사용하여 유상으로 여객 또는 화물운송 외의 업무를 행하는 사업

② 운송 객체에 의한 유형
　㉠ 여객항공운송업 : 출발공항에서 목적지 공항까지의 운송을 원칙으로 하며, 탑승제한자를 제외한 불특정 다수를 대상으로 하여 유상으로 운송한다.
　㉡ 항공화물운송업 : 여객운송과는 달리 편도수송, 반복수송, 야행성을 띠며, 지상조업 시설 등을 필요로 한다. 그리고 운임이 타 교통수단에 비해 비교적 고가이기 때문에 부피가 작고 고가이거나, 신선도를 요구하는 상품일 경우 화물운송을 주로 이용한다.
　㉢ 항공우편운송업 : 통신비밀의 준수, 우편물의 최우선적 운송, 정시성의 확보, 우편이용자와 항공사 간 운송계약상의 의무관계 등이 매우 중요시되는 운송이다.

③ 운송 지역에 의한 유형
　㉠ 국내항공운송사업 : 자국의 영역 내에서 항공기를 사용하여 여객, 화물 및 우편물을 유상으로 운송한다.
　㉡ 국제항공운송사업 : 2개국 이상의 지역 간에 운송한다.

(4) 항공운송사업의 특성

① **서비스성** : 기내 공간 중심의 고정적인 상품요소와 인적서비스 중심의 유동적 상품요소를 동시에 갖추고 있다.
② **안전성** : 모든 교통기관에서 가장 중요시되는 요소로 다른 교통수단보다 안전성이 우월하다.
③ **고속성** : 타교통기관에 비하여 늦게 등장하였음에도 불구하고 단시간 내에 전 세계 주요 도시 상호 간을 연결하는 항공노선망을 구축하고, 항공운송 중심의 국제 교통체계를 형성하였다.
④ **정시성** : 타교통기관에 비하여 항공기의 정비 및 기상조건에 의하여 크게 제약을 받기 때문에 정시성 확보가 관건이 된다.
⑤ **쾌적성과 편리성** : 장거리 여행을 하는 승객을 위한 객실시설, 기내서비스 및 안전한 비행을 통한 쾌적성이 중요하다.
⑥ **노선개설의 용이성** : 공항이 있는 곳이면 항공노선의 개설이 용이하다.
⑦ **경제성** : 시간가치와 서비스가치를 고려하여 경제성이 상승하고 있다.
⑧ **공공성** : 항공운송은 국제성을 띠고 있어 국익과도 관계된다.
⑨ **자본집약성** : 규모의 경제가 발휘되는 자본집약적 산업이다.

CHAPTER 02 항공수배업무의 이해

1 항공수배업무의 정의

(1) 고객의 요청에 의해 고객이 희망하는 교통기관, 숙박시설 등에 대해 개개의 예약을 행하여 여러 요소를 확보하고 이들을 조립해서 하나의 여행을 만들어내는 업무이다.

(2) 예약업무, 항공기좌석 예약의 재확인, 항공권의 확인, IT 신청, TE 신청, TL에 대한 구체적인 지시와 주의사항, 바우처(Voucher)의 발행 및 현지 지불의 비용산출과 TL에 대한 외화지급, 호텔예치금(Deposit)의 지불, 현지 업자에의 지불 등의 업무이다.

2 항공수배업무의 특성

(1) **항공수배업무의 기본사항**
  ① 고객의 희망사항을 정확히 이해한다.
  ② 고객이 희망하는 교통수단, 숙박시설을 정확히 예약, 확보한다.
  ③ 수배의 진행사항을 정확하고 자세하게 기록한다.

(2) **항공수배업무의 특성**
  ① **정확성** : 고객과 여행업자의 요구사항 및 수배의뢰서에 입각하여 정확하게 수배한다. 여행관련시설과 교통기관 등의 이용날짜와 이용시간 및 좌석의 등급을 정확하게 기록하고 이를 고객에게 확인하도록 해야 한다.
  ② **신속성** : 항공기의 좌석이나 숙박시설의 객실은 한정되어 있다. 수배 우선순위를 정하고 구입에 착수하는 것이 바람직하다.
  ③ **신뢰성** : 항공사나 호텔 등으로부터 수배사항에 대한 회신이 늦어질 경우에는 담당직원이 진행상황을 친절하고 명확하게 알려줌으로써, 불필요한 고객의 불안요인과 고객 불만족 요인을 제거할 수 있다.
  ④ **경제성** : 목적지까지 소용되는 경제적·교통적 효율에 따라 이용 가능한 운송수단이 변화하고 있기 때문에 여행자의 시간의 가치가 교통수단을 선택하는 데 결정적인 요소가 된다.
  ⑤ **확인성** : 세부 사항들을 다시 한 번 정확하게 확인해야 한다.
  ⑥ **서비스성**
  ⑦ **구체성** : 의뢰·지시는 구체적이어야 한다.

PART 03 지상업무 수배서비스의 이해

CHAPTER 01 숙박시설의 이해

1 숙박업의 정의

숙박업이란 숙박시설의 건설과 경영을 목적으로 한 사업 활동으로 일반 대중을 대상으로 숙면과 음식에 관계되는 인적·물적서비스를 제공함으로써 목적지에서 체재를 가능하게 하는 시설을 말한다.

2 숙박업의 종류와 특성

(1) 통상적인 숙박업의 종류
① 전통적 숙박시설 : 호텔, 모텔, 펜션, 유스호스텔 등
② 보조적 숙박시설 : Cottage, Cabin, 방갈로 등
③ 입지(장소)에 의한 분류 : 시티호텔(City Hotel), 메트로폴리탄호텔(Metropolitan Hotel), 리조트호텔(Resort Hotel), 터미널호텔(Terminal Hotel), 컨트리호텔(Country Hotel), 에어포트호텔(Airport Hotel), 시포트호텔(Seaport Hotel), 비치호텔(Beach Hotel), 서버번호텔(Suburban Hotel)
④ 이용(숙박)목적에 의한 분류 : 상용호텔(Commercial Hotel), 거주형호텔(Residential/Apartment Hotel), 카지노호텔(Casino Hotel), 컨벤션호텔(Conventional Hotel), 휴양지호텔(Resort Hotel)
⑤ 시설형태에 의한 분류 : 모텔(Motel), 보텔(Botel), 요텔(Yachtel), 플로텔(Floatel), 유스호스텔(Youth Hostel), 콘도미디엄(Condominium), 버짓모텔(Budget Motel)

(2) 관광진흥법상 숙박업의 종류
① 호텔업 : 관광객의 숙박에 적합한 시설을 갖추어 이를 관광객에게 제공하거나 숙박에 딸리는 음식·운동·오락·휴양·공연 또는 연수에 적합한 시설 등을 함께 갖추어 이를 이용하게 하는 업

관광호텔업	관광객의 숙박에 적합한 시설을 갖추어 관광객에게 이용하게 하고 숙박에 딸린 음식·운동·오락·휴양·공연 또는 연수에 적합한 시설 등을 함께 갖추어 관광객에게 이용하게 하는 업
수상관광호텔업	수상에 구조물 또는 선박을 고정하거나 매어 놓고 관광의 숙박에 적합한 시설을 갖추거나 부대시설을 함께 갖추어 관광객에게 이용하게 하는 업
한국전통호텔업	한국전통의 건축물에 관광객의 숙박에 적합한 시설을 갖추거나 부대시설을 함께 갖추어 관광객에게 이용하게 하는 업

가족호텔업	가족단위 관광객의 숙박에 적합한 시설 및 취사도구를 갖추어 관광객에게 이용하게 하거나 숙박에 딸린 음식·운동·휴양 또는 연수에 적합한 시설을 함께 갖추어 관광객에게 이용하게 하는 업
호스텔업	배낭여행객 등 개별 관광객의 숙박에 적합한 시설로서 샤워장, 취사장 등의 편의시설과 외국인 및 내국인 관광객을 위한 문화·정보 교류시설 등을 함께 갖추어 이용하게 하는 업
소형호텔업	관광객의 숙박에 적합한 시설을 소규모로 갖추고 숙박에 딸린 음식·운동·오락·휴양 또는 연수에 적합한 시설을 함께 갖추어 관광객에게 이용하게 하는 업
의료관광호텔업	의료관광객의 숙박에 적합한 시설 및 취사도구를 갖추거나 숙박에 딸린 음식·운동 또는 휴양에 적합한 시설을 함께 갖추어 주로 외국인 관광객에게 이용하게 하는 업

② 휴양 콘도미니엄업 : 관광객의 숙박과 취사에 적합한 시설을 갖추어 이를 그 시설의 회원이나 공유자, 그 밖의 관광객에게 제공하거나 숙박에 포함되는 음식·오락·운동·휴양·공연 또는 연수에 적합한 시설 등을 함께 갖추어 이용하게 하는 업

(3) 기타 숙박업의 종류

민박	민박이란 본래 숙식제공을 본업으로 하지 않는 민가가 방문객을 숙박시켜 영업활동을 하는 숙박시설로서 계절적, 임시적으로 영업하는 민가의 부업을 말한다.
인(inn)	유럽에서는 보통의 호텔보다 시설, 규모 등에서 비교적 규모가 작은 호텔을 말하여 왔지만 최근 'inn'의 명칭을 사용하는 훌륭한 호텔이 상당히 많이 설립되면서 호텔과 다름없는 것이 많이 생기게 되었다.
펜션 (Pension ; 빵숑)	프랑스어로 호텔보다 격이 낮은 숙박시설로 '여인숙', '하숙'에 가깝지만 그중에는 호텔에 가까운 것도 있다.
롯지(Lodge)	일시적으로 체재하기 위하여 특정기간만 개업하는 숙박시설로, 농촌에 있는 간이 호텔이다. 작은 가옥과 특정시즌만 사용하는 별장 등의 뜻을 갖고 있는 전형적인 프랑스의 시골 숙박시설이다.
여텔	여관과 호텔을 복합한 형식의 숙박시설로서 객실은 양식과 한식(또는 일식)을 적당히 배합하고 호텔 형식의 '서비스'를 가미할 수 있다.
호스텔	'펜션'보다는 상위의 숙박시설로 '스페인'이나 '포르투갈'에서 흔히 볼 수 있는 저렴한 서민용 호텔이다.
여관	호텔이 등장하고부터는 전형적인 서민 숙박시설로서 애용되고 있다. 호텔의 객실이 부족한 지금은 여관의 온돌방을 순 한국식으로 개발하여 외국손님을 유치하는 데 불편이 없도록 수정·발전시켜야 함이 바람직하다.
회관호텔	한 빌딩에서 호텔과 회관의 역할을 함께 할 수 있는 호텔을 말한다.
산장(Hermitage)	산장은 별장과 크게 차이는 없으나 심산유곡이나 내륙관광지에 자리 잡고 있다. 주로 이용자는 휴양객과 등산객, 스키어(Skier)들인데 시설도 간소하고 객실도 많이 확보하지 않는 소규모 숙박시설이다.
샤토(Chateau)	샤토는 일명 맨션(mansion)이라고도 불리는데 영주나 지주의 대저택 또는 호화저택을 지칭했으나 오늘날은 관광지의 아담한 소규모의 숙박시설을 말한다.
샤레이(Chalet)	본래 '스위스'식의 농가집인 샤레이(Chalet)는 열대지방의 숙박시설의 한 형태이다. 규모는 대체로 '방갈로'보다 작고 건물의 높이도 낮은 것이 특징이다.
마리나(Marina)	해상 관광에 적합한 유람선(Pleasure Boat)을 위한 정박지 또는 중계향의 시설 및 관리체계를 갖춘 곳을 말한다.

캠핑(Camping)	야외에서 휴식과 레크리에이션 활동을 텐트나 캐빈(Cabin)을 이용하여 야영할 수 있도록 설비되어 있는 지역으로 화장실, 수도시설, 전기시설, 오물 처리장이 갖추어져 있다.
빌라(Villa)	빌라는 일반적으로 '별장'이라고 부르고 있다. 개인이 자기 가족전용을 위해 소유하고 있는 경우와 이를 관광객에게 개방하여 숙박시설로 제공하는 경우가 있다.
방갈로(Bungalow)	방갈로는 열대지방의 건축형태의 일종으로 주로 목조 2층 건물이다. 아래층은 없고 원두막처럼 생겼는데 지붕은 경사가 심하다.
국민숙사	휴가촌사라고도 하며 가족휴가 등을 즐길 수 있는 저렴한 공공숙박시설이다.
커티지(Cottage)	커티지는 초가 형태의 소규모 단독 숙박시설로서 1동당 1가족 소규모 단체객의 투숙에 적합하다. 고급숙박시설에 비해 모든 면에서 뒤떨어지거나 아담하고 조용한 분위기 속에 휴양, 휴가, 레크리에이션을 즐기는데 나름대로의 장점을 가지고 있으며, 건물이 일정한 거리로 떨어져 있어서 '프라이버시'와 정숙을 보장받을 수 있다.

(4) 숙박업의 기능과 특성

① 숙박업의 기능
  ㉠ 숙식의 기능
  ㉡ 정신적 휴양의 기능
  ㉢ 여가활동의 기능
  ㉣ 보호의 기능
  ㉤ 사교와 교류의 기능
  ㉥ 정보제공의 기능과 비즈니스 지원의 기능

② 숙박업의 특성
  ㉠ 다기능성 : 숙박업은 관광지에서 가정의 역할 즉, 관광객의 신변안전과 숙식이라는 기본적인 기능 외에도 관광객이 체재하는 동안 모든 활동을 지원해야 하는 복합기능을 수행한다.
  ㉡ 비신축성 : 호텔의 객실 수나 부대시설의 수용력을 상황에 따라 조정할 수 없다.
  ㉢ 높은 고정비 : 토지·건축비를 비롯하여 고정비가 높다.
  ㉣ 다양한 분야의 전문 인력이 필요하다.
  ㉤ 사전평가의 불가능성 : 숙박업은 다른 관광상품과 마찬가지로 하나의 경험이며 과정이다.
  ㉥ 계절성 : 성수기와 비수기의 변동성이 크다. 그리고 주말과 주중의 수요변동 역시 큰 편이다.
  ㉦ 비보관성 상품 : 숙박업 상품은 수요와 공급이 동시에 완결되므로 보관이 불가능하다.
  ㉧ 비전매성 상품 : 숙박업 상품은 일정한 장소 내에서만 가치재를 생산, 판매하는 것이므로 다른 장소에 시장성이 좋다고 하여 이동하면서 판매할 수 없다.
  ㉨ 공공성 상품 : 숙박업 상품은 이윤추구에만 급급할 수 없는 요인 즉, 국가적 차원에서 국제적 위신을 지켜야 하는 공공성을 갖고 있는 상품이다.
  ㉩ 다인자성 상품 : 숙박업은 인적서비스, 물적서비스, 시스템적 서비스, 정보적 서비스, 금융적 서비스 등의 인자가 결합되어 판매되는 다인자성 상품이다.

3 숙박업의 조직구성과 기능

(1) 숙박업의 조직구성
① **조직의 유형** : 숙박업 조직의 유형으로는 라인 조직, 직능 조직, 라인-직능 조직, 스태프 조직, 라인-스태프 조직이 있다.
② **숙박업 조직** : 숙박업 조직은 일반적으로 서비스 부문은 라인조직, 관리 부문은 스태프 조직으로 구성되는데 호텔의 규모나 성격에 따라 달라질 수 있다.

> **📢 알아두기**
>
> **라인(Line) 조직과 스태프(Staff) 조직**
> - **라인 조직** : 최고의사결정권자부터 가장 아래 사원까지 명령계통이 일직선으로 연결되어 있는 조직. 종업원은 자기가 속한 명령계통에서 바로 위의 한 사람으로부터 명령을 받는다.
> - **스태프 조직** : 참모식 조직으로 직계조직을 보강하는 제도로, 집행기관을 제외하고는 지휘·명령의 권한이 부여되지 않는다.

(2) 숙박업 조직의 기능
① **라인 조직** : 관리자와 노무자 사이의 관계가 하나의 직선처럼 연결되어 있고, 직접 상사에 대해서만 책임을 지고 권한을 행사할 수 있는 부문관리 기능
② **직능 조직** : 경영기능의 수평적 분화를 명확히 하고 전문화에 의한 관리자의 분업상 이익을 확보하기 위한 조직 기능
③ **라인-직능 조직** : 라인 조직의 지휘·명령의 통일성을 유지하고 조정의 원리를 확보하는 반면, 수평적 분화에 의한 책임과 권한을 확립하여 위임의 원리를 충분히 받아들이려는 조직 기능
④ **스태프 조직** : 경영활동의 원만한 업무수행을 돕고 각 부문 간의 조정을 도모하여 최고경영자를 보좌하기 위한 조직기능
⑤ **라인-스태프 조직** : 라인 조직의 결정, 명령, 집행에 관한 것과 스태프 조직의 조언, 권고, 자문, 서비스를 상호 보완·의존하는 관계의 조직형태 기능

(3) 숙박업 조직의 원칙
① **전문화의 원칙** : 조직의 각 구성원은 가능한 한 한 가지의 특수화된 업무만을 담당해야 한다.
② **명령일원화의 원칙** : 공식적인 명령지휘 계통을 갖추고 직속상관으로부터 명령과 지시를 받아야 한다.
③ **책임과 권한의 원칙** : 직무 분담 과정에서 각 구성원이 분담할 직무에 관한 명확한 책임과 그 직무를 수행하는 데 필요한 권한이 부여되어야 한다.
④ **조정의 원칙** : 조직의 목적을 효율적으로 담당할 수 있도록 하기 위하여 각기 분화된 경영활동을 호텔 전체의 관점에서 적절히 조정 통합해야 한다.
⑤ **감독범위 적정화의 원칙** : 한 사람의 관리자가 직접 통제하는 하위자의 수를 적정하게 제한한다.
⑥ **계층단축의 원칙** : 조직의 활성화와 명령화, 전달의 신속·정확한 전달을 위해서 계층을 단축화하여야 한다.

⑦ 직능화의 원칙 : 구성원의 능력, 정실에 의존하지 않고 직능을 중심으로 조직을 형성한다.
⑧ 권한위임의 원칙
⑨ 탄력성의 원칙 : 환경변화에 적응할 수 있도록 과감한 조직 개편이 이루어져야 한다.
⑩ 사기양양의 원칙
⑪ 적재적소의 원칙 : 조직에 맞는 사람을 선발하여 가장 이상적인 조직이 되도록 한다.

4 숙박업의 예약시스템 이해

세계 유명항공사에서 보유하고 있는 컴퓨터예약시스템(Computerized Reservation System : CRS)과 광역유통시스템(Global Distribution System : GDS)에 의한 예약방법이다. CRS는 컴퓨터화된 예약시스템으로 판매와 경영을 목적으로 하는 호텔예약시스템이고, GDS는 광역유통시스템으로 세계 각국에서 사용되고 있는 네트워크 제공 상품과 기능의 유통을 위한 한 개 이상의 CRS 체계를 말한다.

(1) 고객유형별 예약접수 시 확인사항

도착일자, 출발일자, 과거사용 여부, 객실 수, 투숙객 인원 및 객실 종류, 객실 요금, 성별 및 이름, 지불조건, 도착시간 및 교통편, 예약자 및 회사, 연락처, 특이사항, 예약접수일 및 접수인

(2) 예약취소 및 변경

① 예약취소 : 해당 숙박업체의 숙박약관 및 국제호텔약관에 따라서 예약취소를 접수처리한다.
② 예약변경 : 고객이 투숙하고자 하는 날의 객실 상황을 고려하여 예약변경을 한다.

(3) 객실예약의 통제 및 초과예약

① 예약통제 : 날씨, 항공기 파업, 비행취소 및 연착, 불가항력의 경우를 제외하고 예약현황을 정확히 파악하여 효율적인 객실판매가 가능하도록 객실예약 상황을 조정하는 것을 의미한다.
② 초과예약 : 인근 호텔의 예약상황, 일정기간 동안 워크인(Walk-in) 고객 빈도, 과거의 노쇼(No-Show) 및 취소 비율 등을 고려하여 판매 가능한 객실 수의 이상을 예약 받을 수 있다.

(4) 노쇼(No-Show) 처리

No-Show는 예약했으나 나타나지 않는 고객을 의미하며 이 경우 객실 상황의 유불리에 따라 적절한 조치가 필요하다. 초과예약은 예약 취소와 예약손님이 나타나지 않는 경우에 대비하여 보유한 객실 수 이상으로 초과예약을 접수하는 것을 말한다.

(5) 예약확인

고객에 의해 예약이 이루어지면 일주일 전에는 예약 시 받은 연락처를 통해 예약확인을 받아야 한다. 이는 No-Show의 방지 및 예약통제를 위해 꼭 필요하다.

CHAPTER 02 관광교통의 이해

1 관광교통의 정의 및 성격

(1) 관광교통 정의
① **교통의 정의** : 통로(Way), 운반구(Vehicle) 및 동력(Motive Power)의 교통 3요소에 의하여 구성되는 동체로 사람이나 화물의 이동과 운반을 위하여 장소 간의 거리를 극복하려는 행위이다.
② **교통업의 정의** : 수송수단을 써서 사람 또는 재화를 장소적으로 이동시키는 서비스를 상품으로 판매하고 이윤을 추구하는 사업을 말하며 민간기업뿐만 아니라 국가나 지방공공단체가 운영하는 공영사업을 포함한다.
③ **관광교통업의 정의** : 일상생활을 떠나 매력 있는 관광지 방문의 접근성 제고와 동시에 관광자원의 성격을 지닌 교통수단과 서비스를 제공하여 경제적·사회적·문화적 이익을 창출하는 사업으로 관광교통시설은 관광자원화된 교통시설을 말한다.

(2) 기본적 성격
① **무형재** : 생산 즉시 소비, 소비 즉시 생산의 성격을 가지고 있기 때문에 교통서비스의 저장이 불가능한 무형재(즉시재)이다. 이는 교통수요에 대하여 항상 대처할 수 있는 적정규모의 수송시설이 존재해야 함을 의미한다.
② **수요의 편재성** : 교통수요는 시간적·계절적으로 심한 편중현상을 보이는데 특히 관광여행이나 쇼핑과 같은 '소비적 교통수요'인 경우에는 기후 조건 또는 사회적·경제적 조건의 영향을 많이 받는다. 또한 관광교통은 수요의 탄력성이 매우 크다.
③ **자본의 유휴성** : 관광교통수요가 시간적·지역적으로 편중하고 있어서 관광성수기를 제외하면 적재력이 남아돌아 자본의 유휴성이 높다.
④ **독점성** : 일정한 노선을 확보한 교통사업은 자연적인 독점형태를 띤다.

2 관광교통의 유형과 특성

(1) 관광교통의 유형
① **철도운송업**
  ㉠ 관광목적을 위한 철도 : 등산철도, 유람철도
  ㉡ 산악관광과 자연관광을 위한 철도 : 모노레일(Monorail), 강삭철도(Cable Railway), 보통삭도(Rope Way), 특수삭도(Ski Lift)
② **해운업**
  ㉠ 연안여객업 : 연안여객선은 육지와 인근 도서지방을 연결하는 선박으로 여행자를 비롯하여 주로 서민들이 이용하는 선박이다.
  ㉡ 카페리(Car Ferry) : 승객과 자동차를 함께 실어 나르는 배이다.

ⓒ 관광유람선(Cruise) : 관광유람선은 취항해역, 목적, 시기 등에 의해 각양각색이지만 오션크루즈, 레저크루즈, 전세크루즈, 리버크루즈 등의 4종류로 구분하는 것이 일반적이다.

③ 항공업

ⓐ 항공업은 국제수지의 개선, 외국과의 경제적·정치적 관계의 긴밀화 그리고 국위선양이라는 관점에서 각국이 그 나라의 국제노선을 가진 항공회사에 대하여 지원·육성해왔다. 특히 현대 관광은 관광객의 대량수송과 밀접한 관계가 있으므로 항공운송의 비중은 매우 중요하다.

ⓑ 항공운송관계단체

국제민간항공기구 (International Civil Aviation Organization, ICAO)	• 1947년 국제민간항공조약에 기인하여 설립된 UN 전문기관 • 대표 업무 - 국제민간항공의 안전하고 정연한 발전 확보 - 평화적 목적을 위해 항공기의 설계 및 운항의 기술을 장려 - 국제민간항공을 위한 항공로, 공항 및 항공보안시설의 발달을 장려
국제항공운송협회 (International Air Transport Association, IATA)	• 1945년 쿠바의 아바나에서 설립 • 목 적 - 항공운송사업을 육성하고 관련된 제반 문제를 연구 - 항공운송기업 간의 협조를 위한 모든 수단을 제공
동양항공사협회 (Orient Airlines Association, OAA)	• 1966년 9월에 OARB로 설립되었으나 1970년 10월에 OAA로 기구명칭 변경 • 목적 : 아시아지역 내 항공사 간 협력과 민간항공사업의 촉진 등

④ 육상운송업

육상운송업의 주된 수단은 자동차 운송업이다. 자동차 운송업의 최대 장점은 관광에 있어서의 목적지까지 수송과 관광대상물이 있는 관광지에서의 유람수송이다.

(2) 관광교통의 특성

① 기능상의 특성

ⓐ 욕구충족의 매개행위 : 일정한 욕구충족을 위해 인간과 계획 간의 공간을 극복하기 위한 행위이다.
ⓑ 유통서비스의 창출행위 : 이동행위 자체에 효과와 효용을 부여하고 서비스 개념을 도입하여 서비스상품화로 질의 향상을 모색, 이용증대를 꾀하는 행위이다.

② 내용상의 특성

ⓐ 시한성 : 일반적인 상품의 특성과 달리 교통용역(교통서비스)은 생산과 소비가 동시에 존재해서 성립되고, 특정시간에 이용하지 않으면 상품가치가 소멸되며 그 가치성을 저장할 수 없다.
ⓑ 무형재의 서비스상품 : 교통수단에 의한 인간의 욕구충족은 무형의 교통서비스를 근간으로 하는 사업이다.
ⓒ 수요의 시간적·지역적 편재성 : 교통수요는 시간적·지역적 요인에 따라 변화가 있어서 성수기(Peak Season)와 비수기(Off-Season)가 존재한다. 특히 관광에 따른 교통기관의 이용이 관광대상에 따른 지역적 편재성이 크다.

3 관광교통 예약시스템

(1) 컴퓨터예약시스템(Computerized Reservation System, CRS)
항공좌석 예약, 호텔, 렌트카, 철도 및 해운 등 관광객이 요구하는 다양한 정보를 제공하는 통신망으로 항공산업의 중추가 되고 있다.

(2) CRS의 기능
① 예약기능
  ㉠ 항공좌석, 호텔, 렌터카 등 예약 및 공석 관리
  ㉡ 고객의 요구에 맞는 항공노선 및 운임체계에 대한 정보 제공
  ㉢ 빈번한 변경에 대한 신속 대처 가능
② 수입의 극대화 기능
  ㉠ 공석을 최소화할 수 있으므로 가능
  ㉡ 과거 데이터를 이용하여 No-Show에 대비한 적절한 초과예약 가능
  ㉢ 할인요금 및 정상요금을 최적으로 조합 가능
③ 지원기능
  ㉠ 여행사 업무 지원
  ㉡ 각 여행대리점의 제반업무 지원
④ 관광정보 및 생활정보 제공

CHAPTER 03 외식업의 이해

1 외식업의 정의

① 외식업은 음식이나 음료 등을 조리하여 동일한 장소 또는 그 내부나 외부에서 소비되도록 제공하는 업종을 말한다.
② 음식을 생산하는 제조업과 서비스를 통해 고부가가치를 창출하는 산업이다.
③ 식사 제공, 인적서비스 제공, 분위기 연출, 식사와 관련된 편의제공 등을 상품으로 하는 사업이다.
④ 다양한 서비스업이 복합된 인적·물적 산업이다.

2 외식업의 유형과 특성

(1) 외식업의 유형
① 한국표준산업 분류에 의한 분류 : 우리나라는 1980년대 후반에 접어들면서 외식산업에 대한 연구가 활발하게 진행되었고 점차 발달하기 시작하였다. 그러나 외식산업에 대한 정확한 개념이 정립되지 않았고, 정부주도하에 통계청에서 외식업에 대하여 분류체계를 구분하였다.

음식점업(561)	• 한식 음식점업(5611)
	  – 한식 일반 음식점업(56111)
	  – 한식 면요리 전문점(56112)
	  – 한식 육류요리 전문점(56113)
	  – 한식 해산물요리 전문점(56114)
	• 외국식 음식점업(5612)
	  – 중국 음식점업(56121)
	  – 일식 음식점업(56122)
	  – 서양식 음식점업(56123)
	  – 기타 외국식 음식점업(56129)
	• 기관 구내식당업(5613)
	  – 기관 구내식당업(56130)
		• 출장 및 이동 음식점업(5614)
		  – 출장 음식 서비스업(56141)
		  – 이동 음식점업(56142)
		• 제과점업(5615)
		  – 제과점업(56150)
		• 피자, 햄버거 및 치킨 전문점(5616)
		  – 피자, 햄버거, 샌드위치 및 유사 음식점업(56161)
		  – 치킨 전문점(56162)
		• 김밥 및 기타 간이 음식점업
		  – 김밥 및 기타 간이 음식점업(56191)
		  – 간이 음식 포장 판매 전문점(56199)

주점 및 비알코올 음료점업(562)	• 주점업(5621)
	  – 일반 유흥주점업(56211)
	  – 무도 유흥주점업(56212)
	  – 생맥주 전문점(56213)
	  – 기타 주점업(56219)
		• 비알코올 음료점업(5622)
		  – 커피 전문점(56221)
		  – 기타 비알코올 음료점업(56229)

② 식품위생법 시행령에 따른 분류

휴게음식점영업	주로 다류(茶類), 아이스크림 등을 조리·판매하거나 패스트푸드점, 분식점 형태의 영업 등 음식류를 조리·판매하는 영업으로서 음주행위가 허용되지 아니하는 영업(다만, 편의점·슈퍼마켓·휴게소 그 밖에 음식류를 판매하는 장소에서 컵라면, 일회용 다류 또는 그 밖의 음식류에 물을 부어 주는 경우 제외)
일반음식점영업	음식류를 조리·판매하는 영업으로서 식사와 함께 부수적으로 음주행위가 허용되는 영업
단란주점영업	주로 주류를 조리·판매하는 영업으로서 손님이 노래를 부르는 행위가 허용되는 영업
유흥주점영업	주로 주류를 조리·판매하는 영업으로서 유흥종사자를 두거나 유흥시설을 설치할 수 있고 손님이 노래를 부르거나 춤을 추는 행위가 허용되는 영업
위탁급식영업	집단급식소를 설치·운영하는 자와의 계약에 의하여 그 집단급식소 내에서 음식류를 조리하여 제공하는 영업
제과점영업	주로 빵, 떡, 과자 등을 제조·판매하는 영업으로서 음주행위가 허용되지 않는 영업

(2) 외식업의 특성

① **입지사업** : 점포위치를 최우선으로 고려하여야 하며, 점포의 위치가 업소운영의 관건이 된다.
② **인적의존 사업** : 노동집약적인 사업이기 때문에 사람에 의한 영업활동에 의존한다.
③ **프랜차이즈 체인화 사업** : 다점포 전개가 중요한 요소이므로, 프랜차이즈 시스템이 매우 유리하다.
④ **매뉴얼화 사업** : 시스템 위주의 전문성이 요구되는 사업이다.
⑤ **독점기업이 지배하지 않는 모방성 사업** : 외식산업은 일반제조업과는 달리 독점적 시장지배가 불가능한 산업이다.
⑥ **소비자의 기호가 강하게 영향을 미치는 산업** : 외식업은 소비산업이며 소비자 의식구조, 식생활 패턴 변화, 가처분소득증대, 소비자생활방식과 기호에 많은 영향을 받는다.
⑦ **다품종 소량의 주문판매사업** : 외식사업은 여러 종류의 음식을 주문에 의하여 그때그때 생산·판매하기 때문에 완성품 재고가 없다.
⑧ **유통경로 부재사업** : 상품구매를 위하여 고객이 직접 방문하여 소비하는 유통경로 부재사업이다.

3 국가별 외식문화의 특성

(1) 중 국
① 재료의 선택과 맛이 다양하여 사용되는 재료가 풍부
② 조리법이 다양하나 익힌 숙식이 기본
③ 조리기구 간단
④ 맛과 영양, 재료 사용에 있어 조화와 균형 중시
⑤ 지역적으로 다른 음식습관이 형성

(2) 미 국
① 영국 음식문화가 미국 음식문화의 기초이며 이것이 미국에 이민 온 다양한 민족의 음식문화와 혼합
② 육류 위주의 고칼로리 식단
③ 식사량이 많고 후식과 음료 선호
④ 패스트푸드, 즉석식품, 일품요리, 통조림 발달

(3) 일 본
① 주식인 쌀 및 일본주에 조화가 되도록 하는 요리
② 재료 본연의 맛을 살리기 위해 향신료를 진하게 쓰지 않음
③ 생선요리 발달
④ 외형의 아름다움과 시각적인 면 강조

(4) 프랑스
① **미식문화** : 먹는다는 것은 삶의 큰 즐거움이자 문화이자 정체성
② 맛은 물론 시각적 효과도 중시
③ 아침식사는 간단히, 저녁은 푸짐하게
④ 식사 자리는 사교의 장
⑤ 연령 상관없이 와인을 즐김

(5) 영 국
① 자연스러움을 강조하는 조리방식
② 하루 네 번 식사
③ 아침식사를 가장 중요하게 생각하여 아침을 든든하게 잘 먹는 편
④ 커피보다 차를 즐기는 문화(하루 6번 티타임)

(6) 이탈리아

① 지역마다 다양한 전통음식 발달
② 식사시간은 여유 있게 즐기며 대화를 나누는 소통의 통로로 특별한 의미가 있음
③ 저녁식사를 가장 중시, 온 가족이 함께 함
④ 파스타나 쌀요리가 주요리로 생략되는 경우 없음

(7) 이슬람권

① 유목문화의 전통으로 고기를 불에 굽는 그릴 형태의 조리법이 많으며 더운 날씨 때문에 육포나 소시지 형태의 저장육 다양
② 조리에 기름을 많이 사용하며 주로 올리브유를 이용
③ 육류는 돼지고기를 제외하고는 거의 모두 이용되나, 양고기를 가장 선호
④ 치즈와 요구르트는 식사에서 빠지지 않는 기본 음식
⑤ 생선과 물고기는 어느 곳에서나 인기가 높으며, 특히 지중해지역에서 인기
⑥ 단 음식을 매우 좋아하여 단 과자류가 다양하게 발달
⑦ 이슬람교에서는 술을 금기시하므로 대신 차와 커피를 즐겨 마심

> **알아두기**
>
> **국가별 식사예절**
> - 미국 : 식사 시 팔꿈치를 식탁 위에 두지 않고, 먹을 때 소리를 내지 않도록 주의한다. 식사 시에는 가벼운 대화를 하도록 하나 말하기 전 음식물은 삼키고 말한다. 소금이나 후추가 손에 닿지 않을 경우 일어나서 가져오거나 억지로 닿으려는 행동은 예의가 아니므로 옆 사람을 통해 건네받도록 한다.
> - 중국 : 식사 중 젓가락으로 가리키지 말아야 하며, 사용한 수저는 타인에게 보이는 것은 실례이므로 사용한 뒤 뒤집어 놓도록 하자. 그릇을 깨끗이 비우는 것보다는 음식을 조금 남기는 것이 예의이다.
> - 일본 : 젓가락이 장례 절차 중 유골을 골라내는 데도 쓰이므로 젓가락으로 음식을 넘겨주는 것은 예의에 벗어나는 행동이다. 국은 반드시 그릇째 들고 먹는다.
> - 영국 : 수프를 먹을 때 숟가락을 바깥쪽으로 향하게 하여 떠먹어야 하며, 수프 그릇은 본인에게서 먼 쪽으로 기울여 두도록 한다.
> - 중동 : 왼손은 보통 볼일을 볼 때 쓴다는 통념이 있으므로, 식사할 땐 반드시 오른손을 사용하여야 한다.
> - 칠레 : 손으로 직접 음식을 집어 먹지 않기 때문에 함부로 손으로 집어 먹는 행위는 삼가야 한다.
> - 이탈리아 : 내가 손님일 경우 음식을 받을 때 예의상 한 번쯤은 사양해 주는 것이 좋다. 그러나 두 번은 사양하지 않아야 한다.
> - 프랑스 : 가벼운 점심이라고 해도 빠르게 먹는 것은 무례한 일이므로, 여유를 가지고 천천히 식사하도록 한다.

CHAPTER 04 관광쇼핑과 공연안내 서비스의 이해

1 관광쇼핑 서비스의 이해

(1) 관광쇼핑의 정의 및 중요성
① 관광쇼핑의 정의 : 여행자가 그들의 욕구에 따라 관광지에서 물건을 구매하는 행위를 포함하여 먹기, 구경하기 등 그 과정에서 부수적으로 일어나는 모든 행위이다.
② 관광쇼핑의 중요성 : 관광쇼핑은 관광객의 욕구를 충족시키고 더욱 만족스러운 관광활동을 보장할 뿐만 아니라 외화획득을 통하여 국제수지개선, 경제성장, 수출과 고용증대 등 국가경제에 막대한 기여를 하고 있다.

(2) 관광쇼핑업의 분류
① 외국인전용 관광기념품 판매업 : 외국인 관광객에게 물품을 판매하기에 적합한 시설을 갖추어 국내에서 생산되는 주원료를 이용하여 제조 또는 가공된 물품을 판매하는 업으로 이용대상은 외국인에게 한정되어 있어 내국인은 이용할 수 없다.
② 관광 토산품업 : 토산품이란 지역 고유의 1차, 2차 생산물로 지역적 정취와 풍토성이 가미된 제품이다.
③ 관광기념품업 : 관광기념품은 기념품 제조업과 기념품 판매업으로 구분되는데 관광사업으로서의 기념품업은 관광지에서 관광객에게 기념품을 직접 판매하는 기념품 판매점을 말한다.

> **📢 알아두기**
>
> **관광쇼핑업의 특성**
> - **계절성**이 크다.
> - 관광활동의 하위서비스로 인식되고 있으며, 타업종과의 경쟁관계가 매우 낮다.
> - 타 업종에 비해 관광쇼핑생산업의 참여가 매우 용이하므로, 공급 측면의 각 단계에서 **과잉경쟁**이 나타난다.
> - 경영구조나 생산기술이 소규모인 **영세업체**가 많아 완전경쟁 상태에 가까운 시장특성을 가지고 있다.
> - 관광쇼핑생산업체는 종류도 다양하고 수적으로도 많으나 주로 중·소 기업형이나 영세형이고, 노동집약적 산업으로 타업종에 비해 **경영의 과학화·업무의 효율화가 뒤처진다**.
> - 관광쇼핑생산업체는 **소득탄력적 산업**으로 외화가득률과 경제적 부가가치성이 높고 지역특산품이 주대상이므로 유휴노동력을 활용하는 산업이다.
> - 관광쇼핑상품의 기능과 개념의 다양화로 **판매업체의 전문업종화**가 이루어지고 있다.
> - 관광쇼핑상품의 생산·유통·판매 등의 과정이 지역 내에 한정되지 않고 **전국적으로 확산**되고 있다.

(3) 관광쇼핑상품의 종류
관광쇼핑상품이란 관광쇼핑의 대상물로서 향토특산품 외에도 토산품·농가공산품·산업공예품·전통공예품·특산품·관광토산품·관광기념품·수입품 등이 포함된다. 특히 지역의 특산품만을 의미하는 것이 아니라 관광객의 구매 욕구를 채워주는 모든 대상이 포함된다.

① 생산단계에 따른 분류 : 지역적 수요형, 공예품형, 아마추어형, 지역산업형, 유입가공형, 팬시형, 전국수요형
② 특성에 따른 분류 : 상징성 또는 대표성 있는 상품, 전시성 내지 지위 상징적인 상품, 진기·진미성 있는 유명상품, 지명도가 높은 상품
③ 상품종류에 따른 분류 : 공예품, 기호품, 정밀기계공예품
④ 우리나라 관광쇼핑상품의 분류 : 토산품으로서 지역의 원료를 그곳에서 가공한 지역산물, 민예품으로서 지역의 고유한 역사·민속·전통 등이 담겨있는 공예품, 일반 공예품으로 가격·품질 등을 이유로 생산지이자 방문지인 곳에서 구매한 모든 상품

(4) 관광쇼핑상품의 특성
① 민족문화를 배경으로 국민적 색채가 풍부하게 담겨있고 예술적 가치가 있어야 한다.
② 튼튼하고 부피가 작아 휴대에 편리해야 한다.
③ 다양한 관광객 기호를 충족시켜야 한다.
④ 미관뿐만 아니라 운송이 용이한 포장이어야 한다.
⑤ 가격이 저렴해야 한다.
⑥ 보존성이 좋아야 한다.
⑦ 실용성과 소비성을 충족해야 한다.

2 공연안내서비스의 이해

관광과 공연 등과 같은 문화사업은 서로 밀접히 연계되어 발전하여 왔으며 한류 열풍 및 K-pop의 인기로 인해 많은 외국인들의 국내관광이 증가하는 현상이 있기도 했다. 이러한 관광객을 위하여 공연 및 전시내용 등을 전달하는 안내서비스의 역할은 매우 중요하다고 할 수 있다.

(1) 국가별 관광객 공연안내서비스 사례
① 싱가포르 티켓 큐브(Ticket Cube) : 싱가포르의 예술 & 엔터테인먼트 분야의 티켓 공급사인 주요 4개 회사가 연합하여 건설한 공연정보 제공 및 티켓 안내서비스 센터이다. 각종 문화행사, 공연, 전시 등에 대한 안내를 제공하여 원하는 장르의 공연 목록을 한 번에 살펴볼 수 있다.
② 파리 씨어터 인 파리(Theatre in Paris) : 프랑스어로 공연되는 연극에 영어 자막서비스를 제공하여 외국 관광객들이 프랑스의 연극을 자유롭게 즐길 수 있도록 하고 있다. 또한 자막 제공뿐만 아니라 영어를 하는 안내원이 외국인 관광객에게 좌석안내 등의 서비스를 제공하고 있다.
③ 서울 트래블 패스 : 외국인 관광객 대상 채팅 컨시어지 서비스이다. 외국인 관광객이 영어 및 중국어로 1:1 채팅을 통해 약 100여 개 관광지의 입장권 구매, 전시·공연 예약 등을 할 수 있다.

(2) 공연의 관광효과

예술과 관광은 상호 보완관계에 있다고 볼 수 있다. 즉, 예술은 관광을 위한 매력을 창출하고 관광은 예술에 대하여 청중을 제공한다. 영국 런던의 경우 문화예술 청중의 40% 이상이 관광객으로 구성되어 있다.

> **알아두기**
>
> **관광안내소**
> - 관광안내소 : 관광안내란 관광객에게 관광자원과 그 매력을 소개하고 정보를 제공하여 편의를 주며, 낯선 지역에 대한 불안을 해소하여 최대한 안락한 관광을 즐길 수 있도록 돕는 인적서비스이다.
> - 관광안내소의 역할
>   - 정보제공역할 : 관광지, 숙박, 교통, 공연, 식당 등의 정보를 방문객과 지역 주민에게 제공하는 역할을 수행한다.
>   - 예약역할 : 숙박, 교통, 공연 등에 대한 예약을 방문객과 지역 주민에게 해주는 역할을 한다.
>   - 전시・판매역할 : 방문객에게 지역 특산품 및 관광기념품 등을 전시・판매하고, 공중전화 카드 및 교통티켓 등을 판매하는 역할을 한다.
>   - 휴게공간역할 : 휴식을 취할 수 있는 휴게공간을 방문객에게 제공하는 역할을 한다.
>   - 지역연계역할 : 지역 전시관이나 체험공간 등을 통해서 지역과 지역을 연계하는 역할을 한다.

CHAPTER 05 관광안내와 정보이해

1 관광정보의 정의와 매체유형

(1) 관광정보의 정의

관광정보는 관광객들이 목적 지향적인 선택행동을 하는 데 유용한 일체의 알림사항이라 할 수 있다. 관광체계 내에서 관광정보란 교통수단과 함께 관광주체인 관광객과 관광객체인 관광대상(관광자원, 관광시설 및 서비스 등)을 연결시켜주는 관광매체로서 바람직한 관광체험 욕구를 충족시켜주는 역할을 한다.

(2) 관광정보의 매체유형

① 인터넷 관광정보
② 시청각(전파) 매체(TV 및 라디오)
③ 인쇄매체 정보
④ 구전정보
⑤ 관광관련기관
⑥ 개인의 과거 경험

(3) 관광정보의 기능
① 관련 조직의 활성화
② 잠재된 관광수요의 자극
③ 지역경제의 활성화 도모
④ 관광자원의 훼손 방지

2 관광지 안내와 예약시스템

(1) 관광지 안내유형
① **지도** : 관광지리, 자원, 시설 등에 대한 길 안내 및 위치 등과 관련된 정보
② **표지** : 관광지리, 자원, 시설 등과 관련한 정보
③ **홍보물** : 관광지도, 자원, 시설, 교통, 식음, 행사 프로그램 등과 관련한 정보
④ **전자정보** : 전자매체 등을 이용한 관광지도, 자원, 시설, 프로그램 등의 안내정보

(2) 관광지 안내 정보서비스
① **지역정보체계(Regional Information System, RIS)** : 관광객들이 관광계획을 수립하고 있는 중에 관광객들에게 제공하여야 한다.
　㉠ 정보관리
　㉡ 지역단위화
　㉢ 시스템의 운영
② **현지정보체계(Area Information System, AIS)**
　㉠ 관광지 측에 의해 관리되는 특정지역의 정보체계를 말한다.
　㉡ 관광안내소
　㉢ 지역관광안내소와 관광지안내소 : 관광안내를 전문으로 하는 곳으로 역, 공항 등에 위치
　㉣ 겸목적 안내소 : 관광안내와 타 업무를 겸하고 있는 곳
　㉤ 임시안내소 : 관광성수기에만 한시적으로 운영하는 곳
　㉥ 무인안내소 : 첨단전자기술을 이용해 관광 안내하는 곳

PART 04 관광자원 및 이벤트의 이해

CHAPTER 01 관광종사원에 대한 이해

1 관광종사원의 정의

(1) 관광진흥법(제38조 관광종사원의 자격 등) 및 동법 시행령(제36조)에 근거한 관광종사원이란 '관광사업체에 의해 고용되어 관광객에게 무형·유형의 서비스를 제공함으로써 관광객에게 만족을 주고 그에 상응하는 만큼의 경제적 급부를 제공받는 사람'을 말한다.
(2) 관광종사원에는 호텔종사원, 관광가이드, 관광버스 운전기사 등과 같은 사람이 포함된다.

2 관광종사원의 범위

(1) **여행업에 종사하는 자**
    ① **종합여행업** : 국내외를 여행하는 내국인 및 외국인을 대상으로 하는 여행업에 종사하는 자
    ② **국외여행업** : 국외를 여행하는 내국인을 대상으로 하는 여행업에 종사하는 자
    ③ **국내여행업** : 국내를 여행하는 내국인을 대상으로 하는 여행업에 종사하는 자

(2) **호텔업에 종사하는 자**
    ① **관광호텔업** : 관광객의 숙박에 적합한 시설을 갖추어 관광객에게 이용하게 하고 숙박에 딸린 음식·운동·오락·휴양·공연 또는 연수에 적합한 시설 등(이하 "부대시설"이라 한다)을 함께 갖추어 관광객에게 이용하게 하는 업에 근무하는 자
    ② **수상관광호텔업** : 수상에 구조물 또는 선박을 고정하거나 매어 놓고 관광객의 숙박에 적합한 시설을 갖추거나 부대시설을 함께 갖추어 관광객에게 이용하게 하는 업에 종사하는 자
    ③ **한국전통호텔업** : 한국전통의 건축물에 관광객의 숙박에 적합한 시설을 갖추거나 부대시설을 함께 갖추어 관광객에게 이용하게 하는 업에 종사하는 자
    ④ **가족호텔업** : 가족단위 관광객의 숙박에 적합한 시설 및 취사도구를 갖추어 관광객에게 이용하게 하거나 숙박에 딸린 음식·운동·휴양 또는 연수에 적합한 시설을 함께 갖추어 관광객에게 이용하게 하는 업에 종사하는 자
    ⑤ **호스텔업** : 배낭여행객 등 개별 관광객의 숙박에 적합한 시설로서 샤워장, 취사장 등의 편의시설과 외국인 및 내국인 관광객을 위한 문화·정보 교류시설 등을 함께 갖추어 이용하게 하는 업에 종사하는 자

⑥ 소형호텔업 : 관광객의 숙박에 적합한 시설을 소규모로 갖추고 숙박에 딸린 음식·운동·휴양 또는 연수에 적합한 시설을 함께 갖추어 관광객에게 이용하게 하는 업에 종사하는 자
⑦ 의료관광호텔업 : 의료관광객의 숙박에 적합한 시설 및 취사도구를 갖추거나 숙박에 딸린 음식·운동 또는 휴양에 적합한 시설을 함께 갖추어 주로 외국인 관광객에게 이용하게 하는 업에 종사하는 자

(3) 관광객 이용시설업에 종사하는 자

① **전문휴양업** : 관광객의 휴양이나 여가 선용을 위하여 숙박업 시설이나 휴게음식점영업, 일반음식점영업 또는 제과점영업의 신고에 필요한 시설(음식점시설)을 갖추고 전문휴양시설(민속촌, 해수욕장, 수렵장, 동물원, 식물원, 수족관, 온천장, 동굴자원, 수영장, 농어촌휴양시설, 활공장, 등록 및 신고 체육시설업 시설, 산림휴양시설, 박물관, 미술관) 중 한 종류의 시설을 갖추어 관광객에게 이용하게 하는 업에 종사하는 자

② **종합휴양업**
  ㉠ 제1종 종합휴양업 : 관광객의 휴양이나 여가 선용을 위하여 숙박시설 또는 음식점시설을 갖추고 전문휴양시설 중 두 종류 이상의 시설을 갖추어 관광객에게 이용하게 하는 업이나, 숙박시설 또는 음식점시설을 갖추고 전문휴양시설 중 한 종류 이상의 시설과 종합유원시설업의 시설을 갖추어 관광객에게 이용하게 하는 업에 종사하는 자
  ㉡ 제2종 종합휴양업 : 관광객의 휴양이나 여가 선용을 위하여 관광숙박업의 등록에 필요한 시설과 제1종 종합휴양업의 등록에 필요한 전문휴양시설 중 두 종류 이상의 시설 또는 전문휴양시설 중 한 종류 이상의 시설 및 종합유원시설업의 시설을 함께 갖추어 관광객에게 이용하게 하는 업에 종사하는 자

③ **야영장업**
  ㉠ 일반야영장업 : 야영장비 등을 설치할 수 있는 공간을 갖추고 야영에 적합한 시설을 함께 갖추어 관광객에게 이용하게 하는 업에 종사하는 자
  ㉡ 자동차야영장업 : 자동차를 주차하고 그 옆에 야영장비 등을 설치할 수 있는 공간을 갖추고 취사 등에 적합한 시설을 함께 갖추어 자동차를 이용하는 관광객에게 이용하게 하는 업에 종사하는 자

④ **관광유람선업**
  ㉠ 일반관광유람선업 : 「해운법」에 따른 해상여객운송사업의 면허를 받은 자나 「유선 및 도선사업법」에 따른 유선사업의 면허를 받거나 신고한 자가 선박을 이용하여 관광객에게 관광을 할 수 있도록 하는 업에 종사하는 자
  ㉡ 크루즈업 : 「해운법」에 따른 순항(順航) 여객운송사업이나 복합 해상여객운송사업의 면허를 받은 자가 해당 선박 안에 숙박시설, 위락시설 등 편의시설을 갖춘 선박을 이용하여 관광객에게 관광을 할 수 있도록 하는 업에 종사하는 자

⑤ **관광공연장업** : 관광객을 위하여 적합한 공연시설을 갖추고 공연물을 공연하면서 관광객에게 식사와 주류를 판매하는 업에 종사하는 자

⑥ 외국인관광 도시민박업 : 「국토의 계획 및 이용에 관한 법률」에 따른 도시지역의 주민이 자신이 거주하고 있는 다음의 어느 하나에 해당하는 주택을 이용하여 외국인 관광객에게 한국의 가정문화를 체험할 수 있도록 적합한 시설을 갖추고 숙식 등을 제공하는 업에 종사하는 자
   ㉠ 「건축법 시행령」에 따른 단독주택 또는 다가구주택
   ㉡ 「건축법 시행령」에 따른 아파트, 연립주택 또는 다세대주택
⑦ 한옥체험업 : 한옥에 관광객의 숙박 체험에 적합한 시설을 갖추고 관광객에게 이용하게 하거나, 전통놀이 및 공예 등 전통문화 체험에 적합한 시설을 갖추어 관광객에게 이용하게 하는 업

(4) 국제회의업에 종사하는 자
① 국제회의시설업 : 대규모 관광 수요를 유발하는 국제회의를 개최할 수 있는 시설을 설치하여 운영하는 업에 종사하는 자
② 국제회의기획업 : 대규모 관광 수요를 유발하는 국제회의의 계획·준비·진행 등의 업무를 위탁받아 대행하는 업에 종사하는 자

(5) 카지노업에 종사하는 자
전문 영업장을 갖추고 주사위·트럼프·슬롯머신 등 특정한 기구 등을 이용하여 우연의 결과에 따라 특정인에게 재산상의 이익을 주고 다른 참가자에게 손실을 주는 행위 등을 하는 업에 종사하는 자

(6) 유원시설업(遊園施設業)에 종사하는 자
① 종합유원시설업 : 유기시설이나 유기기구를 갖추어 관광객에게 이용하게 하는 업으로서 대규모의 대지 또는 실내에서 관광진흥법 제33조에 따른 안전성검사 대상 유기시설 또는 유기기구 여섯 종류 이상을 설치하여 운영하는 업에 종사하는 자
② 일반유원시설업 : 유기시설이나 유기기구를 갖추어 관광객에게 이용하게 하는 업으로서 관광진흥법 제33조에 따른 안전성검사 대상 유기시설 또는 유기기구 한 종류 이상을 설치하여 운영하는 업에 종사하는 자
③ 기타유원시설업 : 유기시설이나 유기기구를 갖추어 관광객에게 이용하게 하는 업으로서 관광진흥법 제33조에 따른 안전성검사 대상이 아닌 유기시설 또는 유기기구를 설치하여 운영하는 업에 종사하는 자

(7) 관광 편의시설업에 종사하는 자
① 관광유흥음식점업 : 식품위생 법령에 따른 유흥주점 영업의 허가를 받은 자가 관광객이 이용하기 적합한 한국 전통 분위기의 시설을 갖추어 그 시설을 이용하는 자에게 음식을 제공하고 노래와 춤을 감상하게 하거나 춤을 추게 하는 업에 종사하는 자
② 관광극장유흥업 : 식품위생 법령에 따른 유흥주점 영업의 허가를 받은 자가 관광객이 이용하기 적합한 무도(舞蹈)시설을 갖추어 그 시설을 이용하는 자에게 음식을 제공하고 노래와 춤을 감상하게 하거나 춤을 추게 하는 업에 종사하는 자
③ 외국인전용 유흥음식점업 : 식품위생 법령에 따른 유흥주점영업의 허가를 받은 자가 외국인이 이용하기 적합한 시설을 갖추어 외국인만을 대상으로 주류나 그 밖의 음식을 제공하고 노래와 춤을 감상하게 하거나 춤을 추게 하는 업에 종사하는 자

④ 관광식당업 : 식품위생 법령에 따른 일반음식점영업의 허가를 받은 자가 관광객이 이용하기 적합한 음식 제공시설을 갖추고 관광객에게 특정 국가의 음식을 전문적으로 제공하는 업에 종사하는 자
⑤ 관광순환버스업 : 「여객자동차 운수사업법」에 따른 여객자동차운송사업의 면허를 받거나 등록을 한 자가 버스를 이용하여 관광객에게 시내와 그 주변 관광지를 정기적으로 순회하면서 관광할 수 있도록 하는 업에 종사하는 자
⑥ 관광사진업 : 외국인 관광객과 동행하며 기념사진을 촬영하여 판매하는 업에 종사하는 자
⑦ 여객자동차터미널시설업 : 「여객자동차 운수사업법」에 따른 여객자동차터미널사업의 면허를 받은 자가 관광객이 이용하기 적합한 여객자동차터미널시설을 갖추고 이들에게 휴게시설·안내시설 등 편익시설을 제공하는 업에 종사하는 자
⑧ 관광펜션업 : 숙박시설을 운영하고 있는 자가 자연·문화 체험관광에 적합한 시설을 갖추어 관광객에게 이용하게 하는 업에 종사하는 자
⑨ 관광궤도업 : 「궤도운송법」에 따른 궤도사업의 허가를 받은 자가 주변 관람과 운송에 적합한 시설을 갖추어 관광객에게 이용하게 하는 업에 종사하는 자
⑩ 관광면세업 : 다음의 어느 하나에 해당하는 자가 판매시설을 갖추고 관광객에게 면세물품을 판매하는 업에 종사하는 자
　㉠ 「관세법」 제196조에 따른 보세판매장의 특허를 받은 자
　㉡ 「외국인관광객 등에 대한 부가가치세 및 개별소비세 특례규정」 제5조에 따라 면세판매장의 지정을 받은 자
⑪ 관광지원서비스업 : 주로 관광객 또는 관광사업자 등을 위하여 사업이나 시설 등을 운영하는 업으로서 문화체육관광부장관이 「통계법」 제22조 제2항 단서에 따라 관광 관련 산업으로 분류한 쇼핑업, 운수업, 숙박업, 음식점업, 문화·오락·레저스포츠업, 건설업, 자동차임대업 및 교육서비스업 등에 종사하는 자. 다만, 법에 따라 등록·허가 또는 지정을 받거나 신고를 해야 하는 관광사업은 제외한다.

(8) 문화관광해설사
문화체육관광부장관 또는 지방자치단체의 장은 문화관광해설사 양성을 위한 교육과정을 이수한 사람을 문화관광해설사로 선발하여 활용할 수 있다.

3 관광종사원의 역할

(1) 관광종사원의 역할
① 국가 및 지역의 이미지 제고
② 전문지식 습득으로 실력 향상
③ 조직 목표에 부합하는 노력
④ 서비스 정신의 적극적 실천

⑤ 고객만족 향상에 기여
⑥ 친절, 미소로 진정한 환대정신 유지
⑦ 재방문할 수 있는 진정성 있는 근무자세
⑧ 정확한 정보 제공
⑨ 바른 자세와 위생관리의 근무 태도 유지

(2) 관광종사원의 직업의식
① 최선을 다하는 마음자세
② 자기 분야에서 최고가 되겠다는 마음자세
③ 계속 혁신하는 마음자세
④ 신념과 패기의 마음자세
⑤ 창조와 개척의 마음자세

(3) 바람직하지 않은 서비스종사원의 자세
① 시대적 흐름을 읽지 못하고 자기 변화에 인색하며 학습을 게을리하는 사람
② 적극성이나 활력이 부족하고, 주어진 일만 하겠다는 자세를 보이는 사람
③ 조직의 힘을 결집하는 방식보다는 개인의 능력에만 의존하려는 개인주의적 행동을 하는 사람
④ 지나친 자기과시로 팀워크를 해치는 사람
⑤ 인내와 끈기가 부족하고 작은 일에도 쉽게 좌절하며 다시 일어서려는 투지가 없는 사람
⑥ 직장생활을 마지못해 하며 시간 때우기에 급급한 사람
⑦ 힘든 일은 남에게 미루고 공은 자기가 차지하려는 사람
⑧ 일을 소신껏 하기보다는 윗사람 눈치나 보면서 비위를 맞추려는 사람
⑨ 책임감이 부족하며 매사에 책임 회피, 자기변명에 급급한 사람
⑩ 모든 일에 이기적이어서 상사·동료직원 사이에 애정과 신뢰를 주지 못하는 사람

CHAPTER 02 관광자원의 이해

1 관광자원의 정의와 개념

(1) 관광자원의 정의
관광자원이란 '관광주체인 관광객의 관광욕구를 충전시키는 관광동기나 관광행동의 대상물, 즉 관광대상이 되는 목적물'로서 관광목적물과 관광시설을 의미한다.

(2) 관광자원의 의의

유형물이든 무형물이든, 인공물이든 자연물이든 관광객을 유인할 수 있고 관광수입을 올릴 수 있는 경제성을 띠고 있으면 관광자원으로 볼 수 있다.

> **알아두기**
>
> **관광자원의 개념요소**
> - 관광자원은 인간의 관광욕구 및 관광동기 충족이라는 목적을 갖는다.
> - 관광자원의 대상은 자연생태계의 자연적 관광자원과 인문적 대상의 총체로서 보존·보호하지 않으면 그 가치를 상실하게 된다.
> - 관광자원은 매력성과 유인성을 지닌 소재적 자원으로서의 특성을 지닌다.

2 관광자원의 유형과 특성

(1) 관광자원의 유형

관광지를 구성하는 여러 환경요인과 요소들을 대상으로 관광자원이 역할과 가치를 평가하여 미래의 관광수요에 대처하기 위하여 관광자원을 분류한다.

자연관광자원	산악, 해양, 온천, 동굴, 하천과 호수, 삼림 등
문화관광자원	• 문화유산관광 : 문화재, 유적지, 고궁, 사찰, 박물관, 고분, 민속자료 등 • 예술관광 : 미술관, 문화센터, 전시관, 문화예술 축제, 이벤트, 공연, 전시 등
사회관광자원	역사, 민속관, 풍습, 국민성과 민족성, 생활양식 등
산업관광자원	• 농업관광자원 : 농원, 과수원, 목장, 어장 등 • 공업관광자원 : 공장시설 견학, 생산기술 습득 • 산업관광자원 : 재래시장, 백화점, 쇼핑관광
위락관광자원	주제공원, 카지노, 리조트, 스키, 골프 등 폭넓게 발달

(2) 관광자원의 특성

매력성	관광객의 욕구나 동기를 유발하는 매력성을 지니고 있다.
유인성	관광객을 끌어들이는 유인성을 지니고 있다.
개발성	관광자원은 개발을 통해서 관광대상이 되므로 개발은 발전으로 가는 변화과정이다.
보호·보존 요구성	관광욕구의 충족과 관광경험의 질을 유지하고 향상시키기 위하여 보호되고 보전되어야 한다.
가치의 변화성	사회구조와 시대에 따라 가치를 달리한다.
범위의 다양성	범위와 대상이 무한정이다.
자연과 인공의 상호작용	자연과 인간의 상호작용의 결과이며 관광자원에는 자연적인 것뿐만 아니라 자연에 인공을 가미하여 얻어지는 문화적인 것, 사회적인 것도 있다.

CHAPTER 03 관광이벤트의 이해

1 관광이벤트의 정의와 개념

(1) 관광이벤트의 정의
관광이벤트는 개최지의 대내외적 이미지를 강화하고 지역개발 등의 관광 관련 목적을 이루기 위해 체계적으로 사전 계획을 세우고, 계획적인 요소를 실행하며, 관광객들을 주 대상으로 특별하게 개최되는 관광 매력성을 수반한 이벤트이다.

> **알아두기**
>
> **관광이벤트의 주요 구성요소**
> 관광이벤트 조직자, 이벤트 방문객, 관광이벤트 지원 후원그룹

(2) 관광이벤트가 미치는 파급 효과
① 국가나 지역의 이미지 강화의 역할 : 관광이벤트는 그 지역의 기존 이미지 강화는 물론이며 전혀 새로운 관광지로서의 이미지로 탈바꿈하는 데 매우 효과적이다.
② 관광개발촉매의 역할 : 관광이벤트 유치로 인해 각종 도로나 항만시설 등 사회간접자본 시설 및 이벤트 관련 시설의 건설 등으로 지역 관광개발의 촉매제가 된다.
③ 국가나 지역의 특화산업의 진흥 도모 : 지방자치단체 주도로 그 지역의 특화산업을 지역축제나 이벤트와 연계시킬 경우 특화산업의 이미지 부각과 활성화를 도모할 수 있다. 이로 인한 관광객 유치, 지역경제 활성화, 특화상품 재고정리 등 다양한 효과를 기대할 수 있다.
④ 인바운드(Inbound) 효과의 강화 : 관광이벤트 개최로 인하여 많은 관광객 유치효과와 아울러 이벤트를 개최하는 국가나 지역사람들의 역외로의 유출을 감소시키는 효과를 거둘 수 있다.
⑤ 다양한 예술활동의 거점 형성 : 영화제나 연극제를 비롯하여 각종 문화, 예술행사를 개최함으로써 예술 활동의 거점을 새롭게 형성하게 되어 기존 이미지와는 전혀 다른 새로운 관광지로서의 기능을 개발하게 된다.
⑥ 문화·관광자원과 시설의 적극적 활용으로 비수기 극복 : 관광이벤트는 잠재고객의 유치로 인해 기존의 각종 문화·관광시설의 적극적인 활용으로 시설이용의 효율을 향상시킬 수 있다.

2 관광이벤트의 유형과 특성

(1) 관광이벤트의 특성
① 사전 계획성 : 치밀하게 계획된 이벤트를 강조한 것으로, 이벤트의 목적이나 기간, 세팅, 관리 등이 사전에 계획된 순서대로 진행된다는 특성이 있다.
② 목적 실현성 : 예산을 투입해 가면서 치밀한 계획을 수립하여 특정한 목적을 이루기 위해 실시된다. 즉, 지역민 화합, 지역의 전통문화 보존, 지역경제 활성화, 지역 이미지 고양 등의 공익 목적을 가지고 개최된다는 특성을 지닌다.

③ **특별성** : 이벤트의 공급자적 입장에서 일상적인 활동에서 쉽게 느껴볼 수 없는 특별한 요소들로 구성하여 1회성 또는 비정기적으로 개최하는 특성이 있다. 즉, 특정 목적을 갖고 사람들에게 특별한 자극을 체험하게 하는 비일상적인 특별한 활동이다.

④ **기본계획(시간, 장소, 대상) 강조성** : 이벤트 기본계획 수립 시 '누가', '언제', '어디서', '무엇을', '어떻게', '왜'라는 육하원칙을 배려하고, 특히 시간, 장소, 대상에 대한 필수요소가 강조되어야 하는 특성을 지닌다.

(2) 게츠(Getz)에 의한 이벤트 유형

① 문화이벤트 : 축제, 카니발, 종교행사, 퍼레이드, 문화유산 관련 행사
② 예술연예 이벤트 : 콘서트, 공연이벤트, 전시회, 시상식
③ 비즈니스 이벤트 : 박람회, 산업전시회, 전람회, 회의, 홍보, 기금조성이벤트
④ 스포츠 이벤트 : 프로경기, 아마추어 경기
⑤ 교육과학 이벤트 : 세미나, 워크숍, 학술대회, 통역수행 이벤트
⑥ 레크리에이션 이벤트 : 게임, 운동놀이, 오락 이벤트
⑦ 정치 이벤트 : 취임식, 수여식, 부임식, VIP 방문, 정치적 집회
⑧ 개인 이벤트 : 기념일 행상, 가족휴가, 파티, 잔치, 동창회, 친목회

(3) 분류에 따른 이벤트 유형

① 개최목적 : 관광, 비즈니스, 스포츠, 교육, 종교, 정치, 지역사회의 이벤트
② 주최자 관점 : 공공기관에 의한 이벤트, 자원봉사에 의한 지역사회 축제, 상업용 이벤트, 사기업 이벤트
③ 고정관광시설물의 유형 : 주제공원의 이벤트, 옥외공원의 이벤트, 전시회, 박람회장 이벤트, 유적지 이벤트, 문화시설장소의 이벤트, 시민광장, 거리, 기타 공공장소의 이벤트, 컨벤션센터의 이벤트, 스포츠나 레크리에이션 시설의 이벤트, 교육시설의 이벤트, 성지의 이벤트
④ 실시형태 : 축제, 회의, 공연, 전시, 시상, 스포츠 및 레포츠, 경연, 집회 및 대회 이벤트

제4과목 핵심문제

01 관광의 정의와 관련된 설명이 아닌 것은?

① 다른 나라의 문물, 제도를 시찰하는 것
② 다른 지방이나 나라의 아름다운 풍속, 풍경 등을 구경하며 유람하는 것
③ 일상생활권인 정주지 안에서 삶의 활력을 찾는 것
④ 다시 돌아올 목적으로 관광목적지에서 한시적 활동을 하는 것

[해설]
관광은 일상생활권인 정주지를 떠나 관광목적지에 체류하며 다양한 활동을 하는 것이다.

02 다음 중 학자들이 정의한 관광의 의미가 잘못된 것은?

① 슐레른 – 관광은 일정한 지구에 들어가 체제하고 되돌아가는 외국인의 유입과 경제적인 사상을 표현한 개념을 말한다.
② 아투르 볼만 – 관광은 기분전환, 위락, 업무 등의 목적을 위해 길게 체재하며 머무는 것이다.
③ 오길비 – 관광은 다시 돌아올 예정으로 주거를 일시적으로 떠나 관광소비를 하는 것이다.
④ 메드생 – 관광이란 사람이 기분전환을 하고 휴식을 취하는 여가활동의 일종이다.

[해설]
아투르 볼만의 정의
관광이란 기분전환, 위락, 업무 등의 목적을 위하여 정주지를 일시적으로 떠나는 여행의 총체적 개념으로 일시여행이다.

03 레저(Leisure)의 정의와 관계가 없는 것은?

① 노동으로부터 생기는 피로, 권태감 등에서 해방되어 육체적, 정신적으로 에너지를 재충전하는 수단
② 사회생활과 생활필수시간을 제외한 자유활동 시간
③ 자유시간의 활동을 총칭하는 것으로서 레크리에이션, 관광과는 구분된 활동
④ 현대사회에서는 자기계발에 큰 비중을 두고 있다.

[해설]
레저는 자유시간의 활동을 총칭하는 것으로서 레크리에이션과 관광을 포괄한다.

정답 01 ③ 02 ② 03 ③

04 관광과 관련된 개념 중 육체적으로는 심신을 회복하고 정신적으로는 기분전환을 하여 자신을 재창조하는 의미를 포함하고 있는 것은?

① 레저(Leisure)
② 레크리에이션(Recreation)
③ 놀이(Play)
④ 여행(Travel)

해설
레크리에이션을 통해 육체적으로는 심신을 회복하고 정신적으로는 기분전환을 하여 자신을 재창조할 수 있다.

05 인간이 내향적으로 가지고 있는 관광행동을 유발시키는 자극 및 관광행동을 지배하는 궁극적인 충동력을 표현하는 개념은?

① 관광목표
② 관광활동
③ 관광동기
④ 관광만족

해설
관광동기는 관광욕구가 관광행동이 될 수 있도록 유발하는 자극 및 관광행동을 지배하는 궁극적인 충동력이다.

06 McIntosh가 분류한 인간의 기본적인 여행욕구의 유형이 아닌 것은?

① 휴식, 스포츠 참여, 해변 오락, 건강고려 등을 위한 신체적 동기
② 타국의 음악, 미술, 종료, 민속 등을 위한 문화적 동기
③ 가족이나 친구, 친척 및 새로운 사람과 교류를 위한 대인적 동기
④ 오락, 여흥, 취미활동을 위한 재창조적 동기

해설
McIntosh는 인간의 기본적인 여행욕구를 '신체적 동기, 문화적 동기, 대인적 동기, 지위 및 위신 동기'의 4가지 유형으로 분류하였다.

07 관광동기의 역할과 관계가 없는 것은?

① 잠재 관광객에게 영향력 행사
② 관광목표의 식별
③ 관광상품 선택기준의 결정
④ 동반자와의 유대감 형성

해설
관광동기는 잠재 관광객에게 영향력을 행사하여 잠재 관광객의 행동방향을 결정해주는 역할을 하며, 관광의 동기를 성취시킬 수 있는 수단으로서 관광목표를 식별한다. 또한 어떠한 관광 선택기준이 중요한가를 알게 하여 관광상품 선택기준을 결정하는 역할을 가진다.

정답 04 ② 05 ③ 06 ④ 07 ④

08 밀(R. C. Mill)이 관광동기를 설명하기 위해 동기, 동기요인과 함께 사용한 개념은 무엇인가?

① 관광욕구　　　　　　　　② 관광만족
③ 관광유형　　　　　　　　④ 관광행동

해설
밀은 관광동기를 설명하기 위하여 '관광욕구 – 동기 – 동기요인'들의 관계를 체계적으로 정리하였다.

09 관광동기를 유발하는 요인이 아닌 것은?

① 백일몽이나 환상으로 간주되는 생각 내지 인식적 활동
② 관광안내 광고나 관광여행 프로그램 시청 등 개인이 처하고 있는 특정의 상황
③ 광고메시지나 관광상품 등 주의를 끌 수 있는 자극물의 특성
④ 현실에 대한 도피성 상황

해설
관광동기는 여러 가지의 메커니즘에 의해 유발되지만, 그들 메커니즘은 대체로 인식적 활동, 환경적 조건, 그리고 자극물의 특성 등 세 가지로 요약될 수 있다.

10 다음 중 관광욕구를 설명하는 내용이 아닌 것은?

① 관광객 행동에서 중심적인 개념으로 관광선호의 문제도 함께 고려해야 한다.
② 관광선호와 관광욕구는 경영자 또는 관광기업 마케터가 단기적으로 파악하여 조종할 수 있다.
③ 잠재 관광객들은 어느 한 시점에서 여러 욕구를 동시에 지니고 있을 수 있다.
④ 관광욕구는 추구하는 관광목표와도 밀접히 관련되므로 그중 하나가 없이 다른 것도 존재할 수 없다.

해설
관광선호와 관광욕구는 경영자 또는 관광기업 마케터가 단기적으로 조종할 수 없다.

11 관광에서 한 개인이 처한 현재 상태와 추구하는 상태 간의 존재하는 차이를 충족시키려는 것은?

① 관광동기　　　　　　　　② 관광욕구
③ 관광만족　　　　　　　　④ 관광행동

해설
개인이 처한 현재 상태와 추구하는 상태 간에 차이가 크다고 느낄수록 그 차이를 충족시키려는 개인의 욕구도 그만큼 강렬해진다.

12 관광욕구를 설명하기 위해 기본적인 욕구에서부터 시작하여 상향적 순서로 배열된 욕구 5단계설을 주장한 학자는 누구인가?

① 매슬로우(Maslow) ② 밀(Mill)
③ 매킨토시(McIntosh) ④ 골드(Gold)

해설
매슬로우는 보편적 욕구는 생리적인 것에서부터 시작하여 자아실현의 이르기까지 상향적 순서로 배열되어 있고, 그 중요성에 따라 각 욕구의 서열도 결정된다는 욕구 5단계설을 주장하였다.

13 매슬로우(Maslow)가 주장한 욕구 5단계설에서 가장 기본적인 욕구로, 평소 경험할 수 없는 것에 많은 매력을 느껴 자기생활과 상반되는 것을 경험하려는 욕구는?

① 자기실현의 욕구 ② 생리적 욕구
③ 안전의 욕구 ④ 자존(존경)의 욕구

해설
인간의 기본적인 욕구는 생리적 욕구이다.

14 매슬로우(Maslow)가 주장한 욕구 5단계설과 관계가 없는 것은 무엇인가?

① 안전의 욕구 ② 사회적(소속의) 욕구
③ 자존(존경)의 욕구 ④ 위락의 욕구

해설
위락의 욕구는 욕구 5단계설과 관련이 없다.

15 매슬로우(Maslow)가 주장한 욕구 5단계설에서 사회적 관계의 정립과 친교의 욕구를 장려하고 만족시키기 위한 것으로 인간의 귀향본능에 기인하여 여행목적지를 선택하게 되는 욕구는?

① 자아실현의 욕구 ② 생리적 욕구
③ 안전의 욕구 ④ 사회적(소속의) 욕구

해설
사회적(소속의) 욕구는 사회적 관계의 정립과 친교의 욕구를 장려하고 만족시키기 위한 수단으로 활용될 수 있다. 이러한 욕구는 가끔 친지 방문으로 나타나며 때로는 고향방문과 같이 뿌리 찾기로 재현된다.

정답 12 ① 13 ② 14 ④ 15 ④

16 매슬로우(Maslow)가 주장한 욕구 5단계설의 최상위 개념으로 탐구를 통한 자기평가, 자아발견, 및 내적욕구의 충족을 위한 여가의 궁극적 목표로 표현되는 개념은?

① 자기실현의 욕구　　　　　② 생리적 욕구
③ 안전의 욕구　　　　　　　④ 사회적(소속의) 욕구

해설
자기실현의 욕구는 여가의 궁극적인 목표라 할 수 있는 것으로 자아실현과 관련한 표현으로는 탐구를 통한 자기 평가, 자아발견, 내적욕구의 충족이 있다.

17 다음의 관광욕구에 대한 설명 중 틀린 것은 무엇인가?

① 골드(Gold)가 주장한 욕구 6단계설은 매슬로우 5단계에 영향을 미쳤다.
② 골드(Gold)가 주장하는 욕구 6단계설은 다양하고 복합적인 요인이 결합되어 있는 관광여행의 본질을 설명하는 데 다소 미흡하다.
③ 마리오티(Mariotti)는 인간에게 본래 여행을 하고 싶어 하는 변화에 대한 욕구가 있다고 주장하였다.
④ 마리오티(Mariotti)가 주장한 인간에게 공통적으로 존재하는 변화욕구로 관광욕구를 설명하기에는 적절하지 못하다.

해설
골드는 매슬로우의 5단계 욕구이론을 발전시켜 인간의 욕구를 '생리, 안전, 귀속, 자존, 창조, 심미성, 자아실현'의 6단계로 구분하였다.

18 다음 설명에 해당하는 것을 고르시오.

- 관광행위를 하는 모든 사람을 총칭하는 개념
- 관광주체인 관광자와 동일한 개념으로 사용

① 관광객　　　　　　　　　② 외국인
③ 관광청　　　　　　　　　④ 방문객

해설
관광객은 관광행위를 하는 모든 사람을 총칭하는 개념이다. 관광의 3요소 중 관광주체인 관광자와 통계학적 측면 대상인 관광객은 관광행위를 하는 모든 사람의 범주에 속하므로, 관광자와 관광객을 동일한 개념으로 볼 수 있다.

19 1937년에 국제노동기구(ILO)에서 정의한 관광객의 정의는 다음 중 무엇인가?

① 관광객이란 용어는 24시간이나 또는 그 이상의 기간 동안 거주지가 아닌 다른 나라에 여행하는 사람을 의미한다.
② 관광객이란 용어는 24시간이나 또는 그 이상의 기간 동안 거주지 또는 근접지역에 여행하는 사람을 의미한다.
③ 관광객이란 용어는 24시간 이하의 시간 동안 거주지가 아닌 다른 나라에 여행하는 사람을 의미한다.
④ 관광객이란 용어는 24시간 이하의 시간 동안 거주지 또는 근접지역에 여행하는 사람을 의미한다.

해설
1937년 12월 22일에 개최된 국제연맹회의에 제출된 동 보고서에는 '국제관광 통계의 통일성을 보장하기 위하여 관광객(Tourist)이란 용어는 24시간이나 또는 그 이상의 기간 동안 거주지가 아닌 다른 나라에 여행하는 사람을 의미한다'라고 관광객을 정의하였다.

20 다음 중 국제노동기구에서 규정한 관광객으로 볼 수 없는 자는?

① 가정상의 이유, 또는 건강상의 이유로 이주하는 자
② 회의참석을 위하여 여행하는 자
③ 사업상의 목적으로 여행하는 자
④ 해상여행 도중에 기항하는 자

해설
위락목적이나 가정상의 이유, 또는 건강상의 이유로 여행하는 자를 관광객으로 볼 수 있다.

21 다음 중 국제노동기구에서 규정한 관광객으로 볼 수 없는 자는?

① 위락목적이나 가정상의 이유, 또는 건강상의 이유로 여행하는 자
② 회의참석을 위하여 여행하는 자
③ 국경지대의 주민과 한 국가에 주소를 두고 인접한 국가에서 직업에 종사하는 자
④ 해상여행 중 기항하기 위해 24시간 이내로 체재하는 자

해설
국경지대의 주민과 한 국가에 주소를 두고 인접한 국가에서 직업에 종사하는 자는 관광객으로 볼 수 없다.

정답 19 ① 20 ① 21 ③

22 다음 중 국제노동기구에서 규정한 관광객으로 볼 수 있는 자는?

① 약정의 유무에 관계없이 직업에 종사하거나 사업활동에 종사하기 위하여 입국하는 자
② 기숙사나 또는 기술학교에서 생활하는 유학생과 청소년
③ 위락목적이나 가정상의 이유, 또는 건강상의 이유로 여행하는 자
④ 여행이 24시간 이상을 소요하게 되더라도 체재하지 않고 통과하는 여행자

해설
위락목적이나 가정상의 이유 또는 건강상의 이유로 여행하는 자는 관광객으로 볼 수 있다.

23 다음 중 관광객으로 볼 수 있는 자는?

① 계약 유무에 불구하고 취직 또는 영업을 하기 위해 내방하는 자
② 24시간을 경과할지라도 일국에 체재하지 않고 통과하는 여행자
③ 일국에 거주할 목적으로 입국하는 자
④ 일국의 교육기관에 견학 및 시찰 목적으로 입국하는 자

해설
국제연맹(IUOTO)은 일국의 교육기관에 견학 및 시찰 목적으로 입국하는 자를 관광객으로 구분하였다.

24 여행자가 어떤 경제 내에 체재하는 동안 사용하고 소비하기 위해 그 경제로부터 획득한 모든 재화 및 용역활동을 무엇이라고 하는가?

① 이 주
② 유 학
③ 여 행
④ 기 항

해설
여행은 여행자로 정의되는 개인이 어떤 경제 내에 체재하는 동안 사용하고 소비하기 위해 그 경제로부터 획득한 모든 재화 및 용역을 가리킨다.

25 세계관광기구(UNWTO)가 정의한 관광자의 개념이 아닌 것은?

① 세계관광기구는 관광자를 국제관광의 통계적 목적을 위하여 분류하였다.
② 국경을 넘어 유입된 방문객이 24시간 이상 체재하며 친지방문의 목적으로 여행하는 자
③ 방문국에서 24시간 미만 체재하는 승무원
④ 방문국에서 24시간 이상 체재하는 통과객

정답 22 ③ 23 ④ 24 ③ 25 ④

해설

세계관광기구는 관광자를 국제관광의 통계적 목적을 위하여 분류하였으며, 관광통계에 포함되는 자와 포함되지 않는 자로 나누었다. 관광통계에 포함되지 않는 비관광객으로는 '국경근로자, 통과객, 장기이주자, 단기이주자, 외교관. 영사, 군인, 망명자, 유랑자, 무국적자' 등을 들 수 있다.

26 세계관광기구(UNWTO)가 정의한 관광통계에 포함되는 자가 아닌 것은?

① 선박여행객
② 선 원
③ 당일방문객
④ 유랑자

해설

관광통계에 포함되는 자는 당일방문객(Excursionist)이다. 방문국에서 24시간 미만 체재하는 자로 선박여행객, 선원, 승무원 등을 들 수 있다. 유랑자는 관광통계에 포함되지 않는 비관광객이다.

27 다음 중 관광객의 유형을 분류하는 기준이 아닌 것은?

① 사이코그래픽스에 의한 분류
② 관광객의 성격 혹은 심리적 특성에 의한 분류
③ 관광객의 역할에 의한 분류
④ 관광목적지 체류기간 의한 분류

해설

관광객의 유형은 사이코그래픽스에 의한 분류, 관광객의 성격 혹은 심리적 특성에 의한 분류, 관광객의 역할에 의한 분류, 관광객 관광목적지, 지역, 규범, 적응에 의한 분류로 구분할 수 있다.

28 관광객의 유형을 구분하는 방법 중 사이코그래픽스(Psychographics)에 대한 설명으로 틀린 것은?

① 라이프스타일을 분석하는 기법으로서 개인의 동기, 태도, 성격과 같은 무형의 변수로 구성된다.
② 1972년에 코헨(Cohen)이 주장하여 조직화된 관광객과 비조직화된 관광객으로 분류하였다.
③ 여행일정에 어느 정도 재량권이 있고 신기함도 약간 가지고 있는 관광객으로 관광기업 주도로 관광이 기획되는 관광객을 비조직화된 관광객이라고 한다.
④ 모국의 환경과 같은 것을 원하므로 기존 패키지여행을 선호하는 관광객을 조직화된 관광객이라고 한다.

해설

사이코그래픽스(Psychographics)는 관광객을 조직화된 관광객과 비조직화된 관광객으로 분류한다. 관광기업 주도로 관광이 기획되는 관광객을 개별적 대량관광객이라 하며, 조직화된 관광객으로 분류한다.

정답 26 ④ 27 ④ 28 ③

29 관광객의 유형을 분류하는 방법 중 다음 설명에 해당하는 것은 무엇인가?

> - 플로그(Plog, 1974)에 의한 구분
> - 개인이 자기중심적인지 타인중심적인지에 따른 구분
> - 널리 알려진 여행지를 선호하는 관광객과 새롭고 특이한 곳을 선호하는 관광객으로 구분

① 사이코그래픽스에 의한 분류
② 관광객의 성격 혹은 심리적 특성에 의한 분류
③ 관광객의 역할에 의한 분류
④ 관광객 관광목적지, 지역, 규범, 적응에 의한 분류

해설
관광객의 성격 혹은 심리적 특성에 의해 구분한 분류로 내향적 관광객과 외향적 관광객으로 구분했다.

30 다음 중 관광객의 역할에 의한 관광객의 유형 분류가 아닌 것은?
① 역동적인 신체적 활동을 좋아하므로 여기저기 이동하는 것을 선호하는 적극적 활동자
② 일상의 규범을 벗어나는 행동을 추구하는 탈출자
③ 항공기를 이용해 장거리를 여행하는 것을 선호하는 장거리 항공여행객
④ 특이한 숙박시설과 여행형태를 선호하고 낯선 문화의 사람들과 만나는 것을 즐기는 외향적 관광객

해설
특이한 숙박시설과 여행형태를 선호하고 낯선 문화의 사람들과 만나는 것을 즐기는 외향적 관광객은 관광객의 성격 혹은 심리적 특성에 의한 분류이다.

31 관광서비스의 정의에 해당하지 않는 것은?
① 관광서비스는 관광기업 또는 관광부문에서의 서비스영역을 지칭하는 용어이다.
② 관광서비스는 관광기업의 수입증대에 기여하기 위한 종사원의 헌신이다.
③ 관광서비스는 관광기업활동을 통하여 제공하는 지식과 행위의 총체이다.
④ 관광서비스는 관광기업이 기업활동을 함에 있어서 소유권의 이전이 행해지는 유형의 행위이다.

해설
관광서비스의 구조적 정의는 관광기업이 기업활동을 함에 있어서 관광객의 요구에 맞추어 소유권의 이전 없이 제공하는 상품적 의미의 무형의 행위 또는 편익의 일체를 말한다.

32 다음 중 관광서비스의 중요성과 관계가 없는 것은?

① 최고급 수준의 숙련되고 전문화된 서비스를 요구한다.
② 차별화된 고급 서비스를 요구한다.
③ 관광서비스는 표준화하여 동일하게 제공해야 한다.
④ 철저한 준비가 이루어진 서비스를 요구한다.

해설
관광서비스는 모방이 쉽지 않고, 표준화하기가 어렵다.

33 다음 중 제품과 서비스의 차이가 잘못 설명된 것은?

① 제품은 유형의 형태이나, 서비스는 무형의 형태이다.
② 제품은 생산과 소비가 동시에 이루어지나, 서비스는 생산과 소비 사이에 시차가 존재한다.
③ 제품은 품질관리로 동질성을 유지할 수 있으나, 서비스는 투입과 변형과정의 변동으로 결과가 다를 수 있다.
④ 제품은 고객의 참여가 한정적·간접적이나, 서비스는 적극적·직접적으로 이루어진다.

해설
제품은 생산과 소비 사이에 시차가 존재하나, 서비스는 생산과 소비가 동시에 이루어진다.

34 다음 중 관광서비스의 특성이 아닌 것은?

① 무형성
② 생산, 전달, 소비의 동시성
③ 서비스 형태의 표준성
④ 소멸성

해설
관광서비스는 때, 장소, 시간, 사람에 따라 다양성을 지니고 있기 때문에 서비스 형태의 다양성을 지니고 있다.

35 다음 중 관광서비스의 특성이 아닌 것은?

① 관광목적지 의존성
② 서비스 주체와 객체의 양존성
③ 계절적 요인에 의한 변동성
④ 소멸성

해설
관광서비스 기업은 서비스 요원에 의해서 제공받기 때문에, 특성상 사람에 의한 서비스가 제공되는 노동집약적 인적서비스 특성을 지니고 있고, 인적서비스에 의한 비중이 크다.

정답 32 ③ 33 ② 34 ③ 35 ①

36 다음에서 설명하는 관광서비스의 특징은 무엇인가?

- 현장에서 생산되어 소비자에게 서비스가 제공된다.
- 보관이나 저장이 불가능하며, 장소적, 시간적인 제약을 많이 받게 된다.

① 생산, 전달, 소비의 동시성
② 서비스 주체와 객체의 양존성
③ 소멸성
④ 무형성

해설
관광서비스는 현장에서 서비스의 생산·전달·소비의 동시성의 특징을 가지고 있다. 따라서 보관이나 저장이 불가능하며, 장소적·시간적인 제약을 많이 받는다.

37 다음에서 설명하는 관광서비스의 특징은 무엇인가?

- 반복사용이 불가능하다.
- 본래대로 환원될 수 없으며, 일과성의 특징을 가진다.

① 생산, 전달, 소비의 동시성
② 서비스 주체와 객체의 양존성
③ 소멸성
④ 무형성

해설
서비스는 순간적으로 시간과 공간에 존재할 수 있지만, 사용 후에 그 자체가 소멸되기 때문에 반복사용이 불가능하다. 또한 저장이 불가능하며, 본래대로 환원될 수가 없으며, 일과성의 특징을 지닌다.

38 다음 중 관광서비스의 특징으로 옳지 않은 것은?

① 시간과 공간의 제한을 받는다.
② 수요의 관리가 중요하다.
③ 계획 생산을 통한 관리가 중요하다.
④ 유통과 검수과정이 없다.

해설
서비스 기업의 경우에는 전자제품의 제조업자처럼 계획 생산을 할 수가 없다.

정답 36 ① 37 ③ 38 ③

39 다음 중 여행업에서 제공하는 서비스에 해당되지 않는 것은?

① 상담업무서비스
② 발권서비스
③ 사고처리서비스
④ 수속대행서비스

해설
여행업에서 제공하는 서비스는 '상담업무서비스, 예약·수배업무서비스, 판매업무서비스, 수속대행서비스, 발권서비스, 여정관리서비스, 정산서비스'가 있다.

40 여행업에서 제공하는 서비스 중, 지상수배서비스에 해당하지 않는 것은 무엇인가?

① 항공권 예약 및 발권
② 공항미팅서비스
③ 숙박시설
④ 현지지상교통

해설
항공권 예약 및 발권은 항공수배서비스에 들어간다. 지상수배서비스는 공항미팅서비스, 공항 트랜스퍼, 숙박시설, 식사서비스, 오락과 이벤트, 현지관광, 현지지상교통, 그 외의 지상수배 등이다.

41 호텔에서 제공하는 서비스 중 객실청소, 위생관리, 비품관리, 세탁물 관리 등의 다양한 서비스를 제공하는 부문은?

① Housekeeping Dept.(객실관리부문)
② Beverage Dept.(주장부문)
③ Banquet Dept.(연회부문)
④ Management and Executive Dept.(관리부문)

해설
객실부문서비스 중 Housekeeping Dept.(객실관리부문)은 객실청소, 위생관리, 린넨류의 관리, 비품관리, 미니바 관리, 세탁물 관리 등 다양한 서비스를 제공하는 곳이다.

42 호텔에서 제공하는 서비스 중 고객에게 알콜성 음료와 비알콜성 음료 등을 제공하는 서비스 부문은?

① Food & Restaurant Dept.(식당부문)
② Beverage Dept.(주장부문)
③ Banquet Dept.(연회부문)
④ Management and Executive Dept.(관리부문)

해설
주장부문
고객에게 알콜성 음료와 비알콜성 음료 등을 제공하는 서비스 장소이며, 호텔에서는 메인바, 로비라운지, 회원전용 라운지, 나이트클럽, 커피숍, 식당 등에서 고객에게 다양한 음료의 서비스를 제공한다.

43 항공운송서비스 중 예약서비스 업무에 대한 설명 중 틀린 것은?

① 여행계획에 필요한 비행편 스케줄 등의 정보를 제공하고 항공기의 좌석을 확보해준다.
② 승객 성명(인원) 및 등급, 연락처 및 예약자 성명, 특별 요청사항 등을 확인하여 예약서비스를 제공한다.
③ 보호 및 주의가 필요한 승객 등은 예약 시 그 사실을 고지해야 하여 적절한 조취를 통해 서비스를 제공한다.
④ 항공여정 이외에 여객이 여행하면서 필요로 하는 각종 부대서비스의 예약 및 편의 업무는 서비스에 포함되지 않는다.

해설
항공여정 이외에 여객이 여행하면서 필요로 하는 각종 부대서비스의 예약 및 편의를 제공해 주는 것은 항공운송서비스 중 예약서비스 업무에 해당한다.

44 다음 중 항공운송서비스에 해당하지 않는 것은?

① 발권서비스 ② 탑승서비스
③ 연회서비스 ④ 기내서비스

해설
항공운송서비스에는 '예약, 발권, 탑승, 기내서비스'가 있다.

45 관광활동의 정의 중 옳지 않은 것은 무엇인가?

① 관광활동은 일과 생활에서 일시적으로 벗어나고자 하는 욕구 충족을 본질로 하고 있다.
② 관광학자들은 관광활동을 레크리에이션, 놀이, 게임, 스포츠 등의 여가활동과는 구분된 형태로 보고 있다.
③ 건강 및 행복 추구에 효과적으로 기여한다.
④ 일상생활의 여가보다 적극적인 측면이 있다.

해설
관광학자들은 관광활동을 레크리에이션, 놀이, 게임, 스포츠와 더불어 여가활동의 한 형태로 보고 있다.

46 관광활동의 결과로 나타나며, 관광활동의 궁극적인 목적이라고 할 수 있는 것은?

① 관광만족 ② 관광경험
③ 관광동기 ④ 관광태도

정답 43 ④ 44 ③ 45 ② 46 ①

해설
관광활동의 만족은 관광활동의 궁극적인 목적이라 할 수 있을 정도로 중요한 개념이다.

47 관광만족에 대한 설명 중 옳지 않은 것은?

① 관광활동의 만족은 관광활동의 궁극적인 목적이라 할 수 있다.
② 관광자의 방문전 기대와 방문 성과와의 일치 여부 과정에서 형성되는 관광자의 태도이다.
③ 만족한 관광객은 관광목적지에 재방문함으로써 잠재 관광객을 더 많이 발생시킨다.
④ 관광객이 관광활동에 얻을 수 있는 행동에 대한 기대수준과 실제로 얻어진 지각수준과의 비교, 평가에 의해 생긴 객관적 평가

해설
관광만족은 관광객이 관광활동에 있어서 얻을 수 있는 행동에 대한 기대수준과 실제로 얻어진 지각수준과의 비교, 평가에 의해 생긴 주관적 심리상태를 말한다.

48 다음 중 관광산업의 개념과 관계 없는 것은?

① 관광산업은 각국의 상황에 따라 다를 수 있어서 국제적 표준화가 어려운 실정이다.
② 관광산업은 교통, 숙박, 식음료 등 기존 산업군을 모두 포함하는 복합성을 띤다.
③ 관광산업은 사업효과를 제고하기 위해 관광정책을 행하는 것이 주요 역할이다.
④ 관광산업은 관광정책에 입각하여 민간기업으로 관광사업에 참여하고 사업적 전개를 도모해가는 것이다.

해설
관광사업은 관광산업과는 차이가 있는 개념으로 사업효과를 제고하기 위해 정책적 수단(관광정책)을 행하는 것이 주요 역할이다.

49 다음 중 관광진흥법에서 규정하는 관광산업의 종류가 아닌 것은?

① 여행업
② 카지노업
③ 국제회의업
④ 여가스포츠업

해설
관광진흥법에서 규정하는 관광사업은 총 7개 산업으로 분류되며 '여행업, 관광숙박업, 관광객 이용시설업, 국제회의업, 관광 편의시설업, 카지노업, 유원시설업'이 있다.

50 다음이 설명하는 것은 무엇인가?

- 관광을 하는 사람 또는 관광을 행하는 사람을 말한다.
- 관광현상을 설명하는 데 있어서, 중심적 위치에 있으면서 관광의 경험을 원하는 수요자이다.
- 관광행동이 유발되는 관광수요자이다.

① 관광주체　　　　　　　　② 관광객체
③ 관광매체　　　　　　　　④ 관광업체

해설
관광주체에 해당하는 설명이다.

51 다음이 설명하는 것은 무엇인가?

- 관광자를 유인하는 관광대상(혹은 관광매력물)의 역할을 한다.
- 관광자에게 만족을 제공해 주는 관광자원 및 관광시설을 포함한다.
- 보고, 듣고, 맛보고, 배우고, 행하고, 생각하는 모든 것을 포함한다.

① 관광주체　　　　　　　　② 관광객체
③ 관광매체　　　　　　　　④ 관광업체

해설
관광객체에 해당하는 설명이다.

52 한국 관광발전을 위한 선도사업을 담당하기 위하여 설립된 기관으로, 개발과 홍보 업무를 담당하며 여러 사업을 수행하는 기관은 어디인가?

① 문화체육관광부　　　　　② 지방자치단체
③ 한국관광공사　　　　　　④ 한국문화관광연구원

해설
한국관광공사는 1962년 6월 한국관광발전을 위한 선도사업을 담당하기 위하여 설립되었다.

정답 50 ① 51 ② 52 ③

53 다음 중 한국관광공사가 수행하고 있는 사업이 아닌 것은?

① 국제관광 및 국민관광 진흥사업
② 관광자원 개발사업
③ 관광산업의 연구·개발사업
④ 관광협회 회원의 공제사업

해설
관광협회 회원의 공제사업은 한국관광협회중앙회에서 수행하는 업무이다.

54 다음 중 한국관광공사가 수행하고 있는 사업이 아닌 것은?

① 관광에 관한 국제협력의 증진
② 관광안내소의 운영
③ 관광단지의 조성과 관리, 운영 및 처분
④ 관광 관련 전문인력의 양성과 훈련 사업

해설
관광안내소의 운영은 한국관광협회중앙회에서 수행하는 업무이다.

55 관광산업의 효과에 대한 설명 중 옳지 않은 것은?

① 국내관광은 관광재화의 재분배만을 가져다주므로 경제적 효과에 영향을 미치지 않는다.
② 관광의 국제수지 개선효과는 외화획득, 기술협력과 국제무역의 증진효과를 기대할 수 있다.
③ 보이지 않는 수출무역(Invisible Export)으로 국제수지 개선에 기여한다.
④ 고용효과가 매우 크다.

해설
국내관광은 지역경제 발전에 크게 기여함은 말할 것도 없고, 재화의 지역적 이동의 영향을 경시할 수도 없다.

56 관광산업의 효과에 대한 설명 중 옳지 않은 것은?

① 관광객의 직접소비가 또 다른 소비를 촉진하여 관광소득 승수를 형성한다.
② 관광지의 개발로 인한 자연의 파괴도 부수적으로 파생되고 있다.
③ 관광객의 직접체험을 통하여 뛰어난 교육적 효과를 얻게 된다.
④ 관광객과 지역주민 또는 국민과의 사이에 친밀감이 크게 형성될 수 있다.

해설
관광객과 지역주민 또는 국민과의 사이에 발생되는 긴장과 위화감 문제가 발생할 수 있다.

정답 53 ④ 54 ② 55 ① 56 ④

57 관광산업의 부정적 효과에 대한 설명 중 옳지 않은 것은?

① 관광사업으로 파생되는 오락과 유흥 등의 사치성 사업으로 미풍양속을 해치는 문제가 발생한다.
② 많은 관광객의 출입에 따른 자연의 훼손이 발생한다.
③ 지역경제가 침체되어 어려움을 겪게 된다.
④ 관광객과 지역주민 또는 국민과의 사이에 긴장과 위화감이 조성된다.

해설
관광산업을 통해 지역경제 발전에 크게 기여하게 된다.

58 항공운송업의 형태 중 노선과 일정한 운항일시를 사전에 공표하고, 그에 따른 공표된 시간표에 의해 여객, 화물 및 우편물을 운송하는 업을 무엇이라 하는가?

① 정기항공운송업　　　　　② 부정기항공운송업
③ 여객항공운송업　　　　　④ 항공화물운송업

해설
정기항공운송업(Scheduled Airline)
노선과 일정한 운항일시를 사전에 공표하고, 그에 따른 공표된 시간표에 의해 여객, 화물 및 우편물을 운송한다.

59 항공운송업의 형태 중 정기항공운송업 이외의 항공운송업으로 일정한 노선 없이 일시를 정하여 운송수요에 응하여 운항하는 운송업을 무엇이라 하는가?

① 정기항공운송업　　　　　② 부정기항공운송업
③ 여객항공운송업　　　　　④ 항공화물운송업

해설
부정기항공운송업(Non-scheduled Airline)
정기항공운송업 이외의 항공운송업으로서 일정한 노선 없이 일시를 정하여 운송수요에 응하여 운항한다.

60 항공운송 중 운송객체에 의한 유형에 해당하지 않는 것은?

① 여객항공운송업　　　　　② 항공화물운송업
③ 항공우편운송업　　　　　④ 정기항공운송업

해설
항공 운송객체에 의한 유형에는 '여객항공운송업, 항공화물운송업, 항공우편운송업'이 있다. 정기항공운송업은 사업운송 형태에 의한 유형으로 나눠진다.

61 항공운송업의 형태 중 출발공항에서 목적지 공항까지의 운송을 원칙으로 하며, 탑승제한자를 제외한 불특정 다수를 대상으로 하여 유상으로 운송하는 업을 무엇이라 하는가?

① 정기항공운송업
② 부정기항공운송업
③ 여객항공운송업
④ 항공화물운송업

해설
여객항공운송업
출발공항에서 목적지 공항까지의 운송을 원칙으로 하며, 탑승제한자를 제외한 불특정 다수를 대상으로 하여 유상으로 운송한다.

62 항공운송업에 대한 설명이 옳지 않은 것은?

① 타인의 수요에 응하여 항공기를 사용하여 유상으로 여객 또는 화물을 운송하는 사업
② 우리나라 항공운송시장은 안정적으로 증가추세이므로 동북아시장의 중심지로 급부상할 가능성이 매우 크다.
③ 아시안 게임, 서울 올림픽 게임, 해외여행 자유화 등은 국내항공 수요의 증감에 영향을 미친다.
④ 21세기 항공의 시대는 점차 쇠퇴하고 새로운 운송업이 제시될 것이다.

해설
우리나라 항공운송시장은 안정적으로 증가추세이므로 동북아시장의 중심지로 급부상할 가능성이 매우 크다. 따라서 21세기에는 항공의 시대는 변함없이 계속될 것이다.

63 항공우편 운송업에서 중요시되는 것이 아닌 것은?

① 통신비밀의 준수
② 우편물의 최우선적 운송
③ 우편물의 금액과 부피
④ 우편이용자와 항공사 간 운송계약상의 의무관계

해설
항공우편 운송업
통신비밀의 준수, 우편물의 최우선적 운송, 정시성의 확보, 우편이용자와 항공사 간 운송계약상의 의무관계 등이 매우 중요시된다.

64 고객의 요청에 의해 고객이 희망하는 교통기관, 숙박시설 등에 대해 개개의 예약을 행하여 여러 요소를 확보하고 이들을 조립해서 하나의 여행을 만들어내는 업무를 무엇이라고 하는가?

① 판매업무
② 수배업무
③ 패키지업무
④ 발권업무

정답 61 ③ 62 ④ 63 ③ 64 ②

65 수배담당자의 업무가 아닌 것은?

① 관광내용을 구성하는 요소들의 수배를 각 상대방과 직접 행사시키는 것
② 관광내용을 구성하는 요소들의 수배를 홀세일러를 통하여 행사시키는 것
③ 관광내용을 구성하는 요소들의 수배를 투어 오퍼레이터를 통하여 행사시키는 것
④ 관광내용을 구성하는 요소들의 수배를 손님과 직접 연결해주어 행사시키는 것

해설
관광내용을 구성하는 요소, 즉 항공기, 호텔, 식사, 공항과 호텔 간의 송영(Meeting & Sending), 시내관광, 가이드 등의 수배를 제각기의 상대방과 직접 혹은 홀세일러(Wholesaler), 패키지 투어 전문여행업자(Tour Operator)를 통하여 행사시키는 것이 수배담당자의 기본 업무이다.

66 수배담당자의 업무에 대한 설명 중 틀린 것은?

① 투어가 수배된 대로 진행되도록 행사시작 전까지 확인
② 항공기좌석 예약의 재확인과 항공권의 확인
③ 호텔예치금(Deposit)의 지불
④ 관광비용의 산출

해설
수배담당자는 투어가 수배된 대로 진행되도록 행사종료 시까지 책임져야 한다.

67 항공수배업무자가 숙지하여야 할 기본사항이 아닌 것은?

① 고객의 희망사항을 정확히 이해한다.
② 고객이 희망하는 교통수단, 숙박시설에 정확히 예약, 확보한다.
③ 수배에 따르는 수익을 정확하게 계산한다.
④ 수배의 진행사항을 정확하고 자세하게 기록한다.

해설
③을 제외한 세 가지 항목이 항공수배업무자가 숙지하여야 할 기본사항이다.

68 다음 중 항공수배업무의 특성이 아닌 것은?

① 정확성   ② 구체성
③ 확인성   ④ 유용성

해설
항공수배업무의 특성으로는 '정확성, 신속성, 신뢰성, 경제성, 확인성, 서비스성, 구체성'이 있다.

65 ④ 66 ① 67 ③ 68 ④ **정답**

69 다음 보기에 해당하는 항공수배업무의 특성은 무엇인가?

> • 의뢰사항은 상세하고 명확하게 이루어져야 한다.
> • 고객과 여행업자의 요구사항 및 수배의뢰서에 입각하여 정확하게 수배한다.

① 신속성
② 정확성
③ 구체성
④ 서비스성

해설
보기는 정확성에 해당하는 내용이다.

70 다음 보기에 해당하는 항공수배업무의 특성은 무엇인가?

> • 세부 사항들을 다시 한 번 정확하게 확인해야 한다.
> • 방문지 또는 탐방지에 확실한 방문목적을 전달한다.

① 서비스성
② 확인성
③ 구체성
④ 경제성

해설
보기는 확인성에 해당하는 내용이다.

71 항공기의 좌석이나 숙박시설의 객실은 한정되어 있기 때문에, 수배 우선순위를 정하여 구입에 착수하여야 하는데, 이러한 항공수배업무의 특성은 무엇이라고 하는가?

① 신속성
② 경제성
③ 구체성
④ 정확성

해설
신속성에 해당하는 내용이다.

72 숙박시설의 건설과 경영을 목적으로 하는 상업활동을 말하는 것은 무엇인가?

① 요식업
② 숙박업
③ 항공업
④ 여행업

해설
숙박업이란 일반적으로 숙박시설의 건설과 운영을 목적으로 하는 사업활동을 말하는 것으로 일반대중을 대상으로 숙박과 음식에 관계되는 인적·물적서비스를 제공함으로써 목적지에서의 체재를 가능하게 하는 시설사업을 의미한다.

정답 69 ② 70 ② 71 ① 72 ②

73 다음 숙박업에 대한 설명 중 틀린 것은 무엇인가?

① 숙박업이란 숙박시설의 건설과 경영을 목적으로 하는 상업 활동이다.
② 일반대중을 대상으로 숙박과 음식에 관계되는 인적·물적서비스를 제공한다.
③ 숙박업의 가장 기초적 기능은 '기본적 생활기능 – 의식주(衣·食·住)'를 모두 해결할 수 있어야 한다.
④ 청결과 아름다움, 그리고 기능이 있어야 하며 정서적인 면까지 충분히 충족되어져야 한다.

해설
숙박업은 비일상권에서 식(食)과 주(住)가 해결될 수 있는 곳이다.

74 다음 중 관광진흥법에서 정의한 숙박업의 설명이 틀린 것은?

① 호텔업 – 관광객의 숙박에 적합한 시설을 갖추어 이를 관광객에게 제공
② 호텔업 – 숙박에 딸리는 부대시설 등을 함께 갖추어 이를 이용하게 하도록 제공
③ 휴양 콘도미니엄업 – 관광객의 숙박과 취사에 적합한 시설을 갖추어 이를 그 시설의 회원이나 공유자, 그 밖의 관광객에게 제공
④ 휴양 콘도미니엄업 – 숙박에 딸리는 부대시설 등은 제외하고 숙박과 취사시설을 제공함

해설
휴양 콘도미니엄업
관광객의 숙박과 취사에 적합한 시설을 갖추어 이를 그 시설의 회원이나 공유자, 그 밖의 관광객에게 제공하거나 숙박에 딸리는 음식·운동·오락·휴양·공연 또는 연수에 적합한 시설 등을 함께 갖추어 이를 이용하게 하는 업이다.

75 다음 중 관광진흥법에서 정의한 숙박업의 설명이 틀린 것은?

① 수상관광호텔업 – 수상에 구조물 또는 선박을 고정하거나 매어놓고 관광객의 숙박에 적합한 시설을 갖추거나 부대시설을 갖춤
② 한국전통호텔업 – 한국전통의 건축물에 관광객의 숙박에 적합한 시설을 갖춤
③ 가족호텔업 – 가족단위 관광객의 숙박에 적합한 시설 및 취사도구를 갖춤
④ 호스텔업 – 단체 관광객의 숙박에 적합한 시설로서 샤워장, 취사장 등의 편의시설과 외국인 및 내국인 관광객을 위한 문화·정보 교류시설 등을 함께 갖춤

해설
호스텔업
배낭여행객 등 개별 관광객의 숙박에 적합한 시설로서 샤워장, 취사장 등의 편의시설과 외국인 및 내국인 관광객을 위한 문화·정보 교류시설 등을 함께 갖춘다.

76 다음에서 설명하는 숙박업의 종류는 무엇인가?

- 유럽에서는 보통의 호텔보다 시설, 규모 등에서 비교적 규모가 작은 호텔을 말함
- 미국의 홀리데이를 비롯하여 훌륭한 곳이 많이 설립됨

① 인 ② 펜 션
③ 롯 지 ④ 여 텔

해설
인(Inn)
유럽에서는 보통의 호텔보다 시설, 규모 등에서 비교적 규모가 작은 호텔을 말해 왔지만 최근 미국에서 홀리데이 인을 비롯해 'Inn'의 명칭을 사용하는 훌륭한 호텔이 상당히 많이 설립되어 호텔과 다름없는 것이 많이 생기게 되었다.

77 다음에서 설명하는 숙박업의 종류는 무엇인가?

- 일시적으로 체재하기 위한 특정 기간만 개업하는 숙박시설로서 농촌에 있는 간이 호텔
- 작은 가옥과 특정 시즌만 사용하는 별장 등의 뜻을 갖고 있는 전형적인 프랑스의 시골 숙박시설

① 펜 션 ② 여 텔
③ 롯 지 ④ 샤 토

해설
롯 지
일시적으로 체재하기 위한 특정 기간만 개업하는 숙박시설로서 농촌에 있는 간이 호텔인데 작은 가옥과 특정 시즌만 사용하는 별장 등의 뜻을 갖고 있는 전형적인 프랑스의 시골 숙박시설이다.

78 다음 중 숙박업의 종류와 설명의 연결이 잘못된 것은 무엇인가?

① 호스텔 – 펜션보다는 상위의 숙박시설로 '스페인'이나 '포르투갈'에서 흔히 볼 수 있는 저렴한 서민용 호텔
② 샤토 – 맨션(Mansion)이라고도 불리는데 영주나 지주의 대저택 또는 호화저택을 지칭했으나 오늘날은 관광지의 아담한 소규모의 숙박시설을 말함
③ 샤레이 – 일시적으로 체재하기 위해 특정 기간만 개업하는 숙박시설로서 전형적인 프랑스의 시골 숙박시설을 말함
④ 마리나 – 해상 관광에 적합한 유람선(Pleasure Boat)을 위한 정박지 또는 중계향으로서의 시설 및 관리체계를 갖춘 곳을 말함

해설
샤레이
본래 '스위스'식의 농가집으로 샤레이(Chalet)는 열대지방의 숙박시설의 한 형태인데 그 규모는 대체로 '방갈로'보다 작고 건물의 높이도 낮은 것이 특징이다.

79 다음 중 숙박업의 기능에 해당하지 않는 것은?

① 활동의 기능 ② 여가활동의 기능
③ 보호의 기능 ④ 사교와 교류의 기능

해설
숙박업의 기능으로는 '숙식, 정신적 휴양, 여가활동, 보호, 사교와 교류, 정보제공과 비즈니스 지원'의 기능이 있다.

80 다음 중 숙박업의 기능과 설명의 연결이 잘못된 것은 무엇인가?

① 정신적 휴양의 기능 – 안락함과 편안함을 유지하면서 기분전환이라는 비일상권이 동시에 유지되어야 함
② 여가활동의 기능 – 숙박지를 수단으로서 다양한 여가활동을 제공해주어야 함
③ 정보제공의 기능 – 그 지역의 정보를 제공하여 숙박객이 각 활동에 전념할 수 있도록 지원
④ 비즈니스 지원의 기능 – 첨단·통신장비 등을 겸비하여 비즈니스를 위한 지원도 이루어져야 함

해설
여가활동의 기능
숙박업은 여행·관광을 위한 '수단'이 아닌 '목적'이 되어야 한다. 따라서 호텔 그 자체가 관광목적지가 될 수 있도록 다양한 여가활동의 기능을 갖추어야 한다.

81 다음 중 숙박업의 특성으로 맞는 것은?

① 비계절성 ② 신축성
③ 낮은 고정비 ④ 사전평가의 불가능성

해설
숙박업의 특성으로는 '다기능성, 비신축성, 높은 고정비, 다양한 분야의 전문 인력 필요, 사전평가의 불가능성, 계절성, 비보관성 상품, 비전매성 상품, 공공성 상품, 다인자성 상품'이 있다.

82 숙박업 특성 중 계절성에 대한 설명으로 맞는 것은?

① 성수기와 비수기의 변동성이 크다.
② 숙박업 상품은 수요와 공급이 동시에 완결되는 상품이므로 보관이 불가능하다.
③ 숙박업 상품은 이동하면서 판매할 수 없는 상품이다.
④ 숙박업은 토지, 건축비를 비롯하여 각종 고정비가 높다.

해설
숙박업은 성수기와 비수기의 변동성이 크고 주말과 주중의 수요변동 역시 큰 편인 계절성의 특성을 가진다.

83 숙박업 특성 중 비신축성에 대한 설명으로 맞는 것은?

① 숙박업 상품은 수요와 공급이 동시에 완결되는 상품이므로 보관이 불가능하다.
② 숙박업 상품은 이동하면서 판매할 수 없는 상품이다.
③ 호텔의 객실수나 부대시설의 수용력을 상황에 따라 조정할 수 없다.
④ 숙박업은 토지, 건축비를 비롯하여 각종 고정비가 높다.

> **해설**
> 숙박업은 호텔의 객실수나 부대시설의 수용력을 상황에 따라 조정할 수 없는 단점이 있는 비신축성의 특성을 가진다.

[84~88] 다음 숙박업 조직에 따르는 업무로 알맞은 것을 고르시오.

```
A. 홍보부
B. 구매, 심사, 창고
C. 연회장, 나이트클럽, VIP 라운지, 로비라운지
D. 육류담당부서, 식당별 부속 주장(한·일·중·양 뷔페)
E. 프론트 데스크, 로비기념품 판매점
```

84 위 업무 중 판촉부에 따르는 업무는 무엇인가?

① A   ② B
③ D   ④ E

> **해설**
> 판촉부 : 판매촉진부, 홍보부

85 위 업무 중 관리부에 따르는 업무는 무엇인가?

① A   ② B
③ C   ④ E

> **해설**
> 관리부 : 구매, 심사, 창고, 신용관리, 검수 등

정답 83 ③ 84 ① 85 ②

86 위 업무 중 객실부에 따르는 업무는 무엇인가?

① A
② B
③ C
④ E

해설
객실부 : 프론트 데스크, 당직데스크 및 콘시어지, 예약 데스크 & 오퍼레이터, 현관·벨 데스크, 비즈니스 센터, 나이트 오디터, 프론트 캐셔, 하우스키핑, 로비기념품 판매점

87 위 업무 중 식음료부에 따르는 업무는 무엇인가?

① A
② B
③ C
④ D

해설
식음료부 : 한식, 일식, 양식, 중식, 뷔페식당, 주장, 나이트클럽, 연회장, VIP 라운지, 로비라운지

88 위 업무 중 조리부에 따르는 업무는 무엇인가?

① A
② B
③ C
④ D

해설
조리부 : 메인 주방, 식당별 부속 주방(한·일·중·양·뷔페), 회장 주방, Butcher(육류담당부서)

89 숙박업 조직의 기능 중 라인-직능 조직의 설명으로 맞는 것은?

① 라인 조직의 지휘·명령의 통일성을 유지하고 조정의 원리를 확보하는 반면, 수평적 분화에 의한 책임과 권한을 확립하여 위임의 원리를 충분히 받아들이려는 조직 기능
② 관리자와 노무자 사이의 관계가 하나의 직선처럼 연결되어 있고 직접 상사에 대해서만 책임을 지고 권한을 행사할 수 있는 부문관리 기능
③ 경영기능의 수평적 분화를 명확히 하고 그의 전문화에 의한 관리자의 분업상 이익을 확보하기 위한 조직 기능
④ 라인 조직의 결정·명령·집행에 관한 것과 스태프 조직의 조언, 권고, 자문, 서비스를 상호 보완·의존하는 관계의 조직형태 기능

해설
② 라인 조직
③ 스태프 조직
④ 라인-스태프 조직

정답 86 ④ 87 ③ 88 ④ 89 ①

90 숙박업 조직의 기능 중 스태프 조직의 설명으로 맞는 것은?

① 라인 조직의 지휘·명령의 통일성을 유지하고 조정의 원리를 확보하는 반면, 수평적 분화에 의한 책임과 권한을 확립하여 위임의 원리를 충분히 받아들이려는 조직 기능
② 관리자와 노무자 사이의 관계가 하나의 직선처럼 연결되어 있고 직접 상사에 대해서만이 책임을 지고 권한을 행사할 수 있는 부문관리 기능
③ 경영활동의 원만한 업무수행을 돕고 각 부문 간의 조정을 도모하여 최고경영자를 보좌하기 위한 조직기능
④ 라인 조직의 결정·명령·집행에 관한 것과 스태프 조직의 조언, 권고, 자문, 서비스를 상호 보완·의존하는 관계의 조직형태 기능

해설
① 라인-직능 조직
② 라인 조직
④ 라인-스태프 조직

91 숙박업 조직의 원칙 중 맞는 것은?

① 비전문화의 원칙
② 계층 다양화의 원칙
③ 적재적소의 원칙
④ 감독범위의 포괄화의 원칙

해설
숙박업 조직의 원칙으로는 '전문화, 명령일원화, 책임과 권한 조정, 감독범위 적정화, 계층 단축화, 직능화, 권한위임, 탄력성, 사기앙양, 적재적소의 원칙'이 있다.

92 숙박업 조직의 원칙 중 직능화의 원칙에 대한 설명으로 맞는 것은?

① 합리적인 매뉴얼화에 의해 객관적으로 직능별·직무별 업무수행을 하도록 한다.
② 환경변화에 적응할 수 있도록 과감한 조직개편이 이루어져야 한다.
③ 조직에 걸맞은 사람을 선발하여 가장 이상적인 조직이 운용되도록 하여야 한다.
④ 조직을 구성하는 각 구성원에게 업무를 분장함에 있어서 그 상호관계를 명백히 한다.

해설
② 탄력성의 원칙
③ 적재적소의 원칙
④ 책임과 권한의 원칙

정답 90 ③ 91 ③ 92 ①

93 숙박업 조직의 원칙 중 명령일원화의 원칙에 대한 설명으로 맞는 것은?

① 조직의 각 구성원이 가능한 한 특수화된 업무를 전문적으로 담당하여야 한다.
② 라인에 따라 한 부하는 언제나 한 사람의 상사에게만 명령을 받아야 한다.
③ 조직의 목적을 효율적으로 담당할 수 있도록 하기 위하여 각기 분화된 경영활동을 호텔전체의 관점에서 적절히 조정·통합하는 것을 의미한다.
④ 한 사람의 관리자가 직접 통제하는 하위자의 수를 적정하게 제한한다.

> **해설**
> ① 전문화의 원칙
> ③ 조정의 원칙
> ④ 감독범위 적정화의 원칙

94 숙박업 컴퓨터 예약시스템이 아닌 것은 무엇인가?

① CRS
② SABRE
③ AMADEUS
④ ONEWORLD

> **해설**
> 숙박업 컴퓨터 예약시스템으로는 CRS와 GDS가 있는데, GDS는 Sabre, Galileo, Amadeus, WorldSpan 등이 있다.

95 숙박예약 접수 시 확인되어야 하는 사항이 아닌 것은?

① 과거사용 여부
② 지불조건
③ 도착시간 및 교통편
④ 룸서비스 신청

> **해설**
> 예약 접수 시 확인해야 할 사항으로는 '도착일자, 출발일자, 과거사용 여부, 객실 수, 투숙객 인원 및 객실 종류, 객실 요금, 성별 및 이름, 지불조건, 도착시간 및 교통편, 예약자 및 회사, 연락처, 특이사항, 예약 접수일 및 접수인'이 있다.

96 예약을 하고서 나타나지 않는 고객을 말하는 용어는 무엇인가?

① No-Show
② Walk-In
③ PNR
④ No-Check

> **해설**
> No-Show는 예약을 하고서 나타나지 않는 고객을 말한다.

97 숙박업의 예약취소 및 변경에 대한 다음 설명 중 옳은 것은?

① 예약취소의 경우, 손님의 과실여부에 따라 피소를 접수한다.
② 예약변경의 경우, 고객이 원하는 날짜로 바로 변경 접수한다.
③ 과거 No-Show와 취소 비율을 고려하여 판매 가능한 객실 수 이상을 예약을 받을 수 있다.
④ 고객에 의해 예약이 이루어지면 적어도 이틀 전에 예약확인을 하도록 한다.

해설
① 해당 숙박업체의 숙박약관 및 국제호텔 약관에 따라서 예약취소를 접수처리한다.
② 고객이 투숙하고자 하는 날의 객실상황을 고려하여 예약변경을 하여야 한다.
④ 고객에 의해 예약이 이루어지면 적어도 일주일 전에 예약 시 받은 연락처를 통해 예약확인을 받아야 한다.

98 다음 중 관광교통의 설명으로 옳지 않은 것은?

① 통로, 운반구 및 동력의 교통 3요소에 의하여 구성되는 동체이다.
② 공영사업은 포함되지 않으며, 민간기업에서만 운영한다.
③ 교통기관의 형태에 따라 육상교통기관, 해상교통기관 그리고 항공교통기관으로 나누어진다.
④ 관광의 대중화는 교통수단의 발달과 근대적 교통업의 성립을 전제로 하여 실현되었다.

해설
민간기업뿐만 아니라 국가나 지방공공단체가 운영하는 공영사업을 포함한다.

99 다음 중 관광교통의 성격으로 옳지 않은 것은?

① 유형재
② 수요의 편재성
③ 자본의 유휴성
④ 독점성

해설
관광교통의 성격으로는 '무형재, 수요의 편재성, 자본의 유휴성, 독점성'이 있다.

100 다음의 설명과 관련 있는 관광교통의 성격은 무엇인가?

- 관광교통 용역은 즉시재라고 한다.
- 생산 즉시 소비, 즉 소비 즉시 생산의 성격을 띠고 있기 때문에 생산된 재화의 저장이 불가능하다.

① 무형재
② 수요의 편재성
③ 자본의 유휴성
④ 독점성

해설
위 설명은 관광교통의 무형재에 해당하는 설명이다.

정답 97 ③ 98 ② 99 ① 100 ①

101 다음 중 철도운송업의 설명으로 옳지 않은 것은?

① 육상교통의 가장 대표적인 수송수단으로서 세계 각국의 관광사업 발전에 크게 기여하였다.
② 항공기와 자동차의 현저한 발달로 인하여 이용률의 신장은 급속하게 둔화해가고 있다.
③ 관광목적을 위한 철도로는 등산철도와 모노레일 등이 있다.
④ 관광객용 철도는 일반철도에 비해 수송량의 획득범위가 한정되어 있다.

해설
관광목적을 위한 철도로는 등산철도와 유람철도 등이 있고, 산악관광과 자연관광을 위한 것으로 모노레일(Monorail), 강색철도(Cable Car), 보통삭도(Rope Way), 특수삭도(Ski Lift) 등이 있다.

102 다음 중 여객해운업에 대한 설명으로 옳지 않은 것은?

① 19세기 후반부터 20세기 전반에 이르는 시기에 선박의 발달과 함께 대서양에서는 미국인의 유럽 관광여행이 급증하였다.
② 선박여행은 타는 그 자체가 관광성이 높다.
③ 승객과 자동차를 함께 실어 나르는 배는 여객해운업에 포함되지 않는다.
④ 앞으로도 고급관광객을 대상으로 한 관광전용선으로서 새로운 형태로 번창할 것으로 기대된다.

해설
승객과 자동차를 함께 실어 나르는 배를 일컫는 카페리 또한 여객해운업에 포함된다.

103 다음 중 레저크루즈에 해당하는 설명은 무엇인가?

① 육지와 인근 도서지방을 연결하는 선박으로 여행자를 비롯하여 주로 서민들이 이용하는 선박이다.
② 라인강, 볼가강, 아마존강, 미시시피강 등에서 상하로 운항하는 선박여행이다.
③ 승객과 자동차를 함께 실어 나르는 배를 일컫는다.
④ 파티크루즈(Party Cruise)나 미니크루즈(Mini Cruise)라고도 불리는 1주일 정도의 단기 크루즈이다.

해설
① 연안여객선
② 리버크루즈
③ 카페리

104 항공업의 중요성에 대한 설명으로 옳지 않은 것은?

① 국제수지의 개선효과
② 외국과의 경제적·정치적 관계의 긴밀화
③ 관광객의 대량수송 가능
④ 국가홍보

해설
항공업은 국제수지의 개선, 외국과의 경제적·정치적 관계의 긴밀화 그리고 국위의 선양이라는 관점에서 각국이 그 나라의 국제노선을 가진 항공회사에 대하여 지원·육성해왔다. 특히 현대 관광은 관광객의 대량수송이라는 측면과 밀접한 관계를 유지하면서 발전해 왔는데 항공운송이 차지하는 비중은 이런 점에서 매우 중요하다.

105 다음 중 항공운송 관계 단체가 아닌 것은?

① ICAO
② IATA
③ OAA
④ TOPAS

해설
국제민간항공기구(International Civil Aviation Organization, ICAO), 국제항공운송협회(International Air Transport Association, IATA), 동양항공회사협회(Orient Airlines Association, OAA)가 있다.

106 다음 중 IATA에 대한 설명으로 틀린 것은?

① International Air Transport Association의 약자로 국제항공운송협회를 뜻한다.
② 1947년에 설립되었으며, "국제민간항공조약 : 시카고 조약"에 의해 설립되었다.
③ 항공운송업무 간의 협조체제를 구축한다.
④ 국제선 요율선정에 따른 각 정부 간의 조정매체 역할을 한다.

해설
② ICAO에 대한 설명이다.

107 다음 중 육상운송업에 대한 설명으로 옳지 않은 것은?

① 육상운송업의 주된 수단은 자동차 운송업이다.
② 1930년대에 미국에서 렌트카 사업의 번창으로 그 이용도가 매우 높다.
③ 신관광지의 성쇠, 신숙박시설의 번창 등의 문제를 관광사업에 던져 주었다.
④ 관광 목적지까지 편리한 수송이 불가능한 단점이 있다.

해설
자동차 운송업은 관광에서 목적지까지의 수송과 관광대상물이 있는 관광지에서의 유람수송이 최대 장점이다.

정답 104 ④   105 ④   106 ②   107 ④

108 다음 중 육상운송업에 대한 특성으로 옳지 않은 것은?

① 교통수요는 시간적·지역적 요인에 따라 변화가 있어서 성수기와 비수기가 존재한다.
② 관광에 따른 교통기관의 이용은 관광대상에 따른 지역적 편재성이 적다.
③ 무형의 교통서비스를 근간으로 하는 사업이다.
④ 생산과 소비가 동시에 존재한다.

해설
관광에 따른 교통기관의 이용은 관광대상에 따른 지역적 편재성이 크다.

109 다음 중 항공 전산예약시스템이 아닌 것은?

① Computer Reservation System(CRS)
② Global Distribution System(GDS)
③ SABRE
④ Holidex

해설
Holiday Inn에서 개발된 홀리덱스(Holidex) 시스템은 호텔예약시스템의 시초이다.

110 다음 중 전산예약시스템의 기능이 아닌 것은?

① 부대서비스 예약 기능
② 항공편 스케줄 변경사항 통보 기능
③ 여행정보 기능
④ 고객의 특수사항 배려 가능

해설
항공편 스케줄 변경사항 통보 기능은 담당자의 출발확인 업무이다. 전산예약시스템의 기능으로는 '좌석예약 기능, 부대서비스 예약 기능, 고객의 특수사항 배려 가능, 특별한 주의가 요청되는 운송제한 승객 수송준비 기능, 여행정보 기능, 수요와 공급을 조정하는 기능, 항공사의 수입을 제고시키는 기능'이 있다.

111 전산예약시스템의 업무분장 중 예약접수 업무(General Sales)의 내용이 아닌 것은?

① 부대서비스의 예약 및 여행정보 제공
② 요청사항 접수처리 및 기타 정보 안내
③ 운송제한승객(Restricted Passenger Advice, RPA) 예약 접수
④ 공급석 조정 및 초과예약 결정

해설
공급석 조정 및 초과예약 결정은 예약통제 업무이다.

112 보기가 설명하는 것은 무엇인가?

> - 항공사뿐만 아니라 호텔, 크루즈사, 철도회사, 렌터카회사 등의 다양한 관광관련 업체들과 협력하여 더욱 많은 정보를 포함한다.
> - 채식주의자 혹은 특정한 종교를 지닌 승객을 위한 별도의 메뉴주문, 좌석배정이 가능하다.
> - 여행사와 항공사에서는 고객의 관리, 손익계산, 청구서 발송 등 각종 업무를 예약관리용단말기를 통해 처리할 수 있다.

① GDS
② CRS
③ SABRE
④ ABACUS

해설
제시된 설명은 Global Distribution System(GDS)에 대한 설명이다.

113 다음 중 PNR 여정 작성의 특징이 아닌 것은?

① 기본 지시어는 O 혹은 N
② 여정작성 – 항공좌석 예약 요청
③ AVAILABILITY 조회 후 작성하거나, AVAILABILITY 없이 직접 입력
④ 만 2세 미만의 유아 승객을 포함하여 좌석의 수와 승객의 수가 일치해야 함

해설
좌석의 수와 승객의 수가 일치해야 한다. 단, 만 2세 미만의 유아 승객은 좌석을 점유하지 않으므로 좌석 수에 포함시키지 않는다.

114 다음 중 외식업의 등장배경으로 옳지 않은 것은?

① 경제적으로 사람들의 생산력이 증가하고 그에 대한 소득 수준이 증가함에 따라 외식업이 등장하였다.
② 핵가족화에 따른 식생활 패턴의 변화로 외식업이 등장하였다.
③ 교통의 발달로 인한 이동의 용이성에 따라 외식업이 등장하였다.
④ 바쁜 현대인들의 라이프스타일 변화로 직접 요리할 시간이 적어짐에 따라 외식업이 등장하였다.

해설
외식업이 등장하게 된 배경을 살펴보면, 경제적으로 사람들의 생산력이 증가하고 그에 대한 소득 수준이 증가함에 따라 단순히 허기를 채우는 것을 넘어 음식을 통해 새로운 것을 경험하는 과정으로써의 외식 형태가 생겨나기 시작했다. 또한 사회·문화적으로 핵가족화에 따른 식생활 패턴의 변화 및 교통의 발달로 인한 이동의 용이성 등의 이유로 외식 산업이 대두하기 시작했다.

정답 112 ① 113 ④ 114 ④

115 다음 중 외식업에 대한 설명으로 옳지 않은 것은?
① 사람들의 소득 수준이 증가함에 따라 음식을 통해 새로운 것을 경험하는 과정으로써의 외식 형태가 생겨나기 시작했다.
② 외식업은 음식이나 음료 등을 조리하여 동일한 장소 또는 그 내부나 외부에서 소비되도록 제공하는 업종을 말한다.
③ 한국에서는 숙박업이 먼저 발전한 후 외식산업이 등장했다.
④ 산업화가 진행됨과 동시에 외식 산업 역시 발달하게 되었다.

해설
한국의 외식산업은 숙박업과 그 출발을 같이하였다. 주로 여관이라고 불리던 곳은 숙박업과 함께 주막 형태의 식당업도 겸했다.

116 다음 중 외식업의 특성으로 맞지 않는 것은?
① 점포위치를 최우선적으로 고려하여야 한다.
② 사람에 의한 영업활동에 의존한다.
③ 업장의 특성에 맞는 차별화를 위해 매뉴얼에 맞추지 않고 때에 맞는 융통성이 필요하다.
④ 독점적 시장지배가 불가능한 산업이다.

해설
시스템 위주의 전문성이 요구된다. 즉, 외식업의 특성상 생산과 소비의 동시성을 지향해야 하고, 원가절감과 서비스의 수준을 제고해야 하며, 업장의 특성에 맞는 차별화를 위해서 매뉴얼화가 필요한 사업이다.

117 외식업의 특성에 대한 설명 중 옳지 않은 것은?
① 노동집약적인 사업이다.
② 단일매장 시스템이 매우 유리하다.
③ 소비자의 기호가 강하게 영향을 미치는 산업이다.
④ 시스템 위주의 전문성이 요구되는 사업이다.

해설
단일매장 시스템이 아닌 다점포 전개가 사업의 중요한 요소이므로, 프랜차이즈 시스템이 매우 유리하다.

정답 115 ③ 116 ③ 117 ②

118 다음 중 한국 외식문화의 특성으로 옳지 않은 것은?

① 한상 차리기가 상당히 발달했다.
② 싱거운 맛을 좋아하지 않고 담백하거나 구수하고 맵고 짠 음식을 좋아한다.
③ 다른 민족과는 다르게 국과 쌈이 상당히 발달했다.
④ 화식과 생식을 모두 좋아하지만 비교적 생식을 좋아하는 편이다.

해설
한국은 화식과 생식을 모두 좋아하지만 비교적 화식을 좋아하는 편이다.

119 다음 중 국가별 외식문화의 특성이 틀리게 짝지어진 것은?

① 중국 – 날것과 맛이 담백한 것을 좋아하는 민족이다.
② 일본 – 주로 젓가락만을 사용하며 숟가락은 거의 쓰지 않는다.
③ 태국 – 향신료가 듬뿍 들어가 독특한 향기의 요리 등 매운 맛이 특징이다.
④ 베트남 – 프랑스, 미국, 타이 요리의 영향을 많이 받았다.

해설
중국은 날것과 맛이 담백한 것을 별로 좋아하지 않으며, 기존의 것을 피하려 하고 새로운 맛을 좋아하는 민족이다.

120 다음의 외식문화가 설명하는 국가는 어디인가?

- 중세에서 근대로 넘어가는 시대에, 권력이 뒷받침되어 천재적인 조리사가 많이 나타났다.
- 제과기술이 발달하였으며, 섬세한 맛이 특징이다.
- 소스는 종류가 몇 백 가지나 될 정도로 다양하다.

① 영 국   ② 프랑스
③ 독 일   ④ 이탈리아

해설
프랑스에 대한 설명으로, 프랑스에서는 먹는다는 것이 삶의 큰 즐거움이자 문화이자 정체성이다.

정답 118 ④ 119 ① 120 ②

121 다음의 외식문화가 설명하는 국가는 어디인가?

> - 고기를 통째로 익히는 단순한 요리법이 발달하였다.
> - 하루를 든든히 보낼 수 있는 영양가 풍부한 아침식사를 하고, 애프터눈 티를 즐긴다.
> - 로스트비프와 그레이비 소스를 곁들여 먹는다.

① 영 국 ② 프랑스
③ 독 일 ④ 이탈리아

해설
영국에 대한 설명으로, 영국은 자연스러움을 강조하는 방식이 특징이다.

122 다음 중 각 국가별 외식문화의 특성이 틀리게 짝지어진 것은 무엇인가?

① 러시아 – 지방질이 많은 고기를 선호하여 돼지고기가 쇠고기보다 훨씬 비싸다.
② 불가리아 – 농업국가로 햄이나 송아지고기, 치즈, 요구르트가 유명하다.
③ 터키 – 간편성과 실용성을 강조하는 문화적 특성으로 통조림이나 즉석식품 같은 가공식품을 많이 사용한다.
④ 멕시코 – 칠리, 파, 마늘을 많이 사용하여 자극적이고 매콤한 맛을 내며, 향신료를 이용하여 음식에 독특한 향을 가미한다.

해설
간편성과 실용성을 강조하는 문화적 특성으로 통조림이나 즉석식품 같은 가공식품 등을 많이 사용하는 나라는 미국이다. 터키는 신선한 재료를 사용하여 더욱 맛있는 요리를 접할 수 있는 특성이 있다.

123 다음 중 각 국가별 외식문화의 특성이 틀리게 짝지어진 것은 무엇인가?

① 브라질 – 브라질의 음식은 흑인 노예들로부터 유래된 것이 많다.
② 아프리카 – 대륙은 광대하지만 음식문화는 단순하다.
③ 아랍권 – 크게 빵과 양고기 그리고 요구르트, 세 요소로 이루어진다.
④ 남·북극 지역 – 대부분의 음식을 날것으로 먹는다.

해설
아프리카 사람들은 그들의 환경에 맞게 식생활을 영위하고 있다. 아프리카 대륙은 광대하고 여러 기후가 나타나며, 각 부족의 생활 방식에 따라 다양한 음식 문화가 존재한다.

124 여행자가 그들의 욕구에 따라 관광지에서 물건을 구매하는 행위를 포함하여 먹기, 구경하기 등 그 과정에서 부수적으로 일어나는 모든 행위를 무엇이라고 하는가?

① 관광욕구
② 관광만족
③ 관광쇼핑
④ 관광가치

해설
관광쇼핑에 대한 설명으로, 관광쇼핑은 외화획득을 통하여 국제수지개선, 경제성장, 수출과 고용증대 등 국가경제에 막대하게 기여한다.

125 다음 중 관광쇼핑상품의 특성으로 옳지 않은 것은?

① 튼튼하고 부피가 작아 휴대에 편리해야 한다.
② 미관뿐만 아니라 운송이 용이한 포장이어야 한다.
③ 보존성이 좋아야 한다.
④ 수익성이 높아야 한다.

해설
수익성이 높아야 하는 것이 아니라 가격이 적절해야 한다.

126 관광쇼핑업 활성화 방안으로 옳지 않은 것은?

① 세계인의 눈에 맞게 유명한 브랜드를 판매할 수 있도록 한다.
② 상품의 질적 향상을 도모해야 한다.
③ 판매된 상품의 사후품질 보장이 필요하다.
④ 양질의 관광상품 생산에 필요한 전문기능인력을 양성해야 한다.

해설
우리나라를 대표할 수 있는 독특한 상품과 고유의 브랜드를 개발해야 한다.

127 공연안내서비스에 관한 설명 중 옳지 않은 것은?

① 문화예술은 관련 산업과 소비를 진작시키는 높은 파급효과를 가지고 있다.
② 관광공연장업이란 "관광객을 위하여 적합한 공연시설을 갖추고 공연물을 공연하면서 관광객에게 식사와 주류를 판매하는 업"이다.
③ 문화예술이라는 매개체를 통해 직접적인 제품 광고보다 소비자에게 거부감을 줄 수 있다.
④ 한 국가의 경쟁력이 물질적, 경제적 요인에서 문화적 요인으로 전환되어 가고 있다.

해설
직접적인 제품 광고가 아닌 문화예술이라는 매개체를 통해 소비자에게 감성적으로 다가감으로써 별다른 거부감 없이 기업의 사회적 책임과 고급스러운 이미지를 전달할 수 있다.

정답 124 ③　125 ④　126 ①　127 ③

128 다음 중 관광안내소의 역할이 아닌 것은?

① 관광 정보를 방문객과 지역주민에게 제공하는 역할을 수행한다.
② 숙박, 교통, 공연 등에 대한 예약을 방문객과 지역 주민에게 해주는 역할을 수행한다.
③ 휴식을 취할 수 있는 휴게공간을 방문객에게 제공하는 역할을 한다.
④ 방문객을 공항에서 픽업하여 관광을 시켜주는 역할을 한다.

해설
관광안내소의 역할에는 정보제공역할, 예약역할, 전시/판매 역할, 휴게공간역할, 지역연계역할이 있다.

129 관광정보에 대한 설명 중 옳지 않은 것은?

① 관광정보라는 개념이 일반화되기 시작한 것은 1990년대에 등장한 인터넷과 World Wide Web의 확산에서 비롯되었다.
② 정보를 이용하는 관광객의 다양한 욕구충족을 위하여 관광행동 결정 시 필요한 모든 정보를 의미한다.
③ 관광정보는 관광객들이 목적 지향적인 선택행동을 하는 데 유용한 일체의 알림사항이다.
④ 관광객은 많은 관광정보를 습득할수록 관광체험욕구는 충족되기 어려워진다.

해설
관광정보란 교통수단과 함께 관광주체인 관광객과 관광객체인 관광대상(관광자원, 관광시설 및 서비스 등)을 연결해주는 관광매체로서 바람직한 관광체험욕구를 충족시켜주는 역할을 한다.

130 친지나 지인을 통한 신뢰를 바탕으로 활용할 수가 있으며, 정보의 홍수 속에 선택의 어려움을 겪고 있는 현실에서 선택을 쉽게 할 수 있는 장점을 가진 관광정보 매체는 무엇인가?

① 인터넷 관광정보
② 시청각(전파) 매체(TV/라디오)
③ 구전정보
④ 관광관련기관

해설
구전정보에 대한 설명으로, 관광정보의 매체유형으로는 이밖에도 인쇄매체 정보와 개인의 과거경험 등이 있다.

131 다음 설명 중 옳지 않은 것은 무엇인가?

① 지도, 표지, 홍보물, 전자매체 등이 관광지 안내물이 될 수 있다.
② 관광예약 시, 업무를 전산화시킨 Computer Reservation System(CRS)을 이용할 수 있다.
③ 한국관광공사 및 각 지방자치 단체들이 운영하는 홈페이지에서 관광지를 예약할 수는 없지만, 양질의 관광정보를 얻을 수 있다.
④ 개인의 과거 경험은 미래의 관광지 선택에 중요한 역할을 하는 관광정보이다.

해설
한국관광공사 및 각 지방자치 단체들이 운영하는 홈페이지에서 관광지를 예약할 수 있다.

132 다음 설명이 말하는 관광종사원은 누구인가?

> 관광객의 이해와 감상, 체험 기회를 제고하기 위하여 역사·문화·예술·자연 등 관광자원 전반에 대한 전문적인 해설을 제공하는 자

① 투어가이드
② 문화관광해설사
③ 관광순환버스업자
④ 관광극장유흥업자

해설
문화관광해설사에 대한 설명이다.

133 다음 중 관광종사원의 자세에 대한 설명으로 옳지 않은 것은?

① 전문지식 습득으로 실력 향상
② 업무의 수월함에 대한 자각
③ 서비스 주체성 인식
④ 관광객이 재방문 할 수 있는 진정성 있는 근무자세

해설
관광종사원은 이밖에 바른 자세와 위생관리의 근무 태도 유지, 친절·미소로 진정한 환대정신 유지, 조직 목표에 부합하려는 노력 등의 자세를 취해야 한다.

정답 131 ③ 132 ② 133 ②

134 관광종사원이 느끼는 업무의 어려움이 아닌 것은?

① 서비스라는 언어가 갖는 애매함이 있다.
② 서비스를 제공받는 측과 제공하는 측에서 동등한 관계로 친밀감을 깊이 느끼게 된다.
③ 숙박업은 보이지 않는 상품을 팔고 있기 때문에 때때로 이용자가 과분한 요구를 한다.
④ 서비스업에 종사하는 시간의 문제로, 일하는 시간이 일반적인 사람들과 반대이다.

해설
서비스를 제공받는 측과 제공하는 측에서 주종관계와 유사하게 느끼는 점이다. 소비자의 동향을 파악하는 것은 중요하지만 소비자는 왕이라고 하여 비굴해지지 말고 대등하면서 존중하는 관계에서 상대한다.

135 다음 중 관광종사원의 역할에 대한 설명으로 옳지 않은 것은?

① 국가 및 지역의 이미지 제고
② 서비스 정신의 적극적 실천
③ 정확하지 않더라도 많은 양의 정보 제공
④ 고객만족 향상에 기여

해설
관광종사원은 관광객에게 정확한 정보를 제공해야 한다.

136 관광종사원이 지녀야 할 직업의식에 대한 설명으로 옳지 않은 것은?

① 창조와 개척의 마음자세
② 자기분야에서 최고가 되겠다는 마음자세
③ 혁신하는 마음자세
④ 윗사람의 눈치를 보며 비위를 잘 맞추려는 마음자세

해설
관광종사원은 최선을 다하는 마음자세, 자기분야에서 최고가 되겠다는 자세, 창조와 개척의 자세, 혁신하는 마음자세, 신념과 패기의 마음자세를 지녀야 한다. 윗사람의 눈치를 보며 비위를 잘 맞추려는 마음은 지양해야 한다.

137 다음 중 서비스종사원이 지양해야 할 자세는 무엇인가?

① 일을 소신껏 하는 자세
② 융통성 있는 자세
③ 조직의 힘을 결집하는 자세
④ 주어진 일만 하겠다는 자세

해설
서비스종사원이 지양해야 할 자세는 적극성이나 활력이 부족하고, 주어진 일이나 하겠다는 태도를 보이는 자세이다.

138 다음 중 서비스종사원이 지양해야 할 자세는 무엇인가?

① 자기 변화에 열심인 자세
② 적극성과 활력이 넘치는 자세
③ 작은 일에도 쉽게 좌절하며 투지가 없는 자세
④ 자기보다는 팀웍을 중요시하는 자세

해설
서비스종사원이 지양해야 할 자세는 인내와 끈기가 부족하고 조그마한 일에도 쉽게 좌절하며 다시 일어서는 투지가 없는 자세이다.

139 관광의 주체인 관광객으로 하여금 관광동기나 관광행동을 일으키게 하는 목적물인 관광대상을 말하는 것은 무엇인가?

① 관광활동
② 관광자원
③ 관광욕구
④ 관광만족

해설
관광자원에 대한 설명이다. 관광자원이란 '관광주체인 관광객의 관광욕구를 충전시키는 관광동기나 관광행동의 대상물, 즉 관광대상이 되는 목적물'로서 관광목적물과 관광시설을 의미한다.

140 다음 중 관광자원에 대한 설명으로 옳지 않은 것은?

① 관광객들은 가능하면 더욱 가치 있고 매력 있는 관광자원을 원한다.
② 지역 내 매력 있는 자원을 찾아내 가치를 높여 많은 관광객들의 방문을 유도한다.
③ 관광자원은 관광객으로 하여금 관광의욕을 일으키게 하는 모든 관광대상물이다.
④ 관광자원은 개발을 하지 않아야 가치를 향상시킬 수 있다.

해설
관광자원은 개발을 통해서 가치를 향상시킬 수 있다.

정답 138 ③ 139 ② 140 ④

141 다음의 관광자원 중 한국관광공사에서 분류한 사회적 관광자원으로 옳은 것은?

① 스포츠
② 공업단지
③ 백화점
④ 놀이시설

해설
사회적 관광자원으로는 풍속, 행사, 생활, 예술, 교육, 스포츠 등이 있으며, 공업단지, 백화점은 산업적 관광자원, 놀이시설은 관광/레크리에이션 자원으로 분류된다.

142 다음 중 관광이벤트가 미치는 파급 효과가 아닌 것은?

① 국가나 지역의 이미지 강화
② 관광개발 촉매
③ 다양한 예술활동의 거점 형성
④ 문화·관광자원과 시설의 적극적 활용으로 성수기 특수효과 형성

해설
관광이벤트는 잠재고객의 유치로 인해 기존의 각종 문화·관광시설의 적극적인 활용으로 시설 이용의 효율을 향상시킬 수 있다. 특히 계절성이 심한 자연자원이 중심이 되는 관광지의 경우 비수기 대책으로서 매우 유용하다.

143 다음 중 관광이벤트의 특성이 아닌 것은?

① 사전 계획성
② 수익 실현성
③ 비일상적인 특별한 활동
④ 기본계획(시간·장소·대상) 강조성

해설
관광이벤트는 '사전 계획성, 목적 실현성, 특별성, 기본계획(시간·장소·대상) 강조성'이라는 네 가지의 특성이 있다.

제5과목

의학용어 및 질환의 이해

제5과목	나침반	PART 10	외피계통
PART 01	기본구조 및 신체구조	PART 11	감각계통
PART 02	심혈관 및 조혈계통	PART 12	내분비계통
PART 03	호흡계통	PART 13	면역계통
PART 04	소화계통	PART 14	정신건강의학
PART 05	비뇨계통	PART 15	영상의학
PART 06	여성생식계통	PART 16	종양학
PART 07	남성생식계통	PART 17	약리학
PART 08	신경계통	제5과목	핵심문제
PART 09	근골격계통		

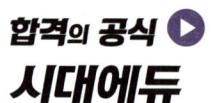 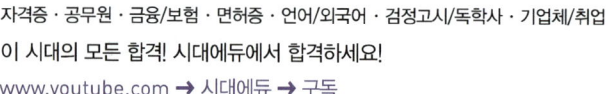 

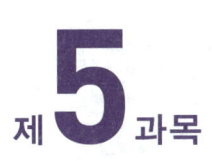

제5과목 의학용어 및 질환의 이해

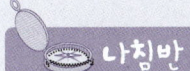

과목 개요
의료기관에서 사용하는 질병, 치료, 검사 및 인체의 해부학적 용어를 습득한다.

학습 포인트
의학용어는 접두사, 접미사, 어근 등의 구성요소들이 합성되어 하나의 단어를 이루고 있다. 따라서 의학용어를 공부할 때 막연히 단어를 암기하려고 해서는 안 되며, 각각의 단어를 이루는 구성요소들을 나누고 분석할 수 있어야 쉽게 학습할 수 있다.

이 과목의 구성
각 Part는 신체구성에 따른 '해부생리학적 용어, 증상용어, 진단용어, 수술처치용어, 약어'의 의미를 이해할 수 있도록 구성되어 있다.

1. Physiological Anatomy Terminology   해부생리학적 용어
2. Symptomatic Anatomy Terminology   증상용어
3. Diagnostic Terminology   진단용어
4. Surgical Treatment   수술처치용어
5. Abbreviation   약어

기출 KEY POINT

- 감염 및 염증관련 질환
- 방사선촬영검사
- 말초신경계와 중추신경계
- 폐순환과 체순환
- 류마티스관절염
- 잠복고환
- 반점
- 심장비대
- 기좌호흡

- 불안장애 진단용어
- 인체를 구분하는 평면
- 사상체질
- 안압측정법
- 항암약제
- 정맥성신우조영술
- 심장의 어근
- 신장절제술
- 대변잠혈검사

PART 01 기본구조 및 신체구조 (The Human Body and Anatomy)

CHAPTER 01 의학용어의 구조

1 의학용어의 주성분

① 어근(Word Root) : 용어의 근간이 되는 핵심 부분
② 접두사(Prefix) : 용어의 시작 부분
③ 접미사(Suffix) : 용어의 끝부분
④ 연결모음(Connective Vowel) : 어근과 접미사, 또는 어근과 어근 사이를 연결하는 모음
⑤ 연결형(Combining Form) : 어근과 연결모음을 합친 형태

> **📢 알아두기**
>
> **의학용어의 구조**
>
> 예 hematology : 혈액학
> - hemat : 어근
> - o : 연결모음
> - logy : 접미사
>
> 예 subgastric : 하복부의
> - sub : 접두사
> - gastr : 어근
> - ic : 접미사

2 접두사(Prefix)

(1) 기본 접두사

Prefix	Meaning	Terminology
a–, an–	아닌, 없는	apnea 무호흡
anti–	–에 대항하여	antigen 항원, antibiotics 항생제
auto–	자 신	autoimmune 자가면역
bi–	둘	bifurcation 갈림, 이분
con–	함 께	congenital anomaly 선천기형
contra–	–에 대항하여	contralateral 반대쪽
dia–	–을 통한, 완전한	dialysis 투석, diarrhea 설사
dys–	나쁜, 비정상의	dyspnea 호흡곤란, dysplasia 이상형성
in–	아 닌	insomnia 불면증
macro–	큰	macrocephaly 대두증

mal-	나쁜	malignant 악성-
meta-	너머, 변화	metastasis 전이
micro- 기출	작은	microscope 현미경
neo-	새로운	neonatal 신생아
per-	~를 통한	percutaneous 피부경유
poly- 기출	수나 양이 많은	polyneuritis 다발성신경염
re-	뒤, 다시	relapse 재발
syn-/sym-	함께, 같이	synthesis 합성/symmetry 대칭
trans-	가로질러, -을 통한	transfusion 수혈
ultra-	너머, 지나친	ultrasonography 초음파촬영술
uni-	하나	unilateral 한쪽, -편측

(2) 위치를 나타내는 접두사

Prefix	Meaning	Terminology
en- endo- intra-	in, within 안, 내부	encephalitis 뇌염 endoscope 내시경 intravenous 정맥 내
ecto- exto- extra-	outside 바깥, 외부	ectopic pregnancy 자궁외임신 exocrine 외분비 extrahepatic 간 밖
epi- 기출 supra-	above, upon 위, 상부	epidermis 표피
infra- sub-	under, below 아래, 하부	infracostal 갈비 아래 sublingual 혀밑 subcutaneous 피하
inter-	between 사이	intercostal 갈비 사이, 늑간
meso- 기출	middle 중간	mesocarpal 손목뼈중간
circum- peri-	around 주변, 주위	perioral 입 주위 pericardium 심장막, 심낭
para	near, beside 가까이, 곁에	parathyroid 부갑상샘

(3) 방향을 나타내는 접두사

Prefix	Meaning	Terminology
antero-	in front of ~앞쪽으로	anterior 앞
postero-	in back of ~뒤쪽으로	posteroanterior 뒤앞
dextro-	right 오른쪽	dextrocardia 오른쪽심장증
sinistro-	left 왼쪽	sinistromanual 왼손잡이
medio-	to middle of ~중앙쪽으로	medial 안쪽
latero-	to the side ~측면으로	lateral 가쪽(외측)
ec- ex-	out, out from ~바깥쪽으로	exophthalmia 안구돌출증 excision 절제(술)

ad-	toward ~향하여	adduction 내전
ab-	away from ~에서 이탈된	abduction 외전
de-	down, from 아래로, 분리	dehydration 탈수(증)

(4) 시간과 속도를 나타내는 접두사

Prefix	Meaning	Terminology
ante- pre- pro-	before, in front ~앞, 전(시간)	antenatal 출산 전 preoperation 수술 전
post-	after, behind ~뒤, 후(시간)	postpartum 분만 후 postoperation 수술 후
acut- tachy-	sharp, rapid 예리한, 빠른	acute 급성 tachypnea 빠른 호흡(빈호흡) tachycardia 빠른 맥(빈맥)
chrono-	time 때, 시간	chronometry 시간측정(법)
nycto-	night, dark 밤, 어두운	nycturia 야간빈뇨(증)
tacho-	speed 계측기	tachometer 박동수계측기

(5) 위치와 양을 나타내는 접두사

Prefix	Meaning	Terminology
hyper-	지나친, 위의, 평균보다 많은	hyperplasia 과다형성, 증식 hypertension 고혈압
hypo-	모자란, 아래의, 평균보다 적은	hypogastric 아랫배, 하복부의 hypoglycemia 저혈당증

3 접미사(Suffix)

(1) 기본 접미사

Suffix	Meaning	Terminology
-cele	~의 종양	rectocele 직장탈장
-cyte 기출	cell 세포	leukocyte 백혈구
-emia	혈액의 상태	anemia 빈혈
-gram	기록	electroencephalogram 뇌전도 electrocardiogram 심전도
-graph	기록장치	electroencephalograph 뇌전도검사계
-graphy	기록과정	electroencephalography 뇌전도검사
-itis	inflammation 염증	bronchitis 기관지염, tonsillitis 편도염
-logy	학문	ophthalmology 안과학
-lysis	분해, 파괴, 관리	hemolysis 용혈
-megaly	확대	acromegaly 말단비대증

Suffix	Meaning	Terminology
-oma 기출	tumor 종양	myoma 근종, hepatoma 간암
-opsy	관찰하다	biopsy 생검
-osis 기출	대개 비정상 상태	necrosis 괴사, nephrosis 콩팥증
-pathy 기출	질병상태	cardiomyopathy 심근병증
-phobia	두려움, 공포	acrophobia 고소공포증
-stasis	차단, 통제	metastasis 전이

(2) 추가 접미사

Suffix	Meaning	Terminology
-ac	~에 관한, ~에 속한	cardiac 심장
-al	~에 관한, ~에 속한	neural 신경
-globin	protein 단백질	hemoglobin 혈색소
-ic, -ical	~에 관한, ~에 속한	gastric 위
-ion	process 과정	excision 절제
-ist	specialist 전문가	gynecologist 부인과 전문의

(3) 증상과 증후의 접미사

Suffix	Meaning	Terminology
-algia 기출	통증	arthralgia 관절통
-dynia	통증	pleurodynia 흉막통증
-genesis	형성, 발생	carcinogenesis 발암, 암형성
-opia	시각	diplopia 복시
-penia	부족, 결핍	erythropenia 적혈구감소증
-plegia	마비	paraplegia 하지대마비
-ptosis	축 늘어짐, 처짐	blepharoptosis 안검하수
-rrhagia	출혈	hepatorrhagia 간출혈
-rrhea	유출	rhinorrhea 비(鼻)루
-sclerosis	딱딱해짐, 경화	arteriosclerosis 동맥경화증
-staxis	출혈	epistaxis 비(鼻)출혈

(4) 진단과 검사의 접미사

Suffix	Meaning	Terminology
-meter	측정기	pelvimeter 골반계
-metry	측정법	pelvimetry 골반계측법
-scope	검사기	gastroscope 위내시경
-scopy	검사법	laparoscopy 복강경검사

(5) 치료와 수술의 접미사

Suffix	Meaning	Terminology
-desis	결 합	arthrodesis 관절고정술
-ectomy 기출	excision 절제 removal 제거	mastectomy 유방절제술 nephrectomy 신장절제술
-plasty	수복수술	angioplasty 혈관형성술
-rrhaphy	봉 합	ureterorrhaphy 요관봉합
-stomy	개구술	tracheostomy 기관절개술
-tomy 기출	절개, 자르다	osteotomy 골절술, laparotomy 개복술

4 연결형(Combining Form)

연결형	Meaning	연결형	Meaning
acr/o	말단, 꼭대기, 정점	chem/o	약물, 화학물질
acu/o	날카로운, 심한	erythr/o 기출	붉 은
aden/o	gland 분비선	hydr/o	물, 액체
adip/o	fat 지방	isch/o	억제하다
amni/o	amnion 양막	phag/o	먹음, 삼킴
bi/o	생 명	radi/o	x-ray
carcin/o	암	staphyl/o	다 발
leuk/o	흰	necr/o	세포나 사람의 죽음
lymph/o	lymph 림프	nucle/o	nucleus 핵
morph/o	형태, 모양	path/o	disease 질병
muc/o	mucus 점액		

5 인체에 관한 용어

(1) 소화기계(Digestive System) 어근

Word Root	Meaning	Word Root	Meaning
abdomin/o	복부(abdomen)	ile/o	회장(ileum)
chol/e	담즙(bile, gall)	lip/o	지방(fat)
col/o	결장, 대장(colon)	jejun/o	공장(jejunum)
dent/o	치아(teeth)	lapar/o	복벽(abdominal wall)
duoden/o	십이지장(duodenum)	or/o	입(mouth)
enter/o	내장, 소장(intestine)	pancreat/o	이자, 췌장(pancreas)
esophag/o	식도(esophagus)	peps/o, peps/ia	소화(digestion)
gastr/o	위장(stomach)	phag/o	먹다(eat)
gingiv/o	윗몸(gums)	pharyng/o	인두(pharynx)
gloss/o	혀(tongue)	rect/o	직장(rectum)

Word Root	Meaning	Word Root	Meaning
glyc/o	당(sugar)	stomat/o	입(mouth)
hepat/o	간(liver)		

(2) 근골격계(Musculoskeletal System) 어근

Word Root	Meaning	Word Root	Meaning
acr/o	사지(extremities)	ischi/o	좌골(ischium)
acromi/o	견봉(acromion)	lumb/o	허리(loin)
akyl/o	굳음(stiffness)	malac/o	연화(soft)
arthr/o	관절(joint)	my/o	근육(muscle)
calcane/o	종골(calcaneous)	myel/o	골수, 척수(spinal cord)
cephal/o	머리(head)	oste/o	뼈(bone)
chondr/o	연골(cartilage)	pelv/i	골반(pelvis)
cost/o	늑골(rib)	pub/o	치골(pubis)
crani/o	두개골(cranium)	ten/o	건(tendon)
humer/o	상완골(humerus)		

(3) 신경계(Nervous System) 어근

Word Root	Meaning	Word Root	Meaning
algesia	통각 예민	phas/o	언어(speech)
cerebr/o	뇌(cerebrum)	psych/o	정신(mind)
mening/o	수막(meninges)	schiz/o	찢다(split)
neur/o	신경(nerve)	somat/o	신체(body)

(4) 심장혈관계(Cardiovascular System) 어근

Word Root	Meaning	Word Root	Meaning
angi/o	혈관(vessel)	ser/o	혈청(serum)
arteri/o	동맥(artery)	splen/o	비장(spleen)
cardi/o	심장(heart)	thromb/o	혈전(thrombus)
hem/o, hemat/o	혈액(blood)	vas/o	혈관(vessel)
phleb/o	정맥(veins)	ven/o	정맥(vein)
scler/o	경화(tough, hard)		

(5) 호흡기계(Respiratory System) 어근

Word Root	Meaning	Word Root	Meaning
laryng/o	후두(larynx)	pneum/o pneumom/o	공기, 폐(air, lung)
nas/o	코(nose)	rhin/o	코(nose)
pleur/o	흉막(pleura)	thorac/o	흉부(thorax)
pne/o	공기, 호흡(air, breath)	trache/o	기관(trachea)

(6) 비뇨생식기계(Genitourinary System) 어근

Word Root	Meaning	Word Root	Meaning
cervic/o	경부(neck)	oophor/o	난소(ovary)
cyst/o	방광, 주머니(bladder, sac)	pyel/o	신우(pelvis of the kidney)
genit	생식기(genitals)	ren/o	신장(kidney)
hyster/o	자궁(uterus)	salping/o	난관(fallopian tube)
men/o	월경(menses)	ur/o	오줌(urine)
nephr/o	신장(kidney)	urethr/o	요도(urethra)

(7) 감각계(Sense Organs) 어근

Word Root	Meaning	Word Root	Meaning
blephar	눈꺼풀, 안검(eyelid)	opt/o, ocul/o	눈(eye)
core/o, cor/o	동공(pupil)	ot/o	귀(ear)

(8) 기 타

Word Root	Meaning	Terminology
arthr/o	joint 관절	arthrography 관절조영술
axill/o	armpit 겨드랑이, 액와	axillary 액와, 겨드랑이의
bronch/o	bronchus 기관지 기출	bronchitis 기관지염
bucca	cheek 볼	buccal cavity 구강
chir	hand 손	chiropractic 척추지압요법
dermat/o	skin 피부	dermatology 피부과학
encephal/o	brain 뇌	encephalitis 뇌염
enter/o	small intestine 소장	enterology 장관학
esthesi/o	sensation 감각	anesthesiology 마취학
hepat/o	liver 간	hepatoma 간암
inguin/o	groin 사타구니	inguinal 사타구니의
laryng	voice box 후두	laryngology 후두과학
mamm, mast	breast 유방, 가슴	mammogram 유방조영상
my/o	muscle 근육	myocardial infarction 심근경색 기출
opt	eye 눈	optometry 시력측정
or, stomat	mouth 입	oral hygiene 구강위생
ot/o	ear 귀	otoscope 이경
peritone/o	peritoneum 복막, 배막	peritoneal cavity 복강
pneumon/o	lung 허파, 폐	pneumonia 폐렴
pod	foot 족/발	podiatry 족학/발학
pulmon/o	lung 폐	pulmonary vein 폐정맥
rect/o	rectum 직장	rectitis 직장염
rhin/o	nose 코	rhinology 비(코)과학
sacr/o	sacrum 엉치뼈, 천골	sacrodynia 천골통
thorac/o	chest 가슴, 흉부	thoracic 가슴흉부의
tonsill/o	tonsil 편도	tonsilitis 편도선염

CHAPTER 02 신체의 구분 및 방향

1 신체의 구분

(1) 신체의 계통(The Human Body System)

Body System	Organ
심혈관계통(cardiovascular system)	heart, blood, hematology, arteries, veins
호흡계통(respiratory system)	nose, pharynx, larynx, trachea, bronchus, lung
소화계통(digestive system)	mouth, pharynx, esophagus, stomach, small intestine, large intestine, liver, gallbladder, pancreas
비뇨계통(urinary system)	kidney, ureter, urinary bladder, urethra
생식계통(reproductive system)	• female : ovary, fallopian tube, uterus, vagin, mammary gland • male : testis, urethra, penis, prostate gland
신경계통(nervous system)	brain, spinal cord, nerve
근골격계통(musculoskeletal system)	muscle, bone, joint
외피계통(integumentary system)	sweat gland, sebaceous gland
감각계통(sensory system)	eye, ear, nose, tongue
내분비계(endocrine system)	thyroid gland, pituitary gland, sex gland, adrenal gland, pancreas, langerhans, parathyroid gland
면역체계(immune system)	adenoids, appendix, blood vessels, bone marrow, lymph nodes, lymphatic vessels, Peyer's patches(파이어판) spleen, thymus, tonsils
정신의학(psychiatry, mental medicine)	brain

(2) 몸 공간, 체강(Body Cavity)

Body Cavity는 몸속의 공간으로서 그 속에 Viscera(내장)가 들어있다.

① 인체의 뒷부분에 위치한 dorsal body cavity(등쪽 체강) : cranial cavity(머리뼈안, 두개강)와 spinal cavity(척추 공간)

② 인체의 앞부분에 위치한 ventral body cavity(배쪽 몸공간) : thoracic cavity(가슴안, 흉강), abdominal cavity(배안, 복강), pelvic cavity(골반 안, 골반강)

몸 공간(체강)	기관(Organ)
머리뼈안, 두개강(cranial cavity)	brain, pituitary gland
가슴안, 흉강(thoracic cavity)	lung, heart, esophagus, trachea, bronchus, thymus, aorta
배안, 복강(abdominal cavity)	stomach, small intestine, large intestine, spleen, pancreas, liver, gallbladder
골반 안, 골반강(pelvic cavity)	small intestine과 large intestine의 일부분, rectum, urinary bladder, urethra, ureter, 여성의 uterus와 vagina
척추 공간(spinal cavity)	spinal cord(척수)

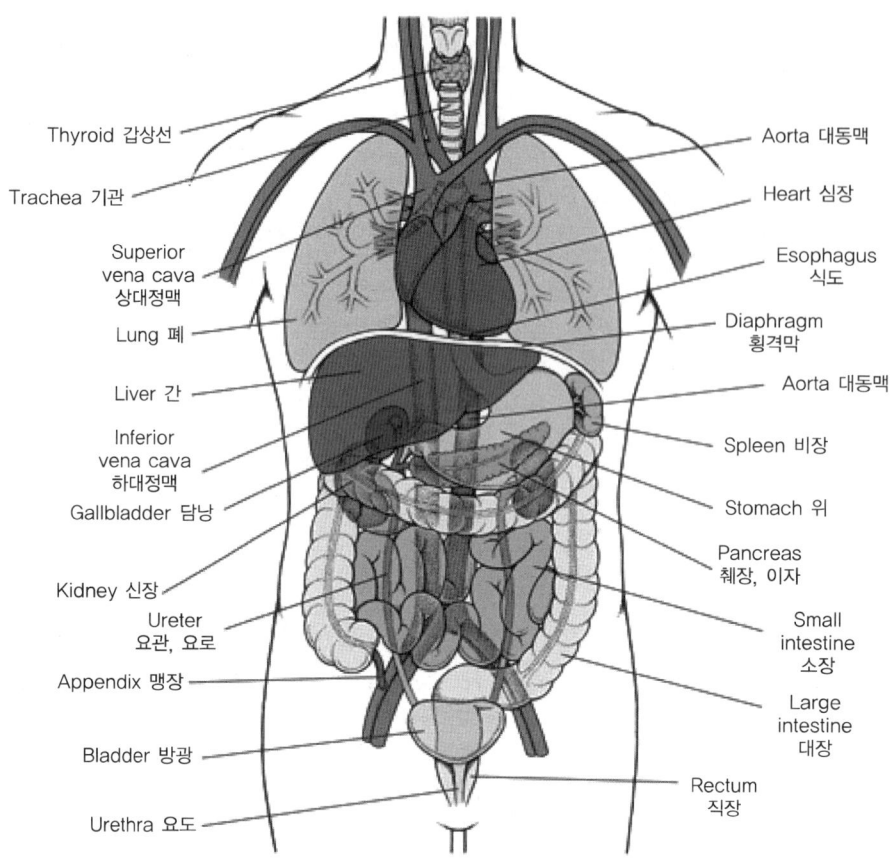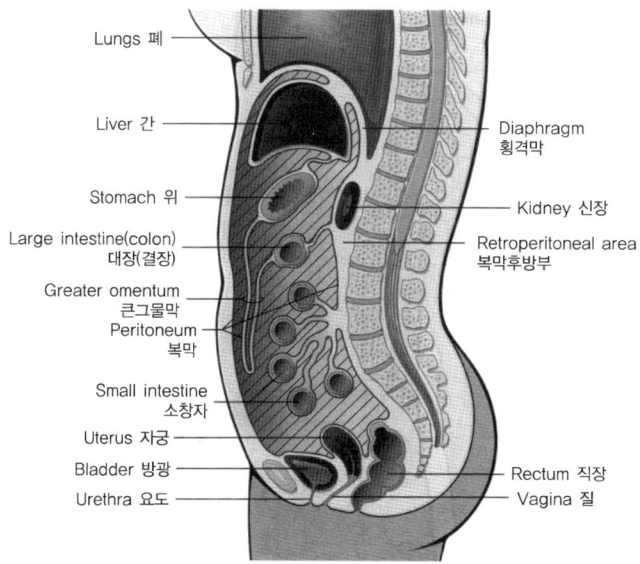

(3) 인체의 부위(Body Regions)

① 배와 골반의 분할

hypochondriac region (갈비밑부위, 늑하부)	배까지 이어지는 rib의 cartilage(연골) 아래의 좌우 부위로서 아홉 부위 중 가장 위에 위치
epigastric region (명치부위, 상복부)	stomach(위)보다 위에 있는 부위
lumbar region (옆구리부위, 요부)	옆구리 근처의 중간 높이의 좌우 부위
umbilical region (배꼽부위, 제부)	umbilicus(배꼽) 부위
inguinal region (샅굴부위, 서혜부)	groin(사타구니) 근처의 부위로서 아홉 부위 중 가장 아래에 위치한 좌우 부위, 다리와 몸통이 만나는 곳. 이 부위는 ilium(엉덩뼈, 장골) 근처이기 때문에 iliac region(장골부)이라고도 불림
hypogastric region (아랫배부위, 하복부)	umbilical region 아래의 부위, 가장 아래의 정중 부위

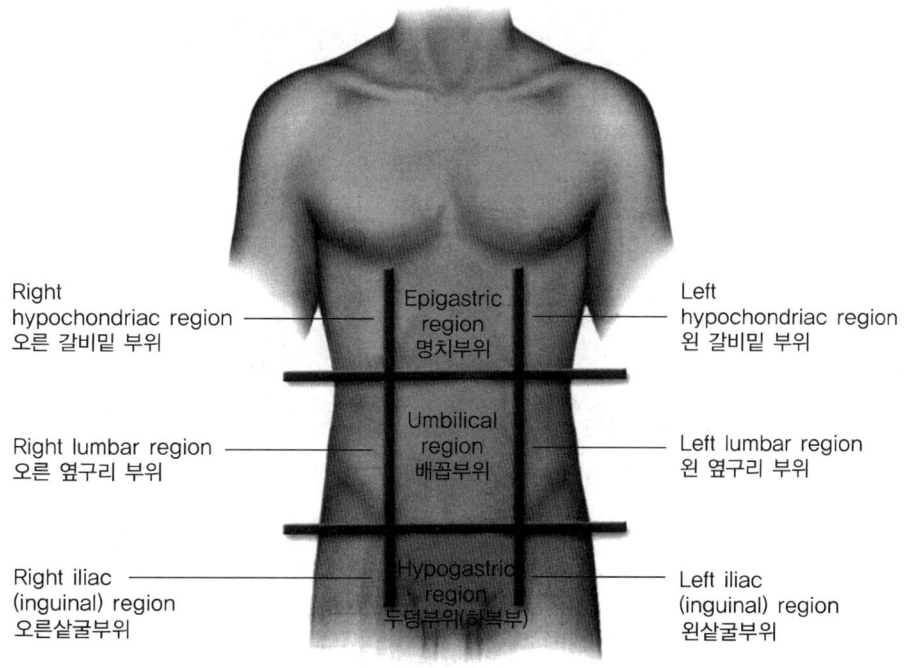

② 사분역(quadrant)

right upper quadrant (RUQ 우상복부)	liver(간)의 right lobe(오른엽), gallbladder(쓸개), pancreas(이자) 중 일부분, small intestine(작은창자)과 large intestine(큰창자)의 일부분
left upper quadrant (LUQ, 좌상복부)	liver의 left lobe(왼엽), stomach(위), spleen(지라), pancreas 중 일부분, small intestine과 large intestine의 일부분
right lower quadrant (RLQ 우하복부)	small intestine과 large intestine의 일부분, 오른쪽 ovary(난소), 오른쪽 fallopian tube(자궁관), appendix(충수), 오른쪽 ureter(요관).
left lower quadrant (LLQ 좌하복부)	small intestine과 large intestine의 일부분, 왼쪽 ovary, 왼쪽 fallopian tube, 왼쪽 ureter

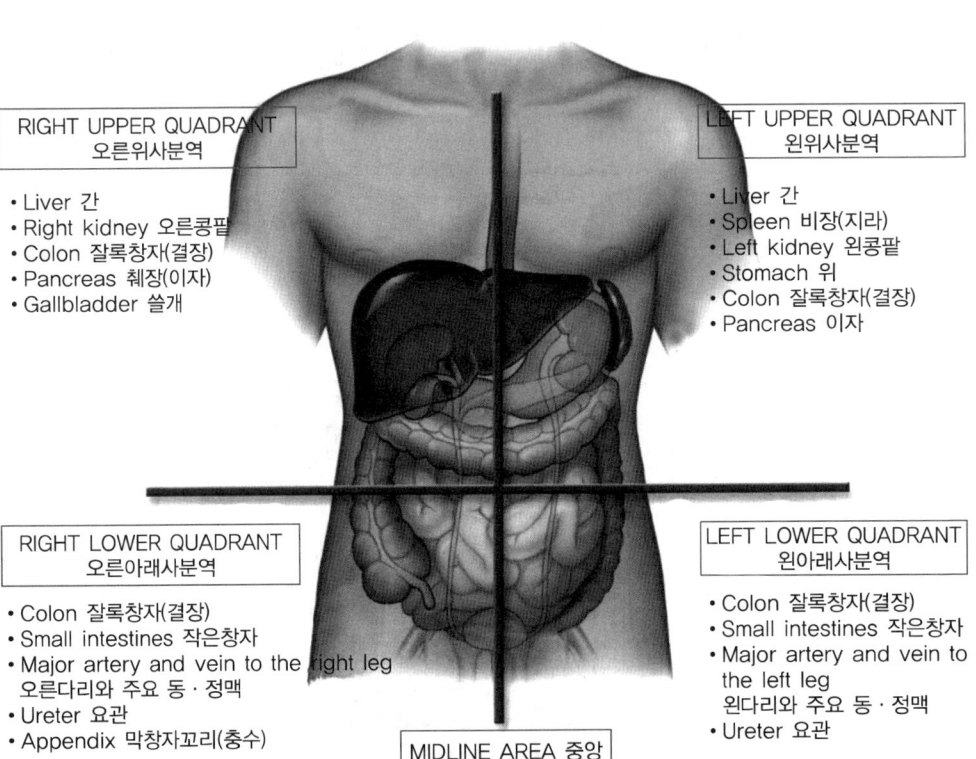

2 인체의 면과 방향

(1) 해부학적 자세(인체를 구분하는 면, Anatomical Position)
　① median plane 정중면 or midsagittal plane 정중시상면 : 인체를 좌우로 나누는 면
　② sagittal plane 시상면 : 정중면에 평행한 면으로 신체 또는 장기를 수직으로 절단하는 면
　③ transverse plane 가로면(횡단면) : 인체를 수평방향으로 위아래 두 부분으로 나누는 면
　④ (frontal) coronal plane 관상면 : 인체를 앞뒤로 나누는 면

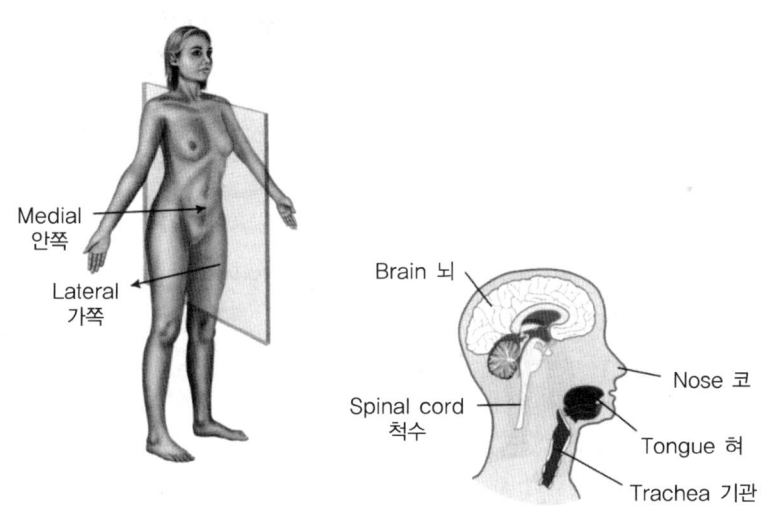

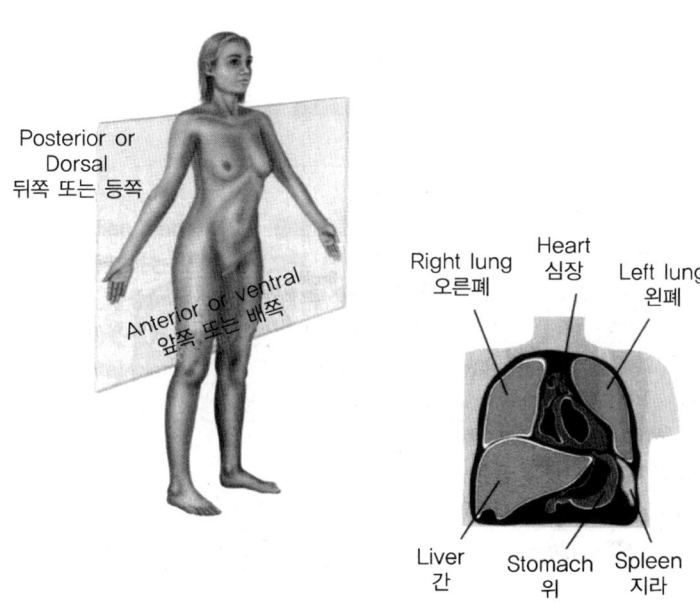

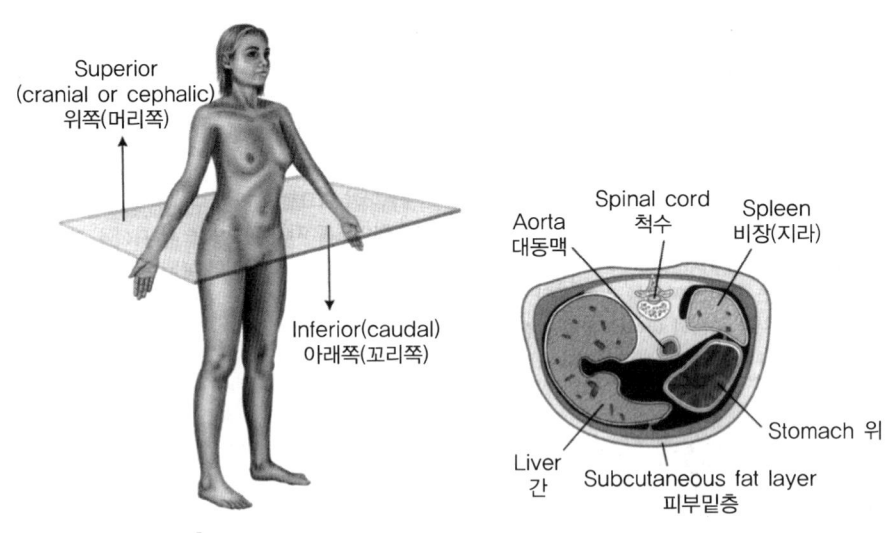

(2) 움직임을 나타내는 용어

① flexion(굴곡)과 extension(신전) : 관절을 굽히는 운동
  ㉠ flexion : 안으로 굽히는 움직임
  ㉡ extension : 밖으로 펴는 움직임
② adduction(내전)과 abduction(외전)
  ㉠ adduction : 정중면에 가까이 오는 움직임
  ㉡ abduction : 정중면에서 멀어지는 움직임
③ rotation : 장축을 축으로 하여 도는 움직임
④ inversion, varus(내반)과 eversion, valgus(외반)
  ㉠ inversion, varus : 안쪽으로 구부러지는 것
  ㉡ eversion, valgus : 바깥쪽으로 구부러지는 것

anterior 앞, 전- ventral 배쪽, 복측-	인체의 앞면
deep 깊은-	표면에서 멀리 떨어진
distal 먼쪽, 원위-	몸통에 부착된 곳에서 멀리
inferior 아래-, 하-	다른 구조물보다 아래 : 신체 중 아랫 부분에 속한
lateral 가쪽-, 외측-	신체 중 옆에 속한
medial 안쪽-, 내측-	인체의 정중선이나 정중면에 가까운
posterior 뒤-, 후- 기출 dorsal 등쪽, 배측-	인체의 등쪽
prone 엎드린-, 복외- 기출	배를 깔고 누운, 얼굴과 손바닥은 아래를 향함
proximal 몸쪽-, 근위-	몸통에 부착된 곳 근처 또는 구조물의 시작 부분 근처

superficial 얕은, 천-	표면에 있는
superior 위, 상- 기출	다른 구조물보다 위
cephalic 머리, 뇌-	
supine 누운, 앙와 기출	등을 대고 누운, 얼굴과 손바닥은 위를 향함

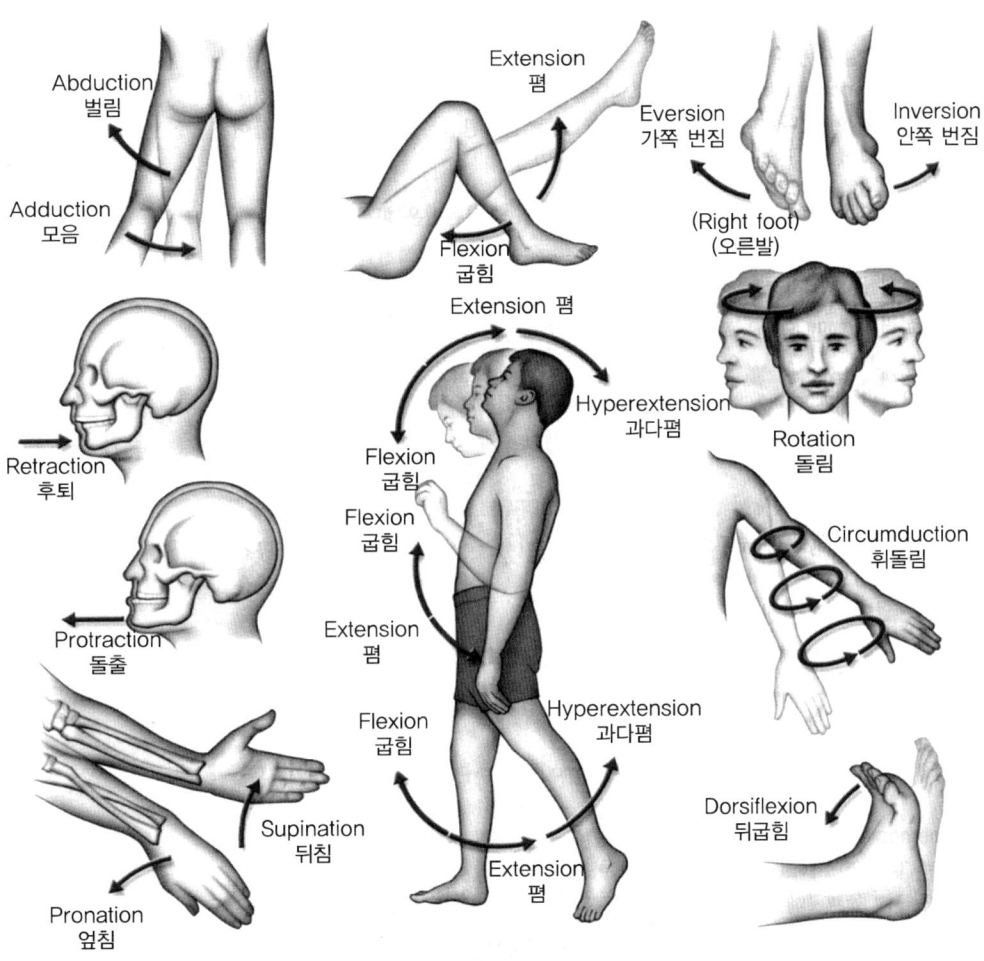

[움직임을 나타내는 용어]

PART 02 심혈관 및 조혈계통 (Cardiovascular System)

CHAPTER 01 해부생리학적 용어

1 심혈관계통의 이해

심혈관계통은 혈액(blood), 심장(heart), 혈관(vessel)으로 구성되어 있으며 심장과 신체의 모든 정맥, 동맥과 모세혈관을 포함하여 몸 전체 공간을 차지하는 기관을 포함한다.
① **폐순환** : 산소가 고갈된 혈액을 심장으로부터 폐로 옮기고 산소가 들어간 혈액을 다시 심장으로 보낸다(우심실 ➡ 폐동맥 ➡ 폐 ➡ 폐정맥 ➡ 좌심방).
② **체순환** : 심장으로부터 산소가 들어간 혈액을 신체조직으로 운반하고 산소가 고갈된 혈액을 다시 심장으로 운반한다(대동맥 ➡ 모세혈관 ➡ 대정맥 ➡ 우심방).

2 폐순환(Pulmonary Circulation)

혈액이 심장으로부터 폐의 모세혈관으로 이동하여 가스교환이 일어난 후 다시 심장으로 돌아오는 흐름과 systemic circulation(온몸순환) 혈액이 심장으로부터 온몸의 조직으로 퍼졌다가 다시 심장으로 돌아가는 흐름이 있다.

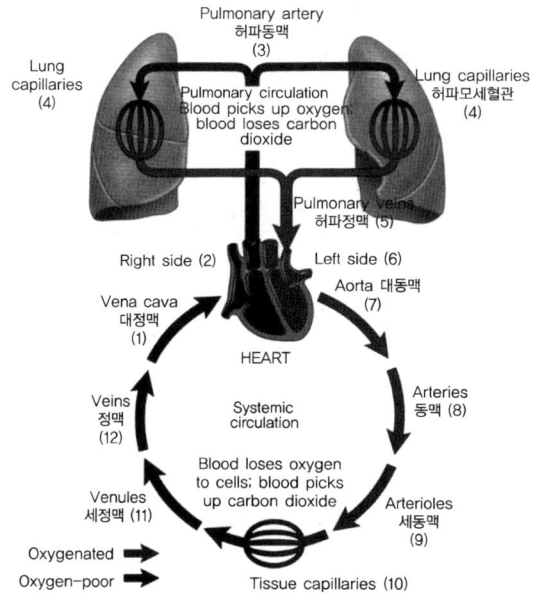

3 심장의 기능과 구조(The Function and Structure of The Heart)

① 심장의 기능 : 심근으로 된 근육성 주머니로 펌프작용을 통해 혈액을 보내는 역할을 한다.
② 심장의 구조 : 심장의 내부는 심방(atrium)과 심실(ventricle), 그리고 판막(valve)으로 구성되어 있다.

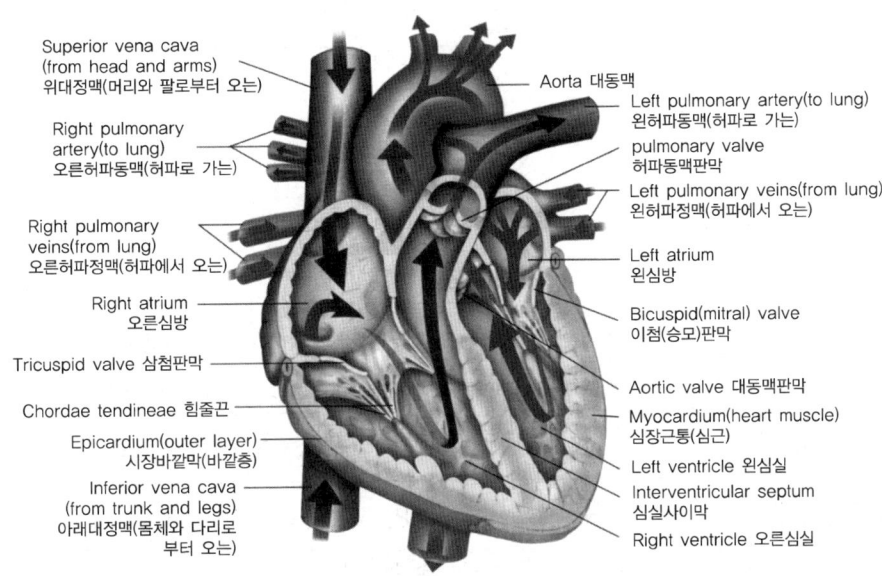

Heart Structure	Meaning
vena cava	대정맥
superior vena cava	위대정맥, 상대정맥
inferior vena cava	아래대정맥, 하대정맥[inferior(하부의)+vena cava(대정맥)]
right atrium	우심방
tricuspid valve 기출	오른방실판막, 삼첨판[tricuspid(삼첨판의)+valve(판막)]
right ventricle	우심실
pulmonary valve 기출	허파동맥판막[pulmonary(폐의)+valve(판막)]
pulmonary artery	폐동맥[pulmonary(폐의)+artery(동맥)]
lung capillaries	폐모세혈관[lung(폐)+capillaries(모세혈관)]
pulmonary vein	폐정맥[pulmonary(폐의)+vein(정맥)]
left atrium	좌심방
mitral valve 기출	왼방실판막, 승모판[mitral(승모의)+valve(판막)]
left ventricle	좌심실
aortic valve 기출	대동맥 판막[aortic(대동맥)+valve(판막)]
septa(pl : septum)	사이막, 중격
interatrial septum	심방사이막, 심방중격(두 개의 심방을 나누는 것)
interventricular septum	심실사이막, 심실중격(심실을 나누는 것)
myocardium	심장 근육층[myo(근육의)+cardium(심장)]

valve	판 막
vein	정 맥
venule	세정맥
aorta	대동맥
arteriole	세동맥
coronary artery	심장동맥, 관상동맥[coronary(관상동맥의)+artery(동맥)]
capillary	모세혈관

CHAPTER 02 증상용어(Symptomatic Terminology)

anemia 빈혈 *an+emia=~없는+혈액	적혈구의 숫자가 줄어들거나 혈액의 헤모글로빈 수치가 낮은 상태
chest pain 흉통	깊은 숨을 쉬거나 움직일 때 압박감과 같은 가슴 통증과 함께 나타나는 증상
palpitation 가슴두근거림(심계항진)	빠르거나 불규칙적인 심장박동으로 심장이 뛰는 것이 느껴지는 상태
dizziness and syncope 어지러움 및 실신	뇌로 흐르는 혈액의 일시적인 감소로 의식을 잠시 잃는 것
edema 부종	신체조직에 수분이 축적되어 나타나는 눈에 띄는 붓기
fatigue 만성피로	에너지와 동기의 상실
emesis 구토	구토 증상

CHAPTER 03 진단용어(Diagnostic Terminology)

1 심장질환(Heart Disease)

acute coronary syndrome 급성관상동맥증후군	죽상경화반(atherosclerotic plaque - 혈관 내 쌓이는 노폐물로 이루어진 물질)의 파열이 있을 때 발생가능하며 관상동맥혈전증을 유발
cardial arrhythmia 부정맥 *cardiac+arrhythmia=심장의+부정맥	비정상적인 심장리듬(심장박동이 불규칙적)
atrial flutter 심방조동 *atrial+flutter=심방의+떨다	심방에서 발생하는 비정상적인 심장 리듬으로 빠르고 규칙적인 심장박동 또는 빈맥(tachycardia)
atrial fibrillation(AF) 기출 심방세동 *atrial+fibrillation=심방의+떨림	가장 흔한 심장부정맥(cardiac arrhythmia - 불규칙한 심장박동)으로 심방이 불규칙적이고 매우 빠르게 떨리는 부정맥질환의 일종
cardiomegaly 심장비대	심근이 두꺼워지고 심장이 커진 상태

cardiac attack 심장발작	심장 근육의 한 부분으로 산소가 풍부한 혈액의 흐름이 급격하게 차단될 경우에 발생
congestive heart failure 울혈성심부전 [기출]	펌프로서 심장의 기능이 좋지 않아 산소가 풍부한 혈액을 신체조직과 기관에 전달하는 것이 어려운 상태
coronary artery disease(CAD) 심장동맥질환 *coronary+artery+disease= 관상동맥의+동맥+질환	관상동맥(coronary arteries)이 막히고 좁아짐으로써 심장에 혈액을 공급하는 동맥이 딱딱해지는 것
coronary heart disease(CHD) 관동맥성심장병	심장의 동맥에 플라크의(노폐물)이 축적되어 발생
endocarditis 심내막염 [기출] *endo+cardi+itis=내부의+심장의+염증	심장 안쪽을 싸는 막이나 심장판막에 생기는 염증
murmur 심장잡음 [기출]	혈액이 심장의 특정부위를 지날 때 혈액을 전신과 폐로 보내면서 또는 심장 안에서 흘러가며 연속적으로 나는 잡음
pericarditis 심막염 [기출] *peri+cardi+itis=둘러싸는+심장의+염증	심장의 바깥 면을 둘러싸고 있는 심낭과 심막의 염증
palpitation 심계항진	불규칙하고 강압적인 심장박동으로 인한 불쾌감

2 심장혈관질환(Heart Vessel Disease)

arteriosclerosis 동맥경화증 *arterio+osis=동맥+상태(비정상적인)	동맥의 벽이 단단하고 두꺼워지는 상태로 혈액순환이 잘되지 않는 상태
artherosclerosis 아테롬성 동맥경화증	동맥벽의 내부 막이 두꺼워지면서 생기는 동맥의 퇴행성질환으로 지방물질의 축적에 의해서 발생
angina 협심증 [기출]	심장 근육이 산소가 풍부한 혈액을 충분히 받지 못하는 경우에 발생하는 가슴 통증이나 불편함
aneurysms 동맥류	동맥의 벽이 비정상적인 팽창(abnormal dilation)에 의해 늘어난 상태. 대부분은 대동맥, 심장에서 신체부위로 산소가 풍부한 혈액을 운반하는 주요 동맥에 발생
erythropenia 적혈구감소증	적혈구를 만드는 골수기능의 이상으로 적혈구의 수가 감소하는 상태의 증상
hypercholesterolemia 고콜레스테롤혈증 *hyper 지나친, 과한	혈액 속의 콜레스테롤 수치가 높은 상태
leukopenia 백혈구감소증 *leuk+penia=하얀+결핍	혈액에 백혈구의 숫자가 감소한 상태(혈액 1mL당 4,000~10,000개)로 감염과 질병에 싸울 수 있는 신체의 능력을 감소시킴
blood clots 혈액응고	손상된 혈관을 개선하는 데 도움을 주는 중요한 메커니즘으로 혈관의 내벽에 동맥 또는 정맥, 손상이 있을 경우 혈전이 형성
cerebralvascular accident(CVA) 뇌졸중	뇌졸중(stroke)의 다른 이름으로 뇌의 일부에 혈액 공급이 중단되어 나타나는 뇌손상. 혈액 공급의 중단은 혈전 또는 동맥 파열에 의해 발생
coarctation of the aorta(COA) 대동맥협착증	대동맥 판막부위가 좁아지는 선천성 심장질환(congenital heart disease)의 유형
coronary thrombosis 관상동맥혈전(증) *thromb 혈전	혈관 내 응고되어 있는 혈액에 의해 야기되는 혈관 내 혈액 흐름의 막힘(occlusion or blockage). 관상동맥혈전증은 동맥 내 혈액 응고에 보조 관상동맥(coronary artery)의 막힘을 설명하는 데 사용되는 용어

hypertensive heart disease 고혈압성심장질환 *hyper- 지나친	심장에 영향을 주는 전신 동맥 고혈압 또는 고혈압의 합병증
ischemia 허혈상태	혈관의 수축 또는 폐색(constriction or obstruction)으로 신체기관, 조직 또는 일부에 혈액 공급이 감소하는 것
valvular disease 심장판막증	승모판, 대동맥, 삼첨판 또는 폐동맥판(mitral, aortic, tricuspid or pulmonary valves) 등 네 개의 심장 판막 중 하나의 결함이나 손상
varicose vein 정맥류	피부 표면 위로 부어오른 확장된 정맥. 어두운 보라색 또는 파란색을 띠고 꼬여있거나 튀어나와(twisted and bulging) 있음
cardiomyopathy 심근증 *cardi+my/o+pathy=심장+근육+질병상태	심장 근육에 이상이 발생하는 질환으로 효과적으로 혈액을 펌프할 수 있는 능력을 상실
stroke 뇌졸중	뇌의 혈관이 파열되거나 차단되는 것으로 뇌에 혈액공급의 장애가 발생하여 두뇌의 기능이 손실
peripheral vascular disease 말초혈관질환 *peripheral+vascular=말초의+혈관의	말초혈관이 좁아지거나 막히는 것으로 사지동맥 및 정맥 등에서 발생
myocardial infarction 심근경색증 기출 *myo(근육의)+cardial(심장의)	심장마비로 지칭하며 관상동맥이 갑자기 막혔을 때 발생. 대부분의 심장발작은 관상동맥들 중 하나를 막는 혈전(blood clot)에 의해 발생. 심장마비는 플라그 축적의 결과로 발생할 수 있음
lymphocytopenia 림프구감소증	림프구는 면역 반응을 가진 백혈구 중 하나인데 전체 백혈구 중 약 25%를 차지하며 이 비율이 감소하는 것이 림프구 감소증
lymphocytosis 림프구증가증	림프구가 늘어나는 현상으로 보통 바이러스 감염이 있을 때 나타남
lymphedema 림프부종	림프관의 폐색으로 림프액이 피하에 저류한 상태

CHAPTER 04 수술처치용어(Surgical Treatment)

coronary angioplasty 관상동맥성형술
*angio 혈관 *plasty 수복수술

- 좁아지고 막힌 관상동맥을 여는 시술이다.
- 심장근육으로의 혈액 흐름을 복원한다.
- 동맥으로의 혈액흐름을 개선하는 최소침습수술(minimally-invasive procedure)이다.

angiogram 혈관조영술/혈관촬영[조영(造影)]도 기출
*angi/o(혈관)+gram(기록)

- 조영제 주사 후 방사선을 통해 주요 혈관을 촬영하는 혈관의 X-ray 이미지영상이다.
- 동맥류(혈관 부풀어오름), 협착(혈관의 좁아짐), 막힘과 같은 혈관 상태를 파악하기 위해 사용한다.
- angiocardiography : 심혈관조영술(조영제 주사 후 방사선을 통해 심장과 주요 혈관 촬영)

arteriography 동맥조영술 기출
*arterio 동맥 *graphy 이미지술

- 방사선 불투과성 물질(radiopaque substance) 주입 후 동맥을 방사선 시각화하는 방사선학적 검사이다.
- 동맥조영술(arteriography)은 진단에 사용되고, 심장우회수술 전에 시행되며, 대동맥류 개선 시술이나 다른 유형의 동맥수술을 하지 않고 하는 특정 치료 전에 행해진다.

atherectomy 죽종절제술
*ather/o 죽종 *ectomy 절제, 제거

- 막혀있는 관상 동맥을 여는 비외과적시술(non-surgical procedure)이다.
- 카테터의 단부에 있는 장치를 사용하여 정맥이식 또는 동맥경화성플라그(atherosclerotic plaque - 지방 축적물과 동맥벽의 막에 축적되어있는 다른 물질)를 깎아낸다.

cardioversion 심장율동전환
*cardio 심장 *version 움직임, 전환

- 가슴의 외부에 제어 전기 충격을 적용하여 심장의 정상 리듬을 복원하는 과정이다.
- 목적 : 심장이 너무 빨리 뛰면 혈액이 더 이상 효과적으로 신체순환을 할 수 없으므로 심장이 정상 리듬을 시작하고 효율적으로 펌프할 수 있도록 비정상적인 박동을 멈추기 위해 사용한다.

coronary artery bypass graft(CABG) 관상동맥우회술
*coronary artery 관상동맥

바이패스(bypass) 수술이라 부르며 심장 안에 막힌 혈관을 피해 혈액이 통과하도록 하는 수술이다. 관상동맥이란 심장근육에 산소와 영양소를 공급하는 혈관을 말한다. 막힌 혈관은 그대로 있지만 혈액이 우회하여 새로운 혈관을 지나간다.

heart transplant 심장이식

심장이식은 기능을 못하는 심장이 적합한 기증자의 심장으로 대체되는 시술이다. 일반적으로 이식 없이 1년 미만의 예상 수명을 사는 말기 울혈성심부전 환자나, 일반적인 의료치료로 도움을 받지 못하는 환자를 위해 우선적으로 시행된다.

phlebotomy 정맥절개술

정맥을 자르는 수술 *phleb/o 정맥, tomy 절제, y 과정

valvuloplasty 판막성형술
*valvul/o 판막 *plasty 성형

- 작은 풍선을 삽입하고 좁아진 심장판막을 늘리고 팽창시키는 절차이다.
- 승모판막협착이나 폐동맥판막협착(mitral valve stenosis or pulmonary valve stenosis)이 있는 판막을 수술을 통해 넓히는 것이다.
- 개복심장수술이나 심장판막 대체를 위한 심장박동수술을 할 수 없는 환자를 말한다.
- 대동맥협착증(aortic stenosis)

valvotomy 판막절제술
*valvo 판막 *tomy 절개

판막, 특히 심장판막을 개선하는 수술로 판막절제술이라고도 불린다.

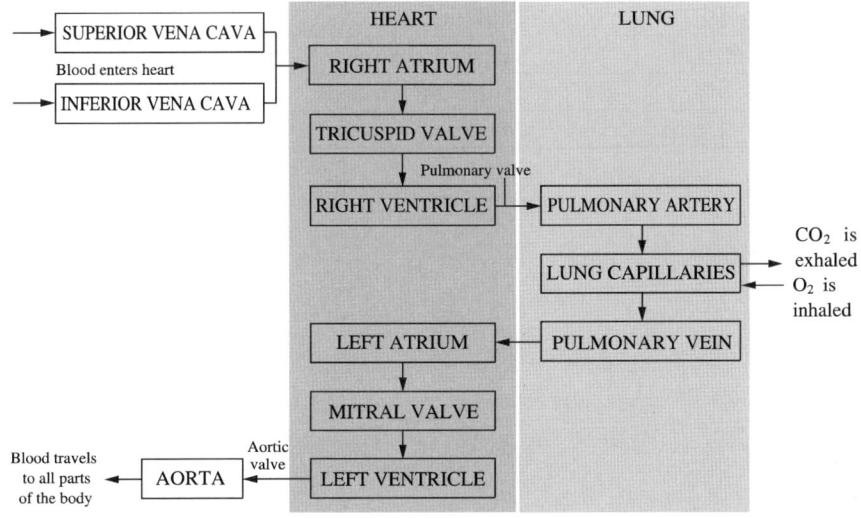

CHAPTER 05 약어(Abbreviation)

Abbreviation	Meaning
AF, a-fib 심방세동	atrial fibrillation
AMI 급성심근경색증	acute myocardial infarction
AS 대동맥협착	aortic stenosis
ASD 심박중격결손	atrial septal defect
BP 혈압	blood pressure
CABG 관상동맥우회술	coronary artery bypass graft
CAD 관상동맥질환 기출	coronary artery disease
Cath 심장도관술	cardiac catheterization
CHF 울혈심부전증 기출	congestive heart failure
CoA 대동맥협착증	coarctation of the aorta
CPR 심폐소생술	cardiopulmonary resuscitation
CV 심장혈관계통	cardiovascular
ECG, EKG 심전도 기출	electrocardiography
ECHO 심장초음파검사	echocardiography
EF 박출율	ejection fraction 심장이 한 번 박동 시 뿜어지는 혈액의 양
HDL 고밀도지질 단백질	high-density lipoprotein
HTN 고혈압	hypertension
LDL 저밀도지질단백질	low-density lipoprotein
LA 좌심방	left atrium
LV 좌심실	left ventricle
MI 심근경색증 기출	myocardial infarction
MR 승모판 폐쇄부전증	mitral regurgitation
MS 승모판협착증	mitral stenosis
RA 우심방	right atrium
RV 우심실	right ventricle
SCD 급성심장사	sudden cardiac death
SOB 숨참	shortness of breath
VSD 심실중격결손	ventricular septal defect

PART 03 호흡계통 (Respiratory System)

CHAPTER 01 해부생리학적 용어

1 개 요

호흡계통은 숨을 쉴 수 있도록 해주는 기관 및 조직들로 구성되어 있다. 호흡계통의 주요 부분은 기도, 폐, 연결된 혈관 및 숨을 쉴 수 있도록 해주는 근육들이다.

Organ	Primary Function
nasal cavity 코안	필터, 가습, 가온 : 냄새
pharynx 인두	소화관으로 분배되는 부위, 후두로 공기를 전달함
larynx 후두	기관(trachea) 개구부를 보호, 성대(vocal cord)가 있음
trachea 기관	공기, 필터, 점액으로 이물질 부착, 연골로 기도 유지
bronchi 기관지	기관과 같은 역할
lungs 폐	기도와 허파꽈리를 포함, 공기의 움직임에 따라 부피가 변화
alveoli 허파꽈리	공기와 혈액 사이에 가스 교환이 일어나는 곳

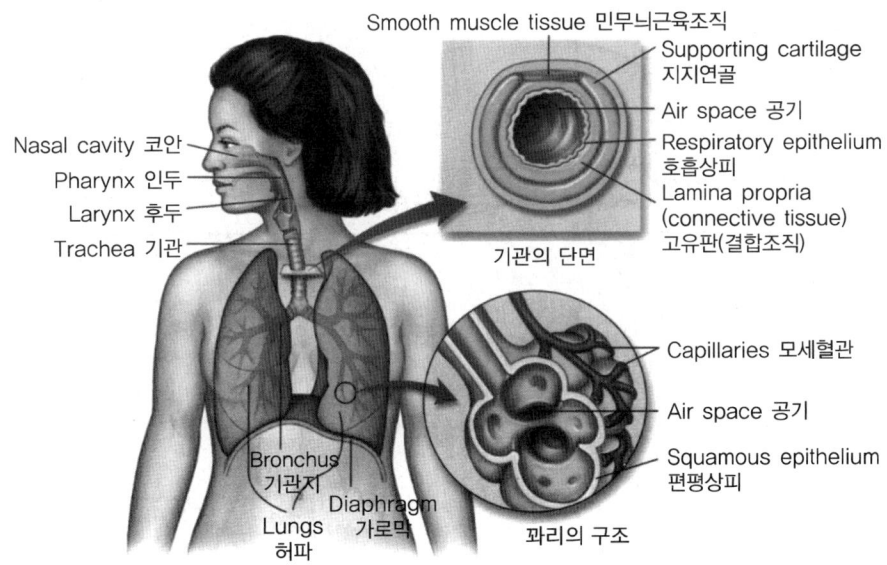

2 호흡기관

Anatomy	Meaning
laryngeal prominence	Adam's apple 후두 융기
alveolus	(단수형) alveoli 폐포, 허파꽈리
apex of lung	폐꼭대기
base of lung	폐바닥
bronchi 기출	기관지
bronchiole	small bronchus 세기관지
cilia	섬 모
epiglottis	후두덮개
esophagus	식 도
hilum of lung	폐 문
larynx	후 두
lobe	엽
lung capillary	폐의 모세혈관
mucous membrane	점 막
nares	nostril 콧구멍
nasal cavity	코안, 비강
nasopharynx	코인두
pharynx	인 두
palatine tonsil	목구멍편도
hard palate	경구개
soft palate	연구개
pharyngeal tonsil	인두 편도
pleura(parietal pleural)	가슴막, 흉막(벽쪽가슴막)
terminal bronchiole	종말세기관지
trachea	기 관
thyroid cartilage	갑상연골, 방패연골
visceral pleura	폐쪽 가슴막
vocal cord	성 대

CHAPTER 02 증상용어(Symptomatic Terminology)

1 증상용어

용어	설명
dyspnea 호흡곤란 *dys(나쁜)+pnea(호흡)	difficulty breathing
tachypnea 빈호흡, 급속호흡 [기출] *tachy(빠른)+pnea(호흡)	rapid breathing
hypopnea 호흡저하 *hypo(적은)+pnea(호흡)	shallow breathing
hyperpnea 호흡과도, 호흡항진 *hyper(지나친)+pnea(호흡)	deep breathing
apnea 무호흡 [기출] *a(~ 없는)+pnea(호흡)	코 또는 입에 10초 이상의 공기 흐름이 중단된 경우
orthopnea 기좌호흡	누운 상태에서는 숨을 쉬기 곤란하여 앉은 상태에서 호흡이 불가피한 상태
anosmia 후각상실(증)	loss of the sense of smell
asphyxia 질식	혈액 내의 산소의 부족으로 숨을 쉴 수 없게 되는 상태
sputum 가래, 객담 [기출]	하부기도에서 기침할 때 나오는 점액(mucus). 호흡기 감염의 미생물학적 연구에 사용
purulent sputum 고름을 함유한 화농성 가래	• 화농성 : 고름 포함 • 가래 : 헛기침, 보통 입에서 분출되는 물질로 침, 이물질 및 점액이나 호흡기관에서 나오는 가래와 같은 물질
rale/crackle 수포음 [기출]	가슴 청진 시 들리는 비정상적인 거친 끓는 소리로 일반적으로 폐에 액체 성분이 차있을 때 들림
rhonchus 건성수포음	코고는 소리와 유사한 덜거덕거리는 호흡 소리로 기관 또는 기관지의 분비물(secretions)에 의해 야기
expectoration 가래배출	기침을 하거나 가래를 뱉음으로 가슴과 폐를 깨끗이 비움
hemoptysis 객혈 *hemo 혈액	혈액이나 혈액이 섞인 가래를 기침과 함께 배출해내는 것
stridor 그르렁거림	숨을 들이쉴 때 들리는 높은 음의 소리로 후두나 인두의 막힘과 관련
sibilant rhonchi(wheezes) 씨근거림	구경이 좁아지거나 막힌 기도를 공기가 통과할 때 나는 소리
percussion 타진	환자의 신체를 두드려서 진찰하는 방법으로 흉부나 복부의 상태를 검사할 때 사용
rhonchus 마른거품소리, 건성수포음	기도 안에 유동성 또는 점조성 물질이 끼어들어 호흡에 따라 기도벽으로부터 떨어져 움직임으로 생기는 소리

2 상기도질환(Upper Respiratory Disorders)

croup 상기도막힘증	인두부가 협착 또는 폐색하여 흡기성천명이나, 쉰 소리를 내는 질환
epistaxis 코피	nose bleed
pertussis 백일해	백일해균의 감염으로 발생하는 호흡기 질환으로 '흡'하는 소리와 함께 발작, 구토 등의 증상이 동반됨

3 기관지질환(Bronchial Disorders)

chronic inflammatory disorder 만성염증성질환	영구적인 염증에 의한 질환
bronchoconstriction 기관지협착 *bronch/o(기관지)+constriction(수축)	기침, 천명, 호흡 곤란과 함께 주변의 부드러워진 근육이 단단해지면서 폐에 있는 기도가 수축(constriction)
dyspnea 호흡곤란 *dys(나쁜, 아픈, 비정상의)+pnea(호흡)	숨쉬기가 어려운 상태
wheezing 천명 [기출]	숨을 쉴 때 좁아진 기관지를 따라 공기가 통과하면서 들리는 호흡음으로 '쌕쌕거리다'라고 표현함
allergic rhinitis 알레르기비염	알레르기를 일으키는 원인 물질이 코 점막에 노출되면 자극부위로 염증세포가 몰려들어 염증반응이 발생하는 질환
respiratory failure 호흡부전	충분한 산소가 폐에서 혈액으로 통과하지 못하는 상태
asthma 천식	붓기와 기도의 수축을 야기하는 기관지[bronchial tubes (airways)]의 만성 염증으로 호흡곤란을 유발
chronic bronchitis 만성기관지염 *bronch/o 기관지	3개월 이상, 2년 동안 지속되는 가래 생성과 매일 발생하는 기침

4 폐질환(Lung Disorder)

chronic obstructive [기출] pulmonary disease(COPD) 만성폐쇄성폐질환	기도와 폐 밖으로 나오는 공기의 흐름의 만성적 폐색(chronic obstruction), 일반적으로 영구적이며 시간이 지남에 따라 발전
emphysema 폐기종	폐의 장기 진행성 질환이며 폐포의 벽이 그 안에 있는 모세혈관과 함께 파괴되어 말초 기도 및 폐포의 확장 상태
lung cancer 폐암 [기출]	비소세포폐암과 소세포폐암 두 가지로 크게 분류되며, 통계상 비소세포폐암이 80% 정도를 차지
pneumoconiosis 진폐증 *pneumo 폐 *osis 상태	폐에 먼지나 다른 입자의 증착에 의한 염증 및 자극
pneumonia 폐렴 *pneumo 폐	박테리아, 바이러스 또는 진균에 의해서 발생하는 폐의 감염
aspiration pneumonia 흡인성폐렴	폐에 이물질(일반적으로 음식, 액체 구토, 또는 입의 액체)이 들어가면서 생기는 폐와 기도의 염증

pulmonary abscess 폐농양	미생물감염에 의해 폐 조직에 괴사가 발생
pulmonary edema 폐부종 *pulmonary 폐의 *edema 부종	폐의 공기주머니에 비정상적인 체액이 축적되는 것으로 호흡곤란으로 이어짐
pulmonary embolism(PE) 폐색전증	폐의 혈관이 혈전이나 공기에 의하여 막히는 질환. 혈전은 일반적으로 다리, 골반, 팔, 심장의 작은 혈관들에 형성되나 때때로 응고가 커짐
tuberculosis(TB) 결핵 *osis 상태(대개 비정상적인)	결핵균으로 인한 세균 감염성 질환. 일반적으로 폐에 영향을 미친다. 이것은 활성화호흡기질환을 가지고 있는 사람의 목구멍과 폐를 통해 나온 물질을 통해(기침, 재채기 등) 이전됨
pulmonary fibrosis 폐섬유증	폐에 섬유성 결합조직의 증식이 일어나 정상 폐구조가 파괴되어가는 상태
pleurisy/pleuritis 늑막염 *pleur/o 가슴막, 흉막 *itis 염증	두 개의 크고 얇은 조직 층으로 이루어져 있는 늑막의 염증. 늑막은 한 층은 폐의 외부를 감싸고 다른 층은 내부 흉부 캐비티를 감싸는데 두 개의 층이 자극을 받거나 염증이 있는 경우 늑막염(pleurisy) 발생
bronchiectasis 기관지확장증 *bronch/o 기관지	폐의 큰 기도나 기관지 벽의 손상을 설명하는 용어이다. 감염이나 다른 원인으로 인한 염증이 기관지관(bronchial tubes)이 탄력적이게 해주는 부드러운 근육을 파괴하여 폐조직에서 나오는 분비물이 소거되는 것을 방해

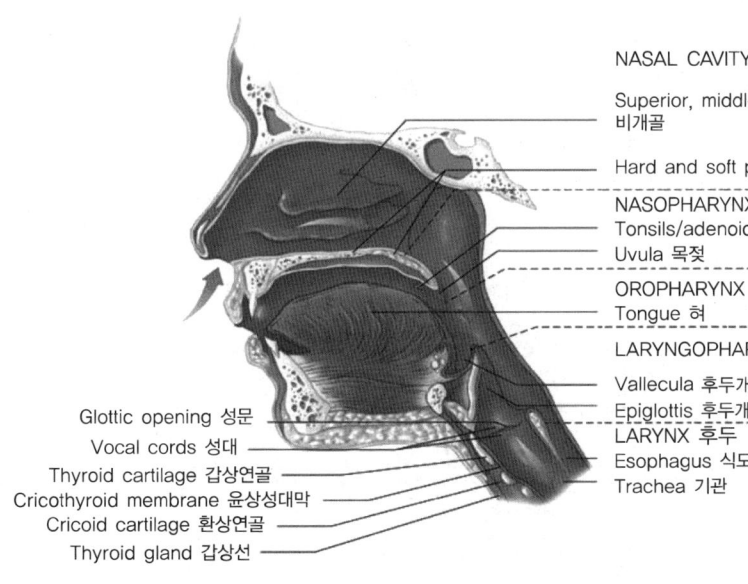

CHAPTER 03 진단용어(Diagnostic Terminology)

용어	설명
adult respiratory distress syndrome 성인호흡곤란증후군	정상인 폐가 자극 또는 손상을 받아 호흡곤란, 저산소증, 폐탄성의 저하 등을 동반하게 된다. 원인으로는 쇼크, 감염, 외상 등이 있음
atelectasis 무기폐	폐의 일부가 부피가 줄어 쭈그러들어 있기 때문에 기관지가 막혀서 폐의 일부에 공기가 들어가지 못하는 상태
bronchospasm 기관지경련 *bronch/o 기관지	기관지 평활근의 비정상적인 수축, 급성 축소와 호흡기도의 폐쇄를 가져옴. 천명과 기침은 일반적으로 기관지 연축 상태
bronchitis 기관지염	폐의 기관지 통로 점막에 염증이 생기는 호흡기질환. 염증이 생긴 막이 부풀고 두꺼워지면서 폐의 기도를 좁게 하고 차단시킴. 두꺼운 가래 및 호흡곤란과 함께 기침을 유발함
bronchiolitis 세기관지염 *bronch/o(기관지)+itis 염증	바이러스 감염으로 인해 폐의 작은 기도 통로가 붓고 점액이 쌓이는 염증
cyanosis 청색증 [기출] *osis 상태(비정상적인)	낮은 산소 포화도로 인해 피부 표면 근처 조직 또는 점막이 청색 또는 보라색을 띠는 것으로 환원 적혈구가 많을 때 보이는 증상(혈액 속의 이산화탄소의 증가로 인해)
dysphonia 발성장애 *dys 나쁜, 비정상의	소리의 구성요소인 음질, 높이, 세기, 지속시간 등에 이상이 있는 상태
emphysema 공기증	조직 내에 공기가 침입하여 팽창 또는 확대된 상태
epiglottitis 후두개염 *epi 위, 겉	기도를 덮고 있는 조직에 생기는 염증
laryngospasm 후두경련 *laryng/o(후두)+spasm(경련)	성대의 간단한 경련으로 인하여 일시적으로 말하거나 숨쉬는 것이 어려워지는 상태이다. 원인을 알 수 없는 경우가 종종 있으나 위식도역류질환과 연관됨
laryngitis 후두염 *laryng/o(후두)+itis(염증)	쉰 목소리나 기침, 가래를 주된 증세로 하는 후두염증
obstructive sleep apnea(OSA) 폐쇄성수면무호흡	폐쇄성수면무호흡증은 기도가 좁아지거나 막혀서 잠들어 있는 호흡 시 공기의 흐름이 멈추거나 줄어드는 상태
pleurodynia 측흉통, 가슴막통증 *pleur/o 가슴막	근육의 류머티즘으로 인해 갈비뼈 사이의 근육의 통증과 쓰림이 있는 상태로 pleuralgia라고도 함
pneumothorax 기흉 *pneumo 폐	비정상적으로 흉강에 공기가 찬 상태로 움직이거나 숨쉴 때, 기침할 때, 재채기할 때 통증과 압통을 야기함
sinusitis 축농증	점막에 감기나 알레르기로 인해 발생한 염증성 질환
tachypnea 빠른 호흡 *tachy(빠른)+pnea(호흡)	호흡수가 많은 상태. 정상 호흡 비율은 성인이 12에서 20 사이
tachycardia 심박급속증(빈맥) [기출] *tachy(빠른)+cardia(심장)	빈맥은 빠르거나 불규칙한 심장 리듬으로 일반적으로 분당 100개 이상의 비트와 많으면 400비트이다. 이러한 속도에서 심장은 효율적으로 산소가 풍부한 혈액을 펌프할 수 없음. 빈맥은 상위 심장 챔버(심방빈박 – atrial tachycardia)나 하위 심장 챔버(심실빈박 – ventricular tachycardia)에서 발생
necrosis(생체 내 조직·세포의) 괴사	생체 내의 세포 조직의 일부가 죽거나 죽어가는 상태이다. 물리적 작용, 화학적 중독작용, 국소혈행장애, 신경성장애 등이 있으며, 병리조직학적으로는 세포핵의 소실, 원형질의 변화, 세포간질의 변화가 있음
hypopnea 호흡저하 *hypo(낮은, 줄어드는)+pnea(호흡)	코와 입의 공기의 흐름 감소

CHAPTER 04 수술처치용어(Surgical Treatment)

pulmonary angiogram 폐혈관조영술
*angi/o(혈관)+gram(기록)

폐혈관조영술은 폐혈류를 평가하기 위해 사용된다. 조영술의 주요 특징은 폐색전(혈전)을 진단하는 것이며, 또한 폐암과 출혈을 치료하기 위해 약물을 폐로 보내는 데 사용된다. 폐혈관조영술을 이용해서는 다음과 같은 진단을 할 수 있다.
- AV(동정맥) 폐의 기형
- 폐동맥 동맥류(pulmonary artery aneurysms)
- 선천성폐관의 협착
- 폐고혈압(pulmonary hypertension) - 폐동맥 고혈압

arteriography 동맥촬영(법)
*arterio(동맥)+graphy(기록과정)

엑스레이 및 특수 염료를 사용하여 동맥 내부를 볼 수 있는 이미지 검사이다. 심장, 뇌, 신장과 다른 많은 신체의 부분에 있는 동맥을 보는 데 사용된다.

positron emission tomography(PET) 양전자방출단층촬영(술) 기출
*emission 방출, tomography 단층촬영

진단과 생물 의학 연구에 사용되는 이미징 기술이다. 뇌와 심장의 기능을 입증하고 심장상태 평가와 암 및 암전이(cancer metastasis) 검출에 관련된 생화학 과정에 대한 연구를 하는 데 유용하다. PET 연구는 과학자들이 약물이 어떻게 두뇌에 영향을 미치는지, 언어를 사용하고 배우는 동안 무슨 일이 일어나는지에 대한 이해를 도왔고 뇌졸중, 우울증, 파킨슨병 등과 같은 특정 두뇌장애에 대한 이해를 도왔다.

bronchoscopy 기관지경술 기출
*broncho(기관지)+scopy[(내시경을 통해) 눈으로 관찰하는 과정]

기관지경(bronchoscope)으로 알려진 조명기기를 사용하는 기관지 조직의 건강진단이다. 이 시술은 일반적으로 지속적으로 기침을 하거나 피 기침을 하는 사람, 컴퓨터 축 단층촬영 검사(computerized axial tomography)나 X-ray 검사에서 가슴 쪽에서 비정상적인 것이 발견된 사람들의 호흡기질환 진단을 하는 데 사용된다.

endotracheal intubation 기관내삽관
*endo 내부의 *tracheal 기관의 *intubation 삽관법

관을 인두, 후두를 거쳐 기관에 삽입하여 기도를 확보하는 방법으로 인공호흡기를 사용할 때도 이용된다.

laryngoscopy 후두경검사
*laryng/o(후두)+scopy(내시경을 통해 관찰하는) 검사

후두경은 조명장치가 부착된 유연한 기구로서 입이나 코를 통하여 후두를 진찰한다.

lung biopsy 폐생검
*lung(폐)+biopsy(생체조직검사)

폐생검은 검사를 위해 폐조직의 작은 샘플을 얻기 위한 검사이다. 조직은 대개 현미경으로 검사되고 미생물 실험실로 보내진다. 현미경 검사는 병리학자에 의해 수행된다.

pulmonary function tests(PFT) 폐기능검사
*pulmonary(폐의, 허파의)+function test(기능검사)

폐의 기능과 용량에 있어 다양한 측면을 측정하기 위해 사용하며, 폐질환의 진단에 도움이 된다. 얼마나 많은 공기가 폐 안팎으로 잘 이동하는지, 폐가 얼마나 잘 작동하는지, 폐질환을 확인하고 수술 전에 어떻게 치료에 반응하는지 등을 검사한다.

spirometer 폐활량계

폐활량계는 비정상적인 폐를 측정하는 건강전문가에 의해 사용되는 장치이다. 또한 천식과 같은 폐질환 치료에 환자가 어떻게 잘 반응하는지를 결정하는 데 사용된다.

thoracoscopy(thorascopy) 가슴안보개검사, 흉강경검사
*thorac/o(가슴)+scopy[(내시경을 통해)눈으로 관찰하는 과정]

흉강경은 늑막, 폐, 종격막(mediastinum)을 시각적으로 검사하고 진단을 위해 조직을 얻기 위해 내시경을 사용한다. 내시경은 절개를 통해 삽입되는 조명 광학기기이다.

total lung capacity(TLC) 총폐용량, 전폐용량, 온폐용량

총폐용량은 폐에서 가능한 한 최대의 흡기 노력으로 확장할 수 있는 최대의 양이다. 즉 다시 말해 폐활량(가능한 한 깊게 들이마신 시점부터 천천히 한껏 내쉰 용량 약 1,200mL)을 합한 것이다. 건강한 성인은 6,000~7,000mL 정도 되며 폐기종, 만성기관지염 등의 폐색성장애로 증가하게 되는 한편 폐섬유증, 무기폐, 흉수, 흉관변형 등의 구속성장애로 감소한다.

laryngectomy 후두적제, 후두적제술
*laryng(후두)+ectomy(절제, 절개술)

암 때문에 후두를 제거하는 중년 또는 노인 환자의 수가 증가하고 있다. 후두적제술은 공기가 폐로 드나들 수 있는 기관구멍(tracheal stoma)을 만들어 나머지 기관 부분을 흉골 위 구멍으로 봉합을 한다. 구강은 식도로 직접적으로 재연결된다.

lobectomy 허파엽절제술
*lobe(엽)+ectomy(절제, 절개술)

허파엽절제술은 폐의 엽이나 일부를 제거하는 시술이다. 만성폐쇄성폐질환(COPD)과 같은 암성질환 환자를 치료할 뿐만 아니라 폐암의 다른 신체부위로의 전이를 예방하기 위해 시행된다. 만성폐쇄성폐질환은 기도폐쇄의 원인이 되는 폐기종과 만성기관지염이 포함된다.

pneumonectomy 폐절제술
*pneumon/o(폐, 허파)+ectomy(절개, 절제술)

폐동맥이나 정맥에 영향을 미치는 폐의 중심 부위에 위치한 종양치료에 가장 적절한 시술이다.

thoracostomy 가슴관삽입(술), 흉강삽관(술)
*thorac/o 흉부, 가슴

가슴관삽입술은 가슴막에 고인 삼출액을 제거하기 위하여 관을 가슴막 공간까지 삽입하는 방법으로, 폐의 상태를 조사할 수 있다. 폐 또는 일부의 제거, 갈비뼈의 제거 및 검사, 치료 또는 흉강에 있는 장기의 제거가 가능하다. 폐암은 가슴관삽입술을 요구하는 가장 흔한 암으로, 종양과 전이성종양은 절개를 통해 제거할 수 있다(절제술이라 불리는 시술).

tracheostomy(tracheotomy) 기관절개술
*tracheo(기관)+tomy(절개)

기관절개술을 행하는 이유
- 차단된 상부기도를 우회하기 위해(상부기도를 막는 물질은 산소가 입을 통해 폐까지 도달하는 것을 방해한다)
- 기도 분비물을 제거하고 청소하기 위해
- 더 쉽고 안전하게 산소가 폐에 도달하도록 하기 위해

thoracotomy 가슴절개술, 개흉술
*thorac/o(가슴 흉부)+tomy(절개, 절제)

폐암은 가슴절개술을 요구하는 가장 흔한 암으로, 종양과 전이성종양은 절개를 통해 제거할 수 있다(절제술이라 불리는 시술). 가슴절개술은 가슴벽에 절개(컷)를 하는 과정으로, 가슴벽을 자름으로써 흉강에 접근할 수 있다. 폐와 폐의 한 부분 제거, 갈비뼈의 제거 및 검사, 치료 또는 흉강에 있는 장기의 제거에 많이 이용된다.

CHAPTER 05 약어(Abbreviation)

Abbreviation	Meaning
ABGs 동맥혈가스농도	aterial blood gases
AFB 항산막세균	acid-fast bacillus 결핵을 유발하는 세균
bronch 기관지보개술, 기관지지경술	bronchoscopy
CPR 심폐소생술	cardiopulmonary resuscitation

COPD 만성폐쇄성폐병	emphysema(폐기종)와 chronic bronchitis(만성기관지염)를 동반하고 기도가 막히는 질환
CTA 청진상 이상 없음	clear to auscultation
CXR 단순흉부 X-선	chest X-ray
DLCO	diffusion in capacity of the lung for carbon monoxide – 이산화탄소가 허파 꽈리에서 모세혈관으로 얼마나 용이하게 이동하는가를 측정하는 지표
DOE 운동 시 호흡곤란	dyspnea on exertion
DPI 가루흡입기	dry powder inhaler
ERV 안정 시 최대한 불 수 있는 공기량	expiratory reserve volume
FEV1 1초간 노력성 환기량	forced expirations volume in first second
FVC 노력성 폐활량	forced vital capacity – 깊이 들이마신 후 빠르고 강하게 내쉴 수 있는 최대 공기의 양
HHN 분무기	hand-held nebulizer – 약물을 호흡기 안으로 분무할 수 있는 기구
IRV 들숨예비량	inspiratory reserve volume – 보통의 들숨의 양을 넘어 최대로 들이마실 수 있는 공기의 양
LLL 폐의 왼아래엽	left lower lobe (of the lung)
LUL 폐의 왼위엽	left upper lobe
MDI 계량흡입기	metered dose inhaler – 호흡기 질환이 있는 환자에게 약물을 분무의 형태로 주입하는 기구
NIV 비침습환기	noninvasive ventilation
OSA 폐쇄성수면무호흡	obstructive sleep apnea
PAgram 폐혈관조영술	pulmonary angiogram
PE 폐색전증	pulmonary embolism
PEP 날숨양압	positive expiratory pressure
PFTs 폐기능검사	pulmonary function tests
PPD 결핵피부반응검사	purified protein derivative (tuberculosis test에 이용)
RDS 호흡곤란증후군 [기출]	respiratory distress syndrome – 신생아의 폐에서 팽창을 돕는 물질인 surfactant(표면활성제)의 부족으로 생기는 질병
RV 잔기량, 남은 공기량	residual volume – 최대로 숨을 내쉬었을 때 폐 속에 남은 공기의 양
SOA, SOB 숨참	shortness of air, shortness of breath
TB 결핵	tuberculosis
TLC 총폐용량	total lung capacity – 최대로 숨을 들이마셨을 때 폐 속의 공기량 VC와 RV를 합한 값
URI 상기도감염 [기출]	upper respiratory infection
TV 일회호흡량	tidal volume – 보통의 호흡 시에 한 번에 들이마시고 내쉬는 공기의 양
VAP 호흡기유발폐렴	ventilation associated pneumonia – 인공호흡기를 48시간 또는 그 이상 사용한 환자에서 발생하는 세균성폐렴
VC 폐활량	vital capacity – IRV+ERV+VT
VATS 흉강경검사	video-assisted thoracoscopy – 비디오 영상을 이용한 가슴안보개검사, 흉강경검사
V/Q scan 환기관류검사	ventilation-perfusion scan – 방사성동위원소를 이용하여 폐의 환기와 혈액순환을 조사하는 방법

PART 04 소화계통(Digestive System)

CHAPTER 01 해부생리학적 용어

소화기관은 음식물을 고르게 분해하여 우리 몸에서 영양소가 되어 흡수될 수 있도록 돕는 기관이다. 소화기관을 이루는 기관으로는 구강, 식도, 위, 소장, 대장, 직장 및 항문이 있다. 이러한 기관 내부의 빈 공간에는 점막이 있다. 입, 위, 소장의 점막에는 음식을 소화하기 위해 즙을 생산하는 작은 샘이 있다. 소화기관에는 음식을 분해하고, 관을 따라 이동하는 데 도움을 주는 평활근의 층도 있다.

Anatomy		Meaning
oral cavity 구강	soft palate	물렁입천장, 연구개
	uvula	목젖, 구개수
	tongue	혀
	papillae	유두
	tonsil	편도
	gum, gingiva	잇몸
	labial surface	입술면
	buccal surface	볼면
	lingual surface	혀면
	occlusal surface	교합면
	salivary gland	침샘, 타액선
pharynx 인두	nasal cavity	비강
	trachea	기관, 기도
	esophagus	식도
	epiglottis	후두덮개
stomach 위	greater curvature	대만
	lesser curvature	소만
	sphincter	조임근, 괄약근
	pepsin	펩신
	hydrochloric acid	염산
	digestive gland	소화샘
small intestine 작은창자	duodenum 기출	샘창자, 십이지장
	liver	간
	hepatic duct	간관
	gallbladder	쓸개, 담낭
	cystic duct	쓸개주머니, 담낭관
	bile	쓸개즙
	pancreas	이자, 췌장
	jejunum	빈창자, 공장
	ileum	돌창자, 회장
	villi	융모

large intestines 큰창자	cecum 기출	막창자, 맹장
	peritoneum	복막
	colon	결장
	rectum	직장
	appendix	맹장, 충수
	ascending colon	상행결장
	transverse colon	횡행결장
	descending colon	하행결장
	sigmoid colon	S상결장
	anus 기출	항문

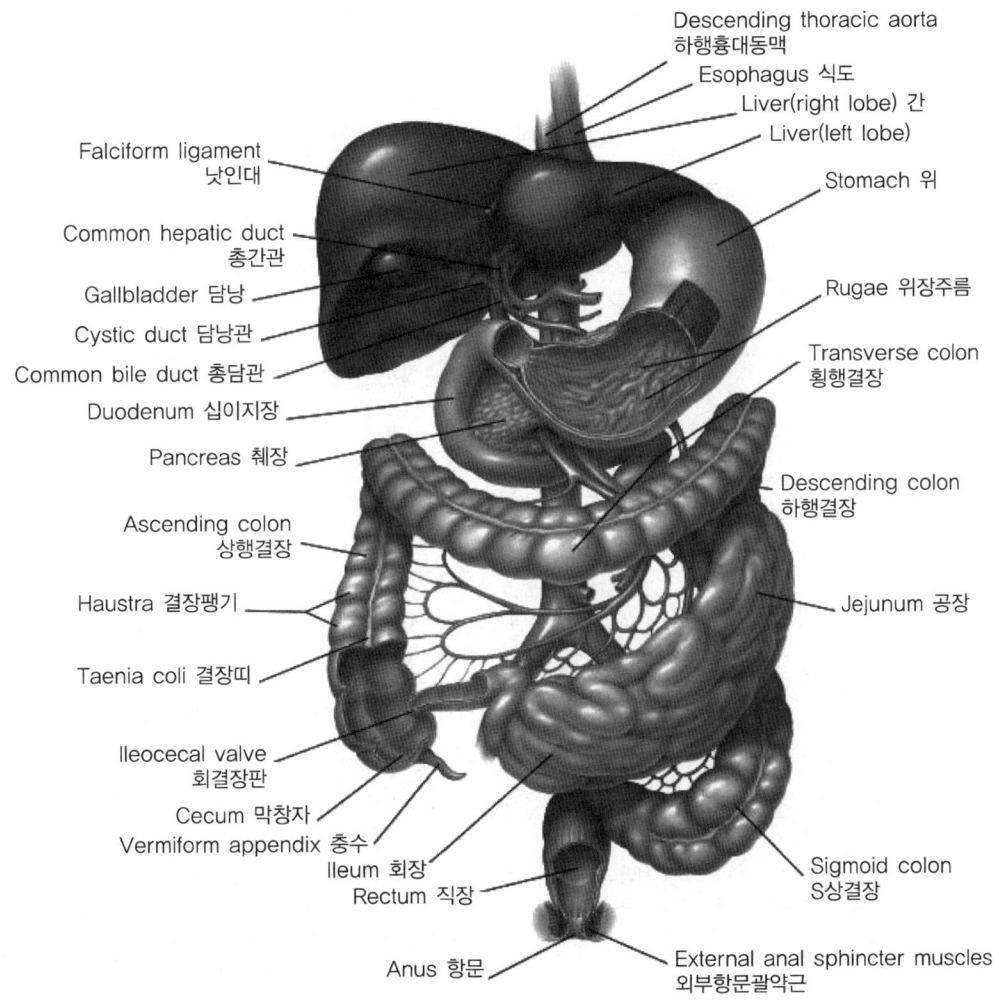

CHAPTER 02 증상용어(Symptomatic Terminology)

용어	설명
anorexia nervosa 기출 식욕부진, 거식증	나이와 키에 맞게 건강해야 되는 것 이상으로 살이 많이 빠지게 되는 섭식장애의 일종
borborygmus(pl. borborygmi) 복명	장내 가스의 이동에 의해 발생하는 소리
biliary colic 담석산통	흉곽의 오른쪽 아래 위 복부에서 지속적으로 또는 간헐적으로 오는 통증으로 담낭(gallbladder)에서 담즙의 정상적인 흐름이 차단되었을 때 발생. 담즙(bile)은 지방을 소화하는 데 도움이 되는 액체
constipation 변비	배변 시 무리한 힘이 필요하거나 불완전한 배변감이 있는 경우
dysphagia 삼킴장애 *dys(비정상의)+phagia(먹는것)	삼킴장애는 다음과 같은 건강상태로 발생함 • 뇌졸중, 파킨슨병, 다발성경화증, 뇌손상 또는 치매(stroke, Parkinson's disease, multiple sclerosis, a head injury or dementia)와 같은 신경계통에 영향을 미치는 상태 • 구강암, 후두암, 식도암 또는 뇌종양 등 • 위식도 역류질환(gastro-oesophageal reflux disease, GORD), 위산이 식도(위장에 입에서 음식을 운반하는 튜브)로 역류해서 들어가거나 흉터로 인해 식도협착을 유발하는 상태
odynophagia 삼킴통증	음식물이 지나가는 경로인 인두나 식도에 염증이 생겨 음식물이나 침을 삼킬 때 통증을 느끼는 것
eructation 트림 기출	위 속의 가스가 식도에서 구강으로 역류하는 현상
flatus 방귀	경구로 먹은 가스와 장에서 생산된 가스, 혈액으로부터 위장관으로 확산되어 나온 가스
epigastric pain 명치통증 *epi 표면 *gastric 위	상복부의 통증
hematochezia 혈변배설 *hemo/a 혈액	대변에 선홍색의 피가 섞여 나오는 것
jaundice(icterus) 황달	적혈구가 분해되는 과정에서 황색의 담즙색소가 몸에 필요 이상으로 과다하게 쌓여 눈의 흰자위나 피부에 노랗게 착색되는 것. 세포가 파괴되면서 헤모글로빈(산소를 운반하는 적혈구의 성분)이 방출
hemolysis 용혈 *hemo 혈액	혈액 속 적혈구만의 파괴로 헤모글로빈이 적혈구 외로 유출하는 현상
melena 흑색변	검정색을 띠는 변을 보는 것
nausea 메스꺼움	구토가 오기 전에 먼저 나타나거나 구토에 동반되어 나타남
vomiting 구토	소화관에 있는 내용물을 입으로 강하게 배출하는 것
steatorrhea 지방변증	지방의 소화흡수장애(malabsorption syndromes)에 의해 분변 중의 지방이 증가하는 상태이다. 췌장질환의 발생과 흡수장애증후군 발생이 있을 때 나타나며, 과다한 배설물의 지방 분비물 소화 및 흡수장애가 지방변증을 일으킬 수 있음

CHAPTER 03 진단용어(Diagnostic Terminology)

Oral Cavity and Teeth 구강과 치아	
dental caries 치아우식	충치라고 알려져 있으며 박테리아, 산, 플라크와 치석의 복합적인 결과로 인해 치아 표면에 생기는 침식이다. 치아우식은 어린이와 성인 모두에게 공통적이며, 비위생적인 치아관리로 인해 발생한다.
periodontal disease (gum diseases) 치주질환	치주는 "치아 주위"를 의미하며 치주질환은 잇몸과 치아를 지지하는 뼈에 영향을 끼치는 만성세균감염이다. 치주질환은 플라크(plaque)의 박테리아(치아에 계속적으로 형성되는 끈적끈적한 무색의 막)로 인해 잇몸에 염증이 날 때 생긴다.
stomatitis 구내염	입안 구조의 점막(mucous lining)에 생기는 염증으로 뺨, 잇몸, 혀, 입술, 목, 입천장과 구강저도 관련된다. 염증은 입 자체의 상태에 의해 생길 수 있고, 뜨거운 음식이나 음료, 독성 식물, 또는 약물, 알레르기 반응, 방사선 치료, 또는 감염 등과 같은 몸 전체에 영향을 미치는 상황에 의해 발생하기도 한다.
gingivitis 치은염 *gingiv(잇몸)+itis(염증)	잇몸이 빨갛게 붓고 아픈 잇몸 질환이다. 치주 질환의 첫 단계이며 치석에서 세균이 잇몸을 자극하여 감염을 일으킬 때 시작된다.
Upper Gastrointestinal Tract 상부위창자길	
esophageal varices 식도정맥류 기출 *esophageal 식도의, varices 정맥류	위 근처 하부 식도의 내막에 부어오른 정맥으로. 식도정맥류는 거의 대부분 간경변을 가진 사람에게서 발생한다.
liver cirrhosis 간경화 기출	경변은 간이 서서히 기능을 제대로 하지 못하는 상태이다. 흉터 조직은 간을 통해 흐르는 혈액의 흐름을 부분적으로 차단하며, 건강한 간 조직을 대체한다. 흉터는 다음과 같은 간의 능력을 손상한다. • 제어 감염 • 혈액에서 세균과 독소를 제거 • 프로세스 영양분, 호르몬, 약물 • 혈액 응고를 조절하는 단백질을 생성 • 콜레스테롤을 포함한 지방과 지용성 비타민의 흡수를 돕는 담즙을 생성
chronic hepatitis(CAH) 만성간염 기출 *chronic 만성의/acute 급성의 *hepat/o 간 *-itis염증	만성간염은 6개월 이상 간세포에 지속되는 염증으로 바이러스, 대사 또는 면역학적 이상 및 약물이 원인이 된다.
chronic gastritis 만성위염 *chronic 만성의 *위염=gastr/o(위)+itis(염증)	위염은 스트레스, 흡연, 바이러스감염, 약물과 과도한 알코올 섭취로 위 내벽에 생기는 염증이다. 만성 및 급성 두 가지 종류가 있는데 만성위염의 증상은 복부팽만감, 약간의 복통, 가벼운 소화불량과 구역질이 있다.
gastric carcinoma 위암 *carcinoma 상피성암종, 암	위암은 위에 생기는 암으로 세계적으로 두 번째로 흔한 암 사망 원인이다.
gastroesophageal reflux disease (GERD) 위식도역류질환 *gastro 위 *esophageal 식도	위식도역류질환은 위 내용물이 위에서 식도로 역류하여 새는 상태로, 속 쓰림과 다른 증상을 일으킬 수 있으며 식도를 자극할 수 있다.
hernia 탈장	복강의 내용물이 있어야 할 곳에서 벗어난 것을 의미한다.
peptic ulcer 소화궤양 기출	십이지장궤양, 위궤양이라고도 불리며 위 내부 안감(점막) 또는 소장(십이지장)상부의 손상을 의미한다.

Lower Gastrointestinal Tract 하부위창자길(하부위장관)	
anal fistula 치루, 항문샛길	치루는 항문의 내부입구와 항문과 직장근처의 피부 외부입구에 생기는 감염이다. 배수감염된 항문농양을 가진 사람에게 일반적이다.
chronic polyposis 만성폴립증, 만성용종증 *polyp 용종 *osis 상태(비정상적인)	용종은 대장 점막벽에 생기는 양성(암이 아닌) 성장[benign(non-cancerous) growth]이다. 직경이 2mm에서 5cm 정도가 된다. 일반적으로 비정상적인 세포는 정상 세포의 줄기 끝에 작은 공(완두콩 크기)을 형성한다. 폴립을 형성하는 세포의 종류는 다양하며 그것이 암으로 발전할 가능성이 있는지를 결정하는 것이 중요하다. 대장용종 증상 • 폴립은 직경 2cm 이상으로 성장할 때까지 일반적으로 아무런 증상을 일으키지 않으며, 가장 흔한 증상은 항문출혈이다. 항문은 변이 신체 밖으로 빠져나가는 소화기관의 끝에 있는 입구이다. 대변을 본 후 속옷이나 화장지에 피를 볼 수 있다. • 변비 또는 일주일 이상 지속되는 설사가 나타난다. • 대변에 혈액이 묻어나며, 피로 인해 대변이 검게 보이고 대변에서 빨간 줄처럼 보인다.
colorectal cancer 결장직장암 *colo/n 결장 *rectal 직장	결장직장암은 대장이나 직장에서 생기는 암이다. 림프종, 카르시노이드종양, 흑색종, 육종과 같은 종류의 암들이 대장에 영향을 줄 수 있다.
inflammatory bowel disease(IBD) 염증창자병	창자(크고 작은 창자)에 염증(빨갛게 부어오름)이 생기는 질환 그룹의 이름을 의미한다. 염증 증상 • 복부 중증 또는 (거의 모든 시간) 만성통증(배) • 설사 - 피가 동반 • 식욕부진 • 직장출혈 • 관절통 • 발 열
diverticulosis 게실증	소화기관의 내부 벽에 작은 주머니가 생기는 상태로 주머니들은 소화기관의 내부층이 외부층의 약한 지점을 밀고 나올 때 생긴다.
dysentery 이질 *dys 나쁜, 비정상의	장내염증(intestinal inflammation)으로 특히 대장에서 나타나며 대변에 점액이나 피가 심한 설사로 이어질 수 있다. 환자는 일반적으로 심한 복통 또는 복부 경련을 경험한다. 감염된 사람이 손실한 수분을 빠르게 대체하지 못하면 생명에 위협이 될 수 있다.
hemorrhoid 치핵, 치질 *hemo 피	항문이나 하부 직장근처에 붓거나 염증이 난 정맥을 의미한다.
ileus 장폐쇄증	일종의 장의 폐색으로 그 결과 연동운동이 중지된다. 연동운동은 대장과 소장을 통해 변을 밀어내도록 돕는 파동수축이다.
irritable bowel syndrome(IBS) 과민성대장증후군	과민성대장증후군은 경련, 복통, 복부팽만감, 변비, 설사를 가장 일반적인 특징으로 하는 질환으로 불편과 고통을 야기하지만, 영구적으로 장을 손상시키거나 암과 같은 심각한 병으로 발전하지 않는다. 대부분의 사람들은 다이어트, 스트레스 관리와 처방 약물로 증후군을 제어할 수 있다.
ulcerative colitis 궤양성대장염 * ulcer 궤양	궤양성대장염은 대장(결장)의 만성염증(chronic inflammation)으로, 환자에게서 복통, 설사 및 직장출혈의 증상이 있을 수 있다. *증상 : 빈혈, 피로, 체중감소, 식욕부진, 직장출혈, 체액과 영양분, 피부병변의 손실, 관절통성장장애(특히 어린이)
volvulus 창자꼬임	혈액의 흐름을 저해할 수 있는 위장관, 대개 창자의 일부 비정상적인 비틀림으로 창자꼬임은 위장관, 장폐쇄, 장천공, 복막염과 관련된 부분의 괴사와 소멸로 이어질 수 있다.
necrosis 괴사	돌이킬 수 없는 손상으로 죽어가는 세포에서 발생하는 병적 과정으로 손상 또는 질병을 통해 신체의 국소부위에서 세포나 조직이 죽는 것을 의미한다.

cholelithiasis 담석증, 쓸개돌증	담석증은 담낭에 형성되는 딱딱한 결석축적물(담석)로, 담석은 증상이 없는 경향이 있지만 가장 흔한 증상은 담도산통이다. 더 심각한 합병증으로 담낭염(cholecystitis)이 있으며, 담석증은 증상이나 합병증을 일으키는 경우 담낭절제술이 필요하다.
pancreatitis 췌장염, 이자염	췌장은 위장 뒤에 있는 분비샘인데 췌장염은 췌장의 염증이다. 분비샘은 음식을 소화시키고 음식을 흡수하도록 돕는 소화효소뿐만 아니라 호르몬, 인슐린과 글루카곤을 배출한다.
hepatitis 간염 *hepat 간 *itis 염증	간은 음식을 소화시키고 에너지를 저장하며 독소제거를 도와주는데 간염은 간이 원활하게 작동하지 못하도록 하는 간의 염증이다. 일반적으로 바이러스 감염에 의해 야기된다. A, B, C, D 및 E로 지칭되는 다섯 가지 주요 간염바이러스가 있다. 간염은 간경변, 또는 암으로 이어질 수 있다.
hepatoma/ hepatocellular carcinoma 기출 간암/간세포암 *carcinoma 암	간에서 유래하는 암으로 간암은 간의 표면이나 내부에 자라는 악성종양이다. • 만성B형 및 C형간염과 연관된다. • 간경변, 지속적 과량의 음주도 발병 원인으로 알려져 있다.

CHAPTER 04 수술처치용어(Surgical Treatment)

Clinical Procedure/Treatment	
liver function test(LFT) 간기능검사 기출	간기능을 살피기 위해 사용하는 검사이다.
stool culture 대변배양 기출	대변에 있는 병원성 세균을 키운 다음 배양된 균의 종류를 확인하는 검사방법이다.
stool guaiac test 대변잠혈검사 기출	대변 내에 있을 수 있는 잠혈(눈에 보이지 않는 출혈) 유무를 검사하는 방법이다.
X-ray Test	
lower gastrointestinal series 하부위장관조영술 *gastro 위 *intestinal 창자의	결장과 직장을 포함하는 대장의 문제를 진단하기 위해 X-ray를 사용하며, 대장이 바륨 액체로 가득 차 있어서 바륨관장이라고 불린다. 바륨 액체가 대장의 점막에 입혀져서 질병의 징후가 더 정확하게 X-ray에 나타나게 된다.
barium enema 바륨관장	• Rectum(곧창자, 직장)으로 barium(바륨)을 주입하여 colon(잘록창자)과 rectum의 X-ray 영상을 분석하는 방법이다. • 바륨관장은 대장의 특수 X-ray 검사로 대장을 완전히 비운 후에 행해지며, 의사는 검사를 하기 전에 직장에 바륨이라 불리는 액체를 넣는다. 바륨은 창자는 사진에서 하얗게 보이도록 하고, 폴립은 어두운 색이어서 쉽게 알아차릴 수 있다.
upper gastrointestinal series 상부위장관조영술 기출	• 바륨을 넣은 뒤에 찍은 esophagus(식도), stomach(위), small intestine(작은창자)의 X-ray이다. • 상부위장관조영술은 식도, 위, 십이지장을 포함하는 상부 위장관의 문제를 진단하기 위해 X-ray를 사용한다.
cholangiography 쓸개관조영술, 담관조영술 *cholang 담관 *-graphy 기록과정, 검사	Bile duct(쓸개관, 담관)로 조영제를 주입한 후 X-ray로 biliary system(담도계, 쓸개계통)을 검사하는 방법이다. *contrast medium : 조영제(X-ray 검사에서 조직의 모습을 뚜렷이 하기 위해 주입하는 바륨 등의 방사선을 통과시키지 않는 물질)

	Ultrasound Examination
abdominal ultrasonography 복부초음파조영술 *abdomen 복부, abdominal 복부의	Sound wave(음파)를 abdomen(배) 속으로 발사하여 abdominal viscera(복부내장)의 영상을 만든다. Ultrasonography는 특히 gallbladder(쓸개)처럼 액체가 차 있는 장기를 검사할 때 유용하다.
	Radionuclide
liver scan 간스캔	간에 장애 또는 질병이 있는지 확인하기 위한 진단검사로 양성 또는 악성 상태의 진단으로 이어질 수 있는 종양, 낭종 또는 조직의 이상을 감지할 수 있다.
gastrointestinal endoscopy 위장내시경검사 *endo 속, 안 *-scopy (내시경을 통해)눈으로 관찰하는 과정	위장내시경검사(gastrointestinal endoscopy)로 의사는 소화기관의 내부막을 볼 수 있다. 이 검사는 끝에 소형의 카메라가 장착이 된 내시경 굴곡성 튜브를 사용하여 이루어진다. 카메라는 직접 보기 위해 접안렌즈나 비디오 스크린에 연결이 된다.
colonoscopy 대장내시경검사, 결장내시경검사 *colon/o 대장	결장(대장)과 직장[colon (large intestine) and rectum]의 내부 검사이다. 대장내시경에는 결장의 전체 길이에 도달해 조사할 수 있는 유연한 관에 부착되어 있는 카메라가 있으며, 튜브에는 폴립(=용종)을 제거할 수 있는 도구가 있다. 의사는 일반적으로 대장내시경검사 중에 폴립을 제거한다.
laparoscopy 복강경검사 *lapar/o 복부 –abdomen	• 배에 작은 incision(절개)을 하고 이 구멍을 통해 laparoscope(복강경)를 삽입한 후 내시경으로 배 속을 관찰하는 검사이다. • 진단복강경수술(diagnostic laparoscopy)은 의료진이 직접 환자의 복부나 골반(나팔관, 난소, 자궁, 소장 ,대장, 맹장, 간, 담낭–fallopian tubes, ovaries, uterus, small bowel, large bowel, appendix, liver, and gallbladder)을 볼 수 있도록 해주는 시술이다. 전신마취(general anesthesia)하에 의사는 배꼽 아래 작은 컷을 하고 바늘을 삽입한다. 이산화탄소가 그 부위에 주입이 되어 작업을 할 수 있는 더 큰 공간을 만들면서 복부벽과 기관이 길을 내주도록 한다.
liver biopsy 간생검 *biopsy 생체검사	Liver tissue(간조직)를 떼어내서 현미경으로 관찰하는 검사로 경피적, 경정맥, 복강경간생검(percutaneous, transvenous, laparoscopic)이 있다.
nasogastric intubation 경비위관삽관 *naso 코 *gastric 위	코비위관(nasogastric tubes)을 통해 위장으로 튜브를 삽입하여 위 내용물을 제거하기 위해 행해진다. 제거는 위의 내용물 샘플링과 같은 진단이나 독소를 제거하기 위한 치료목적으로 행해진다.
	Surgery
polypectomy 폴립절제술 *polyp(용종)+-etomy(절개, 절제술)	장폴립은 대장에 발생하는 흔한 양성종양으로 특별한 자각 증상이 없어 대장검사를 시행하다가 발견되는 경우가 많다. 폴립을 방치하면 암으로 진행될 가능성이 있으므로 내시경을 통하여 발견된 폴립은 제거하는 것이 바람직하다. 제거하기 위해서 대장내시경을 통해 올가미를 넣고 폴립의 목에 해당하는 부위를 조여 맨 다음 전기를 통하여 잘라낸다.
colostomy 결장조루술	큰창자를 직접 피부에 연결하여 항문 이외에 피부와 창자를 연결하는 곳을 수술로 만드는 것을 의미한다.
laparoscopic surgery 복강경수술 *laparoscopic = lapar/o(복강)+scopic(scope)	복강수술은 복부에 아주 조그마한 구멍(직경 5mm~10mm)을 만들어 가스를 주입한 후, 복강 내를 관찰할 수 있는 카메라가 달린 가는 관을 삽입하여 모니터를 보면서 병변을 확인하고, 다시 하복부에 두 곳 정도 구멍을 만들어 수술기구를 넣어서 병변을 제거하는 수술 방법이다.
pancreatectomy 췌장절제(술) *pancreat/o(이자, 췌장) + ectomy(절개, 절제술)	췌장을 제거하는 수술이다. 췌장 제거는 전체의 기관이 제거되는 경우가 있는데 대개 비장, 담낭, 담관 그리고 일부의 소장과 위와 함께 제거된다.

gastric bypass 위우회술 *gastric(위의)+bypass(우회술)	위를 15~20cc 정도만 남기고 절제한 후 소장을 올려붙여 위장을 줄어들게 하는 수술이다.
obesity bariatric surgery 체중조절수술 *obesity, bariatric 비만	비만수술은 극단적 비만을 갖고 있는 환자가 체중을 줄일 수 있도록 위와 창자에 행해지는 수술이다. 이 수술은 다른 수단에 의해 살을 뺄 수 없거나 비만과 관련된 심각한 건강 문제로 고통을 받는 사람을 위한 선택이다.
cholecystectomy (외과)담낭절제(술) *chol/e 담즙 *-tomy 제거	담낭의 수술적 제거를 의미한다.
laparoscopic appendectomy 복강경막창자꼬리절제술, 복강경충수절제술 *lapar/o 복강 *appendix 충수 *-tomy 제거	배꼽 아래에 1cm 피부 절개를 하고 투관침을 꽂아 탄산가스를 주입한다. 복강경을 그곳으로 삽입하여 수술가능 여부를 확인한 후 전방액와선 우측면으로 우상복부 또는 우하 복부에 5mm 투관침을 꽂고 충수를 잡고 견인하는 데 이용한다. 정중선 하복부에 10mm 투관침을 꽂고 충수장간막을 박리하고 혈관을 결찰하는 데 이용한다(맹장 끝부분에서 충수를 찾아 감자로 잡아 견인하여 노출시킨다).

CHAPTER 05 약어(Abbreviation)

Abbreviation	Meaning
BE	barium enema 바륨관장
BM	bowel movement 장운동, 창자운동
BRBPR	bright red blood per rectum 곧창자를 통해 나온 선홍색 혈액 *hematochezia 혈변배설(라틴어 per는 '통해서'라는 뜻)
FOBT	fecal occult blood test 대변잠혈검사
G tube	gastrostomy tube 위창냄술관 • stomach tube(위관)나 PEG tube(피부경유내시경위창냄술관)라고도 함 • laparoscope(복강경)를 이용하여 배벽을 통해 삽입한 뒤 stomach(위)에 영양소를 공급하기 위해 사용
GB	gallbladder 쓸개, 담낭
GERD	gastroesophageal reflux disease 위식도역류병
GI	gastrointestinal 위창자, 위장
HBV	hepatitis B virus B형간염바이러스
IBD	inflammatory bowel disease 염증창자질환
LAC	laparoscopic assisted colectomy 복강경보조결장절제술
LFTs	liver function test 간기능검사
NG tube	nasogastric tube 코위영양관
NPO 기출	non pre os(=nothing by mouth) 금식
PEG tube	percutaneous endoscopic gastrostomy tube 피부경유내시경위창냄술관
PUD	peptic ulcer disease 소화궤양
TPN	total parenteral nutrition 완전비경구영양법
T tube	drainage(배액)을 위해 biliary tract(담도쓸개길)에 설치한 관

PART 05 비뇨계통(Urinary System)

CHAPTER 01 해부생리학적 용어

비뇨계통은 소변을 만들고 저장하고 운반하기 위해 함께 조력하는 기관, 튜브, 근육과 신경들이다.
① 신장(콩팥) : 노폐물을 배설하고 체내의 항상성을 유지하는 기능
② 요관 : 신장과 방광을 이어주는 관으로 소변을 방광까지 전달
③ 방광 : 소변의 저장과 배출을 담당
④ 괄약근 : 수축과 이완을 통해 신체기관의 입구를 열고 닫는 기능
⑤ 요도 : 방광에 모인 소변이 배출되는 관

Anatomy	Meaning
arteriole	세동맥
glomerular capsule	토리주머니, 사구체주머니
calix, calyx	콩팥잔 pl. calices
cortex	겉질, 피질
medulla	속질
glomerulus 기출	토리, 사구체
renal hilum	콩팥문
kidney 기출	콩팥, 신장
meatus	길, 구멍
nephron	콩팥단위, 신원
renal artery	콩팥동맥
renal pelvis	콩팥깔때기, 신우
renal tubule	요세관
renal vein	콩팥정맥
renin	레닌
urea	요소
ureter	요관
urethra 기출	요도
uric acid	요산
urinary bladder	방광
urination	소변보기
voiding	배뇨

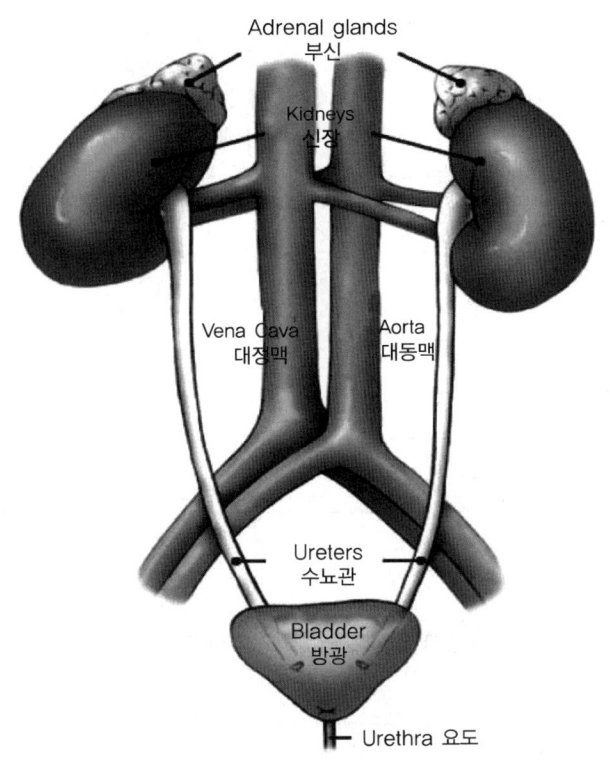

CHAPTER 02 증상용어(Symptomatic Terminology)

용어	설명
bacteriuria 세균뇨	소변 속에 세균이 배설되는 것
urinary tract infection(UTI) 요로감염 [기출]	요도(urethra), 방광, 수뇨관, 신장 등 요로를 구성하는 부위가 감염된 것
diabetic insipidus 요붕증 [기출]	배뇨와 갈증을 야기하는 질환으로 호르몬 아르기닌 바소프레신(arginine vasopressin)의 감소에 의해 야기 *아르기닌 바소프레신 : 신경성 뇌하수체 호르몬
diabetes mellitus 당뇨병	고혈당을 갖고 있는 대사질환(metabolic diseases). 충분한 인슐린을 분비하지 못하는 췌장이나 분비된 인슐린에 반응을 제대로 하지 못하는 세포 때문에 발생
polydipsia 조갈증 [기출] *poly 많은	갈증이 심하여 많은 물을 마시고 싶은 증세
nephrosis 콩팥증 *nephr/o 신장, 콩팥	소변을 통해 단백질이 빠져나가는 신장질환으로 단백질의 손실은 부종, 식욕감퇴, 일반적인 피로감을 야기
nocturia 야뇨증	수면 중에 본인도 모르게 배뇨를 하는 증상
oliguria 소변감소증, 요량감소증 [기출]	소변양이 감소한 상태로 하루에 50mL 이상 500mL 이하의 소변량을 의미
pyuria 고름뇨, 농뇨 [기출] *uria 뇨	오줌에 고름이 섞여서 나오는 것

uremia 요독증	소변에서 배출되는 폐기물이 혈류에 잔류하는 신장질환으로 독성이 있는 상태
enuresis 유뇨증	낮에는 소변을 가리는데 밤에만 지리는 것
diesis 이뇨	소변의 나트륨과 수분을 증가시키는 것
urinary incontinence 요실금	자신의 의지와 무관하게 방광의 통제가 안 되어 소변을 보게 되는 것
urinary retention 요축적	방광에 오줌이 고여 있지만 배뇨하지 못하는 상태. 요로의 막힘이나 뇌와 방광 사이의 신호에 관여하는 신경의 문제로 야기
dysuria 배뇨장애 *dys-(비정상의)+uria(뇨)	소변을 볼 때 요도 또는 방광부위가 아프다고 느끼는 것
anuria 무뇨증 기출 *a,an-(없는)+uria(뇨)	방광 내에 오줌이 없는 상태
hematuria 혈뇨증 *hem/o(혈액)+uria(뇨)	소변에 비정상적인 양의 적혈구가 섞여 배설되는 것
polyuria 다뇨증 기출 *poly-(많은)+uria(뇨)	오줌배설량이 많은 증세

CHAPTER 03 진단용어(Diagnostic Terminology)

bladder cancer 방광암	방광에 발생하는 악성종양
caliectasis 콩팥잔확장	콩팥잔(콩팥 안의 소변이 지나는 통로)이 팽창하는 것이며 초음파나 정맥요로조영술(intravenous urography)에 의해 감지됨
cystitis 방광염 *cyst(방광)+itis(염증)	방광의 염증으로 방광질환 가운데 가장 많으며 여성에게 많이 발견됨
chronic kidney disease(CKD) 만성신부전	오랜 시간에 걸친 신장 기능의 손실. 신장의 주된 역할은 신체에서 나오는 노폐물과 과도한 수분을 제거하는 것
meatal stenosis 요도협착증	소변이 신체 밖으로 배출되게 하는 요도관의 입구가 좁아지는 것
nephrotic syndrome 콩팥증후군	소변에 단백질, 저혈당 수준의 단백질, 고 콜레스테롤, 고 트라이 글리세라이드, 붓기를 포함하는 증상
nephrosclerosis 콩팥굳음증, 신장경화증 *nephr/o 콩팥, 신장	작은 동맥과 소동맥(동맥으로부터 더 작은 모세혈관으로 혈액을 전달하는) 벽의 경화고혈압에 의해 발생
nephrolithiasis 콩팥돌증, 신석증 *nephr/o 콩팥, 신장	신장 또는 요로 하부에 신장석, 돌이 생기는 과정
pyelonephritis 신우신염	신장으로 이동하는 박테리아에 의해 야기되는 요로감염
renal cell carcinoma 신세포암 *renal 신장의 *carcinoma 암종, 암	신장의 작은 세관 내막에서 시작되는 신장암의 일종
renal failure 콩팥기능상실, 신부전	신장기능장애로 생체 내부환경의 항상성을 유지할 수 없게 된 상태로, 급성신부전은 신장기능이 급격히 손실되는 증상
urethritis 요도염 *urethr/a(요도)+itis염증	요도 분비물, 배뇨 시 통증 등의 증상을 나타내는 요도의 염증성질환
urethral stricture 요도협착	비정상적으로 요도관이 좁아져서 신체에 머무는 소변의 흐름을 느리게 하거나 차단하는 상태

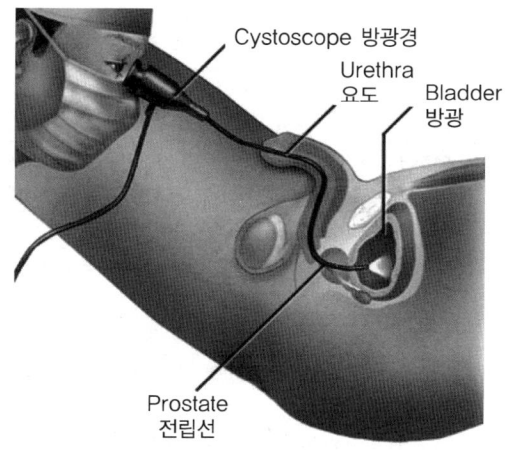

[cystoscopy 방광경검사]

CHAPTER 04 수술처치용어(Surgical Treatment)

1 검사(Examination)

Kidney Ureter and Bladder(KUB) X-ray 신장요관방광단순촬영
신장석을 감지하고 위장장애 진단을 위한 검사로, 조영제 없이 콩팥, 요관 및 방광의 X-ray 사진을 촬영한다.
Renal Angiography 콩팥혈관조영술
*angi/o- 혈관
조영제를 주입하고 콩팥의 혈관을 촬영하는 X-ray 검사이다.
Voiding Cystourethrogram(VCU) 배뇨방광요도조영술
방광에 조영제를 충만시키고 배설시키면서 방광과 요도의 이상 유무를 관찰하는 X-ray 검사이다.
Radioisotope Scan 방사성동위원소스캔
특수 카메라로 사진을 찍기 위해 소량의 방사능을 이용한다. 방사성 용량은 일반적으로 손이나 팔 정맥에 주입된다.
Cystoscopy 방광경검사
*cyst(방광)+o+scopy(내시경검사)
방광점막관찰, 종양, 돌, 염증 등이 있는지 검사한다. 방광경을 통해 도관을 넣어 소변을 채취하거나 조영제를 주입하기도 한다.
Dialysis 투석
콩팥기능상실 환자의 혈중 질소노폐물을 제거하는 방법. 요로에 끼인 돌을 분쇄하여 배출시키는 방법이다.
Renal Biopsy 신장생검
콩팥의 병변이 의심될 때 확진을 위해 주사바늘을 이용하여 조직 일부를 떼어내서 현미경으로 검사하는 것이다.
Urinary Catheterization 요로도관삽입
*catheter 카테터, 도관
요로도관은 방광으로부터 소변을 내보내거나 채취하기 위해 삽입되는 관이다.

2 수술(Surgery)

Cystectomy 방광절제술
*cyst(방광)+ectomy(절개술)

전신마취로 진행하며, 수술시간은 대략 1~2시간 내외로, 내시경이 요도를 통과하여 방광에 이르면 종양이 의심되는 부위를 내시경으로 절제한다. 절제 후 굵은 소변줄을 유지하며, 지속적으로 생리식염수 방광세척을 하게 된다.

Cystostomy 방광창냄술, 방광조루술

복벽의 하부를 통해 방광에 카테터를 삽입하여 소변흐름의 막힘 없이 방광으로부터 소변이 잘 배출되도록 방광과 표면 사이를 연결한다.

Lithotripsy 쇄석술, 돌깸술

쇄석술은 신장, 방광 또는 요관에 있는 돌을 깨기 위해 충격파를 사용하는 의료시술로, 시술 후 작은 돌 조각이 소변을 통해 몸 밖으로 배출된다.

Nephrolithotomy 콩팥절개돌제거술
*nephr/o 콩팥, 신장 *tomy 절개

신장결석을 제거하는 수술이며 가장 일반적인 방법은 경피적 콩팥절개돌제거술로, 뒷부분에 작은 절개를 하고 신장으로 관을 통해 삽입된 도구로 돌을 제거한다.

Nephrostomy 콩팥창냄술
*nephr/o 콩팥, 신장 *tomy 절개

피부와 신장을 통해 튜브, 스텐트 또는 카테터가 삽입되는 시술이다.

Nephrectomy 콩팥절제술
*nephr/o 콩팥, 신장 *tomy 절개

혈액의 노폐물을 거르고 소변을 생산하는 기관인 신장을 제거하는 수술이다.
- 한쪽 신장의 일부 또는 전체 제거
- 한쪽 신장 전부가 근처에 있는 부신과 림프절과 함께 제거

Renal Angioplasty 신장혈관성형술
*angioplasty 혈관성형술

신장동맥협착증은 일반적으로 지방침착(플라크)이 동맥의 벽에 쌓일 때 혈액흐름을 제한하며 발생한다. 이것을 죽상동맥경화증이라고 하며, 신장혈관성형술은 혈액을 신장에 공급해 주는 좁아진 신장 동맥을 넓혀준다.

Ureterolithotomy 요관결석제거술

요관의 돌을 제거하기 위한 복강경검사이다.

Urethroplasty 요도성형술
*urethra(요도)+-plasty(성형수술)

요도협착을 치료하기 위해 요도 재건을 하는 수술이다(요도의 벽에 있는 결함이나 손상을 개선하기 위한 수술).

CHAPTER 05 약어(Abbreviation)

Abbreviation	Meaning
ARF 기출	acute renal failure 급성신부전
CAPD	continuous ambulatory peritoneal dialysis 지속외래복막투석
CCPD	continuous cycling peritoneal dialysis 지속순환복막투석
Cath	catheter 카테터, 도관
CKD	chronic kidney disease 만성신부전
CRF 기출	chronic renal failure 만성콩팥기능상실(만성신부전)
C&S	culture sensitivity testing 배양 및 민감도검사
CYSTO	cystoscopic examination 방광경검사
HD	hemodialysis 혈액투석
PD	peritoneal dialysis 복막투석
PKD	polycystic kidney disease 다낭성신장질환
UA 기출	urinalysis 소변검사 기출
UTI 기출	urinary tract infection 요로감염
VCUG	voiding cystourethrogram 배뇨방광요도조영술

PART 06 여성생식계통 (Female Reproductive System)

CHAPTER 01 해부생리학적 용어

Anatomy	Meaning
adnexa uteri	자궁부속기관
uterine tube	자궁관
supporting ligament	지지인대
amniocentesis	양수검사
amniotic fluid	양 수
areola	유륜 – nipple(젖꼭지)의 어두운 색을 띠는 부분
bartholin gland	greater vestibular gland, 큰질어귀샘
cervix	자궁경관 – 자궁경부 uterus의 가장 아래 목처럼 생긴 부분
chorion	융모막, 융털막 – embryo(배아)를 감싸는 두 겹의 막 중 바깥층
clitoris 기출	음핵 – urethral meatus(요도구멍) 앞쪽에 있는 발기조직의 예민한 기관
cul-de-sac (rectouterine pouch)	곧창자자궁오목 – abdomen(배)의 아래쪽 부분에서 rectum(직장)과 uterus(자궁) 사이의 오목한 부위
endometrium *endo –안의, 내부의	자궁내막 – uterus(자궁) 속층을 덮고 있는 mucous membrane(점막)
fallopian tube	나팔관 – 자궁의 양끝에 붙어 있는 관으로 수정란이 자궁으로 이동하는 길
fimbriae	자궁관술 – 양쪽 uterine tube 끝부분의 손가락 혹은 술 모양의 돌기들
gamete	배우자, 생식자, 생식세포 – 남성과 여성의 생식세포 sperm(정자)과 ovum(난자)
genitalia	생식기관(genital– reproductive organ)
gonad	생식샘 – sex cell을 생산하는 생식기관, testis(고환)와 ovary(난소)
hymen	처녀막 – vaginal orifice(질구멍)를 일부분 혹은 완전히 덮고 있는 점막
labia	입술, 음순 – vagina(질) 입구 주위에 있는 입술처럼 생긴 두 종류의 구조물
labia majora 기출	대음순[labia(음순)+majora(큰)]
labia minora	소음순[labia(음순)+minora(작은)]
lactiferous duct *duct 관	젖샘관 – breast 유방 젖 속에 있으며 젖을 운반하는 기관
myometrium	자궁근육층[myo(근육)+metrium(자궁)]
ovarian follicle	난포 – 난소에서 각각 난자 하나씩을 감싸고 있으면서 성숙과정을 거치는 작은 주머니 모양의 구조물
ovary 기출	난 소
ovum(pl. ova)	난 자
perineum	회음 – anus(항문)과 vagina(질) 사이 영역

pituitary gland	뇌하수체(hypophysis) – 뇌의 바닥에 있는 endocrine gland(내분비샘)으로 ovary를 자극하는 호르몬이 분비
placenta	태 반
uterine serosa	자궁장막 – 자궁의 바깥을 둘러싸는 층
perimetrium	자궁 바깥막, 자궁을 둘러싸고 있는 복막성 피막
uterus	자 궁
vagina	질
vaginal orifice 기출	질구멍 : 질의 입구 *orifice 구멍
vulva	음 문

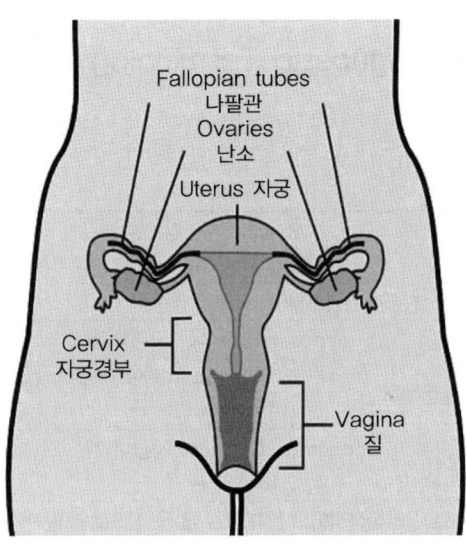

CHAPTER 02 증상용어(Symptomatic Terminology)

abortion 유산, 낙태	임신의 종결
fertilization 수정	난자와 정자가 만나서 핵을 만들어 내는 과정
spontaneous abortion (miscarriage) 자연유산	임신 20주 전의 태아의 손실(임신 20주 후 손실은 조산이라고 한다)
induced abortion 유도낙태	태아가 생존 능력을 가지기 이전에 약물 또는 수술적 방법으로 임신을 종료시키는 것으로 대부분의 유도낙태는 임신 첫 12주 안에 행해짐
gestation period 잉태기간	임신 기간 : 인간의 경우 임신기간은 일반적으로 9개월
menarche 초경	처음 월경이 나타나는 것
menopause 폐경기 기출	여성이 나이가 들면서 난소가 노화되어 배란 및 여성호르몬의 생산이 더 이상 이루어지지 않아 나타나게 되는 현상
menstruation 월경	임신이 되지 않는 경우 여성의 자궁내막이 저절로 탈락되어 나타나는 현상

menorrhagia 월경과다 [기출]	월경간격은 정상적이나 출혈량이 과다하거나 긴 경우
metrorrhagia 자궁출혈 [기출]	월경과는 관계가 없는 불규칙적인 자궁으로부터의 출혈(부정자궁출혈)
pregnancy 임신	난자와 정자의 결합으로 만들어진 수정란이 자궁에 착상하여 태아로 발육하는 과정
parturition 분만	태아가 모체와의 연결을 끊고 배출되는 현상
puberty 사춘기	육체적, 정신적으로 발달하여 남자는 남자답게, 여자는 여자답게 되는 것
fertilized egg 수정란	정자의 핵과 난자의 핵이 합쳐져 형성되는 것
vaginal discharge 질분비물	질 자궁경관선(cervical glands of the vagina)에서 나오는 분비물의 배출

CHAPTER 03 진단용어(Diagnostic Terminology)

1 자궁(Uterus)

cervicitis 자궁경부염
*cervi(자궁경부)+itis(염증)
질로 열려있는 자궁의 낮고 좁은 부분인 자궁경부(cervix)의 염증이다.
endocervicitis 내자궁경부염
*endo(-속, 안)+cervicitis(자궁경부염)
자궁경부 점막의 염증이다.
endometrial cancer 자궁내막암
*endo- 속, 안
자궁내막(endometrium) 구성세포가 비정상적이고 통제할 수 없을 정도로 자랄 때 자궁의 내막에서 시작되는 암이다.
uterine myoma(fibroids) 자궁근종
*uterine자궁+myoma 근종
여성의 생식기관인 자궁에서 발생하는 양성종양[noncancerous (benign) tumors]이다.
uterine cervix carcinoma 자궁경부암
*uterus (uterine) 자궁+cervi/x-(자궁경부)+carcinoma(상피성암, 암종)
자궁내막 세포(자궁의 주요부의 내부에 있는 조직의 얇은 층)에서 시작돼서 때때로 자궁내막암이라고도 불린다. 자궁경부암은 자궁경부의 표면에 얇고 평평한 세포에서(자궁의 아래쪽 경부) 시작한다.
human papilloma virus(HPV) 인유두종바이러스
사마귀가 발생할 수 있는 일반적인 바이러스로 100개 이상의 종류가 있으며, 대부분은 아무런 문제를 일으키지 않지만 약 30종류는 암의 위험성이 있다. 고위험군 HPV는 여성은 자궁경부, 외음부, 질, 항문(he cervix, vulva, vagina, and anus) 쪽 암으로 이어질 수 있고 남성은 항문과 음경(anus and penis)의 암으로 이어질 수 있다.
sexually transmitted infection(STD) 성병(성적으로 전이되는 감염)
감염이 있는 사람과의 성관계를 통해 생기는 감염으로, 성병의 원인은 세균, 기생충 및 바이러스이다.
endometriosis 자궁내막증
*endo- 속, 안 *osis 상태(대개 비정상적인)
자궁의 내막에 있는 조직이 다른 곳에서 자랄 때 생기며, 자궁 뒤에 있는 난소나 장, 방광 등에서 자랄 수 있다. 드물게는 신체의 다른 부분에서 자란다. "잘못 놓여진" 조직은 통증, 불임, 매우 많은 생리량을 야기할 수 있다.

2 난소(Ovary)

ovarian carcinoma 난소암종
대부분의 난소암은 난소상피암(ovarian epithelial carcinomas)이거나 난자세포에서 시작되는 악성생식세포종양이다.
abdominal ascites 복수, 뱃물
*abdominal 복부의
복부에 액체가 고인 상태로, 복부에 물이 찬 사람은 하복부가 붓게 된다. 복수는 심장질환, 간경변(cirrhosis), 신장질환, 췌장암(pancreatic cancer) 그리고 난소암(ovarian cancer)에 의해서 생길 수 있다.
ovarian cyst 난소물혹, 난소낭
*cyst 물혹, 낭종
난소물혹은 난소의 내부위나 내부에 생기는 액체로 된 주머니이다.

3 나팔관과 자궁관(Fallopian Tube and Uterine Tube)

pelvic inflammatory disease(PID) 골반염증성질환
골반염증성질환은 여성 생식기관(female reproductive organs)에 생기는 감염과 염증이다. 자궁 난소에서 난자를 운반하는 관에 상처를 낼 수 있고 불임, 자궁외임신, 골반통증(infertility, ectopic pregnancy, pelvic pain)과 다른 문제를 야기할 수 있다.

4 유방(Breast)

breast carcinoma 유방암
*carcinoma 암, 암종
유방의 조직에서 시작되는 암으로 유방암에는 두 가지 유형이 있다. • 도관암(Ductal carcinoma)은 가슴에서 유두로 젖을 이동시켜주는 관에서 시작된다. 대부분의 유방암이 이 유형에 해당한다. • 젖을 생산하는 소엽이라는 유방의 부분에서 소엽암(lobular carcinoma)이 시작된다.
invasive duct(al) carcinoma 침습관암종
*invasive 침습의 *carcinoma 암, 암종
유방암은 침습적 또는 비침습적일 수 있다. 침습이라는 것은 그것이 수유관이나 소엽에서 유방의 다른 조직까지 퍼졌다는 의미이며, 비침습은 아직 다른 유방조직을 침범하지 않은 것을 의미한다.

CHAPTER 04 수술처치용어(Surgical Treatment)

1 검사(Examination)

Papanicolaou(PAP) smear test 자궁경부암검사
질(vagina)과 자궁경부(uterine cervix)에서 채취한 세포들을 염색하여 현미경으로 관찰하는 검사로 자궁경부 및 자궁내막의 암을 검출, 진단하기 위한 검사이다.

pregnancy test 임신검사
임신여부의 판정을 위하여 혈액 또는 소변을 이용하여 시행하는 생화학적 검사이다.

hysterosalpingography 자궁난관조영술
*hyster 자궁의 *-graphy 기록과정, 검사
Uterosalpingography라고도 불리며 여성의 자궁과 나팔관(uterus and fallopian tube)의 X-ray 검사이다. X-ray 투시진단과 조영제(contrast material)를 사용한다.

mammography 유방조영술 기출
특별한 유방 X-ray 촬영이다. 양쪽 유방을 다른 방향으로 각각 두 장씩 촬영하는 것을 기본으로 한다.

breast MRI 유방자기공명영상법
영상검사로 강력한 자석과 전파를 사용하여 유방과 주변 조직을 찍으며 방사선(X-ray)을 사용하지 않는다. 유방MRI는 유방조영술(mammography)과 초음파(ultrasound)와 함께 시행될 수 있다.

pelvic ultrasonography 골반초음파촬영술
*pelvic 골반의 *ultrasonography 초음파
초음파스캐닝 또는 초음파검사(ultrasound scanning or sonography)라고도 하며, 고주파 음파를 몸의 일부에 노출시켜 신체 내부의 이미지를 만들어낸다. 초음파 이미징은 비침습적 의료검사(noninvasive medical test)이다.

transvaginal ultrasonography 질경유초음파촬영술
*trans 가로지르는 *vaginal 자궁의
여성 생식기의 사진을 찍는 이미징 기술이다. 관형 탐침이 질관 내에 삽입되어 자궁과 난소의 이상 골반종양을 검사할 수 있고 골반부위의 경련이나 통증, 질 출혈(vaginal bleeding), 월경부족 등의 원인을 확인할 수 있다.

2 부인병적 절차(Gynecologic Procedure)

aspiration 흡입
조직 내에서 액체, 기체를 음압에 의해 튜브 등으로 흡입하여 제거하는 것이다.

cauterization 소작술
조직을 파괴하기 위해 봉쇄하거나 제거하기 위해 신체의 일부를 소거하는 시술이다. 바람직하지 못한 성장을 제거하고 항생제의 사용이 불가할 때 감염과 같은 해로운 잠재적인 가능성을 최소화하기 위해 사용한다.

colposcopy 질확대경검사
*-scopy(내시경을 통해) 눈으로 관찰하는 과정
질확대경으로 vagina(질)와 cervix(자궁경부)를 눈으로 관찰하는 검사이다.

dilation and curettage(D&C) 자궁소파술(자궁긁어냄술)
자궁경부가 확대되고 자궁내부막을 긁어내는 외과적 시술이다. 자궁확장소파술은 종종 자궁경검사와 용종절제술(hysteroscopy and polypectomy)의 보조시술로 행해진다.

exenteration 내용적출술
내부장기와 조직을 제거하는 수술로, 내장적출(evisceration)이라고도 한다.
minimally invasive surgery(MIS) 최소침습수술
수술을 할 때 인체 조직의 손상을 줄이기 위해 최첨단 기술을 사용하는 것이다. 예를 들어 대부분의 시술에서 의사는 여러 개의 작은 3/4인치 절개를 하고 투관침이라 불리는 얇은 관을 삽입한다.

3 임신과 관련된 처치

fetal monitoring 태아감시
*fetal 태아의
분만(labor) 동안 fetal distress를 줄이기 위해 모체자궁수축(maternal uterine contraction)과 태아심장 박동수(fetal heart rate)를 계속 기록하는 것이다.
in vitro fertilization(IVF) 체외수정
몸 바깥인 실험실 배양접시에서 난자와 정자를 수정시킨다.
pelvimetry 골반측정법
*pelvic 골반의
골반계나 X-ray 검사로 골반을 측정한다.

4 수술(Surgery)

lumpectomy 덩어리절제술, 종괴절제술
*lump 덩어리+ectomy 절제, 절개술
유방종양("덩어리")과 그것을 둘러싸고 있는 정상 조직의 일부를 제거하는 수술이다.
mastectomy 유방절제술
*mast(유방)+ectomy(절제, 절개술)
유방 전체 조직과 유두를 포함한 피부 및 림프절을 전부 절제하는 방법이다.
subtotal hysterectomy 불완전자궁절제술
*hysterectomy=hyster(자궁의)+ectomy(절제, 절개술)
경부 부분만 남기고 여성의 자궁을 제거하는 경부자궁적출술(supracervical hysterectomy)로 알려져 있다.
total hysterectomy 전체자궁절제술
*hysterectomy=hyster(자궁의)+ectomy(절제, 절개술)
자궁 및 자궁경부가 모두 제거된다. 어떤 경우 의사는 나팔관이나 난소를 제거할 수 있다.
tubal ligation 난관결찰
여성의 나팔관(fallopian tubes)을 닫는 수술로, 튜브가 난소(ovaries)와 자궁(uterus)을 연결한다.
cesarean section(C-section) 제왕절개술
엄마의 배(개복술)와 자궁(자궁절개술)을 통해 절개가 되는 시술이다.

CHAPTER 05 약어(Abbreviation)

Abbreviation	Meaning
AB	abortion 유산, 낙태
BSE	breast self-examination 자기유방검진
CIS	carcinoma in situ 상피내암종
CX	cervix 자궁경부
D&C	dilation(dilatation) and curettage 자궁소파술
DUB	dysfunctional uterine bleeding 기능장애자궁출혈
ECC	endocervical curettage 자궁경부내긁어냄술, 자궁경부내소파술
EMB	endometrial biopsy 자궁내막생검
G	gravida/pregnant 임신부/임신의
HPV	human papilloma virus 인유두종바이러스
HSG	hysterosalpingography 자궁난관조영술
IVF	in vitro fertilization 체외수정
LAVH	laparoscopically assisted vaginal hysterectomy 복강경질자궁절제술
OB	obstetrics 산과
PAP smear	papanicolaou smear test 자궁경부암검사
PID	pelvic inflammatory disease 골반내감염
PMS	premenstrual syndrome 월경전증후군
primp	primipara/primiparous 초산녀/초산의

PART 07 남성생식계통
(Male Reproductive System)

CHAPTER 01 해부생리학적 용어

Anatomy	Meaning
groin	샅고랑
bladder	방광
cowper(bulbourethral) gland	망울요도샘, 요도구선
ejaculatory duct	사정관
epididymis(pl. epididymides)	부고환
glans penis	음경귀두
seminal vesicles	정낭(精囊)
seminiferous tubules	정세관
semen	정액
spermatozoon(pl. spermatozoa)	정자
prostate gland	전립선
vas deferens/ductus deferens	정관
penis	음경, 남근
perineum	회음
prepuce	(음경의) 표피
testes(testicles)	고환
testosterone	테스토스테론
scrotum	음낭

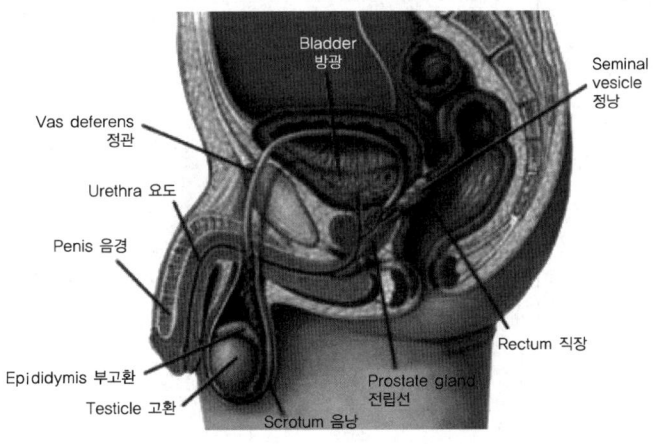

CHAPTER 02 증상용어(Symptomatic Terminology)

anorchism 무고환증 [기출] *a, an- 없는	태어날 때부터 양쪽 고환이 없는 의학적 상태
azoospermia 무정자증	정자가 없는 남성 불임상태로 사정은 할 수 있지만 정자를 포함하지 않음
aspermia 무정액증	정액이 없는 것으로 불임과 관련이 있음
balanitis 귀두염	포경 상태의 표피와 귀두에 염증이 생긴 경우
oligospermia 정자부족	정액 내 정자의 부족
orchitis 고환염	고환의 한쪽이나 양쪽이 붓거나 염증
prostatitis 전립선염	전립선이 붓거나 자극(염증이나 감염)
varicocele 덩굴정맥류	고환위에 정맥이 붓고 꼬인 것

CHAPTER 03 진단용어(Diagnostic Terminology)

Testes 고환	
carcinoma of testes 고환암종 *carcinoma 암, 암종	고환 세포의 비정상적인 성장을 의미한다.
cryptorchidism 잠복고환	태어나기 전 고환이 음낭으로 완전히 내려오지 못한 상태이다.
epididymitis 부고환염 [기출] *epididymi/s(부고환)+itis(염증)	고환을 수정관과 연결하는 관인 부고환이 붓는 것(염증)을 의미한다.
testicular tumor 고환종양 *testicular 고환의	고환에 발생하는 악성종양이다.
seminoma 고환종, 생식세포종	고환암(testicular cancer)의 일종으로 방사선에 민감하며, 고환의 악성신생물로 생식샘(embryonic gonad)의 원시생식세포에서 기인한 것으로 여겨진다.
testicular torsion 고환꼬임 *torsion 꼬임, 뒤틀림	고환의 혈액 공급을 차단하고 갑작스럽고 심한 통증과 붓기를 야기한다.
varicocele 고환정맥류	남성의 정삭을 따라 흐르는 정맥혈관의 확대로, 혈액이 거꾸로 흐르게 해서 붓기와 정맥의 확장을 유발한다.
Prostate Gland 전립선	
carcinoma of prostate 전립선암종 *carcinoma 암, 암종	전립선에서 시작하는 암으로 전립선은 작은 호두 크기의 구조로 남자의 생식계를 구성한다.
benign prostatic hyperplasia (BPH) 양성전립선비대증 *hyper -지나친 *-plasia 형성	전립선의 확대를 뜻하는 의학용어로 노년층에서 흔하며 비암성이다. 비대해진 전립선은 소변의 흐름을 느리게 하거나 차단하여 요로, 방광 및 신장에 영향을 미칠 수 있다.

CHAPTER 04 수술처치용어(Surgical Treatment)

1 검사(Examination)

prostate-specific antigen test(PSA test) 전립선특이항원검사
*antigen 항원

혈액 내 전립선특이항원의 수치를 측정한다. 전립선특이항원의 수치가 올라가는 것은 전립선비대와 관련이 있고, 전립선암의 징후가 될 수도 있다.

semen analysis 정액분석
*semen 정액

사정액을 현미경으로 분석하는 것으로 정자세포의 수, 운동성, 형태를 감시한다.

digital rectal examination 직장손가락검사

항문관(anal canal)과 직장(rectum)을 통하여 전립선을 검사하는 방법이다.

transrectal ultrasound(TRUS) 경직장초음파

음파를 이용하여 전립선의 이미지를 생성하는 방식이다. TRUS 검사가 진행되는 동안, 의사는 직장으로, 프로브 또는 초음파 변환기를 놓는다. 무통의 음파는 두 평면의 전립선을 검사한다.

2 수술(Surgery)

circumcision 포경수술 [기출]

남성 생식기의 귀두를 덮고 있는 피부인 음경 꺼풀의 전부나 일부를 고리모양으로 절개 혹은 제거하는 수술이다.

castration 거세 [기출]

고환을 상실하는 것이다.

prostate cryosurgery(cryotherapy) 전립선냉동수술

암성 세포를 파괴하기 위하여 전립선 동결을 하는 최소 침습적 시술(minimally invasive procedure)이다. 전립선에 "cryoprobes"라는 특수 바늘을 회음부(perineum)를 통해 음낭과 항문(anus) 사이에 삽입하여 이루어진다.

orchiectomy 고환절제술 [기출]
*orchid/o(-고환)+ectomy(절제, 절개술)

대개 나이 많은 남자에게서 전립선암 발생 시(전립선암은 고환을 절제함으로써 호전되는 수가 많다)에 시행한다.

orchiopexy 고환고정술(잠복고환증을 치료하는 수술) [기출]
*orchid/o-고환

대게 흡수성 봉합으로 음낭(scrotum) 안의 불강하고환을 고정하는 시술이다.

vasectomy 정관절제 [기출]
*ectomy 절제, 절개술

음낭에서 요도로 정액을 운반하는 정관(vas deferens)을 자르는 수술로 요도(urethra)는 정액과 소변을 음경 밖으로 내보내는 관이다. 정관절제술 후에 정자는 고환 밖으로 이동할 수 없다.

varicocelectomy 정맥낭종절제술

음낭의 일부분을 절개하고 확장된 정맥을 묶어주는 수술이다. 동맥유입과 림프배수는 유지하면서 고환으로 정맥배수가 역류가 되는 것을 막는 것이다.

vasovasostomy 정관문합술

정관절제의 복원, 비뇨기과 의사는 절단된 정관(vas deferens)의 양끝을 잇는다.

CHAPTER 05 약어(Abbreviation)

Abbreviation	Meaning
BPH	benign prostatic hyperplasia 양성전립선비대증
DRE	digital rectal examination 직장손가락검사
GU	genitourinary 비뇨생식
PID	pelvic inflammatory disease 골반내감염
RPR	rapid plasma reagin 신속 혈장리아진 – 매독검사
STD	sexually transmitted diseases 성매개질환
TRUS	transrectal ultrasound 경직장초음파
TUIP	transurethral incision of the prostate 전립선경요도절개

PART 08 신경계통(Nervous System)

신경계통은 인체의 정보를 수집하는 곳이며 저장센터 및 제어시스템이다. 신체의 외부상태와 관련하여 외부환경에 대한 정보를 수집하고 정보를 분석하며 적절한 반응을 한다. 신경계는 신경, 뇌와 척수로 이루어져 있다.

① **중추신경** : 중추신경계는 뇌와 척수로 구성된다. 뇌는 머리뼈 내부의 기관으로 주로 신경세포와 신경섬유로 구성되어 있다. 아래로는 척수와 연결되어 있으며 뇌척수액이 뇌와 척수의 안팎으로 순환한다. 척수는 척추 내에 위치하는 중추신경의 일부분으로 감각, 운동신경들이 모두 포함되어 있다. 뇌로부터 정보를 내보내고 뇌로 정보를 들여보내며 감각정보를 분석, 처리한다.

② **말초신경** : 자극을 중추신경계인 뇌와 척수에 전달하고 중추신경의 반응을 신체의 골격근, 내장근 등에 전달하는 통로기관이다.

CHAPTER 01 해부생리학적 용어

1 중추신경계통(Central Nervous System, CNS)

cerebrum 대뇌	• 운동기능 : 대뇌는 의식적이고 자발적인 운동을 일으킨다. 대뇌의 운동겉질에서 자발적 운동에 대한 계획이 수립되면 이 신호는 긴밀하게 연결된 신경세포들을 통해 뇌줄기(brainstem), 척수(spinal cord)를 지나 각 근육으로 전달된다. • 감각정보 처리기능 : 대뇌겉질의 감각영역에서 촉각과 같은 몸 감각과 시각, 청각, 미각 등 각각의 감각기관에서 들어온 신호들을 접수하고 처리해 인식하고 지각할 수 있도록 한다. • 언어전달 기능 : 대뇌겉질의 언어영역에서 수행하는 기능으로 이마엽의 브로카 영역(Broca's area)과 관자엽의 베르니케 영역(Wernicke's area)으로 구성된다. • 학습과 기억 : 주로 해마라고 하는 부분이 관여한다. • 항상성의 유지 : 자율신경계 및 호르몬분비를 통한 대사의 조절, 체온과 하루 주기리듬의 유지, 갈증, 굶주림, 피로의 조절 등 기초적인 신체대사를 유지한다. 이러한 기능은 주로 시상하부에서 이루어진다. • 호르몬의 분비 : 주로 뇌하수체에서 일어나는 기능으로 신체대사 및 생식과 관련된 여러 호르몬을 분비한다.
cerebral cortex 대뇌겉질	대뇌의 가장 표면에 위치하고 있으며 기억, 집중, 사고, 언어, 각성 및 의식 등의 중요 기능을 수행한다.

용어	설명
frontal lobe 이마엽	대뇌에서 가장 큰 엽으로 운동기능, 언어기능 등을 담당한다.
temporal lobe 관자엽	대뇌의 양쪽 옆면에 위치하며, 청각 등의 기능을 담당한다.
parietal lobe 두정엽, 마루엽	대뇌의 윗부분에 위치하며, 감각신호를 이해하고 해석하는 기능이 있다.
occipital lobe 뒤통수엽	대뇌의 뒷면에 위치하는 엽으로 시각기능에 관여하는 시각겉질(visual cortex)이 위치해 있다.
corpus callosum 뇌들보	좌우 대뇌반구 사이에 위치해 두 반구를 연결하는 역할을 한다.
basal ganglia 바닥핵	대뇌겉질 및 시상과 신경섬유들로 연결되어 있으며, 운동조절에 관여한다.
thalamus 시상	대뇌겉질과 감각계통과 연결되어 감각계통과 운동계통을 통합하는 역할을 한다.
hypothalamus 시상하부 *hypo 낮은, 적은	자율신경계(autonomic nervous system) 및 호르몬분비를 통한 대사의 조절, 체온과 하루주기리듬(circadian rhythm)의 유지, 갈증, 굶주림, 피로의 조절 등 기초적인 신체대사를 유지한다.
pituitary gland 뇌하수체	신체대사 및 생식과 관련된 여러 호르몬을 분비한다.
longitudinal fissure 대뇌세로틈새 *longitudinal 세로방향의	대뇌피질 사이를 세로로 나눈다.
cerebral hemispheres 대뇌반구	대뇌를 이루는 한 쌍의 뇌덩어리로 뇌의 대부분을 차지한다.
skull 머리뼈	머리뼈는 뇌머리뼈, 얼굴뼈, 혀의 뼈, 귓속뼈로 나누어진다.
cerebellum 소뇌	• 기능 : 청력, 미각, 언어이해, 감정조정, 운동의 조정과 중주신경계의 일부분으로 대뇌의 기능을 보조하여 자발적운동의 조절과 평형을 유지한다. • 위치 : 대뇌의 뒤쪽 아랫부분에 있다. • 관련검사 : 자기공명영상(MRI), 컴퓨터단층촬영(CT), 양전자방출단층촬영(PET) 등이 있다.
brain stem 뇌줄기	위치 : 뇌의 가장 아랫부분으로 소뇌 앞쪽에 위치한다. 위쪽으로는 사이뇌와 이어지고, 아래쪽으로는 척수와 연결되어 있다. 뇌 줄기는 위에서부터 중간뇌, 다리뇌, 숨뇌의 세 부분으로 나뉜다. • 중간뇌(midbrain) : 사이뇌 중 맨 위쪽에 있으며 가장 작은 부분으로 약 2cm 이며, 중간뇌 덮개부분과 중간뇌 뒤판부분, 대뇌각으로 구성된다. • 다리뇌(pons) : 사이뇌 중 가장 볼록하게 나온 부분을 지칭하며, 길이는 약 3~4cm 정도이다. 얼굴의 감각과 운동을 담당하는 뇌신경의 중추이다. • 숨뇌 또는 연수(medulla oblongata) : 뇌의 가장 마지막 부위로 위로는 다리뇌, 아래로는 척수, 뒤로는 소뇌와 연결되는 곳에 존재한다. 생명을 유지하게 하는 생명 중추의 하나이면서 수많은 신경로와 신경 핵들이 좁은 부위에 모여 있는 곳이다. 생명을 유지하고 운동과 감각의 통로이며 하부 뇌신경과 관련된 기능을 한다.
meninges 뇌척수막	뇌막과 척수막이 합쳐진 것으로 뇌와 척수를 싸고 있는 것들을 지지한다.
cerebral ventricle 뇌실	인간의 뇌 내부에 있는 빈 공간으로 뇌척수액이 생산되어 채우고 있다.
central sulcus 중심고랑	전두엽과 두정엽의 경계를 이루는 고랑을 의미한다.
cerebrospinal fluid(CSF) 기출 뇌척수액	뇌에서 생성되어 뇌와 척수를 순환하는 액체로 외부 충격에 대한 완충작용과 함께 호르몬과 노폐물 등의 물질을 운반한다.

2 말초신경계통(Peripheral Nervous System, PNS)

말초신경계통은 12쌍의 뇌신경(cranial nerve)과 31쌍의 척수신경(spinal nerve)이 중심이다.
① 체성신경계 : 운동, 감각신경
② 자율신경계 : 운동신경(교감신경, 부교감신경)

olfactory nerve	후각신경
optic nerve	시각신경
oculomotor nerve	눈돌림신경
trigeminal nerve	삼차신경
facial nerve	얼굴신경
auditory nerve	내이(속귀)신경
glossopharyngeal nerve	혀인두(설인)신경
olfactory N	후각신경(감각 → 냄새를 맡는다)
optic N	시신경(감각 → 보는 것)
oculomotor N	동안신경(운동 → 안구의 상하운동, 안검을 거상, 동공조절)
trochlear N	활차신경(운동 → 안구의 아래쪽과 외측으로 회전)
trigement N	삼차신경(운동 → 저작운동/감각 → 두피, 얼굴피부, 그 입과 코막의 감각)
abducent N	외전신경(운동 → 안구의 외전운동)
facial N	안면신경(운동 → 얼굴의 표정, 근육운동, 누선, 타익선 분비/감각 → 혀의 2/3 전반의 미각, 귀 주변의 피부감각)
acoustic N	청신경(감각 → 청각, 평형)
glossopharyngeal	설인신경(운동 → 이하선의 신경분포/감각 → 혀의 1/3 후방 미각, 인두감)
spinal accessory N	부신경(운동 → 목운동)
hypoglossal N	설하신경(운동 → 혀운동)
nerve plexus	신경얼기, 신경총
cervical plexus	목신경얼기
brachial plexus	팔신경얼기, 완신경총
lumbosacral plexus	허리엉치신경얼기
autonomic nerves	자율신경
sympathetic nerves	교감신경
parasympathetic nerves	부교감신경
motor nerve	운동신경
autonomic nervous system	자율신경계통
adrenal gland	부 신
neuron/nerve	신경세포/신경
dendrite	수상돌기
neurotransmitter	신경전달물질

epinephrine	에피네프린
adrenaline 기출	아드레날린
dopamine	도파민
endorphin	엔도르핀
femoral nerve	대퇴신경
lumbar nerve	허리신경
sciatic nerve	좌골신경
cauda equina	말 총
cervical plexus	경신경총(頸神經叢), 목신경얼기
brachial plexus	완신경총(腕神經叢), 팔신경얼기
lumbosacral plexus	요선 신경총/허리엉치의, 요천골의

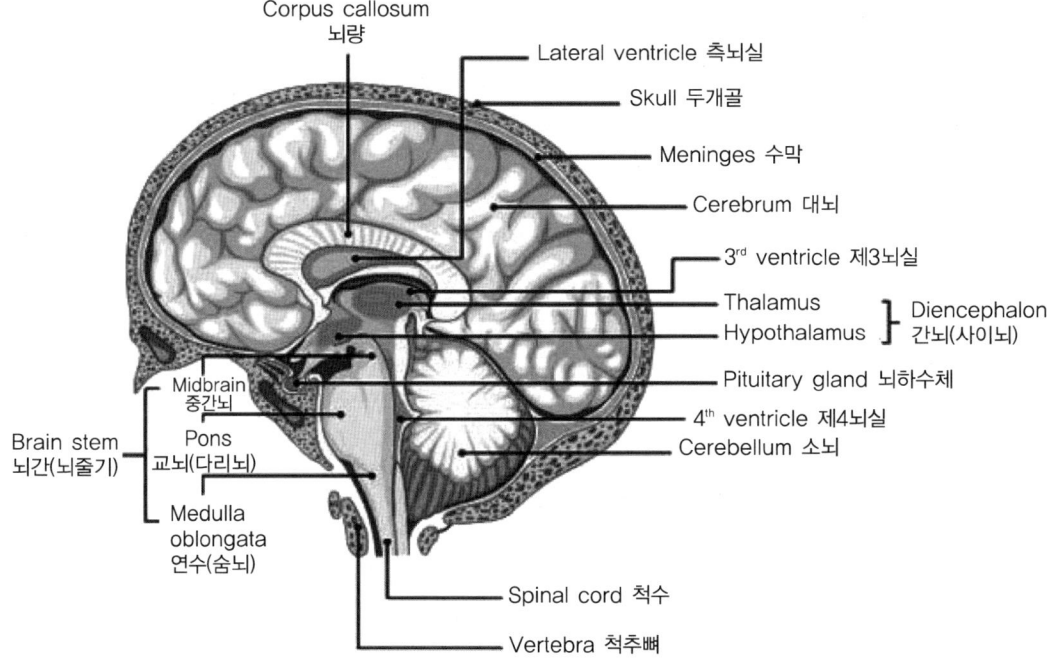

[Human Brain 인간의 뇌]

CHAPTER 02 증상용어(Symptomatic Terminology)

analgesia 진통, 무통증 *a, an - 없는	의식을 잃지 않았는데 감각이 무뎌지고 고통의 감각이 결여되는 증상으로 감각기관과 뇌 사이의 신경통로의 중단으로 고통을 못 느낀다.
aphasia 실어증	언어를 제어하는 뇌의 부분 손상으로 발생하는 장애이다. 읽고 쓰고 말하는 것이 힘들다. 뇌졸중을 앓았던 성인에게 일반적이며 뇌종양, 감염, 부상과 치매(brain tumors, infections, injuries and dementia)가 원인이 될 수 있다.
sensory aphasia 감각성실어증	유창하지만 의미 없는 말을 하며 말하고 쓰는 능력이 심각히 손상되는 특징이 있다.
cerebral hemorrhage 뇌출혈 *cerebral 뇌의	뇌의 조절되지 않는 출혈로 손상, 새거나 터진 혈관에 의해서 발생한다. 혈류의 압력을 더 이상 견딜 수 없을 정도로 혈관이 막혔을 때 발생한다.
comatose 혼수	unconscious 무의식
epilepsy 간질	발작이 재발해서 일어나는 뇌장애이다. 신경세포나 뇌에 있는 뉴런이 잘못된 신호를 보낼 때 발작이 일어난다. 심한 근육경련(muscle spasms)이 있을 수 있고 의식을 잃게 된다.
herpes zoster(shingles) 대상포진 기출	대상포진은 수두를 일으키는 수두대상포진 바이러스(varicella-zoster virus)에 의해 물집이 생기는 고통스러운 피부발진이다.
hemiplegia 반마비, 편마비 *-plegia 마비	신체 한쪽의 마비를 의미한다.
paraplegia 하지대마비	다리와 하반신 부분의 마비를 의미한다.
quadriplegia 사지마비	목부터 아래쪽까지 신체전신마비를 의미한다.
migraine 편두통	편두통(migraine)의 원인으로는 불안, 스트레스, 음식이나 수면의 부족, 햇빛노출, 여성의 경우 호르몬의 변화가 있다.
neuralgia 신경통 *neural 신경의	신경의 경로를 따라 흐르는 날카롭고 충격적인 고통이며 신경자극(irritation)이나 손상에 기인한다.
depression 우울증 기출	우울증, 감정부전장애(dysthymic disorder)라고도 불린다. 대부분 뇌와 관련 있는 심각한 의료질병이다.
palsy 마비	신체일부의 근육기능이 손실되는 것이다. 두뇌와 근육 사이에 전달되는 메시지방식에 이상이 있을 때 발생한다.
seizure 발작	뇌의 비정상적인 전기활동 이후에 일어나는 행동에 있어서 이학적 소견이나 행동의 변화이다.
narcolepsy 기면증	낮에 과도하게 졸리고 잠이 들거나 깰 때 수면발작, 수면마비 등의 증상을 보인다.

CHAPTER 03 진단용어(Diagnostic Terminology)

용어	설명
Alzheimer's disease(AD) 알츠하이머병	알츠하이머병은 노인치매 중 가장 흔한 질병이다. 치매(dementia)는 일상 행동을 수행하는 사람의 능력에 심각하게 영향을 미치는 뇌질환이다.
brain tumor 뇌종양	뇌의 조직에서의 비정상적인 세포가 성장한 경우이다.
cerebral infarction 뇌경색증 *cerebral 뇌의	허혈성뇌졸중(ischemic stroke)이라고도 하며 혈류가 중단되어 뇌로 공급해주는 혈관이 막혔을 때 발생한다. 뇌경색은 죽상동맥경화증 또는 고혈압(atherosclerosis or highblood pressure)과 관계가 있다.
meningitis 수막염	뇌와 척수를 덮고 있는 점막의 세균감염. 뇌수막염은 일반적으로 치료 없이 호전된다. 그러나 세균성 수막염감염(bacterial meningitis infections)은 매우 심각하고 치료받지 않으면 사망이나 두뇌손상으로 이어질 수 있다.
multiple sclerosis 다발성경화증	뇌와 척수(brain and spinal cord)에 영향을 미치는 신경계질환이다. 다발성경화증은 신경세포를 감싸고 보호해주는 수초(myelin sheath)와 물질을 손상시킨다. 뇌와 신체 사이에 메시지를 느리게 하거나 차단한다.
Parkinson's disease 파킨슨병	신경세포 또는 근육의 움직임을 제어하는 뇌의 한 부분에 있는 뉴런에 영향을 미치는 장애이다. 도파민이라 불리는 화학물질을 만들어내는 뉴런이 죽거나 제대로 작동하지 않는다.
hematoma 혈종 *hem/o 혈액	끊어진 혈관의 결과로 생긴 조직으로, 기관이나 신체공간에 생성된 막힌 피 덩어리이다. 멍으로 불리는 반상출혈(ecchymosis)과 구분된다. 내부출혈(Internal bleeding)은 일반적으로 근육 내부가 아니라 복부나 두개골 내에서 피가 퍼지는 것을 말한다.
encephalitis 뇌염 *cephal 머리쪽의 *itis 염증	뇌염은 뇌에 염증이 생기는 것으로, 일반적인 원인은 바이러스감염(viral infection)이다. 케이스는 경증에서 중증까지 범위가 다양하다. 경증의 경우 독감과 유사한 증상이 있을 수 있다.
anencephaly 무뇌증 *a, an- 없는 *cephal 머리쪽의	뇌와 두개골이 없는 것으로, 가장 일반적인 신경관결함 중의 하나이다.
glioblastoma(GBM) 교모세포종	교모세포종은 인간에 있어 가장 일반적이며 가장 심한 악성뇌종양(malignant primary brain tumor)이다. 아교세포와 관련이 있으며 모든 기능적 조직뇌종양 케이스의 52%를 차지하며 모든 두개(intracranial) 내 종양 케이스의 20%를 차지한다.
meningeal/meningioma 수막/수막종	양성종양(benign tumor)의 일종으로 뇌와 척수를 덮는 조직층인 수막에서 자란다. 수막종이 자라면서 주변 뇌조직을 누르게 된다(뇌와 척수 압박). 뇌신경과 혈관에 영향을 미치게 되어 시력상실, 발작, 마비 등이 나타날 수 있다.
polyneuritis 다발신경염 *poly 많은, *neuro 신경의	한 번에 여러 신경에 염증이 생겨 마비, 통증, 근육손실을 경험한다. Multiple neuritis 이라고도 한다.
hydrocephalus 수두증	뇌실과 지주막하 공간에 뇌척수액이 비정상적으로 축적된 상태이다.
meningocele 수막류	두개골의 일부에 유합부전이 있어서 결손부에서 이탈된 수막을 의미한다.

CHAPTER 04 수술처치용어(Surgical Treatment)

anesthesia 마취, 무감각
약물을 사용하여 전신 또는 국소의 감각을 일시적으로 마비시키는 것이다.

epidural block 경막외차단마취
경막외마취(epidural anesthesia – 미추차단)는 통증을 차단하기 위해 신체의 일부를 마비시키는 약이다. 척추 안이나 주변에 주사기로 주입된다.

spinal block 척수마취
엉덩이 바로 위 척추에 주입되는데 감각을 완전히 없애는 마취이다. 만성질환(chronic medical conditions)이나 허리부상의 통증을 줄이기 위한 수단으로 사용된다. 외과시술을 요하는 의료 시술 전에 주요 마취제(anesthesia)로 사용된다.

regional anesthesia 국소마취
국소의 통증감각을 없애주는 마취이다.

myelogram 척수조영상
척수조영상은 척추 바늘을 척추관(spinal canal)에 도입하고 X-ray 투시진단법을 사용하여 척수와 신경뿌리 근처에 조영제(contrast material)를 주입하여 촬영하는 이미지 검사이다.

intrathecal injection 수막공간내주사, 경질막내주사
피하조직(subcutaneous tissues), 혈관 수상구조 또는 기관에 강제로 액체를 밀어 넣는 것으로 척수의 난포막을 통해 지주막공간으로 물질을 주입한다.

lumbar puncture(spinal tap) 요추천자
척추 아랫부분에 바늘을 꽂아 뇌척수액을 뽑아내는 것이다. 뇌척수액(cerebrospinal fluid, CSF)에 대한 정보를 얻기 위해 응급부서에서 시행되는 절차이다. 대개 잠재적인 생명을 위협하는 상태를 진단하기 위한 목적으로 시행되나(세균성 수막염 또는 지주막하출혈), 때때로 치료 목적으로 사용되기도 한다[가성 뇌종양(pseudotumor cerebri)의 치료].

CHAPTER 05 약어(Abbreviation)

Abbreviation	Meaning
AD	alzheimer's disease 알츠하이머병
AVM	arteriovenous malformation 뇌동정맥기형
CNS	central nervous system 중추신경계통
CSF	cerebrospinal fluid 뇌척수액
CVA	cardiovascular accident 뇌혈관사고
EEG 기출	electroencephalography 뇌전도(뇌파)검사
ICP	intracranial pressure 두개내압(정상치는 5~15mmHg)
LP	lumbar puncture 요추천자
MRA	magnetic resonance angiography 자기공명혈관조영술
MS	multiple sclerosis 다발성경화증
Sz	seizure 발작
TBI	traumatic brain injury 외상성뇌손상

PART 09 근골격계통 (Musculoskeletal System)

인간의 근골격계는 인간의 신체에 보행, 지원, 보호기능을 제공한다. 근골격계통은 골학(뼈의 연구), 관절학(관절의 연구) 및 근육학(근육의 연구)으로 이루어져 있다.

CHAPTER 01 해부생리학적 용어

1 뼈

Classification of Bones 뼈의 분류	
long bone 긴뼈, 장골	• 뼈몸통(diaphysis)은 치밀뼈로 이루어진 원통 모양의 관으로 중앙의 골수강에는 골수가 차있고, 뼈끝부분(epiphysis)은 해면뼈로 이루어져 있다. • 넓이보다 길이가 길다. • 대퇴골(femur, 넙다리뼈), 상완골(humerus, 위팔뼈), 경골(tibia, 정강뼈), 요골(radius, 노뼈) 등 사지에 분포한다. • 구조 : diaphysis(뼈몸통, 골간), epiphysis(뼈끝, 골단), membrane(뼈속막, 골내막), thigh(넓적다리), leg(종아리), upper arm(위팔), forearm(아래팔)
short bone 짧은뼈, 단골	• 넓이와 길이가 비슷하며 골수강(골수공간)이 없다. • 수근골(wrist bone, 손목뼈), 족근골(ankle bone, 발목뼈) 등
flat bone 편평골(납작뼈)	• 얇고 평평하며 대부분 휘어져 있다. • 비교적 두꺼운 치밀뼈가 양쪽에 있고 그 사이에 해면뼈가 있다. • 늑골(가슴뼈) 및 대부분의 두개골(머리뼈), scapula(어깨뼈, 견갑골), rib(갈비뼈), 늑골, pelvic bone(골반뼈)
irregular bone 불규칙골	척추골(vertebrae, 척추뼈)
Structure of A Long Bone 장골의 구조	
epiphysis 골단	각 뼈의 끝
epiphyseal plate 골단판, 뼈끝연골	growth plate(성장판)
diaphysis 골간	뼈끝과 뼈끝 사이(골단 사이)
compact bone 치밀뼈	뼈세포가 있는 매우 작은 공간(lacunae)만 제외하고는 유기질 및 무기염으로 골기질이 단단하게 채워진 밀도 높은 뼈
sponge bone 해면뼈(안쪽)	뼈지주(trabecula)가 3차원적인 격자구조를 이루고 있다. 뼈지주 사이의 공간에는 골수가 차 있다.
trabecular 뼈잔기둥	해면뼈의 조직이 달라 붙어있으며, 기둥 사이의 불규칙적인 구멍이 스펀지모양을 만든다.
epiphysial cartilaginous plate 골단연골판	골간과 골단 사이에 있으며 골이 성장함에 따라 골단선으로 남는다.

endosteum 골내막 *endo –안, 내부의	뼛속의 막으로 골수강 내벽을 싸고 있는 얇은 결합조직층
periosteum 뼈막 *peri –둘러싸는	• 구성요소 : 모든 뼈의 겉을 감싸고 있다. 혈관과 신경이 분포한다. • 형태 및 구조 : 뼈의 바깥면을 덮고 있는 두껍고 치밀한 결합 조직층이다. 골막에는 혈관, 림프관 및 감각 신경들이 분포해 있고 뼈에 혈액을 공급하는 혈관이 이골막을 통하고 있다. • 기능 : 뼈의 부가성장, 골절 시의 골막하 신생골형성, 당김 뼈형성술 시의 골형성에 중요한 역할을 한다.
sesamoid bone 종자뼈	patella 무릎뼈
medullary cavity 뼈골수공간	• 뼈 몸통이 비어있는 공간 • 골수를 보관하는 역할을 수행한다. 황색과 적색의 두 가지가 있는데 황색골수는 지방을 많이 포함한다.
Axial Skeleton 축뼈대	
cranial bone 머리뼈(두개골) 기출	the barinpan(뇌두개골), frontal bone 이마뼈, parietal bone 마루뼈(두정골), occipital bone 뒤통수뼈(후두골), temporal bone 관자뼈(측두골), sphenoid bone 나비뼈(접형골), ethmoid bone 벌집뼈(사골), facial bone 안면골, maxilla 위턱뼈(상악골), palatine bone 입천장뼈(구개골), zygomatic bone 광대뼈(관골), lacrimal bone 눈물뼈(누골), nasal bone 코뼈(비골), vomer 보습이뼈(서골), inferior nasal concha 아래코선반(하비갑개), mandible 아래턱뼈(하악골)
middle ear bone 중이뼈(이소골)	malleus 망치뼈(추골), incus 모루뼈(침골), stapes 등자뼈(등골)
hyoid bone 목불뼈(설골)	–
vertebral column 척추뼈(척추)	cervical vertebrae 목뼈(경추)/7개
	thoracic vertebrae 등뼈(흉추)/12개
	lumbar vertebrae 허리뼈(요추)/5개
	sacral vertebra(sacrum) 엉치뼈(천골) – 5개가 23세경 하나로 융합
	coccygeal vertebra(coccyx) 꼬리뼈 – 중년에 4개가 하나로 융합
Appendicular Skeleton 팔다리뼈대	
pectoral girdle 팔이음뼈(상지대) 기출	scapula 어깨뼈(견갑골), clavicle 빗장뼈(쇄골)
upper limb 상지뼈(상지골) 기출	humerus 위팔뼈(상완골), radius 노뼈(요골), ulna 자뼈(척골), carpal 손목뼈(수근골), metacarpal 손허리뼈(중수골), phalanx 손가락뼈(지골)
pelvic girdle 다리이음뼈(하지대)	coxa 볼기뼈(고관절), hip bone 엉덩이뼈(장골), pubic bone 두덩뼈(치골), hip bone 궁둥뼈(좌골)
lower limb 하지뼈(하지골)	femur 넙다리뼈(대퇴골), tibia 장강뼈(경골), fibula 종아리뼈(비골), tarsal 발목뼈(족근골), patella 무릎뼈(슬개골), metatarsal 발허리뼈(중족골), phalanx 발가락뼈(지골)
Thoracic Cage 가슴우리, 흉곽	
rib 갈비뼈(늑골)	true ribs, vertebrosternal 척추복장뼈의 갈비뼈 7쌍(1번~7번)
false ribs, vertebrocostal 척추늑골의 갈비뼈 3쌍(8번~11번)	–
floating ribs 뜬갈비뼈 2쌍(11번~12번)	–
sternum 복장뼈(흉골)	manubrium 자루, body 몸통, xiphoid process 칼돌기, costal cartilage 갈비연골

(1) 뼈의 기능

인간의 골격은 각각 다른 역할을 하면서 200개 이상의 개별 뼈로 구성되어 있다. 뼈 조직은 아래에 있는 연조직들에 대한 보호를 해주고, 근육이 들어갈 수 있도록 하는 역할을 한다. 또한 신진대사활동(칼슘 저장, 적골수에서 혈액 형성)에서 중요한 역할을 한다.

① 지지(support) : 신체의 구조를 지지하고 형태 유지
② 보호(protection) : 뇌, 척수, 심장, 폐 등의 주요 장기 보호
③ 운동(movement) : 근육부착, 가동관절 형성
④ 저장(storage) : Ca, P, Na, Mg 등의 무기질 저장고
⑤ 조혈(hemopoiesis, 혈구 생성) : 골수에서 적혈구, 백혈구, 혈소판 생성

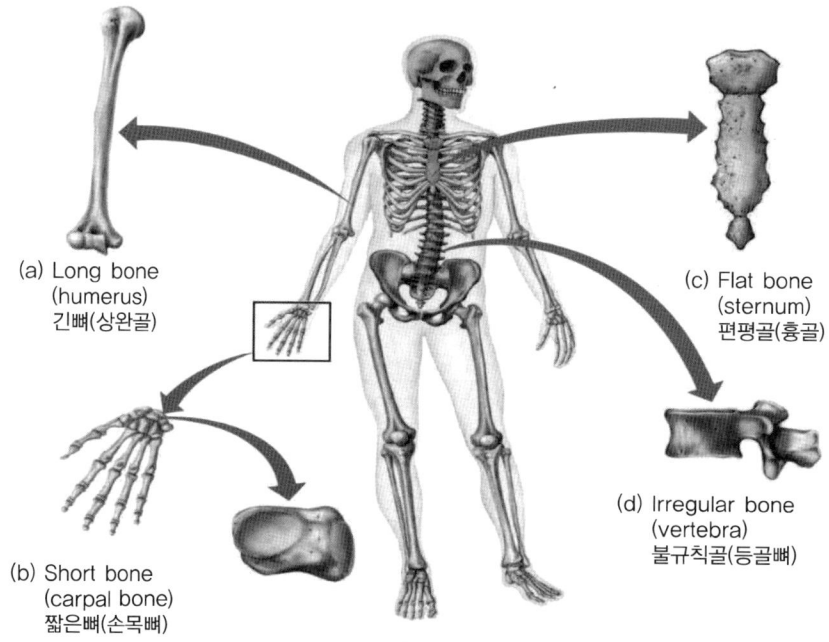

(2) 척추와 척추뼈의 구조

척추는 총 26개의 vertebra(등골뼈)로 이루어진다. 등골뼈와 등골뼈 사이에는 intervertebral disk(척추원반, 추간판)라는 연골이 들어있다.

① 척주(spinal column) : 척수를 보호하며, 머리뼈바닥(skull base)에서 꼬리뼈(tailbone)에 이르기까지 다섯 부위로 구분되어 위치에 따라 번호가 붙여져 있다.
  ㉠ 목뼈(cervical vertebra) : 7개
  ㉡ 등뼈(thoracic vertebra) : 12개
  ㉢ 허리뼈(lumbar vertebra) : 5개

ⓔ 엉치뼈(sacral vertebra) : 5개이지만 23세경 하나로 융합
ⓜ 꼬리뼈(coccygeal vertebra) : 중년에 4개가 하나로 융합
② 척추뼈의 기본적인 구성
　㉠ 척추뼈몸통(vertebral body) : 무게를 지탱하는 부위
　㉡ 척추뼈고리(vertebral arch) : 척추뼈고리뿌리와 척추뼈고리판으로 형성되어 척수를 보호
　㉢ 가시돌기(spinous process) & 가로돌기(transverse process) : 근육의 부착점이 되어 척추의 운동을 가능하게 함
　㉣ 위 및 아래관절돌기(sup. & inf. articular process) : 척추의 운동을 제한
　㉤ 척추뼈고리뿌리(pedicle) : 척추뼈고리의 일부를 형성
　㉥ 척추뼈고리판(vertebral lamina) : 척추뼈고리의 일부를 형성
　㉦ 척추뼈구멍(vertebral foramen) : 척추관(vertebral canal)을 형성하여 척수를 가짐
　㉧ 위 및 아래 척추뼈패임(sup. & inf. vertebral notch) : 이웃하는 척추뼈의 위 또는 아래 척추뼈패임과 함께 척추사이구멍을 형성하며, 척수신경이 척추관 밖으로 나오는 통로를 형성

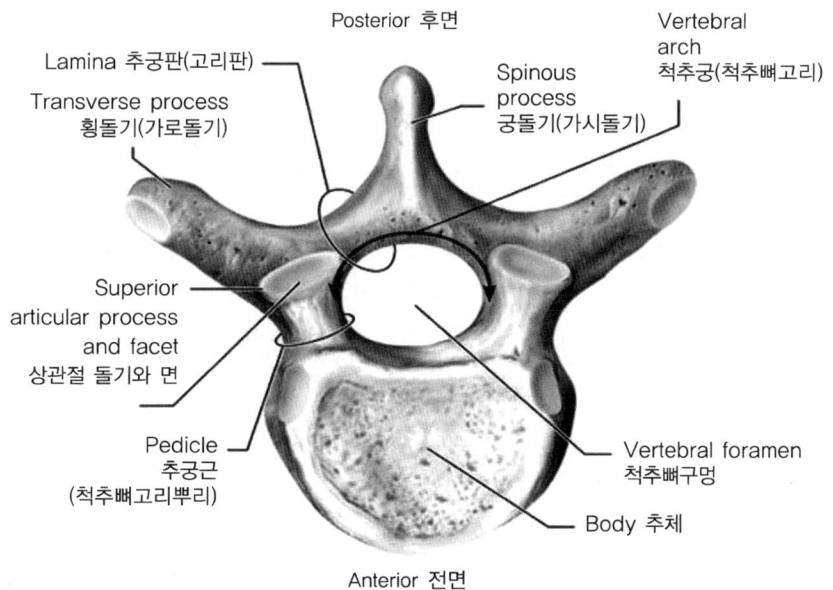

(3) 머리뼈

머리뼈는 두개골과 안면골 두 세트로 이루어져 있다. 두개골은 뇌를 둘러싸고 보호한다. 두개골은 두 쌍의 측두골과 두정골을 포함한 8개의 뼈들로 구성되어 있으며 모든 두개골뼈는 연동관절에 의해 서로 결합되어 있다.

① **전두골(정면뼈)** : 전두골은 이마를 형성하고 눈썹 부위의 위쪽 상부를 이룬다.
② **두정골** : 두정골은 쌍을 이루며 두개골의 상부와 측벽을 형성한다. 정중선에서 만나는 곳에서 시상봉합을 형성하고 전두골과 만나는 지점에서 관상봉합을 형성한다.

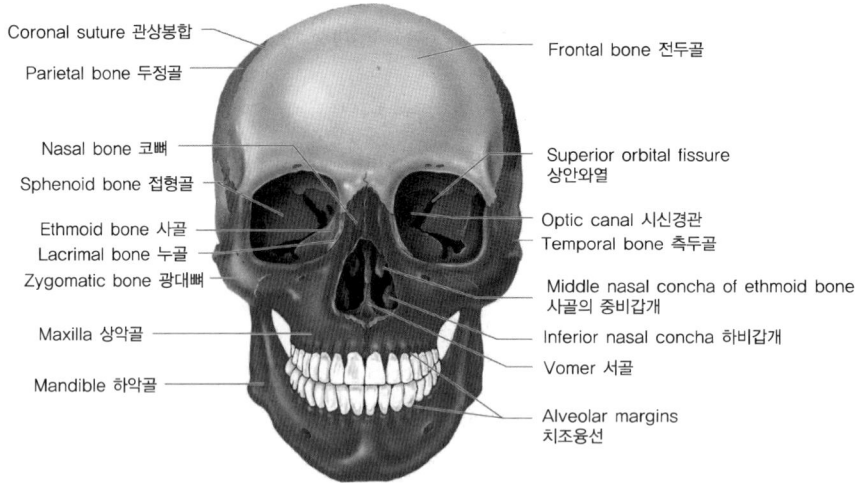

2 관절(Joint 혹은 Articulation)

Anatomy	Meaning
joint(articulation) 관절	뼈와 뼈가 연결되는 부위를 의미한다.
bursa(pl. bursae) 점액낭	관절주변의 액체주머니로 조직이 다른 조직 위로 부드럽게 미끄러질 수 있게 한다.
fibrocartilage 섬유연골	섬유성 결합조직의 주요 성분이 되는 세포의 일종이다.
ligament 인대	뼈와 뼈를 연결하는 결합조직(connective tissue)으로 관절을 지지, 강화하고 안정성을 높인다.
suture joint 봉합	나란히 마주한 뼈 표면이 서로 단단히 융합된 관절형태이다.
synovial cavity 윤활공간	윤활관절(synovial joint)에서 마주한 뼈 사이의 공간으로 윤활막에서 생산된 윤활액으로 채워져 있다.
synovial fluid 윤활액	윤활공간(synovial cavity)을 채우고 있는 점성을 띤 액체이다. *synovial fluid의 기원(syn=유사한, ov/o=달걀)
synovial joint 윤활관절, 활막관절	ball-and-socket joint 절구관절 • hip joint(고관절), shoulder joint(어깨관절), hinge joint(경첩관절) • elbow joint(팔꿈관절), knee joint(무릎관절), ankle joint(발목관절)
synovial membrane 윤활막, 활막	synovial cavity의 속면을 덮는 막으로 synovial fluid를 생산한다.
tendon 힘줄, 건	근육을 뼈에 연결하는 connective tissue(결합조직)

3 근육(Muscle)

Anatomy	Meaning
striated muscle 가로무늬근, 횡문근	• voluntary muscle(수의근)/skeletal muscle(뼈골격근) • 뼈를 움직이는 모든 근육
fascia 근막	각 근육을 둘러싸서 다른 근육과의 경계를 지어주는 섬유조직
smooth muscle 평활근	• involuntary muscle(불수의근)/visceral muscle(내장근) • digestive tract(소화관), 내장기관을 움직이는 근육섬유
cardiac muscle 심장근	심장을 구성
skeletal muscle 골격근	뼈의 움직임이나 힘을 만들어 내는 근육

4 얼굴뼈대근육(Facial Skeletal Muscles)

Epicranial Muscle 머리덮개근	
occipitofrontalis 뒤통수이마근(후두전두근)	눈썹을 올려 놀란 표정을 짓고 이마에 주름을 만드는 근육
temporoparietalis 관자마루근(측두두정근)	머리덮개를 팽팽하게 하고 관자부분의 피부를 뒤로 당김
눈주위근	
orbicularis oculi 눈둘레근(안륜근)	눈꺼풀 조임, 눈을 감음
corrugator supercilii 눈썹주름근(추미근)	눈썹을 내리고 이마에 주름형성, 눈살을 찌푸릴 때 주름을 짓게 함
입주위근	
orbicularis oris 입둘레근(구륜근)	입을 닫고 입술을 오므림
zygomaticus major 큰광대근(대관골근)	입꼬리를 뒤 위로 당김(웃을 때)
zygomaticus minor 작은 광대근(소관골근)	코입술고랑을 깊게 함(슬플 때)
levator labii superioris 윗입술올림근(상순거근)	윗입술을 끝 쪽으로 올려 싫은 표정을 지음
levator anguli oris 입꼬리 올림근(구각거근)	입꼬리를 올림
buccinator 볼근(협근)	볼을 압박하여 공기를 내뿜음
risorius 입꼬리 당김근(소근)	입 꼬리를 들리게 당김
depressor labii inferioris 아랫입술내림근(하순하체근)	아랫입술을 내리고 끝 쪽으로 당김
depressor anguli oris 입꼬리 내림근(구각 하체근)	입꼬리를 내리고 슬픈 표정을 지음
mentalis 턱근(이근)	아랫입술을 위로 당기거나 앞으로 내미는 근육
nasalis 코주위근(비근)	콧방울을 당김, 콧구멍을 누름

	Muscle of Mastication 씹기근육(저작근)	
temporalis 관자근(측두근)	아래턱을 올림, 아래턱을 내림	
masseter 깨물근(교근)	아래턱을 올림	
medial pterygoid 안쪽날개근(내측익돌근)	아래턱을 내밀고 올림, 씹을 때 치아를 돌림	
lateral pterygoid 가쪽날개근(외측익돌근)	아래턱을 내밈, 관절원반을 앞으로 당김	
	Cervical Muscle 목근육(천경근)	
platysma 넓은 목근(광경근)	아래턱을 내림, 입술을 내림, 목의 피부를 당김	
sternocleidomastoid 목빗근(흉쇄유돌근)	양측작용 : 머리를 굽힘 한쪽작용 : 머리를 굽히고 돌림	
	척추앞근육	
longus colli 긴목근(경장근)	양쪽작용 : 목뼈와 머리를 굽히고 돌림	
longus capitis 긴머리근(두장근)	목뼈와 머리를 굽히고 돌림	
rectus capitis anterior 앞머리곧은근(전두직근)	머리를 굽히고 돌림	
rectus capitis lateralis 가쪽머리곧은근(외측두직근)	머리를 가쪽으로 굽힘	
	가쪽척추근육	
anterior scalene 앞목갈비근(전사각근)	양쪽작용 : 목뼈를 굽히고 돌림	
medius scalene 중간목갈비근(중사각근)	양쪽작용 : 목뼈를 굽히고 돌림	
posterior scalene 뒤목갈비근(후사각근)	양쪽작용 : 목뼈를 굽히고 돌림	

CHAPTER 02 증상용어(Symptomatic Terminology)

1 뼈질환과 골절

fracture 골절	외상으로 뼈가 부러진 상태로, 사고나 낮은 골밀도 및 골다공증(low bone density and osteoporosis)으로 발생하며, 뼈의 약화를 가져온다.
open fracture 개방골절	개방성골절(open fracture)은 피부를 관통한 골절이다. 뼈가 피부를 관통했을 때 즉각적인 치료가 필요하고 골절부위를 깨끗이 해야 한다.
compound fracture 복합골절	골조직과 주변혈관, 신경, 근육 또는 내장이 동시에 손상을 받는 경우이다.
colles fracture 콜리스골절	손목관절 가까이에서 노뼈, 요골(radius)의 아래쪽 끝부분이 골절된 경우이다.
comminuted fracture 분쇄골절	다중파면골절(multi-fragmentary fractures)이다. 뼈의 길이에 따라 어디에서나 발생할 수 있다(뼈가 여러 조각으로 부서진 경우).
simple fracture 단순골절(폐쇄골절)	부러진 뼈가 피부를 뚫지 않은 골절로 폐쇄골절이라고도 한다.
compression fracture 압박골절	뼈가 압박되어 찌부러진 상태이다. 흔히 척추뼈에 발생한다.
impacted fracture 끼임골절	한쪽 끝이 다른 뼛속에 단단히 끼이는 형태의 골절이다.

2 근육관련 증상

atrophy/amyotrophic 위축/근육위축	불활동성 위축(disuse atrophy)이라고도 하며 근육량이 감소하는 것이다(근육 조직의 낭비 또는 손실). • 불활동성 위축은 신체활동의 부족에서 발생한다. • 근육위축의 가장 심각한 유형은 신경성위축이다. 근육을 연결하는 신경에 손상 또는 질병이 있을 때 발생한다.
hypertrophy 비대 *hyper 과한, 지나친	기관(장기) 또는 조직의 크기가 커지는 것이다.
myalgia 근육통 *my/o(근육의)+algia(고통)	근육이나 근육조직 내의 고통으로 자주 긴장하거나 근육의 과도한 사용으로 발생한다. 낭창 및 섬유근육통 같은 일부 자가면역질환(autoimmune diseases)은 심각한 근육통증을 일으킬 수 있다.
myositis 근육염 *myo(근육)+s+itis(염증)	'수의근(voluntary muscles)'이라고 불리는 골격근육의 염증으로, 수의근은 몸을 이동할 수 있도록 의식적으로 제어할 수 있는 근육이다. 부상, 감염이나 자가면역질환은 근육염의 원인이 될 수 있다.
myasthenia gravis 중증근육무력증	중증근육무력증은 통제하는 데 있어 근육의 약화를 일으키는 질환이다. 신경과 근육 사이의 통신문제 때문에 발생한다.
muscular dystrophy 근육퇴행위축	근육약화와 근육조직의 손실을 수반하는 유전인 장애로 점차 악화된다.
polymyositis 다발근육염 *poly(많은)+myositis(근육염)	움직임을 제어하는 골격의 약화를 야기하는 지속적인 염증성근육질환이다. 다발성근염은 만성염증성근육병증(chronic inflammatory myopathy)으로 분류된다.
fibromyalgia 섬유근육통 *fibro(섬유의)+myalgia(근육통)	근육, 관절 및 섬유조직의 만성적인 통증과 경직(stiffness)으로 주로 등, 어깨, 목, 엉덩이, 무릎 부위에 나타나며, 흔히 피로감을 동반한다.
polymyalgia rheumatica 류마티스성 다발근육통 *poly(많은, 다발의)+myalgia(근육통)	어깨와 엉덩이의 고통과 경직에 관한 염증성질환이다. 측두동맥염(temporal arteritis)이라고 불리는 거대세포동맥염에 앞서 생길 수 있으며 같이 발생할 수도 있는데, 측두동맥염은 머리쪽 혈관의 감염질환이다. 어깨나 엉덩이 또는 목 부위의 통증과 morning stiffness가 지속된다.

3 관절관련 증상

arthritis 관절염 [기출] *arthr/o(관절)+itis(염증)	관절의 염증이다. 관절은 두 개의 뼈가 만나는 곳으로 관절염은 연골의 파괴를 수반한다. 연골은 관절이 정상적으로 원활하게 움직일 수 있도록 보호한다. • ankylosing spondylitis 강직척추염 : 관절경직을 초래하는 만성진행성 관절염 • gouty arthritis 통풍관절염 : 체내에서 uric acid(요산)가 과도하게 축적되어 관절에 inflammation과 통증을 동반한 부종이 생기는 질환 • ostarthritis(OA) 골관절염 : 관절연골이 소실되고 관절면에서 뼈가 자라는 degenerative joint disease(퇴행성 관절질환) • rheumatoid arthritis 류마티스관절염 : 신체의 면역체계가 스스로를 공격하는 자가면역질환으로 전신질환인 반면에, 골관절염은 관절에 제한된다.
dislocation 탈구	관절을 이루는 뼈가 정상위치로부터 displacement(전위)된 상태
subluxation 부분탈구, 불완전한 탈구	결절종손목관절의 joint capsule(관절주머니) 또는 힘줄에 발생한 cyst(물혹) 액체가 들어있다. 손목부위에 가장 흔하게 발생하지만, 어깨, 무릎, 엉덩이, 발목에도 생길 수 있다.
sprain 염좌	관절부위의 trauma(외상)로 인해 관절통, 종창 및 인대손상이 초래된 상태이다. 혈관, 근육, 힘줄 또는 신경손상을 동반하기도 한다.
pyrexia(fever)/malaise 발열/권태감	정상범위를 벗어난 신체온도의 상승으로 뇌 자체의 이상 또는 온도조절센터에 영향을 끼치는 독성물질에 의해 발생할 수 있다.
autoimmune disease 자가면역질환 [기출]	면역체계는 외부침략자를 찾아내고 끊임없이 공격한다. 자가면역질환은 신체의 면역체계가 실수로 건강한 신체조직을 공격하고 파괴할 때 발생한다.

CHAPTER 03 진단용어(Diagnostic Terminology)

malignant bone tumor 악성뼈종양 *malignant 악성의	뼈종양은 비암성[양성-(benign)] 또는 암[악성-(malignant)]이 될 수 있는 비정상적 세포가 뼛속에 자라는 것이다.
exostosis 뼈돌출증	뼈 표면으로부터 뼈가 자라나 돌출되는 상태를 말한다.
osteomalacia 뼈연화증, 골연화증(rickets-구루병) *oste/o 뼈	뼈의 무기질(칼슘) 함량이 부족하여 뼈가 무르고 약화되는 상태로 영아기나 소아기에 주로 발생하는 질병이다.
osteomyelitis 골수염 [기출] *oste/o (뼈) *itis(염증)	급성 또는 만성뼈감염으로 주로 박테리아나 드물게는 곰팡이에 의해 발생한다.
osteoporosis 골다공증, osteopenia 골감소증 [기출] *oste/o (뼈) *osis(비정상적인 상태)	골밀도(bone density), 즉 뼈질량(bone mass)이 감소되어 뼈가 가늘어지고 약해진 상태이다.
osteosarcoma 골육종 [기출] *oste/o(뼈)	골육종(osteosarcoma)은 악성종양이며, 뼈암의 가장 일반적인 조직학적 형태이다.
sciatica 좌골신경통	다리의 통증, 약함, 마비 또는 따끔거림을 지칭한다. 좌골신경(sciatic nerve)의 부상이나 압력에 의해 발생한다.

CHAPTER 04 수술처치용어(Surgical Treatment)

1 검사(Examination)

rheumatoid factor(RF) test 류마티스인자검사	류마티스질환이 의심되는 환자에게 시행하는 자가항체(antibody) 선별 및 확진검사이다.
antinuclear antibody(ANA) test 항핵항체검사	항핵항체 패널은 항핵항체를 살펴보는 혈액검사이다. 항핵항체는 신체 자신의 조직을 공격하는 면역시스템(immune system)에 의해 생성된 물질이다.
serum calcium 혈청칼슘	혈청 내 칼슘치를 측정하는 것이다. 칼슘은 튼튼한 뼈와 치아를 구축하게 해주는데 심장 기능에 중요하고, 근육 수축, 신경신호와 혈액응고에 도움을 준다.
uric acid test 요산검사	높은 수준의 요산을 가지고 있는 환자들은 관절염의 형태인 통풍질환을 갖고 있다. 요산혈액검사는 통풍질환을 진단하기 위해 혈액 속의 요산수치를 검출하기 위해 시행된다. 요산검사는 또한 화학요법(chemotherapy)을 받은 사람이나 방사선치료(radiation treatment)를 받고 있는 사람의 요산 수치를 모니터링하기 위해 시행된다.

2 치료(Treatment)

arthrography 관절조영술 *arthr/o(관절)+graphy(기록과정)	관절조영술은 즉각적인 영상을 보여주는 특수 X선과 투시기를 사용하여 관절을 촬영하는 다수의 X-ray를 포함하는 검사이다. 이 경우, 관절 부위로 주입되는 조영제(contrast medium)가 관절의 구조를 표시하는 데 도움을 준다.
arthroplasty 관절성형술 *arthr/o(관절)+plasty(수복수술)	병이 난 관절을 복원하거나 대체하기 위해 시행되는 수술이다. 류마티스관절염(rheumatoid arthritis)에서 관절의 기능을 회복하고 기형을 개선하기 위해 시행된다. 관절에 있는 뼈 모양이 개조되거나 관절의 일부나 모든 부위가 금속이나 플라스틱 부품으로 대체될 수 있다.
arthroscopy 관절경검사 *arthr/o(관절)+scopy(내시경을 통해 관찰하는 과정)	관절의 문제를 진단하고 치료하는 데 사용되는 일반적인 정형외과검사(orthopedic procedure)이다. 관절표면을 살펴볼 수 있고 뼈와 뼈 사이(인대)를 연결하는 주변 연조직과 관절뼈의 끝을 덮고 있으며 뼈 사이에서 쿠션역할을 하고 있는 연골을 덮고 있는 질긴 조직을 살펴볼 수 있다.
bone density test(bone mineral density) 골밀도검사	얼마나 많은 칼슘과 다양한 종류의 미네랄이 뼈에 있는지를 검사하는 것이다. 골밀도검사[bone mineral density(BMD)]는 골다공증을 감지하는 것을 도와주고 골절의 위험을 예측해 준다.
reduction 정복	골절된 뼈를 정상적인 원래의 위치로 복원한다. • closed reduction 폐쇄정복 – 수술을 통하지 않고 수기로만 reduction을 시행 • open reduction 개방정복 – 수술적으로 reduction을 시행한 경우, reduction 후 골절부위에 석고붕대를 시행하여 손상된 뼈가 다시 어긋나지 않도록 고정

CHAPTER 05 약어(Abbreviation)

Abbreviation	Meaning
ACJ	acromioclavicular joint 견쇄관절
ACL	anterior cruciate ligament 전방십자인대
C1-C7	cervical vertebra 목뼈, 경추
Ca	calcium 칼슘
EMG 기출	electromyography 근전도검사
IM	intramuscular 근육 내
L1-L5	lumbar vertebra 허리뼈, 요추
NSAID	nonsteroidal anti-inflammatory drug 비스테로이드항염증제
ORIF	open reduction and internal fixation 개방정복고정술
Ortho	orthopedics, orthopaedics 정형외과학
OT	occupational therapy 작업요법
PT	physical therapy 물리치료
RA	rheumatoid arthritis 류마티스관절염
RF	rheumatoid factor 류마티스인자
T1-T12	thoracic vertebra 등뼈, 흉추
TKR	total knee replacement 슬관절 전치환술
THR	total hip replacement 고관절 전치환술
TMJ	temporomandibular joint 턱관절, 악관절

PART 10 외피계통 (Integumentary System)

CHAPTER 01 해부생리학적 용어

1 표피(Epidermis) 기출

표피는 신체의 내면 및 외면을 싸고 있는 세포이다.

Anatomy	Meaning
epithelium 상피 *epi- 위, 상부	피부 바깥층의 얇은 세포로 이루어진 층
squamous cell layer 편평세포층	표피의 가장 바깥층의 납작하고 비늘 같은 상피세포의 층
basal layer 바닥층, 기저층	표피의 가장 깊은 층
melanocyte 멜라닌세포	기저층에 있으며 피부색을 나타나게 함
melanin 멜라닌	멜라닌세포 내에 있는 진한 갈색이나 검정색의 색소
cell 세포	epithelial 상피세포/melanocyte 멜라닌세포/keratinocytes 각질세포, 각질형성세포
tissue 조직	epithelial tissue 상피조직
function 기능	protection 보호

2 진피(Dermis)

진피는 표피 아래에 있는 결합조직으로 피부의 대부분을 차지한다.

Anatomy	Meaning
capillaries 모세혈관	탄성섬유나 근육이 없는 한 층의 내피세포로 이루어진 혈관
collagenous fibers and elastic fibers 교원질섬유와 탄력섬유	몸을 움직일 때 피부의 굴곡을 도움
involuntary muscles 불수의근	자신의 의지와 관계없이 스스로 움직이는 근육
nerve endings 신경종말	온몸에 분포되어 있는 신경 섬유의 맨 끝부분
lymph vessels 림프관	림프가 흐르는 관
hair follicles 모낭	내피 안에서 털뿌리를 싸고 털의 영양을 맡아보는 주머니, 털이 나는 곳
sebaceous glands 피지선	피부의 피지샘
sebum 피지	피지샘에서 분비하는 기름성분의 물질
sudoriferous glands 한선(汗腺) *sudor 땀	땀샘(=한선), 땀을 분비하는 외분비선
subcutaneous layer 피부밑조직, 피하층	진피 바로 아래의 결합조직과 지방 조직의 층
collagen 콜라겐	피부와 결합조직에 존재하는 단백질 물질로, 손(발)톱 등의 주성분
keratin 케라틴	표피, 발, 손(발)톱에 존재하는 단단한 단백질

cell 세포 기출	fibroblast cell 섬유모세포/macrophages 대식세포/mast cells 비만세포/plasma cells 형질세포
tissue 조직	connective tissue 결합조직
function 기능	temperature regulation 체온조절/sensation 감각/secretion 분비/nutrition 영양/protection 보호

3 피하근막(Subcutaneous Fascia)

피하근막은 피부 가장 안쪽에 위치하며 피하밑층이라고도 부른다.

Anatomy	Meaning
fatty tissue 지방조직	대부분이 지방세포로 이루어진 느슨한 결합조직
fat cells 지방세포	신체 깊은 곳에 위치한 조직을 보호하거나 체온조절을 위한 지방을 만드는 세포

구 분	Meaning	Example
adip/o	fat	adipose 지방질의
caus/o	burn	causalgia 작열통
cauter/o	heat, burn	electrocautery 전기소작기
derm/o	skin	dermatitis 피부염
epi-	above, upon	epidermis 표피

CHAPTER 02 증상용어(Symptomatic Terminology)

Primary Lesions 일차적 병변	
macula 반점 기출	평평하고 색이 변한 1cm 이내 피부병변(예 주근깨 freckle)
patch 반	평평하고 색이 변한 1cm 이상 피부병변, 융기되어 만져지는 덩어리(예 백반증 vitiligo)
papule 구진 기출	피부의 단단한 덩어리로 0.5cm(예 모반 nevus, 점 mole)
plaque 판	단단한 덩어리로 1cm보다 더 크며 피부의 표면에 국한된 것
nodule 작은 결절 기출	단단한 덩어리로 1cm보다 크며 표피까지 침투해 있는 것
tumor 종양	단단한 덩어리로 1~2cm 이상 되는 것
wheal 팽진 기출	국한되어 있는 피부 부종(예 두드러기 hive)
bulla 대수포	0.5cm 이상 되는 물집
pustule 농포	농이 찬 주머니
hyperkeratosis 과다각화증	각질층이 비정상적으로 두꺼워진 상태
Secondary Lesion 이차적 병변(피부표면의 손실)	
erosion 미란, 짓무름	출혈은 되지 않고 표피의 표면이 소실된 것
ulcer 궤양	피부나 점막의 손상이며 출혈이나 반흔, 때로는 감염이 동반
excoriation 표피박리, 찰과상	긁힌 자국
fissure 고랑, 균열	피부의 직선상으로 벌어진 틈

피부표면에 인설이 있는 경우		
scale 인설		표피에서 떨어진 물질(예 dandruff 비듬)
crust 가피, 딱지		혈장, 고름, 혈액이 피부 위에서 건조된 잔유물(예 농가진 impetigo)
keloid 켈로이드		수술, 외상, 열상 따위를 앓은 뒤의 흉터가 뻘겋게 솟아올라 집게발모양의 돌출을 내면서 원래 손상받은 부위보다 넓게 자라는 융기

CHAPTER 03 진단용어(Diagnostic Terminology)

cherry angioma 버찌혈관종	노화로 발생하는 모세혈관 혈관종의 일종으로 1~5mm 크기의 선홍색 또는 루비색의 융기된 반구형 구진
telangiectasia 모세혈관확장증	진피의 혈관이 병적인 원인에 의해 확장되거나 늘어난 혈관이 확장된 상태로 지속되는 것
ecchymosis 반상출혈	피부에 푸르스름한 반점이 생기는 것
purpuric lesions 자반(purpura)	피부 내로 출혈이 되어 나타나는 병변
petechia 점상출혈	반점(spot), 적갈색의 작은 출혈점으로 출혈성 경향을 나타냄
epidermal tumors 표피의 종양	표피에 발생하는 종양
verruca 사마귀	유두종바이러스에 의해 생기는 표피성종양
alopecia 탈모증	모발이 존재해야 할 부위에 모발이 없는 상태
comedo 면포	모낭의 개구부가 피지의 덩이로 막혀 있는 병변
eruption 발진	피부병변이 나타나는 것
erythema 홍반	피부가 붉어지는 것
pruritus 가려움증, 소양증	심한 가려움
rash 발진	피부발진의 일반적인 용어로서 대개는 전염성질환에 동반되어 나타남
suppuration 화농	고름이 생긴 것
urticaria 두드러기 기출	가려움이 동반된 피부발진
vitiligo 백반	멜라닌 색소의 소실로 인해 피부가 하얗게 변한 부분
xeroderma 피부건조증	피부가 건조한 것
vesicle 소수포	표피 안이나 아래에 생긴 액체가 융기된 낭주머니로 직경이 0.5cm 이하
bulla 대수포	0.5cm 이상 되는 물집
pustule 농포	고름집
1st degree burn 1도 화상	표피와 진피층 일부의 조직 손상된 경우로 피부가 빨갛게 변하고 열감이 있으나 물집은 없음
2nd degree burn 2도 화상	표피전부와 진피의 대부분을 포함하여 손상된 경우
3rd degree burn 3도 화상	표피층, 전피의 전층, 피하지방층까지 손상된 경우
dermatitis 피부염	홍반, 소양증과 다양한 병변을 나타내는 피부의 염증
dermatosis 피부병증	피부에 생기는 모든 병의 총칭
rubella 풍진	German measles라고도 함
rubeola(measles) 홍역 기출	붉은빛, 14-day measles라고도 함

varicella 수두	헤르페스바이러스 감염으로 생기는 병
eczema 습진	염증과 구진(papule) 소수포(vesicle)가 특징이며 가피(crust), 인설(scale)이 생기며 때로 가려움과 작열감을 동반
furuncle 종기	모낭의 염증에 의한 통증을 동반하는 소결절로 포도상구균에 의해 생김
gangrene 괴저	혈액공급 소실로 인해 조직이 죽은 상태
herpes zoster 대상포진 기출	말초신경을 침범하는 바이러스성질환으로 침범된 신경의 주행경로를 따라 피부에 수포가 나타나며 통증이 심함
keratoses 각화증	각질 증식 표피가 두꺼워진 것
lupus 낭창	신체의 여러 부위의 염증을 나타내는 만성자가면역질환
cutaneous malignancy 악성피부종양	피부에 발생하는 악성종양을 총칭(예 기저세포암, 편평세포암, 악성흑색종)
malignant melanoma 악성흑생종	멜라닌세포로 구성된 악성종양으로 대개는 색소성모반에서 시간이 경과됨에 따라 발생
onychia 손발톱염	손발톱의 염증
paronychia 손발톱주위염	손발톱 주위의 연조직의 염증
psoriasis 건선 기출	재발성의 피부질환
tinea 버짐, 백선	피부가 곰팡이에 감염된 것
leprosy 한센병	한센병균이 피부, 말초신경계, 상기도의 점막을 침범하여 조직을 변형시킴
acne(pimple) 여드름	여드름, 좌창
일반적인 치료 약물 분류	
anesthetic 마취제	일시적으로 신경전달을 차단시켜 감각을 상실시키는 약
antibiotic 항생제	미생물의 성장을 억제하거나 죽이는 약
antifungal 항진균제	진균(곰팡이 fungi)의 성장을 억제하거나 죽이는 약
antihistamine 항히스타민제	체내에서 히스타민 효과를 억제시키는 약
histamine 히스타민	알레르기반응, 체내에서 과량으로 분비되어 조직의 염증을 일으키는 물질(예 두드러기, 고초열)
anti-inflammatory 항염제	염증을 감소시키는 약
antipruritic 항소양제	가려움증(소양증 itching)을 경감시키는 약
antiseptic 방부제	미생물의 성장을 억제시키는 약

CHAPTER 04 수술처치용어(Surgical Treatment)

1 진단검사와 절차(Treatment)

biopsy(Bx) 생검	병리학적 검사를 위해 조직의 일부를 제거하는 것
excisional(Bx) 절제생검	피부암으로 의심되는 종양을 제거하기 위해 시행되며 감염되지 않은 피부 부위의 여백을 따라 전체 병변을 제거한다. 상처를 치료하기 위해 봉합, 피부이식, 또는 피부판이 필요한 경우도 있음
incisional(Bx) 절개생검	병변의 일부(portion of the lesion)만을 제거하는 생검법으로 병변이 크거나 손이나 발과 같은 부위에서 최대한 조직의 보존을 필요로 할 때 시행됨
shave(Bx) 면도생검	외과용 칼날을 이용하여 표피와 상부 진피에서 면도하듯 제거하는 생검법
culture and sensitivity(C&S) 균배양 및 항생제감수성검사	소변 샘플, 혈액 샘플 또는 기타 체액 샘플(body fluid samples)이 배양되고 중간 감도로 분석된다. 진단 실험검사로 세균의 종류를 확인하고 항생제가 성공적으로 감염과 싸울 수 있는지 감별하기 위해 행함
frozen section(FS) 동결절편	채취한 조직을 즉시 냉동시켜 얇은 절편을 만든 후에 병리검사를 진행
skin test for allergy 알레르기피부검사	특정물질에 대한 신체의 반응을 결정하는 방법으로 피부에 바르거나 주사하며 알레르기의 치료에 주로 이용함
patch test 첩포검사	젖은 헝겊이나 종이조각에 물질을 바른 후 피부에 붙여 반응을 살핌

2 수술(Surgery)

chemosurgery 화학외과수술	병원성 조직, 특히 피부암 파괴를 위해 화학물질을 사용하는 치료 절차
chemical peel 화학박피	주름살을 피거나 흉터, 점 등을 제거하기 위해 화학약품인 산성용액을 발라 피부의 상부층을 박피(peel)하는 방법
dermabrasion 박피술	피부의 상단 층을 제거하는 것으로 피부를 부드럽게 하는 시술. 선천성 피부결함(congenital skin defects), 사마귀, 색소 모반 또는 화상흉터 치료에는 효과가 없음
curettage 소파술	큐렛(curette)이라는 스푼 모양의 기구로 상처를 긁어내는 것으로 괴사조직제거(debridement)에 사용되는 방법
debridement 괴사조직제거	상처나 화상부위의 죽은 조직을 제거하여 치유를 촉진하고 감염을 방지
electrosurgical procedures 전기외과적 처치법	조직을 파괴시키기 위해 다양한 종류와 강도의 전류를 사용
fulguration 고주파요법	높은 전압전류를 사용하여 조직을 파괴하는 시술로 신체 내외부의 다른 유형의 병변을 치료하고 궤양과 종양을 제거하기 위해 시행
incision and drainage(I&D) 절개배농술	감염된 피부를 절개하고 배농(곪은 곳을 째서 고름을 뺌)하는 것
laser surgery 레이저수술	레이저를 사용하여 병변, 흉터, 문신을 제거하는 것
skin grafting 피부이식	피부가 소실된 곳에 신체 다른 부위의 피부를 옮겨 주는 것
autograft 자가이식	동일인의 피부를 다른 위치로 옮기는 것. 조직의 기증자와 수령자가 같음
heterograft 이종이식	다른 종(species)의 피부를 이식하는 것. 기증자와 수령자가 다름(heterologous graft)
homograft 동종이식	같은 종의 다른 개체 간의 피부 이식

CHAPTER 05 약어(Abbreviation)

Abbreviation	Meaning
Bx	biopsy 생검
Derm	dermatology 피부과학
PPD	purified protein derivative 정제단백질유도체
PUVA	psoralen-ultraviolet A light therapy, psoriasis 건선, 마른 비늘증 또는 다른 피부질환의 치료법
SC	subcutaneous 피부 밑, 피하의

PART 11 감각계통(Sensory System)

사람을 포함한 모든 동물은 몸의 바깥 환경이 어떻게 변하는지를 살피면서 변화를 느끼고 적절하게 대응하여야 한다. 이 변화의 상황이 실제로는 자극(stimulus)이라고 불리는 상태가 되어 몸의 말단 부분에서 받아들여지고, 전깃줄 같은 신경섬유를 통해 뇌로 전달되어 뇌의 감각중추에서 자극이 느껴지게 된다. 이러한 기능을 수행하기 위해서는 감각의 자극을 받아들이는 종말인 감각수용기(sensory receptor)가 있어야 하고, 자극을 전달하는 긴 경로인 감각신경(sensory nerve) 섬유가 있어야 한다. 수용기를 간직하고 있는 기관이 감각기관(sensory organs)이다.

감각기관은 간직하고 있는 수용기의 형태와 기능에 따라 크게 두 가지 종류로 나눌 수 있는데 하나는 수용기가 비교적 간단한 구조로 되어 있는 일반감각기관(organ of general sense)이고, 다른 하나는 비교적 복잡한 수용기와 신경경로를 가진 특수감각기관(organ of special sense)이다.

일반감각기관은 온도(temperature), 동통(pain), 압력(pressure) 및 접촉(touch) 등의 감각을 받아들이는 기관이며 온몸 피부(skin)와 몸속 구조물의 점막(mucous membrane) 등에 주로 분포되어 있다. 특수감각기관은 일반감각기관에서 할 수 없는 시각(visual sense), 청각(hearing sense), 후각(smelling sense) 및 미각(taste sense)을 받아들이는 기관으로서 눈(eye), 귀(ear), 코(nose) 및 혀(tongue)같이 특정한 곳에 한정되어 있는데 모두 머리(head)의 일정한 장소에 국한되어 위치하고 있다.

CHAPTER 01 해부생리학적 용어

1 시각(Sight, Vision) - 눈(Eye)

Anatomy	Meaning
ciliary body	모양체 ⇒ 맥락막과 홍채의 가장자리를 잇는 직삼각형의 조직
cornea	각막 ⇒ 홍채 앞에 위치하는 안구의 가장바깥쪽
iris	홍채 ⇒ 눈의 동공 주위를 감싸는 원형근육으로 빛의 양을 조절
pupil	동공 ⇒ 빛이 눈 내부에 들어가는 홍채에 있는 개구부
lens	수정체 ⇒ 눈의 투명한 부분으로 망막에 빛을 반사시키는 기능을 담당

Anatomy	Meaning
sclera	공막 ⇒ 안구의 대부분을 감싸는 흰색의 막으로 눈의 흰자위에 해당
vitreous humor	유리체 ⇒ 안구의 수정체 뒤에 있고 광선의 굴절작용
central artery and vein of the retina	망막중심 동·정맥 ⇒ 안구망막에 분포된 동맥으로 시신경에 접하면서 시신경 원판부에서 동명의 정맥을 수반하여 출입
optic nerve	시신경 ⇒ 시각을 맡는 지각신경으로서 신경섬유로 이루어짐
fovea centralis	중심와 ⇒ 주시한 물체의 모양이 망막상에 맺히는 부분
macula lutea	황반 ⇒ 안구의 신경조직인 망막 중심부의 함몰되어 있는 부위
retina	망막 ⇒ 뇌의 시신경을 통해 시각 자극을 전달하고 외부 물체의 이미지를 받는 가장 내부의 층
choroid	맥락막 ⇒ 안구벽의 중간층을 형성하는 막으로서 혈관과 멜라닌세포가 많이 분포하며, 외부에서 들어온 빛이 분산되지 않도록 막음
lacrimal gland	누선(눈물샘) ⇒ 눈물을 분비하는 샘
canthus	안각(눈의끝) ⇒ 안검의 안쪽과 바깥쪽 가장자리의 각진 부분

2 청각(Auditory) - 귀(Ear)

Anatomy	Meaning
auricle, pinna	귓바퀴(이각, 이개) ⇒ 외이(外耳)의 한 부분으로, 음파를 모아 귓구멍으로 쉽게 들어가게 함
external auditory canal	외이도 ⇒ 귓바퀴에서 고막까지 연결되는 통로
malleus	망치뼈, 추골 ⇒ 고막에 부착된 가장 큰 이소골
incus	모루뼈, 침골 ⇒ 중이의 세 개 청소골 중 두 번째의 것으로 진동을 추골에서부터 등골로 전달
tympanic membrane, eardrum	고막 ⇒ 바깥귀와 가운데귀의 경계에 위치하는 막으로 소리를 가운데귀의 귓속뼈로 진동시켜 속귀의 달팽이관으로 전달
semicircular canal	반고리관 ⇒ 귀의 가장 안쪽인 내이에 위치하며 몸이 얼마나 회전하는지를 감지하는 평형기관

stapes	등자뼈, 등골 ⇒ 중이에 있는 이소골 중 하나로 가장 내부에 위치	
cochlea	달팽이관 ⇒ 귀의 가장 안쪽인 내이에 위치하며 듣기를 담당하는 청각기관	
vestibulocochlear nerve	전정달팽이신경 ⇒ 내이신경(제8뇌신경) 중 평형각의 전도에 해당하는 지각신경섬유속을 전정신경이라고 함	
oval window(under stapes)	난원창 ⇒ 달팽이관에 있는 막으로 싸인 작은 구멍으로, 등골(stapes)로부터의 진동을 달팽이관 안으로 전달	
round window	둥근창 ⇒ 귀의 달팽이관 고실계 끝에 있는 막으로 싸인 작은 틈	
tympanic cavity	고실 ⇒ 가운데귀의 일부로 바깥귀와 속귀 사이에 있는 공간	
eustachian tube	유스타키오관, 이관 ⇒ 인두와 중이를 연결하는 통로. 고실에서 인두에 이르는 30~40mm의 긴 원뿔형의 관으로 이관고실입구에서 하내 전방으로 향하며, 이관인두입구에서 끝남	
external ear	외이 ⇒ 귓바퀴와 외이도를 합쳐서 부르는 말	
middle ear	중이 ⇒ 고막과 달팽이관 사이에 있는 귀의 내부공간	
inner ear	내이 ⇒ 몸의 직선운동 및 회전성운동을 감지하는 평형기관과 소리를 지각하는 청각기관으로 이루어진 귀의 가장 안쪽부분	

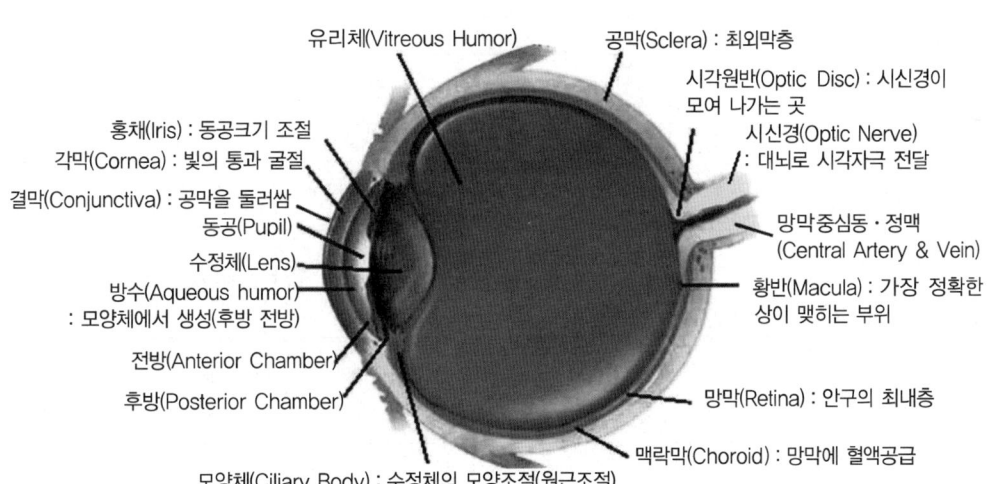

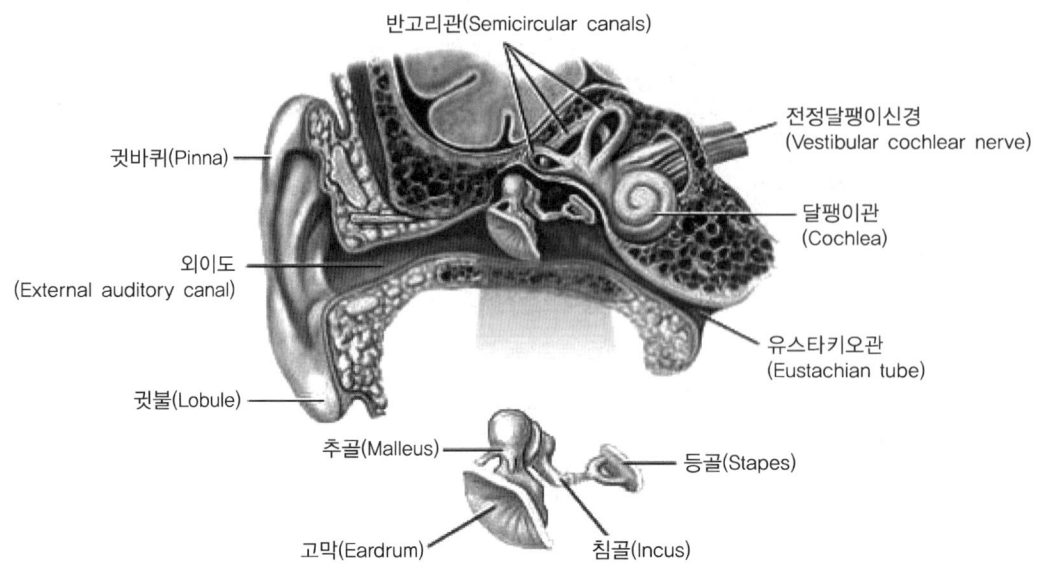

CHAPTER 02 증상용어(Symptomatic Terminology)

	Eye 눈
exophthalmos	안구돌출증
achromatopsta	완전색맹
diplopia	복시 ⇒ 외안근의 기능장애나 근육을 지배하는 신경장애로 물체가 겹쳐 보이는 현상
mydriasis	동공 산대
nystagmus	안진, 안구진탕증 ⇒ 안구의 불수의적인 빠른 움직임
papilledema	울혈유두 ⇒ 안저의 유두가 붉게 부어서 주위의 망막보다 뚜렷하게 볼록해지는 병
xerophthalmia	안구건조증
	Ear 귀
otalgia	이통 ⇒ 귀의 통증
otorrhea	이루 ⇒ 외이도를 통해 나오는 액체 분비물
tinnitus	이명 ⇒ 한쪽 또는 양쪽 귀에서 들리는 주관적인 잡음
vertigo	현훈, 현기증 ⇒ 내이의 반규관의 장애로 인해 발생하는 불안정, 균형감각 상실의 느낌
deafness (hearing impairment)	난청 ⇒ 듣는 것의 저하와 결핍

CHAPTER 03 진단용어(Diagnostic Terminology)

	Eye 눈
blepharoptosis *blephar- 눈꺼풀	안검하수증 ⇒ 눈꺼풀을 올리는 윗눈꺼풀 올림근의 힘이 약해서 윗눈꺼풀이 아래로 처지고 눈꺼풀 틈새가 작은 상태
cataract 기출	백내장 ⇒ 수정체의 투명도가 점차 상실되는 것이 특징인 비정상적 상태
diabetic retinopathy	당뇨병성 망막증 ⇒ 당뇨병에 의한 말초 순환 장애로 인해 눈의 망막에 발생한 합병증
glaucoma 기출	녹내장 ⇒ 방수의 흐름 차단으로 인해 안구압이 비정상적으로 높은 상태
hordeolum(stye)	맥립종(다래끼) ⇒ 속눈썹 피지선의 염증
pterygium	익상편 ⇒ 비정상적으로 두꺼워진 결막이 각막 쪽으로 자라나는 현상
retinal detachment	망막박리 ⇒ 망막 안쪽의 감각신경층과 바깥쪽의 색소상피층이 분리되거나(망막박리), 망막에 구멍이 생긴 상태(망막열공)
strabismus 기출	사시 ⇒ 시각축이 같은 점을 향하지 않는 비정상적인 상태
coloboma 기출	안조직결손증 ⇒ 태내에 있는 동안 눈 안에 선천적으로 틈이 만들어져 여러 개의 안구를 구성하는 조직틀에 발생하는 장애
nyctalopia	야맹증 ⇒ 밤이나 희미한 빛에서 잘 보지 못하는 상태
	Refractive Term 굴절용어
amblyopia	약시, 시력감퇴 ⇒ 굴절이상이나 외상 외의 다른 원인으로 인한 시력저하
astigmatism 기출	난시 ⇒ 눈의 렌즈커브가 고르지 않아 광선이 망막에 정확한 초점을 맺지 못하는 현상
hyperopia (hypermetropia)	원시 ⇒ 눈이 가까운 물체에 초점을 두지 못하고 망막 뒤에 상이 맺혀 가까이 있는 물체를 잘 볼 수 없는 시력
myopia 기출	근시 ⇒ 안구의 신장 또는 굴절 이상으로 평행 광선이 망막 전방에 초점을 맺는 상태
presbyopia 기출	노안 ⇒ 나이가 들면서 수정체의 탄성력이 감소되어 조절력이 떨어지는 안질환
blindness	실명
	Infectious Term 감염용어
conjunctivitis *-itis 염증	결막염 ⇒ 안검 안쪽과 안구의 노출된 외면을 덮는 얇은 막에 염증
iritis	홍채염
keratitis	각막염

optic neuritis	시신경염
retinitis	망막염
scleritis	공막염
endophthalmitis	안구내염
blepharitis	안검염 ⇒ 안검의 눈썹 소낭과 검판선에 생기는 염증 상태
pinkeye	유행성 결막염(충혈된 눈)
Ear 귀	
mastoiditis	유양돌기염 ⇒ 유돌봉소의 점막 및 뼈의 염증
Meniere's syndrome	메니에르병 ⇒ 이명, 청각과민, 현기증, 청각상실 등이 나타나는 내이의 질환
myringitis	고막염
otitis externa	외이염
presbycusis	노인성 난청 ⇒ 연령의 증가로 달팽이관 신경세포의 퇴행성 변화에 의해 청력이 감소하는 것
suppurative otitis media	화농성중이염 ⇒ 중이의 세균 감염으로 중이강에 발생하는 급성염증성질환
serous otitis media	장액성중이염 ⇒ 중이강 내에 발생한 모든 염증성 변화

CHAPTER 04 수술처치용어(Surgical Treatment)

1 수술용어(Surgical Term)

Eye 눈	
blepharoplasty *blephar- 눈꺼풀	안검성형술 ⇒ 안검의 선천기형, 외상, 안검종양의 치료에 의한 안검결손 등에 대해 안검의 기능재건, 미용을 목적으로 하는 형성수술
cataract operation	백내장수술 ⇒ 레이저를 이용해 안구의 수정체를 제거하고 인공수정체를 삽입
correction of strabismus	사시교정 ⇒ 사시는 두 눈으로 한 눈으로 하는 정도의 깊이밖에 지각하지 못하는 것인데 성장 후 사시를 교정하기 위한 근육수술을 하더라도 깊이 지각이 개선되지 않음
glaucoma operation	녹내장수술 ⇒ 윤부 부근에 인공적인 통로를 만들어 전방수를 결막하로 유도하는 것
enucleation	안구적출
iridectomy *-ectomy 절제술	홍채절제술 ⇒ 홍채의 일부를 절제하는 수술

Ear 귀	
mastoidectomy *-ectomy 절제술	유양돌기절제술 ⇒ 고실, 유돌동, 유돌봉소에 있는 병변을 모두 제거하여 중이의 염증을 없애 이루를 중지하고, 합병증 예방을 목적으로 하는 수술
otoplasty *-plasty 수복술	귀성형술
tympanoplasty	고막재건술(중이성형술) ⇒ 고막을 재건하는 외과적 수술 또는 내이의 작은 뼈를 재건하는 수술

2 검사용어(Laboratory Term)

Eye 눈	
ophthalmoscopy 기출 *ophthalm 눈	안검사법
refractive error test	굴절이상검사
tonometry 기출	안압검사
visual acuity(clearness)	시력검사
visual field test(glodmann) 기출	시야검사
Ear 귀	
audiometry 기출	청력검사
otoscopy	검이법(이경검사법)
tympanometry	고막(중이)측정법
tuning fork test	음차검사

CHAPTER 05 약어(abbreviation)

Abbreviation	Meaning
oculus dexter(OD)	right eye 오른쪽 눈
oculus sinister(OS)	left eye 왼쪽 눈
oculus uterque(OU)	both eyes 양쪽 눈
auris dexter(AD)	right ear 오른쪽 귀
auris sinister(AS)	left ear 왼쪽 귀
auris uterque(AU)	both ears 양쪽 귀

PART 12 내분비계통 (Endocrine System)

내분비계를 구성하는 내분비샘(endocrine gland)의 세포, 조직, 기관의 분비물이 내부 환경으로 분비되기 때문에 내분비계라는 이름이 붙었다. 호르몬(hormone)이라고 불리는 이 분비물들은 간질액(interstitial fluid)에서 혈액으로 확산되어 결국에는 어느 정도 떨어진 표적세포(target cell)에 가서 작용한다. 갑상선과 같은 내분비샘은 관이 없이 호르몬을 혈액이나 둘러싸고 있는 간질액으로 분비한다. 이와 반대로 한선과 같은 외분비선은 피부나 피부로 연결된 관으로 물질을 직접 분비한다.

내분비샘과 여기에서 분비되는 호르몬은 대사과정을 조절하는데, 특정한 화학반응의 속도를 조절하고 막을 통한 물질의 이동에 도움을 주며 수분과 전해질 평형, 혈압을 조절한다. 내분비 호르몬은 생식, 발생, 성장에 없어서는 안 되는 반드시 필요한 호르몬이다. 특정한 작은 세포 집단에서도 호르몬을 생성한다.

뇌하수체(pituitary gland), 갑상선(thyroid gland), 부갑상선(parathyroid gland), 부신(adrenal gland), 송과체(pineal gland)가 대표적인 단독 내분비샘이고 췌장(pancreas), 고환(testis) 또는 난소(ovary)가 있다. 뇌하수체와 송과체는 뇌에 있고 갑상선과 부갑상선은 목에 있으며 췌장과 부신은 복강 속에 있다. 난소는 여성의 골반강 안에 있으며 고환은 몸의 바깥인 회음(perineum) 부위에 매달려 있는데 이곳은 복강 속과 통하는 곳이다.

CHAPTER 01 해부생리학적 용어

1 해부생리학적 용어

Anatomy	Meaning
thyroid gland	갑상선(샘)
endocrine gland *endo- 내부의, 안	내분비샘
hormone secretion	호르몬분비
blood flow	혈류
duct	분비관
exocrine cell	외분비세포
exocrine gland(sweet gland)	외분비샘
hypothalamus *hypo -아래의, 적은	시상하부

pituitary	뇌하수체
anterior pituitary gland *anterior 앞, 전	뇌하수체 전엽
posterior pituitary gland *posterior 뒤, 후	뇌하수체 후엽
pineal gland	송과샘
parathyroid gland	부갑상선(샘)
thymus	가슴샘
adrenal gland	부 신
pancreas	췌 장
kidney	신 장
ovary	난소(여성)
testis(in male)	고환(남성)

2 호르몬의 종류

분비샘	호르몬	Meaning
hypothalamus 시상하부	corticotropin-releasing hormone(CRH)	부신피질자극호르몬분비호르몬
	gonadotropin-releasing hormone(GnRH)	성선자극호르몬분비호르몬
	somatostatin(SS)	성장억제호르몬
	growth hormone-releasing hormone(GHRH)	성장호르몬분비호르몬
	prolactin releasing-inhibiting hormone(PIH)	프로락틴분비억제호르몬
	prolactin-releasing factor(PRF)	프로락틴분비촉진인자
	thyrotropin-releasing hormone(TRH)	갑상선자극호르몬분비호르몬
anterior pituitary gland 뇌하수체 전엽	adrenocorticotropic hormone(ACTH)	부신피질자극호르몬
	follicle-stimulating hormone(FSH)	난포자극호르몬
	growth hormone(GH)	성장호르몬
	luteinzing hormone(LH)	황체형성호르몬
	prolactin(PRL)	프로락틴
	thyroid-stimulating hormone(TSH)	갑상선자극호르몬
posterior pituitary gland 뇌하수체 후엽	antidiuretic hormone(ADH) 기출	항이뇨호르몬
	oxytocin(OT)	옥시토신
thyroid gland 갑상선	calcitonin	칼시토닌
	thyroxine(T4)	타이록신
	triiodothyronine(T3)	트리아이오드타이로닌
parathyroid gland 부갑상선	parathyroid hormone(PTH)	부갑상선호르몬
adrenal medulla 부신수질	epinephrine(EPI)	에피네프린(=아드레날린)
	norepinephrine(NE)	노르에피네프린

adrenal cortex 부신피질	aldosterone 기출	알도스테론
	cortisol 기출	코르티솔
	steroid hormone	스테로이드호르몬
pancreas 췌장	glucagon	글루카곤
	insulin	인슐린
ovary 난소	estrogen	에스트로겐
	progesterone	프로게스테론
testis 고환	testosterone	테스토스테론

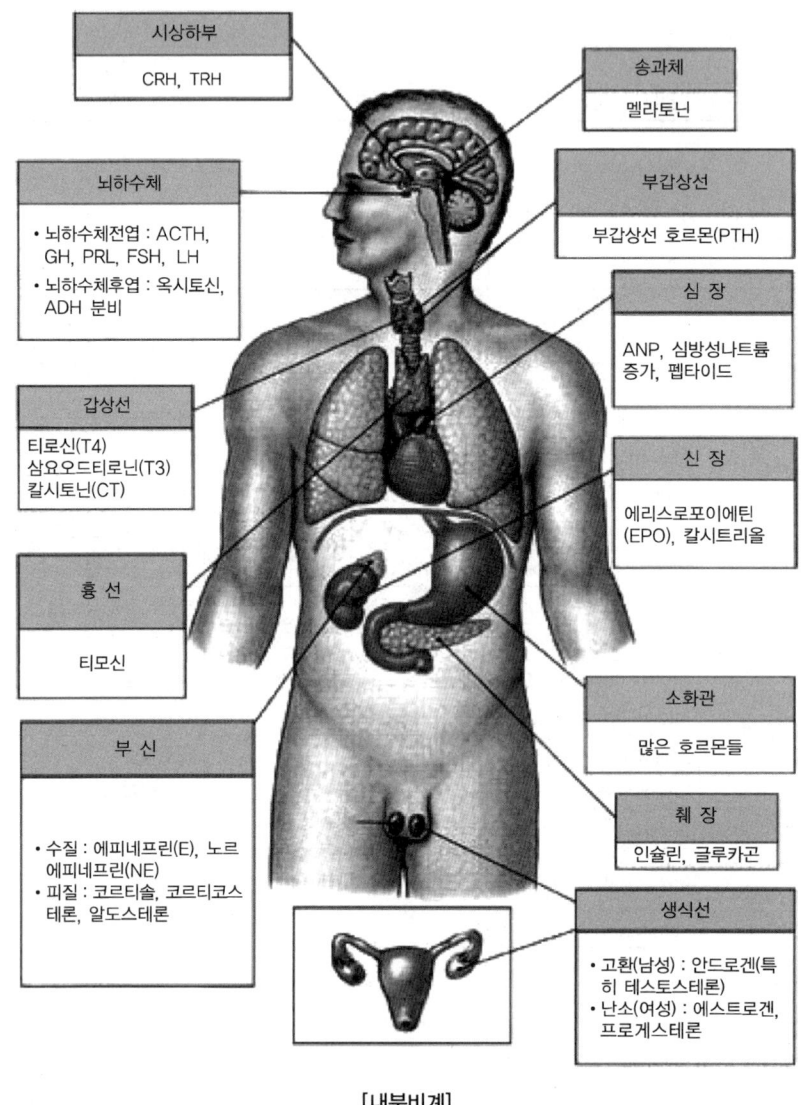

[내분비계]

CHAPTER 02 증상용어(Symptomatic Terminology)

exophthalmos	안구돌출증
hirsutism	다모증
progeria	조로증
acromegaly 기출	말단비대증
dwarfism 기출	소인증
giantism	거인증
hyperglycemia *hyper –지나친, 위의, 많은	고혈당증 ⇒ 혈중에 글루코스 농도가 과도하게 증가된 상태
hyperinsulinism *hyper –지나친, 위의, 많은	고인슐린증 ⇒ 췌장의 종양이나 과도한 인슐린 투여로 혈중 인슐린양이 과도하게 증가된 상태로 저혈당증이 나타나 실신, 경련, 의식상실 등이 나타날 수 있음
hypoglycemia *hypo –아래의, 적은	저혈당증 ⇒ 혈중에 글루코스 농도가 과도하게 감소된 상태
adrenal virilism	부신성남성화증 ⇒ 부신남성호르몬의 과잉생산으로 여성에서 나타나는 남성화증으로 무월경, 남성형 다모증, 여드름, 유방위축 등이 나타남

CHAPTER 03 진단용어(Diagnostic Terminology)

hyperthyroidism *hyper –지나친, 위의, 많은	갑상선기능항진증 ⇒ 갑상선 자체의 과잉활동으로 갑상선호르몬이 과잉 생산되는 상태로 기초대사율 증가, 심계항진, 정서불안, 과다행동, 체중감소, 안구돌출증, 갑상선종 등의 증상이 나타남
hypothyroidism *hypo –아래의, 적은	갑상선기능저하증 ⇒ 갑상선의 기능저하로 갑상선호르몬의 분비가 감소되어 전신의 대사과정의 감소가 일어나 권태감, 무기력, 체중증가 등이 나타남
hyperparathyroidism *hyper –지나친, 위의, 많은	부갑상선기능항진증 ⇒ 부갑상선의 기능항진으로 부갑상선호르몬이 과잉 생산되어 고칼슘혈증, 골다공증, 신결석, 근육쇠약 등이 발생함
hypoparathyroidism *hypo –아래의, 적은	부갑상선기능저하증 ⇒ 부갑상선기능저하로 부갑상선호르몬의 분비가 감소되어 저칼슘혈증 등이 발생함
Addison's disease	에디슨병 ⇒ 부신피질기능저하로 피부와 점막의 색소침착, 무력감, 피로, 체중감소, 저혈압 및 식욕부진이 나타남
cretinism	크레틴병 ⇒ 선천적 갑상선기능저하증으로 성장 저하, 비정상적인 골형성, 지능 저하, 체온 저하, 반응성 저하

Cushing's disease 기출	쿠싱증후군 ⇒ 만성적인 당질 코르티코이드 과잉상태로 부신피질의 증식이 관찰되며 비만, 고혈당증, 골다공증, 남성형다모증 등이 나타남
Grave's disease	그레이브병 ⇒ 자가항체가 갑상선 세포막의 TSH 수용기와 결합하여 TSH의 활성 같은 효과, 갑상샘은 과도하게 자극(갑상선기능항진증), 안구가 돌출되고 갑상선이 커짐
goiter	갑상선종 ⇒ 갑상선이 비정상적으로 커진 것으로 뇌하수체 전엽에서 분비되는 갑상선자극호르몬(TSH)의 과잉분비로 발생함
thyroid carcinoma 기출 = thyroid cancer	갑상선암 ⇒ 갑상선에 발생한 종양
pheochromocytoma	크롬친화세포종 ⇒ 부신수질에서 발생하는 종양으로 카테콜아민의 과도한 분비로 고혈압, 심계항진, 심한 두통, 안면홍조 등의 증상이 나타남
diabetes mellitus	당뇨병 ⇒ 인슐린분비의 부족이나 인슐린 표적세포에서 인슐린의 생물학적 효과가 감소하여 고혈당 및 동반되는 대사 장애가 장기간 지속되는 질환

CHAPTER 04 수술처치용어(Surgical Treatment)

1 수술처치용어(surgical term)

adrenalectomy *-ectomy 절제술	부신절제술
hypophysectomy *hypo -아래의, 적은	뇌하수체절제술
pancreatectomy	췌장절제술
thymectomy	흉선절제술
thyroidectomy	갑상선절제술
parathyroidectomy	부갑상선절제술

2 검사용어(Laboratory Term)

glucose tolerance test(GTT)	당부하내성검사
thyroid function test(TSH)	갑상선기능검사(T3, T4)
thyroid scan	갑상선스캔
radioactive iodine uptake	방사성요오드섭취율검사

CHAPTER 05 약어(Abbreviation)

Abbreviation	Meaning
CRH	corticotropin-releasing hormone 부신피질자극호르몬분비호르몬
GnRH	gonadotropin-releasing hormone 성샘자극호르몬분비호르몬
SS	somatostatin 성장억제호르몬
GHRH	growth hormone-releasing hormone 성장호르몬분비호르몬
PIH	prolactin releasing-inhibiting hormone 프로락틴분비-억제호르몬
PRF	prolactin-releasing factor 프로락틴자극인자
TRH	thyrotropin-releasing hormone 갑상선자극호르몬분비호르몬
ACTH	adrenocorticotropin hormone 부신피질자극호르몬
FSH	follicle-stimulating hormone 난포자극호르몬
GH	growth hormone 성장호르몬
LH	lutenizing hormone 황체형성호르몬
TSH	thyroid-stimulating hormone 갑상선자극호르몬
ADH 기출	antidiuretic hormone 항이뇨호르몬
OT	oxytocin 옥시토신
T3	thyroxine 타이록신
T4	triiodothyronine 트리아이오드타이로닌
PTH	parathyroid hormone 부갑상선호르몬
EPI	epinephrine=adrenalin 에피네프린
NE	norepinephrine=noradrenalin 노르에피네프린
BMR	basal metabolic rate 기초대사율
DM	diabetes mellitus 당뇨병
FBS	fasting blood sugar 공복 시 혈당
IDDM	insulin-dependent diabetes mellitus 인슐린 의존성 당뇨병
NIDDM	non-insulin dependent diabetes mellitus 인슐린 비의존성 당뇨병
TFT	thyroid function test 갑상선기능검사

PART 13 면역계통(Immune System)

CHAPTER 01 해부생리학적 용어

1 개 요

(1) 혈관계통

① **혈액** : 혈관계통, 즉 심장과 혈관 속에 들어 있는 체액의 종류로 고형성분인 혈구(blood cell)가 액체인 혈장(plasma)에 떠있는 검붉은 색의 액체이다.

② **혈장** : 전체 혈액의 약 55%를 차지하는 혈장(plasma)은 약 90%가 수분이며, 약 7%가 단백질, 나머지 3%가 무기염류, 효소, 당분, 아미노산, 지방, 가스(O_2, CO_2)등으로 구성되어 있다.

③ **혈구** : 혈구(blood cells)는 혈액에서 혈장을 제외한 나머지 유형성분이다. 혈구는 크게 적혈구(red blood cells, erythrocytes, RBC), 백혈구(white blood cells, leukocytes, WBC), 혈소판(blood platelet)으로 나뉜다.

(2) 림프계통

혈관계통과 더불어 순환기계통에서 또 하나의 체액의 흐름을 맡고 있다. 말단 조직에서 대부분의 액체는 혈관계통인 모세혈관으로 거두어져 정맥을 지나 심장으로 되돌아오지만, 정맥이 아닌 또 다른 맥관을 통해 심장으로 돌아오게 하는 역할을 맡고 있는 것이 림프계통이다. 따라서 동맥에 해당되는 부분이 림프계통에는 없고 말단에서 심장으로 가는 일방적인 통로만 있다. 림프계통은 온몸에 무수히 퍼진 림프관(lymphatic vessel)과 이들을 혈류에 합류시키는 큰 림프관 그리고 중간에 위치하는 림프기관(lymphatic organs)으로 구성된다.

① **림프관** : 림프관(lymphatic vessel)은 조직의 세포 사이에 있는 여분의 체액을 혈관으로 운반하는 역할을 한다. 림프계통의 장기는 병균에 의한 감염으로부터 몸을 방어하며, 대표적인 림프기관으로 림프절(lymph node), 가슴샘(thymus) 및 비장(spleen) 등이 있다.

② **림프** : 림프관 속을 흐르는 내용물로 무색투명한 액체이다. 림프는 성분이 혈장(blood plasma)과 비슷하며 많은 백혈구 특히 림프구(lymphocytes)가 섞여 있다.

③ **림프경로** : 림프경로는 림프모세관으로부터 시작하여 서로 합쳐져 큰 림프관을 형성한다. 이들은 더 큰 림프관이 되어 가슴에 있는 정맥으로 유입된다.

(3) 면역계통

면역(immunity)은 특정한 병원체(pathogen)나 독소, 대사산물 등에 대해 나타내는 저항성이다. 특수한 비자기항원을 인식하는 림프구와 큰 포식세포가 면역반응을 일으킨다. 면역의 종류는 체액성 면역반응(humoral immune response)과 세포성 면역반응(cellular immune response)으로 나누어진다. 세포성 면역반응은 이식거부 반응(transplantation and rejection response), 피부접촉 과민성(allergic reactions), 자가면역(autoimmunity), 암세포(cancer cell)에 대한 면역을 한다.

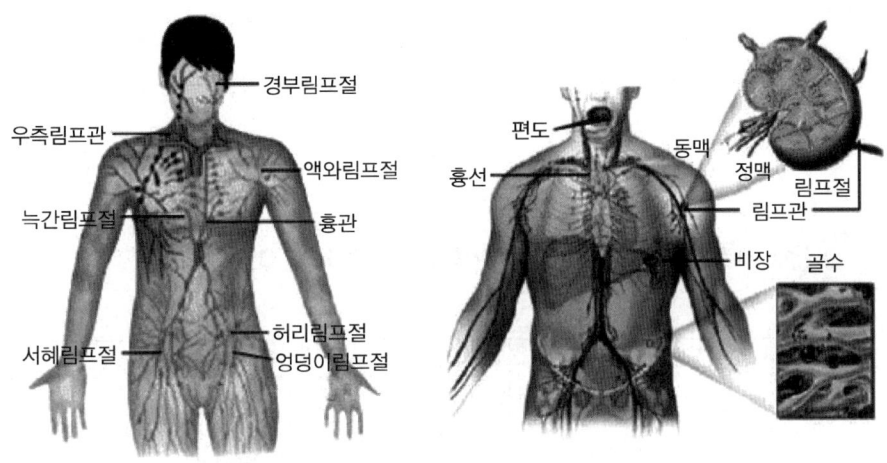

[림프계]

2 해부생리학적 용어

Anatomy	Meaning
jugular trunk	목림프줄기
internal jugular vein	내경정맥
right lymphatic duct	우림프관
thoracic duct	가슴관
bronchomediastinal trunk	기관지종격줄기
intercostal trunk	늑간줄기
subclavian trunk	쇄골하줄기
thoracic duct	가슴관
intestinal trunk	장줄기
lumbar trunk	요부(허리)줄기
cervical lymph nodes	목부위림프절
thoracic cavity lymph nodes	흉강림프절

axillary lymph nodes	겨드랑이림프절
abdominal cavity lymph nodes	복강림프절
lymphatic capillary	림프모세관
lymphatic vessel	림프관
lymph node	림프절
lymphatic trunk	림프줄기
subclavian vein	쇄골하정맥
thymus	가슴샘
spleen	비장
tonsil	편도

CHAPTER 02 증상용어(Symptomatic Terminology)

Symptom	Meaning
lymphedema *lymph(림프) + edema(부종)	림프부종 ⇒ 림프계의 순환장애로 림프액이 혈액순환계로 배액되지 못하고 비정상적으로 고농도 단백질이 축적되어 생긴 부종
lymphocytopenia *-penia 결핍	림프구감소증 ⇒ 혈액 중에 림프구가 매우 적은 것
lymphocytosis *-osis 상태(비정상적인)	림프구증가증 ⇒ 혈액 중에 림프구가 너무 많은 것
asplenia *a -아닌, 없는 *splen/o 비장	무비증 ⇒ 태어날 때부터 비장이 없는 선천성 질환
immunocompetence *immune 면역성이 있는	면역적격 ⇒ 항원에 대해 면역반응을 할 수 있는 상태
splenomegaly *splen/o(비장) + -megaly(확대)	비장종대(비종대) ⇒ 비장이 비정상적으로 커진 상태
splenitis *-itis 염증	비장염 ⇒ 비장의 염증
thymitis *-itis 염증	흉선염 ⇒ 가슴샘의 염증
hemolytic anemia *a-an(-아닌, 없는) + emia(혈액의 상태)	용혈성빈혈 ⇒ 혈액 내 적혈구가 과도하게 파괴되어 발생하는 빈혈
thrombocytopenia *thromb/o 혈전, 응고 *-penia 결핍	혈소판감소증 ⇒ 혈액 중에 혈소판이 매우 적은 것
hemolysis *hem/o(혈액) + lysis(분해, 파괴)	용혈 ⇒ 적혈구가 파괴되어 헤모글로빈이 혈구 밖으로 용출하는 현상

CHAPTER 03 진단용어(Diagnostic Terminology)

Diagnosis	Meaning
acquired immunodeficiency syndrome (AIDS)	후천성면역결핍증 ⇒ HIV에 의한 감염으로 virus가 체내의 helper T-cell을 공격하여 면역결핍을 일으킴
systemic lupus erythematosus (SLE)	전신성홍반성낭창 ⇒ 자가 항원과 순환하고 있는 면역복합체에 대한 자가항체의 형성으로 발생하는 다장기성자가면역질환
lymphadenopathy *-pathy 질병상태	림프절 종창(림프절종대) ⇒ 림프절이 부어오르는 질환
lymphadenitis *-itis 염증	림프절염 ⇒ 림프절의 염증
malignant lymphoma *malignant 악의 *lymphoma = lymph(림프) + -oma(종)	악성림프종(임파선암)
hypersplenism *hyper- 지나친, 많은 *splen/o(비장)	비장기능항진증
lymphoma = lymph(림프) + -oma(종)	림프종 ⇒ 림프조직에 생기는 원발성 악성종양
lymphosarcoma = lymph/o(림프) + sarcoma(육종)	림프육종 ⇒ 림프구계 세포에 생기는 악성종양
leukemia = leuk(하얀) + -emia(혈액의 상태)	백혈병
hemophilia *hem/o 혈액	혈우병 ⇒ 혈액응고가 일어나지 않음
iron deficiency anemia *anemia 빈혈	철결핍성빈혈
aplastic anemia	재생불량성빈혈
pernicious anemia	악성빈혈 ⇒ 비타민 B_{12} 부족
sickle cell anemia	겸상적혈구성빈혈 ⇒ 적혈구의 모양이 낫 모양으로 되는 유전자 돌연변이

CHAPTER 04 수술처치용어(Surgical Treatment)

Surgical Term	Meaning
lymphadenectomy *-tomy 절개, 절제	림프절절제술
splenectomy *-ectomy 절제술	비장절제술
splenotomy= splen/o(비장)+-tomy(절개)	비장절개술
thymectomy *-ectomy 절제술	흉선절제술

CHAPTER 05 약어(Abbreviation)

Abbreviation	Meaning
AIDS	acquired immunodeficiency syndrome 후천성면역결핍
Hb	hemoglobin 헤모글로빈
RBC	red blood cells=erythrocytes 적혈구
WBC	white blood vells=leukocytes 백혈구

PART 14 정신건강의학 (Psychiatry, Mental Medicine)

CHAPTER 01 정신질환(Mental Illness)

1 정신증(Psychosis)

정신증은 다른 사람이 이해할 수 없는 사고, 행동을 하는 것으로 사고 및 감각의 왜곡을 동반한다. 망상(delusion), 환각(hallucination), 사고과정의 장애, 판단력과 통찰력의 심한 손상, 현실을 객관적으로 판단하지 못하는 무능력 등의 증상이 있는 주요 정신질환으로 정신분열증(schizophrenia 혹은 조현병), 조울증(manic-depressive), 우울증(depression) 등이 속한다.

2 신경증(Neurosis)

신경증은 사고는 정상이나 정신에 문제가 있는 것으로 때로는 신경증과 단순한 불쾌감(dysphoria), 공포(phobia) 등을 분명히 구분 짓기 어려울 때가 있다. 신경증의 주요 형태로는 우울신경증(depressive neurosis), 불안신경증(anxiety neurosis), 강박장애(obsessive compulsive disorder), 편집증(paranoia), 외상성신경증, 전환히스테리(conversion hysteria disorder), 다른 신체증상이 나타나는 신경증, 해리장애 등이 있고 그 밖의 정신질환으로는 성격장애(personality disorder), 지적장애 혹은 정신지체(intellectual disability), 자폐장애(autistic disorder) 등이 있다.

CHAPTER 02 증상용어(Symptomatic Terminology)

Symptom	Meaning
amnesia	건망증 ⇒ 자주 깜박깜박하는 상태
apathy	무감동 ⇒ 어떠한 상황에서도 감정을 느끼지 못하는 상태
autism 기출	자폐증 ⇒ 신체, 사회, 언어적으로 상호작용에서 이해능력의 저하를 일으키는 신경발달의 장애
anxiety 기출	불안

compulsion	강박 ⇒ 불합리한 줄 알지만 반복적으로 하는 특정 행동
confabulation	작화증 ⇒ 이야기나 세부적인 사항들을 꾸며내어 기억의 틈을 메우는 행위
conversion	전환 ⇒ 내부의 갈등을 특정한 신체의 증상으로 변환하여 나타내는 것
delusion	망상 ⇒ 불합리하며 잘못된 생각 또는 신념
euphoria	다행감 ⇒ 지나친 낙관적 태도와 행복감
dysphoria	불쾌감
hallucination	환각
illusion	착각, 환상
mania	조증 ⇒ 어떤 특정대상, 장소, 행동을 향한 비정상적 애정 또는 병적충동
mutism	무언증, 벙어리증 ⇒ 정신적 충격으로 말을 못함
obsession	강박관념 ⇒ 의식적으로 원치 않지만 같은 생각이 반복적으로 떠오르는 것
paranoia	편집증 ⇒ 체계적이고 지속적인 망상을 나타내는 병적 상태
orientation	방향감 ⇒ 한 개인의 시간, 공간, 대인관계, 환경의 인식
nightmare	악몽
narcissism	수선화증, 자기애증 ⇒ 자기 자신에게 애착하는 일
megalomania *mega-	과대망상증 ⇒ 사고내용의 장애를 나타내는 망상의 일종

CHAPTER 03 진단용어(Diagnostic Terminology)

Diagnosis	Meaning
anorexia nervosa	신경성무식욕(신경성식욕부진)
bulimia nervosa	신경성폭식증
antisocial personality disorder	반사회성인격장애 ⇒ 비도덕적, 반사회적 범죄 행동을 나타내는 장애
anxiety states	불안상태
general anxiety disorder	범불안장애 ⇒ 모든 사태에 대해서 불안이 생기는 상태로 공포·강박적 상태·우울적 상태를 나타내거나 이인증상

panic disorder 기출	공황장애 ⇒ 실제적 공포대상 없이 이유 없는 극도의 불안과 극단적인 공포증상	
obsessive-compulsive personality disorder	강박성인격장애 ⇒ 감정표현 억제와 합리적인 모든 일과 정돈성, 완고함, 완벽주의 증의 특성	
post-traumatic stress disorder	외상후스트레스장애 ⇒ 신체적인 손상 및 생명을 위협하는 심각한 상황에 직면한 후 나타나는 정신적인 장애가 1개월 이상 지속되는 질병	
conversion disorder	전환장애 ⇒ 불안에 의해 야기되고, 아무런 신체적 원인이 없지만 어떤 신체적 역기능 현상을 유발하는 장애	
delirium	섬망 ⇒ 뇌조직 기능저하에 의한 인지기능의 손상, 의식혼탁, 집중력 저하, 지각장애, 언어장애, 지리멸렬한 사고의 흐름	
delirium tremens	진전섬망 ⇒ 장기간 음주하던 사람이 갑자기 음주를 중단 혹은 감량했을 때 나타나는 진전과 섬망 상태	
dementia	치 매	
exhibitionism	노출증(성기노출증)	
hypochondriasis	건강염려증 ⇒ 자신이 심한 병에 걸렸다는 집착, 공포감을 가진 상태	
hysterical personality disorder	히스테리성인격장애 ⇒ 흥분을 잘하고 감정적, 자기과시적, 과장된 표현 특징, 실제로는 의존적, 무능한 성격	
involutional melancholia	갱년기우울증 ⇒ 호르몬 활동이 감소하고 생식 능력이 없어지며, 부모로서의 책임이 줄어드는 갱년기에 발생하는 우울증	
depression disorder	우울장애 ⇒ 의욕저하와 우울감과 함께 다양한 인지 및 정신·신체적 증상을 일으켜 일상 기능의 저하를 가져오는 질환	
manic-depressive illness	조울증 ⇒ 질환의 경과 중 한 번 이상의 조증과 더불어 우울증 증상이 동반되기도 하는 기분장애	
multiple personality	다중인격장애 ⇒ 각각 구별되는 다수의 정체감이나 인격이 개인의 활동을 조절하는 현상	
phobic disorder 기출	공포장애 ⇒ 일명 공포노이로제 또는 공포신경증이라고도 하며, 두려움 때문에 나타나는 불안장애의 한 유형	
agoraphobia 기출	광장공포증 ⇒ 혼자 있는 것을 두려워하고 특정 장소나 상황을 회피하는 증상이 나타나는 불안장애의 하위 유형	
social phobia 기출	사회공포증, 대인공포증 ⇒ 다른 사람들 앞에서 당황하거나 바보스러워 보일 것 같은 불안을 경험한 후 다양한 사회적 상황을 회피하게 되고 이로 인해 사회적 기능이 저하되는 정신과적 질환	
simple phobia	단순공포증 ⇒ 특정한 대상이나 상황에 대해 지속적으로 느끼는 불합리한 공포를 특징으로 하는 불안장애의 하위 유형	

acrophobia	고소공포증
zoophobia	동물공포증
claustrophobia	폐소공포증
narcissistic personality disorder	자기애성인격장애 ⇒ 자신의 재능에 과대한 믿음을 가지고 특별대우를 기대하며 타인의 비판에 예민하고 정서적 변동이 심한 성격
paranoid personality disorder	편집성인격장애 ⇒ 타인의 행동을 계획된 요구나 위협으로 여기고 지속적인 불신과 의심을 가지는 장애
passive-aggressive personality disorder	수동공격성인격장애 ⇒ 해야 할 일을 질질 끌고 책임을 회피하면서 방해하는 성격을 지니고 다른 사람들을 고통스럽게 하는 성격 장애
automatism	자동증 ⇒ 의지 또는 중추신경계의 독립적인 상태. 의식적, 무의식적 상태에서 목적 없고 위험한 행동을 불수의적으로 하는 상태
psychosomatic disorder	정신신체장애 ⇒ 정신적 불안, 갈등, 긴장 등이 원인이 되어 생긴 신체적 장애
schizoid personality disorder 기출	분열성인격장애 ⇒ 타인과의 관계형성능력과 반응능력의 장애
schizophrenia 기출	정신분열증, 조현병 ⇒ 망상, 환청, 와해된 언어, 정서적 둔감 등의 증상과 더불어 사회적 기능에 장애를 일으키는 질환
sexual masochism	성피학증 ⇒ 성적흥분을 위해 고통을 당하거나 위협적인 행동에 몸을 맡기는 행위
sexual sadism	성가학증 ⇒ 성적흥분을 위해 의도적으로 신체적 또는 정신적 고통을 가하는 행위
paraphilia	성도착증 ⇒ 성적(性的) 행동에서의 변태적인 이상습성
transsexualism	성전환증 ⇒ 해부학적 성의 특성을 변환하고자 하는 욕구
personality disorder	성격장애(인격 장애) ⇒ 정신생활의 표현으로서 나타나는 성격이 가족생활이나 사회생활에 지장을 주거나 자신의 생활에 피해를 주는 상태
intellectual disability	지적 장애 ⇒ 유전적 원인 또는 질병 및 뇌장애로 인해 청년기 전에 야기된 정신발달의 저지 또는 지체 상태
autistic disorder	자폐장애 ⇒ 사회적 상호작용에서의 질적결함, 의사소통의 질적결함, 제한적이고 반복적인 상동적 특징을 보이는 행동 중 최소 한 가지 이상의 영역에서 나타나는 발달지체
cyclothymia(=cyclothmic) disorder 기출	순환성기분장애 ⇒ 경미한 들뜸병과 경미한 우울병이 주기적으로 나타나는 질환
Korsakoff's syndrome	코르사코프증후군 ⇒ 알코올에 의한 정신병

CHAPTER 04 수술처치용어(Surgical Treatment)

Surgical Term	Meaning
behavior therapy	행동요법 ⇒ 심리학의 임상 분야에서 신경증 증세나 부적응 행동 등의 이상행동을 심리학의 학습이론 원리나 법칙에 따라 치료하고 수정하려는 행동요법
family therapy	가족요법
group therapy 기출	집단요법 ⇒ 집단 그 자체의 영향력을 이용하여 치료효과를 높이려는 것으로, 심리극(心理劇 : 사이코 드라마)이 대표적
hypnosis	최면요법
play therapy	놀이요법
psychoanalysis	정신분석요법 ⇒ 개인의 정신적인 측면을 분석하여 정신병을 진단하고 치료하는 방법

CHAPTER 05 약어(Abbreviation)

Abbreviation	Meaning
DT	delirium tremens 진전성섬망(진전섬망)
I.Q	intelligence quotient 지능지수
MDI	manic-depressive illness 조울증
MMPI	minnesota multiphasic personality inventory 미네소타다면적인성검사
OBS	organic brain syndrome 기질성 뇌증후군

PART 15 영상의학(Radiology)

CHAPTER 01 영상의학의 정의

영상의학(Radiology)은 X-ray, CT(컴퓨터단층촬영), MRI(자기공명영상), 초음파 등 다양한 영상 기법을 활용하여 인체 내부를 진단하고, 필요에 따라 시술과 치료까지 수행하는 의학 분야이다. 전통적으로는 진단방사선과(영상의학과)에서 영상을 얻고 분석하여 다른 임상과에 진단 정보를 제공하는 역할을 담당해 왔다. 이를 통해 질병이 발생한 부위나 범위를 정확히 확인하고, 치료효과 모니터링이나 예후 예측에도 활용한다.

X-ray	가장 기본적인 방사선 검사로, 뼈와 폐 등 고밀도 조직을 신속하게 확인할 수 있다.
CT (컴퓨터단층촬영)	X-ray를 여러 각도에서 촬영 후 컴퓨터로 단층영상을 재구성하여 더 상세한 3차원 정보를 제공한다.
MRI (자기공명영상)	강한 자기장과 고주파를 이용해 내부 조직의 상태를 파악하며, 전리방사선(ionizing radiation)을 사용하지 않아 비교적 안전하다.
초음파	고주파 음파를 사용하여 실시간 영상을 제공하며, 방사선 노출이 없어 주로 임신·복부·근골격계 등 다양한 부위에 적용된다.

CHAPTER 02 X-ray를 이용한 진단기술

Diagnostic Technique	Abbreviation	Meaning
computed tomography	CT	컴퓨터단층촬영술
contrast techniques	–	조영술
barium sulfate($BaSO_4$)	–	황산바륨
iodine compounds	–	요오드제제의 조영제
arteriography 기출 *arteri/o 동맥	–	동맥조영술
venography 기출 *ven/o 정맥	–	정맥조영술
bronchography *bronch/o 기관지	–	기관지조영술
cholecystography 기출 *cholecyst 담낭	–	담낭조영술

Examination	Abbreviation	Meaning
intravenous cholangiography 기출	IVC	정맥성담관조영술
hysterosalpingography 기출 *hyster- 자궁	HSG	자궁난관조영술
intravenous pyelography 기출	IVP	경정맥신우조영술
retrograde pyelography 기출	RP	역행성신우조영술
myelography	-	척수조영술
arthrography *arthr/o 관절	-	관절조영술
fluoroscopy 기출	-	형광투시검사법
magnetic resonance imaging	MRI	자기공명영상
ultrasonography	VS	초음파검사법

CHAPTER 03 핵의학의 정의

핵의학(nuclear medicine)은 방사선 핵종이 표시된 방사성 의약품을 환자에게 투여하여 우리 몸의 상태와 질병을 진단하거나 치료하는 전문의학 분야이다. 영상검사에서는 생리대사를 반영하는 방사성동위원소를 인체에 투여하고 그 분포를 영상화하여 질병을 진단하지만, 핵의학 치료에서는 방사성동위원소가 질병이 있는 부위에 모이게 하고 그 원소에서 나오는 방사선을 이용하여 질병을 치료한다. 또한 환자의 혈액이나 체액에 있는 미량물질의 양을 방사성동위원소로 정밀 측정하여 질병의 유무를 진단하는 검체검사도 시행하고 있다. 핵의학검사는 다른 검사에 비하여 질병으로 인한 해부학적인 이상이 생기기 전에 나타나는 기능적인 이상을 찾아내기 때문에 질병을 조기진단할 수 있으며, 미량의 방사성동위원소만을 사용하므로 안전하고 편안한 검사방법이다. 방사성동위원소에서 나오는 에너지가 핵의학 영상이나 치료에 필요하기 때문에 핵의학 영상은 붕괴 때 나오는 감마선 에너지를 카메라로 촬영하고 이를 영상화하는 것이다. 또한 베타선이 방출되는 방사능을 이용하여 질병을 치료한다.

Examination	Abbreviation	Meaning
blood and heart scan	-	심혈관계스캔
bone scan 기출	-	골스캔
liver and spleen scan	-	간-비장스캔
positronmission tomography	PET	양전자방출단층촬영(술)
radioactive iodine uptake by the thyroid gland	-	갑상선의 방사성요오드섭취율검사
thyroid scan	-	갑상선스캔

CHAPTER 04 X-ray 촬영방향

X-Ray 촬영방향	Abbreviation	Meaning
anteroposterior view *posterior 뒤쪽의	AP view 기출	전후면(앞에서 뒤로)
lateral view	–	측 면
oblique view	–	사 면
posteroanterior view *anterior 앞쪽의	PA view 기출	후전면(뒤에서 앞으로)

PART 16 종양학(Oncology)

CHAPTER 01 종양학의 정의

종양학은 인체의 내부와 외부에 신생하는 양성 및 악성종양에 관한 학문으로 종양(tumor, tumour)은 비정상적으로 자라며 전이되는 종기나 상처를 말한다. 종양의 영어 tumor 또는 tumour는 고대 프랑스어 낱말 tumour에서 왔으며, 이는 라틴어로 종기를 뜻하는 tumor에서 왔다. 즉, 종양은 원래는 피부에 생기는 비정상적인 종기를 일컫는 말이었다. 종양은 암과는 또 다른데 왜냐하면 양성종양(benign neoplasm)과 상피내암(carcinoma in situ) 또는 조기암 pre-malignant)일 수도 있기 때문이다. 악성종양을 암(cancer)이라고 한다. 종양이 양성(benign)인지 악성(malignant)인지는 해부병리학에서 생검(biopsy)이나 수술 표본을 가지고 분석하여 판단한다.

CHAPTER 02 양성 및 악성신생물

Terminology	Meaning
adenoma	선종 ⇒ 위·장관·젖샘·침샘 등의 선상피에서 발생하는 양성종양
benign	양성 ⇒ 생체를 구성하는 세포의 일부가 자율적으로 증식한 세포집단으로 전이하는 경우는 악성, 전이하지 않는 경우는 양성이라고 함
carcinoma 기출	암종 ⇒ 종양의 실질이 상피조직으로 되어있는 악성종양
chondroma	연골종 ⇒ 골의 중심부인 골수강 안에 연골이 생기는 종양
fibroma	섬유종 ⇒ 결합조직을 형성하는 섬유세포와 섬유에 의해 구성된 양성종양
lipoma 기출	지방종 ⇒ 지방세포로 이루어진 양성종양
malignant	악성 ⇒ 종양에 붙여서 말할 때에는 '전이하는', '재발하는'이라고 함
metastasis	전이 ⇒ 악성종양이 발병한 장기에서 떨어진 다른 조직으로 전파한 상태

myoma 기출	근종 ⇒ 근육조직에서 발생하는 종양	
myxoma	점액종 ⇒ 양성종양의 일종	
nodule	결절 ⇒ 피부병변 중 구진(papule)과 같은 형태	
osteoma 기출	골종 ⇒ 육안으로 골과 같은 양상의 종양으로 양성이며 단단한 결절상	
papilloma	유두종 ⇒ 체표나 점막 표면에 돌출한 양성종양 중 주로 상피세포에 발생	
sarcoma 기출	육종 ⇒ 생체의 지지조직인 비상피조직에서 발생하는 악성종양	

CHAPTER 03 약어(Abbreviation)

Abbreviation	Meaning
Bx	biopsy 생검
Ca	cancer 암
CEA	carcinoembryonic antigen 종양표지자검사
chemo	chemotherapy 화학요법
HIV	human immunodeficiency virus 인간면역결핍바이러스

CHAPTER 04 종양표지자검사(Carcinoembryonic Antigen, CEA)

검사항목	임상적 의의(비고)
α-fetoprotein(AFP)	간세포암, 간경변, 급성·만성감염, 간아세포종, 유아간염, 임신 시 선천성담도폐쇄증
CA19-9	췌장암, 위암, 간암, 담낭암
CA125	난소암에서 특이적, 난소장액성낭종암, 췌장암, 간경변 ※ 여성의 임신, 생리 시 위양성 나타날 수 있음
CEA	악성종양(대장암, 췌장암, 위암, 폐암, 유방암), 간경화증, 알콜성간염, 췌장염, 전이성간암 ※ 흡연, 연령에 따라 다소 상승

PART 17 약리학(Pharmacology)

CHAPTER 01 약리학의 정의

약리학은 새로운 약물의 합성, 약의 생체에 대한 작용기전 등을 연구하는 학문으로, 약물을 생체에 투여함으로써 생기는 생체의 반응에 주목하여 그 성질·제법·유래·작용·치료적 응용 등을 전반적으로 연구하는 학문을 말한다. 임상에서 약물치료학의 기초를 제공한다는 뜻에서는 기초의학의 한 분과를 이룬다고 볼 수 있으나, 해부·병리 등의 형태학 부문이나 생리·생화학 등의 기능적 부문, 또는 세균학의 기초적 지식을 근거로 하여 유기화학에 뒷받침된 약학과 함께 약물학을 이분하는 종합적 학문이라고도 말할 수 있다.

CHAPTER 02 약리학 용어(Pharmacological Terminology)

Terminology	Meaning
chemical name	화학명
generic name(=official name)	일반명
brand name(=trade name)	상품명
minimum effective dose	최소 유효량
effective dose	유효량
therapeutic dose	치료량
toxic dose	중독량
tolerated dose	내량
lethal dose	치사량
drug dependence	약물의존성
drug toxicity	약물독성
hypersusceptibility	과민성
inhalation	흡입
intra-arterial injection	동맥내주사, 동맥주사
intradermal injection(ID)	피내주사
intramuscular injection(IM)	근육내주사
intrathecal injection	척수강내주사
intravenous injection(IV)	정맥내주사

subcutaneous injection(SC)	피하주사
tolerance	내 성
topical application	국소작용

CHAPTER 03 약물의 분류(Types of Drugs)

Types of Drugs	Meaning
antacids	제산제
antiarrhythmic agents	항부정맥약
anti-biotics 기출	항생제
anti-cancer drugs 기출	항암제
antidepressant 기출	항우울제
antidiarrheal=antidiarrheals	지사제
antiemetics	제토제(진토제)
antihypertensives	고혈압치료제
antifungal	항진균약
antihistamine	항히스타민제
anti-inflammatory	항염제
bronchodilators	기관지확장제
cardiotonic 기출	강심제(심정지나 저혈압상태일 때)
depressants	억제제
analgesics	진통제
sedatives and hypnotics	진정제 및 수면제
tranquilizers 기출	신경안정제
anesthetics	마취제
stimulants	흥분제

제5과목 핵심문제

01 다음 중 인체를 구분하는 면으로 정중시상면을 뜻하는 것은?

① transverse plane
② axial plane
③ frontal coronal plane
④ midsagittal plane(median plane)

> **해설**
> midsagittal plane(median plane) : 인체를 좌우로 나누는 면

02 다음 중 인체를 수평방향으로 지나고 위아래 두 면으로 나누는 면은?

① sagittal plane
② axial plane
③ frontal coronal plane
④ transverse plan

> **해설**
> transverse plane : 인체를 수평방향으로 지나면서 위아래 두 부분으로 나누는 면

03 다음 중 인체를 앞과 뒤로 나누는 면은?

① sagittal plane
② axial plane
③ transverse plane
④ frontal coronal plane(coronal plane)

> **해설**
> frontal coronal plane : 인체를 앞뒤로 나누는 면(복부와 등을 기준으로 몸을 수직으로 나누는 면)

정답 01 ④ 02 ④ 03 ④

04 다음 중 정중면에 평행한(기관을 좌우대칭으로 나눔) 면은?

① transverse plane
② axial plane
③ frontal coronal plane
④ sagittal plane

> **해설**
> sagittal plane : 앞에서 뒤로 몸의 길이를 수직으로 나눈다. 몸을 왼쪽과 오른쪽 면으로 나누는 것이며, 몸을 나눌 때 절반으로 나눈다.

05 다음 중 관절 움직임을 나타내는 용어로 밖으로 펴는 움직임을 뜻하는 것은?

① flexion
② adduction
③ extension
④ eversion

> **해설**
> extension(신전) : 밖으로 펴는 움직임

06 다음 중 관절 움직임을 나타내는 용어로 정중면에 가까이 오는 움직임을 뜻하는 것은?

① flexion
② abduction
③ adduction
④ eversion

> **해설**
> adduction(내전) : 정중면에 가까이 오는 움직임

07 다음 중 관절 움직임으로 나타내는 용어로 정중면에서 멀어지는 움직임을 뜻하는 것은?

① flexion
② adduction
③ abduction
④ eversion

> **해설**
> abduction(외전) : 정중면에서 멀어지는 움직임

08 다음 단어의 밑줄 친 부분이 의미하는 것은?

cervical

① organ   ② local
③ neck   ④ life

해설
cerv : 목의, 경부의

09 다음 단어의 밑줄 친 부분이 의미하는 것은?

anatomy

① down   ② throw
③ incision   ④ side

해설
tomy : 절개술, 절단술

10 어깨는 팔꿈치보다 (　)에 놓여 있다. 괄호 안에 들어갈 적절한 용어는?

① superior   ② distal
③ proximal   ④ internal

해설
proximal : 몸쪽

11 다음 중 몸통에서 멀리 또는 구조물의 시작부분에서 멀리 떨어진 뜻으로 바른 것은?

① sagittal plane   ② inferior
③ distal   ④ axial plane

해설
distal : 먼 쪽

정답　08 ③　09 ③　10 ③　11 ③

12 다음 중 신체의 다른 구조물보다 아래 또는 아랫부분에 속한 부분을 뜻하는 용어는?

① lateral ② inferior
③ right lower quadrant ④ superficial

> **해설**
> inferior : 아래, 하

13 다음 중 신체의 옆에 속한 뜻으로 올바른 것은?

① dorsal ② lateral
③ right lower quadrant ④ proximal

> **해설**
> lateral : 외측, 가쪽

14 다음 중 신체의 등쪽 또는 뒤쪽을 뜻하는 용어는?

① sagittal plane ② posterior
③ right lower quadrant ④ axial plane

> **해설**
> posterior : 인체의 등쪽, 배측

15 다음 중 갈비 밑 부위 및 배까지 이어지는 rib의 연골 아래의 좌우 부위로 아홉 부위 중 가장 위에 위치하는 신체 구역을 뜻하는 용어는?

① hypochondriac region
② inguinal region
③ hypogastric region
④ lumbar region

> **해설**
> hypochondriac region : 갈비 밑 부위, 늑하부

정답 12 ② 13 ② 14 ② 15 ①

16 다음 중 명치 부위 또는 stomach보다 위에 있는 부위를 뜻하는 용어는?

① epigastric region
② inguinal region
③ umbilical region
④ lumbar region

해설
epigastric region : 위(stomach)보다 위에 있는 부위

17 다음 중 서혜부 또는 사타구니 근처의 부위로 아홉 부위 중 가장 아래에 위치하고 있으며 좌우 부위로 몸통이 다리와 만나는 곳은?

① left lower quadrant
② hypochondriac region
③ right lower quadrant
④ inguinal region

해설
inguinal region : 샅굴 부위, 서혜부

18 다음 중 신체 구역을 4분역으로 하였을 때, 우상복부 쪽을 가리키는 용어는?

① left lower quadrant – LLQ
② left upper quadrant – LUQ
③ right lower quadrant – RLQ
④ right upper quadrant – RUQ

해설
right upper quadrant(RUQ, 우상복부) : liver(간)의 right lobe(오른엽), gallbladder(쓸개), pancreas(이자) 중 일부분, small intestine(작은창자)과 large intestine(큰창자)의 일부분이 속한다.

정답 16 ① 17 ④ 18 ④

19 다음 중 대정맥을 뜻하는 용어는?

① valve
② vena cava
③ superior vena cava
④ inferior vena cava

> 해설
>
> ① valve : 판막, 판
> ③ superior vena cava : 상대정맥, 위대정맥
> ④ inferior vena cava : 하대정맥, 아래대정맥

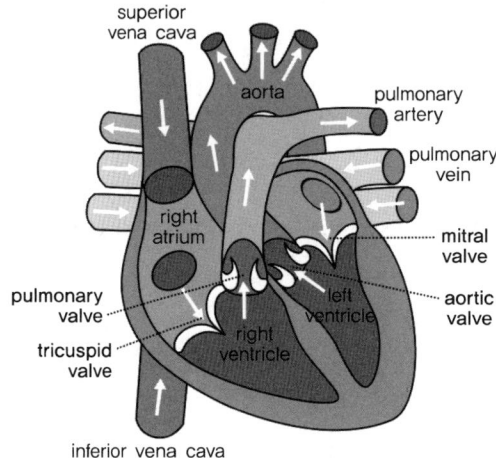

20 다음 중 하대정맥을 뜻하는 용어는?

① venesection
② venosity
③ inferior vena cava
④ superior vena cava

> 해설
>
> ① venesection : 정맥절개
> ② venosity : 정맥혈성 충혈
> ④ superior vena cava : 상대정맥, 위대정맥

21 다음 중 심장의 구조에서 우심방을 뜻하는 용어는?

① right ventricular hypertrophy
② right ventricular failure
③ right atrium
④ right ventricle

> 해설
> ① right ventricular hypertrophy : 우심실비대
> ② right ventricular failure : 우심부전
> ④ right ventricle : 우심실

22 다음 중 심장에서 두 개의 심방을 나누는 심실 사이의 막을 뜻하는 용어로 바른 것은?

① valve
② pulmonary vein
③ myocardium
④ aorta

> 해설
> ② pulmonary vein : 폐정맥
> ③ myocardium : 심근
> ④ aorta : 대동맥

23 다음 중 신체에서 정맥을 뜻하는 용어로 바른 것은?

① artery
② capillary
③ vein
④ coronary artery

> 해설
> ① artery : 동맥
> ② capillary : 모세혈관
> ④ coronary artery : 관상동맥

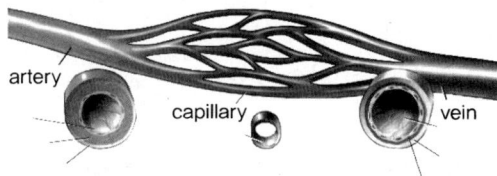

24 다음 중 눈에서 망막을 뜻하는 것으로 바른 것은?

① sclera
② cornea
③ iris
④ retina

> **해설**
> ① sclera : 공막, 흰자위막
> ② cornea : 각막
> ③ iris : 홍채

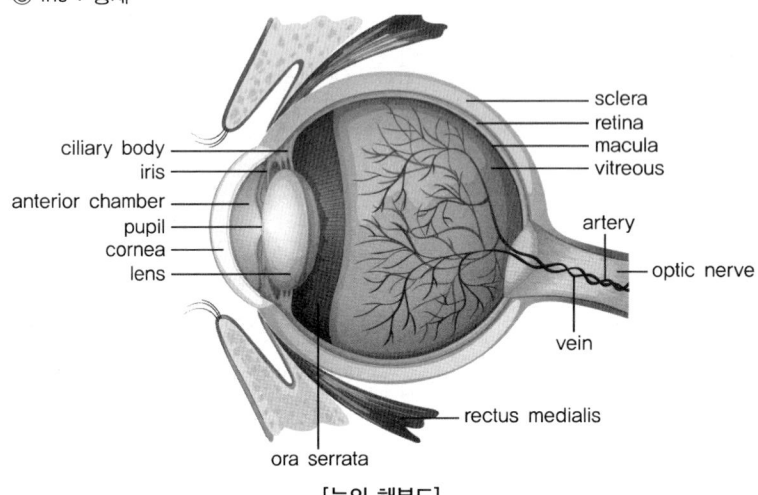

[눈의 해부도]

25 다음 단어 중에 빈혈을 뜻하는 용어로 바른 것은?

① syncope
② anemia
③ chest pain
④ emesis

> **해설**
> anemia : 적혈구의 수가 줄어든 상태 또는 혈액에 헤모글로빈이 줄어든 상태

26 다음 중 급작스럽게 비정상적으로 심박동 수가 증가하면서 가슴 두근거림의 증상을 뜻하는 용어는?

① irritability
② palpitation
③ anemia
④ stroke

> **해설**
> palpitation(심계항진, 가슴 두근거림) : 심장의 비규칙적이고 강압적인 반응으로 인한 불쾌감

27 다음 단어 중 부종의 뜻으로 바른 것은?

① depress
② edema
③ fatigue
④ headache

해설
edema(부종) : 조직 내에 혈액 수액 등이 축적되어 부어오른 것이 관찰될 때를 나타내는 말

28 다음과 관련 있는 용어는?

> 협심증이나 심근경색일 때 일어나는 통증으로 격렬하여 왼쪽 어깨와 왼쪽 팔로 퍼지는 특징이 있으며, 강한 통증 때문에 죽음의 공포까지도 느끼게 되는 경우가 있다. 산소포화가 높은 혈액의 흐름이 심장에 전달되지 않으면 발생한다. 혈액의 흐름이 빨리 회복되지 않으면 심장근육은 죽을 수 있다.

① congestive heart failure
② heart attack
③ coronary artery disease(CAD)
④ coarctation of the aorta(COA)

해설
heart attack : 심장발작, 심장마비

29 다음과 관련 있는 용어는?

> 심장이 점차 기능을 잃으면서 폐나 다른 조직으로 혈액이 모이는 질환을 말한다. 심장근육의 탄력성이 떨어져서 혈액을 심장 밖으로 충분히 내보내지 못하면 심장에 혈액이 고이는데, 경우에 따라서는 혈액이 폐나 간 등 다른 기관으로 역류하기도 한다.

① congestive heart failure
② myocardial infarction
③ coronary artery disease(CAD)
④ coarctation of the aorta(COA)

해설
congestive heart failure : 울혈성심부전

정답 27 ② 28 ② 29 ①

30 다음 중 심장의 동맥벽이 두꺼워져 혈액이 정상적으로 흐르지 않을 때의 상태를 뜻하는 용어는?

① arteriosclerosis
② metastasis
③ laparoscopy
④ coarctation of the aorta(COA)

해설
arteriosclerosis : 동맥경화증

31 다음 중 백혈구의 수가 줄어드는 증상을 뜻하는 용어는?

① leukocytopenia
② blood clots
③ hyperlipidemia
④ erythrocytosis

해설
leukocytopenia(백혈구감소증) : 혈액 내 백혈구수의 감소가 발견되는 것이며 감염과 질병에 싸우는 몸의 능력을 감소시킨다.

32 다음 중 혈액응고를 뜻하는 용어는?

① embolism
② leukocytosis
③ coronary thrombosis
④ blood clotting

해설
① embolism : 색전증
② leukocytosis : 백혈구증가증
③ coronary thrombosis : 관상동맥혈전증

33 다음 중 뇌졸중 질환을 뜻하는 용어는?

① cardiomyopathy
② hypertensive heart disease
③ coronary thrombosis
④ cerebralvascular accident(CVA)

해설
cerebralvascular accident(CVA) : 뇌졸중으로, stroke의 또 다른 명칭이며 뇌에 대한 혈액 공급 장애로 나타나는 뇌 손상이다.

30 ① 31 ① 32 ④ 33 ④

34 다음 중 관상동맥혈전증질환을 뜻하는 바른 용어는?

① cardiomyopathy
② ischemia
③ valvular disease
④ coronary thrombosis

> **해설**
> coronary thrombosis(관상동맥혈전증) : 혈관 내 혈액유입의 막힘, 즉 동맥 내에서 응고되는 혈액에 2차적으로 관상동맥의 막힘을 묘사하는 용어이다.

35 다음 중 동맥조영술을 뜻하는 단어는?

① angioplasty
② atherectomy
③ arteriography
④ coronary angioplasty

> **해설**
> ① angioplasty : 혈관성형술
> ② atherectomy : 죽종절제술
> ④ coronary angioplasty : 관상동맥성형술

36 다음 중 죽종절제술을 뜻하는 단어는?

① base of lung
② epiglottis
③ atherectomy
④ apex of lung

> **해설**
> atherectomy(죽종절제술) : 막힌 동맥을 열기 위한 비외과적 수술절차

37 다음 신체기관 중 냄새와 습기를 파악하며, 외부에서 오는 공기를 거르는 필터 역할을 하는 곳은?

① base of lung
② nasal cavity
③ pepsin
④ apex of lung

> **해설**
> nasal cavity : 코 안

정답 34 ④ 35 ③ 36 ③ 37 ②

38 다음 중 소화기관에 해당하는 부위이며 후두로 공기를 전달하는 역할을 하는 기관은?

① nasal cavity
② pharynx
③ stomach
④ small intestine

해설
pharynx : 인두

39 다음 중 호흡계통에 해당하며 공기와 혈액 사이에 가스교환(산소와 이산화탄소)이 일어나는 곳은?

① alveoli
② epiglottis
③ bronchiole
④ apex of lung

해설
alveoli : 허파꽈리(폐포)

40 다음 중 숨쉬기 곤란한 증상을 표현하는 용어는?

① hyperpnea
② anoxia
③ dyspnea
④ asphyxia

해설
dyspnea : 호흡곤란

41 다음 중 호흡 없는 상태 즉, 무호흡증을 표현하는 용어는?

① hyperpnea
② anosmia
③ apnea
④ asphyxia

해설
apnea : 무호흡

42 다음 중 무후각증, 또는 후각상실증을 표현하는 용어는?

① anemia
② anosmia
③ aphonia
④ anoxia

해설
anosmia : 무후각, 후각이 상실된 병적 상태

43 다음 중 가래나 객담을 뜻하는 용어는?

① rhonchus
② rale/crackle
③ sputum
④ hemoptysis

해설

sputum : 가래, 객담

44 다음 중 고름을 포함한 화농성 가래를 표현하는 용어는?

① rale/crackle
② rhonchus
③ purulent sputum
④ expectoration

해설

① rale/crackle : 수포음
② rhonchus : 건성수포음
④ expectoration : 가래배출

45 다음 중 코피를 표현하는 용어는?

① coup
② chronic obstructive pulmonary disease
③ epistaxis
④ pertussis

해설

epistaxis : 코피

46 다음 중 천식을 표현하는 바른 용어는?

① chronicbronchitis
② chronic obstructive pulmonary disease
③ asthma
④ respiratory failure

해설

asthma : 기관지의 만성적 감염으로 부종과 기도의 좁아짐을 일으키며 결과적으로 호흡곤란이 나타난다.

정답 43 ③ 44 ③ 45 ③ 46 ③

47 다음 중 구강(oral cavity)에 해당하지 않는 것은?

① tongue
② trachea
③ soft palate
④ tonsil

해설
trachea : 기관, 기도

48 다음 중 쓸개즙을 표현하는 용어는?

① greater curvature
② bile
③ hydrochloric acid
④ digestive gland

해설
bile : 쓸개즙, 담즙

49 다음 중 직장을 표현하는 용어는?

① cystic duct
② rectum
③ villi
④ ileum

해설
rectum : 직장

50 다음 중 소화계통에서 해부학적으로 상행결장을 뜻하는 용어는?

① transverse colon
② ascending colon
③ descending colon
④ sigmoid colon

해설
ascending colon : 상행결장

51 다음 중 쓸개급성통증을 표현하는 바른 용어는?

① biliary colic
② borborygmus
③ epigastric pain
④ flatus

47 ② 48 ② 49 ② 50 ② 51 ①

해설
biliary colic(담석산통) : 갈비 측면의 상위 배 쪽에 꾸준하거나 간헐적인 통증을 일으키며 쓸개즙의 정상적인 흐름을 막을 때 발생한다.

52 다음 중 변비를 표현하는 바른 용어는?

① constipation ② eructation
③ odynophagia ④ biliary colic

해설
constipation(변비) : 배변을 보기가 힘들거나 배변 후의 잔변감

53 다음 중 용혈을 표현하는 용어는?

① hemolysis ② melena
③ Jaundice/icterus ④ hematochezia

해설
hemolysis(용혈) : 적혈구가 파괴 될 때, 산소를 운반하는 헤모글로빈이 유출되는 현상

54 다음 중 단어와 그 의미가 잘못 연결된 것은?

① colon : 결장 ② ilium : 회장
③ jejunum : 공장, 빈창자 ④ rectum : 직장, 곧창자

해설
ilium : 엉덩뼈, 장골

55 다음 중 전신의 허약감을 의미하는 용어는?

① jaundice ② hypoglycemia
③ ascites ④ cachexia

해설
cachexia(악액질) : 체질적 질환으로서 전신의 영양실조나 건강하지 못한 상태

정답 52 ① 53 ① 54 ② 55 ④

56 다음 중 입술의 파열을 꿰매 주는 수술은?

① tracheorrhaphy
② cheilorrhaphy
③ colporrhaphy
④ chiropractic

해설
cheilorrhaphy : 입술봉합술

57 투약과 관련된 다음 약어 중 틀린 것은?

① ac – before meals(식전)
② qh – every hours(매시간)
③ pc – after meals(식후)
④ hs – when needed(필요시)

해설
hs – at bedtime : 취침 전

58 다음 중 구취증을 뜻하는 용어는?

① halitosis
② dysphagia
③ aphagia
④ parotitis

해설
halitosis(구취) : 입에서 냄새가 나는 것, 구취증

59 다음 중 혈액이나 조직에 있는 물질로 응혈덩이(응혈괴)의 형성을 막아 주는 것은?

① heparin
② fibrin
③ bilirubin
④ globulin

해설
heparin(헤파린) : 황산기를 가진 산성 다당류의 일종으로 혈액응고 저지작용을 하는 물질

60 다음 중 작은 출혈반으로 피부나 점막에 청색 또는 자색의 반점이 생기는 상태는?

① purpura ② ecchymosis
③ faint   ④ edema

해설
purpura(자반) : 피부 밑이나 점막에 출혈이 일어나서 자색의 작은 반점이 생기는 병

61 피부의 가장 바깥층을 이루는 세포층으로 중층편평상피로 된 것은?

① epidermis ② dermis
③ hypodermis ④ subcutaneous tissue

해설
epidermis : 표피

62 모근과 발가락의 배측 표피가 각화된 것은?

① keratin ② collagen
③ melanin ④ basal layer

해설
keratin : 각질

63 밑줄 친 용어의 뜻은?

melanoma

① 검은색 ② 황 색
③ 흰 색   ④ 탈 색

해설
melanoma(흑색종) : 멜라닌 형성세포에서 생기는 악성신생물

정답 60 ① 61 ① 62 ① 63 ①

64 osmidrosis의 뜻은?

① 무한증 ② 액취증
③ 구취증 ④ 발한증

해설
osmidrosis(액취증) : 세균성 분해의 결과로 악취를 풍기는 겨드랑이의 땀
*osmo : hidro(땀)

65 심한 가려움증으로 긁으면 자국대로 피부의 일부분이 주위보다 붉거나 창백하게 융기되는 hives는?

① macule ② urticaria
③ eczema ④ purpura

해설
urticaria(두드러기) : 약이나 음식을 잘못 먹거나 또는 환경의 변화로 인해 생기는 피부병의 하나로, 피부 또는 점막의 깊은 부위가 일시적으로 붓는 현상

66 둥그렇게 융기된 피부병면 내에 고름(농)이 차 있는 상태는?

① pustule ② bulla
③ pruritus ④ acne

해설
pustule : 고름물집, 농포

67 피부에 홍반, 구진, 수포, 가피가 형성되는 표재성질환은?

① eczema ② xerosis
③ scabies ④ erosion

해설
eczema : 습진

68 mycobacterium leprae(나병균)에 의해 발병되는 만성 전염성 난치병은?

① pemphigus
② bruise
③ leprosy
④ lentigo

해설
leprosy(한센병) : 나병. 나균에 의하여 감염되는 만성 전염성 난치병

69 급성 virus 감염에 의하여 입술, 코 주변, 성기에 침범하는 급성염증으로 보통 발열, 피부박탈, 감기, 불안을 수반하는 것은?

① shingles
② seborrheic keratosis
③ herpes zoster
④ herpes simplex

해설
herpes simplex(단순포진) : 헤르페스. 급성바이러스감염증의 하나로 직경 3~6 mm의 작은 물집이 집단적으로 피부에 나타나는 것이 특징

70 피부의 일부가 소멸되어 위축되는 것은?

① atrophy
② erythema
③ verruca
④ fibroma

해설
atrophy : 위축증

71 비뇨계통에 속하지 않는 것은?

① vagina
② kidney
③ ureter
④ renal pelvis

해설
vagina : 질

정답 68 ③ 69 ④ 70 ① 71 ①

72 신장의 동맥, 정맥, 요관이 통과하는 입구는?

① renal pelvis
② renal papilla
③ renal hilum
④ cortex

해설
renal hilum : 신문(콩팥문)

73 소변을 일시적으로 저장하는 기능을 갖는 근육성 주머니는?

① ureter
② bladder
③ renal pelvis
④ urethra

해설
bladder : 방광

74 신장에서 나타나는 허혈(ischemia) 증상은?

① nephrosis
② nephroma
③ neuroparalysis
④ renal infarction

해설
renal infarction : 신장경색

75 소변 내에 고름이 존재하는 경우는?

① pyuria
② dysuria
③ anuria
④ albuminuria

해설
pyuria(고름뇨, 농뇨) : 소변에 고름이 섞여 나오는 증상

76 신장의 돌(결석)을 제거하는 수술은?

① nephrectomy
② nephrolysis
③ nephropexy
④ nephrolithotomy

해설
nephrolithotomy : 신장절개돌제거술(-lithotomy : 돌제거술)

77 정맥 내에 조영제를 주사하여 신우 내로 배설되는 소견을 보는 촬영법은?

① IVP
② RGP
③ USG
④ CT

해설
intravenous pyelography(IVP) : 경정맥신우조영술

78 요관을 통해 신장신우에 조영제를 주사하여 역으로 시행하는 신장신우 촬영법은?

① intravenous pyelography
② retrograde pyelography
③ cystoscopy
④ renal angiography

해설
retrograde pyelography(RP) : 역행성신우조영술

79 소변의 생성에 관여하는 주요 기관이 아닌 것은?

① 신 장
② 요 관
③ 담 낭
④ 방 광

해설
비뇨계통
- 신장 : 노폐물을 배설하고 체내의 항상성을 유지하는 기능
- 요관 : 신장과 방광을 이어주는 관으로 소변을 방광까지 전달
- 방광 : 소변의 저장과 배출을 담당
- 괄약근 : 수축과 이완을 통해 신체기관의 입구를 열고 닫는 기능
- 요도 : 방광에 모인 소변이 배출되는 관

정답 76 ④ 77 ① 78 ② 79 ③

80 연결 이음부를 나타내는 용어는?

① junction ② rupture
③ obstruction ④ fistula

해설
junction : 이음, 접합

81 다음 단어 중 bleeding을 뜻하는 용어는?

① stricture ② rrhea
③ rrhagia ④ fistula

해설
rrhagia(이상출혈) : 피가 몸 밖으로 나오지 않고 몸 안에서 핏줄 밖으로 나옴

82 다음 중 남성 생식계통과 관련이 없는 것은?

① ureter ② scrotum
③ vas deferens ④ testis

해설
① ureter : 요관
② scrotum : 음낭
③ vas deferens : 정관
④ testis : 고환

83 다음 중 접두사의 뜻이 잘못된 것은?

① anti – against
② dys – bad
③ epi – upon
④ sub – together

해설
sub – 아래쪽(under, below)

80 ① 81 ③ 82 ① 83 ④

84 보통 전립샘에 많이 나타나는 샘상피세포의 악성종양은?

① cryptorchism
② anorchism
③ prostatitis
④ adenocarcinoma

> 해설
adenocarcinoma : 샘암종, 선암종

85 남성불임의 원인이 되며 정액 내에 정자가 없는 상태는?

① azoospermia
② oligospermia
③ strangury
④ prodromal pain

> 해설
azoospermia : 무정자증

86 귀두의 노출을 위해 표피를 적당히 제거하는 수술은?

① circumcision
② orchiectomy
③ prostatectomy
④ epididymectomy

> 해설
① circumcision : 포경수술
② orchiectomy : 고환절개술
③ prostatectomy : 전립선절제술
④ epididymectomy : 부고환절제술

87 다음 중 어근의 뜻이 다르게 연결된 것은?

① vas – duct
② orchido – testis
③ chordo – spermatic cord
④ semen – fluid

> 해설
semen – 정액, fluid – 체액

정답 84 ④ 85 ① 86 ① 87 ④

88 결석으로 인해 느끼는 심한 통증을 나타내는 용어는?

① odynia
② spasm
③ algia
④ colic

> **해설**
> ④ colic : 급통증, 산통, 결석으로 인한 통증
> ① · ③ odynia, algia : 통증
> ② spasm : 경련

89 남성의 외부 생식기를 크게 둘로 나눈 것 중 옳은 것은?

① penis and scrotum
② testis and epididymis
③ scrotum and prepuce
④ vas deferen and testis

> **해설**
> penis and scrotum : 음경과 음낭

90 한국 여성의 암 발생 중 2000년대 이후 그 순위가 가장 높은 것은?

① stomach cancer
② liver cancer
③ breast cancer
④ lung cancer

> **해설**
> breast cancer : 유방암

91 유방촬영술의 용어로 바른 것은?

① surgical biopsy
② carotid angiography
③ mammography
④ chest X-ray

> **해설**
> mammography : 유방조영술, 유방 X-ray 촬영술

88 ④ 89 ① 90 ③ 91 ③

92 유방암은 암이 생긴 겨드랑이에 인접한 피부, 가슴벽, 림프절로 전이될 수 있다. 전이의 가능성이 있을 때 하는 치료적 수술 방법으로 옳은 것은?

① simple mastectomy
② total mastectomy
③ myomectomy
④ radical mastectomy

> **해설**
> ④ radical mastectomy(근치유방절제술) : 유방전체를 제거하며 두 가지 흉부의 근육과 모든 주위 림프절을 제거하고 지방과 피부까지 포함하여 제거
> ①·② simple or total mastectomy(단순절제술) : 유방전체를 제거하며 주위의 림프절도 부분적으로 제거
> ③ myomectomy(근종절제술) : 자궁근종에 대한 수술요법

93 일반적인 자궁경부암 검사법은?

① PAP smear
② scanning
③ endoscopic biopsy
④ excision biopsy

> **해설**
> PAP smear(도말검사) : 질과 자궁경부에서 채취한 세포들을 염색하여 현미경으로 관찰하는 검사

94 cervical erosion의 증세로 나타나는 희거나 노란색 분비물은?

① diarrhea
② menorrhagia
③ metrorrhagia
④ leukorrhea

> **해설**
> ④ leukorrhea : 대하(냉)
> ① diarrhea : 설사
> ② menorrhagia : 월경과다
> ③ metrorrhagia : 자궁출혈

95 처녀의 질(vagina) 입구를 덮고 있는 막은?

① perineum
② labia minora
③ hymen
④ clitoris

> **해설**
> hymen : 처녀막

정답 92 ④ 93 ① 94 ④ 95 ③

96 pruritus vulva의 올바른 뜻은?

① 외음의 자반증 ② 외음의 통증
③ 질의 염증 ④ 외음의 가려움증

해설
- pruritus : 가려움(증)
- vulva : 외음

97 같은 의미를 가진 복합형 용어가 아닌 것은?

① hyster/o, vagin/o
② oophror/o, ovari/o
③ colp/o, vagin/o
④ galact/o, lact/o, mamm/o

해설
galact/o, lact/o : 유즙, mamm/o : 유방, 유선

98 다음 약어(Abbreviations) 중 틀린 것은?

① cesarean section(C/S) – 제왕절개술
② dilation and curettage(D&C) – 자궁소파술
③ intrauterine pregnancy(IUP) – 임신
④ cervix(CX) – 질

해설
cervix(CX) : 자궁경부

99 양수를 분석하기 위하여 양막 안으로 천공하는 임신검사는?

① amniocentesis ② laparoscopy
③ colposcopy ④ aspiration cytology

해설
amniocentesis : 양수검사

100 배꼽 가까운 부위에 작은 구멍을 뚫어 laparoscope(복강경)를 삽입하여 배안을 보는 배안보개검사법으로 바른 용어는?

① PAP smear
② laparoscopy
③ colposcopy
④ hysteroscope

해설
laparoscopy(복강경검사) : 복벽에 작은 절개를 가하여 이 부분에 가느다란 복강경를 삽입해 간, 비장, 복막, 난소 등 복강 내 장기를 맨눈으로 관찰하고 사진으로 기록하는 검사법

101 pituitary growth hormone 분비과다로 인한 사지말단, 코, 턱, 손과 발가락 등의 비대증을 뜻하는 용어는?

① Addison's disease
② Cushing's disease
③ myxedema
④ acromegaly

해설
acromegaly(말단비대증) : 특히 사춘기 이후 성장호로몬과다분비로 발생함

102 Iodine 식이결핍으로 나타나는 갑상샘비대증을 뜻하는 용어는?

① gout
② tetany
③ obesity
④ goiter

해설
goiter : 갑상선(샘)종, 갑상선(샘)비대증

103 metabolism에서 'meta'가 의미하는 뜻은?

① rapid
② to turn
③ change
④ to throw

해설
change : 변화하다

정답 100 ② 101 ④ 102 ④ 103 ③

104 결합형(combining form)과 그 의미의 뜻이 틀리게 연결된 것은?

① andr/o – female
② lact/o – milk
③ trophy – growing
④ somat/o – body

해설
andr/o – male : 남성의

---

105 다음 중 adrenal cortex에서 분비되는 호르몬에 속하지 않는 것은?

① cortisol
② aldosterone
③ androgen
④ insulin

해설
insulin(인슐린) : 이자의 내분비물질로 랑게르한스섬의 베타세포로부터 분비되며 고혈당을 정상혈당으로 내리는 역할

---

106 다음 중 뇌하수체 전엽에서 분비되는 호르몬에 속하지 않는 것은?

① GH – growth hormone
② TSH – thyroid stimulating hormone
③ calcitonin
④ FSH – follicle stimulating hormone

해설
calcitonin(칼시토닌) : 갑상선(샘)에서 분비되는 호르몬

---

107 다음 중 뇌하수체 후엽에서 분비되는 호르몬에 속하는 것은?

① tyroxine
② oxytocin
③ GnRH – gonadotropin releasing hormone
④ LH – luteinizing hormone

해설
① tyroxine(타이록신) : 갑상선(샘)에서 분비되는 호르몬
③ gonadotropin releasing hormone(GnRH) : 성샘자극호르몬분비호르몬, 시상하부에서 분비
④ luteinizing hormone(LH) : 황체형성호르몬, 뇌하수체 전엽에서 분비

정답 104 ① 105 ④ 106 ③ 107 ②

108 뇌와 척수로 이루어진 신경계통을 부르는 용어는?

① central nervous system
② autonomic nervous system
③ cerebral nervous system
④ sympathetic nervous system

> 해설
>
> central nervous system(중추신경계통) : 말초신경계통과 연결되는 신경계통의 일부로 뇌와 척수로 이루어져 신경의 정보를 제어

109 불수의적으로 생체기능을 조절하는 신경계통을 뜻하는 용어는?

① central nervous system
② autonomic nervous system
③ cerebral nervous system
④ sympathetic nervous system

> 해설
>
> autonomic nervous system(자율신경계통) : 교감신경과 부교감신경으로 구성되어 있으며 불수의적 또는 의지와 관계 없이 기관이나 조직의 활동 지배

110 스트레스와 위기상황에 대처하도록 자극하여 신체를 긴장상태로 만들어 심장박동을 증가시키고 혈압을 상승시키며, 기관지 확장, 부신을 자극하고 위 장관의 운동과 분비의 억제가 이루어지도록 하는 신경은?

① sympathetic nerve
② parasympathetic nerve
③ brain stem
④ CSF

> 해설
>
> 교감신경과 부교감신경
> • sympathetic nerve(교감신경) : 스트레스와 위기상황 대처, 신체의 긴장상태
> • parasympathetic nerve(부교감신경) : 신체의 이완상태

정답 108 ① 109 ② 110 ①

111 신경계통의 기본단위를 일컫는 용어는?

① neuron
② plexus
③ ganglion
④ neuroglial cell

해설
neuron(뉴런) : 신경계통의 기본단위이며 세포체(cell body), 가지돌기(dendrite), 축삭(axon)으로 구성

112 다음 단어에서 밑줄 친 부분의 뜻은?

<u>encephal</u>omyelitis

① 뇌
② 머리
③ 뇌척수
④ 머리뼈

해설
encephal/o : 뇌(cf. encephalomyelitis : 뇌척수염)

113 다음 단어에서 밑줄 친 부분의 뜻은?

<u>rachi</u>omyelitis

① spin/o
② radi/o
③ splen/o
④ rhin/o

해설
rachi- : 척추(spine, spinal)

114 뇌 혹은 척수를 싸고 있는 막의 종양을 뜻하는 용어는?

① meningitis
② meningocele
③ myelocele
④ meningioma

해설
meningioma : 뇌, 수막(meningi/o)+종양(oma)

정답 111 ① 112 ① 113 ① 114 ④

115 척수와 뇌의 백색질에 침범하여 축삭의 말이집 탈락을 일으키는 질환으로 신경전달이 방해를 받고 근육약화, 느린 동작, 마비, 떨림, 척추굳음증 등의 증상이 나타나는 질환은?

① rabies
② myelocele
③ polyneuritis
④ multiple sclerosis

해설
multiple sclerosis : 다발성경화증

116 다음 중 양측하지마비를 뜻하는 용어는?

① paraplegia
② hemiplegia
③ quadriplegia
④ diplegia

해설
paraplegia : 하지대마비, 양측하지마비

117 Stroke와 같은 의미로 사용되는 동의어는?

① transient ischemic attack
② herniated intervertebral disk
③ amyotrophic lateral sclerosis
④ cerebrovascular accident

해설
cerebrovascular accident(CVA) : 뇌졸중, 뇌중풍[뇌의 정상적인 혈액공급이 방해되어 발생하는 신경질환으로 뇌혈전, 뇌색전, 뇌출혈, 뇌경색 및 거미막출혈 등(=stroke, apoplexy)]

118 추간판의 수핵이 돌출하여 신경뿌리를 눌러 통증과 마비를 일으키는 질환은?

① Parkinson's disease
② herniated intervertebral disk
③ multiple sclerosis
④ paralysis agitans

해설
herniated intervertebral disk(HIVD) : 추간판탈출증

119 중년기에 흔히 발병하는 것으로, 단백질 대사 이상으로 대뇌겉질 전반에 걸친 미만성위축으로 노인성판(senile plaques)을 특징으로 하는 뇌의 진행성퇴행질환이며 증상으로 amnesia, anxiety, depression, 판단력 이상, 인격 이상 등이 나타나는 질환은?

① Alzheimer's disease
② Parkinson's disease
③ Huntington's disease
④ multiple sclerosis

해설
Alzheimer's disease : 알츠하이머병

120 일곱째 뇌신경의 기능 마비로 인한 안면마비(unilateral facial paralysis)를 뜻하는 용어는?

① tic douloureux
② nystagmus
③ cachexia
④ Bell's palsy

해설
Bell's palsy : 제7번 뇌신경의 장애에 의한 얼굴마비(=facial palsy)

121 paralysis agitans로 중추신경계로 피라밋바깥로(추체외로)의 퇴행성 변화로 인한 진행성장애로 근육약화, 진전, 수의적 운동지연이 나타나는 질환은?

① Alzheimer's disease
② Parkinson's disease
③ Huntington's disease
④ multiple sclerosis

해설
Parkinson's disease(파킨슨병) : 중추신경계통의 변성으로 나타나는 노인성 점진성질환으로 웅크린 자세, 근육강직, 운동감소, 가면모양 얼굴, 질질 끄는 걸음걸이 등이 특징이며 신경전달물질(dopamin) 감소가 원인임

122 다음 중 눈에 관련된 용어는?

① vertigo
② otalgia
③ tinnitus
④ nystagmus

해설
nystagmus : 안진(눈떨림증)

119 ① 120 ④ 121 ② 122 ④

123 다음 중 수정체가 혼탁해져서 생기는 질환을 뜻하는 용어는?

① glaucoma ② cataract
③ synechia ④ aphakia

> **해설**
> cataract(백내장) : 안구 수정체가 혼탁해지는 질환으로 수정체 유화흡입술을 시행

124 기질적 이상이나 굴절장애 없이 시력이 약화된 상태를 뜻하는 용어는?

① amblyopia ② diplopia
③ nyctalopia ④ achromatopsia

> **해설**
> amblyopia(약시) : 안경을 써도 교정할 수 없을 정도로 약한 시력

125 다음 중 홍채절제술(iridectomy)을 실시해야 하는 질환은?

① entropion ② blepharoptosis
③ hordeolum ④ glaucoma

> **해설**
> glaucoma(녹내장) : 안구 내부의 압력이 높아져 나타나는 질환으로 각막천자, 홍채절재술, 레이저 섬유주대 성형술 실시

126 다음 중 야맹증을 의미하는 용어는?

① amblyopia ② diplopia
③ nyctalopia ④ achromatopsia

> **해설**
> nyctalopia : 야맹증, 밤소경증

정답 123 ② 124 ① 125 ④ 126 ③

127 다음 중 만성화농성중이염을 의미하는 약어는?

① CSOM
② SOM
③ PNS
④ COM

해설
chronic suppurative otitis media(CSOM) : 만성화농성중이염

128 다음 중 labyrinthitis(미로염, 내이염)는 어느 부분의 염증인가?

① 속 귀
② 가운데귀
③ 바깥귀
④ 고 막

해설
속귀 : 내이(internal ear), 청각기, 평행기가 들어 있는 부분

129 미로의 화농성질환 없이 현기증, 귀울림(이명), 감각신경장애, 난청 및 충만감 등의 증상이 반복되는 내림프수종을 의미하는 용어는?

① diplacusis
② myringorupture
③ Meniere's syndrome
④ acoustic neuroma

해설
Meniere's syndrome(메니에르병) : 달팽이관과 세반고리관에 이상이 생긴 병으로 오심, 구토, 두통, 청력 상실이 특징

130 소뇌성 운동실조와 말초성 운동실조를 식별하기 위해 신체의 평형 유지 여부를 검사하는 방법은?

① tonometry
② otoscope
③ audiometry
④ Romberg test

해설
Romberg test : 눈을 감고 앉았다 일어날 때 넘어지려는 경향이 있는지 위치감각을 알아보는 검사

127 ① 128 ① 129 ③ 130 ④ 정답

131 다음 중 골수에 나타나는 염증을 뜻하는 용어는?

① coxitis
② osteitis
③ periosteitis
④ osteomyelitis

해설

④ osteomyelitis : 골수염
① coxitis : 고관절염
② osteitis : 골염
③ periosteitis : 골막염

132 다음 중 가장 흔히 발생하는 긴뼈의 뼈끝(epiphysis) 부위의 뼈육종을 의미하는 용어는?

① osteogenic sarcoma
② giant cell tumor
③ osteoid osteoma
④ osteochondroma, exostosis

해설

osteogenic sarcoma : 골육종(뼈육종)

133 다음 중 인대 부위 조직에 손상을 가져오고 부종, 통증을 동반하는 관절외상을 나타내는 용어는?

① strain
② cramp
③ sprain
④ claudication

해설

sprain : 염좌, 삠

134 다음 중 절개하지 않고 골절을 복원하는 시술방법은?

① open reduction
② closed reduction
③ simple reduction
④ grafting reduction

해설

closed reduction(비관혈적 정복법, 패쇄골절교정) : 절개하지 않고 골절을 복원하는 시술 방법으로 부러진 골편을 제 위치에 놓이도록 한다(예 석고붕대, 부목, 견인 등).

정답 131 ④ 132 ① 133 ③ 134 ②

135 다음 중 정중신경(median nerve)이 손목의 인대, 뼈, 힘줄을 지나갈 때 압박되는 상태를 나타내는 질환은?

① carpal tunnel syndrome(CTS)
② rheumatoid arthritis
③ frozen shoulder
④ osteoarthritis

해설

carpal tunnel syndrome(CTS) : 손목터널증후군

136 다음 중 주위환경을 인지하는 능력이 상실된 상태를 일컫는 용어는?

① delusion
② disorientation
③ mental retardation
④ obsessive idea

해설

disorientation : 지남력 장애, 방향감 장애

137 다음 중 특정대상, 장소, 행동을 향한 비정상적 애정 또는 병적충동으로 어떤 일에 대한 강박적 몰두를 나타내는 용어는?

① depression
② euphoria
③ mania
④ acrophobia

해설

mania : 조증

138 다음 중 자극을 잘못 지각하는 경우를 나타내는 용어는?

① dementia
② amnesia
③ illusion
④ hallucination

해설

illusion(착각) : 외부자극을 잘못 해석해서 지각

135 ① 136 ② 137 ③ 138 ③

139 다음 중 없는 자극을 있는 것처럼 지각하는 경우를 나타내는 용어는?

① hallucination
② illusion
③ epilepsy
④ melancholia

해설
hallucination(환각) : 외부의 자극이 없는데 있는 것처럼 지각하는 현상

140 다음 중 비현실적인 사고가 이성이나 논리를 대신하여 백일몽, 환상에 몰두하는 섬망 상태를 나타내는 용어는?

① autism
② compulsion
③ neurosis
④ delirium

해설
delirium(섬망) : 뇌조직 기능 저하로 의한 인지기능 손상, 의지혼탁, 집중력 저하, 지각장애, 언어장애, 지리멸렬한 사고의 흐름

141 다음 중 근육의 작은 조각을 떼어 현미경 검사를 실시하는 방법은?

① bone biopsy
② electromyography
③ blood culture
④ muscle biopsy

해설
muscle biopsy : 근생검

142 다음 중 식도, 위장, 소장의 내시경 검사방법을 나타내는 용어는?

① esophagogastroduodenoscopy
② gastric analysis
③ ultrasonography
④ gastroduodenoesophagoscopy

해설
esophagogastroduodenoscopy(위내시경) : 내시경을 통해 식도, 위, 십이지장을 보는 검사

정답 139 ① 140 ④ 141 ④ 142 ①

143 다음 중 심장 내에서 일어나는 심장의 전기적 활동을 그려내는 검사방법은?

① electrocardiomyogram
② cardiac massage
③ electrophysiology
④ electrocardiogram

> **해설**
> electrocardiogram(ECG, EKG) : 심전도

144 다음 중 24시간 동안 환자의 심전도(ECG)를 기록하는 방법은?

① Holter monitor ② angiogram
③ stress test ④ ultrasonography

> **해설**
> Holter monitor : 심전도 장치를 부착하여 24시간 동안의 부정맥 확인

145 다음 중 사구체 여과율(glomerular filtration rate)을 알아내는 소변검사방법은?

① KUB ② urine analysis
③ BUN ④ creatinine clearance

> **해설**
> creatinine clearance : 사구체 여과율을 측정하는 소변검사로 신장의 혈중 크레아티닌 제거능력 측정

146 다음 중 갑상샘의 종양을 알아내기 위해 이용하는 검사방법은?

① thyroid scan ② protein bound iodine
③ thyroxine ④ total calcium

> **해설**
> thyroid scan(갑상선스캔) : 종양, 소결절을 찾는 데 사용

143 ④ 144 ① 145 ④ 146 ①

147 다음 중 뇌(brain)의 구조를 알아보는 데 이용하는 진단방법은?

① electroencephalography
② echoencephalography
③ myelogram
④ computed tomography

해설
computed tomography(컴퓨터단층촬영) : 정밀한 X-ray를 신체 부위에 통과시켜 단층촬영하여 뇌종양, 뇌출혈을 검사

148 다음 중 외반 교정술은 신체 어느 부위의 수술방법인가?

① skull
② femur
③ hand
④ knee

해설
knee : 무릎

149 다음 중 생체조직검사로 세포학적 변화 및 악성질환을 확인하는 데 이용하는 검사는?

① sweat test
② blood test
③ biopsy
④ wound culture

해설
biopsy : 생검

150 관절의 구조를 확인하기 위해 조영제를 주입 후 cartilage, ligament의 손상을 X-ray로 보는 진단검사법은?

① arthroscopy
② arthrography
③ angiography
④ goniometry

해설
arthrography : 관절조영술

정답 147 ④ 148 ④ 149 ③ 150 ②

MEMO I wish you the best of luck!

합격의 공식 시대에듀 | www.sdedu.co.kr

부록

기출유형문제

제1회	기출유형문제
제2회	기출유형문제
제3회	기출유형문제
제4회	기출유형문제
제5회	기출유형문제
제6회	기출유형문제
제7회	기출유형문제
제8회	기출유형문제
제9회	기출유형문제

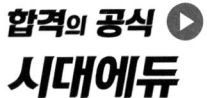 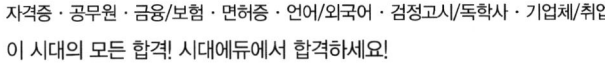 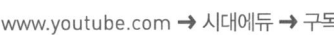 

제1회 기출유형문제

제1과목 보건의료관광행정

01 진료예약제의 효과로 가장 거리가 먼 것은?

① 이용자 만족의 증대
② 병원이용 환자 감소
③ 병원관리의 용이성
④ 업무능률의 향상

해설

진료예약제의 효과
- 이용자의 만족 증대 : 환자의 대기시간이 감축되어 불만이 감소할 수 있고, 요일과 시간대별로 환자가 폭증하는 현상을 막을 수 있다.
- 환자 증가 : 환자에 대한 불만이 해소되어 환자 수가 증가하게 된다.
- 업무능률의 향상 : 접수시간에 집중되는 업무를 사전에 예상하여 분산시킬 수 있다.
- 병원관리의 용이성 : 대기시간의 단축으로 시설물의 관리비가 감소되고 병원 내의 혼잡함이 줄어들게 된다.
- 인력관리의 효율화 : 업무가 폭증되는 시간이 분산되어 서비스와 인력관리에 큰 영향을 미치게 된다.

02 외국인 진료예약 확인서에 포함되는 일반적인 항목과 가장 거리가 먼 것은?

① 예약번호
② 진료비 총액
③ 환자의 국적
④ 여권만료일

해설

외국인 진료예약 확인서 포함 항목
예약번호, 환자성명, 국적, 생년월일, 여권번호, 여권만료일, 보호자성명, 환자와의 관계, 주소 등

정답 01 ② 02 ②

외국인 진료예약 확인서 Confirmation of Treatment Reservation Made by International Patient			
예약번호 Reservation Number		환자성명 Patient's Name	
국적 Nationality		생년월일 Year, Month and Date of Birth	
여권번호 Passport Number		여권만료일 Passport Expiration Date	
보호자 성명 Name of the Accompanying Person		환자와의 관계 Relation to the Patient	
주소 Home Address			
전화번호 Home Telephone Number		핸드폰번호 Mobile Phone Number	
진료과목 1 Medical Department 1		진료과목 2 Medical Department 2	
선택의사 1 Physician in Charge 1		선택의사 2 Physician in Charge 2	
진단명 Diagnosis			

03 재외동포의 출입국과 법적 지위에 관한 법률상 출입국과 체류에 대한 설명으로 틀린 것은?

① 재외동포체류자격에 따른 체류기간은 최장 3년까지로 한다.
② 국내거소신고를 한 외국국적동포가 체류기간 내에 출국하였다가 재입국하는 경우에는 「출입국관리법」에 따른 재입국허가를 받아야 한다.
③ 대한민국 안의 거소를 신고하거나 그 이전신고(移轉申告)를 한 외국국적동포에 대하여는 「출입국관리법」에 따른 외국인등록과 체류지변경신고를 한 것으로 본다.
④ 재외동포체류자격을 부여받은 외국국적동포의 취업이나 그 밖의 경제활동은 사회질서 또는 경제안정을 해치지 아니하는 범위에서 자유롭게 허용된다.

해설
② 국내거소신고를 한 외국국적동포가 체류기간 내에 출국하였다가 재입국하는 경우에는 「출입국관리법」 제30조에 따른 재입국허가가 필요하지 아니하다(재외동포법 제10조 제3항).

04 리스크 관리 단계를 바르게 나열한 것은?

ㄱ. 리스크 관리방안 선정
ㄴ. 리스크 확인 및 분석
ㄷ. 리스크 관리방안 실행
ㄹ. 리스크 대안 분석
ㅁ. 리스크 관리방안 모니터링 및 개선

① ㄱ → ㄴ → ㄷ → ㄹ → ㅁ
② ㄱ → ㄷ → ㅁ → ㄹ → ㄴ
③ ㄴ → ㄷ → ㄱ → ㅁ → ㄹ
④ ㄴ → ㄹ → ㄱ → ㄷ → ㅁ

해설

리스크 관리 단계
리스크 확인 및 분석(위험발견, 원인분석) → 리스크 대안 분석(리스크 통제, 자금조달) → 리스크 관리방안 선정 → 리스크 관리방안 실행 → 리스크 관리방안 모니터링 및 개선(활동의 재평가)

05 의료관광산업의 성장요인과 가장 거리가 먼 것은?

① 환자이동과 국제협정
② 인증을 통한 의료서비스의 표준화
③ 의료 공공성의 강조
④ 의료관광허브병원의 두각

해설

③ 의료 공공성의 강조 : 영리 목적의 이윤추구적 민간성을 지양하고 사회일반이나 공중의 목적, 즉 공익에 부합하는 행위 혹은 사업을 우선하는 것을 의미한다.

의료관광의 발전배경
• 국가 간 이동성 증대
• 정보통신매체의 발달
• 의료관광 네트워크 구축
• 휴양 및 여가 선호
• 의료서비스의 차이
• 의료서비스의 인증제도 확산
• 의료관광 전문회사의 등장

06 진료비에 관한 채권의 소멸시효로 옳은 것은?

① 2년
② 3년
③ 4년
④ 5년

해설

의사의 환자에 대한 진료비 채권은 민법 제163조에 따라 3년이다.

정답 04 ④ 05 ③ 06 ②

07 의료관광 활성화를 위하여 전통의학인 아유르베다와 결합한 의료관광상품을 특징으로 하는 국가는?

① 인 도
② 중 국
③ 일 본
④ 태 국

해설
인도 의료관광의 특징
- 낮은 의료수가
- 우수한 의료인력(외국 의사자격증을 가진 의사)
- 보완대체의학(아유르베다, 요가)
- IT 인프라
- 외국어 의사소통 가능

08 관광진흥법상 외국인 관광객의 유치 촉진 등을 위하여 관광 활동과 관련된 관계 법령의 적용이 배제되거나 완화되고, 관광 활동과 관련된 서비스·안내 체계 및 홍보 등 관광 여건을 집중적으로 조성할 필요가 있는 지역은?

① 관광지
② 관광단지
③ 관광특구
④ 기획관광지

해설
① 관광지 : 자연적 또는 문화적 관광자원을 갖추고 관광객을 위한 기본적인 편의시설을 설치하는 지역
② 관광단지 : 관광객의 다양한 관광 및 휴양을 위하여 각종 관광시설을 종합적으로 개발하는 관광거점지역

09 국제의료관광의 효과에 대한 설명 중 거리가 먼 것은?

① 영국인 의료관광객은 신속한 의료서비스를 제공받을 수 있다.
② 미국 보험회사는 가입자의 저렴한 해외진료로 인해 비용을 감소시킬 수 있다.
③ 목적지 국가의 주요한 외화수입원이 될 수 있다.
④ 목적지 국가의 국민은 의료서비스 접근의 형평성을 최우선적으로 확보할 수 있다.

해설
④ 의료관광이 발달하면 높은 수익을 창출하는 외국인환자에게 의료기관이 집중하게 되면서, 자국민들의 민간의료기관에 대한 접근성이 떨어질 수 있다.

10 Caroll이 구분한 임상적 리스크에 해당하지 않는 것은?

① 환자의 임상정보 비밀 누출
② 다른 환자, 보호자나 직원으로부터 학대나 폭력
③ 환자 개인 물건의 도난이나 손실
④ 의료진과 병원에 대한 소송

해설
④ 의료진 관련 리스크에 해당한다.

11 진료비 상환능력이 없거나 사실상 회수가 불가능한 사유에 해당하는 채권을 의료기관에서 손실처리하는 데 소요된 비용은?

① 감가상각비용
② 기회비용
③ 대손비용
④ 수금비용

해설
① 감가상각비용 : 수익과 비용의 적절한 대응을 위하여 감가상각에 의해 계산하며 고정자산의 원가를 내용기간에 체계적이고 합리적인 방법으로 배분하는 소멸된 원가
② 기회비용 : 어떤 재화를 선택하기 위하여 포기한 다른 재화의 가치

12 국제의료관광코디네이터에게 요구되는 역량과 가장 거리가 먼 것은?

① 외국어 능력
② 마케팅 지식과 능력
③ 임상적 진단 능력
④ 문화적 역량

해설
③ 임상적 진단 능력은 의료인이 갖추어야 할 역량에 해당되는 내용이다.

13 90일을 초과하는 장기 의료서비스가 필요한 의료관광객이 신청해야 할 비자로 적합한 것은?

① G-1-10
② E-4
③ C-3-3
④ D-2-1

해설
G-1-10
치료기간이 91일 이상 필요한 경우에 해당되며 외국인의 국내 체류 중 각종 질병 혹은 사고로 인해 장기치료가 필요한 경우에 기존 체류자격을 유지할 수 없게 될 경우 G-1-10 비자로 체류자격 변경이 가능하다.

정답 10 ④ 11 ③ 12 ③ 13 ①

14 조직의 업무와 자원을 적절히 배정함으로써 손실 발생 시 조직 전체의 충격을 받지 않도록 하는 리스크 통제 방법은?

① 위기노출회피(Exposure Avoidance)
② 손실예방(Loss Prevention)
③ 손실감소(Loss Reduction)
④ 손실격리(Segregation of Loss Exposure)

해설

손실격리(Segregation of Loss Exposure)
잠재적 손실의 규모를 제한하려는 손실감소의 방법으로 리스크분산의 원리에 기초를 두고 있으며 손실의 크기를 감소시키기 위해 위험노출을 시간적 혹은 공간적으로 나눈다. 재산·시설 등을 여러 장소로 나누어 격리함으로써 손실의 규모가 재난의 크기로 발전하지 않도록 하는 방법이다.

15 도덕적 해이나 권한남용 등과 같은 문제가 커지기 전에 사전에 알 수 있도록 모니터링할 수 있는 리스크 관리시스템은?

① 의사결정 리스크 관리시스템
② 부정 리스크 관리시스템
③ 운영 리스크 관리시스템
④ 재무 리스크 관리시스템

해설

리스크 관리시스템
- 권한위임 리스크 관리시스템 : 부적절한 리더의 선임, 성과에 대한 책임문제 등의 리스크가 발생하며 업무와 책임의 적절한 배분, 성과측정이 가능한 관리제도의 시행으로 리스크를 관리한다.
- 운영 리스크 관리시스템 : 생산성 저하로 인한 원가 구조의 악화, 회사 인재의 이탈 등의 리스크가 발생하며 직원의 만족도를 상승시켜서 리스크 관리를 한다.
- 부정 리스크 관리시스템 : 임직원의 부정행위와 위법행위, 회사에 대한 평판, 도덕적 해이의 리스크가 발생하며 리스크가 발생하기 전에 사전에 알 수 있도록 끊임없이 모니터링하여 예방해야 한다.
- 재무 리스크 관리시스템 : 가격, 유동성, 신용 등에 관한 리스크이며 기업체와 관련된 변화를 통하여 재무 리스크를 예견할 수 있어야 한다.
- 의사결정 리스크 관리시스템 : 잘못된 의사결정으로 발생하는 리스크이다.

16 다음 ( )에 알맞은 것은?

평균재원일수가 (ㄱ) 병상이용률은 높아지나 (ㄴ)은 낮아지고 건당 진료비가 증가되는 반면 1인당 1일 평균진료비는 (ㄷ)한다.

① ㄱ : 길어지면, ㄴ : 병상회전율, ㄷ : 감소
② ㄱ : 짧아지면, ㄴ : 병상회전율, ㄷ : 증가
③ ㄱ : 길어지면, ㄴ : 병상이용률, ㄷ : 증가
④ ㄱ : 짧아지면, ㄴ : 병상이용률, ㄷ : 감소

해설

평균재원일수가 길어지면 병상이용률은 높아지나 병상회전율은 낮아지고 건당 진료비가 증가되는 반면 1인당 1일 평균진료비는 감소한다.
- 병상이용률 : 일정기간 중 환자를 수용할 수 있는 상태로 가동한 병상이 실제 환자에 의해 점유된 비율
- 병상회전율 : 일정기간 중 병원에서 실제 입원 또는 퇴원한 환자 수를 평균가동병상수로 나눈 지표

17 다음 설명에 해당하는 것은?

우리나라에서 의무기록자료 및 사망원인 통계조사 등 질병이환 및 사망자료를 그 성질에 따라 체계적으로 유형화한 것으로, 보건 및 인구동태 기록에 기재되어 있는 질병 및 기타 보건문제를 분류하는 데 이용하기 위하여 설정한 분류

① CDA
② ICD
③ KCD
④ OCS

해설

③ KCD : 한국표준질병사인분류(Korean Standard Classification of Diseases)

18 의료 해외진출 및 외국인환자 유치 지원에 관한 법률상 외국인환자 유치 의료기관의 등록을 취소할 수 있는 경우를 모두 고른 것은?

ㄱ. 외국인환자가 아닌 자를 유치한 경우
ㄴ. 외국인환자 유치업자가 아닌 자에게 외국인환자와의 진료계약 소개·알선을 받은 경우
ㄷ. 다른 자에게 상호를 대여하여 외국인환자를 유치하게 한 경우
ㄹ. 시·도지사의 시정명령을 이행하지 아니한 경우

① ㄱ, ㄴ
② ㄱ, ㄷ, ㄹ
③ ㄴ, ㄷ, ㄹ
④ ㄱ, ㄴ, ㄷ, ㄹ

해설

등록의 취소(의료해외진출법 제24조 제1항)
시·도지사는 외국인환자 유치의료기관 또는 외국인환자 유치사업자가 다음의 어느 하나에 해당하는 경우 등록을 취소할 수 있다. 다만, 제1호에 해당하는 경우에는 그 등록을 취소하여야 한다.
1. 거짓이나 그 밖의 부정한 방법으로 등록을 한 경우
2. 외국인환자가 아닌 자를 유치한 경우
3. 외국인환자 유치사업자가 외국인환자 유치의료기관이 아닌 의료기관에 외국인환자와의 진료계약을 소개·알선한 경우
4. 외국인환자 유치의료기관이 외국인환자 유치사업자가 아닌 자에게 외국인환자와의 진료계약 소개·알선을 받은 경우
4의2. 외국인환자 유치의료기관 또는 외국인환자 유치사업자 등록 이후 정당한 사유 없이 2년 이내에 외국인환자 유치를 시작하지 아니하거나 2년 이상 휴업하는 경우
5. 제7조 제1항을 위반하여 성명·상호 또는 등록증을 양도하거나 대여한 경우
6. 제9조 제1항을 위반하여 중대한 시장질서 위반행위를 한 경우
7. 제15조에서 정한 기준을 위반하여 의료광고를 한 경우
8. 제16조에서 정한 방법과 절차 등을 위반하여 외국인환자 사전·사후관리를 한 경우
9. 제22조 제2항의 시정명령을 이행하지 아니하거나 해당 등록기간 중 2회 이상의 시정명령을 받고 새로 시정명령에 해당하는 사유가 발생한 경우
10. 등록 취소를 희망하는 경우

19 다음 (   )에 알맞은 것은?

> 의료 해외진출 및 외국인환자 유치 지원에 관한 법률상 외국인환자 유치의료기관과 외국인환자 유치사업자는 보건복지부령으로 정하는 바에 따라 매년 (   )까지 전년도 사업실적을 보건복지부장관에게 보고하여야 한다.

① 2월 말 ② 3월 말
③ 4월 말 ④ 6월 말

해설

보고의무(의료해외진출법 제11조)
외국인환자 유치의료기관과 외국인환자 유치사업자는 보건복지부령으로 정하는 바에 따라 매년 2월 말까지 전년도 사업실적을 보건복지부장관에게 보고하여야 한다.

20 의료기관이 건강보험심사평가원에 진료비를 청구하는 업무절차를 바르게 나열한 것은?

① 심사 → 요양급여 비용 청구 → 결정내역 통보 → 요양급여 비용 지급
② 요양급여 비용 청구 → 결정내역 통보 → 심사 → 요양급여 비용 지급
③ 요양급여 비용 청구 → 심사 → 결정내역 통보 → 요양급여 비용 지급
④ 결정내역 통보 → 요양급여 비용 청구 → 심사 → 요양급여 비용 지급

해설

의료기관이 총 진료비 중 일부를 심평원에 청구하고 나면 건강보험심사평가원에서 심사절차를 걸친 후에 요양기관에 결정내역을 통보하고 비용을 지급한다.

제2과목 보건의료서비스 지원관리

21 건강검진에 대한 설명으로 틀린 것은?

① 건강검진은 질병발생의 예방이 아닌 사후치료를 위한 것이다.
② 검진으로 여러 가지 시기의 병변을 발견함으로써 질병의 발생에서 사망에 이르기까지 자연사(Natural History)의 해명에 도움이 된다.
③ 질병이 없다는 것을 확인함으로써 안심을 얻는 긍정적 라벨링 효과(Labelling Effect)를 얻을 수 있다.
④ 질병을 조기에 발견함으로써 조기에 치료를 가능하게 하고 결과적으로 의료비를 감소시킬 수 있다.

해설
정의(건강검진기본법 제3조)
건강검진이란 건강상태 확인과 질병의 예방 및 조기발견을 목적으로 건강검진기관을 통하여 진찰 및 상담, 이학적 검사, 진단검사, 병리검사, 영상의학 검사 등 의학적 검진을 시행하는 것을 말한다.

22 효과적인 환자와의 커뮤니케이션 방법과 가장 거리가 먼 것은?

① 신속한 의사결정과 의료서비스의 진행을 위해 치료방법을 미리 정해놓고 환자를 설득한다.
② 중요한 정보는 맨 처음 또는 맨 마지막에 설명한다.
③ 정보를 일정한 순서에 맞춰 설명한다.
④ 폐쇄형 질문보다는 개방형 질문 위주의 소통을 이어 나간다.

해설
치료방법은 질환의 특징, 환자의 상태 등 많은 것이 고려되어야 하기 때문에 이를 미리 정해놓고 환자를 설득하는 것은 옳지 않다.

23 초기접촉과정에서 치료계획 수립 시 의료관광코디네이터의 역할로 가장 적합한 것은?

① 매뉴얼 작성
② 비자발급 서비스 제공
③ 내원일정 수립
④ 의료관광 만족도 조사

정답 21 ① 22 ① 23 ③

해설
초기접촉과정
- 최초연락
- 병원접수
- 상담 및 견적서 작성
  - 정보수집
  - 치료계획 수립(내원일정 수립, 진단 및 치료법 상담)
- 예상치료비용 상담

24 건강에 대한 개인의 책임이 중요시되는 자유주의적 사상의 대표적인 국가는?
① 영 국
② 뉴질랜드
③ 스웨덴
④ 미 국

해설
④ 미국의 의료보장형태는 자유주의적 시장원리에 기반한 자유시장경제의 개념이 강하다. 그러므로 비정부 보건조직, 보건관련기업, 사적 보건의료시장의 비중이 높은 것을 특징으로 한다.

각국의 보건의료체계와 비교
- 미국 : 개인의 선택을 우선시하는 시장원리
- 유럽 : 국민의 건강을 사회적 차원으로 해결

25 만성질환의 특징과 가장 거리가 먼 것은?
① 원인이 명확하다.
② 유병률이 연령증가와 비례한다.
③ 기능장애를 동반한다.
④ 호전과 악화를 반복한다.

해설
만성질환은 원인이 불명확하고 여러 위험요인이 복합적으로 작용하여 발병하는 비전염성의 퇴행성질환을 의미한다. 보통 6개월 또는 1년 이상 장기간 지속되며, 호전과 악화를 반복하지만 점차 악화된다.

26 의료관광객을 밀어내는 요인(Push Factor)에 해당하지 않는 것은?
① 높은 의료비
② 낮은 의료수준
③ 짧은 대기시간
④ 제한적 의료서비스

해설
③ 짧은 대기시간은 의료관광객을 유인하는 요인(Pull Factor)에 해당한다.

24 ④ 25 ① 26 ③

27 의료 커뮤니케이션에서 나중에 제시된 정보가 이전에 제시된 정보보다 사람의 기억에 더 큰 영향을 미치는 심리적 현상을 의미하는 것은?

① 최신효과
② 초두효과
③ 편견효과
④ 후광효과

> **해설**
> ② 초두효과 : 순서상 먼저 제시된 정보가 나중에 제시된 정보보다 인상형성에 더 큰 영향을 미치는 것
> ④ 후광효과 : 어떤 사람에 대한 부분적인 긍정적 인상을 통해 그 사람의 전체적인 면을 높이 평가하는 것

28 다음 중 의료영상저장전송시스템은?

① OCS
② EHR
③ EMR
④ PACS

> **해설**
> ④ Picture Archiving Communication System(PACS) : 의료영상저장전송시스템
> ① Order Communication System(OCS) : 처방전달시스템
> ② Electronic Health Record(EHR) : 전자건강기록
> ③ Electronic Medical Record(EMR) : 전자의무기록

29 의료서비스의 종류나 양에 관계없이 어떤 질병의 진료를 위해 입원했는지에 따라 미리 정해진 일정 액의 진료비만을 부담하는 의료비 지불방식은?

① 행위별수가제
② 인두제
③ 포괄수가제
④ 총액계약제

> **해설**
> ① 행위별수가제 : 진료 재료비를 별도로 산정하고, 의료인이 제공한 진료행위마다 가격을 책정하여 진료비를 지급하는 제도
> ② 인두제 : 의사가 맡고 있는 환자수에 일정금액을 곱하여 상응하여 보수를 지급하는 제도
> ④ 총액계약제 : 보험자 측과 의사단체 간에 국민에게 제공되는 의료서비스에 대한 진료비 총액을 추계하고 협의한 후, 사전에 결정된 진료비 총액을 지급하는 방식

30 노인장기요양보험제도의 급여내용 중 재가급여에 해당하지 않는 것은?

① 방문목욕
② 단기보호
③ 주·야간보호
④ 가족요양비

정답 27 ① 28 ④ 29 ③ 30 ④

해설

④ 가족요양비는 특별현금급여에 해당한다.

노인장기요양보험제도의 재가급여
- 방문요양
- 방문간호
- 주·야간보호
- 단기보호
- 방문목욕
- 기타 재가급여

31 GATS(서비스 교역에 관한 일반 협정)의 분류에 따라 한 회원국의 서비스 공급자가 다른 회원국의 영토 내에서 서비스를 공급하는 것을 무엇이라고 하는가?

① 국경 간 공급(Cross-Border Supply)
② 해외소비(Consumption Abroad)
③ 자연인의 이동(Presence of Natural Person)
④ 상업적 주재(Commercial Presence)

해설

무역의 4가지 형태
- 국경 간 공급(Cross-Border Supply) : 서비스수요자(소비자)와 서비스공급자(생산자)의 이동 없이 서비스만 이동되는 형태로 국제전화와 같이 한 국가에서 다른 국가로 공급되는 서비스
- 해외소비(Consumption Abroad) : 서비스수요자의 서비스공급자로의 이동 형태로 관광과 같이 소비자나 기업이 다른 국가에서 이용하는 서비스
- 상업적 주재(Commercial Presence) : 서비스공급자의 서비스수요자로의 이동 형태로 외국은행 영업과 같은 외국회사가 다른 국가에 자회사나 지사를 설립하여 공급하는 서비스
- 자연인의 이동(Presence of Natural Persons) : 서비스공급자의 서비스수요자로의 이동 형태로 상업적 주재와의 구분은 주체가 법인과 자연인 간의 차이이며 패션모델, 컨설턴트와 같이 개인이 다른 국가로 이동하여 공급하는 서비스

32 의료 커뮤니케이션을 위해 착용한 의상이나 날씨로 대화를 편안하게 시작하였다면 이는 커뮤니케이션의 어떤 과정에 해당하는가?

① 신뢰형성
② 해결책 모색
③ 전략적 질문하기
④ 아이스브레이킹

해설

④ 아이스브레이킹은 새로 형성된 팀이나 사람들끼리 어색함을 떨쳐버리기 위한 커뮤니케이션 방법이다.

33 병원 내에서 직원 및 의료인 간 발생할 수 있는 갈등의 원인과 가장 거리가 먼 것은?

① 상호인식하고 있는 역할의 차이
② 여러 학문 또는 전문분야에 대한 인식부족
③ 업무 자율성의 범위에 대한 이해의 차이
④ 보수교육 프로그램의 부족

해설

의료진 간의 커뮤니케이션의 방해요소(Northous와 Northouse, 1998)
- 의료전문직 간의 상호이해 부족 : 다양한 의료전문직은 대부분 별개의 교육체계를 통한 훈련을 받는다. 따라서 의료종사자들 상호 간에 서로를 이해할 수 있는 체계적인 교류의 기회도 없이 바로 의료현장에서 마주치게 된다.
- 역할 스트레스
  - 의료기술의 발달은 끊임없이 새로운 장비의 도입을 유도하고, 이에 따라 의료기술직도 확대되고 세분화되고 있다. 문제는 의료현장에 새로운 직종이 늘어나면서 영역 간의 갈등도 점점 심화되고 있다는 것이다. 자신의 고유한 업무영역을 갖고 싶어 하면서도, 업무량만 많고 실익이 별로 없는 영역은 다른 직종에게 전가하려는 행태를 보이게 된다.
  - 또한 생명과 직결된 의료현장에서 의료진은 항상 긴장된 상태에서 일상적인 일을 하게 된다. 그런데 이러한 일상화된 긴장도 원활한 소통의 방해요소가 된다.
- 자율성(Autonomy) 확보를 위한 갈등
  - 자율성을 전문직을 특징짓는 중요한 요소라고 할 때, 의료현장에서 의사는 간호직에 비해서 상대적으로 우월한 위치에 있기 때문에, 이러한 권한의 차이로 인하여 의료 현장에서는 원활한 소통의 흐름에 장애요소가 발생한다.
  - 예를 들어, 인턴과 레지던트는 고된 스케줄 속에서 업무과로에 노출된다. 이와 같은 업무과부하(Role Overload) 이외에도 자신에게 주어진 역할 간의 부조화인 역할갈등(Role Conflict)을 경험하게 된다. 응급실의 경우 긴박한 상황이 지속적으로 발생하므로, 의료진 간 원활한 의사소통이 이루어지지 않을 수 있다.

34 다음 중 외국인환자가 내원하여 기본검사와 외래상담을 받는 단계에서 유의해야 할 내용이 아닌 것은?

① 내원 전 온라인 상담에서 제공했던 검사결과와 내원검사의 결과는 일치함을 가정한다.
② 고객이 원내 병동생활에 적응할 수 있도록 지속적으로 1:1 전담서비스를 제공한다.
③ 약속한 진료설계대로 순서에 착오 없이 진행한다.
④ 병원에서의 기본검사 진행의 이유와 필요성을 설명한다.

해설

① 고객에게 내원 후 받은 검사의 결과가 온라인의 의료상담 시 제공되었던 검사결과와 다를 수 있음을 알려야 한다.

35 다음 ( )에 알맞은 것은?

> 보건의료서비스란 국민의 건강을 ( )·( )하기 위하여 보건의료인이 행하는 모든 활동을 말한다.

① 치료, 재활
② 개선, 완치
③ 보호, 증진
④ 안전, 치료

해설
보건의료서비스란 국민의 건강을 보호·증진하기 위하여 보건의료인이 행하는 모든 활동을 말한다(보건의료기본법 제3조 제2호).

36 의료기관의 급식관리기준에 대한 설명으로 틀린 것은?

① 환자의 식사는 일반식과 치료식으로 구분하여 제공하여야 한다.
② 환자의 음식은 뚜껑이 있는 식기나 밀폐된 배식차에 넣어 적당한 온도를 유지한 상태에서 공급하여야 한다.
③ 환자의 영양관리에 관한 사항을 심의하기 위하여 영양실(팀/과)장을 위원장으로 하는 영양관리위원회를 두어야 한다.
④ 수인성전염병환자의 남긴 음식은 소독 후 폐기하여야 한다.

해설
③ 환자의 영양관리에 관한 사항을 심의하기 위하여 병원장이나 부원장을 위원장으로 하는 영양관리위원회를 둔다(의료법 시행규칙 별표 6).

37 사회보험형 의료서비스 지불제도를 가지고 있는 국가는?

① 미 국
② 영 국
③ 일 본
④ 덴마크

해설
③ 사회보험형(Social Insurance)은 사회보험방식으로 의료보험을 실시하는 것으로 독일, 프랑스, 일본, 우리나라 등이 이에 속한다.

38 발병시기와 관계없이 조사 당시에 질병이 있는 모든 사람을 대상으로 계산하는 질병통계는?

① 발생률　　　　　　　　　② 발병률
③ 유병률　　　　　　　　　④ 치명률

해설
① 발생률 : 일정 기간 내 집단의 평균인구에서 발생하는 사망·이환수
② 발병률 : 일정 기간 동안 집단 내에서 특정장애나 질병을 새롭게 지니게 된 사람의 계측치
④ 치명률 : 특정질환에 의한 사망자수를 그 질환을 가진 환자수로 나눈 것

39 500병상을 운영하는 종합병원이 갖추어야 하는 진료과목으로 옳은 것은?

① 내과, 외과, 소아청소년, 산부인과 중 3개, 영상의학과, 마취통증의학과, 진단검사의학과 또는 병리과를 포함한 7개 이상
② 내과, 외과, 소아청소년, 산부인과 중 3개, 영상의학과, 마취통증의학과, 진단검사의학과 또는 병리과를 포함한 8개 이상
③ 내과, 외과, 소아청소년과, 산부인과, 영상의학과, 마취통증의학과, 진단검사의학과 또는 병리과, 정신건강의학과 및 치과를 포함한 9개 이상
④ 필수진료과목 9개와 선택진료과목 18개 중 20개 이상

해설
종합병원(의료법 제3조의3 제1항)
종합병원은 다음의 요건을 갖추어야 한다.
- 100개 이상의 병상을 갖출 것
- 100병상 이상 300병상 이하인 경우에는 내과·외과·소아청소년과·산부인과 중 3개 진료과목, 영상의학과, 마취통증의학과와 진단검사의학과 또는 병리과를 포함한 7개 이상의 진료과목을 갖추고 각 진료과목마다 전속하는 전문의를 둘 것
- 300병상을 초과하는 경우에는 내과, 외과, 소아청소년과, 산부인과, 영상의학과, 마취통증의학과, 진단검사의학과 또는 병리과, 정신건강의학과 및 치과를 포함한 9개 이상의 진료과목을 갖추고 각 진료과목마다 전속하는 전문의를 둘 것

40 병원조직의 특성과 가장 거리가 먼 것은?

① 다양한 전문직종으로 구성되어 있다.
② 각 부서 업무 간 상호의존성이 강하다.
③ 단일 명령계통으로 구성되어 있다.
④ 초기투자비용이 높은 자본집약적 특성을 가진다.

해설
병원은 조직 특성상 다양한 전문직종으로 구성되어 있으며, 각 부서 간의 상호의존성이 매우 강하다. 그리고 병원 설립은 초기투자비용이 높은 자본집약적 특성을 갖고 있다.

정답 38 ③　39 ③　40 ③

제3과목　보건의료관광 마케팅

41　마케팅 믹스 중 촉진활동과 가장 거리가 먼 것은?

① 광고(Advertisement)
② 포지셔닝(Positioning)
③ 인적판매(Personal Sale)
④ 판매촉진(Promotion)

해설
마케팅 믹스의 촉진활동
기업이 마케팅 목표달성을 위한 광고, 인적판매, 판매촉진, PR, SP 등과 같은 활동의 조합이다.
- 광고 : 기업 등의 스폰서가 제품, 서비스 또는 아이디어를 제시하거나 촉진하기 위해 비용을 지불하는 비개인적 형태의 커뮤니케이션으로 방송을 통한 광고, 인쇄물 광고 등
- 인적판매
  - 제품이나 서비스의 판매를 목적으로 하는 기존 또는 잠재고객에 대한 판매 프레젠테이션이나 대화 등의 대인적 커뮤니케이션 방법 등
  - 박람회, 업종별 전시회 등의 행사 등도 이에 해당
- 판매촉진 : 제품이나 서비스의 구매를 촉진하기 위한 단기적인 동기부여 수단일체(예 쿠폰제공, 가격할인, 경품행사, 샘플제공 등)
- PR : 기업이 자사의 이미지를 제고하거나 자사에 대한 호의적인 평판을 얻거나 비호의적인 평판을 제거 또는 완화시키려는 커뮤니케이션활동 등을 통해 기업과 직간접적으로 관련된 여러 유형의 집단과 좋은 관계를 유지하는 것

42　수요예측 방법 중 정성적(Qualitative) 기법에 해당하지 않는 것은?

① 델파이법
② 시계열분석법
③ 전문가패널법
④ 패널동의법

해설
② 시계열분석법 : 시간의 흐름에 따라 기록된 자료를 분석하여 여러 변수 간 인과관계를 파악하는 방법

43　고객만족도조사를 위한 설문지를 작성할 때 고려해야 하는 사항과 가장 거리가 먼 것은?

① 응답이 곤란한 질문이나 민감한 주제에 대해서도 깊이 있게 질문해야 한다.
② 응답자들이 전문용어를 이해할 것으로 가정해서는 안 된다.
③ 응답항목들 간에 내용상 중복이 있어서는 안 된다.
④ 선택성 질문은 가능한 모든 응답을 제시해 줄 수 있도록 작성해야 한다.

해설
① 응답이 곤란한 질문이나 민감한 주제에 대한 질문은 답변을 회피하게 할 가능성이 있으므로 유의한다.

44 통합적 마케팅 커뮤니케이션에 관한 옳은 설명을 모두 고른 것은?

> ㄱ. 강화광고는 기존 사용자에게 브랜드에 대한 확신과 만족도를 높여 준다.
> ㄴ. 가족 브랜딩(Family Branding)은 개별 브랜딩과는 달리 한 제품을 촉진하면 나머지 제품도 촉진된다는 이점이 있다.
> ㄷ. 촉진에서 풀(Pull) 정책은 제품에 대한 강한 수요를 유발할 목적으로 광고나 판매촉진 등을 활용하는 정책이다.
> ㄹ. PR은 조직의 이해관계자들에게 호의적인 인상을 심어주기 위하여 홍보, 후원, 이벤트, 웹사이트 등을 사용하는 커뮤니케이션 방법이다.

① ㄷ, ㄹ
② ㄱ, ㄴ, ㄷ
③ ㄱ, ㄴ, ㄹ
④ ㄱ, ㄴ, ㄷ, ㄹ

해설
통합적 마케팅 커뮤니케이션(Integrative Marketing Communication, IMC)
광고, 판매촉진, 인적 판매, 홍보 등 다양한 촉진수단을 전략적으로 사용하면서 이 과정을 통하여 기업이 소비자에게 설득력 있는 메시지를 전달하면서 최선의 커뮤니케이션 효과를 내는 계획을 수립하는 것

45 마이클 포터(Machael Porter)의 산업구조분석요소에 해당하지 않는 것은?

① 가치사슬 활동
② 공급자의 협상력
③ 구매자의 협상력
④ 대체재의 위협

해설
마이클 포터의 5포스 모델
- 신규진입자의 위협
- 기존 기업 간의 경쟁
- 구매자의 협상력
- 공급자의 협상력
- 대체재의 위협

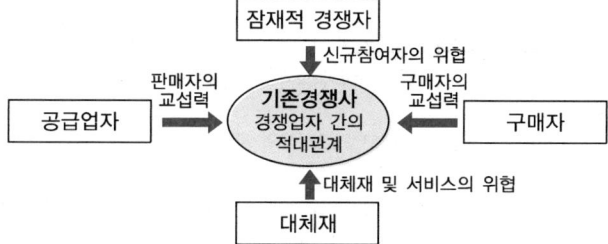

정답 44 ④ 45 ①

46 대중마케팅과 데이터베이스(DB)마케팅의 비교설명으로 옳은 것은?

① 대중마케팅은 고객을 개별적으로 대우하고, DB마케팅은 고객을 동일한 집단으로 대우한다.
② 대중마케팅은 정량적 측정을 통한 지속적인 개선을 하고, DB마케팅은 정성적 측정 및 일회성 실행을 한다.
③ 대중마케팅은 쌍방적이고 고객과의 관계를 근간으로 하고, DB마케팅은 일회적인 거래를 근간으로 한다.
④ 대중마케팅은 고객의 수를 극대화하는 판매중심적이고, DB마케팅은 고객의 생애가치를 극대화한다.

해설
- 대중마케팅(매스마케팅) : 판매자가 모든 구매자를 대상으로 대량으로 생산, 유통, 촉진하는 형태의 마케팅 기법
- DB마케팅(일대일마케팅) : 쌍방향 커뮤니케이션을 기초로 고객의 불만사항과 의견을 수렴하여 마케팅 믹스활동을 전개함으로써 궁극적으로 고객만족 경영을 추구하기 위한 마케팅 기법

47 의료서비스 마케팅의 도입배경과 가장 거리가 먼 것은?

① 소비자의 의료에 대한 기대와 욕구 증가
② 의료기관 간의 경쟁심화
③ 국제의료 전문인력 수급 불균형
④ 서비스분야에 대한 시장개방

해설
의료마케팅의 당위성
- 국민의 소득수준향상에 따른 의료이용자들의 의료에 대한 높은 기대와 의료서비스에 대한 고급화 성향 증대
- 인터넷의 발달 등으로 의료기관에 대한 정보를 많이 검색할 수 있어 의학지식의 대중화와 함께 권리의식의 향상으로 인한 의료에 대한 기대와 욕구 증가
- 의료종사자들의 인력이 증가하고 대기업들의 병원진출 그리고 의료시장의 개방 확대로 인한 의료기관 양적 증가는 의료기관 간의 경쟁을 심화시킴
- 의료기관 간 경쟁심화는 의료기관의 경영수지를 크게 악화시켜 수익성이 저조하게 하므로 적극적인 마케팅활동 필요

48 신제품 개발과정의 단계로 옳은 것은?

> ㄱ. 소비자요구 분석   ㄴ. 콘셉트 도출
> ㄷ. 아이디어 창출   ㄹ. 제품 개발
> ㅁ. 신제품 사업성 확인 ㅂ. 상품화

① ㄱ → ㄴ → ㄷ → ㄹ → ㅁ → ㅂ
② ㄱ → ㄷ → ㄴ → ㅁ → ㄹ → ㅂ
③ ㄱ → ㄴ → ㄷ → ㅁ → ㄹ → ㅂ
④ ㄷ → ㄱ → ㄴ → ㅁ → ㄹ → ㅂ

해설
신제품 개발과정

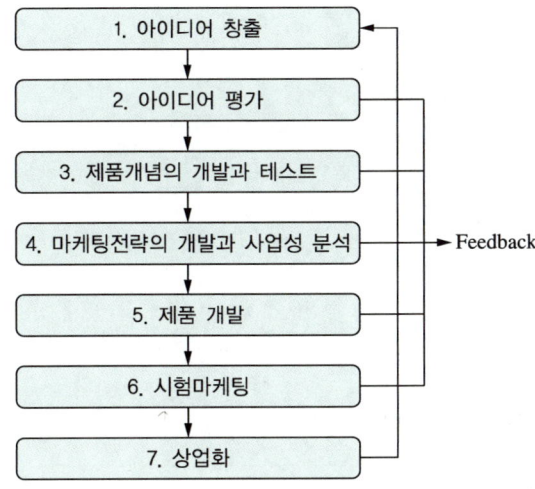

49 시장세분화의 기준 중 행동적 변수에 해당하지 않는 것은?

① 라이프스타일   ② 구매 또는 사용상황
③ 소비자가 추구하는 편익   ④ 제품 사용경험

해설
세분화 가능 변수
• 지리적 변수 : 지방, 국가의 크기, 도시의 크기, 인구밀도, 기후 등
• 인구통계학적 변수 : 나이, 생애주기, 성별, 소득, 사회적 계층 등
• 심리도식적 변수 : 라이프스타일, 성격 등
• 행동적 변수 : 추구편익, 사용상황, 사용량, 상표충성도 혹은 태도, 고객의 생애가치, 반응단계 등

정답 48 ② 49 ①

50
유통경로전략을 수립할 때 일반적으로 직접유통경로(또는 유통단계의 축소)를 선택하는 경우와 가장 거리가 먼 것은?

① 제품의 기술적 복잡성이 클수록
② 경쟁의 차별화를 시도할수록
③ 제품이 표준화되어 있을수록
④ 소비자의 지리적 분산정도가 낮을수록

해설

직접유통경로 구축에 유리한 조건
- 기업규모가 클수록
- 제품의 부패 가능성이 높을수록
- 경쟁업체가 차별화를 시도할수록
- 제품의 기술적 복잡성이 클수록
- 소비자의 지리적 분산정도가 낮을수록
- 제품의 표준화 정도가 높지 않을수록

51
다음 사례의 외생변수 통제방법은?

> A 한방병원의 브랜드에 대한 두 가지 광고유형 중 어느 것이 브랜드 태도 향상에 효과적인지를 실험을 통해 파악하고자 하는 경우, 외생변수로 작용할 수 있는 요인이 브랜드 인지도라는 것을 사전에 알고 실험집단 내 구성원들이 집단별로 동일한 브랜드 인지도 분포를 갖도록 함으로써 외생변수를 통제하였다.

① 제거(Elimination)
② 균형화(Matching)
③ 상쇄(Counter Balancing)
④ 무작위화(Randomization)

해설

외생변수 통제방법
- 제거 : 외생변수의 개입가능성이 있는 변수를 제거
- 균형화 : 실험집단과 통제집단을 동질한 표본으로 추출 후 독립변수 처치
- 상쇄 : 하나의 실험집단에 둘 이상의 독립변수가 가해질 때 사용하는 방법
- 무작위화 : 모집단에서 조사대상을 무작위로 추출함으로써 연구자가 조작하는 독립변수 이외의 모든 변수에 대한 영향을 동일하게 하는 방법

52 소비자가 구매활동을 하기까지의 심리상태변화를 설명하는 모형인 AIDMA를 가장 바르게 설명한 것은?

① 인지 → 흥미 → 기억 → 욕구 → 구매행동
② 흥미 → 인지 → 욕구 → 기억 → 구매행동
③ 욕구 → 흥미 → 인지 → 기억 → 구매행동
④ 인지 → 흥미 → 욕구 → 기억 → 구매행동

해설
AIDMA(광고효과의 심리적 단계)
- Attention(인지, 주의) : 상품에 대한 관심을 증대시킴
- Interest(흥미, 관심) : 소비자의 평가향상
- Desire(욕구) : 소비자욕구 발견
- Memory(기억) : 정보제공과 함께 친근감의 형성
- Action(구매행동) : 상품구매

53 판매원을 통해 잠재고객에게 제품에 대한 정보를 제공하고 구매하도록 설득하는 인적판매의 장점이 아닌 것은?

① 고객이 제품에 대한 많은 정보를 접할 수 있다.
② 단방향 커뮤니케이션으로 촉진의 속도가 빠르다.
③ 효과적으로 표적시장의 핵심고객을 겨냥할 수 있다.
④ 고객들과 장기적인 관계를 구축할 수 있다.

해설
광고, 홍보, PR 등의 촉진활동은 단방향적 커뮤니케이션이며, 인적판매는 고객과의 대화를 통한 쌍방향 커뮤니케이션에 해당한다.

54 의료서비스 구매과정에서 커뮤니케이션의 역할은 구매 전 단계, 소비단계, 구매 후 단계로 나누어진다. 구매 후 단계에서의 역할과 가장 거리가 먼 것은?

① 인지적 불일치를 감소시킨다.
② 긍정적 구전을 촉진시킨다.
③ 구매위험을 감소시킨다.
④ 재구매 행동을 증대시킨다.

해설
커뮤니케이션을 통하여 구매위험을 감소시키는 역할은 구매 전 단계에 해당한다.

정답 52 ④ 53 ② 54 ③

55 제품구매에 대한 심리적 불편을 겪게 되는 인지부조화(Cognitive Dissonance)에 관한 설명으로 옳은 것은?

① 반품이나 환불이 가능할 때 많이 발생한다.
② 구매제품의 만족수준에 정비례하여 발생한다.
③ 고관여 제품에서 많이 발생한다.
④ 사후서비스(A/S)가 좋을수록 많이 발생한다.

해설
③ 고관여 제품에서 구매 후 부조화가 많이 발생하며 저관여 제품에서는 부조화현상이 적다.

고관여 제품
- 가격이 비싸거나 소비자에게 중요한 영향을 미치는 제품(예 승용차, TV 등)
- 잘못 구매하면 많은 위험이 따름
- 소비자의 구매결정 시 의사결정·정보처리 등이 복잡

56 제품-시장 매트릭스에서 새로운 시장에 신제품 출시를 통해 시장점유율을 제고하는 전략은?

① 다각화전략　　② 신제품개발전략
③ 시장개발전략　　④ 시장침투전략

해설
제품-시장 매트릭스
- 다각화전략 : 새로운 제품으로 새로운 시장을 공략하는 전략
- 신제품개발전략 : 현재시장의 소비자에게 새로운 제품 개발을 통해 지속적인 수요를 이끌어내는 전략
- 시장개발전략 : 현재의 제품을 기존과는 다른 시장에 출시하여 공략하는 전략
- 시장침투전략 : 현재의 제품으로 현재의 시장에 깊게 침투하는 전략

57 기업이 시장에서 재포지셔닝(Repositioning)을 필요로 하는 상황이 아닌 것은?

① 경쟁자의 진입에도 차별적 우위를 지키는 경우
② 이상적인 위치를 달성하고자 했으나 실패한 경우
③ 시장에서 바람직하지 않은 위치를 가지고 있는 경우
④ 진입하기 적합한 새로운 시장이나 기회가 발견된 경우

해설
재포지셔닝을 필요로 하는 상황
- 시장에서 바람직하지 않은 위치를 갖고 있는 경우
- 경쟁자의 진입으로 차별적 우위 유지가 힘들게 됐을 경우
- 이상적인 위치를 달성하고자 했으나 실패한 경우
- 진입하기 적합한 새로운 시장이나 기회가 발견된 경우
- 기존의 포지션이 진부해져 매력이 상실됐을 경우

58 고객들로 하여금 인터넷을 통해 자발적으로 친구나 주변사람들에게 제품을 홍보하도록 함으로써 제품홍보가 더 많은 네티즌 사이에 저절로 퍼져나가도록 하는 것은?

① 다이렉트마케팅
② 텔레마케팅
③ 바이럴마케팅
④ 데이터베이스마케팅

해설

바이럴마케팅
- 바이러스처럼 확산되는 방식의 마케팅을 의미
- 인터넷과 페이스북/트위터 등의 SNS 등을 주로 이용
- 적은 비용으로 큰 효과를 볼 수 있음

59 관광마케팅의 환경분석에서 거시적 환경분석요인에 해당하지 않는 것은?

① 경제적 환경
② 기업문화 환경
③ 사회문화적 환경
④ 기술적 환경

해설

거시적인 마케팅 환경변수
- 정치적(Political) 요인
- 경제적(Economical) 요인
- 사회문화적(Socio-Culture) 요인
- 기술적(Technological) 요인

60 다음 설명에 해당하는 것은?

> 가격을 십진수 단위체계보다 통상 1~2단위 낮춘 체계로 책정하는 것으로써, 예를 들어 100만 원 대신에 99만 원으로 가격을 정하고 소비자로 하여금 기업이 제품가격을 정확하게 계산하여 최대한 낮추었다는 인상을 주는 심리적 가격설정 방법이다.

① 초기고가가격
② 단수가격
③ 관습가격
④ 준거가격

해설

① 초기고가가격 : 제품의 시장도입 초기에 고가격을 책정하여 단기이익을 극대화하는 단계에서 나타나는 전략
③ 관습가격 : 소비자가 오랜 기간 구매한 가격으로 유지하는 전략
④ 준거가격 : 소비자의 마음속에 있는 가격으로 특정제품에 대한 마음속 참고가격

정답 58 ③ 59 ② 60 ②

제4과목 관광서비스 지원관리

61 항공운송업의 특성과 가장 거리가 먼 것은?

① 항공수요의 균형성
② 항공시장의 세계화
③ 관광여행객의 지속적인 증가
④ 예약업무의 간소화, 정확한 좌석관리를 목적으로 컴퓨터예약시스템(CRS) 개발

해설
항공운수업은 형태에 따라 정기항공운송사업과 부정기항공운송사업으로 나눌 수 있는데 이는 항공수요가 운행지점, 계절에 따라 수요가 특수적이기 때문이다.

62 관광산업의 특성과 가장 거리가 먼 것은?

① 서비스 지향성
② 고객과 종업원에 대한 고려
③ 특별한 종류의 노동력 요구
④ 높은 생산성

해설
관광산업의 특성
- 환경변화(경기, 기후 등)에 많은 영향을 받기 때문에 생산활동이 불연속성을 지님
- 순간생산과 순간소비 형태 : 생산소비의 동시완결형(보관불가능, 투자문제)
- 노동력의 의존도가 높고, 종업원의 역할 증대
- 품질 표준화가 어렵고, 환경조건에 따른 가격 산정

63 관광의 구성요소 중 관광객체에 대한 설명으로 틀린 것은?

① 관광대상을 의미한다.
② 관광욕구를 충족시키는 역할을 한다.
③ 관광정보를 포함한다.
④ 관광자원과 관광시설을 포함한다.

해설
③ 관광정보는 관광매체에 포함되는 내용이다.

정답 61 ① 62 ④ 63 ③

64 Dumazedier가 제시한 여가의 기능에 해당되지 않는 것은?

① 휴식기능　　　　　　　　② 기분전환기능
③ 자기계발기능　　　　　　④ 사회적 책임기능

> **해설**
> Dumazedier의 여가의 3대 기능
> • 휴식기능 : 육체적 피로, 노동에서 유래하는 육체적·정신적 소모의 회복
> • 기분전환 : 일상으로부터 벗어남으로써 정신적 스트레스나 권태로부터 해방
> • 자기계발 : 기계적인 일상의 사고나 행동으로부터 개인을 해방시키고, 보다 폭넓고 자유로운 사회적 활동에의 참가나 실무적 기술훈련 이상의 순수한 의미를 가진 육체·감정·이성의 도야를 가능하게 함

65 내국인 관광객에게 관광안내, 관광통역 등의 서비스를 제공하는 '관광통역안내' 전화번호는?

① 1330　　　　　　　　　② 1331
③ 1332　　　　　　　　　④ 1333

> **해설**
> 관광안내전화 1330
> 한국관광공사에서 내·외국인 관광객을 대상으로 국내여행에 대한 다양한 정보를 제공하고 있는 안내전화

66 관광쇼핑상품이 갖추어야 할 조건과 가장 거리가 먼 것은?

① 규모의 경제성　　　　　② 구매가치 창출
③ 방문동기 부여　　　　　④ 독특한 매력 보유

> **해설**
> 관광쇼핑상품의 특성
> • 민족문화를 배경으로 국민적 색채가 풍부하게 담겨있고 예술적 가치가 있어야 한다.
> • 튼튼하고 부피가 작아 휴대에 편리해야 한다.
> • 다양한 관광객 기호를 충족시켜야 한다.
> • 미관뿐만 아니라 운송이 용이한 포장이어야 한다.
> • 가격이 저렴해야 한다.
> • 보존성이 좋아야 한다.
> • 실용성과 소비성을 충족해야 한다.

정답 64 ④　65 ①　66 ①

67 관광의 유형이 틀리게 짝지어진 것은?

① S.I.T : 특별목적관광
② Dark Tourism : 야간관광
③ Fair Travel : 공정여행
④ Incentive Travel : 포상여행

> [해설]
> Dark Tourism : 죽음, 재앙, 역사적 참상이 있었던 재난·재해현장을 둘러보는 여행

68 다음 중 관광서비스 품질결정에 영향을 미치는 요인과 가장 거리가 먼 것은?

① 서비스를 받기 전 고객의 기대감
② 문제발생 시 고객의 경험
③ 고객이 서비스를 받은 후 직원의 기대감
④ 서비스를 받는 동안 고객이 겪는 경험

> [해설]
> ③ 고객이 서비스를 받은 후 직원의 기대감은 관광서비스 품질결정에 영향을 주는 요인으로 보기 어렵다.

69 항공운송업의 용어에 대한 설명으로 옳지 않은 것은?

① AP(Advance Purchase) : 예약일을 기준으로 한 항공권 구매시한
② Cabin Class : 실제 항공편에 설치·운영되는 등급
③ F/B(Fare Basis) : 운임의 종류를 나타내는 코드
④ Tariffs : 항공사의 공표된 운임

> [해설]
> AP(Advance Purchase) : 예매

70 객실예약을 하고서 나타나지 않는 고객을 뜻하는 것은?

① Go-Show Guest
② No-Show Guest
③ On-Confirm Guest
④ No-Confirm Guest

> [해설]
> 노쇼(No-Show) : 오기로 하고 예약취소를 하지 않은 채 나타나지 않음

정답 67 ② 68 ③ 69 ① 70 ②

71 다음 설명에 해당하는 것은?

> 인접한 객실과 객실 사이의 내벽에 서로 왕래할 수 있도록 문이 마련되어 있는 객실로 단체고객과 가족 등이 편리하게 사용할 수 있는 구조의 객실

① 스위트룸(Suite Room)
② 커넥팅룸(Connecting Room)
③ 스튜디오룸(Studio Room)
④ 인사이드룸(Inside Room)

해설

① 스위트룸(Suite Room) : 욕실이 있는 침실로 일반적으로 한 객실 내에 침실과 응접실이 함께 붙어 있는 2개 이상의 객실
③ 스튜디오룸(Studio Room) : 다목적용 침대를 사용하며 사무실화된 객실
④ 인사이드룸(Inside Room) : 전망을 감상할 수 없는 객실

72 관광수요와 공급의 균형을 이루기 위한 수요관리전략과 가장 거리가 먼 것은?

① 차별요금제
② 예약시스템 구축
③ 성수기의 마일리지 사용 제한
④ 현장인력의 영업장 이동근무

해설

수요관리전략

전략	세부내용
예약통제	예약을 활용하여 수요를 균등하게 유지
비수기 수요 촉진	가격할인, 새로운 수요처 발굴, 보완서비스의 개발 등
초과예약 활용	노쇼에 대비한 초과예약
고객유발변동의 감축	고객이 유발하는 변동요인을 감소시켜 공급능력을 일정하게 유지

공급관리전략

전략	세부내용
직원근무일정 조정	직원의 근무일정을 조정하여 수요의 시간대별 변화패턴을 충족시키려는 접근방법
시간제직원 채용	시간제직원을 채용하여 피크수요를 흡수하려는 방법
조절가능서비스능력의 확보	수요변화에 따라 조절이 가능한 서비스능력을 확보하여 해결하려는 방법
직원 교차훈련	여러 가지 작업을 할 수 있도록 직원을 교차훈련시켜 과부하작업에 투입하는 방법
고객참여 증대	고객의 셀프서비스를 활용하여 서비스능력의 부족을 해소하려는 방법
기술의 활용	기술적 지원을 통해 직원의 서비스능력을 높이려는 방법

73 다음 ( )에 알맞은 것은?

> 관광진흥법상 ( )란 관광객의 이해와 감상, 체험기회를 제고하기 위하여 역사·문화·예술·자연 등 관광자원 전반에 대한 전문적인 해설을 제공하는 자를 말한다.

① 국내여행안내사　　　　　　② 관광통역안내사
③ 국외여행인솔자　　　　　　④ 문화관광해설사

해설
① 국내여행안내사 : 국내여행지 및 문화관광지에 대한 지식을 바탕으로 여행자에게 관련 정보를 제공하는 역할을 하는 사람
② 관광통역안내사 : 외국인관광객을 대상으로 외국어통역, 관광지안내, 그 밖에 각종 여행실무를 처리하는 역할을 하는 사람
③ 국외여행인솔자 : 해외여행 시 내국인을 인솔하는 역할을 하는 사람

74 외식산업의 일반적인 특성과 가장 거리가 먼 것은?

① 인적자원에 대한 의존도가 높다.
② 입지조건에 대한 의존도가 높다.
③ 시간적 제약과 수요예측이 확실하다.
④ 종사자의 이직률이 높다.

해설
외식산업의 특징(일반론)
• 인적자원 의존도 높음
• 생산, 판매, 소비가 동시에 이루어짐
• 시간적 제약과 수요예측 불확실
• 낮은 원자재 가격과 현금수익창출이 용이함
• 상품의 부패가 쉬움
• 입지에 대한 의존도 높음
• 신규참여가 쉽지만 영세한 직종
• 이직률이 높음

75 비수기 수요의 개발, 예약시스템의 도입 등은 관광서비스 특징 중 어떤 문제점을 극복하기 위한 마케팅 전략인가?

① 무형성(Intangibility)　　　　② 비분리성(Inseparability)
③ 소멸성(Perishability)　　　　④ 이질성(Heterogeneity)

해설
③ 소멸성 : 서비스는 즉시 사용하지 않으면 사라진다.

73 ④　74 ③　75 ③

76. PNR(Passenger Name Record)의 구성요소에 해당하지 않는 것은?

① Itinerary Section(여정부분)
② Business Section(업종부분)
③ History Section(중요기록부분)
④ Data Section(자료부분)

해설
PNR : 항공예약 시 발생하는 예약번호

77. 다음 관광자원을 바르게 분류한 것은?

| ㄱ. 카지노 | ㄴ. 목 장 |
| ㄷ. 축 제 | ㄹ. 미술관 |

① ㄱ. 위락적 관광자원, ㄴ. 산업적 관광자원, ㄷ. 사회적 관광자원, ㄹ. 문화적 관광자원
② ㄱ. 산업적 관광자원, ㄴ. 사회적 관광자원, ㄷ. 문화적 관광자원, ㄹ. 위락적 관광자원
③ ㄱ. 산업적 관광자원, ㄴ. 위락적 관광자원, ㄷ. 사회적 관광자원, ㄹ. 문화적 관광자원
④ ㄱ. 위락적 관광자원, ㄴ. 사회적 관광자원, ㄷ. 문화적 관광자원, ㄹ. 산업적 관광자원

해설
관광자원의 유형
- 자연관광자원 : 산악, 해양, 온천, 동굴, 하천과 호수, 삼림 등
- 문화관광자원 : 문화유산관광(문화재, 유적지, 고궁, 사찰, 박물관, 고분, 민속자료 등)과 예술관광(미술관, 문화센터, 전시관, 문화예술 축제, 이벤트, 공연, 전시 등)
- 사회관광자원 : 역사, 민속관, 풍습, 국민성과 민족성, 생활양식 등
- 산업관광자원 : 농업관광자원(농원, 과수원, 목장, 어장 등), 공업관광자원(공장시설 견학, 생산기술 습득), 산업관광자원(재래시장, 백화점, 쇼핑관광)
- 위락관광자원 : 주제공원, 카지노, 리조트, 스키, 골프 등 폭넓게 발달

78. 관광이벤트의 특성에 대한 설명으로 틀린 것은?

① 긍정성 : 즐거움 또는 좋은 일에 대한 축원의 의미가 있는 행사
② 계획성 : 주어진 시간에 특정목적을 달성하기 위한 인위적으로 행해지는 계획된 행사
③ 비일상성 : 일상생활과 구별되어 빈번히 발생되지 않는 개념의 행사
④ 차단성 : 타지역문화를 배제하고 유대감과 동질성이 차단된 고유행사

정답 76 ② 77 ① 78 ④

> **해설**
> 관광이벤트의 정의
> - 정해진 기간과 정해진 장소에 사람들을 모이게 하여 사회·문화적 경험을 제공하는 행사 또는 의식으로서 긍정적 참여를 위해 비일상적으로 특별히 계획된 활동(2000, 이경모)
> - 개최지의 이미지 강화 및 지역개발 등의 관광 관련 목적을 이루기 위해 보다 체계적인 사전계획을 가지고 지역주민보다는 관광객들을 주대상으로 개최되는 관광매력성을 수반한 이벤트(2004, 정강환)

79 다음 설명에 해당하는 서비스는?

> 식당을 Open Kitchen으로 하여 고객이 직접 조리과정을 지켜볼 수 있으며, 빠른 식사제공이 가능하다.

① 프렌치 서비스(French Service)
② 게리동 서비스(Gueridon Service)
③ 아메리칸 서비스(American Service)
④ 카운터 서비스(Counter Service)

> **해설**
> ① 프렌치 서비스(French Service) : 음식이 주방에서 접시에 담긴 후 접객원이 이를 고객에게 보여준 후 고객이 직접 음식을 가져다 먹는 서비스
> ② 게리동 서비스(Gueridon Service) : 주방에서 재료를 준비하고 게리동[조그만 원탁(Gueridon)]을 사용하여 음식을 준비하고, 레쇼[버너(Rechaud)]에 의해 뜨겁게 하는 서비스
> ③ 아메리칸 서비스(American Service) : 음식이 주방에서 접시에 담겨서 나오는 서비스

80 Cohen이 제시한 관광객유형에 대한 설명으로 틀린 것은?

① 조직적 단체관광객 : 단체 패키지 여행상품을 이용하며 잘 알려진 유명관광지를 찾음
② 개별적 단체관광객 : 단체여행을 하지만 그 속에서 자유시간을 선호함
③ 탐험형 관광객 : 여행의 세부일정을 계획하지 않고 현지주민과 다른 관광객과의 접촉을 선호함
④ 방랑형 관광객 : 상업화된 관광시설이나 서비스에 의존하지 않고 모든 것을 현장에서 해결

> **해설**
> Cohen의 관광객유형 분류
> - 조직적 단체관광객 : 단체 패키지 여행상품을 이용하며 잘 알려진 유명관광지를 찾는 관광객
> - 개별적 단체관광객 : 단체로 여행을 하면서도 약간의 자유시간을 선호하는 관광객
> - 탐험형 관광객 : 본인이 세부적인 여행일정을 짜서 여행을 하면서 의도적으로 다른 관광객과의 접촉을 피하는 관광객
> - 방랑형 관광객 : 자세한 일정 없이 여행을 하면서 현지에 도착해서 상황에 맞게 숙박이나 관광행동을 결정하는 관광객

제5과목 의학용어 및 질환의 이해

81 다음 처방 약어에 대한 설명으로 옳은 것은?

① b.i.d : 하루 세 번
② q.p.m : 매일 저녁
③ p.c. : 식사 전
④ q.d. : 이틀에 한 번

해설
① b.i.d : 하루 두 번
③ p.c. : 식사 후
④ q.d. : 매일

82 소변검사에서 bence-jones protein의 존재로 진단하는 혈액계 악성종양은?

① leukemia
② multiple myeloma
③ hodgkin disease
④ polycythemia vera

해설
② multiple myeloma : 다발성골수종
① leukemia : 백혈병
③ hodgkin disease : 호지킨병, 악성림프종
④ polycythemia vera : 진성다혈증

83 눈에서 카메라 렌즈에 해당하는 부분인 수정체가 혼탁하게 되어서 시력장애가 생기는 것으로 눈동자 속이 희게 보이는 질환은?

① cataract
② glaucoma
③ nystagmus
④ blepharoptosis

해설
① cataract : 백내장
② glaucoma : 녹내장
③ nystagmus : 안진
④ blepharoptosis : 안검하수

84 다음 의학용어 중 접두사의 의미가 다른 하나는?

① exo
② ecto
③ extra
④ endo

정답 81 ② 82 ② 83 ① 84 ④

> **해설**
> ④ endo : 안, 내부
> ① exo : 바깥, 외부
> ② ecto : 밖의, 외부의
> ③ extra : 밖에, 밖으로, 외부에

85 피내 또는 점막하의 출혈에 의해서 생기는 직경 1mm 이하의 약간 돋아 오른 원형의 자적색의 출혈로 대개 모세혈관의 파열에 의한 것은?

① ecchymosis
② petechia
③ cicatrix
④ erythema

> **해설**
> ② petechia : 점상출혈
> ① ecchymosis : 반상출혈
> ③ cicatrix : 흉터, 반흔, 창상
> ④ erythema : 홍반

86 수술처치용어의 의미 연결이 틀린 것은?

① fasciectomy : 근막절제술
② arthrotomy : 관절절개술
③ chondrotomy : 연골절제술
④ myotomy : 근육절개술

> **해설**
> ③ chondrotomy : 연골절개술

87 중추신경계통의 변성으로 나타나는 노인성 점진성 질환, 웅크린 자세, 근육강직, 운동완만, 운동감소, 가면모양 얼굴, 질질 끄는 걸음걸이 등이 특징이며 신경전달물질(Dopamine) 감소가 원인이기도 한 질환은?

① Alzheimer's disease
② cerebral infarction
③ cerebral contusion
④ Parkinson's disease

> **해설**
> ① Alzheimer's disease : 알츠하이머병
> ② cerebral infarction : 뇌경색
> ③ cerebral contusion : 뇌좌상

88 소변 배설량이 비정상적으로 많음을 의미하는 증상용어는?

① oliguria
② polydipsia
③ pyuria
④ polyuria

> **해설**
> ④ polyuria : 다뇨증
> ① oliguria : 요감소, 빈뇨, 핍뇨
> ② polydipsia : 조갈증
> ③ pyuria : 농뇨증, 고름뇨

89 다음 중 성매개질환이 아닌 것은?

① venereal disease
② gonorrhea
③ syphilis
④ balanitis

> **해설**
> ④ balanitis : 귀두염
> ① venereal disease : 성병
> ② gonorrhea : 임질, 임균감염증
> ③ syphilis : 매독

90 췌장암 치료를 위해서 췌장두부, 위의 말단부위, 총담관 아랫부분을 절제한 후 남아 있는 췌장, 위, 총담관을 공장에 연결해주는 수술은?

① Duhamel's operation
② Mile's operation
③ Whipple's operation
④ Caldwell-Luc operation

> **해설**
> ③ Whipple's operation(휘플수술, 췌·십이지장절제술) : 췌장의 머리 부분, 십이지장, 위의 일부를 제거한 후 소장에 담도 및 췌장의 나머지 부분을 연결하는 수술
> ① Duhamel's operation(듀하멜수술) : 신경절 결손 부위 제거 후 문합하는 수술
> ② Mile's operation(마일스수술) : 직장하부를 절제하고 항문을 봉합하여 폐쇄한 후 복벽으로 결장루를 영구적으로 만들어 주는 수술
> ④ Caldwell-Luc operation(콜드웰-뤼크수술) : 소구치에 대응하는 상치와(上齒窩)에 절개를 가해서 상악동(上顎洞)에 구멍을 내는 수술

정답 88 ④ 89 ④ 90 ③

91 thyroid gland와 관련된 증상 및 질병을 모두 고른 것은?

> ㄱ. goiter　　　　　　　　ㄴ. myxedema
> ㄷ. cretinism　　　　　　　ㄹ. Hashimoto's disease

① ㄱ, ㄴ　　　　　　　② ㄴ, ㄹ
③ ㄱ, ㄴ, ㄷ　　　　　　④ ㄱ, ㄴ, ㄷ, ㄹ

해설
- thyroid gland : 갑상선
- myxedema : 점액수종
- Hashimoto's disease : 하시모토병
- goiter : 갑상선종
- cretinism : 크레틴병

92 다음 중 용어의 의미 연결이 틀린 것은?

① leukorrhea : 월경과다　　② metrorrhagia : 자궁출혈
③ menarche : 초경　　　　④ menopause : 폐경

해설
① leukorrhea : 대하

93 조영제를 bile duct 속에 주입한 뒤에 X선을 촬영하는 검사는?

① hysterosalpingography　　② cholangiography
③ pyelography　　　　　　④ arthrography

해설
② cholangiography : 담관조영술
① hysterosalpingography : 자궁난관조영술
③ pyelography : 신우조영술
④ arthrography : 관절조영술

94 실제 아무런 질환 없이 신체 동통이나 신체 불편함을 경험하는 것으로 건강에 대한 비합리적 두려움이나 불안함이 나타나는 증상은?

① post-traumatic stress disorder
② psychosomatic disorder
③ hypochondriasis
④ conversion disorder

정답 91 ④ 92 ① 93 ② 94 ③

해설
③ hypochondriasis : 건강염려증
① post-traumatic stress disorder : 외상후스트레스장애
② psychosomatic disorder : 정신신체장애
④ conversion disorder : 전환장애

95 다음 중 근육조직에서 유래된 양성종양은?

① chondroma ② fibroma
③ myoma ④ osteoma

해설
③ myoma : 근종
① chondroma : 연골종
② fibroma : 섬유종
④ osteoma : 골종

96 출생 시부터 존재하는 심장의 기형(congenital anomaly of the heart)이 아닌 것은?

① ventricular septal defect
② pulmonic stenosis
③ angina pectoris
④ double outlet right ventricle

해설
③ angina pectoris : 협심증
① ventricular septal defect : 심실중격결손증
② pulmonic stenosis : 폐동맥협착
④ double outlet right ventricle : 양대혈관우실기시증

97 정맥으로 주입된 조영제가 신장에서부터 요로로 배설되는 것을 방사선으로 촬영하여 신장의 각종 질환을 진단하는 검사법은?

① pneumoencephalography
② cholecystography
③ digital subtraction angiography
④ intravenous pyelography

정답 95 ③ 96 ③ 97 ④

> 해설
> ④ intravenous pyelography : 경정맥신우조영술
> ① pneumoencephalography : 공기뇌조영술
> ② cholecystography : 담낭조영술
> ③ digital subtraction angiography : 디지털감산혈관조영술

98 부분적 위절제수술을 받은 환자가 음식을 먹은 후 오심(惡心), 구역(嘔逆), 구토(嘔吐), 발한(發汗), 현기증(眩氣症) 등의 증상을 보이는 것은?

① anorexia
② eructation
③ hyperchlorhydria
④ dumping syndrome

> 해설
> ④ dumping syndrome : 덤핑증후군
> ① anorexia : 식욕부진
> ② eructation : 트림
> ③ hyperchlorhydria : 위산과다

99 흉벽이나 식도, 기관 내의 더듬자로부터 초음파를 발생시켜 심장, 대혈관의 형태, 동태를 기록하는 진단법으로 비관혈적으로 실시간으로 심근의 기능, 펌프기능 등의 평가에 쓰이는 검사법은?

① cardiac MRI
② cardiac scan
③ EKG
④ echocardiography

> 해설
> ④ echocardiography : 심장초음파검사, 심초음파검사
> ① cardiac MRI : 심장자기공명영상
> ② cardiac scan : 심장스캔
> ③ EKG : 심전도검사

100 접미사 -ectomy가 의미하는 것은?

① origin
② deficiency
③ excision
④ repair

> 해설
> ③ excision : 절제, 제거
> ① origin : 기원, 근원
> ② deficiency : 결핍, 부족
> ④ repair : 복원, 봉합

제2회 기출유형문제

제1과목 보건의료관광행정

01 관광진흥법령상 의료관광호텔업의 등록기준으로 틀린 것은?

① 욕실이나 샤워시설을 갖춘 객실이 15실 이상일 것
② 객실별 면적이 19제곱미터 이상일 것
③ 외국어 구사인력 고용 등 외국인에게 서비스를 제공할 수 있는 체제를 갖추고 있을 것
④ 대지 및 건물의 소유권 또는 사용권을 확보하고 있을 것

해설
① 욕실이나 샤워시설을 갖춘 객실이 20실 이상일 것(관광진흥법 시행령 별표 1)

02 입원환자와 외래환자를 포함하여 포괄적인 조정환자수로 나타낸 지표로서 입원환자와 외래환자의 구성이 달라 발생할 수 있는 단점을 보완하기 위해 활용되는 것은?

① 병원이용률   ② 병상이용률
③ 병상회전율   ④ 병상회전간격

해설
② 병상이용률 : 일정기간 중 환자를 수용할 수 있는 상태로, 가동병상이 실제 환자에 의해 점유된 비율
③ 병상회전율 : 일정기간 중 1병상이 평균 몇 명의 입원환자를 수용하는가를 나타내는 지표
④ 병상회전간격 : 일정기간 중 연 유휴 병상수를 퇴원 실인수로 나눈 표

03 의료관광을 해외로 나가게 하는 요인(Push Factor)이 아닌 것은?

① 높은 의료비   ② 낮은 의료수준
③ 의료진에 대한 친숙성 ④ 제한적 의료서비스

해설
자국의 높은 의료비와 낮은 의료수준, 그리고 제한적인 의료서비스는 의료관광의 추진요인(Push Factor)이다. 하지만 자국의 의료진에 대해 친숙성이 높을수록 해외로 의료관광을 떠나기는 어려울 것이므로 의료진에 대한 친숙성은 유인요인(Pull Factor)이 된다.

정답 01 ① 02 ① 03 ③

04 의료인이 제공하는 서비스 항목별로 가격을 책정하고 그 양에 따라 진료비를 지불하는 방법은?

① 행위별수가제　　② 포괄수가제
③ 봉급제　　　　　④ 총액계약제

해설
행위별수가제(Fee-For-Service)
- 장점 : 신의료기술 및 신약개발 등을 통해 의학발전을 촉진시키고, 양질의 의료공급을 위해 최선을 다하며 의료의 다양성이 반영될 수 있다.
- 단점 : 진료비의 산출구조가 복잡하여 부당청구의 우려가 크다. 또한 치료가 끝날 때까지는 정확한 진료비 산출이 불가능하고, 환자에게 과잉진료를 초래하여 의료비 증가와 부당청구, 예산수립이 곤란하다.

05 의료관광으로 인한 의료관광객 목적지 국가의 기대효과와 가장 거리가 먼 것은?

① 국민진료비 절감　　② 의료서비스 발달
③ 외화수입 효과　　　④ 낙수효과

해설
의료관광이 활성화되면 진료비가 상승하여 목적지 국가의 국민 역시 높은 진료비를 부담하게 된다.

06 의료법상 입원실 병상이 500개인 종합병원에서 반드시 설치해야 하는 중환자실 병상 수는?

① 10개　　② 15개
③ 20개　　④ 25개

해설
④ 병상이 300개 이상인 종합병원은 입원실 병상 수의 100분의 5 이상을 중환자실 병상으로 만들어야 한다(의료법 시행규칙 별표 4).
∴ 500 × 0.05 = 25

07 의료서비스의 특성이 아닌 것은?

① 정보의 대칭성　　② 의료수요발생의 예측 불가능성
③ 외부효과의 존재　④ 의료공급의 비탄력성

해설
의료정보의 비대칭성
의료정보는 고도의 전문성을 요구하는 정보이기 때문에 의사와 같은 소수자만이 독점할 수 있는 정보이다. 일반인은 이런 정보에 접근을 하여도 이해가 쉽지 않기 때문에 이에 대한 비대칭성 문제가 발생하기 쉽다. 즉, 이 정보를 독점하고 있는 의사의 결정에 환자가 무조건 따르게 되는 일이 빈번하게 일어날 수 있다.

08 외국인환자 이동 시의 안전사고에 대한 대비로 적절하지 않은 것은?

① 병원과 대행업체의 계약 체결 여부 확인
② 고객의 암보험 가입 여부 확인
③ 대행업체의 탑승자에 대한 대인 상해보험 가입 여부 확인
④ 보험사의 보상 약관이 외국인도 동일하게 적용되는지 확인

해설
암보험은 이동 시 일어날 수 있는 안전사고와는 관련이 없는 내용이다.

09 진료비 미수금의 대손(대손처리 대상채권) 요건과 가장 거리가 먼 것은?

① 채무자의 행방불명   ② 채무자의 사업휴업
③ 채무자의 파산   ④ 채무자의 실종

해설
• 대손 : 채무자의 파산, 행방불명, 사망 등의 사유로 인하여 진료미수금을 회수하는 것이 불가능할 경우 나타나는 회수불능의 미수채권
• 대손처리 : 회수불능의 불량채권을 그대로 둘 경우 부실자산만 남게 되어 매결산기마다 소정의 절차를 거쳐서 회수할 수 없는 것으로 확정된 미수채권을 수취채권에서 제거하는 과정

10 의료관광의 결정요인 중 촉진요인과 가장 거리가 먼 것은?

① 교통의 발달   ② 여행과 관련된 우려
③ 의료관광 보험상품의 출시 ④ 의료관광 비자발급 절차 간소화

해설
여행과 관련된 우려는 밀어내는 요인(Push Factor)에 해당한다.

11 원무관리자의 역할과 가장 거리가 먼 것은?

① 환자가 진료받는 데 있어 최대한의 편의 제공
② 진료수익증대를 위한 비급여 항목의 적극적인 개발과 적용
③ 의료진에 대한 진료지원책의 적극 모색
④ 적정이윤의 확보를 위한 적극적인 노력

해설
원무관리자의 역할
• 창구업무 : 안내, 접수, 접수예약, 수납, 입원수속업무, 진료비계산(중간납부 청구), 퇴원수속, 제증명서 발급업무
• 관리업무 : 문제환자 채권확보, 재원환자관리, 퇴원환자관리, 진료비청구 및 관리, 소송(민원) 관련 업무, 환자 고충상담, 미수금관리
• 행정업무 : 제반 대외 관련 공문서관리, 보고, 기안, 통계

12 수급권자에 대한 진료, 조제 또는 투약을 담당하는 의료급여기관을 모두 고른 것은?

> ㄱ. 「지역보건법」에 따라 설치된 보건소
> ㄴ. 「농어촌 등 보건의료를 위한 특별조치법」에 따라 설치된 보건진료소
> ㄷ. 「약사법」에 따라 설립된 한국희귀의약품 센터

① ㄱ, ㄴ
② ㄱ, ㄷ
③ ㄴ, ㄷ
④ ㄱ, ㄴ, ㄷ

해설

의료급여기관(의료급여법 제9조 제1항)
의료급여는 다음의 의료급여기관에서 실시한다. 이 경우 보건복지부장관은 공익상 또는 국가시책상 의료급여기관으로 적합하지 아니하다고 인정할 때에는 대통령령으로 정하는 바에 따라 의료급여기관에서 제외할 수 있다.
- 「의료법」에 따라 개설된 의료기관
- 「지역보건법」에 따라 설치된 보건소·보건의료원 및 보건지소
- 「농어촌 등 보건의료를 위한 특별조치법」에 따라 설치된 보건진료소
- 「약사법」에 따라 개설등록된 약국 및 같은 법에 따라 설립된 한국희귀·필수의약품센터

13 다음에서 설명하고 있는 의료기관의 역할은?

> 의료기관은 국제의료관광객 유치를 위해 의료관광에이전시나 보험회사와 조율하고, 협약을 체결하는 역할을 한다.

① 의료서비스 제공자(Medical Service Provider)
② 혁신자(Innovator)
③ 마케터(Marketer)
④ 협상자(Negotiator)

해설

조율 및 협약을 체결하는 역할은 협상자의 역할로 볼 수 있다.

14 의료관광코디네이터의 역할과 가장 거리가 먼 것은?
① 외국인환자의 의무기록 정보수집 업무
② 진료일정 및 입원 병실과 보호자 체류를 위한 예약 등 일정수립 업무
③ 입국한 외국인환자의 치료 업무 및 부작용에 대한 주의사항 교육업무
④ 검사 후 차기 진료일정 조정 업무

해설

의료관광코디네이터의 역할
- 진료서비스 관리 : 예약·비자·진료·검사·보험·진료비·진단서·만족도 관련 업무
- 관광지원 : 호텔, 식당과 협약체결, 호텔예약, 관광상품 소개, 공항 에스코트
- 리스크 관리 : 리스크 예방, 의료사고 및 불만관리
- 마케팅 : 마케팅 기획, 상품개발, 광고, 외부기관과의 교류
- 행정 : 외국인환자 유치 의료기관 등록, 출입국관리소와 협력관계 구축, 외국병원과 협력관계 구축, 외국인환자 통계자료 관리, 자원봉사자 관리업무
- 통 역

15 다음 리스크 관리의 단계를 바르게 나열한 것은?

ㄱ. 리스크 관리방안 모니터 및 개선
ㄴ. 리스크 대안 분석
ㄷ. 리스크 관리방안 선정
ㄹ. 리스크 확인 및 분석
ㅁ. 리스크 관리방안 실행

① ㄱ → ㄴ → ㄷ → ㄹ → ㅁ
② ㄴ → ㄹ → ㅁ → ㄱ → ㄷ
③ ㄷ → ㄱ → ㅁ → ㄴ → ㄹ
④ ㄹ → ㄴ → ㄷ → ㅁ → ㄱ

해설

리스크 관리 단계
리스크 확인 및 분석(위험발견, 원인분석) → 리스크 대안 분석(리스크 통제, 자금조달) → 리스크 관리방안 선정 → 리스크 관리방안 실행 → 관리방안 모니터링 및 개선(활동의 재평가)

16 환자에 대한 진료행위를 중심으로 발생한 업무상의 자료나 진료 및 수술, 검사기록을 약속된 코드 등을 활용 가능한 형태로 전산에 기반하여 입력, 정리, 보관하며 입력된 자료를 통해 의사소통을 하는 시스템을 통칭하는 것은?

① 처방전달시스템(OCS)
② 의료영상저장전송시스템(PACS)
③ 전자의무기록시스템(EMR)
④ 유비쿼터스시스템(U-S)

해설

전자의무기록(EMR)
디지털 병원화의 완결판으로 진료, 원무, 통계에 걸친 전 병원의 업무를 자동화함은 물론 영상장비 및 전송시스템과의 자동연계로 병원경영의 효율성을 극대화한다.

정답 15 ④ 16 ③

17 재외동포의 출입국과 법적 지위에 관한 법률상 체류기간 연장허가를 받지 않은 외국국적 동포의 재외동포체류자격에 따른 체류기간은 최장 몇 년까지인가?

① 1년
② 2년
③ 3년
④ 4년

해설
③ 재외동포체류자격에 따른 체류기간은 최장 3년까지로 한다(재외동포법 제10조 제1항).

---

18 의료 해외진출 및 외국인환자 유치 지원에 관한 법규상 외국인환자를 유치하려는 의료기관이 가입하여야 하는 의료사고배상책임보험의 연간 배상한도액 기준으로 틀린 것은?

① 의원급 의료기관 : 1억 원 이상
② 조산원 : 1억 원 이상
③ 병원급 의료기관 : 2억 원 이상
④ 종합병원 : 2억 원

해설
외국인환자 유치에 대한 등록요건(의료해외진출법 시행규칙 제4조 제1항 제2호)
연간 배상한도액은 다음의 구분에 따른 금액 이상일 것
- 의원급 의료기관 또는 조산원 : 1억 원
- 병원급 의료기관 : 1억 원
- 종합병원 : 2억 원

---

19 다음 중 리스크 관리 시스템 구축을 위한 설명으로 틀린 것은?

① 업무의 혼란이 오지 않도록 의료진은 의료행위에만 전념토록 하며 리스크 관리는 행정부서에서 전담한다.
② 환자 사고 예방을 위해 환자관리 체크리스트를 마련하여 항상 점검하고 업무내용을 차트에 상세히 기록한다.
③ 진료지원 부문에서는 환자의 상태를 정확하게 검토할 수 있도록 의사의 지시에 따라 검진을 신속히 하고 결과를 정확히 피드백한다.
④ 의료법 및 관련 법상 의무 이행내용을 증명할 수 있도록 환자 진료시스템, 서면 증명자료 등을 정비한다.

해설
리스크 관리 시스템 구축 : 부서별 시스템
- 의사 : 의료공급체계 확립(환자진료시스템-OCS)
- 간호사 : 환자관리체계 확립(환자관리 체크리스트)
- 진료지원 : 진료지원체계 확립(신속한 검진과 피드백)
- 행정실 : 행정지원체계 확립(원무, 행정, 보험심사 등 팀별 책임범위와 역할분장)

20 환자가 의료인에게 의료서비스를 제공받는 과정에서 발생한 예상하지 못한 악결과(惡結果)를 뜻하는 것으로 누구의 잘못이라는 평가를 전혀 내포하지 않은 가치중립적 용어를 뜻하는 말은?

① 의료사고
② 의료분쟁
③ 의료과오
④ 손 해

해설
① 의료사고 : 의료행위가 개시되어 종료하기까지의 과정에서 예기하지 아니한 결과가 발생한 경우로 가치중립적인 개념
② 의료분쟁 : 의료사고를 주원인으로 한 환자측과 의료인 간의 다툼 또는 의사의 진료로 인한 의료사고와 의료관계자 행위로 인한 의료사고를 출발점으로 한 의료진과 환자 측의 다툼
③ 의료과오 : 의료인이 의료행위를 수행함에 있어서 당시의 의학지식 또는 의료기술의 원칙에 준하는 업무상 필요로 하는 주의의무를 게을리하여 환자에게 적절치 못한 결과를 초래한 것

제2과목 보건의료서비스 지원관리

21 다음 (   )에 알맞은 것은?

> 1단계 요양급여와 2단계 요양급여로 구분하고, 1단계는 환자들이 상급종합병원을 제외한 요양기관에서 진료를 받고 2단계에서는 상급종합병원에서 진료를 받게 되며, 2단계 요양급여를 받기 위해서는 (   )를 제출해야하며, 미제출 시에는 건강보험수가 기준금액으로 본인이 전액을 부담해야 한다.

① 요양급여의뢰서
② 입·퇴원확인서
③ 수술확인서
④ 원외처방전

해설
의료기관 이용절차
의료기관은 단계별로 1단계 요양급여를 받은 후 2단계를 이용하여야 한다.
• 1단계 진료 : 상급종합병원을 제외한 요양기관에서 받는 요양급여이다. 단, 상급종합병원의 치과, 가정의학과, 재활의학과는 1단계 진료를 받을 수 있다.
• 2단계 진료 : 상급종합병원에서 받는 요양급여로 2단계 요양급여를 받고자 할 때에는 상급종합병원에서의 요양급여가 필요하다는 의사소견이 기재된 건강진단, 건강검진결과서 또는 요양급여의뢰서를 건강보험증 또는 신분증명서와 함께 제출하여야 한다.

22 국제의료관관서비스 과정의 초기접촉과정에 포함되는 절차와 가장 거리가 먼 것은?

① 고객자료 수집을 위한 원격의료상담
② 담당 의료진 선정
③ 대표 연락 창구 구축
④ 담당 코디네이터 배정

해설
의료관광의 초기접촉과정
최초연락, 병원접수, 상담 및 견적서 작성(정보수집, 치료계획 수립, 예상치료비용 상담)

23 보호자와의 의사소통에서 의료인의 행동으로 부적절한 것은?

① 진료결과에 좋지 않을 환자의 부정적 행동이나 인식은 직설적으로 언급하여 교정한다.
② 환자뿐만 아니라 보호자와도 충분한 대화를 시도한다.
③ 가족도 환자진료 과정에서 중요한 역할을 하게 됨을 인식시킨다.
④ 환자에 대한 정보를 수시로 주고받는다.

해설
의료진-보호자 커뮤니케이션의 중요성
• 의료진과 보호자의 커뮤니케이션은 단순한 정보전달 이외에, 의사와 환자 간 상호관계의 질을 높여주는 역할을 한다.
• 일련의 연구들은 환자의 보호자가 같이 있을 경우, 의사와 환자 간 대화의 질이 달라진다고 하였다.

24 의료관광 프로세스와 가장 거리가 먼 것은?

① 치료 관련 견적서 제공　　② 진료 관련 예약
③ 환자의 방문과 치료　　　④ 의료기관 인증추진

해설
의료관광 프로세스
• 상담과 치료설계 : 외국인환자의 상담의뢰는 전화와 이메일을 통해 이루어진다. 최초의 상담은 부족한 정보와 한정된 내용을 기초로 좀 더 구체화하는 작업으로, 가족의 병력확인, 현지 의사의 진료 및 검사내역 등을 통해 기초자료를 완성한다. 이렇게 작성된 자료는 한국어로 번역하여 담당 주치의와 상의한 후에 검사내용과 수술, 치료방법에 대한 설계를 하게 된다.
• 비용산정 : 설계된 내용은 담당 원무팀과 보험심사과의 결과 그리고 기타 옵션을 포함한 비용을 모두 합친 후에 최종견적이 산출되며, 이 모든 자료를 다시 고객이 쉽게 이해할 수 있는 정형화된 문서(견적설계서)로 번역하여 제공하게 된다.
• 해외환자의 유치 : 이런 일련의 수고를 통해 유치되는 환자의 확률은 약 8% 내외로 매우 낮은 편이다. 환자유치 성공확률을 높이는 것이 의료관광산업의 발전과 직결됨에 따라, 해외환자 유치현장의 최전방에서 업무를 수행하는 의료관광코디네이터의 능력과 역량이 높이 평가될 수밖에 없다.

25 Myers가 제시한 '양질의 의료'에 대한 정의 중 5가지 요소에 해당하지 않는 것은?

① 접근(용이)성 ② 질적 적정성
③ 효율성 ④ 응용성

해설
Myers의 정의에 따르면 양질의 의료를 구성하는 요소는 접근성, 포괄성, 품질, 지속성, 효율성이다.

26 병원 내 의료커뮤니케이션을 모두 고른 것은?

> ㄱ. 환자의 증상과 병력에 대한 상담
> ㄴ. 의료보조원에 대한 지시
> ㄷ. 환자에게 진료 절차 설명
> ㄹ. 진료 및 수술의 협진을 위한 의료종사자 간 대화

① ㄱ, ㄴ, ㄷ ② ㄱ, ㄷ, ㄹ
③ ㄴ, ㄹ ④ ㄱ, ㄴ, ㄷ, ㄹ

해설
의료커뮤니케이션의 정의
- 사람 간의 일반적인 커뮤니케이션이 기본구조
- 환자의 질병에 대한 진단과 치료가 목적
- 의료적 결정을 돕고 질병관련 정보를 주며, 건강을 유지하거나 개선하기 위한 교육, 동기부여를 위한 상담에 이르기까지 의사에게 부여된 특권적인 의사소통
- 의사가 환자의 건강정보 이해능력을 정확하게 파악하고, 그 내용을 적절하게 전달하기 위해 환자의 언어적 → 비언어적 신호를 정확하게 해석하면서 진행하는 일련의 과정
- 관념화 → 기호화 → 전달 → 수신 → 해석(해독) → 이해 → 수신자의 행동의 단계로 커뮤니케이션이 이루어짐

27 의료서비스가 완전 경쟁시장으로 성립되지 못하는 이유와 가장 거리가 먼 것은?

① 동질성 ② 불확실성
③ 공급의 독점성 ④ 소비자의 정보부족

해설
① 동질성은 완전 경쟁시장을 성립하는 조건 중 하나로 볼 수 있다.
완전 경쟁시장의 조건
- 수요자와 공급자가 자유롭게 시장에 진입하거나 시장에서 나올 수 있어야 함
- 다수의 수요자와 공급자가 존재할 것
- 시장에서 거래되는 모든 재화 및 서비스는 완전히 동질적이어서 어떠한 차이도 존재하지 않음
- 시장에 참가하는 모든 사람들은 필요한 모든 정보를 즉시 이용 가능할 것

정답 25 ④ 26 ④ 27 ①

28 PACS의 의미로 옳은 것은?

① 처방전달시스템
② 의료영상저장전송시스템
③ 전자의무기록
④ 원격의료시스템

해설
의학영상저장전송시스템(PACS)
Picture Archiving Communication System의 약자로 의학적 영상을 필름이 아니라 디지털의 형태로 저장하여 의료인에게 전송하는 장치

29 보건의료서비스는 필요도(Needs)에 일치시켜야 한다는 이념을 바탕으로 재원을 중앙정부의 일반재정으로 조달하는 특징을 갖는 보편형 의료체계를 갖춘 나라는?

① 태 국
② 미 국
③ 독 일
④ 영 국

해설
영국은 National Health Service(NHS)제도를 채택하고 있다.

30 서비스에 대한 설명으로 옳은 것은?

① 서비스의 무형적인 요소가 가치창조를 주도한다.
② 서비스는 가시화하기가 용이하다.
③ 서비스는 생산과 동시에 실시간으로 고객들에게 전달되지 않는 특성이 있다.
④ 대부분의 서비스는 저장할 수 있다.

해설
서비스의 특성
• 무형성
• 동시성
• 이질성
• 소멸성

31 대인적 커뮤니케이션인 상담에서 상담자가 주의를 기울여야 할 내용이 아닌 것은?

① 공감적 반응
② 자기노출
③ 자기수용
④ 경 청

해설
상담자의 중요한 상담기법 중 하나로 무조건적인 긍정적 수용이 있다.

정답: 28 ② 29 ④ 30 ① 31 ③

32 환자와의 면담커뮤니케이션에서 더 많은 정보를 얻기 위해 "팔이 아프다고 하셨는데, 팔의 어떤 부위가 아프며 언제부터 아프신가요?"처럼 구체적으로 질문하였다면, 이는 어떤 면담방법을 활용한 것인가?

① 개방식 질문법
② 초점맞춤식 질문법
③ 건강관련 습관탐색법
④ 바꾸어 말하기법

해설
초점맞춤식 질문은 환자가 제공한 정보에 초점을 맞추어 구체적으로 질문을 하는 것이다. 개방식 질문은 환자가 "예" 또는 "아니요"로 대답하지 않고 자유롭게 자신의 모든 의견을 진술하도록 묻는 질문이며, 바꾸어 말하기법은 상대방의 이야기를 상대방이 말한 용어와 같은 뜻을 가진 다른 말을 사용함으로써 간단하게 상대방의 말을 확인하는 것이다.

33 의료서비스의 정의로 가장 적합한 것은?

① 지역사회 혹은 인구집단의 건강을 보호하고 증진시키기 위한 조직적인 노력과 방법
② 의료인이 환자와의 상호작용을 통해 제공하는 치료, 예방, 재활 등의 진료활동과 관련된 직·간접적인 활동
③ 사람들로 하여금 건강에 대한 영향력 행사능력을 강화시키도록 도와주는 과정
④ 건강에 대한 신념, 태도, 행동에 영향을 주는 개인과 집단의 모든 경험과 노력

해설
의료서비스의 특징
고객의 욕구충족을 위한 유형·무형의 활동을 제공하는 서비스산업의 특징을 가지고 있다. 그리고 표준화가 힘들고 생산과 소비가 동시에 일어나는 특징이 있으며, 소비자가 참여하는 상황에서 서비스 질을 직접적으로 통제하기란 매우 힘들다. 그러므로 직원 개개인의 자발적 서비스 의식이 절대적으로 요구된다.

34 우리나라 국민건강보험의 특징과 가장 거리가 먼 것은?

① 임의가입
② 보험급여의 균등한 수혜
③ 보험료 부담, 징수의 강제성
④ 부담능력에 따른 보험료 차등부담

해설
국민건강보험의 특성
• 강제가입
• 보험급여의 균등
• 수익자 부담
• 현물주의
• 형평성
• 단기보험
• 보험료 징수의 강제성
• 3자 지불제도

정답 32 ② 33 ② 34 ①

35 의료법상 의료기관의 분류에 대한 설명으로 틀린 것은?

① 의원급 의료기관이란 의사, 치과의사 또는 한의사가 주로 외래환자를 대상으로 각각 그 의료행위를 하는 의료기관을 말한다.
② 의원급 의료기관의 종류는 의원, 치과의원, 한의원, 요양원이다.
③ 병원급 의료기관이란 의사, 치과의사 또는 한의사가 주로 입원환자를 대상으로 의료행위를 하는 의료기관을 말한다.
④ 병원급 의료기관의 종류는 병원, 치과병원, 한방병원, 요양병원, 정신병원, 종합병원이다.

해설

의료기관의 구분(의료법 제3조 제2항)
- 의원급 의료기관 : 의원, 치과의원, 한의원
- 조산원
- 병원급 의료기관 : 병원, 치과병원, 한방병원, 요양병원, 정신병원, 종합병원

36 전파가능성을 고려하여 발생 또는 유행 시 24시간 이내에 신고하여야 하고, 격리가 필요한 감염병은?

① 제1급 감염병
② 제2급 감염병
③ 제3급 감염병
④ 제4급 감염병

해설

- 제1급감염병(17종) : 생물테러감염병 또는 치명률이 높거나 집단 발생의 우려가 커서 발생 또는 유행 즉시 신고하여야 하고, 음압격리와 같은 높은 수준의 격리가 필요한 감염병
- 제2급감염병(21종) : 전파가능성을 고려하여 발생 또는 유행 시 24시간 이내에 신고하여야 하고, 격리가 필요한 감염병
- 제3급감염병(27종) : 그 발생을 계속 감시할 필요가 있어 발생 또는 유행 시 24시간 이내에 신고하여야 하는 감염병
- 제4급감염병(22종) : 제1급감염병부터 제3급감염병까지의 감염병 외에 유행 여부를 조사하기 위하여 표본감시 활동이 필요한 감염병

37 다음 특성을 가진 서비스품질 측정방법은?

- 최소한의 자료수집 비용이 든다.
- 극단적인 불만이나 만족이 반영된다.
- 표본이 통계적으로 대표적인 사례가 아닐 수 있다.

① 코멘트카드
② 우편설문조사
③ 현장인터뷰
④ 미스터리쇼퍼

해설

고객의 태도와 의견을 측정하는 가장 보편적인 방법으로 서비스가 제공되는 시점에서 코멘트카드를 사용한다.

38 미국의 메디케어(Medicare) 적용대상자가 아닌 것은?

① 65세 이상인 사람
② 저소득층으로 인정되는 사람
③ 65세 미만이고 특정한 질병을 가진 사람
④ 말기 신장 질환(ESRD)을 가진 모든 연령대의 사람

해설
미국에서 실시하고 있는 의료보장제도 중에서 메디케어(Medicare)의 특징은 65세 이상의 모든 노인과 신체장애자, 특수질환자 등을 대상으로 양질의 보건의료의 제공과 경제적 부담을 경감시키는 데 주목적이 있는 사회보장제도이다. 저소득층을 대상으로 하는 의료부조제도는 메디케이드(Medicaid)제도이다.

39 의료법상 의료기관 인증기준이 아닌 것은?

① 환자만족도
② 의료기관의 중장기 비전
③ 환자의 권리와 안전
④ 의료서비스의 제공과정 및 성과

해설
의료기관 인증기준 및 방법 등(의료법 제58조의3 제1항)
- 환자의 권리와 안전
- 의료기관의 의료서비스 질 향상 활동
- 의료서비스의 제공과정 및 성과
- 의료기관의 조직·인력관리 및 운영
- 환자만족도

40 Leavell & Clark의 질병의 자연사 5단계 중 불현성 감염기 단계의 예방조치로 적합한 것은?

① 건강증진
② 예방접종
③ 재활
④ 조기진단·치료

해설
Leavell & Clark의 질병의 자연사 5단계

비병원성 I	초기 병원성기 II	불현성 감염기 III	발현성 감염기 IV	회복기 V
적극적 예방	소극적 예방	중증화의 예방	진단과 치료	무능력의 예방
환경위생, 건강증진	특수예방, 예방접종	조기진단 및 치료집단 검진	-	재활 사회생활 복귀

정답 38 ② 39 ② 40 ④

제3과목 보건의료관광 마케팅

41 고관여(High Involvement) 제품의 구매의사결정과정이 순서대로 나열된 것은?

① 문제인식 → 정보탐색 → 구매 → 대안평가 → 구매 후 행동
② 문제인식 → 정보탐색 → 대안평가 → 구매 → 구매 후 행동
③ 정보탐색 → 문제인식 → 구매 → 구매 후 행동 → 대안평가
④ 정보탐색 → 문제인식 → 구매 → 대안평가 → 구매 후 행동

해설

의료서비스 구매의사결정과정(6단계)
- 문제인식 : 소비자 스스로 자신이 직면한 문제를 해결하려는 동기를 형성하는 단계
- 정보탐색 : 소비자가 문제인식 후 스스로의 문제를 해결할 대안을 찾아가는 과정
- 대안평가 : 소비자들이 자신이 원하는 욕구를 인지하고 내외적인 정보탐색과정을 통해 몇 개의 선택대안을 가지게 된 후 이들 대안들을 어떤 기준에 의해 평가하는 단계
- 구매행동 : 대안평가를 통해 구매 대안별 선호순위를 형성한 소비자의 구매행동 단계
- 서비스체험 : 서비스는 제품과 달리 생산과 소비자가 분리되지 않은 채 동시에 발생하므로 체험의 중요성이 상대적으로 높음
- 구매 후 행동 : 소비자가 서비스 품질을 판단하기 어려워 구매 후에도 혼란스러운 상황에 처할 수 있는 신뢰재 성격을 가지는 의료서비스는 소비자의 구매 후 부조화를 세심하게 관리할 필요가 있음

※ 의료서비스는 고관여 제품으로 볼 수 있다.

42 텔레마케팅에 관한 설명과 가장 거리가 먼 것은?

① 일반적으로 고객 데이터베이스를 기반으로 진행된다.
② 전화연결로 신속하나 인적판매보다 많은 비용이 소요된다.
③ 기업이 필요로 하는 표적시장의 정보수집에 유용하다.
④ 양방향 커뮤니케이션으로 인한 대 고객 서비스향상을 기대한다.

해설

텔레마케팅 방법은 인적판매에 비해 비용이 절약되는 효율적인 방법이다. 인적판매에 소요되는 비용의 50~90%까지 절감이 가능하다.

43 의료관광상품의 평가 중 고객의 내원 후 지원사항이 아닌 것은?

① 외국인 고객이 내원 시 담당 코디네이터가 에스코트 서비스를 제공한다.
② 외국인 고객을 위한 전담의료진이 편성되어 있다.
③ 외국인 고객을 위한 전용 병동을 운영하고 있다.
④ 외국인 고객의 방문계획 수립을 지원한다.

해설

외국인 고객의 방문계획 수립지원은 내원 전에 이루어져야 한다.

정답 41 ② 42 ② 43 ④

44 전략을 수립하는 과정에서 기업외부의 기회와 위협 요소들을 파악하고 기업내부의 강점 및 약점을 분석하는 기법은?

① BCG 분석 ② SWOT 분석
③ GAP 분석 ④ BEP 분석

해설
SWOT
강점(Strength), 약점(Weakness), 기회(Opportunity), 위협(Threat) 요인 분석

45 고객만족도 조사를 위한 자료수집방법을 결정하려고 한다. 다음 (　)에 알맞은 자료수집방법은?

기 준	(ㄱ)	(ㄴ)	(ㄷ)
비 용	높 음	보 통	보 통
응답자료의 정확성	높 음	보 통	낮 음
응답률	높 음	보 통	낮 음
대규모 표본관리	곤 란	보 통	용 이

① ㄱ : 전화조사, ㄴ : 우편조사, ㄷ : 면접조사
② ㄱ : 전화조사, ㄴ : 면접조사, ㄷ : 우편조사
③ ㄱ : 면접조사, ㄴ : 전화조사, ㄷ : 우편조사
④ ㄱ : 면접조사, ㄴ : 우편조사, ㄷ : 전화조사

해설
조사연구의 방법
① 면접조사 : 조사원이 표본으로 선정된 응답자를 상대로 직접 대면하여 조사하는 방법
  • 장 점
    - 우편조사보다 응답률이 더 높다.
    - 면접상황을 통제할 수 있다.
    - 면접조사는 시각, 청각적인 보조물을 사용할 수 있으며, 다른 조사에 비해 질문지가 길어도 가능하며, 질문 내용이 조금 복잡하거나 응답의 내용이 분명하지 않을 경우 추가로 설명을 해주거나 더 자세하게 질문을 할 수 있다.
    - 글을 읽지 못하는 사람이나, 노인들을 상대로 조사가 가능하다.
  • 단 점
    - 조사원이 응답자와 직접 대면해야 하므로, 일반적으로 조사비용과 시간이 많이 든다.
    - 면접조사의 가장 큰 문제점 중의 하나가 조사원에 의한 비표본오차이다.
    - 다른 조사에 비해 익명성을 유지하기가 어렵다.
    - 집단별로 낮 동안에 집에 있지 않는 비율의 차가 크며, 사생활 침해 등의 이유로 일반 가정에 방문하여 응답자를 찾아 응답을 받아내기가 점점 더 어려워지고 있다.
② 전화조사 : 훈련된 조사원이 유선전화를 통해 응답자들에게 질문을 하고 응답을 얻어내는 방법으로 신속하고 대표성이 있는 정보를 수집하는 데 적절하다.
  • 장 점
    - 준대면적인 성격이 있는 것에 비해 시간과 비용이 적게 든다.
    - 조사원에 대한 감독이 가능하여 조사원으로 인한 비표본오차를 줄일 수 있다.
    - 면접조사에 비해 응답자에게 접근하기가 쉽다.
    - 표본추출이 쉽다.

- 단 점
  - 질문의 길이와 내용에 제한을 받는다.
  - 시청각적인 보조물을 활용할 수 없다.
  - 응답자의 표정이나 주변 상황 등을 직접 확인할 수 없기 때문에 응답자가 아무렇게나 응답을 하여도 확인하기 어렵고 주변상황에 대한 보조적인 정보 수집이 어렵다.
  - 표본의 대표성의 문제가 있을 수 있다.
③ 우편조사 : 조사 대상자에게 질문지를 우편으로 발송하여 직접 질문지에 응답을 표시한 후에 회수하는 방법
- 장 점
  - 비용이 적게 든다.
  - 조사원이 개입되지 않으므로 조사원에 의한 영향을 최소화할 수 있다.
  - 익명성이 보장되므로 비밀을 요하는 설문이나 사회적으로 금기 시 되는 내용에 관한 조사에 대해서는 솔직한 응답을 얻을 수 있다.
  - 조사시간에 제약을 받지 않으므로, 생활패턴이 일반인과 달라서 다른 방법으로 접근하기 어려운 사람들을 대상으로도 조사가 가능하다.
- 단 점
  - 응답에 대한 강제성이 없어서 질문지의 회수율이 매우 낮다.
  - 완성된 질문지가 되돌아오기까지 시간이 많이 걸린다.
  - 응답내용이 복잡하거나 모호할 때 또는 응답자가 질문을 제대로 이해하지 못한 경우에도 부연설명을 하기가 어렵다.
  - 문맹자에게는 사용할 수 없다.

46 다음 중 인적 커뮤니케이션에 해당되지 않는 것은?

① 텔레마케팅
② 구 전
③ 판매촉진
④ 고객교육

해설

판매촉진
- 소비자들의 구매를 자극하기 위한 인적판매, 광고, PR 이외의 단기적 마케팅활동
- 소비자나 중간상이 특정 제품을 더 빨리, 더 많이 구매하도록 자극할 수 있는 수단들의 집합
- 고객이나 중간상에게 상품을 구매하도록 설득하는 데 이용되는 모든 활동들
- 단기적 매출 증대를 위해 사용되는 모든 수단들의 총칭

47 BCG 매트릭스 기법에 관한 설명으로 옳지 않은 것은?

① 물음표 사업은 시장이 성장하고는 있지만 추가 투자에는 위험이 존재한다.
② 별 사업은 시장이 커지고 있어서 성장전략이 요구된다.
③ 현금젖소 사업은 시장이 더 이상 커지지 않으므로 시장에서 철수할 준비를 한다.
④ 개 사업은 시장이 커질 가능성도 낮고 수익도 거의 나지 않는다.

해설

현금젖소는 시장(사업)의 성장률은 낮지만 점유율이 높기 때문에 안정적인 수익모델이 되는 비즈니스 모델을 의미한다.

48 서비스기업이 CRM 활동을 통해 얻을 수 있는 직접적 혜택과 가장 거리가 먼 것은?

① 서비스 구매 빈도 및 구매량 증대
② 현재 및 잠재 고객을 충성고객으로 전환
③ 기존 거래 고객의 이탈가능성 감소
④ 서비스기업 내부고객의 만족도 향상

해설
CRM
현재의 고객과 잠재고객에 대한 정보 자료를 정리, 분석해 마케팅 정보로 변환함으로써 고객의 구매 관련 행동을 지수화하고, 이를 바탕으로 마케팅 프로그램을 개발, 실현, 수정하는 고객 중심의 경영기법을 의미한다. 다시 말해 기업들이 고객들의 성향과 욕구를 미리 파악해 이를 충족시켜 주고 기업들이 목표로 하는 수익이나 광고효과 등 원하는 바를 얻어내는 기법을 말한다.

49 시장세분화(Segmentation)에서 고려해야 할 사항으로 틀린 것은?

① 시장의 규모
② 접근가능성
③ 차별화 전략
④ 측정가능성

해설
시장세분화
- 정의 : 소비자의 니즈와 편익을 중심으로 시장을 분류
- 목적 : 정확한 시장상황 파악, 기업의 경쟁좌표 설정, 마케팅자원의 효과적 배분, 정확한 표적시장 설정
- 시장세분화의 변수 및 기준 : 인구통계변수, 지리변수, 생활유형변수, 개성변수, 가치변수
- 세분시장의 요건 : 정보의 측정 및 획득이 용이, 수익성 보장, 접근용이성과 전달성, 명확한 구분과 차별성, 일관성 및 지속성

50 유통과정에서 중간상의 역할과 가장 거리가 먼 것은?

① 생산자에게 적정 이윤을 보장하는 역할을 한다.
② 생산자와 소비자 사이의 접촉 횟수를 줄이는 역할을 한다.
③ 생산자와 소비자 사이의 교환과정을 촉진하는 역할을 한다.
④ 생산자와 소비자 사이에서 수요와 공급을 조절하는 역할을 한다.

해설
중간상의 필요성
- 생산자가 소비자에게 판매하기 위해서는 막대한 자본소요
- 중간상의 경험, 전문성, 소비자 정보를 마케팅 효율성 증대
- 거래과정에서 도·소매 중간상의 다양한 개입에 따른 거래 수 감소
- 마케팅정보 역할을 담당
- 정형화로 인한 유통비용 최소화 가능

정답 48 ④ 49 ③ 50 ①

51 수직적 마케팅 시스템(Vertical Marketing System, VMS)에 관한 설명으로 틀린 것은?

① 유통조직의 생산시점과 소비시점을 하나의 고리형태로 유통계열화하는 것이다.
② 프랜차이즈 시스템은 계약에 의해 통합된 수직적 마케팅시스템이다.
③ 수직적 마케팅 시스템의 유형에는 기업적 VMS, 관리적 VMS, 계약적 VMS 등이 있다.
④ 유통경로 구성원의 행동은 시스템 전체보다는 각자의 이익을 극대화하는 방향으로 조정된다.

해설
수직적 마케팅 시스템
생산자, 도매상 및 소매상들이 하나의 통일된 시스템을 이룬 유통경로 체계

52 STP전략의 활동을 순서대로 나열한 것은?

① 위치 정립 → 표적시장 선정 → 시장세분화
② 시장세분화 → 표적시장 선정 → 위치 정립
③ 표적시장 선정 → 위치 정립 → 시장세분화
④ 시장세분화 → 위치 정립 → 표적시장 선정

해설
STP의 기본단계
- 시장세분화(Segmentation) : 소비자의 니즈를 파악하고 분류하여 시장을 세분화하고 각각의 세분시장을 구명함
- 표적시장 선정(Targeting) : 각 세분시장의 매력도를 분석하고 가장 효과적으로 공략할 수 있는 세분시장을 표적시장으로 선정함
- 포지셔닝(Positioning) : 소비자의 마음속에 각인시키고자 하는 병원의 이미지를 정하고 각인된 병원이미지를 추적하고 관리함

53 다음 중 아이디어 수집을 통한 신상품 개발목적과 가장 거리가 먼 것은?

① 경쟁사의 상품에 대처하기 위해
② 매출증대와 생산비용 절감을 위해
③ 고객요구에 따른 상품구색을 위해
④ 경영에 부족한 예산을 줄이기 위해

해설
신상품 개발목적
- 고객요구에 따라 상품구색을 갖추기 위하여
- 매출증대나 비용절감을 위하여
- 사기진작과 사업부 간의 경쟁을 독려하기 위하여
- 경쟁사의 상품에 대처하기 위하여
- 신기술의 개발과 생산기술의 변화에 대처하기 위하여
- 유행 등 시장요구에 효과적으로 대응하기 위하여

54 마케팅 커뮤니케이션 활동인 촉진믹스(Promotion Mix)와 가장 거리가 먼 것은?

① PR(Public Relations)
② 구매시점 진열
③ 선별적 유통점포 개설
④ 광 고

> **해설**
> 촉진믹스는 기업의 고객과의 의사소통 수단인 광고, 홍보, 판매촉진, 인적판매를 의미한다.

55 의료관광상품의 수명주기에서 성숙기 상품의 특징과 가장 거리가 먼 것은?

① 신규 수요가 아닌 대체 수요가 발생된다.
② 의료관광객이 가격에 민감해진다.
③ 경쟁의료기관의 서비스상품이 비슷해진다.
④ 의료기관 간 경쟁이 둔화된다.

> **해설**
> 성숙기는 판매량과 이익의 정점을 찍는 단계이므로 많은 경쟁사들로 인해 시장이 포화상태에 이르는 단계이다. 따라서 성숙기에는 다양한 제품을 공급하는 경쟁자가 많기 때문에 오히려 제품차별화가 어려워진다.

56 다음 중 서비스의 무형성으로 발생하는 마케팅상의 문제점과 가장 거리가 먼 것은?

① 상품재고처럼 저장이 불가능하다.
② 서비스의 진열과 전시가 어렵다.
③ 가격설정 기준이 명확하지 않다.
④ 수요와 공급 간에 균형과 조화를 이루기 어렵다.

> **해설**
> 의료서비스의 특성
> • 무형성 : 의료서비스는 형체가 있는 완성된 제품이 아닌 서비스이다.
> • 이질성 : 사람이 사람을 다루는 것으로 똑같은 서비스를 제공할 수 없다.
> • 소멸성 : 사용하지 않은 서비스는 소멸된다.
> • 비분리성 : 의료서비스는 생산·소비가 동시에 일어난다.

정답 54 ③ 55 ④ 56 ④

57 시장세분화의 기준 중 심리적 특성에 해당하는 것은?

① 태 도
② 나 이
③ 학 력
④ 성 별

해설

시장세분화 기준
- 지리적 변수 : 지역, 도시규모, 인구밀도, 기후 등
- 인구통계학적 변수 : 연령, 성별, 가족형태, 소득, 직업, 교육수준, 가족규모, 종교
- 심리적 변수 : 사회계층, 라이프스타일, 개성, 태도, 관심 등
- 행태적 변수 : 구매목적, 추구편익, 사용량, 상표충성도, 상품인지도 등

58 의료광고에 대한 설명으로 틀린 것은?

① 신문, 방송, 잡지 등을 이용하여 기사 또는 전문가의 의견형태로 표현되는 광고는 금지되어 있다.
② 옥외광고물 중 현수막 벽보 등에 표시되는 광고는 사전에 심의를 받아야 한다.
③ 광고의 심의를 받으려는 자는 보건복지부령으로 정하는 수수료를 내야 한다.
④ 광고의 심의신청을 받은 심의기관은 의료광고심의위원회의 심의를 거쳐 심의 결과를 신청인에게 15일 이내에 통지하여야 한다.

해설

④ 보건복지부장관의 위탁을 받은 의사회 등이 수행하는 의료광고의 사전 심의제도에 관한 「의료법」 규정은 사전검열 금지원칙에 위배되어 위헌이라는 헌법재판소 결정에 따라 의료법 시행령 제25조(의료광고 심의 절차)가 2018년 9월 28일에 삭제되었다.

59 경쟁이 거의 없는 동안 최적 이익을 얻기 위하여 신제품 가격을 높게 책정하는 전략은?

① 스키밍 가격전략(skimming price strategy)
② 침투 전략(penetration strategy)
③ 고-저 가격책정전략(high-low pricing strategy)
④ 심리적 가격책정전략(psychological pricing strategy)

해설

스키밍 가격전략
신상품이 처음 나왔을 때, 아주 높은 가격을 매긴 다음, 시간이 흐름에 따라 점차 가격을 낮추는 가격정책을 말한다.

정답 57 ① 58 ④ 59 ①

60 A병원은 기존의 서비스상품에 신규상품을 추가하고자 한다. 다음 중 상품믹스의 길이(length)를 변경하는 사례에 해당하는 것은?

① 개인검진과 기업검진으로 구성된 건강검진서비스를 기존 외래 및 입원서비스 이외에 새롭게 추가한다.
② 각 진료과목별로 구성된 외래서비스에 외국인외래진료서비스를 추가한다.
③ 기존에 제공하는 외래 및 입원서비스 이외에 외래수술센터를 추가한다.
④ 개인건강검진서비스를 일반형, 골드형으로 구분하여 제공한다.

해설
상품믹스
- 정의 : 어떤 회사가 판매하는 모든 상품의 집합
- 상품의 폭 : 개별 상품라인의 개수(예 남성복, 여성복, 아동복 등)
- 상품의 길이 : 상품믹스 안에 있는 아이템의 총 개수(예 남성복 티셔츠 : 긴팔, 반팔 등)
- 상품의 깊이 : 각 라인에서 각 상품의 버전이나 다양성의 수(예 티셔츠 : 색상, 사이즈 등)

제4과목 관광서비스 지원관리

61 저가항공사의 일반적 특성과 가장 거리가 먼 것은?

① Point to Point 운영
② Secondary Airport 이용
③ Online Sale 활용
④ Hub & Spoke 운영

해설
④ 저가항공사와 대비되는 FSC(Full Service Carrier) 일반항공사들이 주로 운영하는 형태이다.

62 관광상품의 특성과 그에 따른 대응방안이 틀리게 짝지어진 것은?

① 무형성 - 관광목적지의 안내책자 및 사진 준비
② 생산과 소비의 동시성 - 서비스인력의 숙련도 제고
③ 계절성 - 성수기 가격할인
④ 소멸성 - 초과예약

해설
③ 계절성 - 비수기 가격할인

정답 60 ② 61 ④ 62 ③

63 관광사업의 파급효과와 가장 거리가 먼 것은?

① 국제수지 개선효과
② 국외 산업진흥효과
③ 문화적 관광자원 보호효과
④ 소득창출 및 지역경제 활성화효과

해설

② 관광사업은 국외가 아닌 국내의 다양한 산업을 진흥시키는 효과를 가지고 있다.

관광산업의 긍정적 효과
- 국제수지 개선효과
- 지역사회 기여효과
- 국민경제의 소득효과
- 지역사회개발 촉진과 관광승수효과
- 관광의 사회적·문화적 효과

64 관광산업의 정의로 가장 적합한 것은?

① 관광객과 관광기업의 상호적 커뮤니케이션을 바탕으로 이루어지는 비경제적인 활동의 총체이다.
② 관광기업이 사회적 책임을 완수하기 위한 과정을 일컬으며, 헌신과 봉사 속에서 글로벌 사회에 기여도를 높이는 활동들을 지칭한다.
③ 관광자원을 바탕으로 사람들의 관광욕구를 충족시키기 위하여 각종 서비스를 제공하는 것을 말한다.
④ 외화획득을 위한 슬로우 푸드 생산, 전통 수공예품 생산 그리고 쇼핑알선에 역점을 둔 활동을 의미한다.

해설

관광산업의 정의
- 관광기업(관광시장에 대해 제품과 서비스를 생산·판매하는 조직적인 사업)들의 집합이 관광산업이다.
- 관광산업은 공·사기업을 모두 포함한다.
- 관광산업은 기능적으로 다양한 여러 종류의 기업들로 구성된다.

65 관광종사원에 대한 설명으로 틀린 것은?

① 관광종사원은 업무의 영역을 폭넓게 파악해야 한다.
② 관광종사원은 특별한 전문성을 갖추기 위해 투철한 관광 마인드를 가져야 한다.
③ 관광종사원은 관광객을 간접적으로 대면하는 종사원을 말한다.
④ 관광종사원은 관광객과 함께 관광현장에 존재하고 관광객의 관광경험의 일부가 된다.

해설
③ 관광종사원은 일반적으로 관광객을 직접 대면하여 서비스를 제공한다.

관광종사원의 역할
- 국가 및 지역의 이미지 제고
- 전문지식 습득으로 실력 향상
- 조직목표에 부합하는 노력
- 서비스 정신의 적극적 실천
- 고객만족 향상에 기여
- 친절, 미소로 진정한 환대정신 유지
- 재방문할 수 있는 진정성 있는 근무자세
- 정확한 정보 제공
- 바른 자세와 위생관리의 근무태도 유지

66 다음 설명에 해당하는 호텔경영 방식은?

> 본사와 가맹점 간 계약을 맺어 본사는 상표권과 전반적 시스템 및 경영노하우를 제공하고, 가맹점은 그에 따른 수수료를 지불하는 형태로 가맹점의 경영권은 독립성이 유지된다.

① 단독경영
② 임차경영
③ 위탁경영
④ 프랜차이즈경영

해설
④ 프랜차이즈경영 : 호텔 체인 본사와 호텔 소유주와의 계약으로서 체인본사가 호텔 소유주에게 체인브랜드의 사용 및 호텔경영과 관련된 지원과 다양한 서비스를 제공하는 계약
① 단독경영 : 다른 호텔들과 어떤 관계도 유지하지 않고 소유주가 단독적으로 소유 및 운영하는 호텔로 호텔기업의 성장과정에 있어서 초기단계에서 볼 수 있는 것으로 소규모 호텔인 중소기업 형태
② 임차경영 : 토지 및 건물의 투자에 대한 자금조달 능력을 갖추지 못한 호텔기업이 제3자의 건물을 계약에 의해서 임대하여 호텔사업을 운영하는 형태
③ 위탁경영 : 위탁경영호텔은 호텔 소유주가 호텔경영을 전문으로 하는 체인회사에 호텔의 전반적인 경영을 일정기간 위탁하는 방식

67 외식업의 특성과 가장 거리가 먼 것은?

① 인적 구성요소의 비중이 큰 노동집약적 산업이다.
② 점포위치에 따라 경영에 영향을 받아 입지사업의 특성을 가진다.
③ 소품종 대량생산의 주문판매 사업이다.
④ 신규진입장벽이 낮다.

해설
외식업의 특성
입지사업, 인적의존 사업, 프랜차이즈 체인화 사업, 매뉴얼화 사업, 독점기업이 지배하지 않는 모방성 사업, 소비자의 기호가 강하게 영향을 미치는 산업, 다품종 소량의 주문판매사업, 유통경로 부재사업

68 이벤트 기획의 구성요소가 아닌 것은?

① 우연성
② 논리성
③ 실현성
④ 수익성

해설
관광 이벤트는 사전 계획적인 특성을 가지므로 목적, 기간, 세팅, 관리 등이 미리 사전계획된 순서로 진행되게 된다. 따라서 우연적이라고 하기는 어렵다.

69 항공운송사업의 특성에 관한 설명으로 틀린 것은?

① 안전성 : 다른 교통수단에 비해 훨씬 안전하지만, 세계의 각 항공사들은 안전성 확보를 경영활동에서 최고의 중요시책으로 삼고 있다.
② 수요의 고정성 : 항공운송사업은 예약 기반으로 운영되는 사업으로 일정한 수요의 고정성이 확보되는 사업이다.
③ 자본집약성 : 항공기 도입과 같은 거대한 고정자본의 투하, 감가상각, 부품의 공급, 정비에 필요한 시설 등에 막대한 자본이 필요하다.
④ 정시성 : 항공사 서비스에서 가장 중요한 품질이므로 항공사는 공표된 시간표를 준수한다.

해설
항공운송사업의 특성
- 서비스성 : 기내 공간 중심의 고정적인 상품요소와 인적 서비스 중심의 유동적 상품요소를 동시에 갖추고 있다.
- 안전성 : 모든 교통기관에서 가장 중요시되는 요소로 다른 교통수단보다 안전성이 우월하다.
- 고속성 : 타교통기관에 비하여 늦게 등장하였음에도 불구하고 단시간 내에 전 세계 주요도시 상호 간을 연결하는 항공노선망을 구축하고, 항공운송 중심의 국제교통체계를 형성하였다.
- 정시성 : 타교통기관에 비하여 항공기의 정비 및 기상조건에 의하여 크게 제약을 받기 때문에 정시성 확보가 관건이다.
- 쾌적성과 편리성 : 장거리 여행을 하는 승객을 위한 객실시설, 기내서비스 및 안전한 비행을 통한 쾌적성이 중요하다.
- 노선개설의 용이성 : 공항이 있는 곳이면 항공노선의 개설이 용이하다.
- 경제성 : 시간가치와 서비스가치를 고려하여 경제성이 상승하고 있다.
- 공공성 : 항공운송은 국제성을 띠고 있어 국익과도 관계된다.
- 자본집약성 : 규모의 경제가 발휘되는 자본집약적 산업이다.

70 관광교통의 유형에 관한 설명으로 옳은 것은?

① 육상교통인 철도는 운영의 독점성이 낮다.
② 해상교통은 육상교통보다 단위당 운송비가 높다.
③ 항공교통은 타 교통수단보다 정기적인 운항을 하지 않는다.
④ 관광열차는 관광객을 주 대상으로 하며 수송량이 한정적이다.

해설
육상교통은 도로교통과 철도교통으로 분류할 수 있으며 관광교통에서 독점성이 높은 교통수단에 해당한다. 해상교통은 육상교통에 비해서 수송속도는 떨어지나 대량의 중량화물을 값싸게 수송할 수 있다는 특징이 있다.

71 Plate Service로도 불리며, 고객주문에 따라 주방에서 조리된 음식을 접시에 담아 나가는 서비스는?

① American Service
② Russian Service
③ French Service
④ Counter Service

해설
아메리칸 서비스
- 가장 널리 이용되는 서비스 형태
- 많은 고객을 상대할 수 있으며 빠른 서비스가 가능
- 음식이 빨리 식어 고객의 미각을 돋구지 못할 수 있음

72 관광자원의 유형과 구성요소가 틀리게 짝지어진 것은?

① 자연광광자원 - 산악, 동굴
② 사회관광자원 - 풍속, 생활관습
③ 문화관광자원 - 국보, 보물
④ 산업관광자원 - 공업단지, 사찰

해설
산업관광자원
- 농업관광자원 : 농원, 과수원, 목장, 어장 등
- 공업관광자원 : 공장시설 견학, 생산기술 습득
- 산업관광자원 : 재래시장, 백화점, 쇼핑관광

73 관광자원에 대한 설명으로 옳은 것은?

① 관광자원의 가치는 시대의 흐름과 무관하다.
② 형태가 없는 무형재는 자원의 가치를 갖지 못한다.
③ 관광자원의 범위는 자연자원과 유형적 자원으로 한정되어 있다.
④ 관광자원은 관광객의 관광욕구와 동기를 일으키는 매력성이 있어야 한다.

해설
관광자원의 특성
- 매력성 : 관광객의 욕구나 동기를 유발하는 매력성을 지니고 있다.
- 유인성 : 관광객을 끌어들이는 유인성을 지니고 있다.
- 개발성 : 관광자원은 개발을 통해서 관광대상이 되므로 개발은 발전으로 가는 변화과정이다.
- 보호·보존 요구성 : 관광욕구의 충족과 관광경험의 질을 유지하고 향상시키기 위하여 보호되고 보전되어야 한다.
- 가치의 변화성 : 사회구조와 시대에 따라 가치를 달리한다.
- 범위의 다양성 : 범위와 대상이 무한정이다.
- 자연과 인공의 상호작용 : 자연과 인간의 상호작용의 결과이며 관광자원에는 자연적인 것뿐만 아니라 자연에 인공을 가미하여 얻어지는 문화적인 것, 사회적인 것도 있다.

74 다음 중 공공기관의 바람직한 관광서비스 활동과 가장 거리가 먼 것은?

① 고객중심의 감성과 가치기반의 관광서비스
② 공급자와 고객이 실시간 상호소통하는 관광서비스
③ 고객의 안전을 중시하고, 권익을 보호하는 관광서비스
④ 우량고객 위주의 인적 네트워크 기반의 관광서비스

해설
공공기관의 관광서비스는 보다 많은 고객이 이용하고 만족할 수 있도록 고객을 중심으로 상호소통하며 다양한 콘텐츠를 제공하도록 노력해야 한다.

75 관광 중 쇼핑안내 시 주의해야 할 사항과 가장 거리가 먼 것은?

① 쇼핑안내자가 평소에 친분이 있는 점포로 안내하여 다양하고 품질 좋은 상품을 소개한다.
② 무리한 쇼핑안내를 자제하고 고객의사를 반영한다.
③ 특별한 요청이 없는 한 물품 상담에 관여하지 않는다.
④ 단정적 선택의 단어와 표현을 피하고 최종선택은 여행객이 하도록 한다.

해설
관광쇼핑의 정의
여행자가 그들의 욕구에 따라 관광지에서 물건을 구매하는 행위를 포함하여 먹기, 구경하기 등 그 과정에서 부수적으로 일어나는 모든 행위

76 관광주체와 관광객체 사이를 연결해주는 관광매체가 아닌 것은?

① 관광목적지　　② 여행사
③ 관광안내소　　④ 교통수단

해설
관광매체
- 관광매체는 관광주체와 관광객체를 연결시켜 주면서 관광주체가 요구하는 관광서비스를 제공하고, 관광객체인 관광매력물에게는 관광개발과 진흥을 촉진시키는 역할을 수행한다.
- 관광매체는 시간적·공간적·기능적 매체로 분류한다.
  - 시간적 매체 : 숙박시설, 관광객이용시설 및 관광편의시설
  - 공간적 매체 : 교통기관, 도로, 운송시설
  - 기능적 매체 : 관광알선, 관광안내, 통역안내, 관광정보와 선전물

정답　74 ④　75 ①　76 ①

77 호텔예약과 관련한 용어의 설명으로 틀린 것은?

① No Show : 예약을 해놓고 아무 연락 없이 나타나지 않는 고객
② Cancellation Charge : 예약취소에 따라 지불하는 비용
③ Complimentary : 호텔 영업을 위한 목적 등으로 무료로 제공하는 객실 또는 기타 물질적 서비스
④ Over Booking : 객실 사용기간 초과요금

해설
Over Booking : 호텔에서 노쇼 등에 대비하여 객실 보유수 이상의 초과예약 접수를 받는 것

78 관광(Tour)을 뜻하는 라틴어의 어원은?

① Touring(투어링)   ② Tornus(토르누스)
③ Travail(트라베일)   ④ Trip(트립)

해설
관광은 라틴어 Tornus(토르누스 ; '도르래의 회전'을 의미)에서 유래하였다.

79 공항서비스에서 CIQ로 옳은 것은?

① 화물(Cargo) - 출입국심사(Immigration) - 검역(Quarantine)
② 세관(Customs) - 출입국심사(Immigration) - 검역(Quarantine)
③ 화물(Cargo) - 일정(Itinerary) - 검역(Quarantine)
④ 세관(Customs) - 일정(Itinerary) - 검역(Quarantine)

해설
CIQ는 세관(Customs), 출입국심사(Immigration), 검역(Quarantine)의 약칭으로 출입국 때 반드시 거쳐야 하는 3대 수속이다.

80 다음 내용에 해당하는 관광산업의 효과는?

- 국제친선
- 여성지위 향상
- 직업구조의 다양화

① 경제적 효과   ② 문화적 효과
③ 사회적 효과   ④ 정치적 효과

정답 77 ④ 78 ② 79 ② 80 ③

> **해설**
>
> 관광산업의 효과
> - 경제적 효과 : 국제수지 개선을 통한 외화획득, 경제발전, 조세수입의 증가, 지역경제 소득 및 고용효과, 주민의 복지증진 등
> - 사회적 효과 : 일자리 창출, 지역사회교류를 통한 국제친선 도모, 직업구조의 다양화, 여성의 지위 향상

제5과목 의학용어 및 질환의 이해

81 유방 내의 병변을 방사선 영상을 통해 확인하여 조기 유방암을 진단할 수 있는 검사는?

① bone scan
② endoscopy
③ bronchoscopy
④ mammography

> **해설**
>
> mammography(유방조영술)
> 유방암을 진단하기 위한 유방 X-ray 촬영술은 만져지지 않는 유방암을 발견하는 가장 우수한 검사방법이다. 유방촬영기 내에 한쪽 유방씩 차례대로 놓고 위아래 방향과 내외 방향으로 2번씩 촬영하는 것이 기본 촬영방식이다.

82 인체 몸통의 사분역 중 RLQ(우하복부)에 속하는 장기는?

① liver
② appendix
③ spleen
④ stomach

> **해설**
>
> RLQ(우하복부) 장기
> - colon
> - small intestines
> - major artery and vein to the right leg
> - ureter
> - appendix

83 다음 중 혈액세포가 아닌 것은?

① erythrocyte
② platelet
③ leukocyte
④ plasma

> **해설**
>
> 전체 혈액의 약 55%를 차지하는 혈장(plasma)은 약 90%가 수분이며, 약 7%가 단백질, 나머지 3%가 무기염류, 효소, 당분, 아미노산, 지방, 가스(O_2, CO_2) 등으로 구성되어 있다.

84 다음 중 신경계 관련 수술용어로 옳은 것은?

① discectomy : 추간판절제술
② craniotomy : 목동맥내막절제술
③ laminectomy : 개두술
④ neuroplasty : 척추후궁절제술

해설
② craniotomy : 개두술
③ laminectomy : 추궁절제술
④ neuroplasty : 신경성형술

85 호르몬 과다 분비로 인한 질환은?

① cushing syndrome
② dwarfism
③ diabetes insipidus
④ diabetes mellitus

해설
cushing syndrome(쿠싱증후군)
부신겉질호르몬 중 코르티솔이 과잉 분비되어 ACTH의 작용이 현저해지는 질환이다.

86 다음 ( )에 알맞은 증상은?

65세 남자 환자는 호흡곤란( )이 있어서 응급실에 내원하였다.

① arrhythmia
② dyspnea
③ palpitation
④ chest pain

해설
① arrhythmia : 부정맥
③ palpitation : 심계항진
④ chest pain : 흉통

정답 84 ① 85 ① 86 ②

87 신체구조 위치를 나타내는 용어로 틀린 것은?

① lumbar region – 허리부위, 요부
② epigastric region – 상복부, 명치부위
③ umbilical region – 서혜부
④ hypochondriac region – 갈비아래부위, 늑하부

> **해설**
> ③ umbilical region – 배꼽부위, 제부

88 신경 정신적 요인으로 식욕감소, 운동 과잉증, 부적절한 식이조절 등 대개 젊은 여성에게 나타나는 신경성 식욕부진을 뜻하는 것은?

① anorexia cachexia
② bulimia
③ masochism
④ anorexia nervosa

> **해설**
> ① anorexia cachexia : 식욕부진 악액질
> ② bulimia : 폭식증
> ③ masochism : 피학증

89 피부계는 외부를 덮고 있는 기관으로 바깥쪽에서부터 표피, 진피 및 피하지방층의 독특한 세 개의 층으로 구성되어 있는데 표피 아래에 위치한 진피의 구성요소가 아닌 것은?

① 혈 관
② 신 경
③ 각질형성세포
④ 땀 샘

> **해설**
> 각질형성세포는 표피의 구성요소에 해당한다.

90 neck과 같은 의미의 용어는?

① tracheo-
② cervico-
③ thoraco-
④ thyro-

> **해설**
> ① tracheo- : 기관의
> ③ thoraco- : 흉부의
> ④ thyro- : 갑상선의

정답 87 ③ 88 ④ 89 ③ 90 ②

91 녹내장을 진단하기 위해서 눈의 압력을 측정하는 방법은?

① visual field test
② visual acuity test
③ tuning fork test
④ tonometry

> 해설
> ④ tonometry : 안압검사
> ① visual field test : 시야검사
> ② visual acuity test : 시력검사
> ③ tuning fork test : 음차검사

92 이물질로 오인된 자기항원에 대한 면역조직의 부적합한 반응을 무엇이라 하는가?

① down syndrome
② typhoid fever
③ autoimmune disease
④ measles

> 해설
> ③ autoimmune disease : 자가면역질환
> ① down syndrome : 다운증후군
> ② typhoid fever : 장티푸스
> ④ measles : 홍역

93 다음 중 의학용어의 설명으로 틀린 것은?

① bursa : 관절 주위에 위치하고 있는 윤활낭
② diarthrosis : 동물의 운동기능을 맡은 관절
③ fascia : 근육의 겉을 싸고 있는 결합조직성의 엷은 막
④ diaphysis : 장골의 양쪽 끝에 있는 약간 돌출된 부분

> 해설
> ④ diaphysis : 골간, 뼈끝과 뼈끝 사이(골단 사이)

94 다음 중 약물 용어로 틀린 것은?

① antifungal : 항진균제
② antibiotic : 항생제
③ antihistamine : 항염제
④ analgesic : 진통제

정답 91 ④ 92 ③ 93 ④ 94 ③

해설
③ antihistamine : 항히스타민제

95
방사선 촬영 시 요오드 물질을 조영제로 사용하는 검사가 아닌 것은?

① angiocardiography
② pneumoencephalography
③ venography
④ arteriography

해설
② pneumoencephalography : 공기뇌조영술
① angiocardiography : 심혈관조영술
③ venography : 정맥조영술
④ arteriography : 동맥조영술

96
주로 50세 이상의 남자에게 발생하는 질환으로 점진적으로 진행되며 요도의 폐쇄를 일으켜 요의 흐름을 방해하는 것은?

① orchitis
② cryptorchidism
③ anorchism
④ benign prostatic hypertrophy(BPH)

해설
④ benign prostatic hypertrophy(BPH) : 양성전립선비대증
① orchitis : 고환염
② cryptorchidism : 잠복고환
③ anorchism : 무고환

97
다음 중 전립선질환의 진단을 위한 검사에 해당하는 것은?

① prostate ultrasonography
② circumcision
③ semen analysis
④ vasectomy

해설
① prostate ultrasonography : 전립선초음파검사
② circumcision : 포경수술
③ semen analysis : 정액분석
④ vasectomy : 정관절제

95 ② 96 ④ 97 ①

98 상피성 조직에서 유래한 악성종양은?

① lipoma
② carcinoma
③ sarcoma
④ myoma

해설
② carcinoma : 상피성 암, 암종
① lipoma : 지방종
③ sarcoma : 육종
④ myoma : 근종

99 폐질환이나 심장질환이 없이 기도폐쇄가 발생하여 기류의 속도가 감소하는 질환으로 호흡곤란, 기침, 가래 등의 기도질환 증상을 나타내다가 폐 기능을 악화시켜 사망에 이르게 되는 질환은?

① asthma – 천식
② COPD – 만성폐쇄성 폐질환
③ lung cancer – 폐암
④ bronchitis – 기관지염

해설
① asthma : 기관지에 만성적 감염으로 부종과 기도의 좁아짐을 야기하며 결과적으로 호흡곤란이 나타남
③ lung cancer : 비소세포폐암과 소세포폐암 두 가지로 크게 분류되며, 통계상 비소세포폐암이 80% 정도를 차지
④ bronchitis : 폐의 기관지 통로 점막에 염증이 생기는 호흡기질환이다. 염증이 생긴막이 부풀고 두꺼워지면서 폐의 기도를 좁게 하고 차단시킨다. 두꺼운 가래 및 호흡곤란과 함께 기침을 유발

100 여성의 외음부에 속하지 않는 것은?

① labium majus
② ovary
③ clitoris
④ vaginal orifice

해설
② ovary : 난소

정답 98 ② 99 ② 100 ②

제3회 기출유형문제

제1과목 보건의료관광행정

01 Lunt와 Carrera가 환자의 이동(Patient Mobility)을 기준으로 구분한 의료관광객에 대한 설명으로 틀린 것은?

① 해외 임시여행객 : 오랜 대기시간이나 서비스 부재로 인하여 의료기관이나 보험자에 의해 해외의 의료기관으로 이송된 환자를 의미한다.
② 장기거주자 : 은퇴 후에 해외로 이주하여 거주하는 사람 혹은 해외로 취업하여 근무하는 자로서 의료서비스를 이용하는 경우를 의미한다.
③ 인접국 이동자 : 국경을 공유하는 국가 간에 교차 의료서비스를 인정하는 경우, 국경을 넘어 인접국의 서비스를 이용하는 경우를 의미한다.
④ 의료관광객 : 자신의 의지로 결정하여, 해외의 의료기관을 이용한 환자를 의미한다.

해설
해외 임시여행객 : 휴일을 이용하여 여행하는 대부분의 경우 의료서비스를 필요로 하지 않지만, 소수의 경우 사고나 갑작스러운 질병으로 의료서비스를 필요로 하는 경우를 의미한다.

02 국민건강보험 급여의 종류 중 현금급여의 대상인 것은?

① 입 원
② 건강검진
③ 수 술
④ 장애인 보조기기

해설
건강보험 급여의 종류
- 현물급여 : 요양급여(진찰·검사, 약제·치료재료의 지급, 처치·수술 기타의 치료, 예방·재활, 입원, 간호, 이송), 건강검진
- 현금급여 : 요양비, 장애인 보조기기, 본인부담액 상한제, 임신·출산 진료비

03 외국인환자에게 원내조제가 허용되지 않는 의료인은?

① 치과의사
② 성형외과 전문의
③ 한의사
④ 심장외과 전문의

해설
국내 지리나 언어가 익숙하지 않은 외국인환자는 의사나 치과의사의 처방을 받아 약사나 한약사에게 의약품을 조제 받는 것이 매우 불편하고, 정확한 복약지도가 이루어지지 않을 경우에 약화사고 등의 우려가 있다. 따라서 의사나 치과의사가 의약품을 직접 조제할 수 있는 경우에는 의료법에 따라 유치하는 외국인환자에 대하여 원내조제를 허용하였다(약사법 제23조 제4항 제14호, 약사법 시행령 제23조 제7호).

04 의료기관에서 외국인환자와의 의료분쟁 예방조치활동과 가장 거리가 먼 것은?

① 의료사고 발생 시 대처방법 및 조치방법을 매뉴얼화한다.
② 리스크 관리 전담 조직을 구성하고 전담이력을 확보한다.
③ 의료기관 종사자를 대상으로 안전관리 교육을 정기적으로 실시한다.
④ 의료사고 발생 시 환자를 바로 격리 수용한다.

해설
외국인환자 의료분쟁 예방조치 방법
• 각종 동의서를 구체적인 양식으로 마련(해당국가 언어로)
• 내원에서부터 퇴원까지 모든 프로세스를 차트화
• 환자 및 에이전시와 좋은 관계를 유지
• 진료계약서에 분쟁해결의 절차와 방법들에 대하여 명기

05 의료관광 선도국가에 관한 설명으로 틀린 것은?

① 태국은 관광자원과 전문화된 의료기술이 결합된 상품개발 및 마케팅의 강점을 가지고 있다.
② 싱가포르는 뛰어난 의료기술과 국제적인 네트워크를 갖추고 있어서 환자 유치에 유리한 위치에 있다.
③ 인도는 동일 진료에 대한 의료비가 태국이나 싱가포르에 비해 비싸다는 문제가 있으나 외국에서 훈련된 유능한 의료진이 많다는 것이 강점이다.
④ 의료관광 수요의 증가가 태국, 싱가포르 및 인도에서 기회요인으로 작용하고 있다.

해설
③ 인도의 의료비는 선진국에 비해 평균 40~60% 정도 저렴한 것으로 알려져 있어 저렴한 의료비를 강점으로 한다.

정답 03 ③ 04 ④ 05 ③

06 의료관광으로 인한 의료관광객 목적지 국가의 효과와 가장 거리가 먼 것은?

① 외화수입 효과
② 의료 인력의 질 향상
③ 환자 대기시간 단축
④ 의료기술의 발달

해설

③ 의료관광객이 증가하게 되면 의료기관의 환자가 많아지게 되므로 환자의 대기시간이 단축되기 어렵다.

의료관광객 목적지 국가의 효과
- 긍정적 효과 : 외화수입으로 인한 국가재정의 증대, 낙수효과(의료관광을 통하여 재정상태가 좋아진 정부가 국민보건을 위한 인프라 구축), 의료기관 인프라의 개선, 의료기술의 발달, 의료인력의 육성 등
- 부정적 효과 : 의료서비스 접근의 형평성 문제, 진료비 상승, 의료비 비효과성, 의료의 상업화, 의료기관 불평등, 의료기관의 외국자본 종속 등

07 의료 해외진출 및 외국인환자 유치 지원에 관한 법령상 외국인환자를 유치하고자 하는 자(의료기관 제외)가 가입하여야 하는 보증보험의 충족기준을 모두 고른 것은?

> ㄱ. 외국인환자를 유치하는 과정에서 고의 또는 과실로 외국인환자에게 입힌 손해에 대한 배상책임을 보장하는 보증보험이어야 한다.
> ㄴ. 보험업법에 따라 금융위원회의 허가를 받은 보험회사의 보증보험이어야 한다.
> ㄷ. 보험금액이 1억 원 이상이어야 한다.

① ㄱ, ㄴ
② ㄱ, ㄷ
③ ㄴ, ㄷ
④ ㄱ, ㄴ, ㄷ

해설

외국인환자 유치에 대한 등록요건(의료해외진출법 시행규칙 제4조 제2항)
외국인환자를 유치하려는 자는 보건복지부령으로 정하는 보증보험에 가입하여야 하는데, 보건복지부령으로 정하는 보증보험이란 다음의 기준을 모두 충족하는 보증보험을 말한다.
- 외국인환자를 유치하는 과정에서 고의 또는 과실로 외국인환자에게 입힌 손해에 대한 배상책임을 보장하는 보증보험일 것
- 금융위원회의 허가를 받은 보험회사의 보증보험일 것
- 보험금액이 1억 원 이상일 것

08 외국의료보험회사의 협약을 체결하고자 할 때의 고려사항과 가장 거리가 먼 것은?

① 수 가
② 할인율
③ 적용법률
④ 의사배상책임보험 가입 여부

해설

외국의료보험회사와 협약 시 고려사항
- 수가 : 한국은 행위별수가제를 주로 이용하지만 외국은 정액수가제를 많이 이용하기 때문에 수가 책정에 이견이 있을 수 있다.
- 할인율 : 외국의료보험회사에서 환자를 보낼 때, 일정 할인율을 요청한다. 이에 대해서 환자수별 할인율에 대한 사전 검토가 되어있어야 한다.
- 적용법률 : 협약을 맺을 경우 목적지법을 적용할 것인지 혹은 보험사 자국의 법을 적용할 것인지에 대해 결정해야 한다.

09 응급환자가 2인 이상일 경우 우선진료 판단으로 가장 적합한 것은?

① 먼저 도착한 순서대로 해야 한다.
② 의학적 판단에 기초한 위급의 정도에 따라 진료한다.
③ 생존확률이 높은 환자부터 우선 진료한다.
④ 외상정도가 심한 환자부터 진료한다.

해설

응급의료종사자는 응급환자가 2명 이상이면 의학적 판단에 따라 더 위급한 환자부터 응급의료를 실시하여야 한다(응급의료에 관한 법률 제8조 제2항).

10 외국인환자 유치업자(의료기관 제외)로 등록하기 위하여 필요한 요건이 아닌 것은?

① 외국인환자를 유치하려는 진료과목별로 의료법에 따른 전문의를 1명 이상 둘 것
② 보건복지부령으로 정하는 보증보험에 가입하였을 것
③ 보건복지부령으로 정하는 규모 이상의 자본금을 보유할 것
④ 국내에 사무소를 설치하였을 것

해설

① 외국인환자를 유치하려는 의료기관의 요건이다.

11 한방의료관광자원을 유형자원과 무형자원으로 구분할 때 무형자원에 해당하는 것은?

① 한방의료기술
② 한방전통음식
③ 약 초
④ 십전대보탕

> **해설**
> 무형성(비가시성)은 제품과 서비스의 차이를 구분하는 가장 큰 잣대이다. 실체가 없어 환자의 입장에서 만지거나 볼 수가 없는 특성으로 일반적인 제품과는 차이가 있다.

12 리스크 관리의 기대효과와 가장 거리가 먼 것은?

① 합리적이고 체계적인 대응
② 조직원의 사기저하
③ 손실비용 축소
④ 조직성과에 기여

> **해설**
> 리스크 관리 기대효과
> - 합리적·체계적 대응 : 리스크 발생 가능성이나 영향을 줄이기 위하여 조직 내에서 제한된 자원을 효율적으로 분배하고, 리스크 발생 시에 체계적으로 대응이 가능하다.
> - 조직성과에 기여 : 기존의 경영관리체계를 리스크 항목에 도입하여 체계적 관리를 통해 조직성과에 기여가 가능하다.
> - 손실비용 축소 : 재무적인 손실비용과 무형재산의 손실을 줄일 수 있다.

13 우리나라 건강보험의 특징과 가장 거리가 먼 것은?

① 가입의 자유로운 임의가입
② 보험료 부담의 형평성
③ 수익자 부담
④ 보험료 징수의 강제성

> **해설**
> 국민건강보험의 특성
> - 강제가입
> - 보험급여의 균등
> - 수익자 부담
> - 현물주의
> - 형평성
> - 단기보험
> - 보험료 징수의 강제성
> - 제3자 지불제도

정답 11 ① 12 ② 13 ①

14 국제보험사가 피보험자 또는 의사, 의료기관 등에게 진료비 지불에 대하여 보증해 주는 서류로, 보험금 청구금 상환의 근거 서류가 되는 것은?

① 수혜내역 설명서(EOB)
② 지불 상세설명서(EOP)
③ 진료비 지불보증서(GOP)
④ 진료비 명세서(Itemized Bill)

> **해설**
> 의료기관이 치료 관련 견적서 등의 서류를 보험회사에 전송하면 보험회사는 서류를 검토하여 자체의 정책을 통해 승인 후 의료기관에 '지불보증서'를 전송한다.

15 리스크로 인한 손실을 받아들이고 이를 복구하기 위해서 예비비를 전환하거나 외부 펀드를 빌려서 손실을 보전하는 것은?

① 리스크 보존(Risk Retention)
② 리스크 전가(Risk Transfer)
③ 비보험적 전가(Non-insurance Transfer)
④ 손실 감소(Loss Reduction)

> **해설**
> ② 리스크 전가 : 손실에 대한 재정적 책임을 계약으로 제3자, 즉 보험자에게 이전하는 것으로 병원이 배상책임보험에 가입하는 것이 이에 해당한다.
> ③ 비보험적 전가 : 구매 대신에 리스를 통해서 장비를 이용하거나 계약서상의 손실에 대한 책임면제 조항을 포함해 놓으면 사고발생 시의 손실을 줄일 수 있다.
> ④ 손실 감소 : 의료사고 시 환자나 가족에 대한 위로와 사후관리를 통해서 사고의 파장을 최소화하거나, 즉각적인 재고조사를 통해서 후속조치를 취함으로써 손실을 최소화하는 방법이다.

16 병원진료 통계의 개념이 옳은 것은?

① 병상회전율 : 입원과 외래를 동시에 평가할 수 있는 병상이용도 지표로 조정환자수를 적용하여 측정
② 병상이용률 : 일정기간 중 환자를 수용할 수 있는 상태로 가동한 병상이 실제 환자에 의해 점유된 비율
③ 병원이용률 : 연간 1병상당 다음 환자를 수용하는 데 평균적으로 걸리는 시간
④ 병상회전기간 : 일정기간 중 1병상이 평균 몇 명의 입원환자를 수용하였는가를 나타내는 지표

> **해설**
> ① 병원이용률, ③ 병상회전기간, ④ 병상회전율에 대한 개념이다.

정답 14 ③ 15 ① 16 ②

17 의료 해외진출 및 외국인환자 유치 지원에 관한 법령상 1,200병상의 상급종합병원에서 외국인환자를 유치하고자 하는 경우, 유치할 수 있는 최대 병상 수는?(단, 환자 1명만을 수용하는 입원실의 병상수는 제외)

① 40병상
② 50병상
③ 60병상
④ 80병상

해설

③ 1,200병상 × 0.05 = 60병상

종합병원의 외국인환자 유치 제한 병상 수(의료해외진출법 제10조, 시행규칙 제8조)
외국인환자 유치의료기관 중 「의료법」에 따른 종합병원은 보건복지부령으로 정하는 병상 수를 초과하여 외국인환자를 유치하여서는 아니 된다. "보건복지부령으로 정하는 병상 수"란 다음의 구분에 따른 병상 수를 말한다. 다만, 환자 1명만을 수용하는 입원실의 병상 수는 제외한다.
- 「의료법」에 따른 종합병원 중 상급종합병원으로 지정된 종합병원의 경우 : 병상 수의 100분의 5
- 「의료법」에 따른 종합병원(상급종합병원으로 지정된 종합병원은 제외한다)의 경우 : 병상 수의 100분의 8

18 출입국관리법상 사증 없이 입국할 수 있는 외국인을 모두 고른 것은?

ㄱ. 재입국허가를 받은 사람 또는 재입국허가가 면제된 사람으로서 그 허가 또는 면제받은 기간이 끝나기 전에 입국하는 사람
ㄴ. 대한민국과 사증면제협정을 체결한 국가의 국민으로서 그 협정에 따라 면제대상이 되는 사람
ㄷ. 국제친선, 관광 또는 대한민국의 이익 등을 위하여 입국하는 사람으로서 대통령령으로 정하는 바에 따라 따로 입국허가를 받은 사람
ㄹ. 난민여행증명서를 발급받고 출국한 후 그 유효기간이 끝나기 전에 입국하는 사람

① ㄱ, ㄴ, ㄹ
② ㄱ, ㄷ, ㄹ
③ ㄴ, ㄷ
④ ㄱ, ㄴ, ㄷ, ㄹ

해설

외국인의 입국(출입국관리법 제7조 제2항)
다음의 어느 하나에 해당하는 외국인은 사증 없이 입국할 수 있다.
- 재입국허가를 받은 사람 또는 재입국허가가 면제된 사람으로서 그 허가 또는 면제받은 기간이 끝나기 전에 입국하는 사람
- 대한민국과 사증면제협정을 체결한 국가의 국민으로서 그 협정에 따라 면제대상이 되는 사람
- 국제친선, 관광 또는 대한민국의 이익 등을 위하여 입국하는 사람으로서 대통령령으로 정하는 바에 따라 따로 입국허가를 받은 사람
- 난민여행증명서를 발급받고 출국한 후 그 유효기간이 끝나기 전에 입국하는 사람

19 다음 ( )에 알맞은 것은?

> 재외동포의 출입국과 법적 지위에 관한 법률상 주민등록을 한 재외국민과 국내거소신고를 한 외국국적동포가 ( ) 이상 대한민국 안에 체류하는 경우에는 건강보험 관계 법령으로 정하는 바에 따라 건강보험을 적용받을 수 있다.

① 15일 ② 30일
③ 60일 ④ 90일

해설
건강보험(재외동포법 제14조)
주민등록을 한 재외국민과 국내거소신고를 한 외국국적동포가 90일 이상 대한민국 안에 체류하는 경우에는 건강보험 관계 법령으로 정하는 바에 따라 건강보험을 적용받을 수 있다.

20 OCS의 도입방법으로 적합하지 않은 것은?

① 병원의 업무를 표준화해야 한다.
② 개발자 위주로 구축되어야 한다.
③ OCS 시행 전에 직원의 교육 및 프로그램의 검증이 필요하다.
④ OCS의 도입은 업무의 완급을 가려 단계적으로 도입되어야 한다.

해설
OCS는 병원 내 처방에 관련된 모든 부서에서 사용하기 때문에 개발자 위주가 아닌 사용자 모두가 편리하게 사용할 수 있게 구축되어야 한다.

제2과목 보건의료서비스 지원관리

21 의료서비스 중 일차예방서비스에 해당하지 않는 것은?

① 금연프로그램 서비스 ② 정상분만서비스
③ 비만관리서비스 ④ 운동처방서비스

해설
일차예방서비스는 건강증진과 건강보호를 목적으로 하며, 금연프로그램, 비만관리, 운동처방, 예방접종, 주민영양개선 사업 등을 시행한다.

정답 19 ④ 20 ② 21 ②

22 Parsons와 Fox가 제시한 전통적인 의사-환자의 관계 특성에 대한 설명으로 틀린 것은?

① 지원 : 의사는 환자의 지원 요청을 받아 도움을 제공하는 역할을 한다.
② 관용 : 환자가 질병기간 동안 자신의 고통을 표현하고 일상적이지 않은 행동이 허락된다.
③ 보상조작 : 의사는 환자에게 치료기간의 단축이나 고통의 감소와 같은 보상혜택을 거론하여 의사의 지시사항을 환자가 순응하게 한다.
④ 상호관계 균등성 : 의사는 우월한 상황적인 조건과 지식에도 불구하고 관계의 균등성을 인정한다.

해설
Parsons와 Fox는 의사와 환자의 관계를 불균등한 관계로 설정하고, 권력의 차이가 존재하는 불균등한 관계에서는 자유로운 의사소통에 한계가 있다고 지적했다.

23 다음 중 의료의 질을 개선하기 위한 과정측면의 제도적 접근과 거리가 먼 것은?

① 의료기관 인증제도
② 임상진료지침 보급
③ 의료검사
④ 의료이용도 조사

해설
보건의료서비스 질의 과정평가
의료이용도 조사, 임상진료지침, 보수교육, 동료의사에 의한 검토, 진료비 청구심사 등

24 다음 중 병원조직의 특성과 가장 거리가 먼 것은?

① 이원적 지배구조
② 조직구성원의 다양성
③ 과업의 복잡성
④ 조직관리 목적의 일치성

해설
병원조직의 특성은 조직목표의 상충성, 구성인력의 다양성, 노동집약적 성격, 지배구조의 이중성 등이다.

25 일차보건의료의 접근방법과 가장 거리가 먼 것은?

① 예방에 중점을 둔다.
② 쉽게 이용 가능해야 한다.
③ 자조·자립정신을 바탕으로 한다.
④ 국가는 하나의 단일화된 보건사업을 추진한다.

해설
일차보건의료란 지역사회 수준에서 주민의 건강을 향상시키는 데 필요한 다각적인 조치로 질병예방, 치료, 건강증진, 재활서비스 등을 포함한다.

22 ④ 23 ① 24 ④ 25 ④ **정답**

26 우리나라의 의료서비스 지불방식과 가장 거리가 먼 것은?

① 인두제
② 포괄수가제
③ 사회보험방식
④ 행위별수가제

해설
① 인두제는 의사가 맡고 있는 환자수에 일정금액을 곱하여 상응하여 보수를 지급하는 제도로, 영국의 일반가정의에게 적용되는 방식이다.

27 의료법상 의료기관이 아닌 것은?

① 치과의원
② 수련병원
③ 조산원
④ 한방병원

해설
의료기관(의료법 제3조)
- 의원급 의료기관 : 의원, 치과의원, 한의원
- 조산원
- 병원급 의료기관 : 병원, 치과병원, 한방병원, 요양병원, 정신병원, 종합병원

28 외국인환자의 미흡한 데이터 준비로 인한 원격의료상담의 제약이나 지체에 대한 해결방법과 가장 거리가 먼 것은?

① 필요한 데이터 목록의 전달 여부를 확인한다.
② 미흡한 데이터 준비로 인한 원격의료상담 지연 가능성을 사전에 공지했는지 여부를 확인한다.
③ 배송회사명과 고유번호의 파악 여부를 확인한다.
④ 고객이 보유한 데이터가 부족할 경우 현지에서 검사를 받도록 독려한다.

해설
③ 배송회사명과 고유번호는 의료상담에 필요한 데이터에 해당하지 않으므로, 해결방법으로 가장 거리가 멀다.

29 Neuliep이 제시한 이문화 역량이 아닌 것은?

① 심리운동성
② 상황적 속성
③ 감 성
④ 의사소통

해설
Neuliep의 이문화 역량
감성, 지식, 심리운동성, 상황적 속성

정답 26 ① 27 ② 28 ③ 29 ④

30 의료관광서비스 프로세스 단계 중 최초연락(Contact) 시 준비해야 할 사항으로 틀린 것은?

① 문의가 빈번한 각 언어별 숙련된 코디네이터를 배치시킨다.
② 외국인 고객을 위한 대표번호, 이메일, 팩스를 구축하여 병원 내·외 안내문(홈페이지, 브로슈어, 책자 등)에 동일하게 기재한다.
③ 주 대상국으로 하는 언어로 된 웹사이트를 구축하여 고객의 입장의 유용한 정보를 제공한다.
④ 고객이 고객과 병원을 연결해 주는 이익단체일 경우 본원과의 계약 여부를 확인할 필요 없이 상호 간 계약 체결을 우선순위로 한다.

해설
④ 고객이 환자와 병원을 연결해 주는 개인 또는 이익단체일 경우 병원과의 계약 여부를 확인하고, 미계약기관일 경우에는 상호 간 계약을 우선적으로 체결한다.

31 의료커뮤니케이션의 질에 영향을 미치는 접촉순간(Moment of Truth)의 관리 요인과 가장 거리가 먼 것은?

① 비공식성
② 신뢰성
③ 반응성
④ 유형자산

해설
접촉순간(MOT)은 신뢰성, 반응성, 보증, 공감, 유형자산에서 이해해야 한다.

32 다음 중 세계보건기구(WHO)에서 제시하는 보건의료체계 하부구조의 구성요소와 가장 거리가 먼 것은?

① 자원의 조직적 배치
② 경제적 지원
③ 정보체계 구축
④ 관 리

해설
보건의료체계의 하부구조로는 '의료자원의 개발, 자원의 조직화, 의료서비스의 제공, 재정지원, 정책 및 관리'가 있다.

33 윈슬로우(C.E.A. Winslow)가 제시한 공중보건의 정의에 해당하지 않는 것은?

① 조직적인 지역사회의 노력활동이다.
② 질병을 치료하고 근절시키는 과학이다.
③ 신체적, 정신적 효율을 증진시키는 기술이다.
④ 질병을 예방하고 수명을 연장하고자 하는 과학이다.

정답 30 ④ 31 ① 32 ③ 33 ②

해설

윈슬로우가 제시한 공중보건의 정의는 지역사회 전체주민을 대상으로 치료보다는 예방에 중점을 두어 질병예방, 건강증진, 생명연장을 목적으로 하는 학문이고, 또 다른 정의는 조직적인 지역사회의 공동노력을 통해 질병을 예방하고 수명을 연장시키며 신체적, 정신적 효율을 증진시키는 기술이며 과학이다.

34 Szasz와 Hollender가 제시한 의사와 환자의 관계 모델 중 다음 설명에 해당하는 것은?

- 만성질환자의 경우에서 발견할 수 있음
- 환자가 질병치료과정에 의사와 공동으로 참여함
- 질병상황에 따라 의사와 환자가 다른 관계 양상을 보임

① 가부장적 모델 ② 상호참여 모델
③ 능동-수동 모델 ④ 지도-협력 모델

해설

Szasz와 Hollender의 의사와 환자의 권력 관계
- 능동-수동 모델 : 환자는 의사에게 치료의 모든 것을 믿고 맡기는 것
- 지도-협력 모델 : 의사는 환자에게 해가 되는 일을 하지 않으며 이익이 되는 결정을 혼자 내릴 수 있으며, 환자는 열심히 의사에게 협조하는 것
- 상호참여 모델 : 의사와 환자가 공동적으로 참여하는 것

35 다음 중 환자에게 효과적으로 피드백을 주기 위한 고려사항과 가장 거리가 먼 것은?

① 피드백은 강요적이어서는 안 된다.
② 피드백은 받아들이는 편이 그것을 소화하고 이해할 수 있는 것이어야 한다.
③ 피드백은 사실을 서술하는 방식으로 주어져야만 한다.
④ 피드백은 충분한 시간을 가지고 준비하여 주어지는 것이 효과적이다.

해설

④ 피드백은 즉각적으로 이루어지는 것이 효과적이다.

36 공중보건의 역사에 대한 설명으로 옳은 것은?

① Edward Jenner는 결핵균을 발견하여 예방의학적 사상의 시작을 가능하게 했다.
② William Rathborne은 1848년 공중보건법을 제정하였다.
③ Bismark의 근로자 질병보험법은 사회보장제도를 마련하는 계기가 되었다.
④ Louis Pasteur는 실험위생학의 기초를 확립했다.

정답 34 ② 35 ④ 36 ③

해설
① Koch가 결핵균을 발견하였다.
② Chadwick의 열 보고서(Fever Report)를 계기로 1848년에 공중보건법이 제정되었다.
④ Pettenkofer는 실험위생학의 기초를 확립했다.

37 다음은 서비스전략의 기초가 되는 이론적 모델로 가장 적합한 것은?

> 외국인환자는 비슷한 문화권의 환자들과 같은 병동에 위치하도록 배려해야 한다.

① Gap Model
② Experience
③ Servuction Model
④ Servicescape Model

해설
Servuction Model은 고객서비스에서 서비스 제공자뿐만 아니라 다른 고객의 수준도 중요하게 고려해야 한다고 주장한 모델이다.

38 수익창출을 기대하는 병원과 비용대비 최상의 의료서비스를 바라는 환자의 상충된 기대 사이에서 의사가 경험하는 것은?

① 역할갈등
② 역할애매성
③ 역할과부하
④ 역할불확실

해설
역할갈등이란 한 개인이 가지는 지위에 따른 역할기대가 다양할 때 역할기대들 간에 발생하는 긴장과 갈등을 의미한다. 의사는 병원의 입장에서 수익창출을 해야 하는 역할기대와 환자에게 최상의 의료서비스를 제공해야 하는 역할기대가 동시에 발생하게 된다.

39 서비스 프로세스를 표준화하고 정형화하여야 하는 이유와 가장 밀접한 의료서비스의 특성은?

① 무형성
② 동시성
③ 이질성
④ 소멸성

해설
의료서비스의 4가지 특성
- 무형성 : 형태가 없으므로 의료서비스의 질을 판단하기 어렵다.
- 동시성 : 생산과 소비가 동시에 발생한다.
- 이질성 : 같은 의료서비스라도 환자의 상태나 주변환경 등에 따라 다르게 나타난다.
- 소멸성 : 판매되지 않는 서비스는 사라진다(재고로 남아있지 않는다).

40 응급환자 분류 기준에서 외과적 응급증상에 해당되지 않는 것은?

① 개복을 요하는 급성복증
② 심장질환으로 인한 급성 흉통
③ 광범위한 화상
④ 대퇴부 척추의 골절

해설
② 심장질환으로 인한 급성 흉통은 심혈관계 응급증상에 해당한다.

제3과목 보건의료관광 마케팅

41 신상품 개발과정 중 아이디어 창출 방법으로 가장 적절한 것은?

① 시장의 규모와 성장성 여부 분석
② 소비자가 가지고 있는 이미지와 인지도 확인
③ 공략하고자 하는 시장의 크기와 잠재성장력 측정
④ 브레인스토밍 또는 소비자 면접

해설
①·③ 신상품 개발과정 중 시장조사와 기회파악에 해당한다.
② 신상품 개발과정 중 전략적 분석과 계획에 해당한다.

42 유통경로의 기능에 대한 설명으로 틀린 것은?

① 유통경로는 생산자에게 규모의 경제를 실현할 기회를 제공한다.
② 유통경로는 거래를 표준화하는 역할을 한다.
③ 유통경로는 외상이나 할부판매를 통한 간접금융기능을 제공함으로써 생산자의 위험이 증가한다.
④ 유통경로는 생산자에게 시장환경 요인들에 대한 정보를 제공하고, 소비자에게는 상품에 대한 정보를 제공한다.

해설
③ 유통경로는 외상이나 할부판매를 통한 간접금융기능을 제공함으로써 생산자의 위험을 분담한다.

정답 40 ② 41 ④ 42 ③

43 의료관광과 신상품 개발과정과 가장 거리가 먼 것은?

① 아이디어 창출 ② 시험 마케팅
③ 사업성 분석 ④ 표적시장 선정

> **해설**
> 신상품 개발과정
> 새로운 상품전략 개발 → 아이디어 창출 → 아이디어 평가 → 상품콘셉트의 개발 → 사업성 분석 → 상품 개발 및 테스트 → 상업화 → 평가

44 의료관광 소비자들의 일반적인 구매의사 결정과정을 바르게 나열한 것은?

① 정보탐색 → 필요인식 → 대안평가 → 구매 → 구매 후 행동
② 정보탐색 → 필요인식 → 구매 → 대안평가 → 구매 후 행동
③ 대안평가 → 정보탐색 → 필요인식 → 구매 → 구매 후 행동
④ 필요인식 → 정보탐색 → 대안평가 → 구매 → 구매 후 행동

> **해설**
> 의료서비스 구매의사 결정과정
> 문제인식 → 정보탐색 → 대안평가 → 구매행동 → 서비스체험 → 구매 후 행동

45 의료관광서비스업이 재포지셔닝(Repositioning)이 필요한 상황을 모두 고른 것은?

> ㄱ. 시장에서 바람직하지 않은 위치를 갖고 있는 경우
> ㄴ. 이상적인 위치를 달성하고자 했으나 실패한 경우
> ㄷ. 경쟁자의 진입으로 차별적 우위 유지가 힘들게 된 경우
> ㄹ. 유망한 새로운 시장 적소나 기회가 발견되었을 경우

① ㄱ, ㄴ ② ㄱ, ㄷ, ㄹ
③ ㄴ, ㄷ, ㄹ ④ ㄱ, ㄴ, ㄷ, ㄹ

> **해설**
> 재포지셔닝(Repositioning)이 필요한 상황
> • 제품의 매출감소 시
> • 소비자 욕구·취향 변화 시
> • 경쟁상황 변동에 따른 전략수정 시

정답 43 ④ 44 ④ 45 ④

46 다음 사례의 표준추출방법은?

> 한방의료관광 경험자를 대상으로 고객만족도 조사를 하기 위해 학력과 연령, 성별에 따라 분류하고 각 집단의 크기에 비례하는 수만큼 무작위로 추출하였다.

① 판단표본추출법(Judgment Sampling)
② 할당표본추출법(Quota Sampling)
③ 층화표본추출법(Stratified Sampling)
④ 계통표본추출법(Systematic Sampling)

해설
① 판단표본추출법 : 조사 문제를 잘 알고 있거나 모집단의 의견을 반영할 수 있을 것으로 판단되는 특정한 집단을 표본으로 선정하는 방법으로, 전문적인 지식을 가진 집단이 표본이 된다.
② 할당표본추출법 : 미리 정해진 분류기준에 의해 전체 집단을 여러 소집단으로 구분하고 각 집단별로 필요한 대상을 추출하는 방법이다.
④ 계통표본추출법 : N개의 표본추출 단위가 있는 모집단에서 크기가 n인 표본을 뽑을 때 일정한 표본추출 간격을 두고 표본을 추출하는 방법이다.

47 효과적인 광고 목표를 달성하기 위해 고려해야 하는 소비자의 심리적 반응단계를 바르게 나열한 것은?

> ㄱ. 주의(Attention)   ㄴ. 구매행동(Action)
> ㄷ. 욕구(Desire)   ㄹ. 관심(Interest)

① ㄱ → ㄷ → ㄹ → ㄴ
② ㄱ → ㄹ → ㄷ → ㄴ
③ ㄹ → ㄱ → ㄴ → ㄷ
④ ㄹ → ㄱ → ㄷ → ㄴ

해설
AIDMA(광고효과의 심리적 단계)
- Attention(인지, 주의) : 상품에 대한 관심을 증대시킴
- Interest(흥미, 관심) : 소비자의 평가향상
- Desire(욕구) : 소비자욕구 발견
- Memory(기억) : 정보제공과 함께 친근감의 형성
- Action(구매행동) : 상품구매

정답 46 ③ 47 ②

48 세분시장의 경쟁강도를 상대적으로 심화시키는 경우와 가장 거리가 먼 것은?

① 규모나 경쟁력이 비슷한 병원들이 많은 경우
② 세분시장이 빠른 성장을 하는 경우
③ 세분시장이 고가의 장비시설 등 높은 고정비를 필요로 하는 경우
④ 진료상품 간 차별성이 적어 소비자의 상표전환 비용이 작을 경우

해설
시장의 경쟁강도 결정요인
- 경쟁강도가 높아지는 경우
  - 진입장벽이 낮은 경우
  - 철수장벽(이탈장벽)이 높은 경우
  - 규모의 경제가 있는 경우
  - 시장의 성장세가 둔한 경우
- 경쟁강도가 낮아지는 경우
  - 집중도가 높아지는 경우
  - 제품의 차별화가 커지는 경우

49 특정한 의료관광상품을 선택하는 이유를 이성적, 감성적 이유로 구분할 때 감성적 의사결정에 해당하는 것은?

① 지위
② 비용
③ 신뢰성
④ 편리성

해설
- 감성적 동기 : 두려움, 기쁨, 즐거움, 사회적 지위 등의 주관적인 기준
- 이성적 동기 : 비용, 신뢰성, 편리성 등의 객관적인 기준

50 마케팅 환경분석에서 거시적 환경요인과 가장 거리가 먼 것은?

① 정치적 요인
② 기술적 요인
③ 사회문화적 요인
④ 시장점유율 요인

해설
거시적인 마케팅 환경변수
- 정치적(Political) 요인
- 경제적(Economical) 요인
- 사회문화적(Socio-Culture) 요인
- 기술적(Technological) 요인

48 ② 49 ① 50 ④

51 SWOT분석 요인이 틀리게 짝지어진 것은?

① S - Strength
② O - Organization
③ W - Weakness
④ T - Threat

해설
SWOT
강점(Strength), 약점(Weakness), 기회(Opportunity), 위협(Threat)

---

52 신상품 가격의 초기고가전략을 도입해야 하는 상황과 가장 거리가 먼 것은?

① 소비자들이 열망하는 명백한 특성을 갖추고 있을 때
② 수요가 비탄력적일 때
③ 신상품이 진입장벽에 의해 경쟁으로부터 보호받고 있을 때
④ 상품에 대한 치열한 경쟁이 이미 존재하거나 예상될 때

해설
초기고가전략
신제품을 처음 출시할 때 진출 가격을 고가로 책정하였다가 점차적으로 가격을 내리는 전략을 말한다. 이 전략은 시장이 가격에 민감하지 않을 때 유효한 전략으로 경쟁사가 모방이 어려울 정도로 해당 제품의 기술력이나 차별성이 뛰어날 경우, 혹은 브랜드 충성도가 있을 경우에 적합하다.

---

53 마케팅 커뮤니케이션 활동인 촉진믹스(Promotion Mix)의 구성요소와 가장 거리가 먼 것은?

① 선별적 유통점포 개설
② PR(Public Relations)
③ 광고
④ 인적판매

해설
촉진믹스는 기업의 고객과의 의사소통 수단인 광고, 홍보, 판매촉진, 인적판매를 의미한다.

---

54 시장주기에 따른 의료관광상품의 수요와 재무매력도 평가에서 성숙기에 나타나는 마케팅 전략 및 목표로 가장 적합한 것은?

① 브랜드 인지도 제고
② 시장점유율 확대
③ 이익 극대화, 시장점유율 방어
④ 투자 회수, 비용 절감

해설
① 도입기, ② 성장기, ④ 쇠퇴기에 해당한다.

정답 51 ② 52 ④ 53 ① 54 ③

55 다음 상황에 가장 적합한 매체는?

한방병원의 광고담당자 A씨는 해당 병원의 광고예산과 표적시장의 관여도를 고려하여 광고매체를 선택하는 전략을 수립했다. 이에 따라, 라이프스타일에 따른 세분화가 가능하고 매개가치가 비교적 장시간 유지되며 자세한 설명이 가능한 광고매체를 찾고 있다.

① TV
② 라디오
③ 잡 지
④ 신 문

해설
잡지광고의 특징
- 기사광고 가능
- 뛰어난 색 재현성
- 신문 대비 적은 독자 수
- 매체가치가 장시간 유지되며 높은 회독율
- 라이프스타일 및 국민 계층별 세분화 가능
- 게재할 때까지 상대적으로 많은 시간 소요

56 다음 설명에 해당하는 것은?

다양한 분석기법을 활용하여 고객 데이터로부터 개별고객의 가치, 욕구, 행동패턴 등을 예측하여 고객만족을 위한 고객관리전략을 수립하고 고객과의 관계를 지속하는 마케팅 방식

① RFM
② EDLP
③ CRM
④ CSR

해설
① RFM : 최근의 거래빈도와 구매금액을 통해 우량고객을 선별하는 분석법
② EDLP : 한 해 동안 가격을 항상 저렴하게 유지하는 전략
④ CSR : 다양한 이해 당사자들이 기업에 기대하는 사회적 의무들을 충족시키기 위해 수행하는 활동

57 다음 설명에 해당하는 시장세분화의 요건은?

시장부문의 규모가 크고 수익성이 커서 별도의 시장으로 개척할 가치가 있는 정도를 말한다. 세분된 각 시장부문에 대하여 상이한 마케팅 계획이 필요하고 이에 따라서 많은 비용이 소요되므로 하나의 시장부분을 가능한 한 동질적 욕구를 지닌 다수의 소비자로 구성되어 이익을 거둘 수 있는 규모가 되어야 한다.

① 유지가능성(Substantiality)
② 측정가능성(Measurability)
③ 접근가능성(Accessibility)
④ 실행가능성(Actionability)

정답 55 ③ 56 ③ 57 ①

해설
② 측정가능성(Measurability) : 각 세분시장의 규모, 성장속도, 서비스 선호 강도 등 주요 지표가 측정될 수 있어야 한다.
③ 접근가능성(Accessibility) : 접근성이 확보되려면 물리적 교환 채널과 의사소통 채널이 존재해야 한다.
④ 실행가능성(Actionability) : 각 세분시장을 공략하기 위한 효과적인 마케팅 프로그램을 수립할 수 있어야 한다.

58
마케팅의 개념 중 '가장 좋은 제품을 생산한다면 고객이 반드시 그 제품을 구매한다.'는 원리에 기초를 둔 것은?

① 판매지향적 마케팅
② 고객지향적 마케팅
③ 제품지향적 마케팅
④ 사회지향적 마케팅

해설
① 판매지향적 마케팅 : 판매량을 증가시키기 위한 판매기술의 개선에 초점
② 고객지향적 마케팅 : 고객의 욕구를 만족시키는 데 초점
④ 사회지향적 마케팅 : 기업이익과 고객만족뿐만 아니라 사회 전체의 이익도 고려

59
다음 설명에 해당하는 가격전략은?

> 원래 가격이 100,000원인 제품을 99,000원으로 할인하여 판매하면 소비자들은 이를 90,000원대의 제품으로 지각하여 구매할 수 있다.

① 관습가격
② 단수가격
③ 촉진가격
④ 준거가격

해설
① 관습가격 : 소비자가 오랜 기간 구매한 가격으로 유지하는 전략
③ 촉진가격 : 판매량을 늘리기 위해 일시적으로 가격을 낮추는 전략
④ 준거가격 : 소비자의 마음속에 있는 가격으로 특정제품에 대한 마음속 참고가격

60
단일상품보다 다수상품들로 상품라인을 구성하는 이유와 가장 거리가 먼 것은?

① 소비자욕구의 충족
② 원가우위 확보
③ 소비자의 가격민감도
④ 경쟁자 진입의 저지

해설
② 단일상품에서 원가우위를 확보할 수 있다.

정답 58 ③ 59 ② 60 ②

제4과목 관광서비스 지원관리

61 한국표준산업분류에서 음식점 및 주점업(56)에 해당하는 경우를 모두 고른 것은?

> ㄱ. 숙박업에 결합되어 운영하는 식사제공 활동
> ㄴ. 철도 운수 사업체에서 철도 식당칸을 직접 운영하는 경우
> ㄷ. 조리사만을 공급하는 경우
> ㄹ. 음식을 조리하여 도매 및 소매사업체에 납품하는 경우
> ㅁ. 접객시설을 갖추고 주류, 다과류 및 비알코올 음료를 판매하는 활동

① ㄱ, ㄴ, ㄷ, ㄹ
② ㄱ, ㄷ, ㅁ
③ ㄴ, ㄹ
④ ㅁ

해설

한국표준산업분류(10차 개정)상의 음식점 및 주점업(56)

음식점업(561)	• 한식 음식점업(5611) 　- 한식 일반 음식점업(56111) 　- 한식 면요리 전문점(56112) 　- 한식 육류요리 전문점(56113) 　- 한식 해산물요리 전문점(56114) • 외국식 음식점업(5612) 　- 중국 음식점업(56121) 　- 일식 음식점업(56122) 　- 서양식 음식점업(56123) 　- 기타 외국식 음식점업(56129) • 기관 구내식당업(5613) 　- 기관 구내식당(56130) • 출장 및 이동 음식점업(5614) 　- 출장 음식 서비스업(56141) 　- 이동 음식점업(56142) • 제과점업(5615) 　- 제과점업(56150) • 피자, 햄버거 및 치킨 전문점(5616) 　- 피자, 햄버거, 샌드위치 및 유사 음식점업(56161) 　- 치킨 전문점(56162) • 김밥 및 기타 간이 음식점업 　- 김밥 및 기타 간이 음식점업(56191) 　- 간이 음식 포장 판매 전문점(56199)
주점 및 비알코올 음료점업(562)	• 주점업(5621) 　- 일반 유흥주점업(56211) 　- 무도 유흥주점업(56212) 　- 생맥주 전문점(56213) 　- 기타 주점업(56219) • 비알코올 음료점업(5622) 　- 커피 전문점(56221) 　- 기타 비알코올 음료점업(56229)

62 항공사들 간 협력을 통해 구축한 지역연합 컴퓨터예약시스템은?

① MIS(Management Information System)
② GDS(Global Distribution System)
③ CRS(Compute Reservation System)
④ CRM(Customer Relationship Managemen)

해설
세계 유명항공사에서 보유하고 있는 컴퓨터예약시스템은 CRS이며, GDS는 광역유통시스템으로 세계 각국에서 사용되고 있는 네트워크의 제공 상품과 기능의 유통을 위한 한 개 이상의 CRS 체제를 말한다.

63 다음에서 설명하는 관광 의사결정 영향요인은?

- 행동에 직·간접적으로 영향을 미치는 개인이나 집단을 말한다.
- 학교동료, 직장동료, 종교집단 등이 해당할 수 있다.
- 관광자는 이러한 구성원의 의견을 신뢰성 있는 정보원천으로 받아들인다.
- 예를 들어, 유명 연예인을 광고에 등장시켜 신혼여행지 소개 시 예비신혼부부의 구매행동에 큰 영향력을 미친다.

① 가 족
② 사회계층
③ 준거집단
④ 문 화

해설
① 가족 : 혈연이나 입양 등으로 구성된 집단으로 동일한 공간에서 동일한 생활을 하므로 가족 구성원끼리는 상호 밀접한 영향을 미친다.
② 사회계층 : 한 사회 내에서 같은 지위에 있는 사람들로 구성된 집단으로 집단 구성원끼리 공유하는 태도와 행동 등이 존재한다.
④ 문화 : 사회구성원들이 공유하는 관습, 가치관, 라이프스타일, 도덕 등의 복합체로 오랜 세월에 걸쳐 이룩한 사회적 유산과 생활방식이다.

64 여행사 수배업무와 가장 거리가 먼 것은?

① 고객의 특성을 파악하여 상품을 홍보하고 판매한다.
② 호텔 등급 수준과 객실종류, 객실 수 등을 정확히 확보한다.
③ 관광시설의 예약과 교통시설의 좌석을 확보한다.
④ 각종 예약사항의 확인 여부를 기록한다.

해설
여행업자가 여행객을 위해 예약, 확인, 여행경비 지불, 결산 등 모든 여행 중에 필요한 서류화 작업을 수배(手配)라고 한다.

정답 62 ② 63 ③ 64 ①

65 다음 중 사회적 관광자원과 가장 거리가 먼 것은?

① 교 육
② 스포츠
③ 농 장
④ 풍 속

> 해설
> ③ 농장은 산업적 관광자원에 해당한다.

66 예약한 좌석을 이용하지 않는 노쇼(No-show)에 대비한 항공사의 대응책으로 가장 적합한 것은?

① Overbooking
② Tariff
③ Travel's check
④ Security Check

> 해설
> ② 관세, ③ 여행자수표, ④ 보안검사는 노쇼에 대비한 항공사의 대응책으로 부적합하다.

67 관광조사원의 역할에 관한 설명으로 틀린 것은?

① 우수품질의 관광조사원 서비스가 동반되지 않으면 경쟁력을 상실하게 된다.
② 관광종사원의 역할이 기업의 성패에 큰 영향을 미친다.
③ 관광종사원은 하나의 관광상품이라고 할 수 있다.
④ 관광종사원의 친절, 전문성, 태도, 행동 중 하나만 수행해도 고객은 차별화된 서비스로 인식한다.

> 해설
> ④ 관광종사원의 친절, 전문성, 태도, 행동 중 하나만 부족해도 고객은 차별화된 서비스로 인식하지 않는다.

68 관광객에 대한 설명으로 틀린 것은?

① 세계관광기구(UNWTO)는 관광지 방문객(Visitor)을 관광자, 당일관광자, 통과관광객 세 가지로 구분하였다.
② 경제개발협력기구(OECD)는 회원국의 관광통계방법 통일을 위해 국제관광자와 일시방문자로 한정시켜 분류하였다.
③ 관광객에 대한 공식적인 최초의 정의는 1937년 국제노동기구(ILO)에 의해 이루어졌다.
④ 경제개발협력기구(OECD)에서 규정한 일시방문자란 48시간 이상 1개월 이내로 체재하는 자를 말한다.

> 해설
> 경제개발협력기구(OECD)에서 규정한 일시방문자란 24시간 이상 3개월 이내로 체재하는 자를 말한다.

69 관광산업의 긍정적 효과와 가장 거리가 먼 것은?

① 사회적 비용 감소효과
② 지역사회 개발과 관광승수효과
③ 국민경제 소득효과
④ 국제친선적 효과

해설
관광산업의 긍정적 효과
- 국제수지 개선효과
- 지역사회 기여효과
- 국민경제의 소득효과
- 지역사회개발 촉진과 관광승수효과
- 관광의 사회적 문화적 효과

70 다음은 여행동기와 Maslow의 욕구이론과의 관계에 대한 설명이다. 어느 단계에 해당하는가?

> 인간이 신체적으로 안락하게 되고, 자신의 안전문제에 대한 두려움을 갖지 않게 된다면 유대감, 동료애, 사회적인 상호작용의 촉진, 개인 간의 관계성 유지 등의 동기로 인해 여행 행동이 나타난다.

① 안전 욕구
② 자아실현 욕구
③ 존경 욕구
④ 소속 욕구

해설
매슬로우의 욕구 5단계
- 생리적 욕구 : 식욕, 성욕, 수면, 배설
- 안전의 욕구 : 위험·교통으로부터의 회피, 안정
- 사회적 욕구 : 애정, 친화, 소속감
- 자존의 욕구 : 승인, 존경, 지위, 명예
- 자기실현 욕구 : 자기완성, 삶의 보람

71 항공운송의 유형 중 운송 객체에 의한 유형이 아닌 것은?

① 여객항공운송업
② 정기항공운송업
③ 항공화물운송업
④ 항공우편운송업

해설
정기항공운송업은 사업운송 형태에 의한 유형에 해당한다.

정답 69 ① 70 ④ 71 ②

72 관광이벤트의 파급효과와 가장 거리가 먼 것은?

① 국가나 지역의 이미지 강화
② 국가 또는 지역 사람들의 역외 유출 증대
③ 관광지 비수기 대책 수단
④ 지역 관광개발의 촉매제 역할

해설
이벤트를 개최하는 국가나 지역 사람들의 역외로의 유출을 감소시키는 효과를 거둘 수 있다.

73 관광교통의 종류와 특징이 바르게 연결된 것은?

① 기차 : 가장 신속하고 안전하나 연착이 발생하는 경우가 빈번하여 정시성 확보가 어렵다.
② 전세관광버스 : 대량인원 수송이 가능하고, 고속성의 특징을 갖고 있다.
③ 항공 : 가장 불안전하다는 특징을 갖고 있으며, 저가로 이동이 가능하고 쾌적하지 않다는 단점이 있다.
④ 크루즈 : 숙박·음식·위락 등 관광객을 위한 시설을 갖추고 수려한 관광지를 여행한다.

해설
① 기차 : 육상에서의 원거리 여행을 가능하게 했으며, 최근 항공기와 자동차의 발달로 이용률이 급속히 감소하고 있다.
② 전세관광버스 : 여정에 따른 관광활동 보장되며, 대형사고의 위험성 상존한다.
③ 항공 : 가장 신속하고 안전하나 항공기의 정비 및 기상조건에 의하여 크게 제약을 받아 정시성 확보가 어렵다.

74 다음에서 설명하는 관광숙박업의 종류는?

- 관광객의 숙박과 취사에 적합한 시설을 갖추어 이를 그 시설의 회원이나 공유자, 그 밖의 관광객에게 제공
- 숙박에 부수되는 음식, 운동, 오락, 휴양 또는 공연 또는 연수에 적합한 시설 제공

① 관광호텔업
② 휴양 콘도미니엄업
③ 가족호텔업
④ 한국전통호텔업

해설
① 관광호텔업 : 관광객의 숙박에 적합한 시설을 갖춤
③ 가족호텔업 : 가족 단위 관광객의 숙박에 적합한 시설 및 취사도구를 갖춤
④ 한국전통호텔업 : 한국전통의 건축물에 관광객의 숙박에 적합한 시설을 갖춤

75 FIT를 대상으로 하는 경우 아웃바운드 여행사의 수입원이 되기 어려운 것은?

① 선택관광 알선 수수료
② 숙박시설 알선 수수료
③ 쇼핑 알선 수수료
④ 항공권 판매 수수료

해설
③ 쇼핑 알선 수수료는 인바운드 여행사의 주요 수입원이다.

76 관광서비스의 특성에 대한 설명으로 틀린 것은?

① 관광상품은 일반재와 달리 소비자의 체험으로 소비되는 관념적인 추억으로 무형적 특성을 갖는다.
② 관광상품은 생산 후 소비가 순차적으로 발생되므로 생산-소비의 비동시적인 특성을 갖는다.
③ 관광상품은 소비가 이루어지지 않으면 소멸되는 비저장성의 특성을 갖는다.
④ 관광상품은 인적 서비스를 재료로 제공자와 구입자 간의 감정이 상호 교류되어 이루어지는 주관적 특성을 갖는다.

해설
② 관광상품은 생산 후 소비가 동시적으로 발생된다.

77 관광서비스의 구성요소에 대한 설명으로 틀린 것은?

① 고객 입장에서 관광상품은 고객이 관광과 관련하여 소유, 참가, 이용하는 모든 것들이다.
② 서비스 시스템에는 고객과 서비스 종사원의 상호작용이 반드시 필요하다.
③ 서비스 전달은 서비스 종사원 간의 협력을 의미한다.
④ 관광서비스 환경은 서비스를 둘러싸고 있는 환경으로 서비스 스케이프라고 한다.

해설
③ 관광서비스는 서비스 주체와 객체의 양존성을 보이므로, 서비스 전달에 있어서 고객과 서비스 종사원의 협력이 필요하다.

정답 75 ③ 76 ② 77 ③

78 외식산업의 특성에 관한 설명으로 틀린 것은?

① 시간과 공간의 제약을 크게 받는다.
② 식자재의 보존방법이 까다롭다.
③ 외식산업은 업무의 특성상 타 산업에 비해 이직률이 비교적 높은 편이다.
④ 외식산업은 입지조건에 따라 영업실적의 차이가 나지 않는다.

> 해설
> ④ 외식산업은 입지조건의 의존도가 높다.

79 투숙객이 객실에 수하물을 두고 여행하는 경우나, 예약하고 도착이 늦어질 경우에 부과하는 객실요금은?

① Late Check Out Charge
② Hold Loom Charge
③ Midnight Charge
④ Part Day Charge

> 해설
> ① Late Check Out Charge : 정해진 시간보다 늦게 체크아웃할 경우 부과되는 요금
> ③ Midnight Charge : 예약한 고객이 당일 밤중이나 다음 날 아침에 도착했을 경우 받는 야간 객실 요금
> ④ Part Day Charge : 온천지구 호텔 등에서 목욕을 하기 위해 낮 시간만 객실을 이용하고자 하는 고객에게 부과시키는 요금

80 관광진흥법령상 관광 편의시설업에 포함되지 않는 것은?

① 관광유흥음식점업
② 관광사진업
③ 국제회의시설업
④ 여객자동차터미널시설업

> 해설
> 관광편의시설업
> 관광사업 외에 관광 진흥에 이바지할 수 있다고 인정되는 사업이나 시설 등을 운영하는 사업으로 관광유흥음식점업, 관광극장유흥업, 외국인전용 유흥음식점업, 관광식당업, 관광순환버스업, 관광사진업, 여객자동차터미널시설업, 관광펜션업, 관광궤도업, 관광면세업, 관광지원서비스업이 있다.

제5과목 의학용어 및 질환의 이해

81 골격질환 중 선천성 변형이 아닌 것은?

① polydactyly
② amelia
③ achondroplasia
④ acromegaly

해설
④ acromegaly(말단비대증) : 후천적으로 성장호르몬이 과다분비되어 신체의 말단이 비대해지는 후천성 변형

82 정상적인 인간의 경험범주를 벗어나는 충격적 외상으로 예를 들어 전쟁에서 격전 또는 폭격, 천재나 끔찍한 사고, 고문 등의 사건이 원인이 되어 생기는 정신장애는?

① hypochondriasis
② bulimia
③ post-traumatic stress disorder
④ obsessive-complusive disorder

해설
③ post-traumatic stress disorder : 외상후스트레스장애
① hypochondriasis : 건강염려증
② bulimia : 폭식증
④ obsessive-complusive disorder : 강박장애

83 좌심방과 좌심실의 경계에 있는 판막이 충분히 열리지 않는 심장판막증은?

① mitral stenosis
② mitral regurgitation
③ aortic insufficiency
④ aortic regurgitation

해설
① mitral stenosis : 승모판 협착증
② mitral regurgitation : 승모판 폐쇄부전증
③ aortic insufficiency : 대동맥판막 폐쇄부전증
④ aortic regurgitation : 대동맥판막 역류

정답 81 ④ 82 ③ 83 ①

84 방사선요법에 해당하지 않는 것은?

① megavoltage machines
② chordotomy
③ teletherapy
④ brachytherapy

> 해설
> ② chordotomy : 척수시상로절단술

85 다음 중 피부에 기원한 종양이 아닌 것은?

① osteosarcoma
② squamous cell carcinoma
③ basal cell carcinoma
④ melanoma

> 해설
> ① osteosarcoma(골육종) : 뼈에서 기원한 악성 종양

86 접두어의 뜻이 바르게 짝지어진 것은?

① micro – large
② epi – below
③ trans – behind
④ meso – middle

> 해설
> ① micro – 작은
> ② epi – 위, 상부
> ③ trans – 가로질러, –을 통한

87 다음 중 면역에 관련된 혈구(blood cell)가 아닌 것은?

① erythrocyte 적혈구
② lymphocyte 림프구
③ neutrophil 호중구
④ monocyte 단핵구

> 해설
> ① erythrocyte(적혈구) : 신체에 산소를 공급하고 이산화탄소를 제거하는 역할

정답 84 ② 85 ① 86 ④ 87 ①

88 growth hormone을 분비하는 곳은?

① parathyroid gland
② thyroid gland
③ hypophysis
④ adrenal medulla

해설
③ growth hormone(성장호르몬)을 분비하는 곳은 hypophysis(뇌하수체)이다.

89 phimosis의 수술방법은?

① orchiopexy
② orchiectomy
③ vasectomy
④ circumcision

해설
④ phimosis(포경 : 음경의 귀두가 포피로 덮여있는 상태)는 circumcision(포경수술) 방법을 이용한다.

90 신체의 측부에서 측부까지 장축방향으로 정중면에서 직각으로 통과하는 모든 면을 말하며 신체를 전, 후부로 나누는 인체 면은?

① median plane
② sagittal plane
③ coronal plane
④ transverse plane

해설
③ coronal plane(관상면) : 인체를 앞뒤로 나누는 면
① median plane(정중면) : 인체를 좌우로 나누는 면
② sagittal plane(시상면) : 정중면에 평행한 면으로 신체 또는 장기를 수직으로 절단하는 면
④ transverse plane(가로면) : 인체를 수평 방향으로 위아래 두 부분으로 나누는 면

91 잇몸조직의 염증은?

① stomatitis
② pharyngitis
③ gastritis
④ gingivitis

해설
④ gingivitis(치은염) : 잇몸이 빨갛게 붓고 아픈 잇몸 질환
① stomatitis(구내염) : 입안 구조의 점막에 생기는 질환
② pharyngitis(인두염) : 인두에 염증이 생겨 발갛게 붓는 질환
③ gastritis(위염) : 위점막에 생기는 질환

정답 88 ③ 89 ④ 90 ③ 91 ④

92 눈을 외부에서 감싸고 있는 조직인 결막에 생긴 염증성 질환을 의미하는 용어는?

① iritis
② keratitis
③ conjunctivitis
④ myopia

해설
③ conjunctivitis : 결막염
① iritis : 홍채염
② keratitis : 각막염
④ myopia : 근시

93 인두와 기관 사이의 부분으로 발성과 호흡작용을 하는 곳은?

① tonsil
② vocal cord
③ adenoid
④ larynx

해설
④ larynx : 후두
① tonsil : 편도
② vocal cord : 성대
③ adenoid : 인두편도

94 자궁 평활근에 생긴 자궁근종은?

① rhabdomyoma
② leiomyoma
③ sarcoma
④ myosarcoma

해설
② leiomyoma : 평활근종
① rhabdomyoma : 횡문근종
③ sarcoma : 육종
④ myosarcoma : 근육종

95 용어의 의미가 틀리게 짝지어진 것은?

① tremor – 떨림
② migraine – 근경련
③ paralysis agitans – 떨림마비
④ chorea – 무도병

해설
② migraine : 편두통

정답 92 ③ 93 ④ 94 ② 95 ②

96 공여자로부터 채혈을 하여 혈액성분의 일부를 분리하여 채취하고 나머지는 공여자에게 되돌려 주입하는 방법은?

① pheresis
② transfusion
③ bone marrow biopsy
④ bone marrow transplantation

> **해설**
> ① pheresis : 성분채집술
> ② transfusion : 수혈
> ③ bone marrow biopsy : 골수생검
> ④ bone marrow transplantation : 조혈모세포이식

97 홍반이나 소양증과 같은 다양한 병변을 나타내는 피부의 염증을 의미하는 용어는?

① burn
② pustule
③ dermatitis
④ alopecia

> **해설**
> ③ dermatitis : 피부염
> ① burn : 화상
> ② pustule : 농포
> ④ alopecia : 탈모

98 약물투여 관련 약어의 의미가 틀린 것은?

① hs : 필요할 때에
② bid : 하루에 두 번
③ tid : 하루에 세 번
④ qid : 하루에 네 번

> **해설**
> ① hs : 취침 전

99 전립샘암의 진단방법으로 옳은 것은?

① Mantoux test
② PSA test
③ Romberg test
④ VDRL test

> **해설**
> ② PSA test : 전립선특이항원검사
> ① Mantoux test : 결핵검사
> ③ Romberg test : 몸의 위치 감각의 건강 상태를 알아보는 신경검사
> ④ VDRL test : 매독혈청검사

정답 96 ① 97 ③ 98 ① 99 ②

100 다음 흉부 방사선검사에서 촬영하는 방향은?

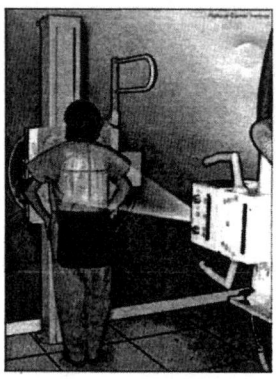

① PA view
② lateral view
③ oblique view
④ AP view

> 해설
> ① PA view : 후전면(뒤에서 앞으로)
> ② lateral view : 측면
> ③ oblique view : 사면
> ④ AP view : 전후면(앞에서 뒤로)

100 ①

제4회 기출유형문제

제1과목 보건의료관광행정

01 의료관광의 효과를 송출 국가와 목적지 국가로 구분할 때 송출 국가의 긍정적인 효과로 옳지 않은 것은?

① 보험자의 의료비 부담 감소
② 보건사업의 경쟁력 향상 자극
③ 고용주의 의료보험 분담비용 절감
④ 외화 수입 증대 관련 재정적 기여

해설
④ 목적지 국가가 갖는 긍정적인 효과이다.

02 다음 설명에 해당하는 것은?

> 의사의 처방 정보를 전산망을 이용하여 정확하고 신속하게 전달하는 시스템으로 병원의 경영효율과 환자에 대한 서비스 개선을 기대할 수 있는 병원정보시스템

① 처방전달시스템(OCS)
② 경영정보시스템(MIS)
③ 의학영상저장전송시스템(PACS)
④ 디지털의료영상전송시스템(DICOM)

해설
② 경영정보시스템(MIS) : 경영에 관련된 정보를 필요에 따라 즉시 그리고 대량으로 수집·전달·처리·저장·이용할 수 있도록 조직화한 통합적 인간·기계 시스템
③ 의학영상저장전송시스템(PACS) : 기존에 필름을 사용한 진단과 판독을 컴퓨터와 네트워크를 통하여 업무처리에 도움을 제공
④ 디지털의료영상전송시스템(DICOM) : 의료용 기기에서 디지털 영상 표현과 통신에 사용되는 여러 가지 시스템

정답 01 ④ 02 ①

03 다음과 같은 사례를 방지하기 위한 리스크 예방 조치사항으로 옳지 않은 것은?

> • 배경 : 외국인 G씨는 평소 앓고 있던 지병(고혈압)의 치료 및 관광 병행차 한국의 Z병원에 입원
> • 상 황
> – Z병원에 도착, 검사결과 확인 후 합병증 발견
> – Z병원 주치의 상담 시 통역사를 통해 추가시술 권유 및 음식물 섭취 금지 강조
> – G씨는 음식물 섭취가 금지되었으나 몰래 음식물 섭취 후 급발작 증상 발생

① 통역사에 대한 통역오류 과실 입증
② 주의 대상 환자들에 대한 관리체계 점검
③ 통역사에 대한 의학용어 관련 사전교육훈련
④ 추가시술, 주의사항 등 진료상담 내용 녹음

해설
① 통역사에 대한 통역오류 과실 입증은 사고가 발생한 후에 행해지는 것으로, 리스크 예방 조치사항으로 옳지 않다.

04 우리나라 국민건강보험의 특성과 가장 거리가 먼 것은?

① 단기보험
② 보험급여의 균등성
③ 보험료의 정액부담
④ 보험료징수의 강제성

해설
③ 국민건강보험은 소득수준 등 보험료 부담 능력에 따라서 차등적으로 보험료를 부과한다.

05 일반적으로 입원약정서에 포함될 사항과 가장 거리가 먼 것은?

① 진료비 납부책임
② 의료분쟁에 대한 청구포기 동의서
③ 진료진의 의학적 판단에 따른 정당한 지시 협조
④ 입원 중 귀중품 소지금지 및 분실 시 책임소재

해설
입원약정서 포함 내용
• 진료비 납부책임
• 입원생활 중 귀중품 소지금지 및 분실 시의 책임소재
• 진료진의 의학적 판단에 따른 정당한 지시에 협조
• 의료분쟁 시, 우선적으로 의료심사조정위원회에 조정신청 협조
• 소송 시 관할법원 동의 등

03 ① 04 ③ 05 ②

06 Cohen이 분류한 의료관광객 유형 중에서 해외여행 중 발생한 사고나 질병으로 의료서비스를 받은 사람에 해당하는 것은?

① 단순환자(Mere Patient)
② 치료관광객(Medicated Tourist)
③ 여행환자(Vacationing Patient)
④ 전형적 의료관광객(Medical Tourist Proper)

해설

Cohen이 분류한 의료관광객
- 치료관광객(Medicated Tourist) : 해외여행 중 발생한 사고나 질병으로 의료서비스를 받은 사람
- 전형적 의료관광객(Medical Tourist Proper) : 여행과 관련 없는 치료를 받기 위해 방문한 사람으로, 방문국에서 수술을 결정할 수도 있음
- 여행환자(Vacationing Patient) : 주로 치료를 위하여 방문하지만 부가적으로 요양기간 동안 여행도 하는 사람
- 단순환자(mere Patient) : 오직 치료를 위하여 방문한 사람으로, 여행을 하지 않음

07 국제의료보험 진료비 청구 시 고려사항에 대한 설명으로 옳지 않은 것은?

① 진료기록이 사실과 다르게 작성되어 수정이 필요한 경우에는 수정액을 사용하여 국제의료관광코디네이터가 수정한다.
② 병원은 해당 보험사의 체크리스트(Check List)를 참조하여 불필요한 분쟁이 발생하지 않도록 주의한다.
③ 병원은 보험청구서 작성 후 해당 보험사에게 발송 시 국제우편물의 경우 발송서(Invoice) 사본을 잘 보관하여, 간혹 보험금 지급이 지연되거나 누락되는 경우 확인자료로 이용한다.
④ 병원은 진료비 청구를 위해 환자기록 사본 일부를 해당 보험사에 제공할 경우 환자 본인의 승낙과 동의가 필요하며, 자필 서명 날인을 받아야 한다.

해설

① 진료기록부 수정 권한은 국제의료관광코디네이터에게 있지 않다.

08 재외동포의 출입국과 법적 지위에 관한 법률상 국내거소신고를 한 외국국적동포가 며칠 이상 대한민국 안에 체류하는 경우 건강보험을 적용받을 수 있는가?

① 15일
② 30일
③ 60일
④ 90일

해설

건강보험(재외동포법 제14조)
주민등록을 한 재외국민과 국내거소신고를 한 외국국적동포가 90일 이상 대한민국 안에 체류하는 경우에는 건강보험 관계 법령으로 정하는 바에 따라 건강보험을 적용받을 수 있다.

정답 06 ② 07 ① 08 ④

09 의료법상 의료기관을 개설할 수 없는 자는?

① 약 사
② 조산사
③ 의료법인
④ 지방자치단체

해설

개설 등(의료법 제33조 제2항)
다음의 어느 하나에 해당하는 자가 아니면 의료기관을 개설할 수 없다. 이 경우 의사는 종합병원·병원·요양병원·정신병원 또는 의원을, 치과의사는 치과병원 또는 치과의원을, 한의사는 한방병원·요양병원 또는 한의원을, 조산사는 조산원만을 개설할 수 있다.
- 의사, 치과의사, 한의사 또는 조산사
- 국가나 지방자치단체
- 의료업을 목적으로 설립된 법인(의료법인)
- 비영리법인
- 준정부기관, 지방의료원, 한국보훈복지의료공단

10 의료법상 원격의료를 할 수 있는 의료인이 아닌 자는?

① 의 사
② 조산사
③ 한의사
④ 치과의사

해설

의료인(의료업에 종사하는 의사·치과의사·한의사만 해당한다)은 컴퓨터·화상통신 등 정보통신기술을 활용하여 먼 곳에 있는 의료인에게 의료지식이나 기술을 지원하는 원격의료를 할 수 있다(의료법 제34조 제1항).

11 재외동포의 출입국과 법적 지위에 관한 법률상 출입국과 체류에 대한 설명으로 옳은 것은?

① 재외동포체류자격에 따른 체류기간은 최장 2년으로 한다.
② 국내거소신고를 한 외국국적동포가 체류기간 내에 출국하였다가 재입국하는 경우에는 재입국허가가 필요하다.
③ 재외동포체류자격을 부여받은 외국국적동포의 경제활동은 사회질서 또는 경제안정을 해치지 아니하는 범위에서 허용된다.
④ 병역을 마치지 아니한 상태에서 대한민국 국적을 이탈 또는 상실하여 외국인이 된 남성의 경우 체류연장 기간을 최대 1년으로 제한한다.

해설

① 재외동포체류자격에 따른 체류기간은 최장 3년으로 한다(재외동포법 제10조 제1항).
② 국내거소신고를 한 외국국적동포가 체류기간 내에 출국하였다가 재입국하는 경우에는 재입국허가가 필요하지 아니하다(재외동포법 제10조 제3항).
④ 병역을 마치지 아니한 상태에서 대한민국 국적을 이탈 또는 상실하여 외국인이 된 남성의 경우 재외동포체류자격을 부여하지 아니한다(재외동포법 제5조 제2항).

12 의료기관에서 발생할 수 있는 리스크의 유형 중 성희롱, 재해 관련 소송, 직업관련 재해 등이 발생할 수 있는 유형은?

① 재정적 리스크
② 임상적 리스크
③ 자산 관련 리스크
④ 직원 관련 리스크

해설
① 재정적 리스크 : 투자 손실, 치료비 미수, 구매 관련 손실 등
② 임상적 리스크 : 환자의 임상정보 비밀 누출, 종교, 국적 등에 준한 차별, 환자 위급 시 대처 부실 등
③ 자산 관련 리스크 : 화재 및 자연재해 등으로 인한 자산 손실 등

13 의료서비스 제공과정에서 환자에게 발생할 수 있는 손상, 안전 위협 요인을 제거하여 의료서비스 제공자의 비용 손실 및 정신적 부담을 감소시키는 활동은?

① 동료심사(Peer Review)
② 적절성 평가지침(AEP)
③ 위험관리(Risk Management)
④ 주 진료경로(Critical Paths)

해설
병원에서의 리스크 관리는 환자, 병원직원, 의료진 및 방문객에게 손상을 줄 수 있는 영역을 조기에 발견하여 이러한 손상의 발생을 극소화하고 최소화하기 위한 활동이다.

14 다음 설명에 해당하는 Lunt와 Carrera가 정의한 의료관광객의 유형은?

> 오랜 대기시간이나 서비스 부재로 인하여 의료기관이나 보험자에 의해 해외의 의료기관으로 이송된 환자

① 장기 거주자
② 아웃소싱환자
③ 인접국 이동자
④ 해외 임시여행객

해설
① 장기 거주자 : 은퇴 후에 해외로 이주하여 거주하는 사람 혹은 해외로 취업하여 근무하는 자로서 의료서비스를 이용하는 경우를 의미한다.
③ 인접국 이동자 : 국경을 공유하는 국가 간에 교차 의료서비스를 인정하는 경우, 국경을 넘어 인접국의 서비스를 이용하는 경우를 의미한다.
④ 해외 임시여행객 : 휴일을 이용하여 여행하는 대부분의 경우 의료서비스를 필요로 하지 않지만, 소수의 경우 사고나 갑작스러운 질병으로 의료서비스를 필요로 하는 경우를 의미한다.

정답 12 ④ 13 ③ 14 ②

15 리스크 상황을 방치하여 나타나는 결과와 가장 거리가 먼 것은?

① 원인 파악과 해결책 마련에 곤란을 겪게 된다.
② 지속적인 언론 노출로 조직내부 문제가 사회문제로 비화된다.
③ 조직의 명예와 신뢰가 손상됨으로써 조직이 존폐 위기에 놓이게 된다.
④ 재정적 손실은 발생되지 않으나 최고 경영자에 대한 불신감이 발생된다.

해설
리스크 상황을 방치할 경우 재정적 손실이 일어나고 최고 경영자에 대한 불신감이 생기게 되어 조직이 존폐 위기에 놓이게 될 수 있다.

16 국제의료관광사업의 발전 요인과 가장 거리가 먼 것은?

① 국가 간 이동 용이
② 의료서비스의 표준화
③ 국제적 네트워크 활성화
④ 의료서비스의 산업화 및 의료기관의 마케팅 노력

해설
의료서비스가 표준화된다면 의료관광산업은 오히려 쇠퇴할 수 있다.

17 아시아 지역의 의료관광 활성화 요인과 가장 거리가 먼 것은?

① 진료비용과 대기시간의 증가
② IT 및 인터넷 시스템의 발달
③ 우수한 의료관련 인프라의 확충
④ 국제인증시스템 의료기관의 확대

해설
아시아 의료관광 활성화의 배경
우수한 의료 인프라, 저렴한 진료비용, 짧은 진료대기시간, IT 및 인터넷 시스템의 발달, 국제인증시스템, 의료비자 발급, 세제지원을 비롯한 각종 우대정책, 의료와 관광이 결합된 독특한 프로그램

18 해외환자의 유인요인(Pull Factor)과 가장 거리가 먼 것은?

① 높은 의료수준
② 준거문화의 차이
③ 의료진에 대한 친숙성
④ 의료서비스의 선택 폭

해설
준거문화의 차이는 유인요인(Pull Factor)보다는 추진요인(Push Factor)에 가깝다.

19 원무관리의 개념에 대한 설명과 가장 거리가 먼 것은?

① 원무관리는 병원행정사무 또는 병원 사무를 뜻한다.
② 병원의 서무, 인사, 교육, 홍보, 재무, 경리, 구매 사무를 포함한다.
③ 병원 활동에 필요한 자료를 수집, 처리, 분석 또는 전달하는 정보활동이다.
④ 환자와 진료 및 진료비에 관한 병원만의 고유한 업무라 정의할 수 있다.

해설
협의의 원무관리 개념은 병원의 사무활동 중 서무, 교육, 인사, 후생, 홍보, 재무, 경리, 구매, 시설관리 사무를 제외한 진료를 위한 환자의 수속절차상의 문제와 진료비관리 및 진료지원업무를 말한다.

20 진찰료 산정에 관한 설명으로 옳지 않은 것은?

① 진찰료에는 기본진찰료와 외래진찰료가 포함되어 있다.
② 동일 상병에 대하여 2인 이상의 의사가 동일한 날에 진찰한 경우 진찰료는 1회 산정한다.
③ 해당 상병의 치료가 종결된 후 동일 상병으로 100일 이내 재내원한 경우 재진료를 산정한다.
④ 하나의 상병에 대한 진료를 계속 하던 중 다른 상병이 발생하여 동일 의사가 동시에 진찰한 경우 진찰료는 1회 산정한다.

해설
해당 상병의 치료가 종결된 후 동일 상병이 재발하여 진료를 받기 위해서 내원한 경우에는 초진환자로 보고, 초진진찰료를 산정한다. 다만 치료종결 후 30일 이내에 내원한 경우에는 재진환자로 본다(단, 만성질환 상병으로 환자를 진료 중 타 상병 발생시 90일이 경과되지 않으면 초진료를 산정할 수 없다).

정답 18 ② 19 ② 20 ③

제2과목　보건의료서비스 지원관리

21　Northouse가 주장한 의사와 환자의 커뮤니케이션 방해요인이 아닌 것은?

① 환자들의 신체적 고통은 정확하게 의사소통하는 데 어려움을 제공하게 된다.
② 환자는 역할에 어울리는 대화방식을 찾지 못하고 상호교류에 주저하게 된다.
③ 의료진이 쓰는 전문 의학용어는 환자가 이해하기 어려워 잘못 해석할 수 있다.
④ 환자들은 익숙하지 않은 의료세팅에서 자신에게 주어지는 새로운 역할이 무엇인지 모호함을 경험한다.

> **해설**
> 의료진과 환자 사이의 커뮤니케이션 방해요인(Northous와 Northouse)
> • 역할 불확실
> • 책임소재 관련 갈등
> • 의사와 환자 간의 권력 차이
> • 의료진과 환자 간의 용어와 시각 차이

22　의료기관 내 진단검사의학과의 검사 업무와 가장 거리가 먼 것은?

① 분자유전 검사　　　　　② 혈관조영 검사
③ 생화학 검사　　　　　　④ 면역혈청 검사

> **해설**
> 혈관조영술(angiography)
> 방사선(X-ray)을 이용한 혈관검사이다. 영상의학과 전문의가 몸 밖에서 카테터라는 관을 환자의 혈관 내로 넣고 조영제를 주사하여 모니터를 통해 육안으로 혈관의 상태를 파악한다.

23　Roemer의 의료체계 분류 중 인구의 대부분에게 보건의료서비스를 제공하고 병원급 의료기관은 정부나 지방자치단체에서 관할하며 진료비 지불방식으로 제3자 지불제방식을 활용하는 유형은?

① 자유기업형　　　　　　② 복지국가형
③ 개발도상국가형　　　　④ 저개발국가형

> **해설**
> ① 자유기업형 : 의료업을 자유롭게 허용하는 자본주의 국가(미국, 한국 등의 유형)들이 채택하며, 의료비는 개인 책임이며 민간보험을 통해 해결한다.
> ③ 개발도상국가형 : 저발전 상태를 벗어나고 있는 과도기적 국가들에서 볼 수 있는 유형이다.
> ④ 저개발국가형 : 보건의료비 지불능력을 갖추지 못한 나라(아시아 및 아프리카의 저개발국)들이 해당되며, 전문 보건의료인이 부족하며 의료시설 부족 및 지역적 편중이 심하다.

21 ①　22 ②　23 ②　**정답**

24 의료서비스의 특성 중 이질성(Heterogeneity)에 대한 내용을 모두 고른 것은?

> ㄱ. 일정치 않은 의사의 의료서비스
> ㄴ. 보험설계사에 따라 달라지는 고객에 대한 의료서비스
> ㄷ. 의사와 환자의 여건에 따라 달라지는 동일 질병에 대한 의료서비스
> ㄹ. 환자가 없는 시간대의 진료서비스

① ㄱ, ㄴ
② ㄴ, ㄷ, ㄹ
③ ㄱ, ㄴ, ㄷ
④ ㄱ, ㄴ, ㄷ, ㄹ

해설
의료서비스의 이질성
모든 서비스가 다르며, 같은 질병일지라도 환자의 여건에 따라 다른 서비스가 이루어지므로 표준화와 품질에 대한 통제가 어렵다.

25 저소득 빈곤층을 위한 미국의 공공의료보험 제도는?

① Medicare
② Medicaid
③ Blue Cross
④ HMO(Health Maintenance Organization)

해설
① Medicare : 65세 이상의 모든 노인과 신체장애자, 특수질환자 등을 대상으로 양질의 보건의료의 제공과 경제적 부담을 경감시키는 데 주목적이 있는 사회보장제도
③ Blue Cross : 보험가입자에게 현금보상이 아니라 입원 시 발생하는 입원실 비용이나 기타 시설물 사용비용 등을 보험자가 직접 선정된 의료기관이나 의사에 대하여 지불하는 제도
④ HMO(Health Maintenance Organization) : 선불제 의료보험의 일종으로 미리 일정액수를 정기적으로 선불하면 실제 액수와 관계없이 예방 등을 포함하여 총괄적인 서비스를 제공

26 의료관광객을 위한 의료서비스 과정에 대한 설명으로 옳지 않은 것은?

① 초기접촉 과정은 홍보 및 환자정보 수립 등이 이루어진다.
② 서비스 과정에는 환자 입국 시 공항영접 및 진료(치료)서비스 등이 이루어진다.
③ 환자가 치료를 마치고 퇴원하나 후의 사후관리도 서비스 과정에 포함된다.
④ 확인 과정에는 치료계획 수입, 치료수가 산정 및 예상 치료비용 상담 등이 이루어진다.

해설
확인 과정에서는 내원일정 수립, 비자 지원, 예약 및 스케줄링, 교통 서비스 등을 제공한다.

정답 24 ③ 25 ② 26 ④

27 의료기관 현장(On-stage)에서 이루어지는 가시적인 서비스 행위와 가장 거리가 먼 것은?

① 고객에게 인사
② 진료실로 안내
③ 의무기록차트 준비
④ 환자와의 상담

해설
의무기록차트 준비는 원무행정의 내용으로 가시적인 서비스 행위와 거리가 멀다.

28 아랍의 여성 환자와 대화 시 남성 의료진이 눈 맞춤에 주의하는 것은 문화의 속성 중 무엇을 고려하는 것인가?

① 문화의 상징성
② 문화의 보편성
③ 문화의 공유성
④ 문화의 다양성

해설
문화의 다양성
인간은 보통 출생 후 성장과정 속에서 자기가 속한 문화의 영향을 받으며 살아간다. 동양과 서양, 성인과 유아, 종교 간, 여성과 남성의 의식과 문화는 때로 전혀 다르기도 하다.

29 발생 또는 유행 시 24시간 이내에 신고하여야 하고, 격리가 필요한 감염병으로 콜레라, 장티푸스, 세균성이질이 해당되는 것은?

① 제1급감염병
② 제2급감염병
③ 제3급감염병
④ 제4급감염병

해설
② 제2급감염병이란 전파가능성을 고려하여 발생 또는 유행 시 24시간 이내에 신고하여야 하고, 격리가 필요한 감염병으로, 콜레라, 장티푸스, 세균성이질 등이 해당된다.

30 병원체가 한탄바이러스(Hantaan Virus)로 발열, 출혈경향, 요통, 신부전 등의 증상이 나타나는 대표적인 가을철 급성 감염병은?

① 페스트
② 발진티푸스
③ 신증후군출혈열
④ 중증급성호흡기증후군

해설
① 페스트 : 흑사병이라고도 하며, 감염된 쥐벼룩에 물려 발생한다.
② 발진티푸스 : 발진티푸스 레케치아에 감염되어 발생하는 급성열성질환으로 발열과 발진이 나타난다.
④ 중증급성호흡기증후군 : 호흡기질환으로 코로나 바이러스에 의해 발병하며, 발열, 기침, 호흡 곤란 등이 발생한다.

31 의료법상 종합병원이 갖추어야 할 요건으로 옳은 것은?(단, 100병상 이상 300병상 이하인 경우)

① 내과·외과·산부인과 중 2개 진료과목, 영상의학과, 진단검사의학과 또는 병리과를 포함한 5개 이상의 진료과목을 갖추고 각 진료과목마다 전속하는 전문의를 둘 것
② 내과·외과·소아청소년과·산부인과 중 3개 진료과목, 영상의학과, 마취통증의학과와 진단검사의학과 또는 병리과를 갖추고 각 진료과목마다 전속하는 전문의를 둘 것
③ 내과, 소아청소년과, 산부인과, 영상의학과, 진단검사의학과 또는 병리과, 정신건강의학과 및 치과를 포함한 7개 이상의 진료과목을 갖추고 각 진료과목마다 전속하는 전문의를 둘 것
④ 내과, 외과, 소아청소년과, 산부인과, 영상의학과, 마취통증의학과, 진단검사의학과 또는 병리과, 정신건강의학과 및 치과를 포함한 9개 이상의 진료과목을 갖추고 각 진료과목마다 전속하는 전문의를 둘 것

해설
종합병원(의료법 제3조의3 제1항)
- 100개 이상의 병상을 갖출 것
- 100병상 이상 300병상 이하인 경우에는 내과·외과·소아청소년과·산부인과 중 3개 진료과목, 영상의학과, 마취통증의학과와 진단검사의학과 또는 병리과를 포함한 7개 이상의 진료과목을 갖추고 각 진료과목마다 전속하는 전문의를 둘 것
- 300병상을 초과하는 경우에는 내과, 외과, 소아청소년과, 산부인과, 영상의학과, 마취통증의학과, 진단검사의학과 또는 병리과, 정신건강의학과 및 치과를 포함한 9개 이상의 진료과목을 갖추고 각 진료과목마다 전속하는 전문의를 둘 것

32 의료서비스의 특성과 가장 거리가 먼 것은?

① 의료서비스 수요는 통상 예측이 어렵다.
② 의료서비스는 일반적으로 환자의 참여가 전제된다.
③ 의료인과 환자 간의 상호작용은 치료에 영향을 미치지 못한다.
④ 의료정보의 비대칭성으로 의사 위주의 의사결정이 주로 이루어진다.

해설
의료서비스에서 의사와 환자 간의 상호작용은 의료 커뮤니케이션의 핵심적인 관계로 서비스적 질의 측면에서 매우 중요하다. 만일 환자가 자신의 증상을 정확하고 명료하게 의사에게 설명하지 못하거나, 의사가 환자의 설명을 제대로 이해하지 못하면 진료의 첫 단계인 진단 단계부터 문제가 생기게 된다.

33 Bruhn과 Georgi가 서비스가치사슬의 관계과정 요소로 언급한 것은?

① 고객보유　　　　　　　② 고객통합
③ 서비스접촉　　　　　　④ 서비스회복

정답 31 ② 32 ③ 33 ①

해설
Bruhn과 Georgi의 서비스가치사슬
- 상호작용 과정 : 고객통합, 서비스접촉, 서비스회복
- 관계과정 : 고객확보, 고객보유, 고객회복

34 다음 설명에 해당하는 의료기관의 역할은?

> 의료기관은 의료관광객의 유치를 위해 의료관광에이전시 또는 보험회사와 거래관계를 조정하고, 협약을 체결하는 역할을 수행한다.

① 협상자(Negotiator)
② 혁신자(Innovator)
③ 마케터(Marketer)
④ 의료서비스 제공자(Medical Service Povider)

해설
조율 및 협약을 체결하는 역할은 협상자의 역할로 볼 수 있다.

35 Northouse가 제시한 커뮤니케이션 유형 중 의사가 환자의 상태에 대해 환자보다 보호자에게 자세한 정보를 제공하는 것은?

① 여과적 대화
② 정서적 대화
③ 특권적 대화
④ 리스크 커뮤니케이션

해설
특권적 대화는 의료진이 환자의 상태에 대해서 환자 가족과 직접 상담을 하거나, 가족에게 더 상세한 정보를 제공하는 것이다.

36 우리나라의 의료전달체계 중 다음에 해당하는 진료단계는?

> - 전체 질병의 약 70~80%를 처리한다.
> - 보건소·개인의원 등 외래진료를 위주로 하는 의원급의 기관에서 진료한다.

① 1차 진료단계
② 2차 진료단계
③ 3차 진료단계
④ 특수 진료단계

정답 34 ① 35 ③ 36 ①

해설
우리나라의 의료전달체계
- 1차 진료단계 : 질병 발생 시 최초로 접하게 되는 진료체계로 일반적으로 외래진료를 함
- 2차 진료단계 : 해당과 전문의가 진료하는 단계
- 3차 진료단계 : 1차, 2차 의료서비스보다 분화된 전문의 서비스를 받는 것

37 진료예약제의 업무와 내용이 옳지 않은 것은?

> ㄱ. 진료예약 업무 : 고객의 진료예약 문의에 대한 안내와 상담 및 접수
> ㄴ. 콜백(Call Back) 업무 : 고객이 진료시간 변경 등 요청한 사항에 대하여 전화하여 업무 처리
> ㄷ. 예약변경 통보 업무 : 병원 사정상 예약이 변경되는 경우 고객에게 양해 및 통보
> ㄹ. 병원비 수납 업무 : 사전 진료비 청구를 통해 노쇼 고객 및 금전적 손실 방지

① ㄱ
② ㄴ
③ ㄷ
④ ㄹ

해설
병원비 수납 업무
의사의 처방입력정보에 따라 계산된 외래진료비 내역을 조회하고, 환자에게 계산된 진료비를 알려 주고, 진료비 수납 후 진료비계산서를 교부하는 일이다.

38 의료법상 의원급 의료기관에 해당하지 않는 것은?

① 의 원
② 조산원
③ 한의원
④ 치과의원

해설
의원급 의료기관은 의사, 치과의사 또는 한의사가 주로 외래환자를 대상으로 각각 그 의료행위를 하는 의료기관으로서 의원, 치과의원, 한의원이 해당한다(의료법 제3조 제2항).

39 퇴원예고제의 장점이 아닌 것은?

① 병원은 퇴원약을 미리 준비할 수 있다.
② 환자는 퇴원에 대비해 지불금액을 미리 준비할 수 있다.
③ 환자는 진단서, 증명서를 누락시키지 않고 발급받을 수 있다.
④ 퇴원 당일에는 퇴원수속이 끝난 후에도 환자가 병실을 사용하여 휴식시간을 가질 수 있다.

정답 37 ④ 38 ② 39 ④

> **해설**

퇴원예고제
환자의 증상 호전에 따라 2~3일 전에 퇴원을 예고하고 입원대기자 또는 입원결정자를 즉시 입원시키는 제도이다.

40 다음 (   ) 안에 들어갈 알맞은 용어는?

( )이란 사람 간의 일반적인 커뮤니케이션을 기본 구조로 하면서 환자의 질병에 대한 진단 및 정보전달 의료적 결정 지원 등 의료인에게 부여된 의사소통을 말한다.

① 의료커뮤니케이션 ② 상향적 커뮤니케이션
③ 하향적 커뮤니케이션 ④ 리스크 커뮤니케이션

> **해설**

의료커뮤니케이션
사람 간의 일반적인 커뮤니케이션을 기본 구조로 하면서, 이에 덧붙여 "환자의 질병에 대한 진단과 치료목적, 이 외에도 의료적 결정을 돕고, 질병에 관련된 정보를 주며, 건강을 유지하거나 개선하기 위한 교육, 동기부여를 위한 상담에 이르기까지 의사에게 부여된 특권적인 의사소통"을 말한다.

제3과목　보건의료관광 마케팅

41 SWOT 분석 요소가 잘못 배치된 것은?

S	W
• ㄱ. 높은 시장 지배력 • 차별화된 제품 • 충분한 현금자원	• 노후화된 설비 • 핵심 기술 부족 • ㄴ. 낮은 제품 품질
O	T
• ㄷ. 경쟁자 증가 • 높은 시장 성장률 • 낮은 무역 장벽	• 낮은 시장 성장률 • ㄹ. 시장 규제 강화 • 기술적 위협

① ㄱ ② ㄴ
③ ㄷ ④ ㄹ

> **해설**

경쟁자 증가는 SWOT 분석의 위협(Threat)에 속한다.

42 의료관광마케팅에서 인적판매의 단점과 가장 거리가 먼 것은?

① 고객 한 사람당 비용이 많이 든다.
② 한 번에 대응할 수 있는 고객의 수가 제한적이다.
③ 인적판매 담당 직원의 관리 및 유지가 어렵다.
④ 어려운 기술이나 복잡한 정보를 전달하기가 어렵다.

해설
인적판매는 단순히 주문을 받거나 판매에 관한 사무적 처리를 하는 수준을 넘어 고객에게 제품의 가치와 특성에 대한 정보를 전달함으로써 수요를 자극하여 궁극적으로 매출을 증대시킨다.

43 다음 상황에 적합한 판매예측 기법은?

> A병원에서는 병원의 매출 추이 및 패턴이 주기적으로 변동하는지를 파악하여 이를 바탕으로 향후 판매를 예측하고자 한다.

① 델파이기법
② 시계열 분석
③ 시장 테스트
④ 포커스그룹 인터뷰

해설
시계열 분석이란 시간의 흐름에 따라 기록된 자료를 분석하고 여러 변수들 간의 인과관계를 분석하는 방법이다.

44 다음 ( )에 들어갈 알맞은 것은?

> 고객만족(Customer Satisfaction)서비스는 고객의 필요, 욕구, 기대에 부응하는 서비스를 제공하여 그 결과로 서비스의 재구매가 이루어지고, 이것이 반복하여 ( )(이)가 계속 유지되는 상태이다.

① 선각 수용자(Early Adopter)
② 인적 서비스(Human Service)
③ 고객 애호도(Customer Loyalty)
④ 고객 관찰(Customer Monitoring)

해설
고객 애호도(=고객 충성도)란 어떤 회사의 제품을 구입한 적이 있는 고객이 그 회사의 제품을 다시 구입할 가능성이 높아진 상태를 의미한다.

정답 42 ④ 43 ② 44 ③

45 의료관광산업의 거시환경에 속하지 않는 것은?

① 법과 규제
② 경쟁 병원
③ 기술 환경
④ 경제 환경

해설
거시적인 마케팅 환경변수
정치적 요인, 경제적 요인, 사회문화적 요인, 기술적 요인

46 의료관광시장 세분화의 전제조건으로 옳지 않은 것은?

① 세분시장은 수익성이 보장되어야 한다.
② 세분시장은 일관성과 지속성이 있어야 한다.
③ 세분시장은 정보의 측정 및 획득이 용이해야 한다.
④ 세분시장은 구분되지 않아야 하며 획일화된 반응성이 높아야 한다.

해설
④ 세분시장은 구분되어야 하며, 세분화된 집단 간에 차별적 반응성을 보여야 한다.

47 올바른 인적 자원관리에 대한 내용으로 볼 수 없는 것은?

① 능력 중심의 인재 채용
② 직무교육을 위한 적극적인 투자
③ 부서별 관리자의 통제 권한 강화
④ 공식화된 프로그램을 통한 직원의 직무분석

해설
③ 관리자의 통제가 아닌 조직구성원의 욕구를 충족시키는 방향으로의 변화가 바람직하다

48 의료관광시장을 세분화할 때 활용되는 인구통계학적 변수가 아닌 것은?

① 소 득
② 성 별
③ 연 령
④ 인구밀도

해설
인구통계학적 특성으로는 성별, 연령, 학업수준, 직업, 임금수준 등이 있다.

정답 45 ② 46 ④ 47 ③ 48 ④

49 의료관광 신상품의 고가전략이 사용 가능한 상황으로 옳은 것은?

① 가격경쟁이 심각한 경우
② 기업이미지가 약한 경우
③ 공급의 압박이 심한 경우
④ 상품의 차별성이 높은 경우

해설
자사브랜드 및 기업이미지가 높은 상품이거나 시장에서 쉽게 구입하기 힘든 상품일수록 고가전략의 사용이 가능하다.

50 다음과 같은 마케팅 유형은?

- 의료관광을 선택하는 친구들과 가족의 추천에 가장 큰 영향을 받는다.
- 인터넷과 스마트폰 사용이 증가함에 따라 온라인을 통한 고객의 의견과 평가가 중요시된다.
- 소비자의 구매 결정권이 주로 여성에게 있다는 점에 착안하여 여성고객을 대상으로 건강강좌 또는 세미나로 병원의 브랜드를 알리는 방법을 채택하고 있다.

① 귀족마케팅
② 직접마케팅
③ 구전마케팅
④ 감성마케팅

해설
① 귀족마케팅 : 소수의 상류층을 대상으로 하는 마케팅
② 직접마케팅 : 다수의 광고매체를 이용하여 소비자와 직접 상호접촉함으로써 소비자의 반응을 얻어내는 마케팅
④ 감성마케팅 : 소비자의 감성을 자극하여 판매를 촉진시키는 마케팅

51 의료법상 의료기관 개설자가 하지 못하는 의료광고에 해당하지 않는 것은?

① 신의료기술평가를 받은 신의료기술에 관한 광고
② 수술 장면 등 직접적인 시술행위를 노출하는 내용의 광고
③ 다른 의료인 등의 기능 또는 진료 방법과 비교하는 내용의 광고
④ 신문, 방송, 잡지 등을 이용하여 기사(記事) 또는 전문가의 의견 형태로 표현되는 광고

해설
① 신의료기술의 평가를 받지 아니한 신의료기술에 관한 광고를 하지 못하는 것이다.

정답 49 ④ 50 ③ 51 ①

52 다음 ( ) 안에 들어갈 알맞은 용어는?

> ( )은 인적 서비스 자원이 중요하나 기업 등에서 직원을 내부고객이라 생각하여 기업의 구성원에게 행하는 마케팅 활동으로 그들로 하여금 보다 양질의 서비스를 제공하고 유지할 수 있도록 하는 경영전략이라 할 수 있다.

① Machine Marketing　　② Internal Marketing
③ Premium Marketing　　④ Frequency Marketing

해설
① Machine Marketing(머신 마케팅) : AI나 러닝머신을 활용한 마케팅 전략
③ Premium Marketing(프리미엄 마케팅) : 기존 제품보다 가격은 20~30% 정도 비싸지만 품질과 기능면에서 확실히 차별화된 프리미엄급 제품을 출시하려는 마케팅 전략
④ Frequency Marketing(중요고객 마케팅) : 자주 이용하는 고객에게 각종 특혜를 주는 전략

53 커뮤니케이션 예산결정 방법 중 접근 방식이 다른 하나는?

① 목표 및 과업 기준법　　② 경쟁자 기준법
③ 매출액 비례법　　④ 가용예산 활용법

해설
커뮤니케이션 예산결정 방식
• 상향식 : 목표 및 과업 기준법
• 하향식 : 경쟁자 기준법, 매출액 비례법, 가용예산 활용법

54 시장의 경쟁강도를 높이는 상황이 아닌 것은?

① 시장의 성장세가 둔한 경우　　② 상품의 차별성이 적은 경우
③ 시장의 진입장벽이 높은 경우　　④ 유사 규모의 경쟁자가 많은 경우

해설
시장의 경쟁정도 결정요인
• 경쟁강도가 높아지는 경우
 - 진입장벽이 낮은 경우
 - 철수장벽(이탈장벽)이 높은 경우
 - 규모의 경제가 있는 경우
 - 시장의 성장세가 둔한 경우
• 경쟁강도가 낮아지는 경우
 - 집중도가 높아지는 경우
 - 제품의 차별화가 커지는 경우

정답 52 ② 53 ① 54 ③

55 새로운 의료관광서비스제품의 콘셉트(Concept) 평가 기준과 가장 거리가 먼 것은?

① 제품의 우수성, 독창성
② 기업의 목적, 강점, 자원
③ 유통경로상의 공급자의 이익, 선호
④ 표적시장의 크기, 성장 및 경쟁 정도

해설
상품의 콘셉트는 기업(목적, 강점, 재원), 상품(목표, 독창성, 우수성) 그리고 표적시장(크기, 성장성, 경쟁 정도)을 기준으로 평가하여야 한다.

56 효과적인 고객관계관리(CRM)를 하기 위한 방법으로 틀린 것은?

① 고객의 요구를 정확하게 파악한다.
② 모든 고객을 대상으로 필요와 욕구를 만든다.
③ 고객의 가치가 계층과 집단별로 다르다는 것을 인식한다.
④ 고객의 가치가 긍정적인 영향을 가져올 것인가를 판단한다.

해설
CRM은 신규고객 창출보다는 기존고객의 관리에 초점을 맞추는 특징이 있다. 즉, 기존고객을 잘 관리해 고객들의 욕구를 수용하고 이들로부터 기업이 원하는 수익 등을 얻는 것이다.

57 전문품의 특성을 가진 의료관광상품의 집중화 경쟁전략을 추진하기 위해 가장 적합한 유통경로 유형은?

① 전속적 유통경로
② 개방적 유통경로
③ 집중적 유통경로
④ 선택적 유통경로

해설
전속적 유통경로(Exclusive Distribution)
자동차, 고급의류 등과 같은 전문품과 선매품의 판매에 주로 이용되며 각 판매지역별로 하나 혹은 극소수의 중간상에게 자사제품의 유통에 대한 독점권을 부여하는 전략이다.

정답 55 ③ 56 ② 57 ①

58 의료서비스 유통경로 중 다음에서 설명하고 있는 것은?

- 서로 다른 전문 과목의 의사들이 같은 건물에 모여 각각의 의료기관을 운영
- 각각의 의료기관은 독립적으로 운영

① 의원가
② 의료전달체계
③ 병원합동관리체계
④ 프랜차이즈 시스템

해설
② 의료전달체계 : 의원, 병원을 거친 다음 종합병원으로 가도록 하는 제도
③ 병원합동관리체계 : 둘 이상의 의료기관이 경영활동과 재원관리 과정을 연계, 공유, 통합하는 의료서비스 유통경로
④ 프랜차이즈 시스템 : 서비스 시스템의 창안자 및 생산자가 프랜차이즈를 사는 사람에게 회사의 브랜드 및 영업방법 노하우를 제공하고 권리를 부여하여 일정 대가를 받는 의료서비스 유통경로

59 차별적 마케팅 전략에 대한 내용으로 옳지 않은 것은?

① 여러 종류의 마케팅 믹스를 개발하게 되므로 마케팅과 생산비용을 증가시킨다.
② 다수의 세분시장을 표적시장으로 선정하여 각 세분시장에 최적화된 마케팅 믹스를 설계하는 것을 말한다.
③ 단일 혹은 소수의 제품으로 전체 시장에 접근하게 되며 규모의 경제를 보다 효과적으로 실현할 수 있다.
④ 상이한 소비자의 욕구에 맞추어 여러 서비스를 제공하고 복수의 유통경로로 판매촉진을 실시하여 고객을 확보하는 특성이 있다.

해설
③ 차별적 마케팅은 여러 목표시장을 표적으로 하고 각각에 대한 상이한 제품과 서비스를 설계하는 것이다.

60 포괄적 의사결정(Extended Decision Making) 또는 복잡한 의사결정(Complex Decision Making)의 대상과 가장 거리가 먼 것은?

① 고가의 제품(자동차, 집)
② 지각된 위험이 높은 제품(보험, 관광, 수술)
③ 고도의 상징적 제품(화장품, 패션제품, 관광)
④ 습관적 구매 제품(설탕, 라면)

해설
④ 습관적 구매 제품은 이미 구매 경험이 있는 제품으로 볼 수 있어 복잡한 의사결정의 대상과는 거리가 있다.
복잡한 의사결정(Complex Decision Making)
관여 수준이 높고 새로운 제품을 구매하는 소비자는 상표 대안들을 자세히 비교, 평가 후 가장 선호하는 상표를 구매한다.

제4과목 관광서비스 지원관리

61 외식업의 특성으로 볼 수 없는 것은?

① 인적의존도가 높다.
② 시대별 유행에 둔감하다.
③ 점포의 위치가 운영의 관건이 된다.
④ 소비자의 기호가 강하게 영향을 미친다.

해설
② 외식업은 시대별 유행에 민감하다.

62 항공운송 서비스 중 여행사의 예약업무서비스에 대한 내용으로 옳지 않은 것은?

① 수요의 수입 단위를 고려한 선별예약을 실시하여 판매를 통제한다.
② 여행에 필요한 비행편 스케줄 등의 정보를 제공하고 항공기 좌석을 확보한다.
③ 항공여정 이외에 여객이 여행하면서 필요로 하는 각종 부대서비스의 예약 및 편의를 제공한다.
④ 비행 중 유의사항, 비상장비 설명, 기내 면세품 판매서비스 등의 항공기 내의 편의서비스를 제공한다.

해설
④ 항공사의 업무에 해당한다.

63 자연관광자원으로 볼 수 없는 것은?

① 기 후   ② 목 장
③ 온 천   ④ 동식물

해설
② 목장은 산업관광자원이다.

64 SIT(Special Interest Tour) 여행의 특성이 아닌 것은?

① 활동영역의 예측이 쉽다.
② 참여지향적 성격을 가진다.
③ 여행의 질적 만족도를 추구한다.
④ 여행객이 다양한 정보를 갖고 있다.

정답 61 ② 62 ④ 63 ② 64 ①

> **해설**
>
> SIT(Special Interest Tour)
> 특별한 경험, 목적을 가지고 하는 여행으로, 목적지보다는 행위에 초점을 맞춘 여행이다. 여행객이 전문적인 지식과 정보를 가지고 있기 때문에, 상품을 구성함에 있어서 더 구체적이며, 여행객의 질적 만족도가 높았다면 재이용 비율이 높다.

65 다음 중 관광교통 예약시스템의 기능을 모두 고른 것은?

| ㄱ. 좌석예약 기능 | ㄴ. 부대서비스 예약 기능 |
| ㄷ. 수요와 공급을 조정하는 기능 | ㄹ. 고객의 특수사항 배려 기능 |

① ㄱ, ㄴ
② ㄱ, ㄴ, ㄹ
③ ㄱ, ㄷ, ㄹ
④ ㄱ, ㄴ, ㄷ, ㄹ

> **해설**
>
> 관광교통 예약시스템
> 좌석예약 기능, 부대서비스 예약 기능, 고객의 특수사항 배려 기능, 특별한 주의가 요청되는 운송제한 승객 수송준비 기능, 여행정보 기능, 수요와 공급을 조정하는 기능, 항공사의 수입을 제고시키는 기능을 한다.

66 관광안내소의 역할과 가장 거리가 먼 것은?

① 숙박역할
② 정보제공역할
③ 휴게공간역할
④ 전시·판매역할

> **해설**
>
> 관광안내소의 역할에는 정보제공역할, 예약역할, 전시·판매역할, 휴게공간역할, 지역연계역할이 있다.

67 다음의 시설이 해당하는 숙박업 조직의 구성부는?

- VIP 라운지
- 로비 라운지
- 연회장

① 객실부(Front of Divison)
② 시설부(Engineering Divison)
③ 조리부(Culinary Divison)
④ 식음료부(Food & Beverage Divison)

해설
① 객실부 : 프론트 데스크, 당직 데스크 및 콘시어지, 예약 데스크 & 오퍼레이터, 현관·벨 데스크, 비즈니스센터, 나이트오디터, 프론트 캐셔, 하우스키핑, 로비 기념품 판매점 등
② 시설부 : 기계실, 전기실, 설비실 등
③ 조리부 : 메인 주방, 식당별 부속 주장(한·일·중·양·뷔페), 회장 주방, butcher(육류담당 부서) 등

68 항공수배업무에 대한 설명과 가장 거리가 먼 것은?

① GDS는 한 항공사의 운항스케줄만 보여준다.
② CRS는 여행일정의 서비스등급에 대한 운임과 운임규정 데이터베이스를 포함한다.
③ CRS와 GDS에 저장된 각 예약은 첨부된 승객정보를 갖고 있어야 한다.
④ CRS와 GDS를 통해 여행사 사무실에서 PNR작성과 전자항공권을 발급할 수 있다.

해설
① GDS에서 전 세계 항공사 운항스케줄을 확인할 수 있다.

69 관광진흥법령의 호텔업의 종류 중 배낭여행객 등 개별 관광객의 숙박에 적합한 시설로서 샤워장, 취사장 등의 편의시설과 외국인 및 내국인 관광객을 위한 문화·정보 교류시설 등을 함께 갖추어 이용하게 하는 것은?

① 호스텔업
② 관광호텔업
③ 소형호텔업
④ 의료관광호텔업

해설
② 관광호텔업 : 관광객의 숙박에 적합한 시설을 갖추어 관광객에게 이용하게 하고 숙박에 딸린 음식·운동·오락·휴양·공연 또는 연수에 적합한 시설 등을 함께 갖추어 관광객에게 이용하게 하는 업
③ 소형호텔업 : 관광객의 숙박에 적합한 시설을 소규모로 갖추고 숙박에 딸린 음식·운동·휴양 또는 연수에 적합한 시설을 함께 갖추어 관광객에게 이용하게 하는 업
④ 의료관광호텔업 : 의료관광객의 숙박에 적합한 시설 및 취사도구를 갖추거나 숙박에 딸린 음식·운동 또는 휴양에 적합한 시설을 함께 갖추어 주로 외국인 관광객에게 이용하게 하는 업

70 항공사업법상 항공운송사업에 해당하지 않는 것은?

① 국내항공운송사업
② 국제항공운송사업
③ 대형항공운송사업
④ 소형항공운송사업

해설
항공운송사업이란 국내항공운송사업, 국제항공운송사업 및 소형항공운송사업을 말한다.

정답 68 ① 69 ① 70 ③

71 관광쇼핑업의 특성을 설명한 것으로 옳지 않은 것은?

① 타업종에 비해 서비스 지향성이 매우 높은 편이다.
② 계절에 따른 수용변동이 있고 이를 전제로 생산·판매 활동이 이루어진다.
③ 관광활동의 상위서비스로 인식되며 타업종과의 경쟁관계가 매우 높다.
④ 타업종에 비해 참여가 매우 용이하므로 동일 업종 간 과잉경쟁이 많이 나타난다.

해설
③ 관광활동의 하위서비스로 인식되고 있으며, 타업종과의 경쟁관계가 매우 낮다.

72 마리스(Marris)의 정의에 따른 다음 이벤트의 종류는?

> 방문객 수 100만 명 이상, 자본비용 5억 달러 이상으로서 반드시 관람하고 싶은 행사라는 명성이 있는 이벤트

① 메가 이벤트(Mega Event)
② 홀마크 이벤트(Hallmark Event)
③ 메이저 이벤트(Major Event)
④ 지역 이벤트(Regional Event)

해설
② 홀마크 이벤트(Hallmark Event) : 단기간에 관광지에 대한 인식을 강화시키고 경제적 이익 증대를 위해 개발하며 주목을 끌 수 있는 독창성, 시기적 특성에 의존하는 이벤트
③ 메이저 이벤트(Major Event) : 화제성이 높아 대중과 매체의 관심을 유도하여 상당수의 방문객과 개최지의 경제적 이득을 끌어낼 수 있는 이벤트

73 다음에 해당하는 메뉴는?

> - 여러 종류의 메뉴를 나열해 놓고, 고객의 기호에 따라 한 품목씩 선택하여 주문에 의해서 제공되는 요리
> - 고객이 선택한 품목의 가격만큼 지불

① 단수 메뉴(Single Menu)
② 일품요리 메뉴(à la Carte Menu)
③ 정식메뉴(The Table d'hôte Menu)
④ 콤비네이션 메뉴(Combination Menu)

해설
③ 정식 메뉴(Table d'hôte Menu) : 정해진 가격의 의해 정해진 순서대로 제공되는 메뉴
④ 콤비네이션 메뉴(Combination Menu) : 음식과 음료를 포함하는 메뉴

74 다음 내용에 해당하는 관광심리요인은?

- 관광행동을 일으키게 하는 중요한 요인으로서, 그 행동의 방향을 결정지을 수 있도록 활성화된 상태의 욕구이다.
- 관광자의 잠재욕구를 구체적으로 관광행동으로 나타나게 하는 힘으로서, 인간이 관광을 통해서 만족을 얻고자 할 때 일어난다.

① 관광만족
② 관광위계
③ 관광원인
④ 관광동기

해설
관광동기는 관광욕구가 관광행동이 될 수 있도록 유발하는 자극 및 관광행동을 지배하는 궁극적인 충동력이다.

75 관광종사원의 자격을 취소하거나 정지할 수 있는 사유가 아닌 것은?

① 다른 사람에게 관광종사원 자격증을 대여한 경우
② 거짓이나 그 밖의 부정한 방법으로 자격을 취득한 경우
③ 관광진흥법에 따라 등록 또는 사업계획의 승인이 취소된 경우
④ 관광종사원으로서 직무를 수행하는 데에 부정 또는 비위(非違) 사실이 있는 경우

해설
관광진흥법에 따라 등록 등 또는 사업계획의 승인이 취소된 경우는 결격사유에 해당한다.

76 관광진흥법상 의료관광에 대한 내용으로 옳은 것은?

① 「관광진흥개발기금법」에 따른 관광진흥개발기금의 대여는 자국민 의료관광 기관에 국한된다.
② 보건복지부장관은 의료관광의 활성화를 위하여 외국인 의료관광 관련 기관에 기금을 보조할 수 있다.
③ 의료관광이란 국내 의료기관의 진료, 치료, 수술 등 의료서비스를 받는 환자와 그 동반자가 의료서비스와 병행하여 관광하는 것을 말한다.
④ 의료관광 활성화 기금은 법령상 규정된 사항 이외에 필요한 사항에 대하여 국무총리령으로 정하여 보조할 수 있다.

해설
① 외래관광객 유치 지원사업에도 기금을 대여할 수 있다.
② 문화체육관광부장관이 기금을 보조한다.
④ 대통령령으로 정하여 보조할 수 있다.

77 다음에 해당하는 관광산업의 효과는?

- 여성의 지위향상과 역할 변화
- 지역주민들 간의 갈등
- 직업의 다양화
- 지역의 미풍양속 저해

① 경제적 효과
② 사회적 효과
③ 문화적 효과
④ 환경적 효과

해설
① 경제적 효과 : 경제성장에 기여, 국민소득 증대, 조세수입 증대, 고용 증대, 물가상승, 기반시설 투자에 대한 위험부담 등
③ 문화적 효과 : 여가기회 제공, 사회 안녕 및 질서유지, 지역주민의 일상생활에 혼란 초래, 외지인 유입에 의한 범죄 증가 등
④ 환경적 효과 : 자연파괴(생태계 변화), 환경파괴(사고, 소음, 공해) 등

78 다음 중 관광진흥법상 관광사업에 해당하는 것을 모두 고른 것은?

ㄱ. 여행업
ㄴ. 카지노업
ㄷ. 국제회의업
ㄹ. 유원시설업

① ㄱ, ㄴ
② ㄱ, ㄷ
③ ㄱ, ㄴ, ㄹ
④ ㄱ, ㄴ, ㄷ, ㄹ

해설
관광진흥법에서 규정하는 관광사업은 총 7개 산업으로 분류되며 '여행업, 관광숙박업, 관광객 이용시설업, 국제회의업, 관광 편의시설업, 카지노업, 유원시설업'이 있다.

79 플로그(Plog)가 제시한 관광객의 유형을 Psychocederic과 Allocentric으로 나눌 때 Allocentric 유형의 특징이 아닌 것은?

① 외향적이다.
② 여행을 자주한다.
③ 장기간의 여행을 한다.
④ 친숙하고 안전한 관광지를 선호한다.

해설
플로그(Plog)가 제시한 관광객의 유형
- Psychocentric 유형 : 비모험적, 변화와 신기함을 추구하는 정도가 낮음, 내성적 성향
- Allocentric 유형 : 모험적, 자기확신적, 진취적, 호기심이 많음, 새로운 경험을 추구, 외향적 성향

80 관광산업의 긍정적 효과로 볼 수 없는 것은?

① 고용창출
② 국제수지 개선
③ 조세수입의 증가
④ 경제적 대외 종속성 증대

해설
④ 경제적 대외 종속성 증대는 의료관광산업의 부정적 효과이다.

제5과목　의학용어 및 질환의 이해

81 Rh- 혈액을 가진 산모와 Rh+ 혈액을 가진 태아의 부적합에 의하여 태아의 적혈구를 파괴시키는 질환은?

① polycythemia
② mononucleosis
③ hemochromatosis
④ erythroblastosis fetalis

해설
④ erythroblastosis fetalis : 태아적아구증
① polycythemia : 적혈구증가증
② mononucleosis : 단핵증
③ hemochromatosis : 혈색소증

82 abdominal paracentesis로 얻을 수 있는 액체는?

① feces
② ascites
③ pleural fluid
④ erythroblastosis fetalis

해설
abdominal paracentesis(복수천자)로부터 ascites(복수)를 취할 수 있다.

정답　80 ④　81 ④　82 ②

83 만성기관지염, 폐기종 등과 같이 폐를 통한 공기의 흐름이 지속적으로 폐쇄되어 발생하는 각종 폐질환을 통칭하는 약어는?

① COPD
② ARF
③ ARDS
④ URI

해설
① COPD(chronic obstructive pulmonary disease) : 만성폐쇄성 폐질환
② ARF : 급성신부전
③ ARDS : 성인호흡부전증
④ URI : 상기도감염

84 심장의 좌심방과 좌심실 사이의 판막은?

① aortic valve
② pulmonary valve
③ mitral valve
④ tricuspid valve

해설
③ mitral valve : 왼방실판막
① aortic valve : 대동맥 판막
② pulmonary valve : 허파동맥판막
④ tricuspid valve : 오른방실판막

85 다음에 해당하는 질환은?

인체면역결핍바이러스(human immunodeficiency virus)에 의해 초래되는 증후군으로 면역 세포의 기능을 떨어뜨려 기회감염, 악성종양, 신경성 질환들이 나타나며 오염된 혈액을 통해서 또는 성적접촉으로 전파되는 질환이다.

① lymphoma
② leukemia
③ aplastic anaemia
④ AIDS(acquired immune deficiency syndrome)

해설
① lymphoma : 악성림프종
② leukemia : 백혈병
③ aplastic anaemia : 재생불량성 빈혈

86 유방촬영술을 의미하는 것은?

① biopsy
② mammoplasty
③ mammography
④ carotid angiography

해설
① biopsy : 생검
② mammoplasty : 유방성형술
④ carotid angiography : 경동맥조영술

87 epidermis에 해당하지 않는 것은?

① basal layer
② papillary layer
③ stratum lucidum
④ stratum corneum

해설
② papillary layer(유두층)는 표피(epidermis)와 진피(dermis)를 연결하는 층이다.

88 다음 중 증상이나 징후에 해당하는 것이 아닌 것은?

① percussion
② rales
③ rhinorrhea
④ stridor

해설
① percussion(타진)은 환자의 신체를 두드려서 진찰하는 방법이다.

89 임상에서 각종 약물 및 주사 투여 시 사용되는 약어의 연결이 틀린 것은?

① PO : 경구투여
② SL : 설하투여
③ SC : 정맥주사
④ IM : 근육주사

해설
③ SC : 피하주사

정답 86 ③ 87 ② 88 ① 89 ③

90 뇌기능의 발작성 일과성 장애로서 의식의 순간적 장애 혹은 상실, 이상한 운동현상, 정신적 내지 감각 장애, 자율 신경계의 혼란이 반복적으로 나타나는 만성질환군은?

① epilepsy
② migraine
③ meningitis
④ cerebral infarction

해설
① epilepsy : 간질
② migraine : 편두통
③ meningitis : 수막염
④ cerebral infarction : 뇌경색증

91 다음 진단방법에 대한 용어의 설명으로 옳지 않은 것은?

① auscultation : 인체 내의 소리를 듣는다.
② inspection : 환자의 상태를 눈으로 관찰한다.
③ palpitation : 손으로 온도, 촉감 및 피부상태를 느낀다.
④ percussion : 내부 구조를 알기 위해 표면을 두드린다.

해설
③ palpitation(심계항진, 가슴 두근거림) : 심장의 비규칙적이고 강압적인 반응으로 인한 불쾌감

92 다음 중 방사선 촬영 검사가 아닌 것은?

① RGP
② KUB
③ NPO
④ ERCP

해설
③ NPO(non pre os, =nothing by mouth) : 금식

93 종양의 명칭이 옳은 것은?

① carcinoma : 유두종
② sarcoma : 육종
③ papilloma : 섬유종
④ lymphoma : 골종

해설
① carcinoma : 암종
③ papilloma : 유두종
④ lymphoma : 림프종

정답 90 ① 91 ③ 92 ③ 93 ②

94 다음 중 thyroid gland에서 분비되는 호르몬은?

① cortisol ② thyroxine
③ aldosterone ④ progesterone

> **해설**
> ①·③ adrenal cortex(부신피질)에서, ④ ovary(난소)에서 분비된다.

95 다음 중 엑스선을 이용한 검사가 아닌 것은?

① MRI ② CT scan
③ fluoroscopy ④ myelography

> **해설**
> ① MRI는 자력에 의하여 발생하는 자기장을 이용한 검사이다.

96 다음 중 귀와 관련된 검사는?

① tonometry ② audiometry
③ visual acuity(clearness) ④ visual field test(goldmann)

> **해설**
> ② audiometry : 청력검사
> ① tonometry : 안압검사
> ③ visual acuity(clearness) : 시력검사
> ④ visual field test(goldmann) : 시야검사

97 제1형 당뇨병의 대표적인 증상으로 옳지 않은 것은?

① polyuria ② polydipsia
③ polyphagia ④ polyovaria

> **해설**
> ④ polyovaria는 난소과다증으로 제1형 당뇨병과 관련이 없다.

정답 94 ② 95 ① 96 ② 97 ④

98 방광 아래에 위치하여, 요도의 가장 아랫부분을 둘러싸고 있는 전립선에 비대증이 생길 경우 시행하는 수술명은?

① prostatectomy
② circumcision
③ orchiectomy
④ hydrocelectomy

> **해설**
> ① prostatectomy : 전립선절제술
> ② circumcision : 포경수술
> ③ orchiectomy : 고환절개술
> ④ hydrocelectomy : 음낭수종절제술

99 외상이나 골다공증으로 뼈가 부러진 상태를 의미하는 용어는?

① sprain
② atrophy
③ fracture
④ dislocation

> **해설**
> ③ fracture : 골절
> ① sprain : 염좌
> ② atrophy : 위축증
> ④ dislocation : 탈구

100 훈련과 반복을 통하여 불안을 제거하고 두려움을 완화시키는 심리요법은?

① psychodrama
② group therapy
③ electroshock therapy
④ congnitive behavior therapy

> **해설**
> ① psychodrama(사이코드라마) : 개인의 갈등상황을 연기로 표현하는 방법
> ② group therapy(집단요법) : 집단 그 자체의 영향력을 이용하여 치료효과를 높이는 방법
> ③ electroshock therapy(전기쇼크요법) : 소량의 전류를 뇌로 보내 정신질환을 완화하는 방법

제5회 기출유형문제

제1과목 보건의료관광행정

01 요양급여 심사제도의 목적으로 거리가 먼 것은?

① 과다한 요양급여 비용을 억제
② 보험재정 안정화
③ 건강보험제도의 성공적 발전
④ 진료체계 확립을 통한 과다진료 유도

해설
④ 진료체계 확립을 통한 과다진료를 막기 위함이다.

02 의료 해외진출 및 외국인환자 유치 지원에 관한 법령상 외국인환자를 유치하려는 의원급 의료기관이 의료사과배상책임보험을 가입할 때 그 보험의 연간 배상한도액 기준으로 옳은 것은?

① 5천만 원 이상
② 1억 원 이상
③ 2억 원 이상
④ 5억 원 이상

해설
외국인환자 유치에 대한 등록요건(의료해외진출법 시행규칙 제4조 제1항 제2호)
연간 배상한도액은 다음의 구분에 따른 금액 이상일 것
• 의원급 의료기관 또는 조산원 : 1억 원
• 병원급 의료기관 : 1억 원
• 종합병원 : 2억 원

03 의료관광의 효과에 대한 설명으로 틀린 것은?

① 의료수입의 증가 및 국내 의료산업의 경쟁력 향상
② 의료서비스 및 관광활동을 병행하여 연관 산업의 시너지효과를 활성화
③ 의료기관 및 의학 연구소 등과 네트워크를 통한 의료기술 발달로 생산시설 확충의 투자 불필요
④ 임상기술과 관광자원에 대한 대외 인지도 확산을 통한 국가 이미지 상승

정답 01 ④ 02 ② 03 ③

해설
③ 의료관광은 의료와 관광이 융복합된 고부가가치 산업이다. 따라서 의료관광객을 유인하기 위한 노력이 지속되면서 의료기관의 인프라가 개선되고, 의료기관 및 의학 연구소 등과의 네트워크를 통해 의료기술이 발달하게 되면서 생산시설 확충을 위한 투자가 불가피하게 된다.

04 재외동포의 출입국과 법적 지위에 관한 법령상 국내거소신고서에 필수기재 사항이 아닌 것은?

① 국 적
② 여권번호
③ 사업자등록번호
④ 거주국내 주소

해설
국내거소신고서에 필수기재 사항(재외동포법 시행령 제7조 제1항)
- 신고인의 성명·성별 및 생년월일
- 거주국내 주소
- 국내거소
- 직 업
- 국적 및 그 취득일
- 여권번호 및 그 발급일
- 초·중등교육법의 학교에 재학하는지 여부
- 그 밖에 법무부장관이 정하는 사항

05 Caroll이 구분한 임상적 리스크에 해당하지 않는 것은?

① 환자의 임상정보 비밀 누출
② 다른 환자, 보호자나 직원으로부터의 학대나 폭력
③ 환자 개인 물건의 도난이나 손실
④ 의료진과 병원에 대한 소송

해설
④ 의료진과 병원에 대한 소송은 의료진 관련 리스크에 해당된다.

06 재원일수를 단축하기 위한 방안으로 거리가 먼 것은?

① 장기입원의 원인을 분석하고 결과에 따라 대책을 수립하여 시행한다.
② 입원수술이 필요하다고 판단되는 경우 입원시킨 후 수술에 필요한 검사를 실시하고 수술한다.
③ 상태가 호전되어 다른 의료기관에서 진료가 가능하다고 판단될 경우 협력병원으로 후송한다.
④ 입원 수속 후 입실하지 못하고 대기할 경우 기본적인 검사를 먼저 시행한다.

> **해설**
> ② 입원수술이 필요하다고 판단되는 경우 수술에 필요한 검사를 외래에서 시행 후 수술일자를 예약하고, 수술 당일에 입원하거나 필요시 하루 전에 입원하도록 한다.

07 관광진흥법상 외국인 의료관광에 관한 설명으로 틀린 것은?

① 문화체육관광부장관은 의료관광의 활성화를 위하여 공공의료기관에 국유재산을 무상으로 대부할 수 있다.
② 한국관광공사는 의료관광 유치·지원 관련 기관에 해당한다.
③ 문화체육관광부장관은 의료관광의 활성화를 위하여 지방자치단체의 장과 공동으로 해외 마케팅 사업을 추진할 수 있다.
④ 문화체육관광부장관은 의료관광 안내에 대한 편의를 제공하기 위하여 국내외에 외국인 의료관광 유치안내센터를 설치할 수 있다.

> **해설**
> ① 문화체육관광부장관은 외국인 의료관광의 활성화를 위하여 대통령령으로 정하는 기준을 충족하는 외국인 의료관광 유치·지원 관련 기관에 관광진흥개발기금법에 따른 관광진흥개발기금을 대여하거나 보조할 수 있다(관광진흥법 제12조의2 제1항).

08 진료비 환불 시 일반적인 확인사항으로 옳지 않은 것은?

① 환자가 진료를 거부할 경우 별도의 확인 없이 환불해준다.
② 처방전 입력의 오류가 있을 경우 해당 진료과에 입력확인을 요청한다.
③ 검사장비의 장애가 있을 경우 해당 검사실에 취소여부를 확인한다.
④ 장기외래진료비를 환불할 경우 외래진료과에서 처방 취소한 후 환불해준다.

> **해설**
> ① 환자가 진료를 거부할 경우 외래진료과에 확인한 후 환불해준다.

09 의료관광서비스를 위한 국제 표준과 인증으로 대표적인 기관은?

① CIA
② WTO
③ JCI
④ FDA

> **해설**
> JCI(Joint Commission International)
> 진단과정, 의료장비, 환자관리, 시설안전, 직원교육 등 환자의 치료 전 과정을 평가하는 것으로, 국제적으로 가장 신뢰받는 국제의료기관평가 인증제이다.

정답 07 ① 08 ① 09 ③

10 의료법령상 의료인이 될 수 있는 자는?

① 향정신성의약품 중독자
② 피성년 후견인
③ 금고 이상의 실형을 선고받고 그 집행을 받지 아니하기로 확정된 후 5년이 지난 자
④ 금고 이상의 형의 선고유예를 받고 그 유예기간 중에 있는 자

해설
결격사유 등(의료법 제8조)
다음의 어느 하나에 해당하는 자는 의료인이 될 수 없다.
• 정신질환자. 다만, 전문의가 의료인으로서 적합하다고 인정하는 사람은 그러하지 아니하다.
• 마약·대마·향정신성의약품 중독자
• 피성년후견인·피한정후견인
• 금고 이상의 실형을 선고받고 그 집행이 끝나거나 그 집행을 받지 아니하기로 확정된 후 5년이 지나지 아니한 자
• 금고 이상의 형의 집행유예를 선고받고 그 유예기간이 지난 후 2년이 지나지 아니한 자
• 금고 이상의 형의 선고유예를 받고 그 유예기간 중에 있는 자

11 의료관광의 결정요인 중 자국에서 해외로 나가게끔 밀어내는 요인(Push Factor)을 모두 고른 것은?

ㄱ. 높은 의료비	ㄴ. 높은 의료수준
ㄷ. 제한적 의료서비스	ㄹ. 특정 치료에 대한 부정적 시각
ㅁ. 긴 대기시간	

① ㄱ, ㄴ
② ㄱ, ㄷ, ㄹ
③ ㄱ, ㄷ, ㄹ, ㅁ
④ ㄴ, ㄷ, ㄹ, ㅁ

해설
자국에서의 낮은 의료수준이 자국에서 해외로 나가게끔 밀어내는 요인이다.

12 해외진출을 위한 한국의료의 특성으로 옳은 것은?

① 복합적 개발 투자역량을 갖춘 의료기관이 많다.
② 병원 진출을 뒷받침할 적합한 투자금융조달 체계가 확립되어 있다.
③ 의료법상 의료법인이 직접 해외투자를 하는 데 제한이 있다.
④ 외국어에 능숙한 의료인력이 많다.

해설
한국은 2009년 5월 1일 의료법 개정을 계기로 21세기 국가의 신성장 동력으로 의료관광 분야를 활성화하기로 하였으며, 이를 위하여 정부 관련부서와 병원, 기업 및 학교 등을 비롯한 연관된 여러 기관이 협력하고 있다. 외국인환자의 유치알선활동을 합법적으로 할 수 있도록 하였으며, 비자제도를 개선하여 일반비자(G1) 발급요건에 의료, 요양을 포함시키고 보건의료관광산업의 육성을 통하여 한국이 의료강국으로 도약할 수 있도록 지원을 아끼지 않고 있다.

13 원무관리의 역할로 틀린 것은?

① 환자에게는 적정한 진료비를 지불하고 이에 상응하는 진료를 편리하게 받을 수 있도록 한다.
② 의료진에게는 진료업무를 원활하게 수행할 수 있도록 지원을 한다.
③ 병원설립자에게는 적정한 이윤을 확보하여 조직의 유지·발전을 위한 적정한 수가관리를 할 수 있게 한다.
④ 병원 이해관계자들 중 병원설립자의 요구에 집중하여 업무를 수행한다.

해설
④ 원무관리는 어느 한쪽의 요구에 집중하는 것이 아니라 환자, 개설자 및 의료진 간의 의견을 조정·지원하여 진료업무가 신속하고 원활하게 수행될 수 있도록 하는 역할을 담당한다.

14 의료법령상 무면허 의료행위 등 금지에 관한 설명으로 틀린 것은?

① 외국의 의료인 면허를 가진 자로서 일정 기간 국내에 체류한 자는 의료행위를 할 수 있다.
② 의료인이 아니면 의사·치과의사·한의사·조산사 또는 간호사 명칭을 사용하지 못한다.
③ 누구든지 환자의 경제적 사정 등을 이유로 개별적으로 관할 구청장의 사전승인을 받아 환자를 유치하는 행위를 하여서는 아니 된다.
④ 보험업에 따른 보험회사는 외국인환자를 유치하기 위한 행위를 하여서는 아니 된다.

해설
무면허 의료행위 등 금지(의료법 제27조 제3~4항)
누구든지 본인부담금을 면제하거나 할인하는 행위, 금품 등을 제공하거나 불특정 다수인에게 교통편의를 제공하는 행위 등 영리를 목적으로 환자를 의료기관이나 의료인에게 소개·알선·유인하는 행위 및 이를 사주하는 행위를 하여서는 아니 된다. 다만, 다음의 어느 하나에 해당하는 행위는 할 수 있다.
• 환자의 경제적 사정 등을 이유로 개별적으로 관할 시장·군수·구청장의 사전승인을 받아 환자를 유치하는 행위
• 국민건강보험법에 따른 가입자나 피부양자가 아닌 외국인(보건복지부령으로 정하는 바에 따라 국내에 거주하는 외국인은 제외한다)환자를 유치하기 위한 행위

15 의료관광코디네이터의 역할과 가장 거리가 먼 것은?

① 진료서비스 관리
② 리스크 관리
③ 질병을 치료하거나 예방하는 행위
④ 고객서비스 유지 및 관리

정답 13 ④ 14 ③ 15 ③

> 해설

③ 질병을 치료하거나 예방하는 행위는 의료진의 역할이다.

의료관광코디네이터의 역할
- 진료서비스 관리 : 예약・비자・진료・검사・보험・진료비・진단서・만족도 관련 업무
- 관광지원 : 호텔, 식당과 협약체결, 호텔예약, 관광상품 소개, 공항 에스코트
- 리스크 관리 : 리스크 예방, 의료사고 및 불만관리
- 마케팅 : 마케팅 기획, 상품개발, 광고, 외부기관과의 교류
- 행정 : 외국인환자 유치 의료기관 등록, 출입국관리소와 협력관계 구축, 외국병원과 협력관계 구축, 외국인환자 통계자료 관리, 자원봉사자 관리업무
- 통 역

16 의료사고 발생 시 대처 프로세스를 순서대로 바르게 나열한 것은?

> ㄱ. 전문가 자문　　　　　　　ㄴ. 진료경위 확인
> ㄷ. 리스크 감소계획 실행　　　ㄹ. 진료경위서 작성
> ㅁ. 결과보고 및 사후관리

① ㄱ → ㄴ → ㄷ → ㄹ → ㅁ
② ㄱ → ㄴ → ㄹ → ㅁ → ㄷ
③ ㄴ → ㄱ → ㄹ → ㄷ → ㅁ
④ ㄴ → ㄹ → ㄱ → ㄷ → ㅁ

> 해설

의료사고 발생 시 대처 프로세스
의료사고 발생 → 진료경위 확인 → 진료경위서 작성 → 전문가 자문 → 리스크 감소계획 실행 → 결과보고 및 사후관리 → 추가적 문제점 발생 시 진료경위서 작성에서부터 동일한 프로세스를 적용

17 리스크 관리 시스템 구축에서 의료전달체계 확립에 관한 내용과 가장 거리가 먼 것은?

① 의료과실을 줄이기 위한 노력
② 직원에 대한 해고관련 소송의 제기
③ 의무기록의 정확한 기재와 보존
④ 행정실과의 원만한 커뮤니케이션

> 해설

리스크 관리 시스템 구축을 위해 의료전달체계 측면에서는 의료과실을 줄이기 위한 노력, 평상시 환자와 신뢰관계 형성, 의무기록의 정확한 기재와 보존, 행정실과의 원만한 커뮤니케이션 등이 확립되어야 한다.

18 외국에서 공부하는 동안 발생되는 각종 질병과 사고에 대비하여 학생들이 가입하는 국제의료보험은?

① 국제의료보험
② 국제학생보험
③ 여행자보험
④ 국제단체보험

해설
① 국제의료보험 : 장기간 외국에 체류하고자 하는 사람들을 위해 만들어진 보험으로 합의된 프로그램들까지 포괄하는데, 국외 거주자(대상자의 가족 포함)처럼 국외에서 일이나 거주하고자 하는 사람들이 이 보험에 가입할 수 있다.
③ 여행자보험(여행의료보험) : 해외여행자들을 위한 일반적인 보험 중에 하나이며, 보험가입자가 해외여행 중에 당할 수 있는 응급상황이나 사고에 대해서 경증부터 중증에 이르기까지 보장한다.
④ 국제단체보험 : 기업이나 단체가 직원이나 회원을 대상으로 가입하는 보험이다.

19 의료관광에 관한 설명으로 옳지 않은 것은?

① 건강과 안녕을 도모하기 위한 여행의 형태로 시작되었다.
② 의료서비스와 휴양·레저·문화활동 등 관광활동이 결합된 새로운 관광 형태를 의미한다.
③ 미용이나 성형, 건강검진, 간단한 수술과 관광을 연계하여 체류기간이 길고, 체류비용이 큰 특징이 있다.
④ 20세기 이후 의료관광의 아시아 시장 급부상에 정부지원은 영향을 미치지 않았다.

해설
④ 의료비자 발급, 세제지원을 비롯한 각종 우대정책 등의 정부지원은 아시아 지역의 의료관광 활성화의 요인 중 하나이다.

20 리스크의 정의와 가장 거리가 먼 것은?

① 손해, 상해, 불이익 또는 파괴의 가능성
② 측정 가능한 불확실성
③ 비윤리적·비도덕적 심리적 상황
④ 기대되는 결과로부터 이탈할 가능성

해설
사전적 의미의 리스크는 '손해, 상해, 불이익 또는 파괴의 가능성'이며, '측정 가능한 불확실성', '기대되는 결과로부터 이탈할 가능성' 등으로 정의한다.

제2과목 보건의료서비스 지원관리

21 건강보험 수가의 행위료 가산율 중 요양기관별 가산율로 옳지 않은 것은?

① 상급종합병원 : 30%
② 종합병원 : 25%
③ 병원 : 20%
④ 의원 : 10%

해설
의료기관 종별 가산율을 보면 상급종합병원 30%, 종합병원 25%, 병원 20%, 의원 15%가 가산된다.

22 외국인환자 진료의 효율성 제고를 위해 매뉴얼을 작성할 경우 얻을 수 있는 효과와 가장 거리가 먼 것은?

① 의료분쟁 예방
② 정보사용의 최대화
③ 병원 내부인력 양성에 기여
④ 병원 인증평가에서 요구되는 기초자료 생산

해설
매뉴얼 작성의 효과
- 정보사용의 최대화로 보다 큰 가치 창출 가능
- 고객에게 신뢰 있는 이미지 형성
- 지속적인 개선을 위한 도구로 활용 가능
- 의료분쟁의 예방
- 업무처리 기술의 혁신으로 이어짐
- 병원 내부인력 양성에 기여

23 다음에 해당하는 간호활동의 기능은?

> 간호업무 수행에 대한 표준에 근거하여 성과를 측정하고, 표준과 성과 간의 차이를 파악하고, 교정활동을 수행한다.

① 간호기획기능
② 간호조직기능
③ 간호지휘기능
④ 간호통제기능

해설
간호관리기능
- 기획 : 비전, 목적, 철학, 목표, 정책, 과정, 규칙 결정 및 실행
- 조직 : 기획 수행을 위한 구조의 조직화
- 인사 : 인력모집, 면접, 채용 등
- 지휘 : 동기부여, 갈등관리, 의사소통, 권한위임 등의 인적자원 관리 수행
- 통제 : 성과평가, 재무감사, 품질관리, 법적·윤리적 통제

24 다음 ( )에 들어갈 단어로 알맞지 않은 것은?

> 외국인환자 접수 시 비자종류와 체류기간을 확인하고 최초 진료 신청서를 작성한다. 이때, ( ) 등을 문진표를 통해 꼼꼼하게 체크하여 부작용이 일어날 수 있는 요인들을 확인하는 것도 의료사고를 예방하는 방법이다.

① 환자의 과거병력 ② 가족병력
③ 특이체질 ④ 경제수준

해설
문진표를 작성할 때에 환자의 과거병력, 가족병력, 수술이력, 특이체질 등을 정확하게 파악할 수 있는 설문조항을 반드시 삽입하도록 한다.

25 Hofstede의 문화차원이론(Cultural Dimensions Theory)에서 국가 문화의 차원에 해당하지 않는 것은?

① 권력거리 지수 ② 개인주의와 집단주의
③ 보수주의와 진보주의 ④ 불확실성 회피 지수

해설
Hofstede의 문화차원이론의 5가지 차원
- 권력거리
- 개인주의 vs. 집단주의
- 여성성 vs. 남성성
- 불확실성 vs. 회피성
- 인생에 대한 장기지향 vs. 인생에 대한 단기지향

26 의료서비스의 종류나 양에 관계없이 어떤 질병의 진료를 위해 입원했는지에 따라 미리 정해진 일정액의 진료비만을 부담하는 의료비 지불방식은?

① 행위별수가제 ② 인두제
③ 포괄수가제 ④ 총액계약제

해설
① 행위별수가제 : 진료 재료비를 별도로 산정하고, 의료인이 제공한 진료행위마다 가격을 책정하여 진료비를 지급하는 제도
② 인두제 : 의사가 맡고 있는 환자수에 일정금액을 곱하여 상응하여 보수를 지급하는 제도
④ 총액계약제 : 보험자 측과 의사단체 간에 국민에게 제공되는 의료서비스에 대한 진료비 총액을 추계하고 협의한 후, 사전에 결정된 진료비 총액을 지급하는 방식

정답 24 ④ 25 ③ 26 ③

27 300병상을 초과하는 종합병원의 필수진료과목으로만 구성된 것은?

① 마취통증의학과, 성형외과
② 영상의학과, 안과
③ 치과, 정신건강의학과
④ 소아청소년과, 내분비내과

해설
300병상을 초과하는 종합병원은 내과, 외과, 소아청소년과, 산부인과, 영상의학과, 마취통증의학과, 진단검사의학과 또는 병리과, 정신건강의학과 및 치과를 포함한 9개 이상의 진료과목을 갖추고 각 진료과목마다 전속하는 전문의를 두어야 한다.

28 비언어적 커뮤니케이션의 신뢰에 영향을 미치는 요인과 가장 거리가 먼 것은?

① 서비스 제공자의 성격
② 커뮤니케이션 스타일
③ 상황적 요인
④ 전문성

해설
비언어적 커뮤니케이션은 송신자가 대화 중에 하는 손짓과 몸짓 등의 비언어적 요소로, 보건의료제공자와 고객 간의 신뢰를 형성하는 데 중요한 요인 중에 하나이다. 신뢰에 가장 영향을 미치는 요인으로는 보건의료제공자의 성격과 행동, 상호관계형성 및 상황적 요인, 지속적인 보건의료제공자의 커뮤니케이션 스타일과 상호적인 기술 같은 요인 등이 있다.

29 국가예방접종사업의 대상이 되는 감염병은?

① 콜레라
② 백일해
③ 장티푸스
④ 세균성이질

해설
국가예방접종사업 대상 감염병
디프테리아, 폴리오, 백일해, 홍역, 파상풍, 결핵, B형간염, 유행성이하선염, 풍진, 수두, 일본뇌염, b형헤모필루스인플루엔자, 폐렴구균, 인플루엔자, A형간염, 사람유두종바이러스 감염증, 그룹 A형 로타바이러스 감염증, 그 밖에 질병관리청장이 감염병의 예방을 위하여 필요하다고 인정하여 지정하는 감염병(장티푸스, 신증후군출혈열)

30 환자와 대화 시 적절한 행동이 아닌 것은?

① 환자의 상태에 대하여 대화할 때 충분한 부연설명을 한다.
② 환자가 쉽게 궁금한 사항을 문의할 수 있도록 부드러운 분위기를 조성한다.
③ 환자의 상태와 고통을 이해하고 있음을 알리도록 한다.
④ 환자의 이해를 돕기 위해서 주로 정확한 전문용어를 사용한다.

해설
환자에게 설명을 하는 과정에서는 환자의 수준에 맞추어 이해하기 쉽도록 구체적으로 설명하는 것이 매우 중요하다.

31 위험요인과 질병을 한 시점에서 동시에 조사하는 연구로 신속하고 쉽게 연구를 수행하는 장점을 가진 역학 연구 방법은?

① 환자 대조군 연구
② 코호트 연구
③ 실험연구
④ 단면조사연구

해설
단면조사연구
- 개념 : 개인의 위험요인 노출 여부와 질병 유무를 한 시점에서 동시에 조사하는 연구
- 장점 : 동시에 여러 종류의 질병 및 요인과의 관련성 연구가 가능하여 쉽고 신속하게 연구 수행
- 단점 : 발생률을 구할 수 없으며, 질병과 요인과의 선후 관계 불분명

32 다음에서 설명하는 의료서비스의 특성은?

- 제품처럼 객관적으로 제시하거나 만져볼 수 없다.
- 체험하기 전까지 내용과 품질을 판단하기 어렵고 주관적인 의미 부여가 강하다.

① 무형성
② 이질성
③ 동시성
④ 소멸성

해설
의료서비스의 특성
- 무형성 : 보거나 만질 수 없고, 진열이나 저장도 불가능하다.
- 이질성 : 모든 서비스가 다르며, 같은 질병일지라도 환자의 여건에 따라 다른 서비스가 이루어지므로 표준화와 품질에 대한 통제가 어렵다.
- 동시성 : 생산과 소비가 동시에 일어난다. 의료서비스는 오직 질병의 발생으로 환자가 의사를 찾을 때 서비스가 가능해진다.
- 소멸성 : 판매되지 않은 서비스는 보관이 불가능하며, 만일 진료시간에 환자가 없다면 상품처럼 재고로 보관할 수 없어 사라지게 된다.

33 외국인환자에게 제공되는 의료서비스의 핵심적인 편익에 해당하는 것은?

① 편안함
② 접근성
③ 안전관리
④ 질병치료

해설
④ 의료서비스의 본질은 질병을 치료하는 것이다. 나머지는 부가적인 것으로 볼 수 있다.

정답 31 ④ 32 ① 33 ④

34 문화차이로 인한 의사소통 장애요인으로 보기 어려운 것은?

① 사용되는 언어가 받아들이는 사람에 따라 다른 의미를 지니는 경우
② 억양이 상황에 따라 다르게 사용되는 경우
③ 사용되는 단어가 함축적인 의미를 가지는 경우
④ 여과를 통해 일부의 내용이 전달되지 않는 경우

> 해설
> ④ 여과된 대화는 가족이 의료진으로부터 직접 설명을 듣지 않고 환자로부터 이차적인 정보를 얻는 상황에서 발생한다. 여과를 통해 일부 내용이 전달되지 않는 경우는 문화차이보다 나이가 많거나 언어나 인지능력에 문제가 있을 때 나타날 수 있다.

35 다음의 특징을 가진 국가는?

- 당뇨병 환자가 많음
- 금주가 관례임
- 여성환자를 남자의료진을 선호하지 않음

① 일 본 ② 중 국
③ 러시아 ④ 사우디아라비아

> 해설
> 중동 국가들은 더운 기후와 기름진 식습관으로 심혈관질환, 암, 당뇨병, 고혈압 등 성인병 발병률이 높으며, 술·돼지고기 등 무슬림에게 금지된 음식은 엄격하게 금지하고 있다. 또한, 여성은 보수적 경향이 강하여 얼굴가리개 등을 착용하므로 남자의료진은 신체적 접촉 및 눈맞춤에 주의해야 한다.

36 미국에서 실시하고 있는 의료보장제도 중 메디케어(Medicare)에 관한 설명으로 옳은 것은?

① 노인과 신체장애자 등 소정의 자격 요건을 갖춘 사람을 대상으로 하는 것이다.
② 저소득층을 대상으로 하는 의료부조제도이다.
③ 지역주민에 대한 보건의료서비스를 선택적으로 제공하기 위한 민간의료보험제도이다.
④ 지역주민에 대한 보건의료서비스를 포괄적으로 제공하기 위한 공공의료보험제도이다.

> 해설
> 미국에서 실시하고 있는 의료보장제도 중에서 메디케어(Medicare)의 특징은 65세 이상의 모든 노인과 신체장애자, 특수질환자 등을 대상으로 양질의 보건의료의 제공과 경제적 부담을 경감시키는 데 주목적이 있는 사회보장제도이다. 저소득층을 대상으로 하는 의료부조제도는 메디케이드(Medicaid)이다.

정답 34 ④ 35 ④ 36 ①

37 의료공급체계에 대한 설명으로 옳지 않은 것은?

① 수요자에게 적절한 의료를 효과적으로 제공할 수 있도록 하는 것이다.
② 지역별로 병·의원이 골고루 있어야 이상적이다.
③ 질병에 따른 전문 의료기관 방문보다는 주거지에서 가까운 곳으로 가는 곳이 중요하다.
④ 의료기관의 설비, 자원을 최대한 효율적으로 이용한다.

해설
보건의료공급체계의 조건
- 보건의료수요자에게 적절한 의료 제공
- 지역별로 병원과 의원이 골고루 있어야 함
- 질병의 심각성에 따른 의료기관 이용 가능
- 보건의료기관의 설비, 자원의 효율적 이용
- 건강은 국민의 기본권리

38 병원조직의 특징이 아닌 것은?

① 다른 일반조직보다 다양한 인력이 일하는 노동집약적인 체계이다.
② 다양한 복수의 목표를 가진다.
③ 조직내부의 요구와 아울러 사회의 요구도 수용해야 한다.
④ 다른 일반조직보다 개방성이 강하다.

해설
④ 병원조직은 다른 일반조직보다 개방성이 약하다.

39 동선별 커뮤니케이션의 내용으로 옳지 않은 것은?

① 접수 및 안내 시 세심한 배려와 자세한 설명이 필요하다.
② 진료상담 시에는 진료시간 단축을 위해 환영표시 및 안내멘트 없이 진료와 관련된 이야기만 한다.
③ 대기 시 환자의 불안감, 긴장을 줄여줄 수 있는 커뮤니케이션이 필요하다.
④ 검사실 및 치료실 담당직원은 검사나 치료 시 시작을 알리고 중간중간 대화를 할 수 있는 상황이라면 편안한 대화를 이어가면서 진행한다.

해설
② 진료상담 시에는 경쾌하게 맞이하며, 안내멘트 후 진료와 관련된 이야기를 한다.

정답 37 ③ 38 ④ 39 ②

40 종합검진서비스에 관한 설명으로 거리가 먼 것은?

① 합리적이고 체계적인 검사를 통해 조기발견 및 치료가 목적이다.
② 생활습관에서 비롯된 위험인자를 미리 발견하여 질병으로 진행되는 것을 막을 수 있다.
③ 건강검진센터들은 성별이나 연령과 무관하게 같은 검진을 일률적으로 실시하는 것을 지향한다.
④ 건강검진의 목적은 개인적인 건강증진과 더불어 삶의 질 향상에 도움을 주는 것이다

해설
③ 종합검진센터들은 기본적인 검진을 하면서 개개인의 건강상의 특성에 맞게 혹은 연령에 따른 위험수준에 따라 추가 항목을 선택하여 검사하는 것을 기본으로 한다.

제3과목 보건의료관광 마케팅

41 의료관광서비스에 대한 광고·홍보 전략은 마케팅 4P에서 어느 것에 해당되는가?

① Promotion
② Place
③ Price
④ Product

해설
관광마케팅 믹스 4P
- 제품전략(Product) : 상품기획, 제품개발, 디자인, 포장, A/S 등
- 가격전략(Price) : 가격책정 및 할인 등
- 유통전략(Place) : 판로 및 물류 등
- 판매촉진전략(Promotion) : 광고기획, 매체 및 홍보방법 등

42 다음에서 설명하는 신제품 개발 과정은?

- 아이디어 창출 과정 이후에 실시함
- 취합된 아이디어의 우선순위를 평가하여 아이디어의 수를 줄이는 것을 목적으로 함

① 아이디어 스크리닝
② 제품콘셉트 개발
③ 신제품 테스트
④ 비즈니스 분석

해설
② 제품콘셉트 개발 : 아이디어를 소비자 입장에서 더욱 정교화해 보다 구체화시키는 것
③ 신제품 테스트 : 견본 제품을 통해 최종 소비자의 반응을 알아보는 것
④ 비즈니스 분석 : 신제품을 최종적으로 상업화할 것인지, 폐기할 것인지를 결정하는 것

43 마케팅 전략 수립 시 새 수요층을 몇 개의 동일 집단으로 시장을 세분화하는 목적이 아닌 것은?

① 판매저항의 최대화
② 시장기회 탐색
③ 소비자의 정확한 욕구 파악
④ 시장수요에 능동적 대처

해설
① 판매저항의 최소화

44 의료관광마케팅 자료수집에 관한 설명으로 가장 적합한 것은?

① 편의표본추출법은 확률표본추출 방법에 속한다.
② 설문도구 문항은 타당성과 신뢰성을 가져야 한다.
③ 우편조사법은 대면조사보다 응답률이 높다.
④ 응답률 제고를 위해 인구 통계적 질문은 앞에 둔다.

해설
① 편의표본추출법은 비확률표본추출 방법에 속한다.
③ 우편조사는 응답에 대한 강제성이 없어서 질문지의 회수율이 낮으므로 대면조사보다 응답률이 낮다.
④ 인구통계학적 질문은 응답자에 대해 더 심도 있게 이해하기 위해 묻는 질문이므로 응답률 제고를 위해 인구 통계적 질문을 앞에 두는 것은 옳지 않다.

45 관계마케팅 전략에 해당되지 않는 것은?

① 동반자적 관계 구축
② 규모의 경제 추구
③ 시장점유율에서 고객점유율로의 전환
④ 보상 프로그램 마련

해설
관계마케팅의 특징
• 규모의 경제 → 범위의 경제 : 한 고객에게 다양한 제품을 판매하며 거래기간을 장기간으로 유지
• 시장점유율 → 고객점유율, 지갑점유율 : 고객의 특정 제품의 총거래에서 특정 회사가 차지하는 비율
• 관리의 초점이 제품 → 제품 + 고객

정답 43 ① 44 ② 45 ②

46 의료서비스 접근경로에 대한 설명으로 거리가 먼 것은?

① 재고가 존재하지 않기 때문에 창고기능이 필요 없다.
② 의료서비스의 소비자는 전달과정의 처음부터 끝까지 참여하며, 의사결정을 할 수도 있다.
③ 서비스제공자는 여러 경로로 동시에 서비스를 제공하기 쉽다.
④ 의료서비스는 공공재적 특성으로 정부의 정책적 규제가 적용될 수 있다.

> **해설**
> 의료서비스에서 서비스제공자는 고객과 직접 접촉하게 되므로 접점별로 환자의 특성에 따른 맞춤식의 서비스를 제공해야 한다. 그렇기 때문에 여러 경로로 동시에 서비스를 제공하는 것은 어렵다.

47 의료서비스 상품의 수명주기 중 해당 서비스 산업이 급속하게 성장하며 새로 개발한 서비스를 제공하고 있는 대부분의 병원은 현금흐름이 흑자가 되는 상황을 볼 수 있는 단계는?

① 도입기
② 성장기
③ 성숙기
④ 쇠퇴기

> **해설**
> 상품의 수명주기
> • 도입기 : 상품이 처음 시장에 나오는 시기로 광고 및 홍보 등의 비용 지출
> • 성장기 : 상품매출 급등, 시장 점유율 급상승
> • 성숙기 : 수요 및 공급이 포화상태, 판매량이 최대 수준
> • 쇠퇴기 : 상품의 판매 및 매출이 쇠퇴하는 시기

48 다음에서 설명하는 신상품 수요예측방법은?

> • 수요의 총량을 전문가의 직관으로 직접 추정하도록 하는 예측방법
> • 해당 분야 전문가에게 반복적인 설문조사를 수행하여 수요예측 결과를 산출
> • 신상품 기술의 실현시기에 관한 예측과 같이 장기 수요예측에 적합

① 구매의향조사
② 델파이법
③ 테스트 마케팅조사
④ 인터뷰조사

> **해설**
> 신상품 수요예측방법
> • 구매의향조사 : 가상의 신상품을 설명한 후에 구매의향을 조사한다.
> • 델파이법 : 전문가들의 통합된 의견을 근거로 미래 판매량을 예측한다.
> • 테스트 마케팅조사 : 시장에 신상품 투입 후에 반응을 보고 수요를 예측한다.
> • 인터뷰조사 : 개별적으로 개괄적 자료를 수집하여 수요를 예측할 수 있다.

49 광고매체에 따른 분류에서 '목표고객이 정확하고 주의력과 관심도가 높으며 효과측정이 용이하다는 장점과 수신자 유지관리가 어렵고 비용이 많이 드는 단점'을 가진 것은?

① 신문
② 잡지
③ DM(Direct Mail)
④ 옥외광고

해설
DM 광고의 특징
- 특정 대상층에 대한 개별적, 직접적 광고
- 시장환경과 고객의 욕구에 적합한 커뮤니케이션
- 강한 메시지 전달력과 설득력
- 다양한 크기, 형식, 색채 가능
- 대중매체보다 효과 측정 용이

50 병원 인적판매의 특징으로 틀린 것은?

① 직접적인 접촉을 통해 병원서비스 정보를 제공하고 고객이 선택할 수 있도록 하는 커뮤니케이션 활동이다.
② 병원의 인적자원 중 직접적인 진료행위를 하는 의료진을 제외한 코디네이터만을 활용한 촉진 수단이다.
③ 병원서비스를 이미 인지하고 있는 고객을 대상으로 하는 활동이 보다 효과적이다.
④ 촉진의 속도가 매우 느리고 고객 1인당 촉진비용이 높다.

해설
② 병원 인적판매에 활용 가능한 인적자원에는 의료진도 포함된다.

51 의료관광시장 세분화의 기준에서 인구통계적 변수에 해당되지 않는 것은?

① 연령
② 소득
③ 교육수준
④ 라이프스타일

해설
인구통계학적 특성으로는 성별, 연령, 교육수준, 직업, 임금수준과 같은 것들이 있다.

정답 49 ③ 50 ② 51 ④

52 통합적 마케팅 커뮤니케이션에 관한 설명으로 옳은 것을 모두 고른 것은?

> ㄱ. 강화광고는 기존 사용자에게 브랜드에 대한 확신과 만족도를 높여 준다.
> ㄴ. 가족 브랜딩(Familly Branding)은 개별 브랜딩과는 달리 한 제품을 촉진하면 나머지 제품도 촉진된다는 이점이 있다.
> ㄷ. 촉진에서 풀(Pull) 정책은 제품에 대한 강한 수요를 유발할 목적으로 광고나 판매촉진 등을 활용하는 정책이다.
> ㄹ. PR은 조직의 이해관계자들에게 호의적인 인상을 심어주기 위하여 홍보, 후원, 이벤트, 웹사이트 등을 사용하는 커뮤니케이션 방법이다.

① ㄷ, ㄹ
② ㄱ, ㄴ, ㄷ
③ ㄱ, ㄴ, ㄹ
④ ㄱ, ㄴ, ㄷ, ㄹ

해설
통합적 마케팅 커뮤니케이션(Integrative Marketing Communication, IMC)
광고, 판매촉진, 인적판매, 홍보 등 다양한 촉진수단을 전략적으로 사용하면서 이 과정을 통하여 기업이 소비자에게 설득력 있는 메시지를 전달하면서 최선의 커뮤니케이션 효과를 내는 계획을 수립하는 것

53 의료관광소비자의 구매 전 단계에서의 커뮤니케이션 목표와 가장 거리가 먼 것은?

① 인지적 부조화의 감소
② 기업 이미지의 개발
③ 구매 가능성의 증대
④ 구매 위험의 감소

해설
① 부조화는 구매 전이 아니라 주로 구매 후에 나타나게 된다.

54 다음에서 설명하는 가격조정 전략은?

> • 서비스를 원가 차이에 비례하지 않고, 2가지 이상의 가격으로 판매
> • 고객의 수요 강도에 따른 가격결정, 구입량에 따른 가격결정, 고객 계층별 가격결정 방법이 존재

① 지역적 가격결정
② 가격할인과 공제
③ 촉진적 가격결정
④ 차별적 가격결정

해설
① 지역적 가격결정 : 고객의 지역적 입지를 고려하여 가격을 조정하는 것
② 가격할인과 공제 : 일찍 대금을 지불하거나 대량구매 등을 한 고객에게 할인이나 공제하는 것
③ 촉진적 가격결정 : 단기적인 매출 증대를 목적으로 일시적으로 가격을 인하하는 것

52 ④ 53 ① 54 ④

55. 일반적인 의료관광소비자의 구매의사 결정과정을 바르게 나열한 것은?

ㄱ. 대안평가
ㄴ. 구매행동
ㄷ. 문제인식
ㄹ. 구매 후 평가
ㅁ. 정보탐색

① ㄱ → ㄴ → ㄹ → ㅁ → ㄷ
② ㄱ → ㄹ → ㅁ → ㄴ → ㄷ
③ ㄷ → ㅁ → ㄱ → ㄴ → ㄹ
④ ㄷ → ㄱ → ㅁ → ㄴ → ㄹ

해설

의료서비스 구매의사 결정과정(6단계)
- 문제인식 : 소비자 스스로 자신이 직면한 문제를 해결하려는 동기를 형성하는 단계를 지칭
- 정보탐색 : 소비자가 문제인식 후 스스로의 문제를 해결할 대안을 찾아가는 과정. 내적 탐색과 외적 탐색이 있음
- 대안평가 : 소비자들이 자신이 원하는 욕구를 인지하고 내외적인 정보탐색과정을 통해 몇 개의 선택대안을 가지게 된 후 이들 대안들을 어떤 기준에 의해 평가하는 단계
- 구매행동 : 대안평가를 통해 구매 대안별 선호순위를 형성한 소비자의 구매행동 단계
- 서비스체험 : 서비스는 제품과 달리 생산과 소비자가 분리되지 않은 채 동시에 발생하므로 체험의 중요성이 상대적으로 높음
- 구매 후 행동 : 소비자가 서비스 품질을 판단하기 어려워 구매 후에도 혼란스러운 상황에 처할 수 있는 '신뢰재' 성격을 가지는 의료서비스는 소비자의 구매 후 부조화를 세심하게 관리할 필요가 있음

56. 서비스 접촉과 진실의 순간(Services Encounter and Moments of Truth) 개념과 가장 거리가 먼 것은?

① TQM(Total Quality Management)
② 서비스 실패에 대한 신속한 복구
③ 서비스의 저장성
④ 고객과 서비스 전달자와의 상호작용

해설

③ 서비스는 저장할 수 없는 소멸성 특징을 가지고 있다.

57. 의료관광시장 세분화를 위한 조건에 해당되지 않는 것은?

① 차별성
② 접근성
③ 규범성
④ 측정 가능성

정답 55 ③ 56 ③ 57 ③

> **해설**
>
> 의료관광시장 세분화 조건
> - 차별성 : 세분시장의 이질성에 관한 조건으로, 각각의 세분시장은 글로벌 의료서비스 마케터가 시행하는 마케팅 믹스에 대해 각기 다르게 반응해야 한다.
> - 접근성 : 접근성이 확보되려면 물리적 교환 채널과 의사소통 채널이 존재해야 한다. 글로벌 의료서비스 마케터는 각 세분시장에 대한 적절한 접근 채널과 의사소통 채널이 확보되도록 시장세분화를 해야 한다.
> - 측정성 : 글로벌 의료서비스 마케터가 시장세분화 결과를 토대로 하여 표적시장을 선정할 수 있으려면 각 세분시장의 매력도를 판단할 수 있어야 한다. 세분화된 시장별 매력도를 판단하려면 각 세분시장의 규모, 성장속도, 서비스 선호 강도 등 주요 지표가 측정될 수 있어야 한다.
> - 실질성 : 세분시장의 규모에 관한 조건으로, 세분시장은 심각한 무리가 발생하지 않는 한 크게 분류하는 것이 바람직하다.

58 다음에서 설명하는 글로벌 표적시장 진입 방법은?

- 소유주가 보유하고 있는 특허, 기업 노하우, 등록상표, 지식, 기술공정 등 가치 있는 상업적 자산권의 일정한 영역을 계약기간 동안 양도하는 것
- 계약을 통하여 소유주에게 로열티를 지급하며, 부여받은 권리는 법적으로 독점성, 배타성이 보장되는 독점적 이익을 얻을 수 있음
- 상표 등록된 재산권을 가지고 있는 개인 또는 단체가 다른 국가에 속한 타인에게 대가를 받고 그 재산권을 사용할 수 있도록 상업적 권리를 부여하는 계약

① Foreign Direct Investment ② Franchising
③ Licensing ④ Exporting

> **해설**
> ① Foreign Direct Investment(외국인 직접 투자) : 외국인이 국내 기업과 지속적인 경제관계를 수립할 목적으로 투자하는 것
> ② Franchising(가맹업) : 특정한 지역 안에서 회사의 상품 또는 서비스를 거래하도록 하는 것
> ④ Exporting(수출) : 국내 상품이나 기술을 외국으로 팔아 내보내는 것

59 BCG 매트릭스에 관한 설명으로 옳은 것은?

① 현금젖소(Cash Cow) 상황은 시장성장률은 낮지만 시장점유율이 높은 경우이다.
② 물음표(Question Mark) 상황은 시장이 커질 가능성도 낮고, 수익도 거의 나지 않는 상황이다.
③ 개(Dog) 상황은 현금유입은 적지만 현금유출이 많은 경우이다.
④ 별(Star) 상황에 필요한 전략은 현상유지 전략이다.

> **해설**
> ② 물음표(Question Mark) 상황 : 신규사업. 낮은 시장점유율과 높은 성장률을 가진 사업으로 투자를 결정하게 되면 점유율을 높이기 위해 많은 투자금액이 필요한 상황
> ③ 개(Dog) 상황 : 더 이상 성장이 어렵고 수익도 거의 나지 않으며, 현금유입과 현금유출이 모두 낮은 상황
> ④ 별(Star) 상황 : 성장률 및 시장점유율이 높아 계속 투자하게 되는 유망한 사업

60 의료관광기업이 CRM 활동을 통하여 얻을 수 있는 혜택이 아닌 것은?

① 고객의 서비스 구매빈도가 증가한다.
② 고객유지비용을 상승시킨다.
③ 고객유지비율이 증대된다.
④ 다양한 고객요구에 대한 적극적 대처가 가능하다.

해설
② 고객유지비용을 감소시킨다.

제4과목 관광서비스 지원관리

61 관광서비스의 특징과 가장 거리가 먼 것은?

① 일반제조상품과는 달리, 구매 전에 성능이나 디자인 등을 평가하거나 감상하기 어렵고, 다른 사람의 경험에 의존해야 하는 경우가 많은 무형성을 가진다.
② 일단 서비스 내용이 정해지면 쉽게 바뀌지 않는 일관성을 가진다.
③ 관광서비스는 현장에서 소비되거나 조우되어야 하므로 유지하거나, 저장할 수 없는 소멸성을 가진다.
④ 서비스 제공자를 서비스 자체로부터 분리할 수 없는 비분리성을 가진다.

해설
② 서비스는 때와 장소, 시간, 사람에 따라 유연하게 바뀔 수 있고, 그만큼 많은 형태를 지니는 다양성을 가지고 있다. 따라서 쉽게 바뀌지 않는 일관성을 가진다는 설명은 옳지 않다.

62 서비스의 품질은 누가, 언제, 어디서 제공하는가에 따라 달라지는데 이는 서비스의 무슨 특징에 해당하는가?

① 소멸성　　　　　　② 생산과 소비의 동시성
③ 무형성　　　　　　④ 이질성

해설
④ 이질성은 동일한 서비스를 반복적으로 제공하더라도 품질 면에서 일관된 서비스를 제공하는 것이 어렵다는 것을 의미한다.

정답 60 ② 61 ② 62 ④

63 외식업의 기능으로 거리가 먼 것은?

① 식욕의 충족　　　　　② 시간낭비
③ 과시욕구 충족　　　　④ 사교와 휴식의 제공

해설
외식업의 기능
- 식욕의 충족
- 사교와 휴식의 제공
- 에너지 및 시간 절약의 기능
- 과시욕구 충족

64 외국인 관광객의 국내여행 안내업무를 위한 필수 관광종사원 자격은?

① 국내여행안내사　　　② 국외여행인솔자
③ 관광통역안내사　　　④ 문화관광해설사

해설
③ 관광통역안내사 : 외국인 관광객을 대상으로 외국어통역, 관광지안내, 그 밖에 각종 여행실무를 처리하는 역할을 하는 사람
① 국내여행안내사 : 국내여행지 및 문화관광지에 대한 지식을 바탕으로 여행자에게 관련 정보를 제공하는 역할을 하는 사람
② 국외여행인솔자 : 해외여행 시 내국인을 인솔하는 역할을 하는 사람
④ 문화관광해설사 : 관광객의 이해와 감상, 체험 기회를 제고하기 위하여 역사·문화·예술·자연 등 관광자원 전반에 대한 전문적인 해설을 제공하는 사람

65 외국인이 국내를 방문하여 관광하는 여행형태는?

① Special Interest Tourism
② Outbound Tourism
③ Inbound Tourism
④ Domestic Tourism

해설
① Special Interest Tourism(특수목적관광) : 여행자의 특별 관심 분야에 대한 욕구를 충족하기 위해 양질의 여행을 경험하고 학습하는 것이 목적인 여행
② Outbound Tourism(출국관광) : 내국인이 외국으로 출국하여 관광하는 여행
④ Domestic Tourism(국내관광) : 내국인이 그 나라 안에서 관광하는 여행

63 ②　64 ③　65 ③

66 외식업의 특성과 가장 거리가 먼 것은?

① 수요예측의 불확실성 ② 높은 인적 의존도
③ 낮은 입지 의존성 ④ 가맹사업의 용이성

해설
외식업의 특성
- 높은 입지 의존성
- 노동집약적
- 판매・소비의 동시성
- 시간적 제약과 수요 예측의 불확실성
- 낮은 원자재 가격과 현금수익 창출의 용이성
- 가맹사업의 용이성
- 상품의 부패용이성

67 POS 시스템의 도입효과가 아닌 것은?

① 업무처리의 간소화
② 매출 분석인력의 증가
③ 종업원의 부정방지
④ 계산의 실수방지

해설
② POS 시스템은 자동으로 정산을 해 주는 시스템이기 때문에 오류가 없고, 시간도 절약된다. 따라서 수작업으로 하는 것보다 인력이 많이 필요하지 않다.

68 관광교통에 관한 설명으로 옳지 않은 것은?

① 관광욕구를 충족시켜주는 관광대상이 되기도 한다.
② 관광정책과 관광산업 발전에 영향을 미친다.
③ 관광기업과 관광객을 연결시켜 주는 역할을 한다.
④ 관광활동을 다양하게 하는 역할을 한다.

해설
③ 관광교통은 관광객을 관광목적지까지 신속, 쾌적, 안전하게 이동시키는 중간매개체로서의 역할을 한다.

정답 66 ③ 67 ② 68 ③

69 관광진흥법령상 관광사업의 종류에 해당하지 않는 것은?

① 호텔업
② 관광쇼핑업
③ 여행업
④ 국제회의업

해설
관광사업의 종류(관광진흥법 제3조)
여행업, 관광숙박업(호텔업, 휴양콘도미니엄업), 관광객 이용시설업, 국제회의업, 카지노업, 유원시설업, 관광 편의시설업

70 관광의사결정에 대한 외부환경 영향요인이 아닌 것은?

① 가족(Family)
② 사회계층(Social Class)
③ 준거집단(Reference Group)
④ 동기(Motive)

해설
동기는 외부환경 요인이 아니라 심리적 요인에 해당된다.

71 관광사업은 꿈을 파는(Selling Dreams) 사업이라고 하는데 관광사업의 어떤 특성을 나타낸 것인가?

① 공익성
② 입지 의존성
③ 계절성
④ 서비스성

해설
관광사업은 비가시적이고 무형의 서비스를 제공하고, 경험을 생산하는 사업이다. 따라서 이러한 특성 때문에 '꿈을 파는(Selling Dreams)' 사업이라 부르기도 하며, 이는 관광사업의 서비스성을 나타낸다.

72 관광산업의 환경적 효과를 설명한 것은?

① 관광자원의 효율적인 개발을 통해 기존 자원의 보호·보전 가능
② 전통문화에 대한 상품화로 인해 고유한 가치 상실
③ 지역 물가의 상승
④ 외화획득 및 고용창출

해설
관광산업은 환경적으로 긍정적 효과와 부정적 효과 모두를 가지고 있다. 관광자원의 효율적인 개발이 이루어지면 기존 자원의 보존·보호가 가능하지만 무분별한 개발은 자연파괴와 환경파괴를 야기할 수 있으므로 주의해야 한다.

정답 69 ② 70 ④ 71 ④ 72 ①

73 호텔조직에 대한 설명으로 틀린 것은?

① 호텔의 전통적인 기본구조는 객실부문, 식음료부문, 관리부문의 3가지로 구분된다.
② 대부분의 호텔조직은 크게 프론트 오브 하우스(Front of House), 백 오브 하우스(Back of House)로 구분한다.
③ 객실부문의 중요한 직무는 프론트 오피스, 현관서비스, 하우스키핑이다.
④ 우리나라 호텔조직은 일반적으로 영업부문은 스태프(Staff), 관리부분은 라인(Line) 조직으로 구성된다.

해설
④ 우리나라 호텔조직은 일반적으로 영업부문은 라인(Line), 관리부분은 스태프(Staff) 조직으로 구성된다.

74 와합(S. Wahab)이 제시한 관광객 분류에 대한 설명과 가장 거리가 먼 것은?

① 연령에 따라 청소년·성인 관광객
② 관광소비의 등급에 따라 부유층·저소득층 관광객
③ 성별에 따라 남성·여성 관광객
④ 여행 참가자의 수에 따라 개인·단체 관광객

해설
와합의 관광객 분류(「관광경영」, 1975)
- 여행 참가자의 수에 따라 개인·단체 관광객
- 여행목적에 따라 위락·문화·보건·스포츠·회의참가 관광객
- 이용교통수단에 따라 육상·해상·항공 관광객
- 관광객 이동의 공간적 범위에 따라 국내·지역·국제 관광객
- 연령에 따라 청소년·성인 관광객
- 성별에 따라 남성·여성 관광객
- 상품가격과 사회적 계층에 따라 호화·중산층·복지 관광객

75 관광산업의 발전에 기여하는 이벤트의 긍정적 효과로 보기 어려운 것은?

① 관광목적지의 매력도 제고
② 관광비수기의 극복
③ 주요관광지에 집중화
④ 관광시설의 활성화

해설
관광이벤트는 주요 관광지의 기존 이미지 강화는 물론이고 새로운 관광지로서의 이미지로 탈바꿈하는 것을 도와주기도 하며, 지방자치단체 주도로 특화산업의 이미지를 부각시켜 관광객을 유치하는 효과가 있으며, 새로운 관광 거점을 탄생시키기도 한다. 따라서 주요 관광지에 집중화되는 것은 관광이벤트의 긍정적 효과로 볼 수 없다.

정답 73 ④ 74 ② 75 ③

76 항공수배업무 시 고려사항으로 거리가 먼 것은?

① 수배업무의 의뢰 및 지시는 포괄적이고 광범위해야 한다.
② 필요한 사항을 완전하게 담아야 한다.
③ 수배의 우선순위를 정하여 신속하게 처리한다.
④ 의뢰사항을 상세하고 명확하게 이루어져야 한다.

해설
① 수배업무의 의뢰 및 지시는 구체적이어야 한다.

77 다음 설명에 해당하는 관광의 형태는?

- 휴양과 관광을 위한 일반 여행과 달리 재난과 참상지를 보며 반성과 교훈을 얻는 여행
- 미국 뉴욕 9.11 테러사건의 '그라운드 제로', 유대인 대학살 현장인 폴란드의 '아우슈비츠 수용소' 등이 대표적 사례

① Dark Tourism
② Heritage Tourism
③ Mass Tourism
④ Eco Tourism

해설
② Heritage Tourism(유적지 관광) : 고택이나 유적지 등을 관광하는 여행이다.
③ Mass Tourism(대중관광) : 대량의 사람들이 관광에 참여하는 여행으로, 환경보전문제에 민감하지 않은 관광객을 대상으로 저가의 숙박, 서비스를 제공한다.
④ Eco Tourism(생태관광) : 자연 보전과 지역 경제에 기여할 수 있는 관광이다.

78 관광쇼핑상품이 갖추어야 할 조건으로 거리가 먼 것은?

① 구매 가치 창출
② 방문동기 부여
③ 양적 가치 창출
④ 독특한 매력 보유

해설
③ 관광쇼핑상품은 휴대가 편리하여야 하므로 양적 가치를 창출하는 것은 거리가 있다.

79 항공운송사업의 특성으로 옳지 않은 것은?

① 고속성 : 단시간 내에 전 세계 주요도시를 연결함
② 정시성 : 타 교통수단에 비해 기상조건에 의한 제약이 크기 때문에 정시성 확보가 관건임
③ 경제성 : 시간가치와 서비스가치를 고려할 때 경제성이 높음
④ 노선개설의 어려움 : 국제협약 등에 의해 항공노선 개설이 어려움

해설
④ 항공운송사업은 공항이 있는 곳이면 노선을 개설할 수 있다. 따라서 노선개설의 용이성이 항공운송사업의 특징 중 하나라 할 수 있다.

80 관광진흥법령상 객실 내 취사가 가능한 호텔업은?

① 관광호텔업
② 한국전통호텔업
③ 소형호텔업
④ 가족호텔업

해설
가족호텔업
가족단위 관광객의 숙박에 적합한 시설 및 취사도구를 갖추어 관광객에게 이용하게 하거나 숙박에 딸린 음식·운동·휴양 또는 연수에 적합한 시설을 함께 갖추어 관광객에게 이용하게 하는 업이다.

제5과목 의학용어 및 질환의 이해

81 심장 내 출혈에 의해 혈액이 저류되는 것은?

① 심근염
② 심장막염
③ 심내막염
④ 혈심낭

해설
① 심근염 : 심장근육에 염증이 발생한 상태
② 심장막염 : 심장의 바깥면을 싸고 있는 심막의 염증
③ 심내막염 : 심장의 판막이나 심장내막에 발생하는 감염이나 염증

정답 79 ④ 80 ④ 81 ④

82 carpal tunnel syndrome은 어느 신경의 압박에 의해 발생하는가?

① 척골신경 ② 정중신경
③ 요골신경 ④ 좌골신경

해설
② carpal tunnel syndrome(손목터널증후군)은 정중신경의 압박에 의해 발생한다.

83 aneurysm에 대한 설명으로 옳은 것을 모두 고른 것은?

> ㄱ. 죽상경화증으로 동맥벽이 약해져 동맥이 부분적으로 넓어진 것이다.
> ㄴ. 정맥에도 aneurysm이 생길 수 있다.
> ㄷ. 심장에도 aneurysm이 생길 수 있다.
> ㄹ. 고혈압과는 관련 없다.

① ㄱ, ㄴ, ㄷ ② ㄱ, ㄷ
③ ㄴ, ㄹ ④ ㄹ

해설
aneurysm은 대동맥 질환으로, 대동맥에서 생기며 고혈압과 관련 있다.

84 다음 중 검사명의 약어가 올바르게 연결되지 않은 것은?

① MRI(magnetic resonance imaging)
② CT(computed tomography)
③ PET(positron emission tomography)
④ IVP(intravenous pelvis)

해설
④ IVP(intravenous pyelography) : 경정맥신우조영술
① MRI(magnetic resonance imaging) : 자기공명영상
② CT(computed tomography) : 컴퓨터단층촬영
③ PET(positron emission tomography) : 양전자방출단층촬영

85 감염 및 염증질환을 의미하는 것으로 틀린 것은?

① Paget's disease
② osteitis
③ osteoma
④ Pott's disease

> 해설
>
> ③ osteoma : 골종
> ① Paget's disease : 파제트병
> ② osteitis : 골염
> ④ Pott's disease : 포트병(결핵성 척추염)

86 유방 연조직의 방사선 촬영법으로 유방의 질환을 확인하는 검사는?

① electrocardiogram
② mamography
③ paracentesis
④ thoracentesis

> 해설
>
> ② mamography : 유방촬영술
> ① electrocardiogram : 심전도
> ③ paracentesis : 복수천자
> ④ thoracentesis : 흉강천자

87 눈에서 카메라의 렌즈에 해당하는 부분인 수정체가 혼탁하게 되어서 시력장애가 생기는 것으로 눈동자 속이 희게 보이는 질환은?

① cataract
② glaucoma
③ nystagmus
④ blepharoplasty

> 해설
>
> ① cataract : 백내장
> ② glaucoma : 녹내장
> ③ nystagmus : 눈떨림증
> ④ blepharoplasty : 안검성형술

정답 85 ③ 86 ② 87 ①

88 대변 내 혈액의 존재를 확인하는 직장암의 주요 진단방법은?

① stool culture
② upper GI series
③ urinalysis
④ stool guaiac test

> **해설**
> ④ stool guaiac test : 대변잠혈검사
> ① stool culture : 대변배양
> ② upper GI series : 상부위장관조영술
> ③ urinalysis : 소변검사

89 다음 여성생식기에 해당되는 용어가 아닌 것은?

① ovary
② uterus
③ vagina
④ kidney

> **해설**
> ④ kidney : 콩팥, 신장
> ① ovary : 난소
> ② uterus : 자궁
> ③ vagina : 질

90 결핵, 폐암이 의심될 때, 객혈이 있는 경우, 폐렴이 심할 때, 흉부 X-ray상 이상소견을 보일 때 시행하며 코 또는 입을 통해 기관지 내시경을 삽입하여 기관지를 관찰하고 분비물을 채취 또는 조직검사를 통해 진단을 하거나 필요시 이물질을 제거하기 위한 검사로 올바른 것은?

① pulmonary function test
② bronchoscopy
③ lung biopsy
④ tracheostomy

> **해설**
> ② bronchoscopy : 기관지경술
> ① pulmonary function test : 폐기능검사
> ③ lung biopsy : 폐생검
> ④ tracheostomy : 기관절개술

91 실제적 공포대상 없이 이유 없는 극도의 불안과 극단적인 공포증상이 나타나는 질환은?

① panic disorder
② delirium
③ dementia
④ depression disorder

해설
① panic disorder : 공황장애
② delirium : 섬망
③ dementia : 치매
④ depression disorder : 우울장애

92 다음 중 피부질환이나 증상에 해당되지 않는 것은?

① urticaria
② ecchymosis
③ osteomalacia
④ pruritus

해설
③ osteomalacia : 골연화증
① urticaria : 두드러기
② ecchymosis : 반상출혈
④ pruritus : 가려움증

93 정상호흡을 의미하는 용어는?

① apnea
② dyspnea
③ orthopnea
④ eupnea

해설
① apnea : 무호흡
② dyspnea : 호흡곤란
③ orthopnea : 기좌호흡

94 위(stomach)와 간(liver)을 뜻하는 의학용어의 어근이 맞게 연결된 것은?

① esophag/ -duoden/
② gastr/ -hepat/
③ enter/ -pancerat/
④ chol/ - col/

정답 91 ① 92 ③ 93 ④ 94 ②

> **해설**
> ① esophag/ −duoden/ : 식도/십이지장
> ③ enter/ −pancerat/ : 내장, 소장/췌장
> ④ chol/ −col/ : 담즙/결장, 대장

95 인위적으로 능동면역을 성립시켜서 감염에 대한 저항력을 높이기 위해 사균, 약녹생균 등을 접종하는 것은?

① humoral immunity
② vaccination
③ immunoglobulin
④ antigen

> **해설**
> ② vaccination : 백신접종
> ① humoral immunity : 체액성면역
> ③ immunoglobulin : 면역글로불린
> ④ antigen : 항원

96 다음 중 악성종양이 아닌 것은?

① adenoma
② malignant tumor
③ carcinoma
④ sarcoma

> **해설**
> ① adenoma : 선상피 세포에서 유래된 양성종양

97 다음에서 설명하는 질환은?

> 갑상선은 목 앞 중앙에 있고 앞에서 보면 나비 모양으로 후두와 기관 안에 붙어 있는 내분비기관이다. 이 갑상선에서 분비되는 호르몬(T3 및 T4)이 어떠한 원인에 의해서 과다하게 분비되어 갑상선 중독증을 일으키는 상태를 말하며, 심하면 사망에 이르게 된다.

① hypothyroidism
② hyperthyroidism
③ Hashimoto's disease
④ thyroid cancer

> **해설**
> ② hyperthyroidism : 갑상선기능항진증
> ① hypothyroidism : 갑상선기능저하증
> ③ Hashimoto's disease : 하시모토병
> ④ thyroid cancer : 갑상선암

98 요관의 결석을 제거하기 위한 수술은?

① pyelolithotomy
② ureterolithotomy
③ cystostomy
④ nephropexy

> **해설**
> ② ureterolithotomy : 요관결석제거술
> ① pyelolithotomy : 신우절석술
> ③ cystostomy : 방광조루술
> ④ nephropexy : 신고정술

99 신체의 가장 기본 구조인 세포의 집단으로 일정한 기능을 가지고 있는 것은?

① cell
② organ
③ system
④ tissue

> **해설**
> ④ tissue : 조직
> ① cell : 세포
> ② organ : 기관
> ③ system : 계통

100 흔히 관절질환의 치료약으로 처방되는 비스테로이드 조영제의 약어는?

① ACI
② EMG
③ GA
④ NSAID

> **해설**
> ④ NSAID(Non Steroidal Anti Inflammatory Drugs) : 비스테로이드항염증제
> ① ACI(Autologous Chondrocyte Implantation) : 자가조직연골세포이식
> ② EMG(Electromyography) : 근전도검사
> ③ GA(Gastric Analysis) : 위액검사

정답 98 ② 99 ④ 100 ④

제6회 기출유형문제

제1과목 보건의료관광행정

01 외래 창구 업무를 담당하는 직원의 임무와 자격에 관한 설명으로 옳지 않은 것은?

① 항상 웃는 얼굴로 친절하게 내원객들을 맞이한다.
② 업무의 특성상 정확히 계산만 잘하면 된다.
③ 내원객들이 불편하지 않도록 고객 중심의 서비스를 제공한다.
④ 내원객들의 민원처리 등을 위해 상담능력을 배양한다.

해설
② 진료접수 및 수납 등의 업무를 신속·정확하고 원활하게 처리하는 것도 중요하지만 창구직원은 병원의 최초 이미지를 좌우하는 결정적인 역할을 하므로 내원객 중심의 전반적인 서비스 제공에도 최선을 다해야 한다.

02 국제의료관광을 활성화하기 위한 요소와 가장 거리가 먼 것은?

① 상대적으로 저렴한 의료비
② 외국인환자 모국의 의사 의무고용
③ 전통적인 대체 의학의 발달
④ 의료보험 혜택 확대

해설
② 불특정 다수의 외국인환자들을 위한 모국 의사 의무고용은 국제의료관광을 활성화하기 위한 올바른 방안이 아니다. 의료관광에 특화된 인적자원을 육성하는 것이 중요하다.

01 ② 02 ② **정답**

03 국제의료보험에 대한 설명으로 틀린 것은?

① 국제민간의료보험에는 국제의료보험, 여행자보험, 국제학생보험, 국제단체보험 등이 있다.
② 국제의료보험의 경우 통상 1년 이상의 일정으로 자국을 떠나는 해외종사자를 대상으로 질병 및 사고에 대비하여 가입한다.
③ 여행자보험은 세계여행 중 예상치 않은 질병이나 사고를 대비하여 여행 후 도착지에서 가입하는 형태의 보험이다.
④ 국제단체보험은 대개 5명 이상의 그룹으로 가입하며, 개인으로 가입할 때보다 보험료를 다소 할인 받을 수 있다.

[해설]
③ 여행자보험은 해외여행자들을 위한 일반적인 보험 중에 하나이다. 여행 출발 전 가입할 수 있고, 보험가입자가 해외여행 중에 당할 수 있는 응급상황이나 사고에 대해서 경증부터 중증에 이르기까지 보장한다.

04 관광진흥법령상 관광개발기본계획에 포함되지 않는 것은?

① 전국의 관광 수요와 공급에 관한 사항
② 관광권역별 관광개발의 기본방향에 관한 사항
③ 관광지 및 관광단지의 조성·정비·보관 등에 관한 사항
④ 관광자원 보호·개발·이용·관리 등에 관한 기본적인 사항

[해설]
③ 권역별 관광개발계획에 해당한다.
관광개발기본계획(관광진흥법 제49조 제1항)
• 전국의 관광 여건과 관광 동향에 관한 사항
• 전국의 관광 수요와 공급에 관한 사항
• 관광자원 보호·개발·이용·관리 등에 관한 기본적인 사항
• 관광권역의 설정에 관한 사항
• 관광권역별 관광개발의 기본방향에 관한 사항
• 그 밖에 관광개발에 관한 사항

05 리스크 사전예방을 위한 내용으로 옳지 않은 것은?

① 의료분쟁 중 해결절차를 담은 진료계약서 작성
② 원외처방 시 복약지도 없이 처방전만 지급
③ 의료인의 검사, 진단 및 진료 시 충분한 설명의무 이행
④ 각 언어권별로 각종 동의서, 서약서 등 관련 양식 마련

[정답] 03 ③ 04 ③ 05 ②

해설

의료인의 과실 유무를 판단하는 첫 번째 판단기준이 바로 '주의의무'와 '설명의무'이다. 의료행위 과정에서 의료인은 환자에게 진료에 대한 충분한 설명을 해야 한다. 약 처방 시에는 반드시 복약지도가 필요하다. 특히 수술과 특수 검사 등 중요한 의료행위에 대해서는 그 과정이나 결과 및 예후에 대해서 사전에 설명을 해야 하고, 그 행위에 대한 서면상의 동의를 받아두어야 한다.

06 진료비 환불에 관한 설명으로 옳지 않은 것은?

① 선택진료를 신청하였을 경우 취소가 불가능해 환불사유에 해당되지 않는다.
② 진료 신청 후 본인사정으로 진찰을 받지 못한 경우 진찰료를 환불한다.
③ 입력오류 및 처방내용 변경 시 잘못 계산된 진료비를 환불한다.
④ 검사·촬영 신청 후 본인거부 시 진료비를 환불받을 수 있다.

해설

① 선택진료의 신청은 취소 가능하며, 이에 따른 진료비 환불도 받을 수 있다.

07 다음은 의료법령상 종합병원의 요건에 관한 설명이다. ( )에 들어갈 숫자의 연결이 옳은 것은?

> (ㄱ)병상 이상 (ㄴ)병상 이하인 경우에는 내과·외과·소아청소년과·산부인과 중 3개 진료과목, 영상의학, 마취통증의학과와 진단검사의학 또는 병리과를 포함한 (ㄷ)개 이상의 진료과목을 갖추고 각 진료과목마다 전속하는 전문의를 둘 것

① ㄱ : 100, ㄴ : 200, ㄷ : 5
② ㄱ : 100, ㄴ : 200, ㄷ : 7
③ ㄱ : 100, ㄴ : 300, ㄷ : 7
④ ㄱ : 100, ㄴ : 300, ㄷ : 9

해설

종합병원(의료법 제3조의3 제1항 제2호)
100병상 이상 300병상 이하인 경우에는 내과·외과·소아청소년과·산부인과 중 3개 진료과목, 영상의학과, 마취통증의학과와 진단검사의학 또는 병리과를 포함한 7개 이상의 진료과목을 갖추고 각 진료과목마다 전속하는 전문의를 둘 것

08 출입국관리법령상 법무부장관이 6개월 이내의 기간을 정하여 출국을 금지할 수 없는 사람은?

① 형사재판에 계속 중인 사람
② 금고형의 집행이 끝나지 아니한 사람
③ 5백만 원의 벌금을 내지 아니한 사람
④ 지방세 5천만 원을 정당한 사유 없이 그 납부기한까지 내지 아니한 사람

해설

출국의 금지(출입국관리법 제4조 제1항)
법무부장관은 다음의 어느 하나에 해당하는 국민에 대하여는 6개월 이내의 기간을 정하여 출국을 금지할 수 있다.
- 형사재판에 계속 중인 사람
- 징역형이나 금고형의 집행이 끝나지 아니한 사람
- 대통령령으로 정하는 금액(벌금 1천만 원, 추징금 2천만 원) 이상의 벌금이나 추징금을 내지 아니한 사람
- 대통령령으로 정하는 금액(국세 5천만 원, 관세 5천만 원, 지방세 3천만 원) 이상의 국세·관세 또는 지방세를 정당한 사유 없이 그 납부기한까지 내지 아니한 사람
- 「양육비 이행확보 및 지원에 관한 법률」 제21조의4 제1항에 따른 양육비 채무자 중 양육비이행심의위원회의 심의·의결을 거친 사람
- 그 밖에 위의 규정에 준하는 사람으로서 대한민국의 이익이나 공공의 안전 또는 경제질서를 해칠 우려가 있어 그 출국이 적당하지 아니하다고 법무부령으로 정하는 사람

09 원무관리의 전문화 요인으로 보기 어려운 것은?

① 각종 사회보장제도의 실시
② 의료의 발달
③ 규모의 대형화
④ 의료조직의 단순화

해설

④ 병원규모가 대형화되면서 환자 수의 증가와 더불어 업무량 및 인력이 증가하였고, 직원 수의 증가 및 이에 따른 업무의 분업화, 전문화, 다양화로 조직적인 통제가 필요하게 되었다.

10 아시아 지역 의료관광 활성화의 배경으로 거리가 먼 것은?

① 우수한 의료 인프라
② 저렴한 진료비용 및 원스톱 진료시스템
③ IT 및 인터넷 시스템의 발달
④ 우수한 자국의 인증 프로그램 취득

해설

④ JCI 등의 국제인증시스템의 취득은 아시아 지역의 의료관광 활성화의 배경 중 하나이다.

정답 08 ③ 09 ④ 10 ④

11
의료관광의 이해관계자에 해당되는 항목을 모두 고른 것은?

ㄱ. 의료관광객	ㄴ. 의료인
ㄷ. 의료기관	ㄹ. 의료관광코디네이터
ㅁ. 의료관광에이전시	

① ㄱ, ㄴ, ㅁ
② ㄴ, ㄷ, ㄹ
③ ㄱ, ㄷ, ㅁ
④ ㄱ, ㄴ, ㄷ, ㄹ, ㅁ

해설

의료관광 이해관계자
- 의료관광객
- 의료관광업계 : 의료기관(의료인), 여행사, 의료관광에이전시, 의료관광코디네이터
- 정부
- 의료관광국의 주민

12
GATS의 의료서비스 무역 모형 중 다음에서 설명하고 있는 것은?

- 다른 회원국의 영토 내에서 의료서비스를 공급하는 것
- 대표적인 예가 병원 플랜트 수출
- 우리나라에서도 지속적으로 증가 추세

① 국경 간 공급
② 해외소비
③ 상업적 주재
④ 자연인의 이동

해설

GATS의 의료서비스 무역 모형
- 국경 간 공급(모드 1) : 원격의료
- 해외소비(모드 2) : 의료관광
- 상업적 주재(모드 3) : 병원 플랜트 수출
- 자연인의 이동(모드 4) : 전문인력의 이동(의료인의 해외진출)

13
환자 진료실적을 분석하는 수식으로 옳지 않은 것은?

① 외래환자 초진율 = (초진환자수/연외래환자수)×100
② 외래환자 입원율 = (실입원환자수/연외래환자수)×100
③ 평균재원일수 = (퇴원환자연재원일수/실퇴원환자수)×100
④ 병상회전율 = (실퇴원환자수/실입원환자수)×100

해설

④ 병상회전율 = (퇴원실인원수/평균가동병상수)×100

14 도덕적 해이나 권한남용 등과 같은 문제가 커지기 전에 사전에 알 수 있도록 모니터할 수 있는 리스크 관리시스템은?

① 의사결정 리스크 관리시스템
② 부정 리스크 관리시스템
③ 운영 리스크 관리시스템
④ 재무 리스크 관리시스템

해설

리스크 관리
- 권한위임 리스크 : 부적절한 리더의 선임, 성과에 대한 책임문제 등의 리스크가 발생하며 업무와 책임의 적절한 배분, 성과측정이 가능한 관리제도의 시행으로 리스크를 관리한다.
- 운영 리스크 : 생산성 저하로 인한 원가 구조의 악화, 회사 인재의 이탈 등의 리스크가 발생하며 직원의 만족도를 상승시켜서 리스크 관리를 한다.
- 부정 리스크 : 임직원의 부정행위와 위법행위, 회사에 대한 평판, 도덕적 해이의 리스크가 발생하며 리스크가 발생하기 전에 사전에 알 수 있도록 끊임없이 모니터링하여 예방해야 한다.
- 재무 리스크 : 가격, 유동성, 신용 등에 관한 리스크이며 기업체와 관련된 변화를 통하여 재무 리스크를 예견할 수 있어야 한다.
- 의사결정 리스크 : 잘못된 의사결정으로 발생하는 리스크이다.

15 JCI 인증 등 의료기관에 대한 인증제도의 편익을 모두 고른 것은?

> ㄱ. 의료의 질적 수준 향상
> ㄴ. 환자 만족도 향상
> ㄷ. 병원의 홍보효과
> ㄹ. 보험자 단체와 진료수가 협상 시 유리
> ㅁ. 의무기록관리의 향상
> ㅂ. 병원종사자의 전문성 향상

① ㄱ, ㄴ, ㄷ, ㅁ
② ㄷ, ㄹ, ㅂ
③ ㄱ, ㄴ, ㄹ, ㅁ, ㅂ
④ ㄱ, ㄴ, ㄷ, ㄹ, ㅁ, ㅂ

해설

의료기관에 대한 인증제도
미국에서 최초 도입된 이래 캐나다, 호주, 영국, 뉴질랜드 등 전 세계로 확산 중이다. 인증제도는 환자 중심의 서비스와 표준화된 서비스에 대한 신뢰를 심어줄 수 있어 서비스 균질화가 어려운 의료관광시장에서 환영받고 있다.

정답 14 ② 15 ④

16 외래진료 환자의 국제보험청구 프로세스는?

> ㄱ. 해당 보험사로부터 지불보증서 수령
> ㄴ. 치료견적서 제공 및 지불보증서 요청
> ㄷ. 환자의 국제보험사 확인
> ㄹ. 병원의 보험청구서 작성 및 해당 보험사 청구

① ㄹ → ㄷ → ㄴ → ㄱ
② ㄱ → ㄷ → ㄴ → ㄹ
③ ㄷ → ㄴ → ㄱ → ㄹ
④ ㄹ → ㄱ → ㄷ → ㄴ

해설
국제보험청구 프로세스
환자의 국제보험사 확인 → 치료견적서 제공 및 지불보증서 요청 → 해당 보험사로부터 지불보증서 수령 → 병원의 보험청구서 작성 및 해당 보험사 청구

17 다음 ( )에 알맞은 것은?

> 의료 해외진출 및 외국인환자 유치 지원에 관한 법률상 외국인환자 유치의료기관과 외국인환자 유치사업자는 보건복지부령으로 정하는 바에 따라 매년 ( )까지 전년도 사업실적을 시·도지사에게 보고하여야 한다.

① 2월 말
② 3월 말
③ 4월 말
④ 6월 말

해설
외국인환자 유치의료기관과 외국인환자 유치사업자는 보건복지부령으로 정하는 바에 따라 매년 2월 말까지 전년도 사업실적을 시·도지사에게 보고하여야 한다(의료해외진출법 제11조 제1항).

18 의료분쟁 방지를 위한 내용이 아닌 것은?

① 환자와의 원만한 관계 유지
② 의료분쟁에 대한 교육 강화
③ 충실한 설명 및 철저한 의무기록
④ 입·출국 절차의 세심한 주의

해설
의료분쟁 방지를 위한 기본사항
- 환자와의 원만한 관계 유지
- 설명의 충실 및 기록의 중요성
- 의료분쟁에 대한 교육 강화
- 의료본질에 대한 국민의 이해

정답 16 ③ 17 ① 18 ④

19 의료관광에 대한 설명으로 틀린 것은?

① 특수목적관광(SIT)의 한 분야로 볼 수 있다.
② 진입장벽이 낮은 의료산업과 진입장벽이 높은 관광산업을 접목시킨 저부가가치 산업이다.
③ 미용・성형, 건강검진, 간단한 수술과 관광을 연계하여 체류기간이 길고, 체류비용이 큰 특징이 있다.
④ 선진국과 비교하여 비용이 저렴하면서 선진국 수준의 의료서비스와 휴양시설을 갖춘 아시아 지역에서 활발히 이루어진다.

해설
② 의료관광은 진입장벽이 높은 의료산업과 진입장벽이 낮은 관광산업을 접목시킨 고부가가치 산업이다.

20 병원의 위험관리 개념 중 환자의 질병과정, 환자상태와 무관한 예측되지 않은 사망이나 영구적인 기능손실을 야기하는 것은?

① 근접 오류(Near Miss)
② 오류(Error)
③ 위해 사건(Adverse Event)
④ 적신호 사건(Sentinel Event)

해설
병원의 위험관리
- 근접 오류 : 사고는 발생되지 않았으나 재발할 경우 중대한 위해를 초래할 수 있는 경우를 의미한다.
- 위해 사건 : 환자의 치료 과정 중 발생한 사망, 상해, 투약 오류 등의 해가 발생한 경우를 의미한다.
- 적신호 사건 : 환자의 질병과정, 환자상태와 무관한 예측되지 않은 사망이나 영구적인 기능손실을 야기하는 것을 의미한다.

제2과목 보건의료서비스 지원관리

21 의료관광객이 계약을 확정한 이후 가장 먼저 수행해야 할 업무로 옳은 것은?

① 환자 만족도 조사
② 진료
③ 예약확인서 작성 및 발송
④ 의료사고 관리업무

해설
③ 예약확인서 작성 및 발송은 예약업무 중 예약 통보에 해당한다. 예약 통보는 계약을 확정한 후 수행하는 업무이다.
의료관광코디네이터의 예약업무
- 예약 상담
- 예약 통보 : 예약확인서 작성 및 발송
- 예약 확인 및 변경 관리
- 예약 확정자 준비사항 안내(검사, 치료 일정, 준비사항 등)

정답 19 ② 20 ④ 21 ③

22 외국인환자와 의료상담 시 주의사항으로 보기 어려운 것은?

① 타국가의 의료서비스 수준에 대한 비난
② 외국인환자의 치료 성공사례
③ 국가 간 정치적 또는 종교에 대한 반감표현
④ 과장된 표현이나 지킬 수 없는 약속

해설
외국인환자라는 특수한 집단에 대한 문화와 환경을 이해하고 존중하여야 하며, 과장된 표현이나 지킬 수 없는 약속은 피해야 한다.

23 환자가 소극적으로 참여하면서 몰입이 되는 예는?

① 공연관람 ② 병원정원
③ 당뇨병 교실 ④ 숲체험 캠프

해설
공연관람, 당뇨병 교실, 숲체험 캠프 등은 적극적 참여에 해당한다.

24 다음이 내용과 관련된 의료서비스의 속성이 아닌 것은?

> 의료관광객은 외국병원의 의료서비스 수준을 정확히 예측하기 어렵다.

① 무형성 ② 저장성
③ 이질성 ④ 생산과 소비의 동시성

해설
의료서비스의 특성
- 무형성 : 보거나 만질 수 없고, 진열이나 저장도 불가능하다.
- 이질성 : 모든 서비스가 다르며, 같은 질병일지라도 환자의 여건에 따라 다른 서비스가 이루어지므로 표준화와 품질에 대한 통제가 어렵다.
- 동시성 : 생산과 소비가 동시에 일어난다. 의료서비스는 오직 질병의 발생으로 환자가 의사를 찾을 때 서비스가 가능해진다.
- 소멸성 : 판매되지 않은 서비스는 보관이 불가능하며, 만일 진료시간에 환자가 없다면 상품처럼 재고로 보관할 수 없어 사라지게 된다.

25 종합건강검진에 관한 설명으로 옳지 않은 것은?

① 질병을 유발하는 위험인자 발견
② 무증상인 상태에서 질병을 조기에 발견하여 예방하기 위한 서비스
③ 질병의 조기발견으로 의료비 추가 지출
④ 질병의 조기발견·치료를 통한 사망률 감소

해설
③ 종합건강검진은 질병의 조기발견으로 의료비 추가 지출을 감소하는 것에 목적을 두고 있다.

26 일반재화와 달리 의료서비스가 가진 특성으로 거리가 먼 것은?

① 서비스 품질의 평가가 상대적으로 어렵다.
② 의료기관 간 가격경쟁이 빈번하게 발생한다.
③ 국민의 건강권과 밀접하여 공공재적인 성격이 강하다.
④ 의료인력 및 시설을 갖추는 데 시간과 자원의 투입이 필요하여 공급이 비탄력적이다.

해설
② 의료기관은 일반기업과 달리 가격경쟁이 용이하지 않아 진료량의 확대를 통해서 일정 수준 이상의 이윤확보가 가능한 구조를 가지고 있다.

27 Shortell과 Kaluzny가 설명한 의료서비스 조직의 특성이 아닌 것은?

① 산출결과를 측정하기 어렵다.
② 다른 조직보다 업무의 변이가 많고 복잡하다.
③ 다양한 전문직종 간의 협조는 불필요하며, 상호의존도가 낮다.
④ 이중권위 구조를 갖게 되어 책임소재와 조정이 어렵다.

해설
③ 병원은 조직 특성상 다양한 전문직종으로 구성되어 있으며, 각 부서 간의 상호의존성이 매우 강하다.

정답 25 ③ 26 ② 27 ③

28 Lovelock의 서비스 유형 분류에서 맞춤서비스 정도와 접점직원의 판단능력을 교차하여 도출한 4가지 서비스 유형 중 의료서비스는 다음 매트릭스 중 어디에 해당하는가?

접점직원 판단능력 \ 맞춤서비스	낮다	높다
높다	(ㄱ)	(ㄴ)
낮다	(ㄷ)	(ㄹ)

① ㄱ
② ㄴ
③ ㄷ
④ ㄹ

해설

러브락(Lovelock)은 서비스 분류체계에 대해 정교한 분류체계가 필요하다고 보고 서비스 행위의 성격, 서비스 조직과 고객 간의 관계유형, 서비스 제공자의 재량이나 고객 욕구 응대의 기회, 서비스 수요의 특성, 서비스의 제공방식, 서비스의 속성 등 6가지로 세분화하였다. 이 분류 중 서비스가 제공자 측면에서 접점직원의 고객에 대한 적응과 고객 판단에 대해 얼마나 많은 재량을 가지고 있는지 아래와 같이 구분하였다.

접점직원 판단능력 \ 맞춤서비스	낮다	높다
높다	• 교육(대형학급) • 질병예방프로그램	• 의료, 건강관리 • 법률서비스 • 건축설계 • 부동산중개업
낮다	• 영화관 • 패스트푸드점	• 호텔서비스 • 고급식당

29 의료전달체계 대한 설명으로 적절하지 않은 것은?

① 질병의 난이도와 의료서비스의 전문성을 대응시켜 의료자원을 효율적으로 이용하기 위한 것이다.
② 대부분의 질병은 1차 의료기관에서 치료 또는 관리할 수 있다.
③ 환자의 의료기관 선택권을 최대한 보장한다.
④ 3차 진료기관들이 1차 진료기관들보다 더 많은 자원을 사용하는 경향이 있다.

해설

의료전달체계
의료체계 및 의료자원의 효율적인 운영을 통하여 의료서비스를 필요로 하는 환자 모두가 적정한 시기, 적정한 사람에 의해 적정한 곳에서 적정한 진료를 이용하도록 마련된 제도이다. 1차 진료의사는 전체 질병의 약 70~80%를 처리하게 되며, 필요시 전문의사나 2차, 3차 진료기관으로 의뢰를 하기도 한다.
• 1차 진료단계 : 질병 발생 시 최초로 접하게 되는 진료체계로 일반적으로 외래진료를 한다.
• 2차 진료단계 : 해당과 전문의가 진료하는 단계
• 3차 진료단계 : 1차, 2차 의료서비스보다 분화된 전문의 서비스를 받는 것

30 다음은 언어의 어떤 특성을 보완한 것인가?

> 외국인환자에게 의료의 우수성을 홍보할 때, 구체적인 생존율이나 시술건수 등을 언급하는 것이 좋다.

① 사회성 ② 추상성
③ 상황성 ④ 상징성

해설
② 추상성 : 사물을 구성하는 여러 속성 가운데 어떤 것은 택하고 어떤 것은 배제하는 언어 커뮤니케이션의 특성

31 의료법상 의료기관의 분류에 대한 설명으로 틀린 것은?

① 의원급 의료기관이란 의사, 치과의사 또는 한의사가 주로 외래환자를 대상으로 각각 그 의료행위를 하는 의료기관을 말한다.
② 의원급 의료기관의 종류는 의원, 치과의원, 한의원, 요양원이다.
③ 병원급 의료기관이란 의사, 치과의사, 또는 한의사가 주로 입원환자를 대상으로 의료행위를 하는 의료기관을 말한다.
④ 병원급 의료기관의 종류는 병원, 치과병원, 한방병원, 요양병원, 정신병원, 종합병원이다.

해설
② 의원급 의료기관의 종류는 의원, 치과의원, 한의원이다.

32 중국인의 보건의료 태도 및 행태에 대한 일반적 설명으로 틀린 것은?

① 건강은 영혼, 신체, 자연환경의 균형 상태라고 믿는 경향이 있다.
② 죽음에 관해 이야기하는 것이 불운을 가져온다고 믿는 경향이 있다.
③ 부검과 장기기증을 선호하며, 매장보다 화장을 선호하는 경향이 있다.
④ 나이가 많은 사람들은 중의학을 선호하고, 중의학의 효과가 없을 때 서양의학을 이용하는 경향이 있다.

해설
③ 중국은 유교적 풍습이 강하므로 부검를 혐오하는 경향이 남아 있으며, 매장사상이 수천 년 동안 이어져 내려왔지만 1950년대 이후 화장으로의 전환이 추진되고 있다.

정답 30 ② 31 ② 32 ③

33 비언어적 커뮤니케이션 요소에 해당하지 않는 것은?

① 얼굴표정 ② 공간적 행위
③ 접 촉 ④ 말하기

해설
④ 말하기는 언어적 커뮤니케이션의 요소에 해당한다.

34 병원 업무의 특성이 아닌 것은?

① 전 서비스 과정의 자동화 ② 환자를 위한 신속한 판단과 처리
③ 감염관리와 안전관리의 강조 ④ 입원 및 응급환자를 위한 연중무휴 서비스

해설
① 환자에 대한 개인적인 서비스이므로 기계화, 자동화하기가 어렵고 대량 서비스나 주문생산이 불가능하다.

35 문서작성의 일반원칙으로 옳은 것을 모두 고른 것은?

> ㄱ. 문장은 길게 작성한다.
> ㄴ. 문장은 명확히 작성한다.
> ㄷ. 목표를 명확히 제시한다.
> ㄹ. 주제에게 맞게 내용을 작성한다.
> ㅁ. 수신자의 입장에서 문서를 작성한다.

① ㄱ, ㄴ, ㄷ ② ㄴ, ㄹ, ㅁ
③ ㄴ, ㄷ, ㄹ, ㅁ ④ ㄱ, ㄴ, ㄷ, ㄹ, ㅁ

해설
ㄱ. 문장은 짧고 간결하게 작성한다.

36 환자와 의사 간 의사소통상의 불만 발생원인과 가장 거리가 먼 것은?

① 의견 불일치 ② 상호 간의 이해관계
③ 언어적 장애 ④ 지연된 진료예약시간

해설
진료예약시간의 지연은 환자와 의사 간 의사소통상의 불만 발생원인으로 보기 어렵다. Northous와 Northouse는 의료진과 환자 사이의 원활한 커뮤니케이션에 방해가 되는 네 가지 요소로 '역할 불확실, 책임소재 관련 갈등, 권력의 차이, 용어 및 시각의 차이'를 주요 방해요소로 보았다.

37 외국인환자 퇴원 시, 병원에서 준비해야 할 서류가 아닌 것은?

① 의무기록
② 신원보증서
③ 의사진단서
④ 재진 예약확인서

해설
신원보증서는 외국인환자가 체류를 연장할 경우 등에 필요한 서류이다.

38 의사가 환자에게 치료 전 필수적으로 설명하여야 하는 내용으로 보기 어려운 것은?

① 질병의 원인
② 질병의 증상
③ 예상되는 부작용
④ 요양 방법

해설
의료인은 환자에게 행하는 의료행위의 전 과정(검사·진단·수술·치료 등)에서 설명의무를 가지며, 질병 유무와 질병의 종류, 시행할 치료의 종류와 방식, 의료행위 이후에 발생할 수 있는 부작용 등에 대해 설명해야 한다.

39 노인장기요양보험제도의 급여내용 중 재가급여에 해당하지 않는 것은?

① 방문목욕
② 단기보호
③ 주·야간보호
④ 가족요양비

해설
④ 가족요양비는 특별현금급여에 해당한다.
노인장기요양보험제도의 재가급여
방문요양, 방문간호, 주·야간보호, 단기보호, 방문목욕, 기타 재가급여

40 수요의 예측이 어렵다는 의료서비스의 특성을 보완하기 위해 병원이 시행할 수 있는 제도적 방안은?

① 진료예약제
② 포괄수가제
③ 선택진료제
④ 당연지정제

해설
① 진료예약제를 통해 환자의 대기시간 감축이 가능하므로 이용자의 만족이 증대되어 환자가 증가하게 된다.

정답 37 ② 38 ① 39 ④ 40 ①

제3과목 보건의료관광 마케팅

41 시찰초대여행으로서 관광상품을 직접 판매하는 거래선의 직원을 초청하여 자사의 관광상품을 설명하고 접대하여 친밀감을 느끼게 만드는 상품설명회 및 접대성의 여행은?

① 마일리지 투어(Mileage Tour)
② 그룹 투어(Group Tour)
③ 컨벤션 투어(Convention Tour)
④ 팸 투어(Familiarization Tour)

해설
① 마일리지 투어(Mileage Tour) : 적립된 항공 마일리지만으로 특별기획된 여행상품을 추가 비용 없이 이용할 수 있는 여행
② 그룹 투어(Group Tour) : 여러 사람들이 함께 모여 관광하는 여행
③ 컨벤션 투어(Convention Tour) : 관광을 겸한 회의 참석여행

42 통합적 마케팅 커뮤니케이션(IMC)의 등장배경과 가장 거리가 먼 것은?

① 데이터베이스 마케팅의 급성장
② 커뮤니케이션 전문가의 등장
③ 광고 중심 접근에서의 탈피
④ 인터넷의 급속한 성장

해설
통합적 마케팅 커뮤니케이션
여러 가지 커뮤니케이션 요소들의 역할이 증대되고 미디어환경의 변화로 케이블 TV와 인터액티브 TV, 인터넷 등의 새로운 매체들이 등장하면서 광고매체시장이 더욱 세분화되어 마케팅 커뮤니케이션의 효율성 측면에서 광고, 판촉, PR 등의 커뮤니케이션 요소들이 서로 조화를 이뤄 집행되어져야 할 필요성이 나타나면서 등장

43 유형별 고객관계 구축 전략이 아닌 것은?

① 유치 전 고객관계관리
② 단골고객은 별도 관리 불필요
③ 고객 접점에서의 고객관계관리
④ 고객만족을 위한 서비스 디자인

해설
② 단골고객 등 우량고객은 반복구매를 촉진할 수 있도록 하는 전략 관리가 필요하다. 감사의 표시나 예상치 못한 특별한 메시지를 전달하는 전략을 쓸 수 있으며, 사용량이나 빈도가 증가할수록 혜택 또한 증대되는 마일리지와 같은 판촉 프로그램을 이용하기도 한다.

44 다음에서 설명하는 조사방법은?

> C 병원은 새로운 건강검진패키지를 추가하기에 앞서 시장의 가격에 대한 반응을 조사하고자 두 개의 다른 지역에 대하여 각기 다른 가격으로 패키지를 판매한 후 매출 규모의 차이를 비교하였다.

① 관찰조사
② 실험조사
③ 2차 자료 조사
④ 설문조사

해설
① 관찰조사 : 조사원이 직접 또는 기계장치를 이용해 조사 대상자의 행동이나 현상을 관찰하고 기록하는 조사
③ 2차 자료 조사 : 1차 자료 조사(소비자들로부터 직접 수집하는 자료 조사) 외 기존에 공개된 문헌 등의 자료를 수집, 분석하는 조사
④ 설문조사 : 구조화된 설문지나 면접을 통하여 자료를 수집하고 분석하는 조사

45 다음은 의료관광시장 세분화 중 무엇에 해당하는가?

변 수	세분화 방법
사회계층	상류계층, 상위중산층, 하위중산층, 숙련노동자층, 비숙련노동자층
생활양식	전통적 알뜰형, 합리적 생활만족형, 진보적 유행추구형, 보수적 생활무관심형
성 격	자기과시적, 사교적, 적극적, 권위주의적

① 인구통계적 세분화
② 심리적 세분화
③ 추구편익 세분화
④ 여행형태별 세분화

해설
시장세분화 기준
- 지리적 변수 : 지역, 도시규모, 인구밀도, 기후 등
- 인구통계학적 변수 : 연령, 성별, 가족형태, 소득, 직업, 교육수준, 가족규모, 종교
- 심리적 변수 : 사회계층, 라이프스타일(생활양식), 개성, 태도, 관심 등
- 행태적 변수 : 구매목적, 추구편익, 사용량, 상표충성도, 상품인지도 등

46 광고에 대한 설명으로 옳지 않은 것은?

① 많은 사람들에게 빨리 전달이 가능할지라도 판매사원들을 사용하는 방법처럼 설득적이지 못하다.
② 소비자들에 대한 기업체의 일방적인 의사전달방법이기 때문에 그다지 흥미를 끄는 광고가 아닐 경우 소비자들은 주의를 기울이지 않는다.
③ 전국적인 유명일간지의 전면광고나 TV광고에는 일반적으로 많은 비용을 필요로 한다.
④ 단기적인 매출이나 이익을 목표로 하는 경우가 많다.

정답 44 ② 45 ② 46 ④

> 해설

④ 광고의 목표는 매출을 높이는 것이므로 매출이나 이익을 증대시키기 위한 단기적인 목적의 광고도 중요하지만, 기업이나 제품 브랜드의 중요성이 날로 커지고 있는 만큼 커뮤니케이션 수단으로서 장기적으로 기업이나 제품의 브랜드 이미지를 높이기 위한 광고 목표를 설정하기도 한다.

47 의료관광상품 판매촉진에 관한 설명으로 옳지 않은 것은?

① 단체건강검진 판촉으로 대량구매 유도가 가능하다.
② 단기간 내에 매출 증대에 효과적이다.
③ 경쟁의료 기관들의 모방이 용이하여 장기적인 경쟁우위 확보가 불가능하다.
④ 다른 의료기관의 브랜드 충성도가 강한 고객에게도 쉽게 구매 유도할 수 있다.

> 해설

④ 다른 의료기관의 브랜드 충성도가 강한 고객에게는 구매 유도를 꾀하기가 어렵다.

48 다음의 대응전략 모두와 밀접한 관련이 있는 의료관광서비스의 특성은?

- 서비스 가격을 차별화한다.
- 비성수기 수요를 개발한다.
- 보완적 서비스를 제공한다.
- 예약시스템을 도입한다.

① 소멸가능성　　　　② 비분리성
③ 이질성　　　　　　④ 무형성

> 해설

의료관광서비스의 특성
- 소멸성 : 사용하지 않은 서비스는 소멸된다.
- 비분리성 : 의료서비스는 생산·소비가 동시에 일어난다.
- 이질성 : 사람이 사람을 다루는 것으로 똑같은 서비스를 제공할 수 없다.
- 무형성 : 의료서비스는 형체가 있는 완성된 제품이 아닌 서비스이다.

49 목표시장 선정에서 비차별화 전략의 장점에 해당하는 것은?

① 소비자 충성도를 높일 수 있다.
② 특정시장의 욕구와 필요를 경쟁자보다 잘 알 수 있다.
③ 규모의 경제를 실현함으로써 마케팅 비용절감의 효과를 얻을 수 있다.
④ 소비자의 필요와 요구에 따라 상품과 서비스를 다양한 가격과 형태로 제공하여 많은 소비자를 확보할 수 있다.

> **해설**
> 비차별화 전략
> 모든 시장을 동질적인 것으로 보고 시장세분화를 하지 않고 하나의 표준화된 마케팅 믹스로 공략하는 것으로, 소비자의 선호상태가 동질적이며 대량생산과 판매 시에 원가절감효과가 큰 경우에 사용한다.

50 의료관광상품 가격의 조정 전략에서 소비자의 심리에 근거한 가격조정과 거리가 먼 것은?

① 지역별 가격
② 단수가격
③ 관습가격
④ 준거가격

> **해설**
> ② 단수가격 : 가격을 십진수 단위체계보다 통상 1~2단위 낮춘 체계로 책정하는 것으로써, 100만 원 대신에 99만 원으로 가격을 정하고 소비자로 하여금 기업이 제품가격을 정확하게 계산하여 최대한 낮추었다는 인상을 주는 심리적 가격설정 방법
> ③ 관습가격 : 소비자가 오랜 기간 구매한 가격으로 유지하는 전략
> ④ 준거가격 : 소비자의 마음속에 있는 가격으로 특정제품에 대한 마음속 참고가격

51 의료서비스 마케팅의 도입배경과 가장 거리가 먼 것은?

① 소비자의 의료에 대한 기대와 욕구 증가
② 의료기관 간의 경쟁 심화
③ 국제의료 전문인력 수급 불균형
④ 서비스 분야에 대한 시장 개방

> **해설**
> 의료마케팅의 당위성
> • 국민의 소득수준 향상에 따른 의료이용자들의 의료에 대한 높은 기대와 의료서비스에 대한 고급화 성향 증대
> • 인터넷의 발달 등으로 의료기관에 대한 정보를 많이 검색할 수 있어 의학지식의 대중화와 함께 권리의식의 향상으로 인한 의료에 대한 기대와 욕구 증가
> • 의료종사자들의 인력이 증가하고 대기업들의 병원진출 그리고 의료시장의 개방 확대로 인한 의료기관 양적 증가는 의료기관 간의 경쟁을 심화시킴
> • 의료기관 간 경쟁심화는 의료기관의 경영수지를 크게 악화시켜 수익성을 저조하게 하므로 적극적인 마케팅활동 필요

정답 49 ③ 50 ① 51 ③

52 국내 A 의료기관으로 의료관광객을 유치하려는 B, C 의료관광전문여행사의 표적시장이 중복될 경우 유통경로상의 동일한 단계에 있는 중간상인 B와 C 간 발생하는 경로갈등은?

① 수직적 갈등
② 유치 갈등
③ 수평적 갈등
④ 표적시장 갈등

해설
③ 수평적 갈등은 유통경로 내의 동일한 단계에 속한 경제 주체 사이(소매상 대 소매상, 도매상 대 도매상 등)에서 발생하는 갈등이다.

53 병원이 국제의료관광객을 유치하기 위해 웹사이트를 구축할 때 고려사항으로 옳지 않은 것은?

① 잠재고객의 욕구를 반영한다.
② 표적시장을 고려하여 구축한다.
③ 한 가지 언어만을 사용해서 구축한다.
④ 웹사이트를 구축하는 주요 목적을 고려하여 구축한다.

해설
③ 다국어 언어를 사용해서 구축한다.

54 SWOT 분석 결과에 따른 의료기관 마케팅전략의 연결로 틀린 것은?

① Strength-Threat : 다각화 전략
② Strength-Opportunity : 공격적 전략
③ Weakness-Opportunity : 유지 전략
④ Weakness-Threat : 방어적 전략

해설
③ 약점·기회(Weakness-Opportunity) 전략은 의료기관의 약점을 극복하여 기회를 활용할 수 있도록 전략적 제휴 또는 우회전략을 추구하게 된다.

55 의료관광상품에 관한 설명으로 옳지 않은 것은?

① 의료관광객의 욕구나 필요를 충족시키기 위하여 관련 업계가 생산, 제공하는 일체의 유무형의 제화와 서비스
② 의료관련 서비스
③ 숙박 및 식음료 관련 서비스
④ 의료와 관광서비스를 동시에 제공하기 때문에 의료의 범위는 간단한 시술에 한정

52 ③ 53 ③ 54 ③ 55 ④ **정답**

> 해설
> ④ 의료관광상품은 고객의 욕구와 의료관광자원을 기본으로 하여 다른 의료관광 목적지나 병원과는 차별적 우위를 확보해야 하며, 작은 수술부터 큰 수술, 성형수술, 건강진단, 대체의술, 웰빙서비스 등 전 영역에 걸친 의료서비스를 제공한다.

56 시장세분화에 대한 설명으로 틀린 것은?

① 특정 세분화된 시장의 소비자 욕구는 유사하다.
② 표적시장이 세분화될수록 전사적 관점에서의 경제성은 높아진다.
③ 세분화 변수는 시장 간 차별성이 높아야 한다.
④ 세분화된 시장은 일관성과 지속성이 보장돼야 한다.

> 해설
> ② 표적시장이 세분화될수록 세분시장별 상이한 마케팅 활동과 다양한 제품의 과다한 생산으로 인한 비용이 증가되어 전사적 관점에서 볼 때 수익성이 악화되고 경제성이 낮아진다.

57 기존고객의 유지와 향상에 초점을 두고 유대관계를 강화하는 관계마케팅이 가지는 특징이 아닌 것은?

① 동반자적 관계 구축
② 규모의 경제 추구
③ 시장점유율에서 고객점유율로의 전환
④ 보상 프로그램 마련

> 해설
> 관계마케팅의 특징
> • 규모의 경제 → 범위의 경제 : 한 고객에게 다양한 제품을 판매하며 거래기간을 장기간으로 유지
> • 시장점유율 → 고객점유율, 지갑점유율 : 고객의 특정 제품의 총거래에서 특정 회사가 차지하는 비율
> • 관리의 초점이 제품 → 제품 + 고객

58 소비자가 구매행동을 하기 전까지의 심리상태 변화를 설명하는 모형인 AIDMA를 가장 바르게 설명하는 것은?

① 주의 → 흥미 → 기억 → 욕구 → 구매행동
② 흥미 → 주의 → 욕구 → 기억 → 구매행동
③ 욕구 → 흥미 → 주의 → 구매행동 → 기억
④ 주의 → 흥미 → 욕구 → 기억 → 구매행동

정답 56 ② 57 ② 58 ④

> **해설**

AIDMA(광고효과의 심리적 단계)
- Attention(인지, 주의) : 상품에 대한 관심을 증대시킴
- Interest(흥미, 관심) : 소비자의 평가향상
- Desire(욕구) : 소비자욕구 발견
- Memory(기억) : 정보제공과 함께 친근감의 형성
- Action(구매행동) : 상품구매

59 경쟁자들이 가격할인을 단행하면서 광고와 판매촉진을 증가시키는 공격적 마케팅을 실행하는 제품 수명주기 단계는?

① 도입기 ② 성장기
③ 성숙기 ④ 쇠퇴기

> **해설**

제품의 수명주기

도입기	• 제품이 시장에 도입되는 단계 • 인지도가 매우 낮고 매출 저조 • 경쟁자가 없거나 있어도 극소수 • 촉진활동 전략
성장기	• 소비자의 인지도가 증가하여 매출이 급성장하는 단계 • 경쟁자의 증가로 경쟁이 매우 치열해지기 시작 • 생산량 급증에 따른 제품원가의 하락으로 이익 증가 • 시장점유율 확대 전략, 집중적 유통 전략
성숙기	• 제품의 판매량이 감소하고 성장률이 둔화되기 시작하는 단계 • 시장점유율 유지, 상표의 재활성화 • 시장확대 전략, 제품수정 전략, 상표의 재포지셔닝 전략
쇠퇴기	• 제품이 점차 쇠퇴하게 되는 단계 • 선택적 유통전략(매출실적이 저조하거나 취약한 중간상을 제거하여 적정수의 유통점만을 유지) • 최소한의 광고 전략

60 우리나라 의료관광상품의 핵심 경쟁력 요인으로 가장 적합한 것은?

① 높은 의료수가 ② 높은 수준의 의료 인프라
③ 높은 인건비 ④ 고가의 의료상품 비용

> **해설**

② 우리나라의 의료관광산업은 높은 의료기술 수준과 가격경쟁력을 갖추어 높은 수준의 의료 인프라를 구축하고 있기 때문에 의료관광산업이 지속적으로 발전하고 있다.

제4과목 관광서비스 지원관리

61 관광상품의 특성과 그에 따른 대응방안이 틀리게 짝지어진 것은?

① 무형성 – 관광목적지의 안내책자 및 사진 준비
② 생산과 소비의 동시성 – 서비스인력의 숙련도 제고
③ 계절성 – 성수기 가격할인
④ 소멸성 – 초과예약

해설
③ 계절성 – 비수기 가격할인

62 관광진흥법령상 관광종사원의 자격 취소에 해당하지 않는 것은?

① 거짓으로 자격을 취득한 경우
② 파산 선고를 받고 복권되지 아니한 자의 경우
③ 관광종사원으로서 직무를 수행하는 데에 부정 사실이 있는 경우
④ 근무하던 영업소가 폐쇄된 후 2년이 지나지 아니한 자의 경우

해설
④ 근무하던 영업소가 폐쇄된 후 2년이 지나지 아니한 자는 결격사유에 해당하다.

63 관광객이 관광상품을 구매한 후 부조화를 느끼는 이유로 거리가 먼 것은?

① 관광객이 선택한 대안의 단점이 부각될 때
② 관광객이 선택하지 않은 대안의 장점이 클 때
③ 관광객의 의사결정에 대한 취소가 쉬울 때
④ 구매한 상품에 대한 취소 비용이 많이 들 때

해설
구매 후 부조화가 커지는 상황
• 제품을 반품할 수 없을 때
• 가격이 높을 때
• 선택한 제품이 갖지 못한 장점이 다른 상품에 있을 때
• 관여도가 높을 때
• 모든 의사결정을 전적으로 자신이 스스로 선택했을 때

정답 61 ③ 62 ④ 63 ③

64 관광쇼핑상품이 갖추어야 할 조건과 가장 거리가 먼 것은?

① 규모의 경제성 ② 구매가치 창출
③ 방문동기 부여 ④ 독특한 매력 부여

> **해설**
> ① 관광쇼핑상품은 부피가 작아 휴대에 편리하고, 운송이 용이해야 한다. 따라서 규모의 경제성은 옳지 않은 조건이다.

65 관광진흥법상 호텔업이 아닌 것은?

① 수상관광호텔업 ② 한국전통호텔업
③ 전문휴양업 ④ 의료관광호텔업

> **해설**
> 호텔업의 종류(관광진흥법 시행령 제2조 제2호)
> 관광호텔업, 수상관광호텔업, 한국전통호텔업, 가족호텔업, 호스텔업, 소형호텔업, 의료관광호텔업

66 다음에 해당하는 항공운송 용어는?

- 예약접수 당시 개개단위의 승객의 예약기록
- 성명, 여정, 주소, 승객의 요청사항, Time Limit 등이 포함됨

① PNR ② MCO
③ CRS ④ MSP

> **해설**
> ① PNR : 항공예약 시 발생하는 예약번호(Passenger Name Record)
> ② MCO : 부대비용 지불증표(Miscellaneous Charges Order)
> ③ CRS : 항공예약시스템(Computerized Reservation System)
> ④ MSP : 판매가(Minimum Selling Price)

67 항공운송업의 특성과 가장 거리가 먼 것은?

① 높은 생산탄력성 ② 공익성
③ 안정성 ④ 경제성

> **해설**
> ① 항공운송업은 계절에 따라 항공수요의 편차가 크며, 항공기에는 대규모 자본이 필요하기 때문에 수요에 따른 공급의 탄력성이 낮다. 반면 고속, 장거리 수송에 있어서는 경쟁 우위를 점하고 있으며, 사회, 경제적 환경에 따라 민감하게 반응하는 특성을 갖는다.
>
> 항공운송사업의 특성
> 고속성, 안정성, 정시성, 경제성, 쾌적성, 국제성, 독과점성, 공익성

68 관광자원의 특성과 거리가 먼 것은?

① 관광자원은 자연자원, 인문자원 등 그 범위가 광범위하다.
② 관광자원은 시간과 가치관의 변화에 따라 변할 수 있다.
③ 관광자원은 보호 및 보존하라 필요성이 있다.
④ 관광자원은 개발을 통해서 가치를 향상시킬 수 없다.

> **해설**
> ④ 관광자원은 개발을 통해서 관광대상이 되므로 개발은 발전으로 가는 변화과정이다.

69 다음에서 설명하는 요금방식을 바르게 짝지은 것은?

> ㄱ. 객실과 식사요금을 별도로 구분하여 계산하는 요금방식
> ㄴ. 객실요금에 아침식사가 포함되는 요금방식

① ㄱ : 유럽식 요금방식, ㄴ : 대륙식 요금방식
② ㄱ : 대륙식 요금방식, ㄴ : 미국식 요금방식
③ ㄱ : 대륙식 요금방식, ㄴ : 유럽식 요금방식
④ ㄱ : 유럽식 요금방식, ㄴ : 미국식 요금방식

> **해설**
> 객실요금방식
> • 유럽식 요금방식 : 객실과 식사요금을 별도로 구분하여 계산
> • 대륙식 요금방식 : 객실요금에 아침식사가 포함
> • 미국식 요금방식 : 객실요금에 아침, 점심, 저녁식사가 모두 포함

정답 67 ① 68 ④ 69 ①

70 Stanley Plog가 분류한 5개의 관광객 집단 중 다양하고 새로운 것을 추구하며, 여행할 때도 완전히 다른 문화와 환경을 경험할 수 있고 새로운 기회를 제공하는 관광목적지를 선호하는 특성을 지닌 집단은?

① Fanatic-centric
② Mid-centric
③ Psycho-centric
④ Allo-centric

해설
플로그(Plog)가 제시한 관광객의 유형
- 안전추구형(Psycho-centric) : 비모험적, 변화와 신기함을 추구하는 정도가 낮음, 내성적 성향
- 변화추구형(Allo-centric) : 모험적, 자기확신적, 진취적, 호기심이 많음, 새로운 경험을 추구, 외향적 성향

71 고객불만을 처리하기 위한 응대원칙으로 옳은 것은?

① 책임전가의 원칙
② 신속해결의 원칙
③ 우선회피의 원칙
④ 논쟁우선의 원칙

해설
고객불만 처리 응대원칙
우선사과의 원칙, 우선파악의 원칙, 신속해결의 원칙, 비논쟁의 원칙

72 관광진흥법상 관광객 이용시설업이 아닌 것은?

① 관광공연장업
② 관광유람선업
③ 전문휴양업
④ 관광순환버스업

해설
관광객 이용시설업의 종류(관광진흥법 시행령 제2조 제3호)
전문휴양업, 종합휴양업, 야영장업, 관광유람선업, 관광공연장업, 외국인관광 도시민박업, 한옥체험업

73 관광이벤트의 특성으로 옳지 않은 것은?

① 긍정성
② 비일상성
③ 비계획성
④ 체험성

해설
③ 관광이벤트는 주어진 시간에 특정목적을 달성하기 위한 인위적으로 행해지는 계획된 행사이므로 계획적인 특성을 갖는다.

70 ④ 71 ② 72 ④ 73 ③ 정답

74 관광진흥법령상 다음에서 설명하는 관광편의시설업의 종류는?

> 식품위생법령에 따른 일반음식점 영업의 허가를 받은 자가 관광객이 이용하기 적합한 음식 제공시설을 갖추고 관광객에게 특정 국가의 음식을 전문적으로 제공하는 업

① 관광유흥음식점업
② 관광극장유흥업
③ 외국인전용 유흥음식점업
④ 관광식당업

해설
① 관광유흥음식점업 : 유흥주점 영업의 허가를 받은 자가 관광객이 이용하기 적합한 한국 전통 분위기의 시설을 갖추어 그 시설을 이용하는 자에게 음식을 제공하고 노래와 춤을 감상하게 하거나 춤을 추게 하는 업
② 관광극장유흥업 : 유흥주점 영업의 허가를 받은 자가 관광객이 이용하기 적합한 무도시설을 갖추어 그 시설을 이용하는 자에게 음식을 제공하고 노래와 춤을 감상하게 하거나 춤을 추게 하는 업
③ 외국인전용 유흥음식점업 : 유흥주점 영업의 허가를 받은 자가 외국인이 이용하기 적합한 시설을 갖추어 외국인만을 대상으로 주류나 그 밖의 음식을 제공하고 노래와 춤을 감상하게 하거나 춤을 추게 하는 업

75 외식산업의 특성으로 옳지 않은 것은?

① 상품의 부패용이성
② 낮은 인적 의존도
③ 높은 입지 의존성
④ 판매·소비의 동시성

해설
외식업의 특성
• 높은 입지 의존성
• 노동집약적
• 판매·소비의 동시성
• 시간적 제약과 수요 예측의 불확실성
• 낮은 원자재 가격과 현금수익 창출의 용이성
• 가맹사업의 용이성
• 상품의 부패용이성

76 관광매체 중 시간적 매체로 분류하기 어려운 것은?

① 운송시설
② 숙박시설
③ 관광객이용시설
④ 관광편의시설

해설
관광매체
• 시간적 매체 : 숙박시설, 관광객이용시설, 관광편의시설
• 공간적 매체 : 교통기관, 도로, 운송시설
• 기능적 매체 : 관광알선, 관광안내, 통역안내, 관광정보와 선전물

정답 74 ④ 75 ② 76 ①

77 관광교통서비스의 특성이 아닌 것은?

① 독점성　　　　　　　　② 유형재
③ 수요의 편재성　　　　　④ 자본의 유휴성

해설
관광교통서비스의 특성
독점성, 무형재, 수요의 편재성, 자본의 유휴성

78 관광산업의 경제적 효과로 보기 어려운 것은?

① 고용창출 증대효과　　　② 인구구조 변화효과
③ 재정수입 증대효과　　　④ 국제수지 개선효과

해설
관광산업의 경제적 효과
국제수지 개선을 통한 외화획득, 경제발전, 조세수입의 증가, 지역경제 소득 및 고용효과, 주민의 복지증진 등

79 관광정보 제공방법과 가장 거리가 먼 것은?

① 통신서비스　　　　　　② 문헌정보서비스
③ 생활정보서비스　　　　④ 인적서비스

해설
③ 생활정보서비스는 생활에 대한 편의를 위한 정보를 제공한다.

80 관광산업의 사회·문화적 효과로 보기 어려운 것은?

① 직업구조의 다양화　　　② 지역개발 촉진
③ 이문화 간 의사소통 촉진　④ 국제친선의 증진

해설
② 지역개발 촉진은 관광산업의 긍정적 효과 중 지역사회개발 촉진과 관광승수효과에 포함된다.

제5과목 의학용어 및 질환의 이해

81 임부에게 경련, 혼수, 고혈압, 부종 등을 일으키는 질환은?

① hyperemesis gravidarum
② cervix carcinoma
③ ovarian tumor
④ eclampsia

해설

④ eclampsia : 자간
① hyperemesis gravidarum : 임신오조
② cervix carcinoma : 자궁경부암
③ ovarian tumor : 난소종양

82 다음 중 조영제를 사용하는 검사가 아닌 것은?

① barium enema
② venography
③ intravenous cholangiography
④ ultrasonography

해설

④ ultrasonography : 초음파검사
① barium enema : 바륨관장
② venography : 정맥조영술
③ intravenous cholangiography : 정맥성담관조영술

83 thyroid gland와 관련된 증상 및 질병을 모두 고른 것은?

| ㄱ. goiter | ㄴ. myxedema |
| ㄷ. cretinism | ㄹ. Hashimoto's disease |

① ㄱ, ㄴ
② ㄴ, ㄹ
③ ㄱ, ㄴ, ㄷ
④ ㄱ, ㄴ, ㄷ, ㄹ

해설

갑상선(thyroid gland)과 관련된 증상 및 질병에는 갑상선종(goiter), 점액수종(myxedema), 크레틴증(cretinism), 하시모토병(Hashimoto's disease)이 해당한다.

정답 81 ④ 82 ④ 83 ④

84 비타민 C의 결핍으로 발생하는 질환으로 교원질, 뼈, 치아 및 혈관에 변화를 일으켜 점막하를 비롯하여 모세혈관이 많이 분포된 부위에 출혈이 잘 일어나며 뼈모세포(osteoblast) 형성에도 장애를 가져 오거나 얇은 피질골(thin cortex), 골막하 출혈(subperiosteal memorrhage) 등이 나타나는 질환은?

① scurvy
② osteomyelitis
③ acromegaly
④ osteomalacia

해설
① scurvy : 괴혈병
② osteomyelitis : 골수염
③ acromegaly : 말단비대증
④ osteomalacia : 골연화증

85 심장에 혈액을 공급하는 동맥의 병인 관상동맥질환의 수술적 치료법으로 막힌 동맥부위를 우회하여 혈류가 통하도록 만들어주는 것은?

① cardioversion
② heart transplantation
③ cardiopulmonary resuscitation
④ coronary artery bypass graft(CABG)

해설
④ coronary artery bypass graft(CABG) : 관상동맥우회술
① cardioversion : 심장율동전환
② heart transplantation : 심장이식
③ cardiopulmonary resuscitation : 심폐소생술

86 HIV에 의한 감염으로 바이러스가 체내의 helper T-cell을 공격하여 면역결핍을 일으키는 후천성 면역결핍증을 뜻하는 약어는?

① SLE
② AIDS
③ CMV
④ SCID

해설
② AIDS(Acquired Immune Deficiency Syndrome) : 후천성면역결핍증
① SLE(Systemic Lupus Erythematosus) : 전신홍반루푸스
③ CMV(Cytomegalovirus) : 거대세포바이러스
④ SCID(Severe Combined Immunodeficiency) : 중증복합면역결핍병

87 하부 호흡관(lower respiratory Ttact)에 해당되는 부분은?

① bronochus
② larynx
③ paranasal sinus
④ pharynx

해설
① bronochus : 기관지
② larynx : 후두
③ paranasal sinus : 코곁굴, 부비강
④ pharynx : 인두

88 의식적으로 원치 않지만 같은 생각이 반복적으로 떠오르는 질환은?

① mania
② anxiety
③ delusion
④ obsession

해설
④ obsession : 강박관념
① mania : 조증
② anxiety : 불안
③ delusion : 망상

89 신체와 관련된 어근이 두 개 이상인 경우 어떤 순서로 연결되는가?

① 두 부위의 크기 순서
② 시작되는 알파벳의 순서
③ 접미어의 유형에 따른 순서
④ 해부학적 위치에 따른 순서

해설
④ 신체와 관련된 어근이 두 개 이상인 경우 해부학적 위치에 따른 순서로 결정하게 된다.

정답 87 ① 88 ④ 89 ④

90 세포가 여러 가지 원인에 의해 세포 자체의 조절 기능에 문제가 생기면 정상적으로는 사멸해야 할 비정상 세포들이 과다 증식하게 되며, 경우에 따라 주위 조직 및 장기에 침입하여 종괴(덩어리)를 형성하고 기존의 구조를 파괴하거나 변형시키게 된다. 이러한 상태를 무엇이라고 하는가?

① cancer
② ulcer
③ furuncle
④ urticaria

해설
① cancer : 암
② ulcer : 궤양
③ furuncle : 종기
④ urticaria : 두드러기

91 비뇨기계 관련 약어에 대한 정식명칭으로 옳은 것은?

① CRF : Congestive Renal Failure
② UTI : Urinary Tract Infection
③ BUN : Bladde Urine Nitrogen
④ IVP : Intravesica Pyelogram

해설
② UTI(Urinary Tract Infection) : 요로감염
① CRF(Chronic Renal Failure) : 만성신부전
③ BUN(Blood Urea Nitrogen) : 혈액요소질소
④ IVP(Intravenous Pyelogram) : 경정맥신우조영술

92 안구의 압력을 측정하여 녹내장을 진단하는 검사는?

① audiometry
② tonometry
③ tuning fork test
④ visual field test

해설
② tonometry : 안압검사
① audiometry : 청력검사
③ tuning fork test : 음차검사
④ visual field test : 시야검사

정답 90 ① 91 ② 92 ②

93 암세포와 각종 대사경로에 개입하여 주로 핵산의 합성을 억제하거나 항암활성을 나타내는 약제는?

① anti-histamine
② anti-biotic
③ anti-cancer drugs
④ anti-coagulant

> **해설**
> ③ anti-cancer drugs : 항암제
> ① anti-histamine : 항히스타민제
> ② anti-biotic : 항생제
> ④ anti-coagulant : 항응고제

94 인체의 기본 조직을 이루며 약 75조~100조 개 이상으로 이루어져 있는 인체의 기본 단위는 무엇인가?

① nerve
② plasma
③ cell
④ tissue

> **해설**
> ③ cell : 세포
> ① nerve : 신경
> ② plasma : 혈장
> ④ tissue : 조직

95 방사선 검사법의 약어가 틀린 것은?

① DSA : Digital Subtraction Angiography
② IVP : Intravenous Pyelogram
③ MRI : Magnetic Retrograde Imaging
④ PET : Positron Emission Tomography

> **해설**
> ③ MRI(Magnetic Resonance Imaging) : 자기공명영상
> ① DSA(Digital Subtraction Angiography) : 디지털감산혈관조영술
> ② IVP(Intravenous Pyelogram) : 경정맥신우조영
> ④ PET(Positron Emission Tomography) : 양전자방출단층촬영(술)

정답 93 ③ 94 ③ 95 ③

96 humerus의 radius 쪽으로 연결되는 방향은 humerus의 어떤 방향인가?

① posterior
② central
③ distal
④ proximal

해설
③ humerus(위팔뼈)는 위팔을 이루는 어깨에서 팔꿈치까지 이어지는 긴뼈이다. radius는 노뼈로 위팔뼈 아래(말단)에 위치하며, 아래팔에 있는 2개의 뼈 중 바깥쪽의 뼈이므로 정답은 distal이 된다.

97 혼합성 신경으로 뇌신경 중 가장 큰 신경은?

① olfactory nerve
② optic nerve
③ trigeminal nerve
④ trochlear nerve

해설
③ trigeminal nerve : 삼차신경
① olfactory nerve : 후각신경
② optic nerve : 시각신경
④ trochlear nerve : 도드래신경

98 고환의 음낭 속으로 내려오는 것이 정지되어, 복강이나 서혜관 내에 위치하는 것은?

① anorchism
② balanitis
③ epididymitis
④ cryptorchidism

해설
④ cryptorchidism : 잠복고환
① anorchism : 무고환증
② balanitis : 귀두염
③ epididymitis : 부고환염

99 급성심근경색증의 약어는?

① AMI
② AML
③ AR
④ Ag

> 해설

① AMI(Acute Myocardial Infarction) : 급성심근경색증
② AML(Acute Myelogenous Leukemia) : 급성골수세포백혈병
③ AR(Aortic Regurgitation) : 대동맥판 역류
④ Ag(Antigen) : 항원

100 UTI에 대한 옳은 설명을 모두 고른 것은?

ㄱ. 소변검사에서 bacteria가 검출된다.
ㄴ. 반드시 투석이 필요하다.
ㄷ. 요로의 염증질환이다.
ㄹ. 후유증으로 뇌병변을 가져온다.

① ㄱ, ㄴ, ㄷ
② ㄱ, ㄷ
③ ㄴ, ㄹ
④ ㄹ

> 해설

UTI(요로감염)는 일반적으로 투석을 하지 않으며, 적절히 치료되지 못하면 만성신부전이나 고혈압이 발생할 수 있다.

정답 99 ① 100 ②

제1과목 보건의료관광행정

01 다음 중 의료리스크 측정 척도에 속하지 않는 것은?

① 과정비용(PC)
② 제한시간(LT)
③ 표준부합성(CTS)
④ 목적적합성(FFP)

해설
의료리스크 측정 척도에 제한시간은 속하지 않는다.

02 의료 해외진출 및 외국인환자 유치 지원에 관한 법령상 지정 유치기관 표시에 관한 설명으로 옳지 않은 것은?

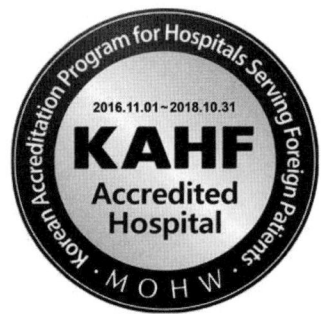

① 보건복지부장관이 외국인환자 유치의료기관 및 외국인환자 유치업자를 평가하여 일정수준을 충족한 유치기관으로 지정하였음을 나타내는 표시이다.
② 지정표시는 이미지의 변질이나 왜곡이 없도록 정확하게 재생하여 사용하여야 한다.
③ 지정표시를 재생할 때에는 원칙적으로 사진제판 방식, 투사복제 방식 또는 컴퓨터를 이용한 원고 출력방식에 따라야 하며, 특별히 크게 확대하여 사용하는 경우에는 그리드 스케일 비례규정에 맞게 재생하여야 한다.
④ 지정표시의 색상은 적용매체와 상관없이 동일한 전용색상을 표현해야 한다.

해설
④ 지정표시의 색상은 지정된 전용색상을 기본으로 하되 적용매체의 특성에 따라 RGB, 지정된 별색 컬러로 나타낼 수 있다. 단색의 사용은 4원색 사용이 불가한 경우 하게 되며 인증마크의 금색 단도형은 무광금박처리한다.

03 원무관리의 필요성에 대한 설명으로 거리가 먼 것은?

① 의원의 증가
② 의료수요의 증가
③ 의료조직의 복잡화
④ 의료보장제도의 확대

해설
원무관리의 필요성
- 사회보장제도의 확대
- 병원규모의 대형화
- 의료기술의 발전
- 병원경영의 효율화
- 고객욕구의 증대
- 첨단 의료정보체계 구축
- 경쟁력 강화

04 Carroll이 제시한 의료기관에서 발생할 수 있는 리스크의 유형 중 임상적 리스크에 해당하는 것은?

① 의료진과 병원 간 소송
② 환자의 임상정보 비밀 누출
③ 자연재해로 인한 병원 자산 손실
④ 치료비 미수

해설
① 의료진 관련 리스크
③ 자산 관련 리스크
④ 재정적 리스크

05 의료관광코디네이터 자질 중에서 언어에 관한 능력에 해당하지 않는 것은?

① 외국어 교육(Teaching) 능력
② 외국어 구사(Speaking) 능력
③ 외국어 작문(Writing) 능력
④ 외국어 읽기(Reading) 능력

해설
의료관광코디네이터는 업무처리를 담당하는 역할로, 외국어 교육능력까지 요구되지는 않는다.

정답 03 ① 04 ② 05 ①

06 다음 중 수급권자에 대한 진료, 조제 또는 투약을 담당하는 의료급여기관을 모두 고른 것은?

> ㄱ. 「지역보건법」에 따라 설치된 보건소
> ㄴ. 「농어촌 등 보건의료를 위한 특별조치법」에 따라 설치된 보건진료소
> ㄷ. 「약사법」에 따라 설립된 한국희귀·필수의약품센터

① ㄱ, ㄴ   ② ㄱ, ㄷ
③ ㄴ, ㄷ   ④ ㄱ, ㄴ, ㄷ

해설

의료급여기관(의료급여법 제9조 제1항)
의료급여는 다음의 의료급여기관에서 실시한다. 이 경우 보건복지부장관은 공익상 또는 국가시책상 의료급여기관으로 적합하지 아니하다고 인정할 때에는 대통령령으로 정하는 바에 따라 의료급여기관에서 제외할 수 있다.
- 「의료법」에 따라 개설된 의료기관
- 「지역보건법」에 따라 설치된 보건소·보건의료원 및 보건지소
- 「농어촌 등 보건의료를 위한 특별조치법」에 따라 설치된 보건진료소
- 「약사법」에 따라 개설등록된 약국 및 같은 법에 따라 설립된 한국희귀·필수의약품센터

07 인구가 초고령화 되면서 자연스럽게 건강에 대한 관심이 증가하게 된다. 이러한 결과로 나타나는 현상으로 가장 적합한 것은?

① 의료비 증가에 대한 고민 증대
② 글로벌 의료 거버넌스의 보편화
③ 민간의료 활성화에 대한 강한 욕구 발생
④ 보건의료서비스의 강한 글로벌화 유도 경향 발생

해설

의료비 등에 대한 공공지출이 늘어나면서 재정이 악화되어 가족, 육아지원 등에 소요되는 예산의 균등한 집행이 어려워지고, 젊은 세대가 고령인구를 부양해야 하는 세대 간 부담의 이전이 확대되는 결과를 가져올 수 있다.

08 의료서비스 제공과정에서 조직을 둘러싼 모든 위기상황에 대한 사전 대응방안을 마련함으로써 보다 종합적이고 효율적인 안전대책을 구축하는 것은?

① 위험조정(Risk Control)   ② 위험예방(Risk Prevention)
③ 위험관리(Risk Management)   ④ 위험파악(Risk Identification)

해설

① 의료사고를 관리하는 부서의 조직화, 체계화를 통해 문제를 통제하고 개선한다.
② 발견된 문제를 개선하고 예방하기 위해 교육 및 시스템과 프로세스를 체계화한다.
④ 리스크 상황을 파악하기 위해 중요 사고를 보고한다.

09 A병원의 4월 중 성인과 소아의 총 퇴원환자가 300명(사망 포함)이었고, 총 재원일수는 2700일이었다. 평균재원일수는?

① 7일
② 8일
③ 9일
④ 10일

해설
평균재원일수
평균재원일수(일) = 퇴원환자재원일수 누계/퇴원실인원수
즉, 2700/300 = 9

10 의료법상 의료인을 모두 고른 것은?

ㄱ. 의 사	ㄴ. 치과의사
ㄷ. 한의사	ㄹ. 조산사
ㅁ. 간호사	ㅂ. 의료기사

① ㄱ, ㄷ, ㄹ
② ㄱ, ㄴ, ㄷ, ㅂ
③ ㄱ, ㄴ, ㄷ, ㄹ, ㅁ
④ ㄱ, ㄴ, ㄷ, ㅁ, ㅂ

해설
의료인이란 보건복지부장관의 면허를 받은 '의사, 치과의사, 한의사, 조산사 및 간호사'를 말한다.

11 의료서비스의 특성이 아닌 것은?

① 정보의 대칭성
② 의료수요발생의 예측 불가능성
③ 외부효과의 존재
④ 의료공급의 비탄력성

해설
의료정보의 비대칭성
의료정보는 고도의 전문성을 요구하는 정보이기 때문에 의사와 같은 소수자만이 독점할 수 있는 정보이다. 일반인은 이런 정보에 접근을 하여도 이해가 쉽지 않기 때문에 이에 대한 비대칭성 문제가 발생하기 쉽다. 즉, 이 정보를 독점하고 있는 의사의 결정에 환자가 무조건 따르게 되는 일이 빈번하게 일어날 수 있다.

12 영국과 캐나다와 같은 NHS 제도를 가진 나라에서 의료관광객을 송출할 경우 기대할 수 있는 효과에 대한 설명으로 거리가 먼 것은?

① 의료관광객으로부터 외화수입을 기대할 수 있다.
② 의료관광객들이 신속한 서비스 혜택을 누릴 수 있다.
③ 자국에 있는 환자들의 대기행렬을 줄여주는 효과가 있다.
④ 자국에 없는 서비스나 더 나은 서비스를 받을 수도 있어 환자의 선택 폭이 넓어지는 효과가 있다.

해설
의료관광의 효과
- 긍정적 효과
  - 연관산업의 창조 및 발전
  - 국가 이미지 제고와 국익창출(외화수입)
  - 국내 의료기관의 경쟁력을 국제 수준으로 강화(보건산업의 발달)
- 부정적 효과
  - 자국민의 서비스 이용 형평성 문제
  - 진료비 상승
  - 의료의 상업화

13 효과적인 퇴원계획으로 얻을 수 있는 효과가 아닌 것은?

① 입원기간의 단축
② 입원비용의 감소
③ 재입원의 필요성 증대
④ 가정으로의 복귀나 다음 단계 시설로의 이동에 있어 편안함 부여

해설
③ 효과적인 퇴원계획이 재입원율을 낮추는 데 효과적이다.

14 출입국관리법령상 의료관광비자를 발급받은 단기체류환자가 국내에 있을 수 있는 최대 기간은?

① 30일
② 60일
③ 90일
④ 120일

해설
일반체류자격(출입국관리법 제10조의2 제1항 제1호)
단기체류자격은 관광, 방문 등의 목적으로 대한민국에 90일 이하의 기간(사증면제협정이나 상호주의에 따라 90일을 초과하는 경우에는 그 기간) 동안 머물 수 있는 체류자격을 말한다.

정답 12 ① 13 ③ 14 ③

15 환자가 입원결정을 하여 입원진료를 위해 발급받는 문서는?

① 입원약정서
② 입원접수증
③ 입원결정서
④ 요양급여명세서

해설
입원결정서의 내용
입원결정서에는 입원수속 및 진료에 참고가 되는 모든 내용들을 표시하며 '등록번호, 성명, 진료과, 담당의사, 방문경위, 추정진단, 환자상태' 등을 기록한다.

16 진료예약제의 효과로 가장 거리가 먼 것은?

① 이용자 만족의 증대
② 병원이용 환자 감소
③ 병원관리의 용이성
④ 업무능률의 향상

해설
진료예약제의 효과
- 이용자 만족 증대
- 환자 증가
- 업무능률의 향상
- 병원관리의 용이성
- 인력관리의 효율화

17 외국인 의료사고에 대해 신속하고 공정한 피해구제 조정신청을 할 수 있는 곳은?

① 법 원
② 의료심사조정위원회
③ 소비자분쟁조정위원회
④ 한국의료분쟁조정중재원

해설
한국의료분쟁조정중재원의 업무(의료분쟁조정법 제8조)
- 의료분쟁의 조정·중재 및 상담
- 의료사고 감정
- 손해배상금 대불
- 의료분쟁과 관련된 제도와 정책의 연구, 통계 작성, 교육 및 홍보
- 그 밖에 의료분쟁과 관련하여 대통령령으로 정하는 업무
  - 의료사고 예방에 관한 업무
  - 불가항력 의료사고 보상 재원 등 자산의 관리·운영
  - 의료분쟁에 관한 국제협력
  - 이 법 또는 다른 법령에 따라 위임받거나 위탁받은 업무
  - 그 밖에 보건복지부장관이 조정중재원에서 수행하는 것이 적절하다고 인정하는 업무

정답 15 ③ 16 ② 17 ④

18 재외동포의 출입국과 법적 지위에 관한 법령상 건강보험 적용에 관한 내용 중 ( )에 알맞은 것은?

> 주민등록을 한 재외국민과 국내거소신고를 한 외국국적동포가 ( ) 이상 대한민국 안에 체류하는 경우에는 건강보험 관계법령으로 정하는 바에 따라 건강보험을 적용받을 수 있다.

① 30일 ② 45일
③ 60일 ④ 90일

해설
건강보험(재외동포법 제14조)
주민등록을 한 재외국민과 국내거소신고를 한 외국국적동포가 90일 이상 대한민국 안에 체류하는 경우에는 건강보험 관계 법령으로 정하는 바에 따라 건강보험을 적용받을 수 있다.

19 외국 보험사에 진료비 청구 시 보험청구서 이외에 일반적으로 첨부되는 서류에 해당하지 않는 것은?

① 지불요구서 ② 영문진단서
③ 세부 진료비 명세서 ④ 예약확인증명서

해설
진료비 청구는 지불보증서 사본, 영문영수증, 진료비상세내역서, 영문진단서, 지불요구서, 환자 ID 복사본, 병원정보의 무기록활용 승낙동의서 등을 첨부하여 국제보험사에 청구하게 된다.

20 다음 중 무형적 특성의 한방의료관광자원에 해당하는 것은?

① 한방전통음식 ② 사상체질분류
③ 십전대보탕 ④ 약초(허브)

해설
무형성(비가시성)은 제품과 서비스의 차이를 구분하는 가장 큰 잣대이다. 실체가 없어 환자의 입장에서 만지거나 볼 수가 없는 특성으로 일반적인 제품과는 차이가 있다.

18 ④ 19 ④ 20 ②

제2과목 보건의료서비스 지원관리

21 병원의 고유 기능과 가장 거리가 먼 것은?

① 진 료
② 교 육
③ 임상연구
④ 고용기회 제공

해설
④ 파생적 기능에 해당한다.

22 미국 JCAHO의 영양서비스 관련 평가기준 중 환자 치료에 해당하는 세부기준을 모두 고른 것은?

> ㄱ. 진료과정 중 환자 영양상태 평가
> ㄴ. 영양 및 치료사에 대한 식사상담 제공
> ㄷ. 병원조직 내 영양관리 업무의 방법과 절차의 표준화
> ㄹ. 영양적으로 위험이 있다고 판단된 모든 환자에 대한 다각적인 영양치료계획 수립

① ㄱ, ㄴ
② ㄴ, ㄷ
③ ㄷ, ㄹ
④ ㄱ, ㄹ

해설
ㄱ, ㄴ 환자 영양관리에 해당한다.

23 응급환자가 발생한 경우 진단검사의학실에서 시행하는 혈액검사는 검체수집부터 결과보고까지 몇 분이내의 검사소요시간(Turn Around Time)을 유지해야 하는가?

① 30분
② 1시간
③ 1시간 30분
④ 2시간

해설
의뢰된 검사는 지체없이 검사가 시행되며 진단혈액 검사실 직원은 적절한 검체의 접수 후 30분 이내에 결과를 보고할 수 있도록 한다.

정답 21 ④ 22 ③ 23 ①

24 외국인환자가 보내온 임상자료가 메인서버에 저장되는 과정에서 오류가 발생한 경우, 대처방안으로 틀린 것은?

① 환자에게 상황을 설명한다.
② 고객이 갖고 온 원본 파일을 확인한다.
③ 환자의 ID번호 오류가 있는지 확인한다.
④ 한국 의료기관 담당의사에게 문의 연락을 한다.

해설
④ 한국 의료기관 담당의사와는 전혀 상관없는 문제이다.

25 외국인환자에게 의료관광상품 판매를 위한 대화 시 첫 단계는?

① 설 득
② 신뢰형성
③ 전략적 질문
④ 아이스 브레이킹

해설
새로운 사람을 만났을 때 첫 단계로, 어색하고 서먹서먹한 분위기를 깨뜨리기 위해 아이스 브레이킹을 한다.

26 다음 중 감염병 유행의 필수 요소가 아닌 것은?

① 숙 주
② 환 경
③ 병원체
④ 감염병에 대한 위협감

해설
감염병 유행의 3대 요소
- 병원체
- 숙 주
- 환 경

27 보건의료체계의 특성으로 가장 적합한 것은?

① 수요예측 가능성
② 서비스공급의 탄력성
③ 지식과 정보의 대칭성
④ 소비적 요소와 투자적 요소의 혼재

해설
① 수요예측의 어려움
② 서비스공급의 비탄력성
③ 지식과 공급의 비대칭성

28 병원의 진료예약제는 의료서비스의 어떤 특성을 보완하기 위한 것인가?

① 무형성
② 이질성
③ 소멸성
④ 비분리성

해설
의료서비스의 특성
- 무형성 : 의료서비스는 형체가 있는 완성된 제품이 아닌 서비스이다.
- 이질성 : 사람이 사람을 다루는 것으로 똑같은 서비스를 제공할 수 없다.
- 소멸성 : 사용하지 않은 서비스는 소멸된다.
- 비분리성(동시성) : 의료서비스는 생산·소비가 동시에 일어난다.

29 서비스의 특성에 대한 설명으로 틀린 것은?

① 서비스는 다른 장소로 옮길 수 있다.
② 서비스는 매번 동일한 내용과 수준이 되기 힘들다.
③ 서비스는 고객의 참여 없이 일방적으로 이루어지기 어렵다.
④ 서비스는 저장할 수 없기 때문에 정해진 서비스 상황이 지나면 사라진다.

해설
② 이질성
③ 비분리성
④ 소멸성

정답 27 ④ 28 ③ 29 ①

30 진료목적의 비자(의료관광비자) 발급 지원과 관련하여 옳은 것은?

① 비자를 발급받았으면 유효기간 확인은 사본으로도 확인 가능하다.
② 비자 발급은 출입국 사무소에 신청 가능하고 개인 신청도 가능하다.
③ 병원 초청장 발급과 관련하여 일반적으로 선입급을 요구할 수 없다.
④ 체류기간은 보통 60일에서 최장 3년이다.

해설
② 비자 발급은 한국보건산업진흥원에 외국인환자 유치를 위해 등록한 기관 가운데 법무부에서 비자업무 대행 허가를 받은 곳이 할 수 있다.
③ 병원 초청장 발급과 관련하여 일반적으로 선입급을 요구할 수 있다.
④ 체류기간은 보통 90일 기준에서 최장 1년이다.

31 인간의 건강은 병인, 숙주, 환경 간의 균형에 의해 결정된다. 병인(Agent) 중 물리적 요인에 해당하는 것은?

① 약 물
② 곰팡이
③ 방사능
④ 바이러스

해설
병인(Agent)의 물리적 요인에는 기계적 외상, 전기, 기압, 온도, 광선, 방사선 등이 있다.

32 병원의 의료수요를 추계하는 대표 지표로서 지역주민의 특정 병원 이용 선호도를 의미하는 것은?

① 친화도
② 병상이용율
③ 병상회전율
④ 외래환자초진율

해설
지역주민 중심 친화도는 자체충족률(Relevance Index)이라고도 불리는데, 지역거주 환자의 총 의료이용량 중 특정 지역 소재의 의료기관을 이용한 의료이용량을 나타내는 지수이다.

33
아시아권 환자들이 의료관광 의사결정 시 주로 이용하는 정보원천은?

① 친구, 가족
② 신문, 잡지
③ 병원 웹사이트
④ 의료관광 유치업자

해설
주로 입소문을 통해 아시아권 환자들의 방문이 늘어나고 있다.

34
의료관광서비스와 관련한 환자 가족의 역할이 아닌 것은?

① 의료서비스 제공자
② 여행계획 수립의 항해사
③ 보살핌을 제공하는 동반자
④ 의사와 환자 간 의사소통의 지식브로커

해설
① 의료서비스 제공자 역할은 하지 않는다.

35
양질의 의료를 구성하는 특징이 아닌 것은?

① 접근성(Accessibility)
② 서비스 품질(Quality)
③ 무형성(Intangibility)
④ 포괄성(Comprehensiveness)

해설
Myers의 정의에 따르면 양질의 의료를 구성하는 요소는 '접근성, 포괄성, 품질, 지속성, 효율성'이다.

36
건강보험의 도덕적 해이를 예방하기 위한 방식이 아닌 것은?

① 공제제
② 인두제
③ 급여상한제
④ 급여제한 조항

해설
인두제
의사가 맡고 있는 환자수에 일정금액을 곱하여 상응하는 보수를 지급하는 제도이다.

정답 33 ① 34 ① 35 ③ 36 ②

37 환자와의 의사소통에 사용되는 비언어적인 요소가 아닌 것은?

① 얼굴표정과 화장
② 표준어와 사투리
③ 자세와 복장상태
④ 액세서리와 헤어스타일

해설

커뮤니케이션 방법

언어적 커뮤니케이션	언어를 이용한 의사소통으로 말과 글, 즉 구두의사소통과 문서의사소통으로 구분할 수 있다. 가장 기본적인 요소는 단어와 문맥이며 구두의사소통으로는 대표적으로 음성메일, 화상회의, 이동전화기 등이 있다.
비언어적 커뮤니케이션	언어적 의사소통은 항상 비언어적인 의사소통을 수반한다. 송신자가 대화 중에 하는 손짓과 몸짓 등의 비언어적 요소로, 이것은 문화와 매우 밀접한 관계를 맺고 있으며 동일한 행동일지라도 문화적, 민족적, 인종적 배경에 따라 서로 다르게 이해된다.

38 병원 고용관계의 특징이 아닌 것은?

① 단일임금체계
② 직종의 다양성
③ 쟁의행위의 제한
④ 근무시간의 다양성

해설
① 단일임금체계가 아닌 성과급 제도를 적용한다.

39 높은 의료수준에도 불구하고 대기시간이 길어 해외의료관광 수요가 높은 나라는?

① 미 국
② 영 국
③ 러시아
④ 아랍에미리트

해설
영국의 국가보험체계 구조에서는 수술대기자의 리스트가 매우 길다.

40 병원에서 일대일 커뮤니케이션을 수행하기 위한 단계로 가장 적합한 것은?

> 가. 말하고자 하는 메시지가 정확하게 제대로 전달되고 있는가?
> 나. 메시지의 발송 수단은 적절한가?
> 다. 송신자가 의도하는 메시지가 수신자에게 접수되었는가?
> 라. 수신자의 반응과 피드백은 있는가?
> 마. 각각의 메시지별로 정확하게 이해되고 있는가?

① 가 → 나 → 다 → 라 → 마
② 나 → 가 → 라 → 다 → 마
③ 가 → 나 → 마 → 라 → 다
④ 라 → 나 → 가 → 마 → 다

[해설]
커뮤니케이션의 기본과정
관념화(송신자) → 기호화(암호화) → 전달(메세지, 매체) → 수신 → 해석 또는 해독 → 반응(피드백) → 이해

제3과목 보건의료관광 마케팅

41 신제품 수요예측방법에 대한 설명으로 옳지 않은 것은?
① 구매의향조사에 의한 수요예측방법은 신상품에 대해 설명하고 비교적 간단하게 구매의향을 조사한다.
② 테스트마케팅에 의한 수요예측방법은 실제시장에 신상품을 투입하고 그 반응으로 수요를 예측한다.
③ 인터뷰조사에 의한 수요예측방법은 대상자나 잠재 소비자로부터 상세한 자료를 수집할 수 있다.
④ 델파이법에 의한 수요예측방법은 수요의 총량을 전문가의 직관에 의해 추정하도록 하는 방법으로 단기에 적합하다.

[해설]
④ 델파이기법은 수요 총량을 전문가로 하여금 직관에 의해 직접 추정하도록 하는 예측기법으로 장기적인 수요예측에 적합하다.

[정답] 40 ① 41 ④

42 의료관광상품의 개발전략과 가장 거리가 먼 것은?

① 건강지향적인 테마상품 개발이 필요하다.
② 유관단체나 조직들과의 협력관계를 구축하는 것이 필요하다.
③ 상품개발 초기단계는 물론 이후에도 민간보다는 정부 주도로 이루어져야 한다.
④ 다양한 국적과 문화를 가진 고객들을 위해 보다 다양한 상품개발이 필요하다.

> **해설**
> 의료관광상품이란 의료관광객의 욕구나 필요를 충족시키기 위하여 관련 업계가 생산·제공하는 일체의 유무형 재화 및 서비스를 의미한다. 따라서 상품개발은 정부가 주도하기보다는 민간 관련 업계의 주도로 보는 것이 타당하다.

43 다음 내용에 해당하는 분석방법은?

> 의사의 전문성, 간호사의 친절성, 장비의 첨단성, 입지의 접근성, 진료대기시간 등을 독립변수로 설정하고, 이들 독립변수가 종속변수인 방문 환자수에 어떠한 영향을 미치는지를 분석한다.

① 회귀분석
② 상관분석
③ 판별분석
④ 다차원분석

> **해설**
> ② 상관분석 : 두 변수 간에 어떤 선형적 관계를 갖고 있는 지를 분석하는 방법
> ③ 판별분석 : 두 개 이상의 모집단에서 추출된 표본들이 지니고 있는 정보를 이용하여 이 표본들이 어느 모집단에서 추출된 것인지를 결정해 줄 수 있는 기준을 찾는 분석방법
> ④ 다차원분석 : 다차원으로 이루어진 데이터로부터 통계적인 요약 정보를 분석하여 의사결정에 활용하는 방법

44 온라인 마케팅조사에 대한 설명으로 틀린 것은?

① 응답 여부를 확인할 수 있고 늦어질 경우 독촉 메일과 같은 후속조치를 할 수 있다.
② 응답자의 신분을 확인할 방법이 제한되어 있어 응답자 적격성 문제가 발생할 수 있다.
③ 온라인 마케팅조사에는 전자우편조사, 전자설문조사 등이 포함된다.
④ 표본편중의 문제를 쉽게 해결할 수 있다.

> **해설**
> ④ 온라인에 친숙한 세대인 10~30대가 표본이 되기 쉽고, 온라인을 상대적으로 사용하지 않는 중·장년 및 노년층은 소외되기 쉽다.

45 의료서비스 마케팅의 특성으로 거리가 먼 것은?

① 공공성과 상업성의 양면성이 있다.
② 의료서비스 상품은 무형성의 특성이 강하다.
③ 의료서비스 상품은 생산과 소비의 과정에서 표준성과 동질성의 특성이 나타난다.
④ 의료서비스 상품은 재고가 없는 소멸성의 특성이 있다.

해설
의료서비스 마케팅의 특성
- 무형성
- 양면성
- 이질성
- 소멸성

46 RFM 분석법의 평가요소에 해당하지 않는 것은?

① 최근 구입 여부
② 구입횟수
③ 제품구입액의 정도
④ 구입제품의 인지도

해설
RFM 분석법
최근의 거래빈도와 구매금액을 통해 우량고객을 선별하는 분석법
- 최근성(Recency) : 고객이 얼마나 최근에 구입했는가?
- 거래빈도(Frequency) : 고객이 얼마나 자주 우리 상품을 구입했는가?
- 구매금액(Monetary) : 고객이 구입했던 총 금액은 어느 정도인가?

47 포지셔닝(Positioning) 전략의 수립과정을 올바르게 나열한 것은?

ㄱ. 동일 포지션 내의 경쟁자 확인
ㄴ. 소유하고 싶은 포지션 탐색 및 발견
ㄷ. 현재의 포지션 파악
ㄹ. 자사의 자원 파악 및 효과적인 활용
ㅁ. 획득한 포지션의 유지 및 강화
ㅂ. 포지션의 획득

① ㄴ → ㄷ → ㄱ → ㄹ → ㅂ → ㅁ
② ㄷ → ㄴ → ㄱ → ㄹ → ㅂ → ㅁ
③ ㄷ → ㄴ → ㄱ → ㅂ → ㅁ → ㄹ
④ ㄷ → ㅂ → ㄱ → ㄹ → ㄴ → ㅁ

해설
포지셔닝(Positioning) 전략
소비자의 뇌리에 각인될 수 있도록 하는 마케팅 기법으로 자사 제품의 포지션을 결정하는 과정과 그 포지션을 고객에게 위치화 시키기 위한 컨셉을 개발하는 과정을 말한다.

정답 45 ③ 46 ④ 47 ②

48 의료관광 시장조사에서 1차 자료수집의 원천에 해당하는 것은?

① 관 찰
② 회사 내 문서기록
③ 의료관광논문집
④ 과거신문기사

> **해설**
> 1차 자료는 조사자가 현재 수행 중인 조사목적을 달성하기 위해 직접 수집한 자료를 말한다.

49 의료법령상 규제대상이 되는 광고내용을 모두 고른 것은?

> ㄱ. 신문, 방송, 잡지 등을 이용하여 전문가의 의견 형태로 표현되는 광고
> ㄴ. 소비자로 하여금 치료 효과를 오인하게 할 우려가 있는 광고
> ㄷ. 진료 방법과 관련하여 심각한 부작용 등 중요한 정보를 누락하는 광고
> ㄹ. 세계보건기구와 협력을 맺은 국제평가기구로부터 받은 인증을 표시한 광고

① ㄱ, ㄴ
② ㄴ, ㄷ
③ ㄱ, ㄴ, ㄷ
④ ㄱ, ㄴ, ㄷ, ㄹ

> **해설**
> 의료광고의 금지 등(의료법 제56조 제2항)
> - 신의료기술의 평가에 따른 평가를 받지 아니한 신의료기술에 관한 광고
> - 환자에 관한 치료경험담 등 소비자로 하여금 치료 효과를 오인하게 할 우려가 있는 내용의 광고
> - 거짓된 내용을 표시하는 광고
> - 다른 의료인 등의 기능 또는 진료 방법과 비교하는 내용의 광고
> - 다른 의료인 등을 비방하는 내용의 광고
> - 수술 장면 등 직접적인 시술행위를 노출하는 내용의 광고
> - 의료인 등의 기능, 진료 방법과 관련하여 심각한 부작용 등 중요한 정보를 누락하는 광고
> - 객관적인 사실을 과장하는 내용의 광고
> - 법적 근거가 없는 자격이나 명칭을 표방하는 내용의 광고
> - 신문, 방송, 잡지 등을 이용하여 기사(記事) 또는 전문가의 의견 형태로 표현되는 광고
> - 의료광고의 심의에 따른 심의를 받지 아니하거나 심의받은 내용과 다른 내용의 광고
> - 무면허 의료행위 등 금지에 따라 외국인환자를 유치하기 위한 국내광고
> - 소비자를 속이거나 소비자로 하여금 잘못 알게 할 우려가 있는 방법으로 비급여 진료비용 등의 고지에 따른 비급여 진료비용을 할인하거나 면제하는 내용의 광고
> - 각종 상장·감사장 등을 이용하는 광고 또는 인증·보증·추천을 받았다는 내용을 사용하거나 이와 유사한 내용을 표현하는 광고. 다만, 다음의 어느 하나에 해당하는 경우는 제외한다.
>   - 의료기관 인증을 표시한 광고
>   - 중앙행정기관·특별지방행정기관 및 그 부속기관, 지방자치단체 또는 공공기관으로부터 받은 인증·보증을 표시한 광고
>   - 다른 법령에 따라 받은 인증·보증을 표시한 광고
>   - 세계보건기구와 협력을 맺은 국제평가기구로부터 받은 인증을 표시한 광고 등 대통령령으로 정하는 광고
> - 그 밖에 의료광고의 방법 또는 내용이 국민의 보건과 건전한 의료경쟁의 질서를 해치거나 소비자에게 피해를 줄 우려가 있는 것으로서 대통령령으로 정하는 내용의 광고

50 유통경로의 기능이 아닌 것은?

① 거래를 표준화시키는 역할을 한다.
② 총 거래수를 감소시키고 거래를 촉진시킨다.
③ 구매자에게 규모의 경제를 가능하게 한다.
④ 생산자와 소비자에게 필요한 정보를 제공한다.

해설
③ 유통경로는 생산자에게 규모의 경제를 실현할 기회를 제공한다.

51 시장세분화의 필요성이 없는 것은?

① 상품수명주기의 단계가 도입기인 경우
② 고객의 특성이 명확하게 구분되는 경우
③ 경쟁상품이 다수인 경우
④ 소비자의 욕구가 다양한 경우

해설
① 도입기는 새로 개발된 서비스가 처음 제공될 때 시장에 진입하는 단계를 말한다.

52 신상품 콘셉트(Concept) 평가 시 고려사항으로 거리가 먼 것은?

① 기업의 강점
② 상품의 목표
③ 표적시장의 크기
④ 광고전략

해설
④ 광고전략은 상품화 과정에서 중요한 사항이다.

정답 50 ③ 51 ① 52 ④

53 시장가격 중심의 가격결정방법 중 상대적 저가격정책에 관한 설명이 아닌 것은?

① 대체로 시장점유율을 높이기 위한 공격적 마케팅의 일환으로 사용된다.
② 동급의 제품을 고가로 책정함으로써 소비자들이 그 제품의 품질이 우수한 것으로 자각하도록 유도한다.
③ 산업의 후발주자는 시장리더의 점유율을 잠식하기 위해 저가격으로 제품을 출시할 수 있다.
④ 할인점이 저가격정책으로 유통시장을 잠식한 것은 상대적 저가격정책의 예라 할 수 있다.

해설
② 상대적 고가격전략에 대한 설명이다.

54 커뮤니케이션에서 발신자가 전혀 의도하지 않았거나 왜곡된 메시지를 수신자가 받게 되는 방해요소는?

① 반응(Response)   ② 피드백(Feedback)
③ 해석화(Decoding)   ④ 잡음(Noise)

해설
잡음(Noise)
물리적 잡음(실제 외부환경에서 물리적으로 발생하는 잡음으로 화면의 불량 수신 등), 심리적 잡음(수신자의 심리적 잡음으로 피로에 따른 휴식요구 등), 의미적 잡음(수신자가 의미를 전혀 모르는 경우로 전문용어의 남발 등)

55 구매의사결정에 관한 설명으로 틀린 것은?

① 구매의사결정은 고관여 의사결정과 저관여 의사결정으로 분류할 수 있다.
② 고관여 구매의사결정은 문제인식 → 정보탐색 → 대안의 평가 → 대안의 선택 → 구매 후 평가의 과정으로 이루어진다.
③ 저관여 구매의사결정은 대안의 선택이 대안의 평가보다 선행한다.
④ 높은 진료능력과 장비, 시간과 비용을 필요로 하는 질병의 경우는 저관여 구매의사결정이 많다.

해설
관여도에 따른 구매의사결정 종류
• 고관여 구매의사결정
  - 소비자가 구매과정에 많은 시간과 노력을 투입한다.
  - 값이 비싸며, 구매중요도가 높다.
  - 구매결정과정이 복잡하다.
  - 문제인식 → 정보탐색 → 대안의 평가 → 대안의 선택(구매) → 구매 후 평가
• 저관여 구매의사결정
  - 소비자가 구매과정에 간단하고 신속하게 구매를 결정한다.
  - 값이 싸고, 구매중요도가 낮다.
  - 구매결정과정이 간단하다.
  - 문제인식 → 대안의 선택(구매) → 구매 후 평가

56 병원 인적판매의 특징으로 옳지 않은 것은?

① 고객의 요구에 즉각적으로 융통성 있게 대응할 수 있다.
② 고객이 될 만한 사람에게만 초점을 맞추어 접근할 수 있다.
③ 한 번에 대응할 수 있는 고객의 수가 많다.
④ 고객들의 선택을 즉시에 실시간으로 유도할 수 있다.

해설

인적판매
"제품이나 서비스의 판매와 고객관계 구축을 목적으로 하는 영업사원 개인의 대면적 커뮤니케이션"을 일컫는다.

57 고객관계관리(CRM)의 도입배경에 대한 설명과 가장 거리가 먼 것은?

① 고객에서 기업으로 힘의 이동
② 시장의 확산으로 다양한 틈새시장 창출
③ 가격에 대한 고객의 관심 증대로 치열한 가격경쟁
④ 인터넷의 발달과 확산으로 기업의 변화 필요성 증대

해설

고객관계관리(CRM)는 신규고객 창출보다는 기존고객의 관리에 초점을 맞추는 특징이 있다. 즉, 기존고객을 잘 관리해 고객들의 욕구를 수용하고 이들로부터 기업이 원하는 수익 등을 얻는 것이다.

58 서비스 마케팅 믹스(7P)에 해당되지 않는 것은?

① 과정(Process)
② 인적자원(People)
③ 가격(Price)
④ 계획(Planning)

해설

서비스 마케팅 믹스(7P)
- 제품(Product)
- 가격(Price)
- 촉진(Promotion)
- 유통(Place)
- 사람(People)
- 물리적 증거(Physical Evidence)
- 과정(Process)

정답 56 ③ 57 ① 58 ④

59 Poter의 산업구조분석 모델에서 산업의 경쟁력을 결정하는 요소가 아닌 것은?

① 잠재적 진입자
② 공급자
③ 대체재
④ 차별화

해설
경쟁력을 결정하는 요소
잠재적 경쟁자, 공급업자, 대체재, 구매자

60 현재 고객을 대상으로 고객의 충성도에 대해 보상함으로써 반복구매 행동을 구축하려고 설계된 판매촉진방법은?

① 상용고객 프로그램
② 쿠 폰
③ 사은품 제공
④ 경연과 추첨

해설
상용고객 우대제도(Frequent Flight Program)
상용고객이란 자사의 항공기를 자주 이용하는 고객을 뜻하며 상용고객에게 항공사 및 제휴사 이용에 대한 감사의 뜻으로 일정 마일리지를 적립해주고 적립한 마일리지로 항공기의 여유 좌석을 이용하여 무료항공권 또는 좌석승급 등의 다양한 혜택을 제공하는 프로그램이다.

제4과목 관광서비스 지원관리

61 관광서비스의 유형 중 여행업 서비스의 내용과 가장 거리가 먼 것은?

① 안내업무
② 수속대행
③ 인력수급서비스
④ 예약 및 수배

해설
여행업 서비스의 종류
• 상담업무 서비스
• 예약·수배업무 서비스
• 판매업무 서비스
• 수속대행 서비스
• 발권 서비스
• 여정관리 서비스
• 정산 서비스

정답 59 ④ 60 ① 61 ③

62 관광자원의 특성으로 보기 어려운 것은?

① 인적이 드문 곳으로 접근성이 떨어져야만 한다.
② 관광자원은 관광객의 욕구를 충족시켜주며 경제성을 만족시킬 수 있어야 한다.
③ 관광객이 원하는 혜택을 제공할 수 있어야 한다.
④ 관광자원은 보존 또는 보호를 하지 않으면 그 가치가 감소되거나 훼손된다.

해설

관광자원의 특성
- 매력성 : 관광객의 욕구나 동기를 유발하는 매력성을 지니고 있다.
- 유인성 : 관광객을 끌어들이는 유인성을 지니고 있다.
- 개발성 : 관광자원은 개발을 통해서 관광대상이 되므로 개발은 발전으로 가는 변화과정이다.
- 보호·보존 요구성 : 관광욕구의 충족과 관광경험의 질을 유지하고 향상시키기 위하여 보호되고 보전되어야 한다.
- 가치의 변화성 : 사회구조와 시대에 따라 가치를 달리한다.
- 범위의 다양성 : 범위와 대상이 무한정이다.
- 자연과 인공의 상호작용 : 자연과 인간의 상호작용의 결과이며 관광자원에는 자연적인 것뿐만 아니라 자연에 인공을 가미하여 얻어지는 문화적인 것, 사회적인 것도 있다.

63 관광의 구성요소 중 관광객체에 대한 설명으로 틀린 것은?

① 관광대상을 의미한다.
② 관광욕구를 충족시키는 역할을 한다.
③ 관광정보를 포함한다.
④ 관광자원과 관광시설을 포함한다.

해설
③ 관광정보는 관광매체에 포함되는 내용이다.

64 항공운송사업의 특성으로 옳지 않은 것은?

① 항공운송사업은 국제성의 특징이 있다.
② 항공운송사업은 계절적 수요 변동이 크지 않다.
③ 항공운송사업은 영업지속의 의무 등 공공성이 강하다.
④ 항공운송사업은 자본집약적인 특성이 있다.

해설
② 항공운송사업은 계절적인 요인에 의한 수요 증감 현상이 두드러지게 나타난다.

정답 62 ① 63 ③ 64 ②

65 관광서비스는 100-1=99가 아닌 100-1=0이라고 하는데 이는 무엇의 중요성을 강조한 것인가?

① 고객접점
② 고객창출
③ 고객역할
④ 고객참여

[해설]
깨진 유리창 이론의 개념으로써 서비스에 불만을 가진 소비자에 대한 미숙한 응대로 기업의 전체적인 이미지를 훼손하는 경우를 예로 들 수 있습니다.

66 다음 중 관광객으로 보기 어려운 사람은?

① 여가를 목적으로 여행하는 자
② 회의 참석을 위하여 여행하는 자
③ 공항의 지정구역에 잠시 머물렀다 통과하는 자
④ 사업상의 목적으로 여행하는 자

[해설]
국제노동기구는 여행이 24시간 이상을 소요하게 되더라도 체재하지 않고 통과하는 자는 관광객으로 볼 수 없다고 정의하였다.

67 관광쇼핑상품의 특성과 가장 거리가 먼 것은?

① 다양한 관광객 기호를 충족시켜야 한다.
② 관광객이 수용할 수 있는 가격이어야 한다.
③ 보존성이 좋아야 한다.
④ 튼튼하고 부피가 커야 한다.

[해설]
관광쇼핑상품의 특성
- 민족문화를 배경으로 국민적 색채가 풍부하게 담겨있고 예술적 가치가 있어야 한다.
- 튼튼하고 부피가 작아 휴대에 편리해야 한다.
- 다양한 관광객 기호를 충족시켜야 한다.
- 미관뿐만 아니라 운송이 용이한 포장이어야 한다.
- 가격이 저렴해야 한다.
- 보존성이 좋아야 한다.
- 실용성과 소비성을 충족해야 한다.

정답 65 ① 66 ③ 67 ④

68 다음 설명에 해당하는 관광산업의 특성은?

- 국제친선증진, 국제문화의 교류, 근로의욕고취, 국민건강증진, 교양향상 등 한 국가의 사회문화적 측면에 크게 기여
- 외화획득, 기술협력, 국제무역증진, 지역소득 증대효과, 고용효과, 지역개발효과 등과 같은 지역경제 활성화에 기여

① 복합성
② 입지 의존성
③ 민감성
④ 공익성

해설

관광산업의 특성
- 복합성 : 관광사업은 여러 사업주체로 구성하고 내용이 광범위하여 복합적으로 형성된다.
- 입지 의존성 : 관광지의 유형과 상황, 경영적 환경 등에 의존한다.
- 민감성 : 사회적·경제적·자연적인 외부요인의 변동에 민감하다.
- 공익성 : 기업적 성격을 가지면서 공익 목적을 달성하려는 특성을 가지고 있다.

69 호텔서비스의 특성에 관한 설명으로 옳지 않은 것은?

① 호텔상품이란 환경과 시설, 식음료 서비스 등을 모두 포함한다.
② 호텔상품은 이동 저장하여 판매할 수 없다.
③ 호텔상품은 유형적인 서비스 위주로 판매된다.
④ 호텔은 비숙박객에게도 준공공장소를 제공하는 기능이 있다.

해설

③ 호텔상품은 유형적·무형적인 서비스가 포함된 총체적인 서비스를 판매한다.

70 관광활동의 유형에 관한 설명으로 옳지 않은 것은?

① 관광의 유형에는 유동형 관광, 목적형 관광, 체재형 관광으로 구분할 수 있다.
② 유동형 관광에는 자연관찰이나 역사·문화자원을 대상으로 하는 관광활동이 있다.
③ 목적형 관광은 해수욕·골프 등 구체적인 목적을 가지고 관광하는 활동유형이다.
④ 체재형 관광은 종합휴양지를 대상으로 하지만, 숙박은 하지 않는 형태의 관광활동이다.

해설

④ 체재형 관광은 숙박지역 내 또는 그 주변에서 보고 즐길 수 있는 형태의 관광활동이다.

정답 68 ④ 69 ③ 70 ④

71 관광산업의 긍정적 파급효과와 가장 거리가 먼 것은?

① 지역 및 국가 경제성장에 기여
② 국제수지 개선과 국제무역진흥의 기능
③ 민간소비활성화로 물가안정에 기여
④ 고용창출효과 및 조세 수입증대

해설
관광산업의 긍정적 효과
- 국제수지 개선효과
- 지역사회 기여효과
- 국민경제의 소득효과
- 지역사회개발 촉진과 관광승수효과
- 관광의 사회적 문화적 효과

72 관광진흥법상 관광사업의 종류가 아닌 것은?

① 여행업
② 관광숙박업
③ 관광객 이용시설업
④ 영상정보업

해설
관광진흥법상의 관광사업
여행업, 관광숙박업, 관광객 이용시설업, 국제회의업, 카지노업, 유원시설업, 관광편의시설업

73 관광교통에서 초과예약(Overbooking)에 관한 설명과 가장 거리가 먼 것은?

① 비수기인 경우 초과예약률을 높게 설정한다.
② 전년도 통계를 참고하여 초과예약률을 설정한다.
③ 계절과 요일에 따라 초과예약률을 탄력적으로 적용한다.
④ No-show가 초과예약률 설정의 중요한 요인이다.

해설
① 비수기인 경우 초과예약률을 낮게 설정한다.

74 다음 중 외식산업의 특성으로 옳은 것을 모두 고른 것은?

> ㄱ. 낮은 인적 의존도
> ㄴ. 생산·판매·소비의 동시성
> ㄷ. 상품의 부패 용이성
> ㄹ. 낮은 입지 의존성
> ㅁ. 신규참여 용이성

① ㄱ, ㄴ, ㄷ
② ㄱ, ㄷ, ㅁ
③ ㄴ, ㄷ, ㅁ
④ ㄷ, ㄹ, ㅁ

해설

외식산업의 특성
- 인적 자원 의존도 높음
- 생산, 판매, 소비가 동시에 이루어짐
- 시간적 제약과 수요예측 불확실
- 낮은 원자재 가격과 현금수익창출이 용이함
- 상품의 부패가 쉬움
- 입지에 대한 의존도 높음
- 신규참여가 쉽지만 영세한 직종
- 이직률이 높음

75 관광정보의 정의로 거리가 먼 것은?

① 관광현상과 직접적으로 관련된 정보만 해당한다.
② 관광객들이 목적지향적인 행동을 선택하는데 유용한 일체의 알림사항이다.
③ 국내외의 관광관련업체에서 관광객을 위해 제공되는 자료이다.
④ 관광대상에 대하여 관광객의 관광욕구충족을 위한 관광행위의 수단이다.

해설

관광정보의 정의
관광정보는 관광객들이 목적 지향적인 선택행동을 하는 데 유용한 일체의 알림사항이라 할 수 있다. 관광체계 내에서 관광정보란 교통수단과 함께 관광주체인 관광객과 관광객체인 관광대상(관광자원, 관광시설 및 서비스 등)을 연결시켜 주는 관광매체로서 바람직한 관광체험 욕구를 충족시켜주는 역할을 한다.

76 장애고객의 응대 시 유의할 사항으로 거리가 먼 것은?

① 누구나 똑같이 대접한다.
② 장애에 초점을 맞추어 비장애인에게 도움을 제공하는 것과는 다르게 도움을 제공한다.
③ 고객에게 의사를 묻지도 않은 채 무조건 돕지 않는다.
④ 사전에 준비하고 지식을 가진다.

해설

② 장애에 초점을 맞추어 장애인과 비장애인을 구분하는 것은 고객에게 차별행동으로 느껴질 수 있다.

정답 74 ③ 75 ① 76 ②

77 외식기업의 신제품 가격결정 전략에서 경쟁기업에 비해 일정한 원가구조상의 우위를 가지고 있고, 시장수요의 가격탄력성이 높을 때 사용 가능한 가격전략으로 가장 적합한 것은?

① 상대적 고가격전략
② 시장침투 가격전략
③ 모방 신제품 가격전략
④ 고품격 가격전략

해설
① 자사제품이 우수하거나 명성이 높을 때, 수요탄력성이 높지 않을 때
③ 시장수요가 비탄력적일 때
④ 진입장벽이 높을 때, 수요의 가격탄력성이 낮을 때

78 이벤트를 기획할 때 고려해야 하는 요인으로 거리가 먼 것은?

① 이벤트 주최자
② 이벤트의 기간
③ 이벤트의 참가대상
④ 이벤트의 개최목적

해설
관광 이벤트는 사전 계획적인 특성을 가지므로 목적, 기간, 세팅, 관리 등이 미리 사전 계획된 순서로 진행되게 된다.

79 다음 중 프론트 오피스의 조직에 포함되지 않는 부서는?

① 현관서비스
② 프론트 데스크
③ 비즈니스 센터
④ 케이터링

해설
프론트 오피스(Front Office)
• 프론트 데스크
• 당직 데스크 및 콘시어지
• 예약 데스크 및 오퍼레이터
• 현관·벨 데스크
• 비즈니스 센터
• 프론트 캐셔

정답 77 ② 78 ① 79 ④

80 IATA 기준 우리나라 항공사 코드가 아닌 것은?

① 8B ② BX
③ 7C ④ LJ

해설
① 인도네시아 트랜스누사 항공 서비스
② 에어부산
③ 제주항공
④ 진에어

제5과목 의학용어 및 질환의 이해

81 주로 흑인에게 유전적으로 생기는 용혈빈혈로 적혈구 헤모글로빈 내에 아미노산 배열의 선천적 이상으로 인해 적혈구가 낫 모양으로 변한 비정상적인 혈구가 말초 혈액에 나타나는 병은?

① 재생불량성빈혈 ② 철결핍성빈혈
③ 겸상적혈구빈혈 ④ 지중해빈혈

해설
① 말초 혈액상 범혈구감소증과 골수의 적혈구 조혈과 골수계 및 혈소판 조혈이 감소 또는 억제되어 생기는 질환
② 가장 흔한 빈혈 형태로 철분이 부족해지면서 헤모글로빈의 생산과 적혈구 생산이 줄어들어 생기는 질환
④ 유전적 결함으로 인하여 적혈구 내 산소를 조직으로 운반하는 혈액 단백질인 헤모글로빈이 결핍되어 장애가 발생하는 혈액질환

82 다음 중 순환계통 약물이 아닌 것은?

① cardiotonic ② antacid
③ coronary vasodilator ④ antihypertensive drug

해설
② antacid : 제산제
① cardiotonic : 강심제
③ coronary vasodilator : 관상혈관확장제
④ antihypertensive drug : 고혈압치료제

정답 80 ① 81 ③ 82 ②

83 다음 중 핵의학 검사에 해당하는 것은?

① MRI
② PET
③ angiogram
④ chest X-ray

해설
② PET은 양전자단층촬영으로 핵의학적 영상법에 해당한다.

84 수술처치용어의 의미 연결이 틀린 것은?

① fasciectomy – 근막절제술
② arthrotomy – 관절절개술
③ chondrotomy – 연골절제술
④ myotomy – 근육절개술

해설
③ chondrotomy – 연골절개술

85 정상적으로 존재하는 혈관과 혈관 사이를 작은 혈관으로 연결하는 것은?

① 동맥절개
② 죽종절제
③ 연결, 문합
④ 혈관조영

해설
① 동맥을 절개하거나 절제하는 수술
② 막혀있는 관상동맥을 여는 비외과적 시술
④ 조영제 주사 후 방사선을 통해 주요 혈관을 촬영하는 혈관의 X-ray 이미지 영상

86 인체면역계 이상으로 생기며, 뺨과 코 위에 나비 모양의 홍반이 특징으로 피부의 콜라겐과 관절, 장기 등을 광범위하게 침범하는 만성 염증성 질환은?

① impetigo contagiosa
② herpes zoster
③ systemic lupus erythematosus
④ exanthematous viral disease

해설
③ systemic lupus erythematosus : 전신홍반루푸스
① impetigo contagiosa : 전염성농가진
② herpes zoster : 대상포진
④ exanthematous viral disease : 발진성바이러스질환

87 다음 중 약어에 대한 뜻이 옳은 것은?

> ㄱ. ADH - 항이뇨호르몬
> ㄴ. UA - 요로감염
> ㄷ. CRF - 만성신부전
> ㄹ. UTI - 요검사, 요분석

① ㄱ, ㄴ
② ㄱ, ㄷ
③ ㄴ, ㄹ
④ ㄷ, ㄹ

해설
ㄴ. 소변검사
ㄹ. 요로감염

88 부신피질에서 당질 코르티코이드가 만성적으로 과다하게 분비되어 비만, 고혈당, 남성형 다모증, 생식기능 부전 등이 나타나는 질환은?

① hyperthyroidism
② hypoparathyroidism
③ Cushing's disease
④ diabetes mellitus

해설
① 갑상선기능항진증 : 갑상선 자체의 과잉활동으로 갑상선호르몬이 과잉 생산되는 상태로 기초대사율증가, 심계항진, 정서불안, 과다행동, 체중감소, 안구돌출증, 갑상선종 등의 증상이 나타나는 질환
② 부갑상선기능저하증 : 부갑상선기능저하로 부갑상선호르몬의 분비가 감소되어 저칼슘혈증 등이 발생하는 질환
④ 당뇨병 : 인슐린분비의 부족이나 인슐린 표적세포에서 인슐린의 생물학적 효과가 감소하여 고혈당 및 동반되는 대사 장애가 장기간 지속되는 질환

89 조영제를 사용하지 않는 검사는?

① barium enema
② KUB
③ RGP
④ UGI series

해설
KUB(X-ray 신장요관방광단순촬영)
신장석을 감지하고 위장장애 진단을 위한 검사로, 조영제 없이 콩팥, 요관 및 방광의 X-ray 사진을 촬영한다.

정답 87 ② 88 ③ 89 ②

90 다음 의학용어 중 접두사의 의미가 다른 하나는?

① exo
② exto
③ extra
④ endo

해설
④ endo : 안, 내부
① exo : 바깥, 외부
② ecto : 밖의, 외부의
③ extra : 밖에, 밖으로, 외부에

91 췌장관이 연결되는 위장관 부위는?

① esophagus
② stomach
③ duodenum
④ colon

해설
③ 십이지장
① 식 도
② 위 장
④ 결 장

92 눈의 검은자와 홍채 뒤에는 투명한 안구 조직인 수정체가 존재하여 눈의 주된 굴절기관으로 작용한다. 이 수정체가 혼탁해져 빛을 제대로 통과시키지 못하게 되면서 안개가 낀 것처럼 시야가 뿌옇게 보이는 질환은?

① 녹내장
② 백내장
③ 안구건조증
④ 황반 변성

해설
① 안구압이 비정상적으로 높아져 시신경의 기능에 이상을 초래하는 질환
③ 안구 표면이 손상되고 눈이 시리고 자극감, 이물감, 건조감 같은 자극증상을 느끼게 되는 눈의 질환
④ 눈 조직 중 황반에 발생하는 변성으로, 시력 저하를 유발하는 퇴행성 질환

93 우리 몸에 병균이 침입하면 면역세포들은 다양한 면역매개물질을 분비하여 다른 면역세포들을 불러 모으고 활성화시켜서 병균을 물리치는데, 자신의 조직성분에 대하여 면역을 일으키거나 과민성인 상태로 자신과 외부에서 들어온 물질의 구분을 확실히 하지 못해 몸속의 면역체계가 우리 몸을 스스로 공격하고 파괴하는 것은?

① 면역병
② 세포질환
③ 자가면역질환
④ 전염병

해설
자가면역질환
면역체계는 외부침략자를 찾아내고 끊임없이 공격한다. 자가면역질환은 신체의 면역체계가 실수로 건강한 신체조직을 공격하고 파괴할 때 발생한다.

94 방광경을 통해 카테터를 요관에 삽입하여 조영제를 신우로 주입한 후 X선을 활용하는 검사방법은?

① intravenous pyelography
② cholecystography
③ retrograde pyelography
④ arteriography

해설
① 경정맥신우조영술 : 방사선이 투과되지 않는 조영제를 정맥혈관으로 주사한 다음 조영제가 신장을 통해 배설되는 동안 시간간격을 두고 X-선 촬영을 하여 신장이나 요관의 결석, 종양, 요로계 폐쇄나 협착 등을 진단하는 검사
② 담낭조영술 : 조영제를 경구투약하거나 주사한 후 X-선 촬영을 하여 담낭의 구조와 형태, 비정상적인 병변을 관찰하기 위한 검사
④ 동맥조영술 : 방사선 불투과성 물질(radiopaque substance) 주입 후 동맥을 방사선 시각화하는 방사선학적 검사

95 다음 설명에 해당하는 것은?

종양실질세포가 상피성 조직에서 유래한 악성종양이다. 이것은 성장이 매우 빠르고 혈액이나 림프관을 통해서 다른 멀리 떨어진 장기로 암세포의 전파가 가능하여 다른 장기에도 암을 전파하는 것이 특징이다. 상피세포의 과도한 증식으로 편평세포암종, 선암종, 미분화암종 등으로 구분한다.

① neoplasm
② carcinoma
③ tumor
④ sarcoma

해설
①・③ neoplasm[신생물=tumor(종양)] : 세포가 비정상적으로 증식・발육하는 상태
④ sarcoma(육종) : 생체의 지지조직인 비상피조직에서 발생하는 악성종양

정답 93 ③ 94 ③ 95 ②

96 다음 중 성매개질환이 아닌 것은?

① herpes genitalis
② gonorrhea
③ syphilis
④ balanitis

> 해설
> ④ balanitis : 귀두염
> ① herpes genitalis : 음부포진
> ② gonorrhea : 임질, 임균감염증
> ③ syphilis : 매독

97 불안장애에 관한 진단 용어에 포함되지 않는 것은?

① social phobia
② agoraphobia
③ cyclothymia
④ panic disorder

> 해설
> ③ 순환성기분장애
> ① 사회공포증, 대인공포증
> ② 광장공포증
> ④ 공황장애

98 유방 내의 병변을 방사선 영상을 통해 진단하며, 유방암 조기진단에 유용한 검사는?

① mammography
② bone scan
③ breast sonogram
④ breast biopsy

> 해설
> mammography(유방조영술)
> 유방암을 진단하기 위한 유방 X-ray 촬영술은 만져지지 않는 유방암을 발견하는 가장 우수한 검사방법이다. 유방촬영기 내에 한쪽 유방씩 차례대로 놓고 위아래 방향과 내외 방향으로 2번씩 촬영하는 것이 기본 촬영방식이다.

99 신경계에서 말하는 efferent란?

① 감각기에서 중추신경으로 자극을 전달하는 원심성
② 감각기에서 중추신경으로 자극을 전달하는 구심성
③ 중추신경계에서 감각기로 자극을 전달하는 구심성
④ 중추신경계에서 감각기로 자극을 전달하는 원심성

해설
신경계통(nervous system)
신경계통은 인체의 정보를 수집하는 곳이며 저장센터 및 제어시스템이다. 신체의 외부상태와 관련하여 외부환경에 대한 정보를 수집하고 정보를 분석하며 적절한 반응을 한다. 신경계는 신경, 뇌와 척수로 이루어져 있다.

100 다음 중 호흡기계 관련 질환은?

① atrial flutter
② lymphoma
③ hydrocephalus
④ emphysema

해설
④ 폐기종
① 심방조동
② 림프종
③ 수두증

정답 99 ④ 100 ④

제8회 기출유형문제

제1과목 보건의료관광행정

01 외국인환자에 대한 위기대응시스템 적용에 관한 설명으로 옳지 않은 것은?

① 외국인환자 국적별 관리방안을 모색하기보다 단일 관리방안을 모색한다.
② 국내환자에 비해 외국인환자는 입국절차부터 진료 후 사후관리까지 세심한 점검 및 관리가 필요하다.
③ 외국인환자와의 의료분쟁 발생 시 국가 간 신뢰문제와 직결되므로 진료 시 발생할 수 있는 분쟁요소를 사전에 예방할 수 있는 방안이 필요하다.
④ 글로벌 시대 국제병원은 사전예방 및 사후대책 매뉴얼 관리를 통해 국내 신뢰도 및 국가 경쟁력을 확보하는 데 노력해야 한다.

해설
① 외국인환자는 입국절차부터 진료 후 사후관리까지 세심한 점검 및 관리가 필요하다(환자의 국적별 관리가 필요한 사항에 대한 사전 체크가 필요함).

02 의료 해외진출 및 외국인환자 유치 지원에 관한 법률상 '과도한 수수료 등의 제한'에 관한 설명으로 틀린 것은?

① 외국인환자 유치의료기관 외국인환자를 유치할 때 보건복지부장관이 고시한 수수료율의 범위를 초과하는 수수료를 요구하여서는 아니 된다.
② 보건복지부장관은 외국인환자 유치업자의 진료비 부과실태를 조사하여 공개할 수 있다.
③ 보건복지부장관이 고시한 수수료율의 범위를 초과하는 수수료를 제공받은 자는 3년 이하의 징역 또는 3천만원 이하의 벌금에 처한다.
④ 시·도지사는 과도하게 수수료를 제공받은 자를 관계 행정기관에 신고한 자에 대하여 예산의 범위에서 포상금을 지급할 수 있다.

해설
과징금(의료해외진출법 제26조)
보건복지부장관이 고시한 수수료율의 범위를 초과하는 수수료를 제공받은 자에게 대통령령으로 정하는 매출액을 초과하지 아니하는 범위에서 과징금을 부과할 수 있다.

03 싱가포르 의료관광시장의 SWOT분석으로 거리가 가장 먼 것은?

① S : 외국어 의사소통 가능
② W : 인접국 의료관광객의 낮은 비중
③ O : 의료관광 수요의 증가
④ T : 의료관광 시장의 경쟁 심화

해설
싱가포르는 뛰어난 의료기술과 국제적인 네트워크를 갖추고 있어 아시아 의료관광시장을 선도하고 있는 국가이다.

04 우리나라 국민건강보험의 특징이 아닌 것은?

① 단기보험
② 보험료 부과의 형평성
③ 건강보험가입의 강제성
④ 보험급여의 차등성

해설
국민건강보험의 특성
- 강제가입
- 형평성
- 보험급여의 균등
- 단기보험
- 수익자 부담
- 보험료 징수의 강제성
- 현물주의
- 제3자 지불제도

05 병원의 임상적 리스크 사전예방 정책이 아닌 것은?

① 의료인의 주의의무와 설명의무에 충실하도록 한다.
② 동의서나 진료계약서 등의 양식을 구체적이고 명확히 준비한다.
③ 위험요인별 사전 체크리스트를 준비하여 활용한다.
④ 양방과 한방의 협진진료 체계를 구축한다.

해설
임상적 리스크 사전예방 방안
- 의료적인 측면
  - 의료인의 주의·설명의무 강화
  - 신뢰형성
- 병원 측면
  - 시스템 구축
  - 예상 리스크 사례별 대응요령 숙지
  - 리스크 사후관리 방안 소개

정답 03 ② 04 ④ 05 ④

06 우리나라 의료관광산업이 활성화된 배경으로 보기 어려운 것은?

① 의료시장의 글로벌화
② 국내의 의료자원의 과잉현상
③ 국내의 수요자 부족현상
④ 고부가 가치 산업

해설
국내의 의료관광산업은 의료관광이 고부가 가치 산업으로 인정을 받기 시작하면서 정책적으로 지원을 받고, 의료시장의 글로벌화와 함께 국내의 의료자원의 과잉현상으로 활성화되게 되었다.

07 의료사고 피해구제 및 의료분쟁 조정 등에 관한 법률상 의료분쟁조정위원회내 조정부는 사건의 조정절차가 개시된 날부터 며칠 이내에 조정결정을 하여야 하는가?(단, 조정결정의 연장일은 포함하지 않는다)

① 120일
② 90일
③ 60일
④ 30일

해설
조정결정(의료분쟁조정법 제33조)
• 조정부는 사건의 조정절차가 개시된 날부터 90일 이내에 조정결정을 하여야 한다.
• 90일 이내의 시간에도 불구하고 조정부가 필요하다고 인정하는 경우 그 기간을 1회에 한하여 30일까지 연장할 수 있다. 이 경우 그 사유와 기한을 명시하여 신청인에게 통지하여야 한다.
• 조정부는 해당 사건에 대한 감정부의 감정의견을 고려하여 조정결정을 한다

08 다음 의료관광의 효과 중 목적지 국가의 긍정적 효과로 거리가 가장 먼 것은?

① 보험자의 비용절감
② 국민 낙수효과 기대
③ 외화수입 증대에 따른 국가경쟁에 기여
④ 보건산업 인프라 개선 및 의료기술의 발달

해설
의료관광의 부정적 효과
• 목적지 국가 국민의 서비스 이용 형평성 문제
• 진료비 상승
• 의료의 상업화

09 외국의 의료기관 방문 전 안전사고의 피해자가 될 가능성을 인식하는 것을 뜻하는 것은?

① 신체적 리스크
② 심리적 리스크
③ 사회적 리스크
④ 시간적 리스크

해설

임상적 리스크
- 환자의 임상정보 비밀 누출
- 다른 환자, 보호자나 직원으로부터의 학대나 폭력
- 종교, 국적 등에 준한 차별
- 환자 개인 물건의 도난이나 손실
- 환자 위급 시 대처 부실 등

10 관광진흥법에서 사용하는 용어의 정의로 틀린 것은?

① "관광사업자"란 관광사업을 경영하기 위하여 등록·허가 또는 지정을 받거나 신고한 자를 말한다.
② "기획여행"이란 여행업을 경영하는 자가 국내여행을 하려는 여행자를 위하여 여행의 목적지·일정, 여행자가 제공받을 서비스 내용과 그 요금 등을 미리 정하고 이에 참가하는 여행자를 모집하여 실시하는 여행을 말한다.
③ "관광지"란 자연적 또는 문화적 관광자원을 갖추고 관광객을 위한 기본적인 편의시설을 설치하는 지역을 말한다.
④ "회원"이란 관광사업의 시설을 일반 이용자보다 우선적으로 이용하거나 유리한 조건으로 이용하기로 해당 관광사업자와 약정한 자를 말한다.

해설

"기획여행"이란 여행업을 경영하는 자가 국외여행을 하려는 여행자를 위하여 여행의 목적지·일정, 여행자가 제공받을 운송 또는 숙박 등의 서비스 내용과 그 요금 등에 관한 사항을 미리 정하고 이에 참가하는 여행자를 모집하여 실시하는 여행을 말한다(관광진흥법 제2조 제3호).

11 국제의료관광의 이해관계자와 가장 거리가 먼 것은?

① 의료기관
② 정부기관
③ 인접 국가
④ 의료관광의 수요자

해설

국제의료관광의 이해관계자에는 의료관광객, 의료관광업계, 정부, 의료관광국 주민 등이 있다.

정답 09 ① 10 ② 11 ③

12 의료관광의 의사결정 과정을 '밀어내는 요인(Push Factor)'과 방문국가의 '유인하는 요인(Pull Factor)'으로 구분할 때 '밀어내는 요인'에 해당되지 않는 것은?

① 높은 의료비
② 짧은 대기시간
③ 낮은 의료수준
④ 제한적인 의료수준

해설
② 짧은 대기시간은 유리한 점의 일종으로 '유인하는 요인'에 해당된다.

13 진료수입을 효율적으로 관리하기 위한 보고 및 통제체계의 확립방안이 아닌 것은?

① 병원문화의 개선
② 견제기능의 도입
③ 진료비의 총괄관리를 위한 기능 도입
④ 악성 미수금의 조기발견을 위한 제도 도입

해설
① 병원문화의 개선보다 원무관리의 강화가 진료수입과 관련된 방안이다.

14 의료인 측면에서 의료리스크 예방을 위한 전략과 가장 거리가 먼 것은?

① 설명의무
② 주의의무
③ 결과예견의무
④ 결과포함의무

해설
의료적인 측면 방안
- 설명의무
- 주의의무
- 결과예견의무
- 결과회피의무

정답 12 ② 13 ① 14 ④

15 병원이 외국인환자에게 받아야 하는 입원동의서에 관한 설명으로 옳지 않은 것은?

① 구체적이고 자세하게 해당 국가의 언어로 마련해야 한다.
② 의료인이 환자에게 충분한 설명을 한 후에 보호자로부터 직접 서명을 받아야 한다.
③ 입원에 따른 환자와 보호자의 책임이 명시되어 있어야 한다.
④ 의료분쟁 발생 시 절차 및 해결책 등의 정보가 명확히 기술되어야 한다.

해설
② 의료인이 환자에게 충분한 설명을 한 후에 직접 서명을 받아야 한다.

16 상급종합병원에서 원무과 직원이 외래 접수 업무를 진행할 경우 확인사항으로 거리가 가장 먼 것은?

① 선택진료의사의 명단 확인서
② 산재보험환자의 요양승인결정통보서
③ 요양급여절차에 따른 요양급여의뢰서와 신분증
④ 자동차보험환자의 해당 손해보험회사의 지불보증서

해설
선택진료의료기관은 진료과목별 선택진료의사와 비선택진료의사의 명단 및 진료시간표에 대한 안내문을 비치·게시할 의무가 있다.

17 A 병원의 허가병상은 기준병상이 440병상, 상급병상 300병상, 중환자실 40병상, 응급실 20병상일 때 일반병상의 비중은?

① 45%
② 50%
③ 55%
④ 60%

해설
기준병상은 일반병상과 같은 말로 총 800병상 중 440병상이 일반병상이기 때문에 55%의 비중을 가진다.

정답 15 ② 16 ① 17 ③

18 의료서비스 상품의 특성이 아닌 것은?

① 무형성　　　　　　　② 동시성
③ 동질성　　　　　　　④ 소멸성

해설
의료서비스의 특성
- 무형성
- 동시성
- 이질성
- 소멸성

19 출입국관리법상 외국인환자가 체류기간을 초과하여 계속 체류하려고 할 때 체류기간 연장 허가권자는?

① 보건복지부장관　　　② 문화체육관광부장관
③ 기획재정부장관　　　④ 법무부장관

해설
체류기간 연장허가(출입국관리법 제25조 제1항)
외국인이 체류기간을 초과하여 계속 체류하려면 대통령령으로 정하는 바에 따라 체류기간이 끝나기 전에 법무부장관의 체류기간 연장허가를 받아야 한다.

20 조직의 업무와 자원을 적절히 배정함으로써, 손실 발생 시 조직 전체가 충격을 받지 않도록 하는 리스크 통제 방법은?

① 손실 예방　　　　　② 손실의 격리
③ 위기노출 회피　　　④ 비보험적 전가

해설
① 스태프교육, 정책변화, 절차 리뷰와 개선 등을 통해서 리스크로 인한 손실을 예방하는 방법이다.
③ 손실의 가능성을 제로로 만드는 것으로 리스크의 위험이 큰데 효과적으로 통제되기 힘들다면 해당 리스크를 제거하는 방법이다.
④ 구매 대신에 리스를 통해서 장비를 이용하거나 계약서상의 손실에 대한 책임면제 조항을 포함해 사고발생 시의 손실을 줄이는 방법이다.

정답　18 ③　19 ④　20 ②

제2과목 보건의료서비스 지원관리

21 의약품 정보활동과 가장 거리가 먼 것은?

① 약사위원회에서 사용되는 자료의 작성
② 적정 재고수준 유지를 위한 의약품 관리
③ 의사 및 의료관계자의 질문에 대한 정보제공
④ 의과대학 학생, 약학대학 학생, 인턴 등에 대한 교육과 정보 제공

해설
② 약품관리업무의 재고관리활동에 해당하는 내용이다.

22 환자와 커뮤니케이션을 하는 의사가 제일 먼저 수집하는 정보는?

① 증 상
② 혈 압
③ X-ray
④ 임상병리검사

해설
먼저 환자의 진료기록 등을 검토하고, 환자의 일반사항(이름 등)과 가벼운 일상의 이야기 등을 물으면서 눈 맞춤이나 악수 등을 통하여 유대감을 형성한다.

23 종합검진을 받는 외국인 고객을 대할 때 유의사항이 아닌 것은?

① 환자와의 비언어적 의사소통에 주의
② 병원의 최신 치료장비에 대한 지속적인 안내
③ 검진결과에 대한 추가 설명 필요시, 사전 안내
④ 낯선 검진환경에 따른 환자의 스트레스 관리

해설
② 병원의 최신 치료장비에 대한 지속적인 안내는 불필요한 행동이다.

정답 21 ② 22 ① 23 ②

24 환자의 영양관리업무에 관한 설명으로 옳지 않은 것은?

① 의료인의 감독하에서만 영양평가 가능
② 환자 입원 시 영상상태에 대한 신체 사정
③ 치료효과 제고를 위해 영양상담과 설명 제공
④ 치료식을 제공받는 환자에게 치료식사명과 제공사유, 주의사항 등의 설명 제공

해설
영양평가는 주로 병원이나 영양상담을 받을 수 있는 곳의 전문상담사에게 가능하다.

25 환자와의 면담커뮤니케이션에서 더 많은 정보를 얻기 위해 "팔이 아프다고 하셨는데, 팔의 어떤 부위가 아프며 언제부터 아프신가요?"처럼 구체적으로 질문하였다면, 이는 어떤 면담방법을 활용한 것인가?

① 개방식 질문법
② 초점맞춤식 질문법
③ 건강관련 습관탐색법
④ 바꾸어 말하기법

해설
초점맞춤식 질문법
환자가 제공한 정보에 초점을 맞추어 구체적으로 질문을 하는 것이다. 개방식 질문은 환자가 "예" 또는 "아니요"로 대답하지 않고 자유롭게 자신의 모든 의견을 진술하도록 묻는 질문이며, 바꾸어 말하기법은 상대방의 이야기를 상대방이 말한 용어와 같은 뜻을 가진 다른 말을 사용함으로써 간단하게 상대방의 말을 확인하는 것이다.

26 다음 중 시대적 배경이 다른 기관은?

① 혜민서
② 전의감
③ 대의감
④ 활인서

해설
③ 고려시대 의약관청
① 조선시대 의약과 일반서민의 치료를 맡아본 관청
② 조선 개국년인 1392년 설치된 의료행정과 의학교육을 관장하던 관청
④ 조선시대 도성 내의 병인을 구호하고 치료하는 업무를 관장하던 관서

27 고객의 불만을 처리하는 행위를 통해 품질의 차이를 유발하는 서비스 단계는?

① 사전 서비스
② 사후 서비스
③ 제공직전 서비스
④ 제공시점 서비스

해설
사후 서비스
재화나 서비스 상품을 구입한 고객에게 제공하는 사후관리 서비스를 말한다. 고객 만족 수준을 강화시키는 일련의 활동으로 구입한 상품에 문제가 생겼을 경우 교환, 또는 잘못된 부분을 시정하는 서비스이다.

28 재화에 대비하는 서비스의 특징이 아닌 것은?

① 비소멸성
② 무형성
③ 이질성
④ 생산과 소비의 동시성

해설
서비스의 특성
- 무형성
- 동시성
- 이질성
- 소멸성

29 제조업 분야와 달리, 서비스업 분야에서 추가된 마케팅 믹스 요소는?

① 상 품
② 가 격
③ 사 람
④ 유 통

해설
제품은 공장에서 만들어지지만, 서비스는 사람에 의해 만들어진다.

정답 27 ② 28 ① 29 ③

30 사회보험형 의료서비스 지불제도를 가지고 있는 국가는?

① 일 본
② 미 국
③ 영 국
④ 덴마크

해설
사회보험형(Social Insurance)은 사회보험방식으로 의료보험을 실시하는 것으로 독일, 프랑스, 일본, 우리나라 등이 이에 속한다.

31 의료진 간의 커뮤니케이션 방해요소로 볼 수 없는 것은?

① 역할 스트레스
② 의학용어의 사용
③ 자율성 확보를 위한 갈등
④ 의료 전문직 간의 상호이해 부족

해설
의료진 간의 커뮤니케이션의 방해요소
• 의료 전문직 간의 상호이해 부족
• 역할 스트레스
• 자율성(Autonomy) 확보를 위한 갈등

32 병원 조직의 갈등을 관리하는 방법이 아닌 것은?

① 타 협
② 경 쟁
③ 협 력
④ 통 합

해설
갈등관리의 유형
• 경 쟁
• 협 동
• 타 협
• 회 피
• 순 응

정답 30 ① 31 ② 32 ④

33 다음 중 대한민국에서 포괄수가제 적용을 받는 진료과목과 진료의 연결이 틀린 것은?

① 외과 – 치질 수술
② 안과 – 백내장 수술
③ 산부인과 – 인공수정 착상술
④ 이비인후과 – 아데노이드 수술

해설
7개 질병군 포괄수가제
- 외과 : 항문수술, 탈장수술, 맹장수술
- 안과 : 백내장 수술
- 산부인과 : 제왕절개분만, 자궁 및 자궁부속기 수술
- 이비인후과 : 편도·아데노이드 수술

34 의료광고에 대한 설명으로 옳은 것을 모두 고른 것은?

> ㄱ. 의료법인·의료기관 또는 의료인이 아닌 자도 의료에 관한 광고가 가능하다.
> ㄴ. 치료효과를 보장하는 등 소비자를 현혹할 우려가 있는 내용의 광고는 불가능하다.
> ㄷ. 수술 장면 등 직접적인 시술행위를 노출하는 내용의 광고는 불가능하다.
> ㄹ. 객관적으로 인정되지 아니하거나 근거가 없는 내용을 포함하는 광고가 가능하다.

① ㄱ, ㄴ
② ㄴ, ㄷ
③ ㄷ, ㄹ
④ ㄱ, ㄹ

해설
ㄱ. 의료법인·의료기관 또는 의료인이 아닌 자는 의료에 관한 광고가 가능하지 않다.
ㄹ. 객관적으로 인정되지 아니하고 근거가 없는 내용을 포함하는 광고는 가능하지 않다.

35 우리나라 의사인력에 대한 설명으로 틀린 것은?

① 전문의의 개업비율이 높다.
② 전문의가 일반의에 비해 월등히 많다.
③ 의사의 다수가 의원에 종사하고 있다.
④ 인구 1000명당 의사수는 OECD 국가 평균에 비해 많은 편이다.

해설
④ 의사수는 인구 1000명당 2.6명으로 OECD 국가 중 하위권(OECD 평균 3.8명)에 속한다.

36 의료전달체계상 1단계 요양급여기관에서 상위단계 요양급여기관에 이송 시 진료의뢰서 없이 진료를 받을 수 있는 경우를 모두 고른 것은?

ㄱ. 분만
ㄴ. 치과 요양급여환자
ㄷ. 응급환자
ㄹ. 혈우병환자

① ㄱ, ㄷ
② ㄴ, ㄹ
③ ㄱ, ㄴ, ㄷ
④ ㄱ, ㄴ, ㄷ, ㄹ

해설
요양급여의 절차(건강보험요양급여규칙 제2조 제3항)
다음에 해당하는 경우에는 상급종합병원에서 1단계 요양급여를 받을 수 있다.
- 응급의료에 관한 법률에 해당하는 응급환자인 경우
- 분만의 경우
- 치과에서 요양급여를 받는 경우
- 장애인복지법에 따른 등록 장애인 또는 단순 물리치료가 아닌 작업치료·운동치료 등의 재활치료가 필요하다고 인정되는 자가 재활의학과에서 요양급여를 받는 경우
- 가정의학과에서 요양급여를 받는 경우
- 당해 요양기관에서 근무하는 가입자가 요양급여를 받는 경우
- 혈우병환자가 요양급여를 받는 경우

37 커뮤니케이션의 주요 구성요소가 아닌 것은?

① 환 경
② 채 널
③ 송신자
④ 메시지

해설
커뮤니케이션의 구성요소
송신자, 수신자, 메시지, 채널, 피드백, 잡음 등을 말한다.

38 리스크 관리 대안 중 의료기관이 배상책임보험에 가입하는 것이 해당되는 것은?

① 손실의 격리
② 리스크 보존
③ 리스크 전가
④ 위기노출 회피

해설
리스크 전가(Risk Transfer)
손실에 대한 재정적 책임을 계약으로 제3자, 즉 보험자에게 이전하는 것으로 병원이 배상책임보험에 가입하는 것이 이에 해당한다.

39 GATS(서비스 교역에 관한 일반 협정)의 분류에 따라 한 회원국의 서비스 공급자가 다른 회원국의 영토 내에서 서비스를 공급하는 것을 무엇이라고 하는가?

① 해외소비(Consumption Abroad)
② 국경 간 공급(Cross-border Supply)
③ 상업적 주재(Commercial Presence)
④ 자연인의 이동(Presence of Natural Person)

해설

상업적 주재(Commercial Presence)
- 한 회원국의 서비스 공급자에 의한 그 밖의 회원국의 영토 내에서의 상업적 주재를 통한 서비스 공급
- 의료서비스 공급자들이 국외 지역에 지역 거점 시설을 설립하여 국제 환자들을 유치하고 국외 지역을 관할하는 형태

40 공중보건의 특징이 아닌 것은?

① 치료의학
② 질병예방
③ 수명연장
④ 건강증진

해설

공중보건의 정의
대중을 질병으로부터 예방하며, 육체적·정신적·사회적인 건강을 유지·증진하여, 수명을 늘리는 것을 목적으로 사회나 국가가 총괄하여 시행하는 의료 및 다양한 과학기술

제3과목 보건의료관광 마케팅

---

41 다음 전자상거래 유형 중 판매가격의 유연성이 없는 방식은?

① 카탈로그 가격방식
② 경매방식
③ 가격흥정방식
④ 역경매방식

해설

카탈로그 가격방식은 상품의 판매가격관리를 좀 더 쉽게 할 수 있지만 변경한 판매가가 검색에 반영되기까지의 시간이 많이 소요된다.

정답 39 ③ 40 ① 41 ①

42 의료관광객의 구매행동에 영향을 미치는 요인과 가장 거리가 먼 것은?

① 심리적 요인
② 사회적 요인
③ 문화적 요인
④ 자연환경적 요인

해설
자연환경적 요인이 아닌 외부 · 내부환경적 요인이 영향을 미친다.

43 국외여행 패키지를 원가에 가깝게 낮은 가격으로 판매하고 현지에서 선택여행 제품을 비싸게 판매하여 수익을 창출하는 가격결정 전략은?

① 제품계열 가격결정
② 사양제품 가격결정
③ 종속제품 가격결정
④ 묶음제품 가격결정

해설
① 제품계열 가격결정 : 품질이나 디자인의 차이를 만들어 그에 따라 가격을 결정하는 가격결정 전략
③ 종속제품 가격결정 : 본 제품과 함께 사용되는 제품에 대해 부과하는 가격결정 전략
④ 묶음제품 가격결정 : 제품을 묶어 함께 판매할 경우의 가격결정 전략

44 다음의 고객분석에 관한 설명 중 틀린 것은?

① RFM분석은 고객과의 커뮤니케이션에 초점을 둔 분석이다.
② RFM에서 R은 Recency의 약자로 최근 구매일 관련 자료이다.
③ 평생고객가치는 고객의 등급을 정하는 기준을 제공한다.
④ 고객평생가치는 고객이 기업과의 평생거래에서 얻는 가치이다.

해설
고객평생가치
한 고객이 한 기업의 고객으로 존재하는 전 기간을 통틀어 해당 기업에 제공할 것으로 추정되는 재무적인 공헌도의 합계를 의미한다.

42 ④ 43 ② 44 ④ **정답**

45 다음 중 성격이 다른 판매촉진 도구는?

① 할인쿠폰 ② 사은품
③ 샘플 ④ 추첨

해설

소비자 판매촉진
- Positive Type Incentive : 샘플(Sample), 보너스 팩(Bonus Pack), 사은품(Premium), 마일리지(Mileage), 콘테스트(Contests), 추첨(Sweepstakes), 게임(Game) 등
- Negative Type Incentive : 쿠폰(Coupon), 할인(Price offs), 환불(Rebate) 등

46 다음 설명이 나타내는 것은?

> 의료서비스의 물리적 특성을 변경하지 않고, 의료의 질 또는 상품 브랜드 등 영업 방법상의 특징을 변화하여 소비자를 새롭게 조정하는 것

① 의료서비스 수정 ② 의료서비스 재포지셔닝
③ 의료서비스 추가 ④ 혁신상품 개발

해설

재포지셔닝(Repositioning)
소비자의 욕구 및 경쟁환경 변화에 따라 기존제품이 가지고 있던 포지션을 분석하여 새롭게 조정하는 활동을 말한다. 판매 침체로 기존 제품의 매출액이 감소되었거나 소비자의 취향이나 욕구가 변화된 경우, 시장에서의 위치 등 경쟁상황의 변화로 전략의 수정이 필요한 경우에는 목표시장, 제품의 범위, 브랜드 등에 대하여 재포지셔닝이 이루어져야 한다.

47 마케팅 환경분석에서 거시적 환경요인과 거리가 가장 먼 것은?

① 정치적 요인 ② 기술적 요인
③ 사회문화적 요인 ④ 시장점유율 요인

해설

거시적인 마케팅 환경변수
- 정치적(Political) 요인
- 경제적(Economical) 요인
- 사회문화적(Socio-Culture) 요인
- 기술적(Technological) 요인

정답 45 ① 46 ② 47 ④

48 다이렉트 마케팅은 고객관계관리(CRM)에서 매우 중요한 수단이다. 다음 중 관계마케팅과 전통적 마케팅의 차이에 관한 설명으로 옳지 않은 것은?

① 관계마케팅 : 고객유지 지향, 전통적 마케팅 : 단순판매 지향
② 관계마케팅 : 고객가치 중심, 전통적 마케팅 : 제품특성 중심
③ 관계마케팅 : 품질에 대한 생산직원의 관심, 전통적 마케팅 : 품질에 대한 전 직원의 관심
④ 관계마케팅 : 장기적 전망, 전통적 마케팅 : 단기적 전망

해설
③ 관계마케팅 : 품질에 대한 전 직원의 관심, 전통적 마케팅 : 품질에 대한 생산직원의 관심

49 의료서비스 상품의 수명주기 중 해당 서비스산업이 급속하게 성장하여 새로 개발한 서비스를 제공하고 있는 대부분 병원의 현금흐름이 흑자가 되는 상황을 볼 수 있는 단계는?

① 도입기
② 성장기
③ 성숙기
④ 쇠퇴기

해설
상품의 수명주기
- 도입기 : 상품이 처음 시장에 나오는 시기로 광고 및 홍보 등의 비용 지출
- 성장기 : 상품 매출이 급등, 시장 점유율 급상승
- 성숙기 : 수요 및 공급이 포화상태, 판매량이 최대 수준
- 쇠퇴기 : 상품의 판매 및 매출이 쇠퇴하는 시기

50 기업이 신제품을 개발하여 시장에 진출하고자 할 때 가장 빠르게 시장에 진입할 수 있는 방법은?

① 라이센스
② 합 병
③ 내부개발
④ 프랜차이즈

해설
라이센스
상표 등록된 재산권을 가지고 있는 개인 또는 단체가 타인에게 대가를 받고 그 재산권을 사용할 수 있도록 상업적 권리를 부여하는 계약이다.

51 다음 사례의 표본추출방법은?

> 한방의료관광 경험자를 대상으로 고객만족도 조사를 하기 위해 학력과 연령, 성별에 따라 분류하고 각 집단의 크기에 비례하는 수만큼 무작위로 추출하였다.

① 판단표본추출법(Judgment Sampling)
② 할당표본추출법(Quota Sampling)
③ 층화표본추출법(Stratified Sampling)
④ 계통표본추출법(Systematic Sampling)

해설
① 판단표본추출법 : 조사 문제를 잘 알고 있거나 모집단의 의견을 반영할 수 있을 것으로 판단되는 특정한 집단을 표본으로 선정하는 방법으로 전문적인 지식을 가진 집단이 표본이 됨
② 할당표본추출법 : 미리 정해진 분류기준에 의해 전체 집단을 여러 소집단으로 구분하고 각 집단별로 필요한 대상을 추출하는 방법으로 가장 일반적인 방법
④ 계통표본추출법 : N개의 표본추출 단위가 있는 모집단에서 크기가 n인 표본을 뽑을 때 일정한 표본추출 간격을 두고 표본을 추출하는 방법

52 신상품 콘셉트 개발 후 목표 부합 여부를 판단하는 사업성 평가 방식으로 가장 적합한 것은?

① 총 이익 추정
② 총 매출액 추정
③ 총 비용 추정
④ 총 인건비 추정

해설
의료기관에서는 개발된 신상품에 대한 총 매출 대비 총 비용 분석을 통해 총 이익을 추정하여 기관의 목표에 부합하는지를 판단하여 사업성을 평가해야 한다.

53 일반재화와 비교한 의료서비스의 특징으로 틀린 것은?

① 유통경로가 다르다.
② 품질의 평가가 상대적으로 어렵다.
③ 수요와 공급의 통제 및 제한이 많다.
④ 가격경쟁이 빈번하게 발생한다.

해설
④ 의료기관은 일반기업과 달리 가격경쟁이 용이하지 않아 진료량의 확대를 통해서 일정 수준 이상의 이윤확보가 가능한 구조를 가지고 있다.

정답 51 ③ 52 ① 53 ④

54 의료광고 금지규정 위반 여부의 필수 심의대상이 아닌 것은?

① 전광판 광고
② 현수막 광고
③ 홈페이지 주소 정보제공 광고
④ 인터넷 뉴스서비스 광고

해설

의료광고의 심의(의료법 제57조 제3항, 시행령 제24조 제7항)
의료인 등은 다음의 사항으로만 구성된 의료광고에 대해서는 보건복지부장관에게 신고한 기관 또는 단체의 심의를 받지 아니할 수 있다.
- 의료기관의 명칭·소재지·전화번호
- 의료기관이 설치·운영하는 진료과목
- 의료기관에 소속된 의료인의 성명·성별 및 면허의 종류
- 그 밖에 대통령령으로 정하는 사항
  – 의료기관 개설자 및 개설연도
  – 의료기관의 인터넷 홈페이지 주소
  – 의료기관의 진료일 및 진료시간
  – 의료기관이 의료법에 따라 전문병원으로 지정받은 사실
  – 의료기관이 의료법에 따라 의료기관 인증을 받은 사실
  – 의료기관 개설자 또는 소속 의료인이 의료법에 따라 전문의 자격을 인정받은 사실 및 그 전문과목

55 표적시장 선정 시 기업이 선택할 수 있는 마케팅 전략과 그에 대한 설명으로 옳지 않은 것은?

① 표적시장 선정 시 기업이 선택할 수 있는 마케팅 전략은 무차별적 마케팅, 차별적 마케팅, 집중적 마케팅으로 구분된다.
② 무차별적 마케팅 전략은 세분시장 간의 차이를 무시하고 하나의 제품으로 전체시장을 공략하는 전략이다.
③ 집중 마케팅은 여러 개의 표적시장을 선정하고 각각의 표적시장에 적합한 마케팅 전략을 개발한다.
④ 차별화 마케팅 전략은 소비자의 경제력과 연령 등에 따라 소비자들을 나누고 각 시장의 특성에 맞는 제품을 생산하고 이를 판매하는 마케팅 전략이다.

해설

집중화 전략은 가장 매력적인 시장 하나만 선택하여 최적 마케팅 믹스를 개발하고 모든 노력을 집중하여 공략하는 것으로 자원이 취약한 중소기업이 주로 사용한다.

56 다음의 마케팅 믹스 전략 중 가장 소극적인 것은?

① 기존의 상품을 경쟁자보다 약간 저렴하게 판매한다.
② 차별화된 서비스상품으로 표적시장을 집중공략한다.
③ 기존에 없던 서비스상품을 최초로 개발하여 출시한다.
④ 경쟁상대를 재포지셔닝 시켜 자사 서비스를 차별화한다.

해설
① 기존 상품의 가격인하는 가장 쉬운 방법이자 소극적인 방법이다.

57 커뮤니케이션 과정 순서로 올바른 것은?

① 발신자 → 메시지 → 부호화 → 수신자 → 해독화 → 반응 → 피드백
② 발신자 → 부호화 → 메시지 → 해독화 → 수신자 → 반응 → 피드백
③ 발신자 → 부호화 → 수신자 → 해독화 → 반응 → 메시지 → 피드백
④ 발신자 → 메시지 → 해독화 → 부호화 → 수신자 → 반응 → 피드백

해설
커뮤니케이션 과정
- 발신자 : 상대방에게 메시지를 보내는 측
- 부호화 : 생각을 상징적 형태로 전환시키는 과정
- 메시지 : 발신자가 전달하는 상징들의 조합
- 해석화 : 부호화된 상징물에 의미를 부여하는 과정
- 수신자 : 상대방에게 메시지를 받는 측
- 반응 : 메시지에 노출된 후 수신자가 보이는 반응
- 피드백 : 발신자에게 다시 전달되는 수신자 반응의 일부

58 단일상품보다 다수상품들로 상품라인을 구성하는 이유와 거리가 가장 먼 것은?

① 소비자욕구의 충족
② 원가우위 확보
③ 소비자의 가격민감도
④ 경쟁자 진입의 저지

해설
② 단일상품에서 원가우위를 확보할 수 있다.

정답 56 ① 57 ② 58 ②

59 다음 특징을 가지는 소비재 유형은?

- 소비자 구매행동 : 강력한 상표 선호성과 충성도
- 유통 : 시장지역에 소수의 판매점으로 독점적인 유통

① 편의품 ② 선매품
③ 전문품 ④ 비탐색품

해설

소비재 분류 중 전문품
- 유통경로의 길이 : 매우 짧다.
- 소매점의 중요성 : 매우 중요하다.
- 소매점의 수 : 적게/한 시장에 하나
- 제품회전율 : 낮다.

60 다음 중 웰니스(Wellness) 관광객 유형에 해당되는 것은?

① 중증치료 목적 추구 ② 경증치료 목적 추구
③ 일반 관광 목적 추구 ④ 의료 및 휴양 목적 추구

해설

웰니스는 '웰빙(Well-being)'에 '행복(Happiness)'과 '건강(Fitness)'을 합친 용어로, 웰니스 관광은 여행을 통해 정신적·사회적인 안정과 신체적인 건강의 조화를 이루는 데 목적이 있다.

제4과목 관광서비스 지원관리

61 문화이벤트와 가장 거리가 먼 것은?

① 퍼레이드 ② 종교행사
③ 산업전시회 ④ 축제

해설

게츠(Getz)에 의한 이벤트 유형
- 문화이벤트 : 축제, 카니발, 종교행사, 퍼레이드, 문화유산 관련 행사
- 예술연예 이벤트 : 콘서트, 공연이벤트, 전시회, 시상식
- 비즈니스 이벤트 : 박람회, 산업전시회, 전람회, 회의, 홍보, 기금조성 이벤트
- 스포츠 이벤트 : 프로경기, 아마추어 경기

59 ③ 60 ④ 61 ③

62 국제관광통계에서 제외되는 비관광객에 해당하는 사람은?

① 국경지대에 거주하면서 인접국에 수시로 출·입국하는 국경통근자
② 친지방문, 보양을 위해 여행을 하는 사람
③ 사업상의 이유로 여행하는 사람
④ 24시간 이상 체재하며, 방문목적이 오락, 스포츠, 회의참석 등인 자

해설
관광통계에 포함되지 않는 비관광객
국경근로자, 통과객, 장기이주자, 단기이주자, 외교관, 영사, 군인, 망명자, 유랑자, 무국적자

63 다음 설명에 해당하는 호텔경영 방식은?

> 본사와 가맹점 간 계약을 맺어 본사는 상표권과 전반적 시스템 및 경영노하우를 제공하고, 가맹점은 그에 따른 수수료를 지불하는 형태로 가맹점의 경영권은 독립성이 유지된다.

① 단독경영 ② 임차경영
③ 위탁경영 ④ 프랜차이즈경영

해설
④ 프랜차이즈경영 : 호텔 체인 본사와 호텔 소유주와의 계약으로서 체인본사가 호텔 소유주에게 체인브랜드의 사용 및 호텔경영과 관련된 지원과 다양한 서비스를 제공하는 계약
① 단독경영 : 다른 호텔들과 어떤 관계도 유지하지 않고 소유주가 단독적으로 소유 및 운영하는 호텔로 호텔기업의 성장과정에 있어서 초기단계에서 볼 수 있는 것으로 소규모 호텔인 중소기업 형태
② 임차경영 : 토지 및 건물의 투자에 대한 자금조달 능력을 갖추지 못한 호텔기업이 제3자의 건물을 계약에 의해서 임대하여 호텔사업을 운영하는 형태
③ 위탁경영 : 위탁경영호텔은 호텔 소유주가 호텔경영을 전문으로 하는 체인회사에 호텔의 전반적인 경영을 일정기간 위탁하는 방식

64 관광진흥법령상 관광호텔업의 정의로 옳은 것은?

① 관광객의 숙박에 적합한 시설을 갖추어 관광객에게 이용하게 하고 숙박에 딸린 음식·운동·오락·휴양·공연 또는 연수에 적합한 시설 등을 함께 갖추어 관광객에게 이용하게 하는 업
② 한국전통의 건축물에 관광객의 숙박에 적합한 시설을 갖추거나 부대시설을 함께 갖추어 관광객에게 이용하게 하는 업
③ 관광객의 숙박에 적합한 시설을 소규모로 갖추고 숙박에 딸린 음식·운동·오락·휴양 또는 연수에 적합한 시설을 함께 갖추어 관광객에게 이용하게 하는 업
④ 의료관광객의 숙박에 적합한 시설 및 취사도구를 갖추거나 숙박에 딸린 음식·운동 또는 휴양에 적합한 시설을 함께 갖추어 주로 외국인 관광객에게 이용하게 하는 업

정답 62 ① 63 ④ 64 ①

> 해설

② 한국전통호텔업, ③ 소형호텔업, ④ 의료관광호텔업에 해당한다.

65 관광안내소의 역할이 아닌 것은?

① 휴식을 취할 수 있는 휴게공간을 관광객에게 제공한다.
② 교통, 숙박, 공연 등에 대한 예약서비스를 관광객에게 제공한다.
③ 관광 정보를 관광객에게 제공한다.
④ 방문객을 공항에서 픽업하여 관광을 시켜준다.

> 해설

관광안내소 역할
정보제공역할, 예약역할, 전시·판매역할, 휴게공간역할, 지역연계역할

66 전자항공권의 장점과 가장 거리가 먼 것은?

① 항공권 분실을 걱정할 필요가 없다.
② 종이항공권 수령 시 발생할 수 있는 부대비용(우편료 등)이 발생하지 않는다.
③ 여러 사람의 여정/운임 영수증을 한 장으로 사용할 수 있다.
④ 항공사에서 전자항공권에 대한 특별할인 요금을 적용하여 종이항공권에 비해 저렴할 수 있다.

> 해설

③ 여러 사람이 아닌 한 승객에게서 가능하다.
전자항공권의 장점
- 출발지부터 도착지에 대한 정보가 모두 항공사의 컴퓨터에 기록되어 여정서 분실 시에도 재발급 가능
- 항공권을 직접 인쇄할 필요가 없고 승객이 출력하므로 인쇄에 소요되는 비용 절감

67 외식산업의 성장요인과 가장 거리가 먼 것은?

① 경제성장과 국민소득 증대
② 여성의 사회진출 증가
③ 포장기술 및 설비의 발달
④ 수입규제 및 대내외적 경쟁력 약화

> 해설

④ 수입규제와 대내외적 경쟁력 약화는 외식산업의 성장과는 관련성이 없다.

68 항공사업법령상 항공운송사업자에 해당하지 않는 것은?

① 국내항공운송사업자
② 국제항공운송사업자
③ 항공기사용사업자
④ 소형항공운송사업자

해설
항공운송사업이란 국내항공운송사업, 국제항공운송사업 및 소형항공운송사업을 말한다(항공사업법 제2조 제7호).

69 표준여행약관상 계약의 구성에 해당하는 내용의 ( )에 적합한 것은?

> 여행계약은 여행계약서와 여행약관, ( )를 계약내용으로 한다.

① 결제영수증
② 여권
③ 여행일정표
④ 여권용 사진

해설
표준여행약관상 여행계약은 여행계약서와 여행약관/여행일정표(또는 여행 설명서)를 계약내용으로 한다.

70 관광사업의 파급효과가 아닌 것은?

① 국제수지 개선효과
② 국외산업 진흥효과
③ 문화 관광자원 보호효과
④ 소득창출 및 지역경제 활성화효과

해설
② 관광사업은 국외가 아닌 국내의 다양한 산업을 진흥시키는 효과를 가지고 있다.
관광산업의 긍정적 효과
• 국제수지 개선효과
• 지역사회 기여효과
• 국민경제의 소득효과
• 지역사회개발 촉진과 관광승수효과
• 관광의 사회적 문화적 효과

정답 68 ③ 69 ③ 70 ②

71 관광진흥법령상 관광객 이용시설업은?

① 여객자동차터미널시설업
② 관광식당업
③ 관광극장유흥업
④ 관광공연장업

해설

관광객 이용시설업의 종류(관광진흥법 시행령 제2조 제1항 제3호)
- 전문휴양업
- 종합휴양업
- 야영장업
- 관광유람선업
- 관광공연장업
- 외국인관광 도시민박업
- 한옥체험법

72 의료관광에 대한 설명 중 옳지 않은 것은?

① 의료관광이란 건강을 위한 병원치료와 휴양 및 여가, 문화체험 등 다목적 관광을 일컫는다.
② 의료관광서비스 이용가격이 일반관광서비스에 비해 저렴한 편이며, 체류 일수가 짧은 편이다.
③ 의료관광 활성화를 위해 인프라 구축 및 법적 규제 완화, 의료관광 상품개발 등이 필요하다.
④ 의료관광상품은 질병치료, 미용성형의료, 휴양의료, 전통의료 등으로 분류된다.

해설

② 의료관광서비스의 이용가격은 일반관광서비스에 비해 비싼 편이며, 체류 일수가 긴 편이다.

73 FIT를 대상으로 한 아웃바운드 여행사의 수입원이 되기 어려운 것은?

① 선택관광 알선 수수료
② 숙박시설 알선 수수료
③ 쇼핑 알선 수수료
④ 항공권 판매 수수료

해설

③ 쇼핑 알선 수수료는 인바운드 여행사의 주요 수입원이다.

74 다음 설명에 해당하는 것은?

> 교통약자 및 출입국우대자는 항공사의 체크인카운터에서 대상자임을 확인받은 후 전용 출국장을 이용할 수 있다.

① 셀프체크인
② 셀프백드랍
③ 패스트트랙
④ 자동출입국심사

해설

패스트트랙(빠른 입국 서비스)
교통약자 및 출입국 우대자를 위한 서비스로 체크인 시 항공사 카운터에서 직원에게 패스트트랙 패스를 발급받아 가까운 전용 출국장 입구에서 여권과 함께 제시한다.

75 비수기 수요의 개발, 예약시스템의 도입 등은 관광서비스 특징 중 어떤 문제점을 극복하기 위한 전략으로 볼 수 있는가?

① 소멸성
② 무형성
③ 비분리성
④ 이질성

해설

① 소멸성 : 서비스는 즉시 사용하지 않으면 사라진다.

76 다음 ( )에 알맞은 것은?

> 관광진흥법상 ( )란 관광객의 이해와 감상, 체험 기회를 제고하기 위하여 역사·문화·예술·자연 등 관광자원 전반에 대한 전문적인 해설을 제공하는 자를 말한다.

① 국내여행안내사
② 관광통역안내사
③ 국외여행인솔자
④ 문화관광해설사

해설

① 국내여행안내사 : 국내여행지 및 문화관광지에 대한 지식을 바탕으로 여행자에게 관련 정보를 제공하는 역할을 하는 사람
② 관광통역안내사 : 외국인관광객을 대상으로 외국어통역, 관광지안내, 그 밖에 각종 여행실무를 처리하는 역할을 하는 사람
③ 국외여행인솔자 : 해외여행 시 내국인을 인솔하는 역할을 하는 사람

정답 74 ③ 75 ① 76 ④

77 자동차 대여사업(Rent a Car)의 수요를 촉진시키기 위한 방법으로 가장 거리가 먼 것은?

① 영업거점의 확충 ② 영업시간의 확대
③ 여행사와 제휴강화 ④ 정가요금제도 도입

해설
④ 정가요금제도의 도입은 수요를 촉진시키는 방법이라 보기 어렵다.

78 다음에서 설명하는 관광의 유형은?

> 재난과 참상지를 보며 반성과 교훈을 얻는 관광으로, 미국 뉴욕 9.11테러 현장인 그라운드 제로나 유대인 학살 현장인 아우슈비츠 수용소를 관광자원화한 것을 예로 들 수 있다.

① Peace Tourism ② Dark Tourism
③ Heritage Tourism ④ Cultural Tourism

해설
① Peace Tourism(평화관광) : 분쟁이나 전쟁 지역 등 평화의 의미가 있는 곳을 관광하는 여행
③ Heritage Tourism(유적지 관광) : 고택이나 유적지 등을 관광하는 여행
④ Cultural Tourism(문화관광) : 문화적 동기에 의해 다른 지방이나 다른 나라를 관광하는 여행

79 다음 설명에 해당하는 서비스는?

> 식당에 Open Kitchen을 조성하여 고객이 직접 조리과정을 지켜볼 수 있으며, 빠른 식사 제공이 가능하다.

① 프렌치 서비스(French Service)
② 게리동 서비스(Gueridon Service)
③ 아메리칸 서비스(American Service)
④ 카운터 서비스(Counter Service)

해설
① 프렌치 서비스(French Service) : 음식이 주방에서 접시에 담긴 후 접객원이 이를 고객에게 보여준 후 고객이 직접 음식을 가져다 먹는 서비스
② 게리동 서비스(Gueridon Service) : 주방에서 재료를 준비하고 게리동[조그만 원탁(Gueridon)]을 사용하여 음식을 준비하고, 레쇼[버너(Rechaud)]에 의해 뜨겁게 하는 서비스
③ 아메리칸 서비스(American Service) : 음식이 주방에서 접시에 담겨서 나오는 서비스

80 관광에 관한 설명으로 옳지 않은 것은?

① 일상 생활권을 벗어나 다시 일상생활로 돌아올 때까지의 과정이다.
② 일반적으로 개인의 욕구충족을 위해 행하는 활동이다.
③ 관광지에서의 활동은 자발적인 선택으로만 이루어진다.
④ 관광지의 고유한 문화를 경험하는 활동이다.

해설
③ 관광활동은 자발성을 가지지만 자발적인 선택으로만 이루어지지 않는다.

제5과목 의학용어 및 질환의 이해

81 1/2T, 1C, 1P로 표시되는 약물의 투여경로는?

① 구 강
② 피 부
③ 직 장
④ 정맥 내

해설
경구약에 사용하는 표기법이다.

82 남자아이의 경우, 태아시기에는 복강 내에 있던 고환이 출생과 함께 음낭으로 내려와야 하는데, 어떤 원인에 의하여 음낭까지 하강되지 않은 상태는?

① hydrocele
② cryptorchidism
③ hypospadia
④ phimosis

해설
② cryptorchidism : 잠복고환
① hydrocele : 음낭수종
③ hypospadia : 요도하열
④ phimosis : 포경

83 실제 아무런 질환 없이 신체 동통이나 신체 불편함을 경험하는 것으로 건강에 대한 비합리적 두려움이나 불안함이 나타나는 증상은?

① Post-traumatic stress disorder
② psychosomatic disorder
③ hypochondriasis
④ conversion disorder

해설
③ hypochondriasis : 건강염려증
① Post-traumatic stress disorder : 외상후스트레스장애
② psychosomatic disorder : 정신신체장애
④ conversion disorder : 전환장애

84 결핵균의 감염 여부를 확인할 수 있는 검사는?

① Schick test
② Mantoux test
③ Widal test
④ Coombs' test

해설
② Mantoux test : 결핵검사
① Schick test : 디프테리아면역검사
③ Widal test : 장티푸스검사
④ Coombs' test : 적혈구항체 및 보체검사

85 다음 기능을 하는 소화기계 장기의 연결이 옳지 않은 것은?

① 담즙의 생성 및 저장 - gallbladder
② 해독작용 - liver
③ 인슐린 및 소화효소 생성 - pancreas
④ 복강 내 장기 보호 - peritoneum

해설
① gallbladder : 쓸개-간에서 분비된 쓸개즙을 농축 및 저장

정답 83 ③ 84 ② 85 ①

86 다음 중 면역관련 기관에 해당하지 않는 것은?

① spleen
② lymph node
③ thymus gland
④ adrenal gland

해설
④ adrenal gland : 부신
① spleen : 비장
② lymph node : 림프절
③ thymus gland : 가슴샘

87 심장에 피를 공급하는 혈관이 막혀서 영양분을 공급받는 부위가 괴사에 빠지는 것은?

① 협심증
② 고혈압 심장질환
③ 심근경색증
④ 울혈성심부전

해설
① 심장 근육이 산소가 풍부한 혈액을 충분히 받지 못하는 경우에 발생하는 가슴 통증이나 불편함
② 심장에 영향을 주는 전신 동맥 고혈압 또는 고혈압의 합병증
④ 펌프로서 심장의 기능이 좋지 않아 산소가 풍부한 혈액을 신체조직과 기관에 전달하는 것이 어려운 상태

88 congestive heart failure에 대한 설명으로 옳은 것을 모두 고른 것은?

가. 심장이 적절한 양의 혈액을 펌프할 수 없다.
나. 심장을 둘러싸고 있는 동맥의 질환이다.
다. pulmonary edema의 원인이 된다.
라. 대동맥과 폐동맥 사이의 작은 관이 열려 있는 질환이다.

① 가, 나, 다
② 가, 다
③ 나, 라
④ 라

해설
울혈성심부전(congestive heart failure)
심장이 점차 기능을 잃으면서 폐나 다른 조직으로 혈액이 모이는 질환을 말한다. 심장근육의 탄력성이 떨어져서 혈액을 심장 밖으로 충분히 내보내지 못하면 심장에 혈액이 고이는데, 경우에 따라서는 혈액이 폐나 간 등 다른 기관으로 역류하기도 한다.

정답 86 ④ 87 ③ 88 ②

89 수용성 조영제를 정맥으로 주입한 다음 일정 시간 경과 후 신장을 통하여 요로로 배설될 때 촬영하여 요로를 조영시키는 것은?

① cholecystography
② intravenous cholangiography
③ hysterosalpingography
④ intravenous pyelography

해설

④ intravenous pyelography : 경정맥신우조영술
① cholecystography : 담낭조영술
② intravenous cholangiography : 정맥성담관조영술
③ hysterosalpingography : 자궁난관조영술

90 안구 내의 압력 상승으로 시신경이 손상받는 질환은?

① cataract
② conjunctivitis
③ strabismus
④ glaucoma

해설

④ glaucoma(녹내장) : 안구압이 비정상적으로 높아져 시신경의 기능에 이상을 초래하는 질환으로 시력감소, 두통 등의 증상이 있다.
① cataract(백내장) : 수정체의 투명도가 점차 혼탁해져 안개가 낀 것처럼 시야가 뿌옇게 보이게 되는 비정상적인 상태의 질환이다.
② conjunctivitis(결막염) : 안검 안쪽과 안구의 노출된 외면을 덮는 얇은 막에 염증이 생기는 질환이다.
③ strabismus(사시) : 양쪽 두 눈의 시선이 똑바로 한 물체를 향하지 못하는 질환이다.

91 근육을 뼈에 연결시키는 결합조직은?

① fascia
② ligament
③ meniscus
④ tendon

해설

④ tendon : 힘줄
① fascia : 근막
② ligament : 인대
③ meniscus : 반월판

92 다음 중 비뇨기계통 수술명이 올바른 것은?

① circumcision : 고환적출술
② prostatectomy : 전립선절제술
③ orchiectomy : 포경수술
④ orchioplasty : 고환고정술

> 해설
> ① circumcision : 포경수술
> ③ orchiectomy : 고환절제술
> ④ orchioplasty : 고환성형술

93 속도를 나타내는 접두사는?

① latero
② terato
③ cyano
④ tachy

> 해설
> 시간과 속도를 나타내는 접두사
> • ante-, pre-, pro- : ~앞, 전
> • post- : ~뒤, 후
> • acut-, tachy- : 빠른
> • chrono- : 때, 시간
> • nycto- : 밤, 어두운
> • tacho- : 속도

94 다음 중 피부나 피부 부속기관에 속하지 않는 것은?

① iris
② subcutaneous tissue
③ sweat gland
④ dermis

> 해설
> ① Iris : 홍채로 감각계통에 해당한다.

정답 92 ② 93 ④ 94 ①

95 다음 중 임신과 관련된 용어와 가장 거리가 먼 것은?

① amniocentesis
② in vitro fertilization
③ cystoscopy
④ fetal monitoring

해설
③ cystoscopy : 방광경검사
① amniocentesis : 양수검사
② in vitro fertilization : 체외수정
④ fetal monitoring : 태아감시

96 앞과 관련된 질환명이 바르게 연결된 것은?

① prostate cancer : 전립선암
② lung cancer : 심장암
③ thyroid cancer : 후두암
④ hepatoma : 위암

해설
② lung cancer : 폐암
③ thyroid cancer : 갑상선암
④ hepatoma : 간암

97 머리뼈와 가장 바깥쪽 수막 사이에 혈액이 고인 것은?

① epidural hematoma
② intracerebral hematoma
③ subarachnoid hematoma
④ subdural hematoma

해설
① epidural hematoma : 경막외출혈
② intracerebral hematoma : 뇌내혈종
③ subarachnoid hematoma : 지주막하혈종
④ subdural hematoma : 경막하혈종

정답 95 ③ 96 ① 97 ①

98 부신피질의 가장 바깥층과 과립층에서 생성·분비되는 전해질 조절 스테로이드 호르몬은?

① cortisol
② aldosterone
③ corticosteroid
④ adrenalin

해설
① cortisol(코르티솔) : 부신피질에서 생성되는 스테로이드 호르몬의 일종으로, 체내 혈당 생성, 기초 대사 유지, 지방 합성 억제, 항염증 작용, 항알레르기 작용 및 스트레스에 대응하는 역할을 하는 호르몬
③ corticosteroid(코르티코스테로이드) : 부산피질에서 분비되는 스테로이드 호르몬의 총칭
④ adrenalin(아드레날린) : 부신수질에서 분비되는 호르몬

99 다음 의학용어 중 수술에 대한 접미사가 들어있는 것은?

① tachycardia
② insomnia
③ splenorrhaphy
④ bronchostenosis

해설
③ -rrhaphy는 봉합을 의미하는 접미사이다.

100 엑스선 촬영 시 위치와 방향에 관한 용어 중 '바로누운-, 앙와위-(face up)'에 해당하는 것은?

① dorsal
② prone
③ superior
④ supine

해설
① dorsal : 등쪽, 배측-
② prone : 엎드린-, 복와-
③ superior : 위, 상-

정답 98 ② 99 ③ 100 ④

제9회 기출유형문제

제1과목 보건의료관광행정

01 국제의료관광코디네이터에게 요구되는 역량과 거리가 가장 먼 것은?

① 외국어 능력
② 문화적 역량
③ 임상적 진단 능력
④ 마케팅 지식과 능력

해설
③ 임상적 진단 능력은 의료인이 갖추어야 할 역량에 해당되는 내용이다.

02 의료 해외진출 및 외국인환자 유치 지원에 관한 법률 시행규칙상 외국인환자 유치의료 기관이 시·도지사에게 보고하여야 하는 전년도 사업실적 내용을 모두 고른 것은?

> ㄱ. 외국인환자의 외래 방문일수
> ㄴ. 외국인환자의 입국일 및 출국일
> ㄷ. 외국인환자의 진료과목, 입원기간
> ㄹ. 외국인환자의 국적, 성별 및 출생연도

① ㄱ, ㄴ, ㄷ
② ㄱ, ㄴ, ㄹ
③ ㄱ, ㄷ, ㄹ
④ ㄴ, ㄷ, ㄹ

해설
사업실적 보고(의료해외진출법 시행규칙 제9조)
외국인환자 유치기관은 전년도 사업실적을 다음의 구분에 따라 시·도지사에게 보고하여야 한다.
• 외국인환자 유치의료기관의 경우
 - 외국인환자의 국적, 성별 및 출생연도
 - 외국인환자의 진료과목, 입원기간, 주 질병·부상명 및 외래 방문일수
• 외국인환자 유치업자의 경우
 - 외국인환자의 국적, 성별 및 출생연도
 - 외국인환자의 방문 의료기관, 진료과목, 입원기간 및 외래 방문일수
 - 외국인환자의 입국일 및 출국일

정답 01 ③ 02 ③

03 의료관광이 경제의 성장과 개발에 기여하는 요인으로 거리가 가장 먼 것은?

① 수명연장에 기여한다.
② 외화획득의 원천이 된다.
③ 조세수익의 원천이 된다.
④ 초기단계부터 보건투자에 기여한다.

해설
④ 초기단계부터 보건투자에 기여한다는 내용은 의료관광이 경제의 성장과 개발에 기여하는 요인으로 보기 어렵다.

04 의료 해외진출 및 외국인환자 유치 지원에 관한 법률상 외국인환자 유치에 대한 등록에 관한 사항으로 옳은 것은?

① 외국인환자 유치에 대한 등록의 유효기간은 등록일부터 5년으로 한다.
② 외국인환자를 유치하려는 진료과목별로 전문의를 2명 이상 두는 것을 원칙으로 한다.
③ 외국인환자 유치에 대한 등록 및 갱신의 절차 등에 필요한 사항은 보건복지부령으로 정한다.
④ 보건복지부 장관은 외국인환자 유치의료기관 및 외국인환자 유치업자에게 등록증을 발급하여야 한다.

해설
① 외국인환자 유치에 대한 등록의 유효기간은 등록일부터 3년으로 한다(의료해외진출법 제6조 제6항).
② 외국인환자를 유치하려는 진료과목별로 전문의를 1명 이상 두는 것을 원칙으로 한다(의료해외진출법 제6조 제1항 제1호).
④ 시·도지사는 외국인환자 유치의료기관 및 외국인환자 유치업자에게 등록증을 발급하여야 한다(의료해외진출법 제6조 제5항).

05 다음에서 설명하는 지표는?

- 이 지표는 지역사회에 대한 병원의 신뢰도를 나타내는 지표로 높을수록 신뢰도는 높으며 각종 검사 촬영 등이 많아 수익적 측면에서 많은 도움이 된다.
- 전체 외래환자 중 초진환자가 차지하는 비율을 나타낸다.

① 응급환자율(%)
② 병상회전율(%)
③ 병상이용률(%)
④ 외래환자초진율(%)

해설
① 응급환자율 : 외래환자 중에서 응급환자가 차지하는 비율
② 병상회전율 : 일정기간 중 병원에서 실제 입원 또는 퇴원한 환자수를 평균 가동 병상수로 나눈 지표
③ 병상이용률 : 일정기간 중 환자를 수용할 수 있는 상태로 가동한 병상이 실제 환자에 의해 점유된 비율

정답 03 ④ 04 ③ 05 ④

06 다음 특징에 해당하는 국가는?

- 경제위기를 극복하기 위해 90년대부터 정부가 적극적으로 의료관광산업 육성
- 아유르베다, 무술, 음식 등을 스파와 결합한 패키지상품인 문화스파(Cultural Spa) 개발
- 의료서비스와 관광자원을 접목하여 자국의 브랜드 구축
- 전통적인 마사지 서비스를 주요 웰니스 관광상품으로 활용

① 터키
② 태국
③ 일본
④ 캄보디아

해설

태국 의료관광산업의 문제점
- 수요에 못 미치는 의료서비스
- 높은 의약품 및 의료장비 수입 의존도
- 의료인력 부족 및 단순 질병치료에 집중
- 대마초 합법화로 인한 의료 및 연구를 목적으로 하지 않은 오남용 우려

07 의료사고 피해구제 및 의료분쟁 조정 등에 관한 법률상 의료분쟁의 조정 및 중재에 관한 설명 중 틀린 것은?

① 의료분쟁 조정의 신청기간은 의료사고의 원인이 된 행위가 종료된 날부터 10년으로 한다.
② 의료분쟁 조정의 신청기간은 피해자나 그 법정대리인이 그 손해 및 가해자를 안 날부터 5년으로 한다.
③ 조정부는 사건의 조정절차가 개시된 날부터 90일 이내에 조정결정을 하여야 한다.
④ 의료분쟁의 당사자 또는 그 대리인은 보건복지부령으로 정하는 바에 따라 조정 중재원에 분쟁의 조정을 신청할 수 있다.

해설

② 의료분쟁 조정의 신청기간은 피해자나 그 법정대리인이 그 손해 및 가해자를 안 날부터 3년으로 한다(의료분쟁조정법 제27조 제13항 제2호).

08 Caroll(2009)이 분류한 의료기관에서 발생할 수 있는 리스크 유형에 대한 내용이 틀린 것은?

① 의료진 리스크 - 환자 위급 시 대처부실
② 임상적 리스크 - 환자의 임상비밀 누출
③ 재정적 리스크 - 투자 손실, 치료비 미수
④ 자산관련 리스크 - 화재 및 자연재해 등으로 인한 자산 손실

해설

① 의료진 관련 리스크의 내용에는 의료진과 병원에 대한 소송 등이 해당된다.

09 우리나라의 진료비 지불방식에 대한 설명으로 옳은 것은?

① 총액계약제와 일당진료비방식이 병행 운영되고 있다.
② 행위별수가제를 근간으로 일부 질병군에 대한 포괄수가제가 운영되고 있다.
③ 행위별수가제를 근간으로 인두제가 병행 운영되고 있다.
④ 일정기간 동안 공급자가 제공하는 의료 서비스에 대한 총비용을 사전에 책정하여 지불하는 총액계약제가 운영되고 있다.

해설
우리나라 수가제도
건강보험 행위별수가제(fee-for-service)는 의료기관에서 의료인이 제공한 의료서비스(행위, 약제, 치료재료 등)에 대해 서비스별로 가격(수가 의료기관이 건강보험이 적용되는 의료서비스를 제공하고 환자와 건강보험공단으로부터 받는 총액)을 정하여 사용량과 가격에 의해 진료비를 지불하는 제도로 우리나라는 의료보험 도입 당시부터 채택하고 있습니다. 또한, 행위별수가제의 보완 및 의료자원의 효율적 활용을 위하여 질병군별 포괄수가제(DRG)와 정액수가제(요양병원, 보건기관 등)도 병행하여 실시하고 있습니다.

10 출입국관리법령상 체류자격 변경허가에 관한 사항으로 ( )에 알맞은 기준은?

> 주한외국공관(대사관과 영사관을 포함한다)과 국제기구의 직원 및 그의 가족은 그 신분이 변경되어 체류자격을 변경하려는 사람은 신분이 변경된 날부터 ( )일 이내에 법무부장관의 체류자격 변경허가를 받아야 한다.

① 7
② 30
③ 60
④ 90

해설
체류자격 변경허가(출입국관리법 제24조 제2항)
다음의 어느 하나에 해당하는 사람으로서 그 신분이 변경되어 체류자격을 변경하려는 사람은 신분이 변경된 날부터 30일 이내에 법무부장관의 체류자격 변경허가를 받아야 한다.
• 주한외국공관(대사관과 영사관을 포함한다)과 국제기구의 직원 및 그의 가족
• 대한민국정부와의 협정에 따라 외교관 또는 영사와 유사한 특권 및 면제를 누리는 사람과 그의 가족
• 대한민국정부가 초청한 사람 등으로서 법무부령으로 정하는 사람

11 국제보험사가 피보험자 또는 의사, 의료기관 등에게 진료비 지불에 대하여 보증해 주는 서류로, 보험청구금 상환의 근거가 되는 것은?

① 지불 상세설명서(EOP)
② 수혜내역 설명서(EOB)
③ 진료비 지불보증서(GOP)
④ 진료비 명세서(Itemized Bill)

해설
③ 의료기관이 치료 관련 견적서 등의 서류를 보험회사에 전송하면 보험회사는 서류를 검토하여 자체의 정책을 통해 승인 후 의료기관에 '지불보증서'를 전송한다.

정답 09 ② 10 ② 11 ③

12 의료법상 의료광고에 관한 사항으로 옳은 것은?

① 수술 장면 등 직접적인 시술행위를 노출하는 내용의 광고를 할 수 있다.
② 신의료기술에 대한 평가를 받지 않았더라도 신의료기술에 관한 광고를 할 수 있다.
③ 다른 의료기관 개설자, 의료기관의 장 또는 의료인의 기능 또는 진료 방법과 비교하는 내용의 광고를 할 수 있다.
④ 의료기관 개설자, 의료기관의 장 또는 의료인이 아닌 자는 의료에 관한 광고를 하지 못한다.

해설

의료광고의 금지 등(의료법 제56조 제2항)
의료인 등은 다음 어느 하나에 해당하는 의료광고를 하지 못한다.
- 신의료기술의 평가에 따른 평가를 받지 아니한 신의료기술에 관한 광고
- 환자에 관한 치료경험담 등 소비자로 하여금 치료 효과를 오인하게 할 우려가 있는 내용의 광고
- 거짓된 내용을 표시하는 광고
- 다른 의료인 등의 기능 또는 진료 방법과 비교하는 내용의 광고
- 다른 의료인 등을 비방하는 내용의 광고
- 수술 장면 등 직접적인 시술행위를 노출하는 내용의 광고
- 의료인 등의 기능, 진료 방법과 관련하여 심각한 부작용 등 중요한 정보를 누락하는 광고
- 객관적인 사실을 과장하는 내용의 광고
- 법적 근거가 없는 자격이나 명칭을 표방하는 내용의 광고
- 신문, 방송, 잡지 등을 이용하여 기사(記事) 또는 전문가의 의견 형태로 표현되는 광고
- 의료광고의 심의에 따른 심의를 받지 아니하거나 심의받은 내용과 다른 내용의 광고
- 무면허 의료행위 등 금지에 따라 외국인환자를 유치하기 위한 국내광고
- 소비자를 속이거나 소비자로 하여금 잘못 알게 할 우려가 있는 방법으로 비급여 진료비용 등의 고지에 따른 비급여 진료비용을 할인하거나 면제하는 내용의 광고
- 각종 상장·감사장 등을 이용하는 광고 또는 인증·보증·추천을 받았다는 내용을 사용하거나 이와 유사한 내용을 표현하는 광고
- 각종 상장·감사장 등을 이용하는 광고 또는 인증·보증·추천을 받았다는 내용을 사용하거나 이와 유사한 내용을 표현하는 광고. 다만, 다음의 어느 하나에 해당하는 경우는 제외한다.
  - 의료기관 인증을 표시한 광고
  - 중앙행정기관·특별지방행정기관 및 그 부속기관, 지방자치단체 또는 공공기관으로부터 받은 인증·보증을 표시한 광고
  - 다른 법령에 따라 받은 인증·보증을 표시한 광고
  - 세계보건기구와 협력을 맺은 국제평가기구로부터 받은 인증을 표시한 광고 등 대통령령으로 정하는 광고
- 그 밖에 의료광고의 방법 또는 내용이 국민의 보건과 건전한 의료경쟁의 질서를 해치거나 소비자에게 피해를 줄 우려가 있는 것으로서 대통령령으로 정하는 내용의 광고

13 병원정보시스템의 주요 구성요소와 거리가 가장 먼 것은?

① 업무 및 재무 시스템 ② 의무기록 시스템
③ 지역보건 시스템 ④ 진료지원 시스템

해설

병원정보시스템(Hospital Information System)
병원에서 행정적 필요성에 초점을 두어 다양한 측면을 관리할 수 있도록 설계한 포괄적인 통합정보시스템을 의미한다.

14 의료분쟁은 다른 법적 분쟁과는 다르게 굉장히 특수한 성격을 띠고 있는데 그 성격으로는 의료행위의 특수성, 의료소송의 특수성, 의료행위의 적법성이 있다. 다음 중 의료소송의 특수성 요소에 해당하지 않는 것은?

① 형사사건화 경향
② 낮은 책임인정률
③ 낮은 화해(합의) 비율
④ 폐쇄성으로 인한 입증곤란

해설
의료소송의 특수성
- 보호법익의 최고성과 최선의 주의의무
- 높은 화해(합의) 비율
- 형사사건화 경향
- 폐쇄성으로 인한 입증곤란
- 낮은 책임인정률

15 재외동포의 출입국과 법적 지위에 관한 법률상 출입국과 체류에 관한 사항으로 틀린 것은?

① 재외동포체류자격에 따른 체류기간은 최장 3년까지로 한다.
② 국내거소신고를 한 외국국적동포가 체류기간 내에 출국하였다가 재입국하는 경우 재입국허가가 필요하다.
③ 대한민국 안의 거소를 신고하거나 그 이전신고(移轉申告)를 한 외국국적동포에 대하여는 외국인등록과 체류지변경신고를 한 것으로 본다.
④ 재외동포체류자격을 부여받은 외국국적 동포의 취업이나 그 밖의 경제활동은 사회질서 또는 경제안정을 해치지 아니하는 범위에서 자유롭게 허용된다.

해설
② 국내거소신고를 한 외국국적동포가 체류기간 내에 출국하였다가 재입국하는 경우에는 출입국관리법에 따른 재입국허가가 필요하지 아니하다(재외동포법 제10조 제3항).

16 원무관리의 필요성이 증가하게 된 이유로 거리가 가장 먼 것은?

① 개인의원의 증가
② 진료과목 및 대상의 다양화
③ 병원 업무의 전문화 및 분업화
④ 의료보장제도의 확대 및 다변화

해설
① 원무관리의 필요성이 증가하게 된 이유는 개인의원의 증가가 아닌 병원의 대형화이다.

정답 14 ③ 15 ② 16 ①

17 리스크 관리 단계를 바르게 나열한 것은?

> ㄱ. 리스크 대안 분석
> ㄴ. 리스크 확인 및 분석
> ㄷ. 리스크 관리방안 실행
> ㄹ. 리스크 관리방안 선정
> ㅁ. 리스크 관리방안 모니터링 및 개선

① ㄱ → ㄴ → ㄷ → ㄹ → ㅁ
② ㄱ → ㄴ → ㄹ → ㄷ → ㅁ
③ ㄴ → ㄱ → ㄷ → ㄹ → ㅁ
④ ㄴ → ㄱ → ㄹ → ㄷ → ㅁ

해설

리스크 관리 단계
리스크 확인 및 분석(위험발견, 원인분석) → 리스크 대안 분석(리스크 통제, 자금조달) → 리스크 관리방안 선정 → 리스크 관리방안 실행 → 리스크 관리방안 모니터링 및 개선(활동의 재평가)

18 다음 중 우리나라 건강보험제도의 특징으로 옳은 것은?

① 자율가입
② 장기보험
③ 보험급여 불균등
④ 보험료 징수의 강제성

해설

국민건강보험의 특성
- 강제가입
- 형평성
- 보험급여의 균등
- 단기보험
- 수익자 부담
- 보험료 징수의 강제성
- 현물주의
- 제3자 지불제도

19 관광진흥법령상 다음 (　)에 알맞은 내용은?

> (　)(이)란 국내 의료기관의 진료, 치료, 수술 등 의료서비스를 받는 환자와 그 동반자가 의료서비스와 병행하여 관광하는 것을 말한다.

① 의료관광 ② 의료개발
③ 의료활성화 ④ 의료프로세스

해설
의료관광 활성화(관광진흥법 제12조의2 제1항)
문화체육관광부장관은 외국인 의료관광(의료관광이란 국내 의료기관의 진료, 치료, 수술 등 의료서비스를 받는 환자와 그 동반자가 의료서비스와 병행하여 관광하는 것을 말한다)의 활성화를 위하여 대통령령으로 정하는 기준을 충족하는 외국인 의료관광 유치·지원 관련 기관에 관광진흥개발기금법에 따른 관광진흥개발기금을 대여하거나 보조할 수 있다.

20 리스크 관리의 기대효과와 거리가 가장 먼 것은?

① 손실비용 축소 ② 조직성과에 기여
③ 조직원의 사기저하 ④ 합리적이고 체계적인 대응

해설
리스크 관리 기대효과
- 합리적·체계적 대응 : 리스크 발생 가능성이나 영향을 줄이기 위하여 조직 내에서 제한된 자원을 효율적으로 분배하고, 리스크 발생 시에 체계적으로 대응이 가능하다.
- 조직성과에 기여 : 기존의 경영관리체계를 리스크 항목에 도입하여 체계적 관리를 통해 조직성과에 기여가 가능하다.
- 손실비용 축소 : 재무적인 손실비용과 무형재산의 손실을 줄일 수 있다.

제2과목 보건의료서비스 지원관리

21 임금 차등의 정당한 근거로 볼 수 없는 것은?

① 기술의 차이
② 근무연수의 차이
③ 근무조건의 차이
④ 성장해온 문화의 차이

해설
④ 성장해온 문화의 차이는 임금 차등의 정당한 근거로 볼 수 없다.

정답 19 ① 20 ③ 21 ④

22 의료서비스의 질 평가 중 과정적 접근에 기초한 질 관리프로그램은?

① 신임제도
② 면허제도
③ 의료이용도 조사
④ 고객만족도 조사

해설
보건의료서비스 질의 과정평가
의료이용도 조사, 임상진료지침, 보수교육, 동료의사에 의한 검토, 진료비 청구심사 등

23 외국인환자가 자신의 건강습관과 인식의 문제점을 솔직히 나타내 보이는 행동은?

① 자기이해
② 자기수용
③ 자기개방
④ 자기주장

해설
③ 자기개방은 환자가 자신에 대한 정보(생각, 가치, 느낌, 태도 등)를 상담하는 사람에게 드러내 보이는 것을 의미한다.

24 사우디아라비아의 의료체계는?

① 포괄형
② 자유기업형
③ 복지지향형
④ 사회주의형

해설
사우디아라비아의 의료체계
사우디 보건의료 분야는 60% 이상의 의료서비스를 보건부에서 제공하고 그 외 40% 정도를 다른 정부기관과 비정부기관에서 제공하고 있다. 20개의 보건의료 부처에서 전국을 관할하며 중앙정부의 보건부와 함께 의료서비스를 제공하고 있고, 보건의료 전달체계는 1차, 2차, 3차의 세 부분으로 나누어져 있으며 일반적으로 1차는 보건센터(health center), 2차는 종합병원(general hospital), 3차는 전문병원(specialist hospital)을 나타낸다.

25 의료체계에 대한 설명 중 틀린 것은?

① 사회보험방식(National Health Insurance : NHI)은 보험료가 주요 운영재원이다.
② 국가보건서비스방식(National Health Services : NHS)은 조세가 주요 운영재원이다.
③ 미국은 공적의료보장이 아닌 민영보험방식의 의료체계 위주로 운영된다.
④ 국가보건서비스방식(NHS)은 상대적으로 양질의 의료서비스를 제공할 수 있으나 국민의료 비 억제기능이 취약하다는 단점을 가진다.

해설
④ 사회보험방식(National Health Insurance : NHI)은 상대적으로 양질의 의료서비스를 제공할 수 있으나 국민의료비 억제기능이 취약하다는 단점을 가진다.

26 의료서비스에 대한 설명 중 틀린 것은?

① 의료인 중심의 상품
② 진단과 치료가 본질적인 행위
③ 병원에서 제공되는 의료 및 진료 행위
④ 보건관련 전문인에 의한 신체적·정신적 안녕상태 보존 행위

해설
① 고객 중심의 서비스이다.

27 다음을 통해서 측정되는 서비스품질 요소는?

- 병원은 약속대로 서비스를 제공한다.
- 병원은 오류 없는 서비스를 고집한다.

① 유형성
② 대응성
③ 신뢰성
④ 확신성

해설
③ 신뢰성은 약속된 서비스를 정확하고 믿을 수 있게 수행하는 능력이다.

28 진료비 지불제도의 유형 중 포괄수가제에 관한 설명으로 틀린 것은?

① 의료비를 절감할 수 있다.
② 환자의 재원일수가 증가한다.
③ 의료비의 사전예측이 가능하다.
④ 진료비 청구 및 심사업무가 간소화된다.

해설
② 서비스 제공을 최소화하여 의료의 질적 수준 저하와 환자와의 마찰로 인한 조기퇴원 등이 우려된다.

정답 26 ① 27 ③ 28 ②

29 외국인환자의 입원 전 단계에 진행되는 업무가 아닌 것은?

① 수술동의서를 요청한다.
② 보험사 회원 여부를 확인한다.
③ 보험사로부터 지불보증서를 수신한다.
④ 수술견적서를 동봉하여 지불보증서를 요청한다.

> **해설**
> ① 수술동의서는 입원하고 수술 전 정밀검사를 받은 후 작성한다.

30 SF-36척도는 어느 모델에 준한 것인가?

① 서브퀄모델
② MOS 모델
③ 도나베디안 모델
④ 건강관련 삶의 질 모델

> **해설**
> SF-36
> 건강 수준과 관련된 삶의 질을 측정하는 대표적인 척도로서 11개 영역의 총 36문항으로 구성하여 기능수준, 안녕수준, 전반적인 건강평가 등의 영역으로 구성되어있다.

31 조직 내 비공식적 의사소통의 순기능과 거리가 가장 먼 것은?

① 조직 구성원들 간의 유대감 형성
② 개인의 인사 정보를 신속하게 전달
③ 인간관계 향상 및 사교적 분위기 증진
④ 공식채널에서 다루지 못하는 정보와 아이디어 발굴 가능

> **해설**
> 조직 내 비공식적 의사소통의 순기능
> 원활한 의사소통을 통해 조직원 간의 인간관계 향상 및 사교적 분위기를 증진시키고, 조직 구성원들 간의 유대감을 형성하며, 공식채널에서 다루지 못하는 정보와 아이디어 발굴을 통해 보다 향상된 의료서비스를 제공할 수 있게 한다.

29 ① 30 ④ 31 ② **정답**

32 세계보건기구(WHO)의 건강증진 원칙과 거리가 가장 먼 것은?

① 건강증진을 위한 환경개선 노력 지원
② 범사회적 동참을 유도하는 행정적 지원
③ 첨단 의료기기 활용의 확대로 건강증진을 위한 의료적 지원
④ 생활양식개선 등을 유도하는 건강증진 활동의 교육적 지원

해설

건강증진 원칙
- 건강한 공공정책을 수립한다.
- 수립된 정책의 실천을 가능하게 하는 사회환경을 조성한다.
- 지역사회 조직활동을 강화한다.
- 개인의 건강을 향상시킬 수 있는 방법과 기술에 대한 교육을 실시한다.
- 기존의 보건의료서비스의 방향을 재설정한다.

33 사증(VISA) 발급 지원절차에 해당하지 않는 것은?

① 진료비 입금계좌의 파악
② 초청장 발급을 위한 공증
③ 환자 동행자 동반 여부의 파악
④ 대한민국 사증 소유 여부의 파악

해설

① 진료비 입금계좌에 대한 내용은 절차에 포함되지 않는다.

34 만성질환의 특징과 거리가 가장 먼 것은?

① 원인이 명확하다.
② 기능장애를 동반한다.
③ 호전과 악화를 반복한다.
④ 유병률이 연령증가와 비례한다.

해설

만성질환(Chronic Disease)
원인이 불명확하고 여러 위험요인이 복합적으로 작용하여 발병하는 비전염성의 퇴행성질환을 의미한다. 보통 6개월 또는 1년 이상 장기간 지속되며, 호전과 악화를 반복하지만 점차 악화된다.

정답 32 ③ 33 ① 34 ①

35 의원급 의료기관의 종류에 해당하지 않는 것은?

① 의원
② 치과의원
③ 한의원
④ 소아전문병원

> **해설**
> 의료기관의 구분(의료법 제3조 제2항)
> • 의원급 의료기관 : 의원, 치과의원, 한의원
> • 조산원
> • 병원급 의료기관 : 병원, 치과병원, 한방병원, 요양병원, 정신병원, 종합병원

36 의료서비스 특성으로 옳은 것은?

① 무형성이 높다.
② 저장성이 높다.
③ 수요예측이 가능하다.
④ 기대와 실제성과의 일치성이 높다.

> **해설**
> 의료서비스의 특성
> • 무형성이 높다
> • 소멸성이 높다
> • 기대와 실제성과의 불일치성이 높다.
> • 수요예측이 불가능하다.
> • 생산과 소비가 동시에 일어난다.

37 의료관광에이전시의 역할이 아닌 것은?

① 환자의 대변자(Advocate) 역할
② 의료기관들의 경쟁자(Rival) 역할
③ 환자에 대한 교육자(Educator) 역할
④ 환자와 의료기관 연결의 다리(Bridge) 역할

> **해설**
> 의료관광에이전시의 역할
> • 교육자로서의 역할 : 환자의 서비스 욕구에 맞는 정확한 정보를 제공
> • 주최자로서의 역할 : 의료관광이 진행되는 과정에서 서비스가 매끄럽게 진행되도록 조율
> • 연결자로서의 역할 : 의료관광과 의료기관을 연결하는 역할
> • 대변자로서의 역할 : 의사소통에 있어서 또는 문제점 발생 시 대변자 역할

35 ④ 36 ① 37 ②

38 외국인환자에게 응대하는 방식으로 틀린 것은?

① 문화권별 차이를 인지한다.
② 환자의 표정에 의존해서 통증 정도를 파악한다.
③ 사전에 환자의 종교와 관련된 주의사항(음식 등)을 숙지한다.
④ 통역이나 코디네이터만 보지 말고 직접환자를 보면서 대화한다.

> **해설**
> ② 고객으로부터 전달받은 데이터를 토대로 의료진이 진단 및 치료방법을 결정한다.

39 의료진이 보호자와 의사소통 시 행동으로 적절하지 않은 것은?

① 보호자와 잦은 의사소통 시도
② 보호자의 비협조 시 직설적 비판
③ 진료과정에서 보호자의 중요성 인지
④ 환자나 보호자에게 상세한 설명 시도

> **해설**
> 의료진-보호자 커뮤니케이션의 중요성
> • 의료진과 보호자의 커뮤니케이션은 단순한 정보전달 이외에, 의사와 환자 간 상호관계의 질을 높여주는 역할을 한다.
> • 일련의 연구들은 환자의 보호자가 같이 있을 때, 의사와 환자 간 대화의 질이 달라진다고 하였다.

40 다음 설명이 의미하는 것은?

- 우발적인 사고에 대한 손실대비 및 경제적 필요를 충족시키기 위한 다수 경제주체의 공동기금 구성
- 피해자에게 상호부조의 성격으로 그 부담을 경감해주는 제도

① 환 불
② 청구서
③ 보 험
④ 진료비

> **해설**
> 보험의 정의
> • 우발적인 사고에 대한 손실대비 및 경제적 필요를 충족시키기 위한 다수 경제주체의 공동기금을 구성하고 재난을 당했을 때 이를 지급함으로써 피해자의 부담을 덜어주는 상호부조 성격의 경제제도
> • 미래에 일어날 수 있는 각종 재난이나 사고로부터 자신이나 그 가족에게 경제적 손해를 보상해주기 위한 제도

정답 38 ② 39 ② 40 ③

제3과목 보건의료 관광마케팅

41 다음에서 설명하는 촉진예산 책정방법은?

- 제한된 자금을 갖고 있는 기업에서 촉진을 위해 지나치게 많은 비용을 배분하지 않으려는 의도로 사용
- 매년 회사의 자금사정에 따라 책정되는 것이기 때문에 장기간에 걸친 마케팅 계획을 수립하기에는 부적합

① 매출액 비례법
② 경쟁자 기준법
③ 가용예산 활용법
④ 목표 및 과업 기준법

해설
① 매출액 비례법 : 실무에서 가장 널리 쓰이는 방법으로 현재 혹은 예상매출액의 일정한 비율을 촉진예산으로 결정하는 방법
② 경쟁자 기준법 : 경쟁사들이 매출액의 몇 퍼센트를 촉진에 사용하고 있는가를 파악하여 동일한 비율로 자사의 촉진예산을 결정하는 방법
④ 목표 및 과업 기준법 : 마케팅 커뮤니케이션의 목표를 정하고, 이 목표를 달성하기 위해 수행해야 할 과업을 결정한 다음, 이 과업들을 수행하는데 드는 비용을 합한 것을 촉진예산으로 결정하는 방법

42 다음 중 설문지의 개별문항으로 적합하지 않은 것은?

ㄱ. 귀하의 성별은?
 ㉮ 남 자   ㉯ 여 자
ㄴ. 귀하는 본 한방건강검진서비스의 적정가격은 어느 정도라고 생각하십니까?
 ㉮ 10만 원 미만   ㉯ 10만 원 ~ 20만 원
 ㉰ 20만 원 ~ 50만 원   ㉱ 50만 원 이상
ㄷ. 귀하는 향후 한방건강검진서비스를 받을 의향이 있으십니까?
 ㉮ 있 음   ㉯ 없 음
 ㉰ 모 름
ㄹ. 귀하의 자녀는 몇 명입니까?
 ㉮ 없 음   ㉯ 1명
 ㉰ 2명   ㉱ 3명 이상

① ㄱ
② ㄴ
③ ㄷ
④ ㄹ

해설
ㄴ. 문항은 가격의 범위를 정해주면서 대답을 유도하는 형식을 띠고 있다.

43 거시적 환경에 해당하지 않는 것은?

① 경쟁업체 환경
② 정치·법률적 환경
③ 인구통계적 환경
④ 사회문화적 환경

해설
거시적 환경
- 정치·법률적 환경
- 경제적 환경
- 사회문화적 환경
- 기술적 환경
- 인구통계적 환경

44 신제품 개발 시 소비자들에게는 이미 널리 알려진 제품이지만 기업에게는 신제품으로 분류되는 유형은?

① 제품개선
② 재포지셔닝
③ 제품수명주기
④ 제품계열의 추가 및 확장

해설
① 제품개선 : 신제품의 가장 단순한 유형은 제품개선으로, 기업과 소비자 모두가 참신성이 낮다고 생각하는 신제품
② 재포지셔닝 : 기존제품을 새로운 사용자나 용도에 이용되도록 재포지셔닝하는 것은 기업에게는 참신성이 낮지만 소비자에게는 참신성이 높은 신제품
③ 제품수명주기 : 하나의 제품이 시장에 도입되어 폐기되기까지의 과정

45 의료관광상품의 평가 중 고객 내원 후 지원사항이 아닌 것은?

① 외국인 고객의 방문계획 수립을 지원한다.
② 외국인 고객을 위한 전담 의료진이 편성되어 있다.
③ 외국인 고객을 위한 전용 병동을 운영하고 있다.
④ 외국인 고객이 내원 시 담당 코디네이터가 에스코트 서비스를 제공한다.

해설
① 외국인 고객의 방문계획 수립지원은 내원 전에 이루어져야 한다.

정답 43 ① 44 ④ 45 ①

46 다음 중 마케팅 믹스의 차원이 다른 하나는?

① PR/홍보/광고
② 판매촉진
③ 웹 프로모션
④ 브랜드 네이밍

해설

마케팅 믹스는 기본적으로 마케팅 목표를 달성하기 위해 필요한 상품(Product)·가격(Price)·유통(Place)·촉진(Promotion)을 뜻한다.

47 유통과정에서 중간상의 역할과 거리가 가장 먼 것은?

① 생산자와 소비자 사이의 교환과정을 촉진하는 역할을 한다.
② 생산자와 소비자 사이에서 수요와 공급을 조절하는 역할을 한다.
③ 생산자에게 적정 이윤을 보장하는 역할을 한다.
④ 생산자와 소비자 사이의 접촉횟수를 줄이는 역할을 한다.

해설

중간상의 필요성
- 생산자가 소비자에게 판매하기 위해서는 막대한 자본소요
- 중간상의 경험, 전문성, 소비자 정보를 마케팅 효율성 증대
- 거래과정에서 도·소매 중간상의 다양한 개입에 따른 거래 수 감소
- 마케팅정보 역할 담당
- 정형화로 인한 유통비용 최소화 가능

48 다음 설명에 해당하는 것은?

> 다양한 분석기법을 활용하여 고객 데이터로부터 개별고객의 가치, 욕구, 행동패턴 등을 예측하여 고객만족을 위한 고객관리전략을 수립하고 고객과의 관계를 지속하는 마케팅 방식

① CRM　　　　　　　　② CSR
③ RFM　　　　　　　　④ EDLP

해설

② CSR : 다양한 이해 당사자들이 기업에 기대하는 사회적 의무들을 충족시키기 위해 수행하는 활동
③ RFM : 최근의 거래빈도와 구매금액을 통해 우량고객을 선별하는 분석법
④ EDLP : 한 해 동안 가격을 항상 저렴하게 유지하는 전략

46 ④　47 ③　48 ①

49 다음 중 상대적인 고가전략이 효과적인 경우는?

① 경쟁상대의 추격이 쉬울수록
② 기존 상품과 차별성이 작을수록
③ 서비스기업의 이미지가 낮을수록
④ 서비스품질 수준과 보장성이 높을수록

해설
고가전략 사용이 가능한 경우
- 사브랜드 및 기업이미지가 높은 상품
- 시장에서 쉽게 구입하기 힘든 상품

50 통합적 마케팅 커뮤니케이션이 이루어지는 과정으로 옳은 것은?

① 발신자 → 메시지 → 부호화 → 수신자 → 해독화 → 반응 → 피드백
② 발신자 → 부호화 → 메시지 → 해독화 → 수신자 → 반응 → 피드백
③ 발신자 → 부호화 → 반응 → 수신자 → 해독화 → 메시지 → 피드백
④ 발신자 → 메시지 → 부호화 → 해독화 → 반응 → 수신자 → 피드백

해설
커뮤니케이션 과정
- 발신자 : 상대방에게 메시지를 보내는 측
- 부호화 : 생각을 상징적 형태로 전환시키는 과정
- 메시지 : 발신자가 전달하는 상징들의 조합
- 해석화 : 부호화된 상징물에 의미를 부여하는 과정
- 수신자 : 상대방에게 메시지를 받는 측
- 반응 : 메시지에 노출된 후 수신자가 보이는 반응
- 피드백 : 발신자에게 다시 전달되는 수신자 반응의 일부

51 마케팅에서 시장크기를 분석하는 방법에 해당하는 것은?

① 시장수요예측
② 가격분석
③ 홍보분석
④ 포지셔닝

해설
② 가격분석 : 제품의 가격을 결정하기 위한 분석
③ 홍보분석 : 홍보방법, 홍보매체 등에 대한 분석
④ 포지셔닝 : 타깃층 소비자의 뇌리에 각인될 수 있도록 하는 마케팅 기법

정답 49 ④ 50 ② 51 ①

52 시장세3분화를 위한 소비자의 행동분석적 요인에 해당되지 않는 것은?

① 편 익
② 생애주기
③ 제품사용경험
④ 제품의 사용정도

> **해설**
>
> 세분화 가능 변수
> • 지리적 변수 : 지방, 국가의 크기, 도시의 크기, 인구밀도, 기후 등
> • 인구통계학적 변수 : 나이, 생애주기, 성별, 소득, 사회적 계층 등
> • 심리도식적 변수 : 라이프스타일, 성격 등
> • 행동적 변수 : 추구편익, 사용상황, 사용량, 상표충성도 혹은 태도, 고객의 생애가치, 반응단계 등

53 다음 중 높은 선별성, 상호작용성, 저비용의 이점을 가지는 광고매체는?

① TV광고
② 옥외광고
③ 인터넷광고
④ 인쇄매체광고

> **해설**
>
> 인터넷광고의 장단점
> • 장점 : 청중 선별이 용이, 저비용, 높은 즉시성 및 상호작용성
> • 단점 : 표적 청중의 선택적 주의에 의해 광고가 무시 혹은 간과될 우려

54 유통경로전략을 수립할 때 일반적으로 직접유통경로(또는 유통단계의 축소)를 선택하는 경우와 거리가 가장 먼 것은?

① 경쟁의 차별화를 시도할수록
② 제품이 표준화되어 있을수록
③ 제품의 기술적 복잡성이 클수록
④ 소비자의 지리적 분산정도가 낮을수록

> **해설**
>
> 직접유통경로 구축에 유리한 조건
> • 기업 규모가 클수록
> • 제품의 부패 가능성이 높을수록
> • 경쟁업체가 차별화를 시도할수록
> • 제품의 기술적 복잡성이 클수록
> • 소비자의 지리적 분산정도가 낮을수록
> • 제품의 표준화 정도가 높지 않을수록

55 의료3관광 신상품 개발 프로세스로 옳은 것은?

ㄱ. 전략적 분석 및 계획
ㄴ. 아이디어 창출
ㄷ. 시장조사
ㄹ. 상품콘셉트 개발 및 평가
ㅁ. 신상품 개발 및 상품화

① ㄱ → ㄴ → ㄷ → ㄹ → ㅁ
② ㄱ → ㄷ → ㄴ → ㄹ → ㅁ
③ ㄴ → ㄱ → ㄷ → ㄹ → ㅁ
④ ㄴ → ㄱ → ㄹ → ㄷ → ㅁ

해설

신상품 개발과정
새로운 상품전략 분석 → 계획 및 시장조사 → 아이디어 창출 → 아이디어 평가 → 상품콘셉트 개발 및 평가 → 사업성 분석 → 상품 개발 및 테스트 → 상업화 → 평가

56 마케팅 커뮤니케이션 활동인 촉진믹스(Promotion Mix)와 거리가 가장 먼 것은?

① 광고
② 구매시점 진열
③ PR(Public Relations)
④ 선별적 유통점포 개설

해설

촉진믹스(Promotion Mix)
기업의 고객과의 의사소통 수단인 광고, 홍보, 판매촉진, 인적판매를 의미한다.

57 다음 중 가격결정 방법과 거리가 가장 먼 것은?

① 판매유도 가격결정
② 원가중심 가격결정
③ 경쟁자중심 가격결정
④ 소비자중심 가격결정

해설

가격결정 방법
- 원가중심의 가격결정 : 기업의 입장에서 측정이 비교적 용이하며, 소비자 입장에서도 지불을 합리적인 것으로 받아들일 수 있다. 따라서 원가는 가격의 하한선(Price Floor) 역할을 한다. 원가에 일정액, 혹은 일정률의 이익을 가산하여 가격을 설정하는 것이다.
- 수요중심의 가격결정 : 소비자행동이나 시장여건 등을 고려하여 가격수준을 정하는 것이다. 수요는 소비자들이 부담할 수 있는 지불능력 및 지불의사와 직결되기 때문에 기업이 설정할 수 있는 가격의 상한선(Price Ceiling) 역할을 한다고 볼 수 있다.
- 기타 고려요인 : 기업은 원가와 수요 측면을 각각 하한선과 상한선으로 하여 그 사이에서 가격을 결정하게 된다. 여기에는 유통구조를 포함한 시장구조, 경쟁상황, 그리고 경우에 따라 정부의 정책적 규제 등이 고려요인으로 작용한다.

정답 55 ② 56 ④ 57 ①

58 신상품의 테스트와 사후평가에 대한 설명으로 틀린 것은?

① 사후평가는 잠식화(Cannibalization)에 대한 분석까지 포함된다.
② 사후평가에는 신상품의 판매량 및 수익예측이 포함된다.
③ 신상품 테스트에 실험시장기법이 포함되는 것이 바람직하다.
④ 실험시장기법은 전문가에게 신상품 시장전망을 묻는 기법이다.

> **해설**
> ④ 실험시장기법은 실제 시장조건에서 신상품의 광고, 판촉, 유통체계 및 서비스에 대한 소비자의 반응을 분석하여 신상품의 성과를 예측하고 평가하는 방법이다.

59 비공식적인 커뮤니케이션으로 구매의사결정과정에서 의료관광객에 의해 높은 신뢰성을 가진 정보로 간주되는 것은?

① PR(Public Relation)
② 구 전
③ 광고방송
④ 텔레마케팅

> **해설**
> ② 구전은 구매의사결정과정에서 위험을 줄이기 위한 수단으로 상업적이나 중립적인 정보원천으로부터 얻은 정보보다 더 신뢰하는 경향이 있다.

60 시장세분화의 조건과 이에 대한 설명으로 틀린 것은?

① 측정가능성 : 세분시장의 규모와 구매력을 측정할 수 있는 정도
② 접근가능성 : 일정기간 일관성 있는 특징을 지녀야 함
③ 실체성 : 세분시장의 규모가 수익을 내기 충분해야 함
④ 실행가능성 : 세분시장 공략을 위한 마케팅 믹스의 개발가능성

> **해설**
> ② 접근가능성(Accessibility) : 접근성이 확보되려면 물리적 교환 채널과 의사소통 채널이 존재해야 함

제4과목 관광서비스 지원관리

61 공연안내서비스에 대한 설명으로 틀린 것은?

① 문화예술 매개체를 통한 접근이 직접적인 제품광고에 비해 소비자의 거부감을 높일 수 있다.
② 관광공연장업이란 관광객을 위하여 적합한 공연시설을 갖추고 공연물을 공연하면서 관광객에게 식사와 주류를 판매하는 업이다.
③ 문화예술을 여타 관련 산업의 소비를 진작시키는 파급효과를 가지고 있다.
④ 한 국가의 경쟁력이 물질적, 경제적 요인에서 문화적 요인으로 전환되고 있다.

해설
① 직접적인 제품 광고가 아닌 문화예술이라는 매개체를 통해 소비자에게 감성적으로 다가감으로써 별다른 거부감 없이 기업의 사회적 책임과 고급스러운 이미지를 전달할 수 있다.

62 한국표준산업분류상 음식점업(소분류)에 포함되지 않는 것은?

① 제과점
② 커피 전문점
③ 치킨 전문점
④ 출장 음식 서비스업

해설
② 커피 전문점은 주점 및 비알코올 음료업점(소분류)에 포함된다.

63 관광진흥법령상 관광객 이용시설업의 종류를 모두 고른 것은?

| ㄱ. 종합휴양업 | ㄴ. 관광펜션업 |
| ㄷ. 관광공연장업 | ㄹ. 자동차야영장업 |

① ㄱ, ㄷ
② ㄱ, ㄴ, ㄹ
③ ㄱ, ㄷ, ㄹ
④ ㄴ, ㄷ, ㄹ

해설
관광객 이용시설업의 종류(관광진흥법 시행령 제2조 제3호)
• 전문휴양업
• 종합휴양업 : 제1종 종합휴양업, 제2종 종합휴양업
• 야영장업 : 일반야영장업, 자동차야영장업
• 관광유람선업 : 일반관광유람선업, 크루즈업
• 관광공연장업
• 외국인관광 도시민박업
• 한옥체험업

정답 61 ① 62 ② 63 ③

64 관광이벤트에 관한 설명으로 틀린 것은?

① 관광적인 요소와 테마를 지닌 것을 의미한다.
② 관광객을 유인할 수 있는 매력이 있어야 한다.
③ 관광상품 가치와 목적에 부합하지 않아도 된다.
④ 이벤트의 성격이 독특하여 관광상품 매력을 발휘해야 한다.

> 해설
> ③ 관광이벤트는 주어진 시간에 특정목적을 달성하기 위해 인위적으로 행해지는 계획된 행사이다.

65 항공업무에서 예약코드 중 "HS"가 뜻하는 상태는?

① 대기자로 예약할 경우 사용하는 코드
② 좌석을 판매한 상태로 Confirm을 나타내는 코드
③ 좌석 및 부대 서비스 요청 시 사용하는 가장 기본적인 요청코드
④ 해당 항공사는 취소 전문을 전송하지 않고 TOPAS PNR상에서만 해당 여정 취소코드

> 해설
> ① LL
> ③ NN
> ④ XK

66 Maslow의 인간욕구단계 중에서 관광객의 관광동기와 가장 연관성이 높은 것은?

① 생리적 욕구
② 사회적 욕구
③ 자아실현의 욕구
④ 소속과 애정의 욕구

> 해설
> 관광동기의 정의
> 관광욕구를 관광행동으로 나타나게 하는 심리적 에너지이다. 인간의 내면에 잠재해 있는 관광욕구에 어떠한 자극이 가해져서 관광행동으로 나타나는 것이다. 즉, 실제 행동으로 옮기게 하는 힘이다.

67 관광주체와 관광객체 사이를 연결해주는 관광매체가 아닌 것은?

① 여행사
② 교통수단
③ 관광안내소
④ 관광목적지

해설

관광매체
관광주체와 관광객체를 연결시켜 주면서 관광주체가 요구하는 관광서비스를 제공하고, 관광객체인 관광매력물에게는 관광개발과 진흥을 촉진시키는 역할을 수행한다.
- 관광매체는 시간적, 공간적, 기능적 매체로 분류
- 시간적 매체는 숙박시설, 관광객 이용시설 및 관광 편의시설, 공간적 매체는 교통기관, 도로, 운송시설, 기능적 매체는 관광알선, 관광안내, 통역안내, 관광정보와 선전물 등을 포함

68 관광산업에 대한 설명으로 틀린 것은?

① 재화와 서비스를 생산하는 산업적, 상업적 활동의 총체이다.
② 관광욕구 만족을 위한 서비스 기업, 조직, 시설로 이루어진 집합체이다.
③ 재화와 서비스는 외래관광객에 의해서만 소비된다.
④ 관광객의 체험을 구성하는데 조합되는 모든 요소를 의미한다.

해설
③ 재화와 서비스는 외래관광객 및 국내관광객들에 의해 소비된다.

69 관광종사원에 대한 설명으로 틀린 것은?

① 관광종사원은 업무의 영역을 폭넓게 파악해야 한다.
② 관광종사원은 특별한 전문성을 갖추기 위해 투철한 관광 마인드를 가져야 한다.
③ 관광종사원은 관광객을 간접적으로 대면하는 종사원을 말한다.
④ 관광종사원은 관광객과 함께 관광현장에 존재하고 관광객의 관광경험의 일부가 된다.

해설
③ 관광종사원은 관광객을 직접적으로 대면하여 서비스를 제공하는 종사원을 말한다.

정답 67 ④ 68 ③ 69 ③

70 관광자원의 유형별 특성에 대한 설명으로 틀린 것은?

① 위락적 관광자원은 이용자 중심형 자원으로서 인공적 시설물이 가미된 것을 말한다.
② 산업적 관광자원 가운데 주목받는 것은 한 지역 혹은 생활문화를 엿볼 수 있는 재래시장이다.
③ 사회적 관광자원은 유형의 자원도 있으나, 형태가 보이지 않는 무형의 자원도 다수 포함된다.
④ 자연적 관광자원은 삼림욕, 목장, 어촌, 농장 등으로서 훌륭한 자연교육의 기회를 제공한다.

해설
④ 산업적 관광자원에 대한 설명이다. 자연적 관광자원에는 산악, 해양, 온천, 동굴, 하천과 호수, 삼림 등이 있다.

71 고객만족도 조사의 3원칙이 아닌 것은?

① 계속성의 원칙
② 정량성의 원칙
③ 정확성의 원칙
④ 서비스성의 원칙

해설
고객만족도 조사의 3원칙
- 계속성의 원칙
- 정확성의 원칙
- 정량성의 원칙

72 외식업의 특성과 거리가 가장 먼 것은?

① 신규진입장벽이 낮다.
② 소품종 대량생산의 주문판매 사업이다.
③ 인적 구성요소의 비중이 큰 노동집약적 산업이다.
④ 점포위치에 따라 경영에 영향을 받아 입지지향적 특성을 가진다.

해설
외식업의 특성
입지사업, 인적의존 사업, 프랜차이즈 체인화 사업, 매뉴얼화 사업, 독점기업이 지배하지 않는 모방성 사업, 소비자의 기호가 강하게 영향을 미치는 산업, 다품종 소량의 주문판매사업, 유통경로 부재사업

정답 70 ④ 71 ④ 72 ②

73 호텔 경영방식에 의한 요금제도 중 경영자 입장에서 다음과 같은 장점이 있는 요금제도는?

> - 객실수입 외 식음료매출 증대
> - 식사고객의 수요예측이 가능하여 원가절감
> - 한정된 메뉴작성으로 조리사에 대한 인건비 감소
> - 회계절차 간소화

① 듀얼요금제도(Dual Plan)
② 미국식 요금제도(American Plan)
③ 유럽식 요금제도(European Plan)
④ 대륙식 요금제도(Continental Plan)

해설
① 듀얼요금제도(Dual Plan) : 미국식과 유럽식을 두 가지 방식을 혼용하여 고객이 선택하도록 하는 방식
③ 유럽식 요금제도(European Plan) : 객실요금과 식사요금을 별도로 계산하는 방식
④ 대륙식 요금제도(Continental Plan) : 객실요금에 아침식사 요금만 포함시켜 계산하는 방식

74 관광산업에서 여행사의 시스템구조가 틀린 것은?

① 현지 가이드 - Tour Conductor
② 소매 여행사 - Retail Travel Agency
③ 현지 여행사 - Local Travel Agency
④ 도매 여행사 - Wholesale Travel Agency

해설
① 국외여행인솔자 - Tour Conductor

75 관광교통의 종류와 특징이 바르게 연결된 것은?

① 전세관광버스 : 대량인원 수송이 가능하고, 고속성의 특징을 갖고 있다.
② 크루즈 : 숙박·음식·위락 등 관광객을 위한 시설을 갖추고 수려한 관광지를 여행한다.
③ 기차 : 가장 신속하고 안전하나 연착이 발생하는 경우가 빈번하여 정시성 확보가 어렵다.
④ 항공 : 가장 불안전하다는 특징을 갖고 있으며 저가로 이동이 가능하고 쾌적하지 않다는 단점이 있다.

해설
① 전세관광버스 : 여정에 따른 관광활동 보장되며, 대형사고의 위험성 상존한다.
③ 기차 : 육상에서의 원거리 여행을 가능하게 했으며, 최근 항공기와 자동차의 발달로 이용률이 급속히 감소하고 있다.
④ 항공 : 가장 신속하고 안전하나 항공기의 정비 및 기상조건에 의하여 크게 제약을 받아 정시성 확보가 어렵다.

정답 73 ② 74 ① 75 ②

76 항공운송업에 대한 설명으로 틀린 것은?

① 부정기항공사는 비정기적으로 화물을 운송한다.
② 정기항공사의 주요 목적은 전세기를 운항하는 것이다.
③ 부정기항공운송사업은 정기항공운송사업 외의 항공운송사업을 말한다.
④ 정기항공사란 한 지점과 다른 지점 사이에 노선을 정하고 정기적으로 항공기를 운한 하는 항공운송사업이다.

해설
② 정기항공사의 주요 목적은 노선과 일정한 운항일시를 사전에 공표하고, 그에 따른 공표된 시간표에 의해 여객, 화물 및 우편물을 운송하는 것이다.

77 관광진흥법령상 다음에서 설명하는 호텔업의 종류는?

> 배낭여행객 등 개별 관광객의 숙박에 적합한 시설로서 샤워장, 취사장 등의 편의시설과 외국인 및 내국인 관광객을 위한 문화·정보 교류시설 등을 함께 갖추어 이용하게 하는 업

① 호스텔업 ② 관광펜션업
③ 의료관광호텔업 ④ 한국전통호텔업

해설
② 관광펜션업 : 숙박시설을 운영하고 있는 자가 자연·문화 체험관광에 적합한 시설을 갖추어 관광객에게 이용하게 하는 업
③ 의료관광호텔업 : 의료관광객의 숙박에 적합한 시설 및 취사도구를 갖추거나 숙박에 딸린 음식·운동 또는 휴양에 적합한 시설을 함께 갖추어 주로 외국인 관광객에게 이용하게 하는 업
④ 한국전통호텔업 : 한국전통의 건축물에 관광객의 숙박에 적합한 시설을 갖추거나 부대시설을 함께 갖추어 관광객에게 이용하게 하는 업

78 관광서비스의 특성이 아닌 것은?

① 무형성 ② 계절성
③ 저장성 ④ 생산과 소비의 동시성

해설
③ 관광서비스는 현장에서 서비스의 생산·전달·소비의 동시성의 특징을 가지고 있다. 따라서 보관이나 저장이 불가능하며, 장소적·시간적인 제약을 많이 받는다.

79 관광정보에 관한 설명으로 옳은 것은?

① 관광정보는 절대적이고 보편적인 가치를 전달한다.
② 관광객들은 관광정보를 통하여 관광자원을 인지하고 이해한다.
③ 관광정보는 공급측면에서 관광객의 욕구를 충족시키고 목적 지향적인 관광활동을 위하여 가치 있는 형태로 처리, 생산, 전달되는 관광관련 정보이다
④ 관광정보는 수요측면에서 관광객들이 관광행동을 선택, 결정하는데 필요로 하는 정보를 제공할 목적으로 관광객들의 경험에 대한 정보를 수집한다.

[해설]
관광정보의 정의
관광정보는 관광객들이 목적 지향적인 선택행동을 하는 데 유용한 일체의 알림사항이라 할 수 있다. 관광체계 내에서 관광정보란 교통수단과 함께 관광주체인 관광객과 관광객체인 관광대상(관광자원, 관광시설 및 서비스 등)을 연결시켜 주는 관광매체로서 바람직한 관광체험 욕구를 충족시켜주는 역할을 한다.

80 세계관광기구(UNWTO)가 정한 관광객(Tourist)의 방문국 체류시간 기준은?

① 6시간 이상
② 12시간 이상
③ 18시간 이상
④ 24시간 이상

[해설]
세계관광기구(UNWTO)가 정한 관광객(Tourist)
국경을 넘어 유입된 방문객이 24시간 이상 체재하며 위락, 휴가, 스포츠, 사업, 친척, 친지방문, 회의참가, 연구, 종교 등의 목적으로 여행하는 자(비거주자, 해외교포, 항공기 승무원 포함)

제5과목 의학용어 및 질환의 이해

81 정맥으로 주입된 조영제가 신장에서부터 요로로 배설되는 것을 방사선으로 촬영하여 신장의 각종 질환을 진단하는 검사법은?

① cholecystography
② pneumoencephalography
③ intravenous pyelography
④ digital subtraction angiography

[해설]
③ intravenous pyelography : 경정맥신우조영술
① cholecystography : 담낭조영술
② pneumoencephalography : 공기뇌조영술
④ digital subtraction angiography : 디지털감산혈관조영술

정답 79 ② 80 ④ 81 ③

82 다음에서 설명하는 질환을 뜻하는 용어는?

> 스트레스, 흡연, 바이러스 감염, 약물, 과도한 알코올 섭취 등으로 위 내벽에 생기는 염증으로 복부팽만, 복통, 소화불량, 구역질 등의 증세를 보인다.

① gastritis
② hepatitis
③ stomatitis
④ stomach cancer

해설
① gastritis : 위염
② hepatitis : 간염
③ stomatitis : 구내염
④ stomach cancer : 위암

83 뼈의 화학적 조성에 변화가 없는 상태에서 뼈의 전체 양이 병적으로 감소된 상태로 뼈의 무기질과 단백질이 줄어들어 뼈 조직이 엉성해지는 증상은?

① sprain
② dislocation
③ osteoporosis
④ osteoarthritis

해설
③ osteoporosis : 골다공증
① sprain : 염좌
② dislocation : 탈구
④ osteoarthritis : 골관절염

84 부정맥(arrythmia) 종류에 해당되지 않는 것은?

① flutter
② fibrillation
③ heart block
④ regurgitation

해설
④ regurgitation : 역류, 구토
① flutter : 조동
② fibrillation : 세동
③ heart block : 심장차단

85 종양실질세포가 상피성 조직에서 유래한 악성종양은?

① sarcoma
② neuroma
③ carcinoma
④ granuloma

해설
③ carcinoma : 암종
① sarcoma : 육종
② neuroma : 신경종
④ granuloma : 육아종

86 부고환에 생긴 염증은?

① vasitis
② orchitis
③ prostatitis
④ epididymitis

해설
④ epididymitis : 부고환염
① vasitis : 정관염
② orchitis : 고환염
③ prostatitis : 전립샘염

87 여성 생식기 계통의 수술명 중 틀린 것은?

① myomectomy : 근종적출술
② salpingotomy : 난관결찰술
③ hysterectomy : 자궁절제술
④ ovariectomy : 난소절제술

해설
② salpingotomy : 난관절개술

88 '관절'을 의미하는 연결형은?

① glyc/o
② cyst/o
③ arthr/o
④ erythr/o

해설
③ arthr/o : 관절
① glyc/o : 당
② cyst/o : 방광
④ erythr/o : 빨강

정답 85 ③ 86 ④ 87 ② 88 ③

89 약물복용 횟수와 관련된 용어가 아닌 것은?

① qd ② po
③ bid ④ qid

해설
② po : 경구로
① qd : 하루 한 번
③ bid : 하루 두 번
④ qid : 하루 네 번

90 뇌와 척수를 덮고 있는 뇌(척)수막의 감염으로 열, 두통, 오한, 구토 등의 증세를 보이는 질환을 나타내는 용어는?

① meningitis ② hematoma
③ meningioma ④ cerebral infarction

해설
① meningitis : 수막염
② hematoma : 혈종
③ meningioma : 수막종
④ cerebral infarction : 뇌경색증

91 접미사 '-ectomy'가 의미하는 것은?

① origin ② excision
③ repair ④ deficiency

해설
② excision : 절제, 제거
① origin : 기원, 근원
③ repair : 복원, 봉합
④ deficiency : 결핍, 부족

92 조혈기관의 급성 혹은 만성적 악성질환으로 골수와 혈액 내에 비정상적인 백혈구들이 나타나는 질환은?

① leukemia
② hemophilia
③ lymphoma
④ polycythemia

해설
① leukemia : 백혈병
② hemophilia : 혈우병
③ lymphoma : 림프종
④ polycythemia : 적혈구증가증

93 정신건강의학과에서 사용하는 정신질환 용어의 의미가 틀린 것은?

① autism : 자폐증
② anxiety : 불안
③ depression : 우울증
④ schizophrenia : 양극성 장애

해설
④ schizophrenia : 정신분열증

94 숨 쉴 때 공기가 드나들며 후두에서 폐로 연결된 관모양의 부위는?

① pleura
② trachea
③ larynx
④ nasal cavity

해설
② trachea : 기관, 기도
① pleura : 흉막
③ larynx : 후두
④ nasal cavity : 비강, 코안

정답 92 ① 93 ④ 94 ②

95 혈액 중의 항체에 의해 매개되는 면역으로 항원이 처리되는 반응을 말하는 것은?

① natural immunity
② humoral immunity
③ cell-mediated immunity
④ macrophage phagocytosis

> **해설**
> ② humoral immunity : 체액면역
> ① natural immunity : 자연면역
> ③ cell-mediated immunity : 세포매개면역
> ④ macrophage phagocytosis : 대식세포 식균작용

96 신장을 절제하는 수술명은?

① nephropexy
② nephrectomy
③ nephrostomy
④ nephrorrhaphy

> **해설**
> ② nephrectomy : 신장절제술
> ① nephropexy : 신고정술
> ③ nephrostomy : 신루설치술
> ④ nephrorrhaphy : 신장봉합술

97 진피(dermis)에 관한 설명을 모두 고른 것은?

> ㄱ. 멜라닌을 분비하는 멜라닌 세포가 있음
> ㄴ. 딱딱한 단백물질인 케라틴으로 차 있는 각질세포가 있음
> ㄷ. 진피의 섬유는 주로 질기고 유연한 교원질섬유로 이루어져 있음
> ㄹ. 진피에는 혈관, 신경섬유와 부속기관(털주머니, 땀샘, 피지샘)이 있음

① ㄱ, ㄴ
② ㄱ, ㄹ
③ ㄴ, ㄷ
④ ㄷ, ㄹ

> **해설**
> ㄱ·ㄴ. 표피(epidermis)에 대한 설명이다.

98 external ear에 해당하는 해부학적 구조로만 나열된 것은?

① cerumen, auricle
② oval window, auricle
③ external auditory meatus, auricle
④ auricle, tympanic membrane, cochlea

해설
③ external auditory meatus, auricle : 외이도, 귓바퀴
① cerumen, auricle : 귀지, 귓바퀴
② oval window, auricle : 안뜰창, 귓바퀴
④ auricle, tympanic membrane, cochlea : 귓바퀴, 고막, 달팽이

99 진단용어가 바르게 연결된 것은?

① colitis : 췌장염
② goiter : 왜소증
③ pancreatitis : 대장염
④ diabetes mellitus : 당뇨병

해설
① colitis : 대장염
② goiter : 갑상샘종
③ pancreatitis : 췌장염

100 다음의 약어 중 의미가 틀린 것은?

① CT : 컴퓨터방사선촬영
② IVP : 정맥신우조영술
③ PET : 양전자방출단층촬영술
④ MRA : 자기공명 혈관조영술

해설
① CT : 컴퓨터단층촬영

정답 98 ③ 99 ④ 100 ①

훌륭한 가정만한 학교가 없고,
덕이 있는 부모만한 스승은 없다.

– 마하트마 간디 –

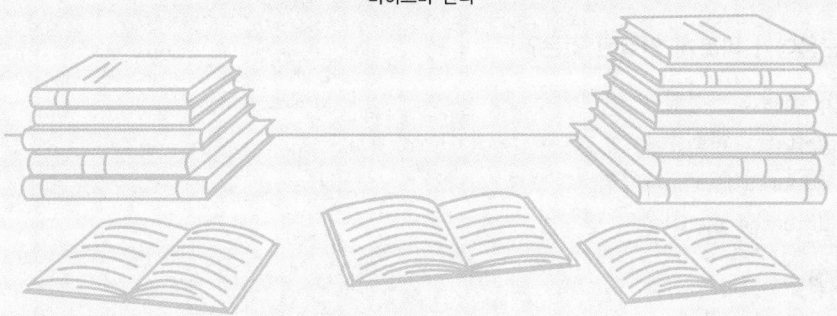

국제의료관광코디네이터 필기 한권으로 끝내기

개정11판1쇄 발행	2025년 05월 20일 (인쇄 2025년 03월 28일)
초 판 발 행	2013년 03월 07일 (인쇄 2013년 03월 07일)
발 행 인	박영일
책 임 편 집	이해욱
편 저	국제의료관광코디네이터협회
편 집 진 행	노윤재 · 윤소진
표지디자인	하연주
편집디자인	유가영 · 김휘주
발 행 처	(주)시대고시기획
출 판 등 록	제10-1521호
주 소	서울시 마포구 큰우물로 75 [도화동 538 성지 B/D] 9F
전 화	1600-3600
팩 스	02-701-8823
홈 페 이 지	www.sdedu.co.kr
I S B N	979-11-383-8999-0 (13510)
정 가	40,000원

※ 이 책은 저작권법의 보호를 받는 저작물이므로 동영상 제작 및 무단전재와 배포를 금합니다.
※ 잘못된 책은 구입하신 서점에서 바꾸어 드립니다.

기출문제 회독으로 답만 쏙쏙 골라내자!

관광통역안내사
1차 필기합격 기출이 답이다

시대관광교육연구소 | 28,000원

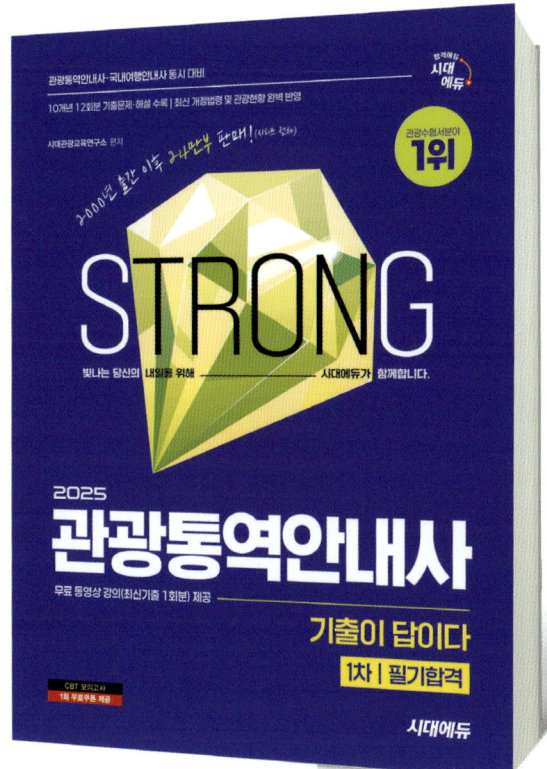

- ▶ 10개년(2015~2024년) 12회분 기출문제 해설 수록
- ▶ 최신 개정법령 및 관광현황 완벽 반영
- ▶ 무료 동영상 강의(최신기출 1회분) 제공

※ 도서의 구성 및 이미지는 변경될 수 있습니다.

관광종사원 2차 면접도, 1위 시대에듀와 함께!

관광통역안내사
2차 면접 핵심기출 문제집
백문주 | 30,000원

전문 교수진의 족집게 강의
2차 면접 온라인 동영상 강의(유료)
www.sdedu.co.kr

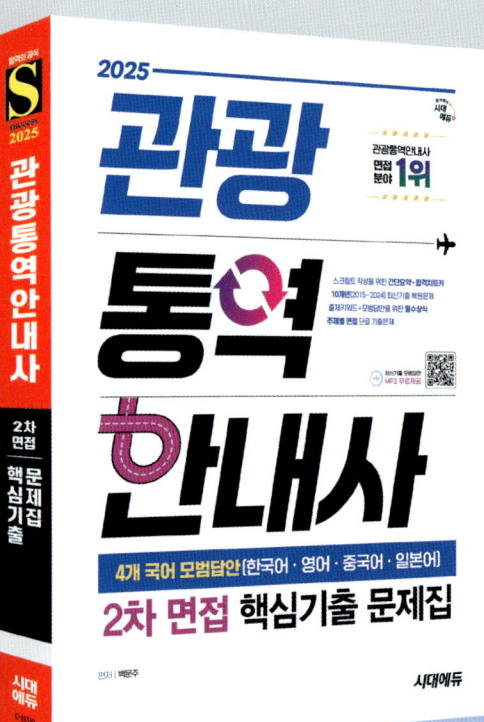

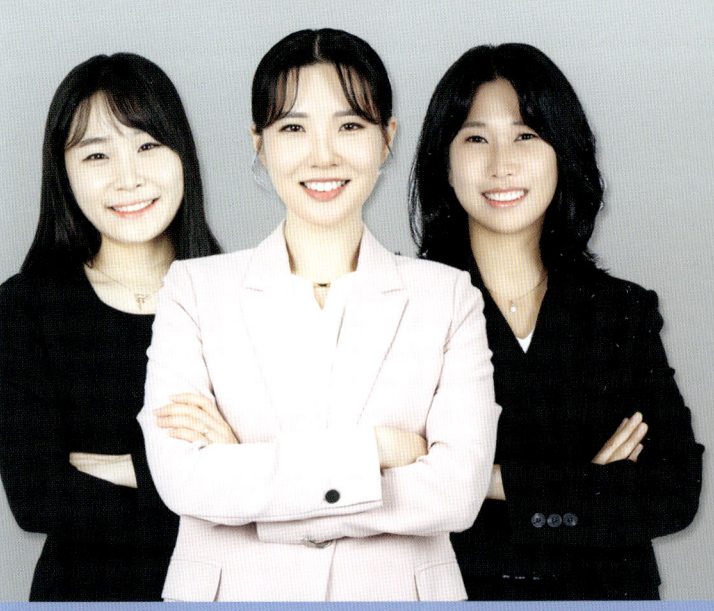

영어 **김라영** 교수　　일본어 **김세연** 교수　　중국어 **김유진** 교수

- ▶ 10개년(2015~2024년) 최신기출 복원문제
- ▶ 주제별 면접 단골 기출문제
- ▶ 한국어 · 영어 · 중국어 · 일본어 해설 수록
- ▶ 스크립트 작성을 위한 간단요약 + 저자의 합격치트키 면접 필수사항
- ▶ [부록] 유형별 기출키워드 + 모범답안을 위한 필수상식

※ 도서의 구성 및 이미지는 변경될 수 있습니다.

시대에듀와 함께하는 50일의 기적

50일 만에 끝내는
중국어 관광통역안내사 2차 면접

김미숙 | 27,000원

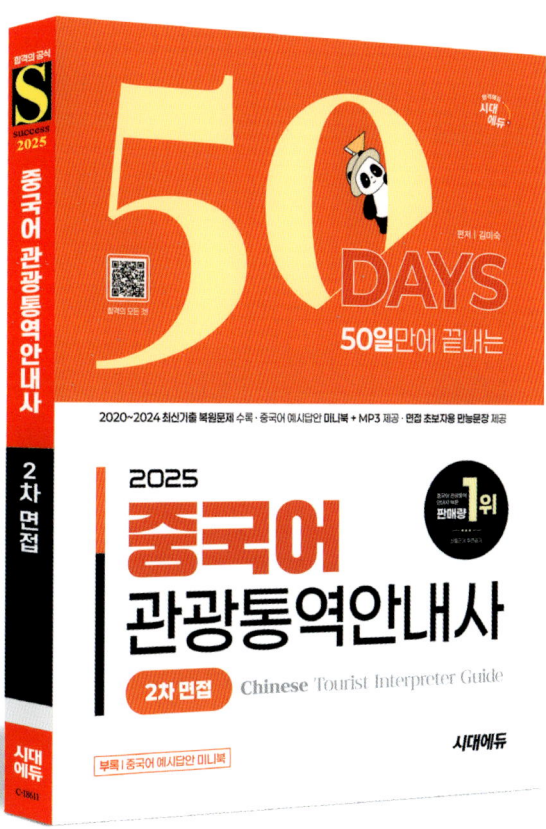

- ▶ 5개년(2020~2024년) 최신 기출복원문제 수록
- ▶ 중국어 예시답안 미니북 + MP3 제공
- ▶ 면접 초보자용 만능문장 제공

※ 도서의 구성 및 이미지는 변경될 수 있습니다.

나는 이렇게 합격했다

자격명: 위험물산업기사
구분: 합격수기
작성자: 배*상

나는 할 수 있다
69년생 50중반 직장인 입니다. 요즘 자격증을 2개 정도는 가지고 입사하는 젊은 친구들에게 일을 시키고 지시하는 역할이지만 정작 제자신에게 부족한점이 많다는 것을 느꼈기 때문에 자격증을 따야겠다고 결심했습니다. 처음 시작할때는 과연되겠냐? 하는 의문과 걱정이 한가득이었지만 시대에듀 인강을 우연히 접하게 되었고 잘 차려진 밥상과 같은 커리큘럼은 뒤늦게 시작한 늦깎이 수험생이었던 저를 합격의 길로 인도해주었습니다. 직장생활을 하면서 취득했기에 더욱 기뻤습니다.

합격은 시대에듀

감사합니다!

당신의 합격 스토리를 들려주세요.
추첨을 통해 선물을 드립니다.

QR코드 스캔하고 ▶▶▶
이벤트 참여해 푸짐한 경품받자!

베스트 리뷰	상/하반기 추천 리뷰	인터뷰 참여
갤럭시탭/ 버즈 2	상품권/ 스벅커피	백화점 상품권

합격의 공식
시대에듀